Rosenbrock/Gerlinger
Gesundheitspolitik

Verlag Hans Huber
Programmbereich Gesundheit

HUBER

Rolf Rosenbrock
Thomas Gerlinger

Gesundheitspolitik

Eine systematische Einführung

3., vollständig überarbeitete Auflage

Verlag Hans Huber

Anschrift der Autoren:
Prof. Dr. Rolf Rosenbrock
Paritätischer Gesamtverband
Oranienburger Str. 13–14
10178 Berlin

Prof. Dr. Dr. Thomas Gerlinger
Universität Bielefeld
Fakultät für Gesundheitswissenschaften
Universitätsstr. 25
33615 Bielefeld

Lektorat: Dr. Klaus Reinhardt
Herstellung: Daniel Berger
Umschlaggestaltung: Claude Borer, Basel
Druckvorstufe: sos-buch, Lanzarote
Druck und buchbinderische Verarbeitung: Hubert & Co., Göttingen
Printed in Germany

Bibliografische Information der Deutschen Nationalbibliothek
Die Deutsche Nationalbibliothek verzeichnet diese Publikation in der Deutschen Nationalbibliografie; detaillierte bibliografische Angaben sind im Internet über http://dnb.d-nb.de abrufbar.

Anregungen und Zuschriften bitte an:
Verlag Hans Huber
Lektorat: Medizin/Gesundheit
Länggass-Strasse 76
CH-3000 Bern 9
Tel: 0041 (0)31 300 4500
E-Mail: verlag@hanshuber.com
Internet: www.verlag-hanshuber.com

3. Auflage 2014.

(E-Book-ISBN [PDF] 978-3-456-94991-8)
(E-Book-ISBN [EPUB] 978-3-456-74991-4)
ISBN 978-3-456-84991-1

Inhalt

4. Das Krankenversicherungssystem ... 125

5. Ambulante Krankenversorgung ... 165

Vorwort zur 3. Auflage

Die vorliegende dritte Auflage dieses Werks ist gegenüber der zweiten Auflage grundlegend überarbeitet, aktualisiert und erweitert. Unser Dank gilt dem Hanse-Wissenschaftskolleg, das die Arbeit an wichtigen Teilen dieses Buches ermöglicht hat. Beim Verfassen haben wir vielfältige Unterstützung erfahren. Wir bedanken uns bei Sabrina Fenn, Anna Hansen, Rüdiger Henkel, Lisa Hunder, Svenja Kockert, Caspar-Daniel Lückenbach, Julia Portugall, Susann Rüdiger, Phillip Florian Schmidt, Rolf Schmucker, Johannes Staender, Klaus Stegmüller und Dorothea Weinrebe. Verbliebene Mängel haben freilich allein die Autoren zu verantworten.

Berlin und Bielefeld, im Juni 2013

1. Gesundheitspolitik: Gegenstand, Ziele, Akteure, Steuerungsinstrumente

1.1 Gesundheitspolitik als Gegenstand sozialwissenschaftlichen Interesses

Gesundheitspolitik erfreut sich einer großen Aufmerksamkeit in Wissenschaft, Politik und Öffentlichkeit. Ganz unterschiedliche Entwicklungen tragen dazu bei. So ist im Zuge des Wertewandels, der sich in den Nachkriegsjahrzehnten in den kapitalistischen Industriegesellschaften vollzog (Inglehart 1977), die individuelle Gesundheit für viele Menschen zu einem zentralen Bezugspunkt ihres Handelns geworden (Rodenstein 1987; Kühn 1993; Kickbusch 2006). Gleichzeitig werden in Politik und Gesellschaft die vielfältigen neuen Herausforderungen für die Gesundheitspolitik thematisiert, ob es sich dabei um die Auswirkungen des demographischen Wandels, die Folgen der sich vertiefenden sozialen Spaltung in der Gesellschaft oder die Bewältigung des medizinischen Fortschritts handelt.

Darüber hinaus beschäftigen die erwünschten und unerwünschten Wirkungen der zahllosen Gesundheitsreformen beständig sowohl Forschung und die Politik als auch Versicherte, Patienten und Leistungsanbieter. Schließlich hat sich das Gesundheitssystem, insbesondere das Krankenversorgungssystem, zu einem bedeutenden Wirtschaftszweig entwickelt, auf den über elf Prozent des Bruttoinlandsprodukts (BIP) entfallen und der Arbeitsplätze für mehr als vier Millionen Personen bietet.

Probleme und Fragestellungen, die einen engen Bezug zur Gesundheitspolitik aufweisen, werden von verschiedenen sozialwissenschaftlichen Disziplinen mit je eigenen Fragestellungen, Perspektiven und Methoden bearbeitet.

In der *Soziologie* befassen sich mehrere Subdisziplinen mit gesundheitspolitikrelevanten Fragen (Hurrelmann 2010). Wichtige Themen sind z. B. die Verbreitung von Gesundheitsbelastungen, Krankheiten und gesundheitsbezogenen Verhaltensweisen in der Gesellschaft (Richter/Hurrelmann 2009) oder die individuellen und sozialen Voraussetzungen für gesundheitsgerechtes Individualverhalten (Hurrelmann/Kolip 2002; Rosenbrock/Michel 2007; Schmidt 2008). In dieser Hinsicht weisen soziologische Fragestellungen auch vielfältige Überschneidungen mit der Gesundheitspsychologie auf (Schwarzer 2004; Renneberg/Hammelstein 2006).

Im Hinblick auf die Akteure im Gesundheitssystem stoßen vor allem das Handeln von Leistungserbringern und Finanzierungsträgern unter den sich verändernden Rahmenbedingungen auf großes Interesse (Vogd 2006, Bode 2010a u. 2010b) aber auch die Interaktion zwischen Gesundheitsberufen und Patienten, also z. B. das Arzt-Patient-Verhältnis oder auch die Kooperation zwischen Ärzten und Pflegepersonal (Begenau/Schubert/Vogd 2005; Saake/Vogd 2008; Begenau/Schubert/Vogd 2010). Darüber hinaus befasst sich die Soziologie mit den Makrostrukturen von Gesundheitssystemen und deren Wandel, häufig auch im internationalen Vergleich (Wendt 2009a) Hier gibt es vielfältige Überschneidungen mit politikwissenschaftlichen und gesundheitsökonomischen Analysen (z. B. Rothgang/Cacace/Frisina et al. 2010; Schölkopf 2010).

Die *Politikwissenschaft* richtet ihre Aufmerksamkeit sowohl auf die Inhalte gesundheitspolitischer Entscheidungen und Entwicklungen («*policies*») – Analysen, die sich häufig auch als Teil der Wohlfahrtsstaatsforschung verstehen (z. B. Alber/Bernardi-Schenkluhn 1992; Blanke 1994) –, als auch – und dies vor allem – auf die Prozesse («*politics*»), die zu solchen Entscheidungen (oder Nichtentscheidungen) führen, bzw. die Akteursbeziehungen, die auf die Formulierung und Implementation politischer Entscheidungen Einfluss nehmen (Wiesenthal 1981; Rosewitz/Webber 1990; Döhler 1990; Perschke-Hartmann 1994; Döhler/Manow 1997; Bandelow 1998; Kania/Blanke 2000; Gerlinger 2002; Noweski 2004; Klinke 2008; Gerlinger 2009a; Pressel 2012). Der Fokus liegt dabei zumeist auf der Steuerung des Krankenversorgungssystems. Weniger die gesundheitlichen Wirkungen politischer Entscheidungen als vielmehr die Rolle und der Wandel von Institutionen, Strukturen und Akteursbeziehungen stehen dabei im Mittelpunkt. Gesundheitspolitik interessiert hier vor allem als ein Politikfeld, auf dem übergreifende politikwissenschaftliche Fragestellungen wie die nach der Steuerungsfähigkeit des Staates oder der Implementation politischer Programme erörtert werden.

Die zunehmend thematisierte Knappheit der für die gesundheitliche Versorgung zur Verfügung gestellten Mittel und das Streben nach einer Effizienzsteigerung im Gesundheitswesen hat in den zurückliegenden Jahren eine beständige Aufwertung der *Gesundheitsökonomie* begünstigt (Breyer/Zweifel/Kifmann 2005; Schulenburg/Greiner 2007; zur Kritik: Reiners 2011a). Ihr Interesse gilt insbesondere den Strukturen und Abläufen in den Institutionen der Gesundheitsversorgung sowie der Steuerungsfunktion von Anreizen bei der Inanspruchnahme, Erbringung und Finanzierung von Gesundheitsleistungen.

Daneben haben sich in den letzten Jahren die *Gesundheitswissenschaften* als wissenschaftliche Disziplin etabliert (Hurrelmann/Razum 2012; Blättner/Waller 2011; Klemperer 2010). Sie sind durch den gemeinsamen Fokus auf den Gegenstand «Gesundheit» gekennzeichnet, insbesondere auf solche Aspekte, die für die Gesundheit der Bevölkerung und großer Bevölkerungsgruppen relevant sind. Daher sind auch Analysen zur Gesundheitspolitik und zur Gesundheitssystementwicklung ein wichtiger Bestandteil dieser Disziplin. Bei den Gesundheitswissenschaften handelt es sich um eine Multidisziplin, in die Erkenntnisinteressen und Methoden verschiedener Einzeldisziplinen einfließen, darunter eben auch Soziologie, Politikwissenschaft und Ökonomie.

Trotz vielfältiger thematischer Überschneidungen bewegen sich Rezeption und Diskussion sozialwissenschaftlicher Befunde zur Gesundheitspolitik zumeist in den von den jeweiligen Disziplinen vorgegebenen Bahnen. Wenn Erkenntnisse aus den Nachbardisziplinen herangezogen werden, so ist dies eher die Ausnahme als die Regel. Das vorliegende Lehrbuch will dazu beitragen, dieses Defizit zu überwinden. Es präsentiert Erkenntnisse und Erklärungsansätze aus verschiedenen mit Gesundheitspolitik befassten Disziplinen und bündelt unterschiedliche Perspektiven auf diesen Gegenstand. Damit will es zu einem besseren theoretischen Verständnis und zu einer besseren Praxis von Gesundheitspolitik beitragen.

1.2 Gesundheitspolitik: Bestimmung des Gegenstands

Die landläufigen Vorstellungen darüber, was unter Gesundheitspolitik zu verstehen ist, reichen weit auseinander. In der Öffentlichkeit und auch in wissenschaftlichen Analysen stößt man diesbezüglich immer wieder auf eine doppelte Verkürzung: Zum einen wird Gesundheitspolitik mit Krankenversorgungspolitik gleichgesetzt, zum anderen auf Kostendämpfungspolitik reduziert. Diese Verkürzungen sind wissenschaftlich nicht begründbar und führen zudem zur Ausblendung der eigentlich wichtigen Felder einer auf die Verbesserung der Gesundheit der Bevölkerung bezogenen Politik.

Zentraler Bezugspunkt des hier zugrunde gelegten Verständnisses von Gesundheitspolitik ist die Zielgröße Gesundheit selbst. Um die Begrenzungen traditioneller Interpretationen zu überwinden, bedarf es eines Konzepts von Gesundheitspolitik, das das gesamte Spektrum politisch gestaltbarer Aspekte des gesellschaftlichen Umgangs mit Gesundheit und Krankheit, also das gesellschaftliche und bevölkerungsbezogene Management von Gesundheitsrisiken vor und nach ihrem Eintritt, umfasst. Gesundheitspolitik soll *analytisch* verstanden werden als die Gesamtheit der organisierten Anstrengungen, die auf die Gesundheit von Individuen oder sozialen Gruppen Einfluss nehmen – gleich ob sie die Gesundheit fördern, erhalten, (wieder-)herstellen oder auch nur die individuellen und sozialen Folgen von Krankheit lindern. Diese organisierten Anstrengungen umfassen den gesamten Politikzyklus von der Problemdefinition über die Politikformulierung (Definition von Zielen und Instrumenten) bis hin zur Implementation und Evaluation der Maßnahmen. Sie schließen insbesondere die Bemühungen zur Gestaltung der mit Gesundheit befassten Institutionen und zur Steuerung des Handelns der entsprechenden Berufsgruppen ein.

Das *normative* Ziel von Gesundheitspolitik ist die Verbesserung der gesundheitlichen Lage der Bevölkerung durch die Vermeidung von Krankheit und vorzeitigem Tod sowie durch die Vermeidung oder Verringerung krankheitsbedingter Einschränkungen der Lebensqualität und des vorzeitigen Todes. Dies schließt die Senkung von Erkrankungswahrscheinlichkeiten (Prävention) durch Minderung pathogener Belastungen und die Förderung salutogener Ressourcen ebenso ein wie die Gestaltung und Steuerung der Krankenversorgung, der Rehabilitation und der Pflege (z. B. DFG 1995; Hurrelmann/Razum 2012). Gesundheitspolitik findet demnach überall dort statt, wo durch die Gestaltung von Verhältnissen, Verhaltensbedingungen oder Verhaltensanreizen die Wahrscheinlichkeit der Krankheitsentstehung sowie der Verlauf von und der Umgang mit Erkrankungen – positiv oder negativ – beeinflusst werden. Gesundheitspolitik, die sich an den skizzierten Zielen orientiert, ist somit eine Querschnittsaufgabe: Kriterien der Gesundheitssicherung bzw. -förderung sollten auf unterschiedlichsten gesellschaftlichen Handlungsfeldern Berücksichtigung finden.

Die analytische und praktische Beschränkung von Gesundheitspolitik auf Krankenversorgung und Kostendämpfung ist unter diesen Gesichtspunkten nicht tragfähig. Erstens ist die Krankenversorgung in der Gesundheitspolitik nur ein Interventionsfeld unter anderen. Durch die Reduktion von Gesundheitspolitik auf Krankenversorgungspolitik geraten Prävention und Gesundheitsförderung sowie zentrale Aspekte des gesellschaftlichen Umgangs mit Gesundheit und Krankheit aus dem Blickfeld. Einschlägige Berechnungen gehen insgesamt von einem geringen Einfluss des Krankenversorgungssystems auf die Gesundheit aus: In reichen Ländern ist der Anteil des Krankenversorgungssystems an der Verbesserung der gesundheitlichen Lage der Gesamtbevölkerung bei den Männern auf 10 bis 30 Prozent, bei den Frauen auf 20 bis 40 Prozent zu veranschlagen (SVR 2002a, Bd. I: 110). Zweitens ist die Finanzierung und Bezahlbarkeit von Gesundheitsleistungen nicht das Ziel, sondern eine

– gleichwohl sehr wichtige – Nebenbedingung von Gesundheitspolitik. Dabei ist es für die Praxis von erheblicher Bedeutung, ob sich Gesundheitspolitik vorrangig an der Erreichung bestimmter Gesundheitsziele oder an der Nichtüberschreitung eines bestimmten Ausgabenvolumens orientiert.

1.3 Handlungsebenen und Akteure in der Gesundheitspolitik

Gesundheitspolitische Entscheidungen fallen auf verschiedenen Ebenen und unter Beteiligung ganz unterschiedlicher Akteure. Bei der Analyse von Gesundheitspolitik lassen sich eine Makro-, eine Meso- und eine Mikroebene unterscheiden. Zwar ist diese Unterscheidung nicht in allen Fällen trennscharf, aber für das Verständnis von Gesundheitspolitik doch sehr hilfreich.

Die *Makroebene* bezeichnet die nationalstaatliche und die supranationale Regulierungsebene der Gesundheitspolitik. In allen wohlhabenden Ländern haben die jeweiligen Regierungen einen überragenden Einfluss auf die Gestaltung des Gesundheitssystems. Dies gilt nicht nur für staatliche Gesundheitssysteme, sondern auch für jene Länder, in denen der Staat konkrete Entscheidungen über die Krankenversorgung in gewissem Umfang an Verbände und Institutionen (Krankenversicherungen, Ärzteorganisationen etc.) delegiert. Selbst in Privatversicherungssystemen spielt der Staat noch eine wichtige Rolle, denn auch hier gibt er manche Rahmenbedingungen vor und beruht die Entscheidung, bestimmte Fragen der Finanzierung und Versorgung den Marktkräften zu überlassen, in der Regel auf einem bewussten Steuerungsverzicht des Staates. Gesundheitspolitik lässt sich insofern als ein staatsnaher Politiksektor begreifen (Mayntz/Scharpf 1995a). Die auf nationalstaatlicher Ebene getroffenen Regelungen betreffen z. B. die institutionelle Struktur der gesundheitlichen Versorgung, die Finanzierung von Gesundheitsleistungen und den Zugang der Bürgerinnen und Bürger zu den Versorgungseinrichtungen. Der Staat trifft hierzu gesetzliche Regelungen und überwacht deren Einhaltung.

Daneben haben im Zuge der fortschreitenden Globalisierung supranationale Institutionen in den zurückliegenden Jahren einen wachsenden Einfluss auf nationalstaatliche Gesundheitspolitik erlangt. Im Hinblick auf die deutsche

Gesundheitspolitik ist vor allem die Europäische Union (EU) von Bedeutung. Auf sie sind im Zuge des europäischen Integrationsprozesses einige gesundheitspolitische Entscheidungskompetenzen übertragen worden. Einfluss hat die EU vor allem im Hinblick auf einige präventionspolitisch bedeutsame Felder erlangt, nämlich auf die Umweltpolitik, auf den Arbeitsschutz (Gerlinger 2000), auf bestimmte Aspekte des Schutzes der öffentlichen Gesundheit (Hervey 2002; Becker 2003; Greer 2009) und auf den gesundheitsbezogenen Verbraucherschutz. Im Hinblick auf die nationalstaatlichen Krankenversicherungs- und Krankenbehandlungssysteme ist die direkte Gestaltungsmacht der EU jedoch (noch) recht gering, denn sie sind Teil der sozialen Sicherungssysteme, die der nationalstaatlichen Souveränität unterliegen. Weil diesbezügliche Entscheidungen unmittelbaren Einfluss auf die Entwicklung des Staatshaushalts bzw. der Arbeitskosten haben können, waren die Mitgliedsstaaten hier bisher nicht bereit, ihre Souveränitätsrechte aufzugeben (s. Kap. 11.2). Allerdings ist seit den 1990er Jahren der EU-Einfluss auf die Gestaltung der nationalstaatlichen Gesundheitssysteme über verschiedene Kanäle gewachsen (Gerlinger/Urban 2006; Gerlinger/Mosebach/Schmucker 2010).

Schließlich sind auf zwischenstaatlicher Ebene jene internationalen Organisationen von Bedeutung, die ausschließlich oder teilweise mit gesundheitsbezogenen Fragen befasst sind. Zu den wichtigsten von ihnen zählen die World Health Organization (WHO), die International Labour Organization (ILO), die Food and Agriculture Organization (FAO) sowie die 1996 aus dem Global Programme on HIV/AIDS hervorgegangene UNAIDS. Sie unterscheiden sich in ihren Handlungsmöglichkeiten allerdings ganz erheblich von denen supranationaler Staatenorganisationen. Ihre Entscheidungen, Entschließungen und Programme haben für einzelne Staaten keine bindende Wirkung, und auch sonst verfügen sie über keine wirksamen Sanktionsinstrumente, um ihren politischen Willen durchzusetzen. Für die nationale Gesetzgebung verbindlich werden Beschlüsse lediglich durch Selbstverpflichtung der Signatarstaaten (Framework Convention on Tobacco Control (2003); UN-Konvention über die Rechte von Menschen mit Behinderungen (2008)). Auch sind diese Organisationen mit – gemessen an der Größe ihrer Aufgabe – vollkommen unzureichenden Finanzmitteln ausgestattet. Neben der beschränkten materiellen Unterstützung gesundheitsbezogener Projekte bleibt ihnen also vor allem die Möglichkeit, auf Probleme hinzuweisen, zu ermahnen und anzuregen. Bei ihrem Engagement für die Verbesserung der Gesundheit ist ihre hohe moralische Autorität die wohl schärfste Waffe dieser Organisationen.

Die *Mesoebene* bezeichnet die regionale Ebene bzw. die Ebene der untergesetzlichen Regulierung bei der Gestaltung der Gesundheitssysteme. Nationalstaatliche und erst recht supranationale Akteure beschränken sich in vielen Fällen auf die Formulierung von Rahmenvorgaben («Generalnormen»). Die Konkretisierung dieser Vorgaben überlassen sie regionalen Untergliederungen oder Gremien bzw. Organisationen beteiligter Akteure (Finanzierungsträger, Ärzte etc.). In der deutschen Gesundheitspolitik sind in der Krankenversorgung z. B. die Bundesländer (vor allem im Hinblick auf den Krankenhaussektor) sowie die Krankenkassen und die Kassenärztlichen Vereinigungen (KVen) für die Konkretisierung bundesstaatlicher Rahmenvorgaben von sehr großer Bedeutung. Ebenso nehmen die zuständigen Länderministerien auch einen erheblichen Einfluss auf Bereiche wie den betrieblichen Gesundheitsschutz oder den Umweltschutz. In regionalisierten staatlichen Gesundheitssystemen (z. B. Spanien, Schweden) verfügen die Regionen sogar über ein hohes Maß an Autonomie. Die Gründe für die institutionelle Komplexität von Steuerungsregimen in der Gesundheitspolitik liegen auf der Hand: Erstens unterscheiden sich die regionalen und örtlichen Bedingungen zum Teil erheblich voneinander und würde es einheitlichen übergreifenden Regelungen daher an Zielgenauigkeit mangeln; zweitens verfügen Akteure in Politik und Verwaltung in der Regel nicht über das für die Detailsteuerung notwendige Expertenwissen.

Die *Mikroebene* bezeichnet das Handeln der individuellen Akteure, das Einfluss auf den Umgang mit Gesundheit und Krankheit nehmen kann. Dies betrifft im Bereich der Prävention z. B. die gesundheitsbezogenen Aktivitäten von Unternehmen, im Bereich der Krankenversorgung vor allem das Handeln einzelner Krankenkassen, Krankenhäuser, Ärzte, Pflegeeinrichtungen, Versicherter oder Patienten. Bei ihrer Orientierung an ihren eigenen Präferenzen können sich die Akteure auf der Mikroebene geltende Regelungen zunutze machen, aber auch versuchen, sie zu umgehen. Von übergeordneten Ebenen ausgehende Steuerungsversuche können also sowohl zu erwünschten als auch zu unerwünschten Ergebnissen führen. Die Akteure auf der Makro- und der Mesoebene verfügen gerade in der Gesundheitspolitik häufig nicht über angemessene Ressourcen zur Steuerung des Handelns auf der Mikroebene.

Horizontale Differenzierungen und vertikale Verknüpfungen

Jede dieser Ebenen ist horizontal stark differenziert. Hier sind zahlreiche Akteure mit eigenen Interessen, Wertvorstellungen und Problemwahrnehmungsmustern tätig, die Einfluss auf gesundheitspolitische Entscheidungen nehmen. Auf der supranationalen Ebene z. B. haben wir es mit einer Vielzahl von Nationalstaaten zu tun. Die staatliche Willensbildung in der Gesundheitspolitik wird wiederum beeinflusst von der Zusammensetzung der Regierung, von den Parteien und Parlamentsfraktionen, den Ministerien und Ministerialbürokratien und gelegentlich auch von einzelnen besonders einflussreichen Experten (z. B. für die Krankenhauspolitik: Simon 2000a). Dabei schränken vorangegangene Entscheidungen die Handlungsfreiheit der Akteure häufig ein. Gesundheitspolitik ist stark von nationalen Traditionen geprägt, die oftmals eine spezifische Pfadabhängigkeit von Entwicklungen begründen (z. B. North 1990). Auf der Mikroebene sind in Deutschland in der Krankenversorgung u. a. niedergelassene und Krankenhausärzte, unterschiedliche ärztliche Fachgruppen, Pflegekräfte, Pflegeheime und ambulante Pflegedienste, beide wiederum in unterschiedlicher Trägerschaft, aber auch Selbsthilfegruppen tätig; in der Prävention u. a. Gesundheitsämter, Umweltämter, Sozialarbeiter, Betriebsärzte, Sicherheitsfachkräfte, Betriebsräte, Unternehmer und Unternehmensberater. Nicht immer sind einzelne Entscheidungsträger bestimmten Entscheidungsebenen eindeutig zuzuordnen: So sind die Bundesländer z. B. am Zustandekommen vieler Bundesgesetze zur Gesundheitspolitik unmittelbar beteiligt (Makroebene), zugleich aber auch mit der Konkretisierung staatlicher Rahmenvorgaben beauftragt (Mesoebene).

Weiterhin existieren vielfältige *vertikale* Verknüpfungen zwischen diesen Entscheidungsebenen und den jeweils handelnden Entscheidungsträgern (Scharpf 2000). Zum einen schaffen die Entscheidungen auf jeder Ebene für die jeweils nachgeordneten Akteure bestimmte Rahmenbedingungen, das heißt Anreize, Handlungszwänge, Gestaltungsmöglichkeiten etc. Zum anderen vollzieht Gesundheitspolitik sich keineswegs nur als Top-down-Prozess, sondern in vielen Fällen auch als Bottom-up-Prozess. So wirken z. B. Organisationen auf der Mesoebene wie die Verbände der Krankenkassen, Kassenärztlichen Vereinigungen, Krankenhausgesellschaften oder Wohlfahrtsverbände auf Regierungsentscheidungen ein (Makroebene) und werden dabei ihrerseits maßgeblich von den Interessen ihrer Mitglieder geleitet, also von einzelnen Krankenhäusern, Ärzten und Arztgruppen, Krankenhäusern und Pflegeeinrichtungen bzw. Pflegediensten (Mikroebene). Akteure auf der Mesoebene sind also keineswegs auf die Rolle von Erfüllungsgehilfen zentralstaatlich-politischer Entscheidungsträger beschränkt, sondern können im politischen Prozess selbst eine eigenständige Rolle spielen, indem sie z. B. «von oben» kommende Steuerungsversuche kanalisieren oder unterlaufen sowie selbst Themen auf die politische Tagesordnung setzen. Auf einigen Gebieten der Gesundheitspolitik sind Entscheidungen der oberen Ebene auch von der Zustimmung der unteren Ebene abhängig. So bedürfen z. B. Gesetzesinitiativen des Bundestages zur Krankenhauspolitik der Einwilligung des Bundesrates, also der Länderkammer. Er kann also bei derartigen Entscheidungen die Rolle eines Veto-Spielers einnehmen.

Regulierung des Gesundheitssystems

An der Regulierung des Gesundheitssystems sind zahlreiche Akteure beteiligt. Das institutionelle Zentrum der Regulierung des Gesundheitssystems ist der Staat. Dies ergibt sich zum einen aus seiner formalen Zuständigkeit. Das Grundgesetz (GG) weist ihm die Aufgabe zu, die Gesundheit und körperliche Unversehrtheit der Bürger zu gewährleisten (Art. 2 Abs. 2 GG). Zu diesem Zweck erlässt er eine Vielzahl von Regelungen; außerdem haben die staatlichen Exekutivorgane für die Einhaltung dieser Normen zu sorgen. Hier sind insbesondere Maßnahmen des Arbeitsschutzes, des Umweltschutzes und des gesundheitsbezogenen Verbraucherschutzes von Bedeutung. Man kann derartige regulative Maßnahmen auch als marktkorrigierendes Handeln begreifen: Der Staat verpflichtet die Akteure auf solche Verhaltensweisen, die die Regulierungsmechanismen des freien Marktes nicht hervorbringen würden. Des Weiteren erlässt der Staat als Ausdruck seiner im Grundgesetz festgeschriebenen Verpflichtung als «demokratischer und sozialer Bundesstaat» (Art. 20 Abs. 1 GG) verbindliche Bestimmungen für die Erbringung und Finanzierung von Gesundheitsleistungen und schreibt diesbezüglich die Rechte und Pflichten der Beteiligten fest. Damit schafft er einen allgemeinen Ordnungsrahmen für die Gestaltung des Gesundheitswesens, insbesondere des Krankenversorgungssystems.

Der Staat setzt bei der Verfolgung seiner Ziele unterschiedliche Steuerungsmedien und Steuerungsinstrumente ein (dazu grundsätzlich z. B. Offe 1972; Mayntz 1983; Scharpf 2000; Salamon 2002; Benz 2008; Howlett/Ramesh/Perl 2009):

- Er bedient sich des Mediums Recht, erteilt also Ge- und Verbote und droht für den Fall der Zuwiderhandlung mit Sanktionen. Die Kombination aus Kontrollwahrscheinlichkeit und angedrohter Strafe soll die nachgeordneten Akteure dazu bewegen, den Verhaltenserwartungen zu folgen.
- Er versucht, vor allem mit Hilfe des Mediums Geld die Interessen der Akteure so zu beeinflussen, dass deren egoistisch-rationales Handeln auf die Erfüllung staatlicher Steuerungsziele gelenkt wird. Die Aussicht auf die Erzielung finanzieller Vorteile und auf die Vermeidung finanzieller Nachteile soll das Verhalten von Steuerungsadressaten in die gewünschte Richtung lenken. Dazu gehört in der Krankenversorgung z. B. die Festschreibung von Ausgabenobergrenzen (Budgets) für bestimmte Leistungen oder die Einführung von pauschalierten, behandlungsfallbezogenen anstelle leistungsmengenbezogener Vergütungsformen – Instrumente, mit denen das Ziel der Ausgabenbegrenzung erreicht werden soll.
- Er überträgt in einer Reihe von Politikfeldern die konkretisierende Regelsetzung oder exekutive Funktionen an nachgeordnete Institutionen (z. B. Krankenkassen, KVen oder Berufsgenossenschaften). Durch die Veränderung von Verfahrens- und Entscheidungsregeln, also auf dem Wege der prozeduralen Steuerung, kann der Staat einzelne Akteure mit Handlungsressourcen ausstatten bzw. ihre Interessenlage verändern und damit die Wahrscheinlichkeit erhöhen, dass in dem betreffenden Subsystem die gewünschten Entscheidungen fallen (Offe 1972). So legt der Staat z. B. die Zusammensetzung sowie die Entscheidungsverfahren und -regeln im

institutionellen Gefüge der Selbstverwaltung in der gesetzlichen Krankenversicherung fest. Er weist den Akteuren auf diese Weise Handlungsressourcen und damit Macht zu – ebenfalls um sicherzustellen, dass die konkretisierende Rechtsetzung den staatlichen Steuerungszielen nicht zuwiderhandelt (Scharpf 2000). Der Staat ist insofern auch der Architekt der politischen Ordnung in der Gesundheitspolitik (Döhler 1995). Dieser Steuerungstyp ist insbesondere in der GKV von großer Bedeutung.

Das deutsche Gesundheitssystem lässt sich als ein «System komplexer Vielfachsteuerung» charakterisieren (Alber 1992: 157), das auf den einzelnen Regelungsfeldern je eigene Steuerungssysteme mit einem spezifischen Mischungsverhältnis aus staatlichen, verbandlichen (korporatistischen) und marktbezogenen Elementen hervorgebracht hat. Bei aller Steuerungsvielfalt sind für die Gesundheitspolitik in Deutschland korporatistische Regulierungsformen von besonderer Bedeutung. Korporatistische Steuerung ist dadurch gekennzeichnet, dass der Staat bei der Regulierung einzelner Politikbereiche einen allgemeinen Ordnungsrahmen setzt und Kompetenzen zur konkretisierenden Regelsetzung an Verbände delegiert. Die Verbände werden dabei auf die Verfolgung öffentlicher Ziele verpflichtet und füllen diesen Rahmen durch Kollektivverhandlungen und -verträge aus. Zugleich stattet der Staat sie – zumeist über die Schaffung von Zwangsmitgliedschaften für die vertretene Klientel oder über die Verleihung von Vertretungsmonopolen, wie dies z. B. bei den KVen oder den Krankenkassen und ihren Verbänden der Fall ist – mit der Fähigkeit aus, den Verhandlungsergebnissen gegenüber den Betroffenen (z. B. Vertragsärzten, Versicherten) Verbindlichkeit zu verleihen. Dabei übt der Staat die Rechtsaufsicht (Genehmigungsvorbehalte, Beanstandungsrechte) über die Vereinbarungen der nachgeordneten Akteure aus; zugleich sollen im Konfliktfall die Einrichtung von Schiedsstellen und die Drohung mit staatlichen Ersatzvornahmen die Problemlösungsfähigkeit des Regulierungssystems gewährleisten (z. B. Döhler/Manow-Borgwardt 1992a: 64ff.). Insofern handelt es sich bei einer derartigen Wahrnehmung öffentlicher Aufgaben durch Verbände stets um eine «Selbstorganisation im Schatten des Staates» (Scharpf 2000). Da der Staat mit den skizzierten Steuerungsinstrumenten eine aktive Interessenpolitik betreibt, wird er auch zum wichtigsten Bezugspunkt der beteiligten Akteure und ihrer konflikthaften Handlungen.

Der Staat kann sich auf dem Wege der korporatistischen Steuerung die Handlungsressourcen der Verbände, vor allem das dort vorhandene Expertenwissen, zu Nutze machen (Streeck/Schmitter 1985). Allerdings wurden auf diese Weise in den einzelnen Politikfeldern starke Verbände etabliert, die sich ihrerseits überwiegend von den – mit den staatlichen Steuerungszielen oftmals nicht kompatiblen – Partialinteressen ihrer Mitglieder leiten lassen und sich den staatlichen Steuerungsansprüchen des Öfteren – und dies durchaus nicht ohne Erfolg – widersetzen. Dies gilt insbesondere für den Bereich der Krankenversorgung und hier wiederum für die ambulante Versorgung, aber auch für zahlreiche andere Politikfelder. Die einzelnen Politikbereiche verfügen also über eine vergleichsweise ausgeprägte Autonomie – ein Charakteristikum, das es wiederum beträchtlich erschwert, Gesundheitspolitik als eine Querschnittsaufgabe zu betreiben.

Neben korporatistischen Arrangements spielen auch Netzwerke bei der Steuerung des Gesundheitswesens eine Rolle. Netzwerke sind aus einer Vielzahl von Akteuren bestehende formelle und informelle Formen politischer Kooperation, die an der Steuerung einzelner Politikfelder mitwirken (Jansen/Schubert 1995). Auch hier sind üblicherweise staatliche, halbstaatliche und private Akteure beteiligt, die relativ autonom sind und unterschiedliche Interessen verfolgen, dabei aber mehr oder weniger aufeinander angewiesen sind (Mayntz 1993). Als ein Netzwerk lässt sich z. B. die Gemeinschaft der an regionalen Gesundheitskonferenzen beteiligten Akteure begreifen, deren Handeln darauf gerichtet ist, regionale Versorgungsbedarfe zu identifizieren sowie sich auf Gesundheitsziele in der Region und auf einschlägige Umsetzungsmaßnahmen zu verständigen. Netzwerke lassen sich vor allem dadurch von korporatistischen Arrangements unterscheiden, dass

- in ihnen nicht mehr die hierarchische Steuerung (privater) Steuerungsobjekte durch ein (staatliches) Steuerungssubjekt, sondern die Handlungskoordinierung in einem eher horizontal geprägten Beziehungsgeflecht kollektiver Akteure dominiert
- sie daher auch ergebnisoffener sind und
- an ihnen eine größere Zahl von Akteuren beteiligt ist.

Das System der politischen Steuerung in Deutschland ist, auch in der Gesundheitspolitik, also hochgradig fragmentiert und dabei in doppelter Hinsicht durch eine starke mittlere Handlungsebene gekennzeichnet (Streeck 1995): Horizontal sind es insbesondere die erwähnten korporatistischen Arrangements sowie die ausdifferenzierten und tief gestaffelten Netzwerke in den politischen Teilsektoren, die Barrieren gegen direkte staatliche Steuerungsversuche errichten können; vertikal ist die Stärke der mittleren Handlungsebene vor allem eine Folge des föderalistischen Staatsaufbaus. Diese politisch-institutionellen Merkmale des deutschen Regulierungssystems tragen häufig dazu bei, dass rasche Politikwechsel und flexible Reaktionen auf neue Herausforderungen erschwert werden. Insgesamt verteilen sich staatliches Handeln und gesellschaftliche Steuerungstätigkeit in der deutschen Gesundheitspolitik auf eine Vielzahl von Akteuren und fallen politische Entscheidungen in einer Vielzahl von Arenen.

Daran wird zugleich deutlich, dass Gesundheitspolitik keineswegs eine bloß staatliche Angelegenheit ist. Bei der gesundheitsrelevanten Gestaltung von Arbeits- und Lebensverhältnissen, von Anreizen und Normen für gesundheitsrelevantes Verhalten und auch bei der Gestaltung und Steuerung der Krankenversorgung sind gewählte Regierungen und staatliche Institutionen nur eine Akteursgruppe unter vielen anderen, und auf manchen Feldern nicht einmal die wichtigste oder mächtigste. Staatliches Handeln in der Politik im Allgemeinen wie in der Gesundheitspolitik im Besonderen vollzieht sich in der Regel nicht einfach als einseitiges, hierarchisches Dekretieren und Durchsetzen autonom getroffener Entscheidungen. Vielmehr ist der Staat zugleich Gegenstand vielfältiger lobbyistischer Beeinflussungsversuche von Verbänden und anderen Akteuren. Zu den wichtigsten von ihnen zählen wirtschaftliche bzw. professionspolitische Interessengruppen, Unternehmen, die Interessenverbände von Kapital und Arbeit, die auf Gesundheitsrisiken und Krankenversorgung einwirkenden Verbände und Gruppen sowie soziale Bewegungen, die einen Bezug zum Thema «Gesundheit» haben. Entscheidungen, durch die die gesundheitliche Lage sowie die Krankenversorgung der Bevölkerung, von Bevölkerungsgruppen und Individuen beeinflusst werden, sind also in der Regel Ergebnisse von Aushandlungs- und Konfliktprozessen, in die neben dem Staat auch die genanten Akteure ihre Interessen und Machtpotentiale einbringen. Schließlich sind die eingesetzten Steuerungsinstrumente häufig nicht zielgenau, insbesondere verfügen die Steuerungsadressaten in vielen Fällen über schwer kontrollierbare Ausweichmöglichkeiten. Damit üben sie eine eigenständige Gestaltungsmacht im Hinblick auf den gesellschaftlichen Umgang mit Gesundheit und Krankheit aus.

1.4 Gesundheit als Gegenstand unterschiedlicher Interessen, Problemwahrnehmungsmuster und Handlungslogiken

An der Formulierung und Umsetzung von Gesundheitspolitik ist also eine Vielzahl von Akteuren beteiligt. Diese Akteure unterscheiden sich voneinander nach ihren Interessen, Wertvorstellungen und Problemwahrnehmungsmustern und damit in der Regel auch in den Handlungslogiken, denen sie folgen. Unter Interessen können auf einer allgemeinen Ebene zunächst diejenigen funktionalen Imperative verstanden werden, die auf das langfristig erfolgreiche Bestehen von Individuen, Gruppen oder Institutionen gerichtet und ihnen daher gleichsam objektiv zuzuschreiben sind (Mayntz/Scharpf 1995b: 54ff.). Dazu zählen insbesondere Ziele wie Handlungsautonomie, das eigene Wohlergehen, die Verfügung über die dafür erforderlichen Ressourcen und die Aufrechterhaltung der Identität. Ein solchermaßen gefasster Interessenbegriff schließt sowohl die Dimension des selbstbezogenen Nutzens als auch die der normativen und kognitiven Orientierungen ein und kennzeichnet die Zielsysteme sowohl von Institutionen als auch von Individuen. Der Inhalt dieser Interessen konkretisiert sich in Abhängigkeit von den jeweiligen gesellschaftlichen Funktionen und Positionen der Akteure, und erst vor diesem Hintergrund werden Interessen, sofern sie von den Handelnden als solche wahrgenommen werden, handlungsleitend. In diesem Sinne sind auch die in die Gesundheitspolitik einbezogenen Akteure Träger spezifischer Interessen. Entsprechend ihren unterschiedlichen Positionen und Funktionen in der Gesellschaft können für sie unterschiedliche Aspekte von Gesundheit und Gesundheitspolitik von Bedeutung und unterschiedliche, darauf gerichtete Strategien interessant sein. Bei gesundheitspolitischen Entscheidungen muss es also keineswegs um eine gesundheitsbezogene – gleichsam gemeinwohlorientierte – Problemlösung gehen (Mayntz 2001); vielmehr gehen mit den Problemdefinitionen und den anvisierten Handlungsstrategien der jeweiligen Akteure in der Regel spezifische Interessen einher und werden häufig von diesen auch überlagert (z. B. Rosewitz/Webber 1990). Für die in den jeweiligen Handlungskontexten tätigen Akteure sind somit unterschiedliche Relevanzkriterien handlungsleitend.

- Für die Akteure des politischen Systems (also z. B. Parteien, Regierungen) ist bei der Problemwahrnehmung und Handlungsorientierung das Kriterium der Erlangung, Aufrechterhaltung und Ausweitung von Macht von zentraler Bedeutung. In demokratisch verfassten Gesellschaften wird Macht über Wahlen zugewiesen und ist insoweit über kurz oder lang auch immer an Zustimmung gebunden. Gesundheit und Gesundheitspolitik sind somit für die Akteure des politischen Systems (z. B. Regierungen, Parteien) vor allem insoweit handlungsrelevant, als sie sich von einer bestimmten Form der Problembearbeitung einen Gewinn an Zustimmung oder zumindest eine Reduzierung von Legitimationsrisiken und -defiziten erhoffen können.
- Für Unternehmen als im Wirtschaftssystem tätige Akteure ist der Erhalt und die Verbesserung der eigenen Wettbewerbsfähigkeit sowie die Steigerung des Gewinns die maßgebliche Zielgröße ihres Handelns. Das Verwertungsinteresse des Kapitals und das Gesundheitsinteresse der Beschäftigten repräsentieren im Kern unterschiedliche Zielorientierungen und setzen in der Regel nichtkongruente Handlungslogiken frei. Zwar sind Konstellationen, in denen der Gesundheitsschutz und die Gesundheitsförderung von Beschäftigten einerseits sowie die Gewinnsteigerung eines Unternehmens andererseits synchron verlaufen, durchaus denkbar und finden sich auch in der Realität (Thiehoff 1992: 32ff.; Gottschalk 1992: 228ff.; Lenhardt/Elkeles/Rosenbrock 1997; Lenhardt/Rosenbrock 2006; Bertelsmann

Stiftung/Hans-Böckler-Stiftung 2004; Faller 2012). So kann z. B. eine Reduzierung krankheitsbedingter Fehlzeiten auch dazu beitragen, aufwendige und kostspielige Umstellungen der Arbeitsorganisation zu vermeiden oder die Kosten der Lohnfortzahlung im Krankheitsfall zu sparen. Allerdings verbleiben den Unternehmen in der Realität kapitalistischer Gesellschaften vielfältige Möglichkeiten, die Kosten von gesundheitlichen Belastungen zu externalisieren, sie also den betroffenen Individuen selbst oder der Gesellschaft insgesamt aufzuerlegen. Zudem liegen gerade für die zurückliegenden Jahre zahlreiche empirische Hinweise auf einen beträchtlichen Anstieg der Leistungsdichte und insbesondere psychisch-mentaler Belastungen vor (z. B. Beermann/Brenscheidt/Siefer 2007; Lenhardt/Ertel/Morschhäuser 2010; European Foundation 2010). Außerdem können ökonomische und gesundheitliche Ziele unterschiedliche Zeithorizonte beinhalten. Während eine Orientierung an der Förderung von Gesundheit einen langfristigen, schonenden, am Grundsatz der Nachhaltigkeit (*«sustainability»*) orientierten Umgang mit der inneren – und äußeren – Natur des Menschen erfordert, sind ökonomische Ziele wie Gewinnsteigerung oder Wettbewerbsfähigkeit und die daran orientierte (Ver-) Nutzung menschlicher Arbeitskraft und Gesundheit immer an mehr oder weniger kurzen Fristen orientiert.

- Die mit der Krankenbehandlung befassten Institutionen und die in ihnen tätigen Angehörigen von Gesundheitsberufen agieren im Spannungsfeld unterschiedlicher Interessen und Handlungslogiken. Der zentrale Bezugspunkt der beruflichen (und in aller Regel auch der Mehrzahl der persönlichen) Wertmaßstäbe von Angehörigen von Gesundheitsberufen ist das Handeln für das Wohl des Patienten. Als Individuen und Wirtschaftssubjekte (Arbeitnehmer, Selbständige) mit sozialen und ökonomischen Interessen sind sie mit der Knappheit der zur Verfügung stehenden Ressourcen konfrontiert und damit häufig genug mit der Notwendigkeit, Aufwand und Kosten zu begrenzen. Sind die unterschiedlichen Interessen und Handlungslogiken nicht kompatibel, so sind Kompromisse zwischen ihnen notwendig. So wird ein Arzt, dessen Budget ausgeschöpft ist und der daher durch die Behandlung eines zusätzlichen Patienten sein Einkommen nicht mehr weiter steigern kann, dazu neigen, ihm Leistungen vorzuenthalten, die Behandlung ins kommende Quartal zu verschieben oder ihn an einen Kollegen zu überweisen. Wo der Kompromiss zwischen den Handlungslogiken angesiedelt ist, hängt vor allem von den individuellen Handlungspräferenzen der professionellen Akteure und von der Artikulations- und Durchsetzungsfähigkeit der Klienten ab.
- Andere Maßstäbe sind wiederum für das selbstbezogene Gesundheitshandeln von Individuen maßgeblich. Zwar ist allen Individuen ein Interesse an Gesundheit objektiv zuzuschreiben, jedoch mag es aktuell im Widerspruch zu anderen Interessen stehen – etwa dem nach Arbeitsplatzsicherheit oder kurzfristiger Bedürfnisbefriedigung – oder zumindest als solches wahrgenommen werden. Darüber hinaus haben die Sozialstruktur-, die Lebensstil- und die Sozialisationsforschung gezeigt, dass sich der Stellenwert und die mit dem Wert «Gesundheit» verknüpften Ursachenzuschreibungen und Verhaltensweisen je nach Schichtzugehörigkeit und sozialen Räumen, nach Lebensphasen und Geschlechtszugehörigkeit erheblich voneinander unterscheiden können (z. B. Mielck 2000; Gawatz 1993; Kolip 1997; Maschewsky-Schneider 1997; Hurrelmann 2000; Hurrelmann/Kolip 2002; Kolip/Klocke/Melzer et al. 2013). Auch speisen sich die Handlungsmotive für «Gesundheit» zumeist aus anderen Zielen als dem des unmittelbaren Wohlergehens. Insbesondere «Leistungsfähigkeit» und «Attraktivität» sind Ziele, die eine hohe Affinität zum Wert «Gesundheit»

aufweisen. Gesundheitsbezogene Verhaltensweisen werden in einem lebenslangen Sozialisationsprozess zu Merkmalen des «Habitus» (Bourdieu 1982) und damit zu nur schwer veränderbaren Bestandteilen der individuellen Person-Umwelt-Arrangements.

Obwohl allgemeine Interessen nicht eindeutig hierarchisch geordnet sind, bilden Akteure üblicherweise stabile Präferenzen heraus, die für sie situationsübergreifend handlungsleitend sind. Zugleich sind Interessen für jeden Akteur aber stets auch situationsabhängig und können dementsprechend selektiv mobilisiert werden (Mayntz/Scharpf 1995b: 39ff.). Daher erlaubt die Einbindung von Akteuren in spezifische Logiken und Handlungszwänge nicht die Schlussfolgerung, dass damit ihr Handeln gleichsam determiniert sei. Handeln – auch gesundheitsbezogenes und gesundheitspolitisches Handeln – ist stets kontingent, also immer auch anders möglich. Träger gemeinsamer Interessen und Wertorientierungen bilden in den einzelnen Politikfeldern üblicherweise recht stabile Koalitionen (Sabatier 1993: 116ff.).

Freilich bedeutet dies nicht, dass Akteure ihre egoistischen Interessen auch stets rational verfolgen. Prinzipiell ist es möglich – wenn wohl auch nicht sehr wahrscheinlich –, dass sie sich primär an normativen Maßstäben (also z. B. an der Verringerung von Gesundheitsbelastungen) auch dann orientieren, wenn es aus dem Blickwinkel der systemischen Handlungslogik nicht als rational erscheint und daher ihren Interessen widerspricht. So können Unternehmer z. B. auch dann Gesundheitsförderungsprogramme verfolgen, wenn sie dies mehr Geld kostet, als es ihnen einbringt. Allerdings ist im Sinne der Orientierung an systemspezifischen Handlungslogiken «irrationales» Handeln auch aus einem anderen Grund möglich: Akteure handeln in aller Regel unter der Bedingung unvollständiger Information über die Bedingungen und Folgen des eigenen Handelns und über das Handeln bzw. die Handlungsabsichten anderer Akteure (Partner, Konkurrenten, Widersacher), mit denen sie interagieren. Daher ist nicht jedes intentionale – auf die Verwirklichung der eigenen Interessen gerichtete – Handeln notwendig zugleich auch objektiv rational. So kann ein Unternehmer z. B. – sei es, weil er nichts über ihren Nutzen weiß, sei es, weil es seinem Handlungs- bzw. Führungsstil widerspricht – auf Maßnahmen zur Gesundheitsförderung verzichten, obwohl sie sich betriebswirtschaftlich für ihn zumindest mittelfristig rechnen würden (z. B. Lenhardt/Rosenbrock 1998: 305ff.). Allerdings nehmen Individuen und andere Akteure derartige rationale Kalküle häufig nicht vor, sondern orientieren sich an Handlungsmustern und Überzeugungssystemen, die sich in der Vergangenheit bewährt haben.

Inwiefern sich die unterschiedlichen Interessen in der Gestaltung der Gesundheitspolitik praktisch Geltung verschaffen, hängt vor allem von der Macht der jeweiligen Akteure ab. Unter Macht soll in Anschluss an Max Weber die Fähigkeit von Individuen oder Gruppen verstanden werden, «innerhalb einer sozialen Beziehung den eigenen Willen durchzusetzen, gleichviel, worauf diese Chance beruht (…).» (Weber 1976: 28) Machtressourcen können sehr verschiedenartig sein. Dazu zählen z. B.

- die Verfügung über bzw. die Kontrolle des Zugangs zu Ressourcen, auf die andere zur Verfolgung ihrer Interessen angewiesen sind: z. B. gestattet die Verfügung über Produktionsmittel (und damit die Fähigkeit, Arbeitsplätze zu schaffen und Arbeitnehmern den Verdienst ihres Lebensunterhalts zu ermöglichen) es den Unternehmern, entscheidenden Einfluss auf die Gestaltung der – auch gesundheitsrelevanten – Arbeitsbedingungen zu nehmen; ebenso können Akteure Macht in gesundheitspolitischen Entscheidungsprozessen ausüben, wenn sie z. B. glaubwürdig damit drohen können, die Öffentlichkeit zu mobilisieren und damit der Politik Zustimmung zu entziehen
- die Fähigkeit, kollektiv verbindliche Entscheidungen zu treffen und ihre Einhaltung – notfalls auch mit Zwang – durchzusetzen:

z. B. kann der Staat den Arbeitgebern bestimmte Gesundheitsschutzpflichten in der Arbeitswelt auferlegen und für den Fall der Zuwiderhandlungen Sanktionen androhen (Geld- oder Gefängnisstrafen)
- informelle Mechanismen wie z. B. der bevorzugte Zugang zu bestimmten Entscheidungsträgern oder das öffentliche Ansehen: Ärzte und Ärzteverbände haben größere Chancen, sich bei Entscheidungsträgern und in der Öffentlichkeit Gehör zu verschaffen, als z. B. die Interessenverbände der Pflege
- die Verfügung über Informationen und Wissen: z. B. können Ärzte mit ihrem Expertenwissen über die Behandlung von Krankheiten maßgeblichen Einfluss auf Art und Umfang medizinischer Interventionen und damit auf die Kosten der Versorgung und auf die Höhe des eigenen Einkommens nehmen.

Die Macht und der Einfluss eines Akteurs wachsen in dem Maße, wie er über jene Ressourcen verfügt, auf die andere Akteure angewiesen sind, wenn sie ihre eigenen Ziele erfolgreich verfolgen wollen (Aldrich/Pfeffer 1976: 83f.; Héritier 1993; Mayntz 1993). Insofern sind sie mehr oder weniger voneinander abhängig. Ein Blick auf die in der Gesundheitspolitik handelnden Akteure zeigt aber auch, dass sie in sehr unterschiedlichem Maße über die hier erörterten Machtressourcen verfügen. Vor allem unterscheiden sich die Akteursgruppen hinsichtlich ihrer Fähigkeit, die individuellen Handlungen ihrer Mitglieder zu koordinieren, sich also zu organisieren. Darin liegt ein wichtiger Grund z. B. für das geringe Gewicht von Patienteninteressen in der Gesundheitspolitik. Allerdings können sich die Machtressourcen von Akteuren im Zeitverlauf durchaus verändern. Zu den Veränderungen können sowohl objektive Rahmenbedingungen wie auch subjektive Lernprozesse beitragen.

Das Akteurshandeln in der Gesundheitspolitik vollzieht sich in und durch Institutionen (Regierungen, Parlamente, Behörden, Verbände, Kammern, Unternehmen, Verbände etc.). Institutionen nehmen einen entscheidenden Einfluss darauf, wie welche Aufgaben behandelt werden (z. B. Weaver/Rockman 1993a: 6, 31; Héritier 1993: 76). Sie entwickeln eigene Muster der Wahrnehmung, Definition und Bearbeitung von Problemen und binden sich an formalisierte Handlungsregeln, die gewohnheitsmäßig Anwendung finden und sich zu einer Handlungsroutine verstetigen (March/Olsen 1989: 16ff., 159ff.; Giddens 1988: 55ff., 69). Diese Routinen beinhalten u. a. auch bestimmte Vorstellungen über die Ziele der Gesundheitspolitik und über die Aufgabenverteilung zwischen Staat, Gesellschaft und Individuum. Dazu zählen z. B. Vorstellungen darüber, ob und in welchem Umfang Gesundheitsrisiken bei der Arbeit hinzunehmen sind und in welchem Verhältnis Kosten und Nutzen in der arbeitsweltbezogenen Prävention zueinander zu stehen haben. Dies betrifft aber auch die Ausrichtung des betrieblichen Gesundheitsschutzes, etwa die Orientierung an personenzentrierten oder an umgebungszentrierten Präventionsstrategien, die Beschränkung auf toxisch-physikalische Einwirkungen oder die Ausweitung auf arbeitsorganisatorisch-qualitative Aspekte (Rosenbrock 1996: 6ff.). Solche normativen Orientierungen sind häufig auch von Interessen mitgeformt, sind die Akteure doch bemüht, ihre jeweiligen Interessen als sachgerechte Problemlösungen und als im gesellschaftlichen Interesse liegend darzustellen. Interessenkonflikte werden in der Gesundheitspolitik – wie auch auf anderen Politikfeldern – zugleich als Konflikte um die Definition von Problemen und die Geltung von Normen geführt.

Gleichzeitig können Institutionen die Handlungsfähigkeit von Akteuren beeinflussen, indem sie politikfeldspezifische Veränderungen begrenzen, kanalisieren oder stimulieren; das Handeln in bestimmte Bahnen lenken, Handlungskorridore eröffnen, bestimmte Lösungen erleichtern und andere erschweren (Krasner 1988: 67, 83f.). Dabei sind sie üblicherweise bestrebt, ihren Fortbestand zu sichern und ihre eingeschliffenen Handlungsmuster aufrechtzuerhalten; die Anpassung an veränderte Aufgaben erfolgt in der Regel nur langsam und allmählich (March/Olsen 1989: 54ff.). Nicht selten können sie ein beachtliches Beharrungsvermögen entwickeln und ihre Existenz und Handlungsroutinen auch dann aufrechterhalten, wenn sie unter dem Gesichtspunkt ihrer Problemlösungsfähigkeit oder Effizienz als suboptimal gelten müssen. So hat z. B. die traditionelle Orientierung von staatlicher Gewerbeaufsicht und Unfallversicherungsträgern an technischen Normungsverfahren eine angemessene Berücksichtigung psychosozialer Arbeitsbelastungen nachdrücklich erschwert und tut dies auch weiterhin (Wellmann/Lempert-Horstkotte 2009).

Sind erst einmal Entscheidungen über eine bestimmte Form der Problembearbeitung getroffen, so sind damit Sichtweisen, Institutionen und Interessen konstituiert, die künftige Wahlmöglichkeiten einschränken und alternative Entwicklungen erschweren, wenn nicht gar ausschließen können (z. B. David 1985). Derartige Entscheidungen können also eine Pfadabhängigkeit künftiger Entwicklungen begründen. So zeigt z. B. der internationale Vergleich von Gesundheitssystemen, dass nahezu alle westlichen Staaten an ihren in den sozial- und gesundheitspolitischen Traditionen der jeweiligen Länder wurzelnden institutionellen Strukturen festhalten, auch wenn sich ein übergreifender Trend zur administrativen Ausgabenbegrenzung, zur Einführung von Wettbewerbsmechanismen und zur Privatisierung des Krankenversicherungsschutzes bemerkbar macht (z. B. Moran 1999; Freeman 2000; Freeman/Moran 2000; Twaddle 2002; Wendt 2009a; Marmor/Freeman/Okma 2009; Blank/Burau 2010; Rothgang/Cacace/Frisina et al. 2010; Schmid/Cacace/Götze et al. 2010). Das grundsätzliche Festhalten an gewachsenen Strukturen und Institutionen trifft nicht nur auf das Krankenversicherungssystem zu, sondern auch auf die Versorgungsstrukturen sowie auf den Stellenwert und die Ausrichtung von Prävention im Rahmen eines Gesundheitssystems. Im internationalen Vergleich kann mit Blick auf Deutschland z. B. die doppelte Besetzung der Facharztschiene, also die Vorhaltung fachärztlicher Kapazitäten sowohl im ambulanten als auch im stationären Bereich, als ein solcher Entwicklungspfad begriffen werden.

1.5 Interventionsebenen, Interventionstypen und Entscheidungsregeln in der Gesundheitspolitik

Gegenstandsbereich und Interventionsfelder der Gesundheitspolitik lassen sich grob (und keineswegs trennscharf) auf einem Kontinuum darstellen, das die Zustände menschlicher Gesundheit vom Optimalzustand (Gesundheit als Zustand körperlichen und geistigen Wohlbefindens) über verschiedene Stufen der Risikoexposition, Gesundheitseinschränkung und Erkrankung bis hin zum Tod umgreift (**Tab. 1-1**). Den verschiedenen Zuständen entsprechen dabei unterschiedliche Interventionstypen sowie unterschiedliche politische, administrative und professionelle Zuständigkeiten.

Normatives Ziel von Gesundheitspolitik ist es, für die gesamte Bevölkerung die jedem «Zustand» entsprechende «Intervention» bereitzustellen und den Zugang dazu tatsächlich zu ermöglichen. Auf diese Weise soll Gesundheit so weit wie möglich erhalten und den sich einstellenden Verschlechterungen des Gesundheitszustandes so weit wie möglich entgegengewirkt werden (in **Tab. 1-1** von links nach rechts).

Gesundheitsförderung, Krankheitsverhütung, medizinische bzw. psychotherapeutische Behandlung, Pflege, Betreuung und Rehabilitation sind dabei zunächst gleichrangige Felder der Gesundheitspolitik. Soll die bevölkerungsbezogene, gesundheitliche Wirksamkeit von Gesundheitspolitik maximiert werden, so hängt die Auswahl und Gewichtung der Interventionsfelder und Interventionsinstrumente von der Beantwortung folgender Leitfrage ab: In welchem Verursachungsbereich oder auf welcher Strecke des Kontinuums zwischen Gesundheit und schwerer Erkrankung bzw. vorzeitigem

Tabelle 1-1: Interventionsfelder und Interventionstypen der Gesundheitspolitik.

Zustand				
• physisches, psychisches und soziales Wohlbefinden	• spezifische und unspezifische Gesundheitsrisiken, Befindlichkeitsstörungen	• behandlungsfähige Befunde ohne Symptome	• akute und chronische Erkrankungen, Behinderungen	• Tod
Interventionstyp				
• Gesundheitsförderung	• Belastungssenkung und Gesundheitsförderung (Primärprävention)	• Früherkennung und Frühbehandlung, Belastungssenkung und Gesundheitsförderung (Sekundärprävention)	• medizinische Behandlungen; medizinische, berufliche und soziale Rehabilitation; Pflege; Belastungssenkung und Gesundheitsförderung (Tertiärprävention)	

Quelle: Rosenbrock 1998.

Tod ist mit welchem Interventionstyp – und dies möglichst kostengünstig – der epidemiologisch größte Gesundheitsgewinn zu erzielen? Die Antworten auf diese Frage können je nach Gesundheitsproblem, Zielgruppe und verfügbarem Wissen unterschiedlich ausfallen.

Zwar sind die Probleme und Interventionen, die im Bereich einer solchermaßen weit definierten Gesundheitspolitik liegen, ebenso verschiedenartig wie die Handlungslogiken der dafür zuständigen Institutionen und Berufsgruppen mit ihren durch Sozialisation und Ausbildung sowie durch Ressourcenausstattung, Normen und Anreize geprägten Motiven und Verhaltensbedingungen. Aber ungeachtet dieser Unterschiede lassen sich folgende normative Leitlinien bei der Entscheidung über gesundheitsbezogene Interventionen – gleich ob sie sich auf Individuen oder auf Populationen beziehen – formulieren:

- Gesundheitliche Beeinträchtigungen und Funktionseinbußen, die über das normale Maß der Alterung hinausgehen, sollen – soweit wie praktisch möglich und ethisch zulässig – verhütet werden. Im Falle ihres Eintretens sollen sie nicht nur im notwendigen Umfang durch professionelle Intervention physisch und psychisch bekämpft, sondern auch subjektiv individuell im Sinne möglichst hoher Selbstbestimmung und Lebensqualität verarbeitet (bewältigt) werden können (von Uexküll/Wesiack 1998).
- Unter den Gesichtspunkten der Effektivität (Wirksamkeit) – im Einzelfall unter kontrollierten klinischen Bedingungen («*efficacy*») oder unter realen Alltagsbedingungen («*effectiveness*») – und der Effizienz («*efficiency*», Wirksamkeit im Verhältnis zu Kosten) sollten für die Gesundheitspolitik bei der Auswahl der Interventionsfelder, der Interventionsinstrumente und ihrer Gewichtung die gleichen Entscheidungsregeln gelten, die auch die kurative Medizin für therapeutische Interventionen am Individuum entwickelt hat: a) In der Regel sollen schwere und häufig auftretende Probleme vor leichteren und selteneren bearbeitet werden. Realistischerweise ist trotz einer grundsätzlichen Präferenz für die Eliminierung von Problemen und Risiken in aller Regel die Schadensbegrenzung und die Senkung von Wahrscheinlichkeiten das vordringlichste Ziel. b) In die Beurteilung einer Maßnahme oder bei der Entscheidung zwischen Alternativen ist die Gesamtheit der erwünschten und unerwünschten Wirkungen einzubeziehen, und zwar unter gesundheitlichen, sozialen und ökonomischen Gesichtspunkten. Dabei müssen die erwünschten Wirkungen eindeutig überwiegen und die unerwünschten Wirkungen insgesamt tolerabel sein.
- Wie für die Medizin gelten auch für die Gesundheitspolitik darüber hinaus die Grundsätze der Selbstbestimmung des Individuums (z. B. als «*informed consent*») und des Schutzes der Schwachen («positive Diskriminierung») sowie die Bevorzugung von Selbststeuerung gegenüber Fremdsteuerung (z. B. möglichst wenig professionelle Intervention).

Die Umsetzung von Entscheidungsregeln durch die beteiligten Institutionen und Personen(-gruppen) unterliegt dem Einfluss der beruflichen Sozialisation und der Steuerung durch vielfältige materielle und immaterielle Anreize. Durch Anreize sollen spontane Eigeninteressen möglichst weitgehend mit den Steuerungszielen zur Deckung gebracht werden. Die Erfahrung zeigt, dass auf Dauer (positive und negative, formelle und informelle) Anreize in der Regel stärker auf die Problemwahrnehmung und Problembearbeitung durch Individuen, Gruppen und Institutionen wirken als Programme, «Philosophien» und «gute Vorsätze». Die Gestaltung und Weiterentwicklung dieser Steuerung ist Gegenstand der praktischen und theoretischen Beschäftigung mit Gesundheitspolitik.

Ihr Erfolg lässt sich zumindest grob mit qualitativen und quantitativen Indikatoren messen und ausdrücken. Zu den wichtigsten von ihnen zählen:

- der Zugewinn an Lebensjahren
- die Vermeidung von Einschränkungen und Behinderungen
- der Verschiebung der Manifestation von Erkrankungen im Lebensverlauf (*«compression of morbidity»*, s. Kap. 2.2)
- die Verminderung von Prävalenzen und Inzidenzen
- die Erhöhung von Lebensqualität
- die Steigerung von Handlungsressourcen und Partizipationschancen.

Tatsächlich richtet sich Gesundheitspolitik im Ergebnis der Steuerung nur selten und eher zufällig nach den abstrakt von allen Akteuren akzeptierten Entscheidungsregeln. Vielmehr variieren Ressourceneinsatz und Anstrengungen zur Erreichung von Gesundheitszielen wie auch die Gewichtung von Teilzielen und Interventionsfeldern historisch und international erheblich. Alle Gesellschaften und Staaten nehmen die in ihnen vorkommenden bzw. durch sie produzierten Gesundheitsprobleme nur selektiv wahr und bearbeiten sie auch nur selektiv (McKeown 1982; Frevert 1984; Labisch 1987; Levine/Lilienfeld 1987). Gesundheitlich positive und negative Einwirkungen von politischen Interventionen (z. B. bildungs- oder verkehrspolitische Maßnahmen) werden dabei nur zum Teil explizit als Gesundheitspolitik wahrgenommen.

Ungeachtet dessen sind gesundheitliche Wirkungen oft und teilweise in größerem Umfang Konsequenz von Politiken, die weder nach der Selbstdefinition noch in der öffentlichen Wahrnehmung primär der Erreichung von Gesundheitszielen dienen (implizite Gesundheitspolitik). In den letzten Jahren wird wissenschaftlich und vereinzelt auch politisch praktisch daran gearbeitet, die gesundheitlichen Folgen auch impliziter Gesundheitspolitik bei der Entscheidungsfindung und Gestaltung mit dem Ziel der Gesundheitsverträglichkeit bzw. -förderlichkeit zu berücksichtigen (*«healthy public policy»*, Milio 1981; Stahl/Wismar/Ollila et al. 2006).

Veränderungen in der Wahrnehmung und Thematisierung von Gesundheitsproblemen erklären sich durch unterschiedliche Faktoren. Zu den wichtigsten zählen

- der Stand des Wissens über Ätiologie und Präventions- bzw. Therapiemöglichkeiten von Erkrankungen: z. B. begünstigt die Entdeckung des Helicobacter pylori als Ursache für das Magen-Darm-Ulkus eine Beschränkung von Forschung und Therapie auf medikamentöse Therapien unter Vernachlässigung psychischer und sozialer Aspekte der Krankheitsentstehung (Heiskel 2001)
- politische und ökonomische Konjunkturen: z. B. begünstigen soziale Reformphasen und Zeiten ökonomischer Prosperität die Ausweitung öffentlich finanzierter Gesundheitsleistungen (hingegen nicht unbedingt die Behebung qualitativer Versorgungsdefizite oder die Steigerung der Effizienz von Gesundheitsleistungen); umgekehrt wird in ökonomischen Krisenzeiten die Reduzierung öffentlich finanzierter Gesundheitsleistungen (aber auch Maßnahmen zur Effizienzsteigerung des Gesundheitssystems) im Allgemeinen stärker und wirkungsmächtiger thematisiert.

Erheblich variieren auch die Zuständigkeitszuschreibungen für die Bearbeitung öffentlich wahrgenommener Gesundheitsprobleme. Längsschnittanalysen (historische Vergleiche) und Querschnittsanalysen (internationale Vergleiche) zeigen, dass für zum Teil identische Aufgaben neben den Gliederungen des Staates (Zentral- bzw. Bundesstaat, Regionen, Kommunen) so unterschiedliche Akteure wie Kirchen, Medizin, Polizei, Militär, private Unternehmen und Gewerkschaften, privat organisierte Wohlfahrtspflege etc. in Frage kommen.

Ebenso variieren die Gründe für gesundheitsbezogenes Engagement. Neben humanitären Motiven können z. B. bevölkerungspolitische und ökonomische Motive, das Streben nach sozialer Kontrolle, berufsgruppen- und standespolitische Interessen oder das Streben nach Wissenserweiterung entscheidende Triebkräfte sein (z. B. Frevert 1984; Rodenstein

1987; Labisch 1992). So hat z. B. Ute Frevert gezeigt, dass sich in der – seit dem ausgehenden 18. Jahrhundert forcierten – Politisierung des Umgangs mit Gesundheit und Krankheit, die zunächst in den wachsenden staatlichen Interventions- und Kontrollansprüchen, dann in den rasch an Bedeutung gewinnenden Krankenkassen zum Ausdruck kommt, die Interessen unterschiedlicher Akteure bündeln: der Staat hat ein Interesse an der Sicherung und Ausweitung seiner Ressourcen; gemeinsam mit den Unternehmen hat er ein Interesse an der Ausschaltung von Krankheit als einem Faktor sozialer Destabilisierung und politischer Unruhe, an der Vermeidung von physischer Arbeitsunfähigkeit und Unterstützungsbedürftigkeit von Bürgern, an ihrer Disziplinierung und Kontrolle; die Ärzteschaft hat ein Interesse an der Stabilisierung von kaufkräftiger Nachfrage nach Gesundheitsleistungen, an der Errichtung eines Behandlungsmonopols und generell an der Absicherung ihrer Professionalisierungsbemühungen (Frevert 1984).

1.6 Der Public Health Action Cycle

Im Ergebnis des – häufig konflikthaften – Zusammenwirkens dieser Akteure, Motive und Instrumente ergeben sich unterschiedliche Muster des gesellschaftlichen Umgangs mit Gesundheit und Krankheit. Diese Muster lassen sich in Übertragung und Weiterentwicklung des aus der Politikwissenschaft stammenden Policy Cycle (Jann 2003) als Public Health Action Cycle (**Abb. 1-1**) (National Academy 1988; Rosenbrock 1995) – darstellen. Die vier Phasen des Public Health Action Cycle zeigen dann Antworten auf die vier (nur analytisch voneinander zu trennenden) Grundfragen der Gesundheitspolitik:

- Was ist der Problembestand (Gefährdungen und Erkrankungen), der mit Gesundheitspolitik angegangen werden kann und soll? (Problemdefinition, «*assessment*»)
- Welche Ziele werden formuliert? Mit welchen Instrumenten sollen sie erreicht werden? (Politik- bzw. Strategieformulierung, «*policy formulation*»)
- Wie kann die Anwendung der Interventionsinstrumente sichergestellt werden? (Umsetzung, «*assurance/implementation*»)
- Welche gesundheitlichen und anderen Wirkungen von Gesundheitspolitik lassen sich feststellen? (Bewertung, «*evaluation*»)

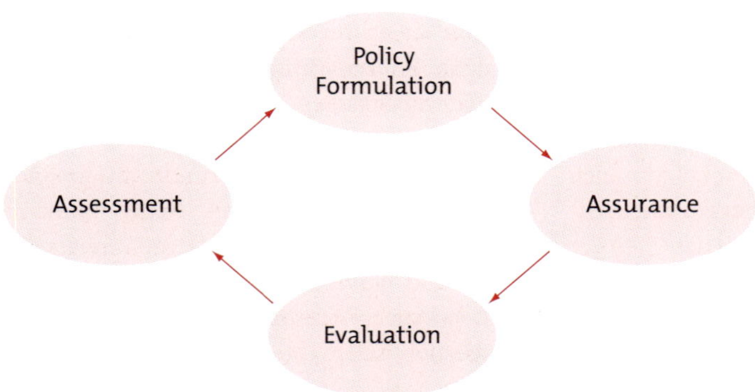

Quelle: National Academy of Sciences/Institute of Medicine 1988.

Abbildung 1-1: Public Health Action Cycle (Lernspirale).

Der Public Health Action Cycle bezeichnet auf abstrakter Ebene den gesellschaftlichen Umgang mit Gesundheit und Krankheit als sich beständig weiterentwickelnde Lernspirale mit den Stufen: Problembewertung – Politikformulierung – Implementation – Evaluation – Politikformulierung etc. Er ist auf alle Ebenen nicht-spontanen Handelns anwendbar – als individuelles Handlungsprogramm, für die Planung und Strukturierung einer Maßnahme oder eines Projektes der Gesundheitssicherung sowie für Interventionen, Programme und Strategien auf Mikro-, Meso- und Makro-Ebene. Dabei handelt es sich allerdings um einen Idealtypus, dem weder die Realitäten der Gesundheitspolitik noch irgendeiner anderen Politik kaum jemals entsprechen wird. Die in der Gesundheitspolitik häufig entscheidende Frage bzw. Phase des «*agenda setting*» (Wie wird aus einem gesundheitlichen Problem ein gesundheitspolitisches Thema?) liegt gewissermaßen vor dem Kreislauf. Gegenüber dem verwandten, aus der industriellen Qualitätssicherung stammenden *Deming-Cycle* («*plan – act – check – do*») vernachlässigt das Modell die häufig wichtige Phase des Probehandelns (z. B. Modellversuch). Die Lernspirale hat vor allem eine heuristische Funktion: Ihr Nutzen liegt in erster Linie in der Modellbildung, mit der reale Politiken («*policies*», s. u.) (Verhaltens- und Verhältnisprävention, medizinische und nicht-medizinische Interventionen) verglichen, analysiert und bewertet werden können – z. B. im Hinblick auf Effektivität, Chancengleichheit, Effizienz .

Die Wirklichkeit gesundheitspolitischer Prozesse weicht vor allem in folgender Hinsicht von dem hier zugrunde gelegten Schema ab:

- Erstens lassen sich die einzelnen Ebenen oft nicht trennscharf unterscheiden (Héritier 1993) und handelt es sich nicht unbedingt um zeitlich aufeinander folgende Phasen des Politikprozesses. Es ist keineswegs unüblich, dass sich die im Modell unterstellte Handlungssequenz in der gesundheitspolitischen Realität gleichsam umdreht, wenn z. B. Problemabschätzung («*assessment*») und Strategieformulierung («*policy formulation*») im Lichte bestehender Umsetzungsmöglichkeiten («*assurance*») vorgenommen werden.
- Zweitens vollzieht sich die Formulierung und Implementation politischer Maßnahmen in aller Regel nicht als administrative Durchsetzung einer von einem einheitlichen staatlichen Akteur autonom formulierten Politik («*top-down*»-Handeln), sondern erfolgt auf jeder dieser Stufen in der Interaktion einer Reihe staatlicher, parastaatlicher, verbandlicher und privater Akteure. Dies gilt sowohl für die Politik im Allgemeinen (z. B. Hirsch 1990; Scharpf 2000) als auch für die Gesundheitspolitik im Besonderen (z. B. Rosewitz/Webber 1990). So nahmen z. B. bei der Aids-Prävention die Betroffeneninitiativen sowie Fachleute aus Wissenschaft und Praxis einen maßgeblichen Einfluss auf die Entwicklung der staatlicherseits schließlich eingeschlagenen Handlungsstrategie (Rosenbrock/Schaeffer/Moers et al. 2002), bevor eine verlässliche Abschätzung der Größe und Dynamik der Epidemie möglich war.
- Drittens weist der Politikzyklus in aller Regel nicht ein derartiges Maß an Rationalität auf, wie in dem Modell unterstellt wird (Howlett/Ramesh/Perl 2009: 91ff.). Gesundheitspolitische Entscheidungen folgen häufig nicht einem Plan, der vorab von einem Akteur entwickelt worden wäre, sondern stellen sich eher als Ergebnis des Handelns zahlreicher, in der Regel heterogener Akteure ein – was nicht bedeuten soll, dass einzelne Akteure nicht höchst planvoll an Gesundheitspolitik herangehen würden.
- Viertens orientieren sich gesundheitspolitische Entscheidungen – wie ebenfalls bereits erwähnt – häufig nicht an den Erfordernissen einer gesundheitsbezogenen Sachlogik. Vielmehr beschränken Interessen- und Machtkonstellationen im Interventionsfeld häufig die Auswahl der zu bearbeitenden Gesundheitsprobleme; sie beeinflussen die

Ursachenzuschreibungen und damit die zu ihrer Bearbeitung verfolgten Strategien – also Ziele, Ansatzpunkte und Instrumente der Intervention (Kühn 1993).

Für die Analyse des «*agenda setting*» sowie der mit den Phasen des «*Public Health Action Cycle*» bezeichneten Schritte empfiehlt es sich, zwischen den «*policies*», «*politics*» und «*polity*» zu unterscheiden.

«*Policy*» bezeichnet die Inhalte der Politik, also eine Regelung oder eine Vorschrift, sei es als verabschiedetes Gesetz oder als formulierte Strategie eines Akteurs oder einer Akteurskoalition. Eine «*policy*» ist in aller Regel das Ergebnis mehr oder weniger konflikthafter Prozesse. Diese Prozesse selbst werden als «*politics*» bezeichnet. Die Akteure einer solchen Auseinandersetzung agieren dabei auf der Grundlage bestehender Normen und kultureller Orientierungen sowie im Rahmen bestimmter Institutionen. Diese bilden die «*policy*» und definieren gewissermaßen die Spielregeln der «*politics*» (North 1990).

2. Gesundheit und Gesundheitspolitik in Deutschland – ein Problemaufriss

2.1 Entwicklungslinien der Gesundheitspolitik

Gesundheitspolitik, so ist eingangs festgestellt worden, umfasst sowohl den Bereich der gesellschaftlichen Krankheitsvermeidung als auch den der gesellschaftlichen Krankheitsbewältigung, also den gesellschaftlichen Umgang mit Gesundheitsrisiken vor und nach ihrem Eintritt. Beide Felder sind nicht nur ihrer Entstehungsgeschichte nach – in aller Regel – institutionell getrennt, sie unterliegen in ihrer Entwicklung auch durchaus unterschiedlichen Einflüssen. So sind Strategien der Krankheitsvermeidung z. B. eng verknüpft mit

- dem Stellenwert von Gesundheit für Individuen und in der Gesellschaft
- dem Wandel der Gesundheitsgefährdungen
- ihrer Bewertung durch die Öffentlichkeit bzw. die beteiligten Akteure
- der Bewertung der Erfolgsaussichten («präventive Potenziale»)
- der Thematisierung gesundheitlicher Interessen durch soziale Bewegungen und den interessengeleiteten Konflikten im jeweiligen Präventionsfeld, etwa denen zwischen Kapital und Arbeit im Bereich des Gesundheitsschutzes in der Arbeitswelt oder der «Entdeckung» des Geschäftsfeldes Gesundheit bzw. Wellness durch gewinnwirtschaftliche Unternehmen.

Des Weiteren sind für die Entwicklungsrichtung von Präventionspolitik auch die Konjunkturen der wissenschaftlichen Deutung von Krankheitsursachen (Ätiologie), insbesondere die Entwicklungen im Bereich der Medizin, von großem Einfluss. Seit geraumer Zeit erleben wir z. B. wieder eine deutliche Aufwertung genetischer Krankheitsursachen und darauf bezogener Hypothesen und der Projektierung entsprechender Präventionsstrategien (z. B. Labisch 2001), die den Stellenwert lebensweltbezogener Interventionen zu relativieren scheinen.

Im Hinblick auf Umfang und Formen der Absicherung des Krankheitsrisikos und der Krankheitsbewältigung sind andere Einflüsse von Bedeutung. Die Entwicklung dieses Bereichs ist eng verknüpft mit der Entwicklung der sozialen Sicherungssysteme in den jeweiligen Nationalstaaten (z. B. Alber/Bernardi-Schenkluhn 1992; Wendt 2009a). Finanzierungsbedingungen, Zugangsregelungen und Leistungsumfang sind Ausdruck der sich dort üblicherweise in Konflikten herstellenden Strukturen und Traditionen sozialstaatlicher Sicherung und ihrer sich im Zeitverlauf wandelnden Problemlagen. So ist es kein Zufall, dass mit der Mitte der 1970er Jahre einsetzenden Finanzierungskrise des Sozialstaats neben der Renten- und der Arbeitslosenversicherung auch die gesetzliche Krankenversicherung (GKV) Objekt staatlicher Ausgabenbegrenzungspolitik geworden ist – mit entsprechenden Auswirkungen auf die Leistungserbringung. Allerdings geht es in der Krankenversicherung anders als z. B. in der Renten- oder Arbeitslosenversicherung nicht allein um eine monetäre Umverteilung, sondern zugleich auch um die Steuerung eines der größten Wirtschaftsbereiche (s. Kap. 2.5). Damit ist eine Vielzahl professioneller und finanzieller Interessen involviert, die – unter dem gemeinsamen Dach der Interessen an Einkommens- bzw. Gewinnmaximierung –

ihrer jeweiligen Eigenlogik folgen und damit in hohem Maße Einfluss auf Art, Umfang und Strukturen der Leistungserbringung in der gesundheitlichen Versorgung nehmen.

Entscheidungen über Strategien der Krankheitsvermeidung und der Krankheitsbewältigung fallen also zumeist in unterschiedlichen Arenen mit je eigenen Problemlagen und -deutungen sowie Akteurs- und Interessenkonstellationen. Finanzierung der Krankenbehandlung und Versorgungsstrukturen eines Gesundheitswesens einerseits und die Ausrichtung und Bedeutung der Präventionspolitik andererseits sind somit oftmals nur lose miteinander verbunden. Daher finden wir auch im internationalen Vergleich höchst unterschiedliche Kombinationen von Versorgungs- und Präventionsstrukturen (Weinbrenner/Wörz/Busse 2007; Wendt 2009a).

Dabei sind die Entstehung und Entwicklung der Sozial- und Gesundheitspolitik nicht das Ergebnis einheitlicher gesamtgesellschaftlich durchgesetzter Strategien und folgen auch keiner evolutionären Modernisierungslogik. Vielmehr sind sie das Resultat konfliktreicher und interessengeleiteter Auseinandersetzungen zwischen Koalitionen bzw. Bündnissen verschiedener Gruppen, Klassen und Schichten (Naschold 1982).

2.1.1 Gesundheitspolitik als Präventionspolitik

Der Übergang vom Mittelalter zur Neuzeit brachte eine Säkularisierung in der Deutung von Gesundheit und Krankheit mit sich, die sich auch in einer fortschreitenden Rationalisierung von Präventionskonzepten niederschlug (Labisch 1992). Im ausgehenden 18. und frühen 19. Jahrhundert stand die «Medizinische Polizey» für die überwiegend auf Anordnung und Zwang beruhende Form öffentlicher Aktivitäten zur Gesundheitssicherung (Frevert 1984), die heute auch als «Old Public Health» bezeichnet wird. Gesundheitssicherung war zu einer öffentlichen Angelegenheit geworden, die sich vor allem auf die Bekämpfung der bis in das 20. Jahrhundert hinein bedeutendsten Todesursachen, der Infektionskrankheiten, richtete.

Die Interpretation der Ursachen von Infektionskrankheiten und die darauf basierende Ausrichtung von Präventionsstrategien unterlagen einem steten Wandel (Rosenbrock 1997a; Flügel 2012). Um die Mitte des 19. Jahrhunderts stand, insbesondere bei Rudolf Virchow, die Überzeugung im Mittelpunkt, dass die Krankheitsentstehung vor allem von den sozialen Lebensbedingungen beeinflusst wird (Deppe/Regus 1975). Zur gleichen Zeit verbreitete sich auf Grund von Ergebnissen der experimentellen Hygiene die Vorstellung, dass Krankheitsursachen in der unbelebten indirekten (Boden, Grundwasser) und der direkten (Nahrungsmittel, Kleidung, Wohnung) menschlichen Umwelt liegen (Max von Pettenkofer). Die daraus abgeleitete Strategie der Konditional- oder Umgebungshygiene ging, obwohl von unzutreffenden Annahmen über die Ätiologie ausgehend, systematisch und mit nachweisbaren Erfolgen gegen die Ausbreitung von Infektionskrankheiten vor. Zu den wichtigsten Instrumenten gehörten die Verbesserung der hygienischen Bedingungen in den Städten, die Sicherstellung «gesunden» Wohnraums, aber auch eine verbesserte persönliche Hygiene und vor allem die ausreichende Ernährung der Bevölkerung.

Zu diesen Erfolgen kamen Verbesserungen der Bildung (z. B. Schulpflicht) und der Arbeitsbedingungen (z. B. Verbot der Kinderarbeit, Begrenzung der täglichen Arbeitszeit auf zehn Stunden) hinzu. Diese Maßnahmen haben entscheidend zum Rückgang der Sterblichkeit an Infektionskrankheiten beigetragen (Spree 1981; McKeown 1982).

Die Entdeckung mikrobiologischer Erreger durch Robert Koch markierte gleichsam eine «naturwissenschaftliche Wende» bei der Bekämpfung von Infektionskrankheiten. Nun richtete sich die Prävention auf die Eradikation der Bakterien durch die Immunisierung (Impfung), die spezifische Therapie oder auch die Isolierung der Keimträger (Auslösungshygiene).

Die Verbreitung eines Erregers galt nunmehr als die notwendige Krankheitsursache, die es zu beseitigen galt (Schlich 1996).

In den 1890er Jahren begann sich die Einsicht durchzusetzen, dass individuelle Disposition, auslösende Reize und Umwelteinwirkungen in einer dynamischen Beziehung stehen und sich wechselseitig beeinflussen können. Dieser Perspektivenwechsel war Grundlage für die so genannte Konstitutionshygiene, die ihrerseits als Ansatzpunkt für unterschiedliche Präventionsstrategien diente. Die Sozialhygiene (z. B. Grotjahn 1923/1977) konzentrierte sich Anfang des 20. Jahrhunderts auf Maßnahmen der Gesundheitsfürsorge für bestimmte, auf Grund ihrer sozialen Lage besonders gefährdete Bevölkerungsgruppen und war mit der Forderung verknüpft, gesellschaftliche Verhältnisse gesundheitsgerecht zu gestalten. Beeinflusst von der aufkommenden Eugenik, spielten bei Grotjahn auch solche Überlegungen eine Rolle, die Vererbung von Krankheitsanlagen durch die Verhütung ihrer Fortpflanzung zu verhindern (z. B. Weindling 1989).

Die Eugenik, also die gezielte Auslese «guter» Erbanlagen durch öffentliche Gesundheitspolitik, gewann im beginnenden 20. Jahrhundert rasch an Bedeutung. Ihr zentrales Anliegen war es, der angeblich mit dem sozialen und medizinischen Fortschritt einher gehenden genetischen Degeneration der Bevölkerung entgegenzuwirken. Dieses Konzept wurde später von den Nationalsozialisten aufgegriffen und in Verbindung mit ihrer «Rassenlehre» zur Rassenhygiene pervertiert. Ihr Ziel war ein im nationalsozialistischen Verständnis «rassenreiner» und «erbgesunder» «Volkskörper». So verstandene Präventionskonzepte wurden zur Grundlage für den weltweiten Herrschaftsanspruch einer «arischen Rasse» und für in der Geschichte der Menschheit beispiellose Verbrechen (Weindling 1989).

In den Jahrzehnten nach dem zweiten Weltkrieg geriet Präventionspolitik jedweder Couleur, insbesondere aber bevölkerungsbezogene Prävention in der Bundesrepublik zunehmend ins Hintertreffen. Zum einen war diese durch ihre Verbindung zum Nationalsozialismus bis auf weiteres diskreditiert; zum anderen stieg die kurative Individualmedizin, getragen von der Entwicklung neuer technischer Diagnose- und Therapieverfahren und vom Fortschrittsoptimismus des Zeitgeistes, zum entscheidenden Akteur der Gesundheitssicherung auf. Dieser individualistisch-kurativmedizinischen Entwicklung der Bundesrepublik stand bis 1990 eine stärker sozialhygienisch orientierte, auf Bevölkerungsgruppen bezogene Gesundheitspolitik in der DDR gegenüber (Elkeles/Niehoff/Rosenbrock 1991; Niehoff 1999; Süß 1998). In der Bundesrepublik lag der Schwerpunkt der Krankheitsverhütung auf der individualmedizinischen Sekundärprävention durch bevölkerungsweite Früherkennung (Screening) (Naschold 1967). Sofern Primärprävention im Gesundheitssystem der Bundesrepublik Berücksichtigung fand, war sie weitgehend auf individuelle Verhaltensprävention und hier wiederum weitgehend auf Gesundheitserziehung beschränkt.

Seit den 1980er Jahren ist in der Bundesrepublik Deutschland eine gewisse Rückbesinnung auf die Leistungsfähigkeit von Präventionspolitik zu beobachten – eine Entwicklung, die auf das Zusammentreffen unterschiedlicher Trends und Motive zurückzuführen ist:

- Das Vordringen chronisch-degenerativer Erkrankungen ließ die Grenzen der kurativen Medizin deutlich werden und lenkte den Blick auf die Notwendigkeit und die Chancen der Krankheitsvermeidung (s. Kap. 3.2).
- In der internationalen gesundheitswissenschaftlichen Diskussion vollzog sich seit Mitte der 1970er Jahre ein tief greifender Wandel im Gesundheits- und Krankheitsverständnis (Bandura 1977; Rappaport 1985; Antonovsky 1987; Syme 1992). Gemeinsam ist diesen Interpretationen die Zurückweisung einer primär somatisch-naturwissenschaftlichen Sichtweise auf Gesundheit und Krankheit. Im Zentrum steht vielmehr – bei allen Unter-

schieden im Einzelnen – die Überzeugung, dass Gesundheit als eine gelungene Balance zwischen individuellen Ressourcen und sozialen Anforderungen bzw. Belastungen aufzufassen ist. Eine derartige Deutung lenkt die Aufmerksamkeit auf die Stärkung individueller Bewältigungsmöglichkeiten und auf die Schaffung gesundheitsförderlicher Kontextbedingungen. Dieser Wandel wissenschaftlicher Deutungsmuster schlug sich auch in einer Neuausrichtung von Präventionsprojekten nieder (Siegrist 1999). Hinzu kamen Einflüsse vor allem aus angelsächsischen und skandinavischen Ländern, die – unbelastet von einer faschistischen Vergangenheit – ihre bevölkerungsbezogene Präventionspolitik seit den 1950er Jahren weiterentwickelt hatten.
- Eine eigentümliche Gemengelage von Faktoren führte seit Beginn der 1970er Jahre in Teilen der Bevölkerung zu einem Vertrauensverlust in das herrschende Medizinsystem (Illich 1977) und zu einem Bedeutungszuwachs individueller, selbstbezogener Präventionsstrategien (Rodenstein 1987). Zu den Motiven, die diesen Wandel herbeiführten, zählten die wahrgenommenen Defizite der naturwissenschaftlichen kurativen Individualmedizin, eine um sich greifende Skepsis gegenüber dem technischen Fortschritt sowie die gewachsene gesellschaftliche Bedeutung von Selbstverwirklichungswerten (Inglehart 1977; Klages/Kmieciak 1979).
- Vor dem Hintergrund der Finanzierungskrise der GKV bot eine verbesserte Prävention aus Sicht mancher Akteure die Chance, mittel- und langfristig Ausgaben für die Krankenbehandlung einzusparen.

Einen Schub in der Weiterentwicklung bevölkerungs- und risikogruppenbezogener Präventionsstrategien brachte vor allem der Umgang mit AIDS in den 1980er Jahren mit sich. Nicht die Unterbrechung von Infektionsketten mittels autoritär-staatlicher Interventionen («Old» Public Health), sondern eine unter Beteiligung der Betroffenen entwickelte und ihre Lebensweise und ihr kulturelles Milieu respektierende, gesellschaftliche Lernstrategie, die auf die Stärkung von Gesundheitspotentialen setzte («New» Public Health), stand hier im Mittelpunkt. Ihre Anwendung führte dazu, dass die Hauptbetroffenengruppen ihr Risikoverhalten binnen kurzer Zeit weitgehend umstellten. Dabei war es das zunächst apokalyptisch erscheinende Ausmaß der Bedrohung, vor allem aber die Verknüpfung der AIDS-Prävention mit dem Thema der Bürgerrechte, die sowohl die politische Entscheidung für diese Präventionsstrategie als auch ihre Umsetzung begünstigte (Rosenbrock/Schaeffer/Moers et al. 2002; Rosenbrock 2006a).

Die Felder, auf die sich die Aufmerksamkeit der Präventionspolitik richtet, unterliegen einem historischen Wandel. Die Verhütung von Infektionskrankheiten ist in ihrer Bedeutung heute stark in den Hintergrund getreten, während sie noch im 19. Jahrhundert im Mittelpunkt der Präventionsanstrengungen stand. Die großen Erfolge, die dabei erzielt wurden, sind in erster Linie das Ergebnis bevölkerungsbezogener Interventionen, nur zu einem kleinen Teil Ergebnis der kurativen Individualmedizin. Die Sterblichkeit an Tuberkulose war bereits auf weit unter die Hälfte ihres Spitzenwertes gefallen, als 1883 der Krankheitserreger entdeckt wurde (**Abb. 2-1**). Als schließlich – mehr als sechzig Jahre später – eine wirksame Chemotherapie zur Verfügung stand, war die Sterblichkeit bereits um weitere 75 Prozent gefallen, auf ungefähr ein Achtel des Ausgangswertes. Als die naturwissenschaftliche Individualmedizin seit den 1940er Jahren mit den ihr eigenen Instrumenten der Immunisierung und Therapie eingriff, konnte sie diesen Erfolg dann befestigen und sichern. Ähnliche Entwicklungen hat McKeown (1982) für weitere wichtige Infektionskrankheiten des 19. Jahrhunderts nachgewiesen. Entscheidend für den Rückgang der Sterblichkeit an Infektionskrankheiten waren Verbesserungen der Ernährung und der öffentlichen Hygiene, insbesondere der Abwasserbeseitigung in den entstehenden Großstädten. Sie ist damit sowohl Folge einer säkularen Anhebung des Lebensniveaus wie zielgerichteter öffentlicher bzw. staatlicher Interventionen. Gezielten staatlichen Interventionen sind auch in anderen Zusammenhängen wichtige Erfolge zu verdanken: Nachdem z. B. durch den «*Clean Air Act*» im Stadtgebiet von London 1956 die offene Verfeuerung verboten worden war, sank die Mortalität an chronischer Bronchitis dort im Verlaufe von zwanzig Jahren auf die Hälfte des Ausgangswertes (Abholz/Borgers/Krusewitz 1981).

Ein weiterer wichtiger Bereich der auf Bevölkerungsgruppen bezogenen Prävention ist der Arbeits- und Gesundheitsschutz, dessen staatliche Regulierung sich in Deutschland bis in das Jahr 1839 zurückverfolgen lässt. Damals wurden in Preußen die Arbeitszeiten für Frauen und Kinder erstmals gesetzlich begrenzt. Seitdem brachte der Arbeitsschutz zwar nur allmähliche Fortschritte, die aber im historischen Rückblick dennoch gewaltig erscheinen (z. B. Milles 1993). Dabei war die erreichte Verbesserung der Arbeitsbedingungen in aller Regel Ergebnis von Konflikten zwischen Kapital und Arbeit, häufig auch ein Mitnahmeeffekt technischer Modernisierungsprozesse. Im Mittelpunkt zielgerichteter Präventionspolitik standen die Verkürzung der Arbeitszeiten und die Reduzierung von Belastungen aus der stofflich-technischen Arbeitsumwelt, die vor allem über die Festsetzung von Grenzwerten erfolgte. Entsprechende Maßnahmen waren auf jene Gefährdungen beschränkt, bei denen sich zwischen Exposition und Krankheitseintritt mit naturwissenschaftlichen Methoden ein eindeutiger Ursache-Wirkungs-Zusammenhang nachweisen ließ. Demgegenüber gewinnen in jüngerer Zeit mit den präventionspolitischen Modernisierungstrends komplexe, mehrdimensionale Ansätze im betrieblichen Arbeits- und Gesundheitsschutz an Bedeutung (Müller/Rosenbrock 1998; Rosenbrock/Lenhardt 1999; Lenhardt 1999; Lenhardt/Rosenbrock 2010; Badura/Walter/Hehlmann 2010; Faller 2012). Sie sind im Kern darauf gerichtet, die Reduzierung von Fehlbelastungen, die Verbesserung des betrieblichen Sozialklimas sowie die Erhöhung von Autonomie und Partizipation der Beschäftigten miteinander zu verknüpfen.

Neben dem Arbeitsschutz sind insbesondere der gesundheitliche Umweltschutz und der gesundheitliche Verbraucherschutz wichtige Felder der bevölkerungsbezogenen Verhältnisprävention (z. B. Berg 1997; Becker 2003; Barlösius 2011). Auch hier handelt es sich um Regelungsfelder, deren Ursprünge sich weit zurückverfolgen lassen, die allerdings seit den 1970er Jahren mit der gestiegenen öffentlichen Aufmerksamkeit für derartige Themen und mit den wissenschaftlichen Fortschritten, die immer neue Gesundheitsrisiken zu Tage fördern, einen beträchtlichen Bedeutungszuwachs erfah-

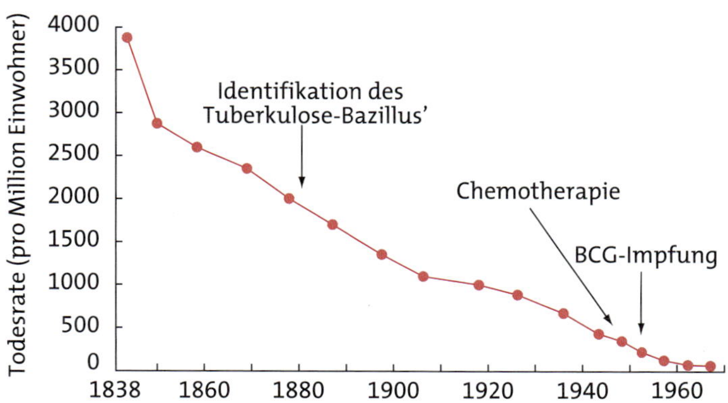

Quelle: McKeown 1982: 136.

Abbildung 2-1: Tuberkulose der Atmungsorgane: mittlere jährliche Todesraten in England und Wales (standardisiert auf die Bevölkerung von 1901).

ren haben. Noch stärker als beim betrieblichen Gesundheitsschutz dominiert hier – dies legt schon die Natur der Sache nahe – das Ziel einer Reduzierung gesundheitlicher Belastungen. Sowohl im Umweltschutz als auch im Verbraucherschutz ist mittlerweile ein dichtes Netz von Vorschriften entstanden.

Trotz mancher Fortschritte steht in Deutschland auch zu Beginn des 21. Jahrhunderts die verhaltensbezogene Individualprävention im Mittelpunkt der Präventionspolitik. Ob die zu beobachtende Rückbesinnung auf die soziale Dimension der Krankheitsvermeidung von Dauer sein wird und in neue gesellschaftliche Handlungskonzepte mündet, ist aus der gegenwärtigen Perspektive nicht zu beantworten. Hervorzuheben ist vielmehr, dass sich Präventionspolitik im Schnittpunkt unterschiedlicher und zum Teil gegensätzlicher Entwicklungstrends befindet. So erleben wir seit einigen Jahren von den auf diesem Gebiet tätigen Unternehmen und der Medizin den Versuch einer mit allerlei Heilsversprechen verknüpften Re-Genetisierung von Krankheitsursachen, wie er im «*Human Genome Project*» zum Ausdruck kommt. Damit ist zugleich eine Individualisierung und Biologisierung der Primärprävention verbunden. Man kann darin auch den Versuch sehen, die Primärprävention in die Domäne der naturwissenschaftlich ausgerichteten Individual-Medizin zu reintegrieren.

2.1.2 Gesundheitspolitik und soziale Sicherung

Die heute in Deutschland wie in allen kapitalistisch industrialisierten Ländern vorfindbaren Formen und Strukturen sozialer Sicherung gehen auf die fundamentalen gesellschaftlichen Umbrüche zurück, die mit der stürmischen Industrialisierung im 19. Jahrhundert einher gingen (z. B. Wehler 1995; Mommsen/Mock 1982; Tennstedt 1983; Frevert 1984). Sie führten dazu, dass die große Mehrheit der Bevölkerung zur Sicherung ihrer Existenz darauf angewiesen war, die eigene Arbeitskraft auf dem Arbeitsmarkt zu verkaufen. Die Individuen können durch den in aller Regel nicht vorhersehbaren Eintritt von Krankheit, Alter, Pflegebedürftigkeit, durch Unfälle oder in Wirtschaftskrisen die Fähigkeit zum Verkauf ihrer Arbeitskraft verlieren. Da zugleich ältere Unterstützungs- und Hilfssysteme (z. B. die Großfamilie, «Gesellenkassen», kirchliche *caritas*) die quantitativ und qualitativ neuen Dimensionen der sozialen Probleme nicht mehr auffangen konnten (Frevert 1984), wurde der Aufbau einer systematischen staatlichen Sozialpolitik zum Imperativ gesellschaftlicher Bestandssicherung. Sozialpolitik diente und dient dazu, die individuellen materiellen Folgen einer sozialer Notlagen aufzufangen bzw. zu begrenzen. Fortgeschrittenere Konzeptionen der Sozialpolitik zielen umfassender auf die Sicherung der Lebenslage als Gegenstand der Sozialpolitik (Bäcker/Naegele/Bispinck et al. 2010).

Wohlfahrtsstaatliche Modelle

Sozialstaatliche bzw. wohlfahrtsstaatliche Sicherung nimmt in den Nationalstaaten aber höchst unterschiedliche Formen an. Im Hinblick auf die Unterscheidung bestimmter Wohlfahrtsstaatstypen sind die Arbeiten von Gøsta Esping-Andersen (1990) besonders einflussreich. Bezugspunkt für seine Typisierung sind folgende Kriterien:

- der Grad, in dem die sozialstaatliche Leistungsgewährung die Leistungsempfänger von dem Zwang befreit, zur Sicherung der Lebenslage ihre Arbeitskraft auf dem Arbeitsmarkt verkaufen zu müssen (Dekommodifizierung) – dies betrifft vor allem die Voraussetzungen für den Zugang zu Sozialleistungen sowie das Niveau der Leistungsgewährung
- der Beitrag des sozialen Sicherungssystems zur Ordnung und Schichtung einer Gesellschaft (Stratifikation), also das Ausmaß, in dem soziale Ungleichheiten durch den Sozialstaat reproduziert bzw. nivelliert werden

und die unterschiedlichen sozialen Schichten zur Finanzierung der sozialen Sicherung herangezogen werden

- die spezifische Bedeutung, die den Institutionen Staat, Markt und Familie im System der sozialen Sicherung zukommt.

In den fortgeschrittenen kapitalistischen Demokratien lassen sich demnach – trotz mancherlei Konvergenzen, Überschneidungen und Sonderentwicklungen – drei Grundmodelle wohlfahrtsstaatlicher Regime unterscheiden: der liberale, der konservative und der sozialdemokratische Wohlfahrtsstaat (ähnlich z. B. auch Titmuss 1977; Schmidt/Ostheim/Siegel et al. 2007; zur Kritik z. B. Lessenich/Ostner 1998; Manow 2002).

Im *(markt-)liberalen Wohlfahrtsstaat* nimmt Sozialpolitik lediglich eine Art Basissicherung auf niedrigem Niveau vor. Sie zielt im Wesentlichen auf streng subsidiäre Armenfürsorge, verbunden mit einer rigiden Bedürftigkeitsprüfung. Für ein auskömmliches Dasein bzw. eine befriedigende Versorgung bedarf es in aller Regel einer privaten Zusatzvorsorge, die – oftmals steuerlich begünstigt – auf einem privaten, wettbewerblich gesteuerten Anbietermarkt (gewinnwirtschaftliche «private» Versicherung) befriedigt werden kann, wenn die entsprechende Kaufkraft vorhanden ist. Das liberale Modell setzt in erster Linie auf den Markt als Instanz für die Lösung sozialer Probleme. Der Grad der Dekommodifizierung und das soziale Umverteilungsniveau sind hier gering. Die Mittel- und Oberschichten werden nur in geringem Maße zur Finanzierung der sozialen Sicherung herangezogen. Das liberale Modell ist typisch für einige angelsächsische Staaten, vor allem die USA und Großbritannien.

In einem *konservativen Wohlfahrtsstaat* ist die Erwerbsarbeit der zentrale Bezugspunkt für die Finanzierung und Zuweisung von Leistungen. Der Erwerbstätigenstatus ist verbunden mit einer Versicherungspflicht, aus der ein Rechtsanspruch auf Leistungen erwächst. Die Höhe der Versicherungsbeiträge richtet sich nach den Arbeitseinkommen; der Umfang der Leistungen orientiert sich an Einkommens- und Statusunterschieden in der Erwerbsarbeit und soll bis zu einem gewissen Grad den Lohnausfall kompensieren. Zugleich werden bestimmte Gruppen von der Versicherungspflicht bzw. von der einkommensäquivalenten Beitragsaufbringung befreit (z. B. Selbständige, Beamte, Besserverdienende). Auf diese Weise werden soziale Unterschiede, die aus dem System der Erwerbsarbeit erwachsen, durch die Sozialpolitik reproduziert (konserviert). Sozialpolitik dient nicht zuletzt dazu, gesellschaftliche Konfliktpotentiale zu entschärfen und die Loyalität bestimmter Erwerbstätigengruppen zu sichern. Zugleich wird die Familie u. a. durch die Ausweitung von Leistungsansprüchen auf nichterwerbstätige Familienmitglieder gestärkt. Von großer Bedeutung für die soziale Sicherung sind die Sozialversicherungsträger, die unter staatlichen Vorgaben und staatlicher Aufsicht agieren und die insbesondere in Krisenzeiten auch auf staatliche Zuschüsse angewiesen sind. Die Bedeutung des Marktes ist im konservativen Wohlfahrtsstaat zurückgedrängt, allerdings sind wegen der beitragsäquivalenten Leistungsfinanzierung und -gewährung auch die Umverteilungseffekte begrenzt (Ausnahme: Krankenversicherung). Das konservative Modell findet sich vor allem in Ländern des kontinentalen Mittel- und Westeuropa (z. B. in Deutschland, Österreich und Frankreich).

Der *sozialdemokratische Wohlfahrtsstaat* gewährt Sozialleistungen in Abhängigkeit vom Bürgerstatus, ungeachtet der Zugehörigkeit zu bestimmten beruflichen Status- oder Einkommensgruppen. Er zielt dabei auf eine universelle Sicherung und auf eine Angleichung von Lebenslagen. Die Sozialleistungen werden weitgehend über den Staat finanziert. Zwar werden die Mittelschichten stark an ihrer Finanzierung beteiligt, allerdings auch umfassend in das Sicherungssystem einbezogen. Der sozialdemokratische Wohlfahrtsstaat ermöglicht den Individuen ein hohes Maß an Unabhängigkeit sowohl vom Arbeitsmarkt als auch von der

Familie. Das soziale Umverteilungsniveau ist entsprechend hoch. Das sozialdemokratische Modell ist vor allem in den skandinavischen Ländern verbreitet.

Wenn einzelne Länder den unterschiedlichen Wohlfahrtsstaatstypen zugeordnet werden, so bedeutet dies nicht, dass dort jeweils auch alle dazugehörigen Grundmerkmale auf allen Gebieten der sozialen Sicherung anzutreffen wären. Die Entwicklung der Sozialpolitik orientiert sich in ihrer Entwicklung nicht an einem Modell, sondern ist gekennzeichnet durch vielfältige Brüche, Themenverlagerungen und Kompromisse. Insbesondere entwickelt sie sich in Abhängigkeit von ökonomischen Konjunkturen und politischen Kräfteverhältnissen. So hat sich der sozialdemokratische Typus des Wohlfahrtsstaats erst in den Nachkriegsjahrzehnten herausgebildet. In jüngerer Zeit erleben wir, wie vor allem unter dem Druck weltwirtschaftlicher Veränderungen in zahlreichen kapitalistischen Gesellschaften Merkmale des liberalen Wohlfahrtsstaates an Bedeutung gewinnen. Dennoch lassen sich die mit den skizzierten Wohlfahrtsstaatsmodellen jeweils verknüpften Grundmuster sozialer Sicherung und sozialpolitischer Handlungsstrategien auch heute in vielen Ländern wiederfinden (z. B. Schmidt/Ostheim/Siegel et al. 2007).

Der deutsche Sozialstaat ist – dies wurde oben bereits angedeutet – dem konservativen Modell zuzuordnen. Allerdings ist zu berücksichtigen, dass sich die vorgestellte Typisierung in erster Linie auf jene Sicherungszweige bezieht, mit denen eine unmittelbare monetäre Umverteilung verbunden ist. Bei der sozialen Sicherung im Krankheitsfall geht es hingegen auch um die Organisation der Krankenversorgung mit ihrem hohen Anteil persönlicher Dienstleistungen. So lässt sich das deutsche Gesundheitswesen nicht eindeutig einer der genannten Kategorien zuordnen. Zwar weist es ebenfalls deutliche Züge des konservativen Wohlfahrtsstaates auf, z. B. die Finanzierung und Organisation im Rahmen einer beitragsfinanzierten Pflichtversicherung und die den Status erhaltenden Befreiung von Beamten, Selbständigen und Besserverdienenden von der Versicherungspflicht. Daneben lassen sich aber auch Elemente des sozialdemokratischen (z. B. der umfassende Leistungsanspruch der GKV-Versicherten) und des liberalen Wohlfahrtsmodells (z. B. die Tendenz zu einer Privatisierung von Krankenbehandlungskosten) erkennen.

Gesundheitssystemtypen

Die Gesundheitssystemforschung beschreibt und analysiert Gesundheitssysteme gemeinhin nach drei Dimensionen: der Versorgungsstruktur, der Finanzierungsstruktur und der Regulierungsstruktur (z. B. Wendt 2009a u. 2009b; Rothgang/Cacace/Frisina et al. 2010; Schölkopf 2010; Böhm/Schmid/Götze et al. 2012; Marmor/Wendt 2012). Unter diese Kategorien fällt jeweils eine Reihe von Merkmalen. Zur *Versorgungsstruktur* zählen der Zugang der Bevölkerung zur Versorgung, die Art der Träger von Versorgungseinrichtungen, die Arbeitsteilung zwischen den Institutionen und Berufen in der Gesundheitsversorgung. Zentrales Merkmal der *Finanzierungsstruktur* ist die Art der Mittelaufbringung für die Finanzierung von Gesundheitsleistungen, insbesondere betrifft dies die Anteile öffentlich und privat aufgebrachter Mittel sowie die Anteile von Steuermitteln und (bruttolohnbezogenen) Versicherungsbeiträgen. Die *Regulierungsstruktur* bezeichnet die Rolle von Staat, Selbstverwaltung (häufig: durch Verbände) und Markt bei der Regulierung des Gesundheitssystems.

Nach diesen Kriterien werden gemeinhin drei Typen von Gesundheitssystemen unterschieden, nämlich staatliche Gesundheitssysteme, Sozialversicherungssysteme und Privatversicherungssysteme. *Staatliche Gesundheitssysteme* sind gekennzeichnet durch vom Staat getragene Versorgungseinrichtungen, die Finanzierung über Steuern und die Regulierung durch staatliche Institutionen. Kernmerkmale von *Krankenversicherungssystemen* sind gemischtwirtschaftliche Trägerstrukturen, die Finanzierung über (bruttolohnbezogene) Versicherungsbeiträge und die starke Rolle einer Selbstverwaltung bei der Regulierung. In *Privatversicherungssystemen* befinden sich die Versorgungseinrichtungen üblicherweise in privater Trägerschaft, ist die private Finanzierung von Gesundheitsleistungen (private Direktzahlung oder private Versicherung) von besonderer Bedeutung und spielt der Markt bei der Regulierung des Gesundheitssystems eine große Rolle.

Demnach lassen sich einzelne Gesundheitssysteme folgenden Systemtypen zuordnen:

- Staatliche Gesundheitssysteme: Schweden, Norwegen, Finnland, Dänemark, Großbritannien, Irland, Dänemark, Griechenland, Spanien, Italien, Portugal
- Sozialversicherungssysteme: Deutschland, Frankreich, Österreich, Niederlande, Belgien, Luxemburg, Japan
- Privatversicherungssysteme: USA.

Bei diesen Gesundheitssystemtypen handelt es sich um Idealtypen, denen die vorhandenen Realtypen nicht vollständig entsprechen. Allerdings lassen sich in den einzelnen Gesundheitssystemen zumeist dominante Merkmale identifizieren, die die Zuordnung zu einem bestimmten Idealtyp rechtfertigen (Wendt/Frisina/Rothgang 2009). Zugleich lässt sich beobachten, dass zahlreiche Gesundheitssysteme im Zuge der seit den 1990er Jahren durchgeführten Reformen – bei zumeist beobachtbarer Kontinuität der institutionellen Grundstrukturen – dazu neigen, Merkmale zu übernehmen, die jeweils für andere Systemtypen charakteristisch sind. Diese Tendenz wird auch als «Hybridisierung» von Gesundheitssystemen bezeichnet (Schmid/Cacace/Götze et al. 2010). So hat z. B. das deutsche Krankenversicherungssystem bei der Finanzierung Elemente eines staatlichen Gesundheitssystems (Einführung eines steuerfinanzierten Bundeszuschusses), aber auch solche von Privatversicherungsystemen (Einführung von Wahltarifen in der gesetzlichen Krankenversicherung) aufgenommen. Die Vielgestaltigkeit der real anzutreffenden Gesundheitssysteme gibt Anlass zur Entwicklung von im Vergleich zu den genannten Grundtypen differenzierteren Typologien (z. B. Böhm/Schmid/Götze et al. 2012).

Die Gesundheitssystemtypologie fällt zum Teil mit der erwähnten Wohlfahrtsstaatstypologie zusammen (sozialdemokratisch/staatlich; konservativ/Sozialversicherung; liberal/Privatversicherung), allerdings sperren sich auch einige Gesundheitssysteme gegen eine entsprechende Zuordnung. Besonders Großbritannien fällt aus diesem Rahmen heraus, denn es verfügt als liberaler Wohlfahrtsstaat über ein staatlich organisiertes, steuerfinanziertes Gesundheitswesen, das den Bürgern einen umfassenden Versorgungsanspruch zubilligt, auch wenn dieser wegen der chronischen Unterfinanzierung des National Health Service nicht vollständig eingelöst werden kann.

Entwicklung der Gesundheitspolitik in Deutschland: die gesetzliche Krankenversicherung

Beim Aufbau der sozialen Sicherungssysteme in Deutschland ging es nicht vorrangig um die Verbreitung von Wohltaten, sondern um die Anpassung von Herrschaftsstrategien an neue gesellschaftliche und politische Rahmenbedingungen. Im Zentrum stand die Bekämpfung der Sozialdemokratie, die mit der raschen Industrialisierung seit den 1870er Jahren starken und wachsenden Zuspruch von den Not leidenden Industriearbeitern erhalten hatte (z. B. Ritter/Tenfelde 1992). Die Sozialistengesetze von 1878 sollten die Sozialdemokratie auf dem Wege der Repression schwächen, jedoch zeigten deren anhaltende Wahlerfolge, dass dieser Weg allein kaum erfolgreich sein würde. Daher entschlossen sich die herrschenden Eliten in den 1880er Jahren, mit der Schaffung eines Sozialversicherungssystems, also durch soziale Zugeständnisse, zumindest Teile der Arbeiterbewegung in das bestehende System zu integrieren («Zuckerbrot und Peitsche»). So heißt es in der berühmten Botschaft vom 17. November 1881, mit der Kaiser Wilhelm I. dem Reichstag die Aufgabe zuwies, Gesetze zur Unfall-, Kranken- sowie Alters- und Invalidenversicherung zu schaffen, er wolle «Unsere Überzeugung aussprechen lassen, dass die Heilung der sozialen Schäden nicht ausschließlich im Wege der Repression sozialdemokratischer Ausschreitungen, sondern gleichmäßig auf dem der positiven Förderung des Wohles der Arbeiter zu suchen sein werde» (zit. n. Stolleis 1976: 105f.). Der Reichstag verabschiedete daraufhin

- das Gesetz betreffend die Krankenversicherung der Arbeiter (15.6.1883),
- das Unfallversicherungsgesetz (6.7.1884) und
- das Gesetz betreffend die Invaliditäts- und Altersversicherung (22.6.1889).

Eine der deutschen Besonderheiten in der Gesundheits- und Sozialpolitik besteht darin, dass der staatliche Auf- und Ausbau der sozialen Sicherungssysteme nicht Folge der gesellschaftlichen Demokratisierung war, sondern ihr erstens zeitlich vorausging und zweitens darauf gerichtet war, eben jene Demokratisierung zu verhindern (z. B. Ritter 1983 und 1991; Tennstedt 1983; Schmidt 2005). Zugleich war das deutsche Reich der erste Staat, der ein derartiges soziales Sicherungssystem aufbaute.

Die historische Entwicklung der GKV lässt sich als ein Prozess der «doppelten Inklusion» (Alber 1992) beschreiben, nämlich einer beständigen Ausweitung des Versichertenkreises und einer beständigen Ausweitung des Leistungskatalogs.

Beschränkte sich der geschützte Personenkreis im ersten Jahrzehnt nach Gründung der GKV auf einen kleinen Kreis von Industriearbeitern und Handwerksgesellen, so kamen bald andere Arbeitnehmergruppen, insbesondere Angestellte und Landarbeiter, und deren Familienangehörige hinzu (**Tab. 2-1**). 1941 erhielten auch Rentner einen Rechtsanspruch auf Leistungen der Krankenversicherung. Schließlich wurde der Inklusionsprozess zu Beginn der 1970er Jahre mit der Aufnahme von Freiberuflern, Künstlern, Landwirten und Studierenden abgeschlossen.

So stieg der Anteil der in der GKV versicherten Personen von gut zehn Prozent (1885) über etwas mehr als fünfzig Prozent (1924/25) auf beinahe neunzig Prozent der Wohnbevölkerung im Jahr 1975. Seitdem zeigt der Bevölkerungsanteil der GKV-Versicherten allerdings wieder eine leicht abnehmende Tendenz (**Tab. 2-2**, Näheres s. Kap. 4.1.1).

Ebenso bemerkenswert wie die Ausweitung des Versichertenkreises ist die Entwicklung des von der Krankenversicherung finanzierten Leistungsspektrums (**Tab. 2-3**). In den Anfangsjahren stand zunächst die Kompensation der materiellen Folgen des Krankheitsrisikos im Mittelpunkt. Die Kassen leisteten überwiegend Barzahlungen an die Versicherten, die es diesen ermöglichen sollten, einen Teil der Krankenbehandlung zu finanzieren bzw. sie für einen Teil des mit der Krankheit einhergehenden Lohnausfalls zu entschädigen (Geldleistungen) (Tennstedt 1983). Zu Beginn des 21. Jahrhunderts dominieren die Sachleistungen das Leistungsspektrum der GKV. Die Versicherten haben einen umfassenden Rechtsanspruch auf alle Maßnahmen, die zur Behandlung ihrer

Tabelle 2-1: Ausweitung des Versichertenkreises der gesetzlichen Krankenversicherung seit 1885.

Jahr	Einbezogene Arbeitnehmer- bzw. Bevölkerungsgruppen
1911	Land- und forstwirtschaftliche Arbeitnehmer
1930	nicht versicherte Familienmitglieder (als Regelleistung)
1941	Rentner
1972	Landwirte
1975	Behinderte
1975	Studierende
1981	Künstler

Quelle: Eigene Zusammenstellung.

Tabelle 2-2: Krankenkassen, GKV-Mitglieder und GKV-Versicherte 1885 bis 2013.

Jahr	Anzahl der Krankenkassen	Mitglieder (Mio.)	Versicherte (Mio.)	(%)
1885	18971	4,294	4,671	10,0
1913	21492	14,556	23,000	34,3
1925	7709	20,175	31,600[1]	51,3[1]
1937	4625	22,292	36,666[2]	55,3[2]
1950	1996	20,200	35,100	70,4
1960	2028	27,141	47,100	85,0
1975	1479	33,419	56,643	91,6
1989	1153	37,057	52,956	85,3
1992	1223	51,024	71,978	88,9
2000	393	50,866	71,253	86,6
2011	156	52,849	70,584[3]	86,3[3]
2013	134	–	–	–

In den jeweiligen Grenzen des Deutschen Reiches bzw. der Bundesrepublik Deutschland.
[1] 1924; [2] 1934; [3] 2010.
Quellen:
Krankenkassen: bis 1937: Frerich/Frey 1993: 102, 207, 292; für 1950: StBA 1954: 390; für 1960: BMA 1962: 18; für 1975: BMA 1991: 171; für 1989: BMG 1991: 171; für 1992 u. 2000: BMG 2002; für 2011: BMG 2012a: 114; für 2013: GKV-Spitzenverband 2013: 90.
Mitglieder: für 1885: StBA 1972: 219; für 1913 bis 1937: Frerich/Frey 1993: 102, 207, 292; für 1950 bis 1975: BMA 1994: 114; für 1989: BMG 1991: 172; für 1992 u. 2000: BMG 2005; für 2011: BMG 2012a: 111.
Versicherte: für 1885: Frerich/Frey 1993: 207; für 1913 u. 1925: Tennstedt 1976: 403; für 1934 bis 1960: Köhler 1969; für 1989: BMG 1991: 171; für 1992 u. 2000: BMG 2005; für 2011: BMG 2012a: 111.
Anteil an der Bevölkerung: bis 1913: Frerich/Frey 1993: 86; für 1925: Tennstedt 1976: 403; für 1934 bis 1960: Köhler 1969; für 1975 u. 1989: StBA 2002: 44; für 1992 u. 2000: BMG 2002; für 2010: StBA: 2012a: 26.

Krankheit medizinisch notwendig sind (§§ 27 u. 12 SGB V). Darin eingeschlossen sind die ambulante und stationäre Krankenbehandlung. Auch weitete sich das Spektrum der als behandlungsbedürftig anerkannten Krankheiten erheblich aus, wie z. B. die Aufnahme von Psychotherapien in den Leistungskatalog zeigt. Neben den kurativen Leistungen zählen auch Präventionsmaßnahmen (Individual- und Gruppenzahnprophylaxe, Früherkennung, betriebliche Gesundheitsförderung) und Rehabilitation (für nicht Erwerbstätige) zum GKV-Katalog. Daneben werden auch die im Zusammenhang mit der Schwangerschaft und der Mutterschaft notwendigen Maßnahmen sowie Geldleistungen (vor allem Krankengeld, Mutterschaftsgeld) von den Kassen finanziert (ausführlicher s. Kap. 4.1.2).

Die Entwicklung des Leistungskatalogs wird von konjunkturellen Zyklen beeinflusst. Diesbezüglich bot gerade die Prosperität der Nachkriegsjahrzehnte außerordentlich gute Expansionsbedingungen für die GKV (Altvater/Hoffmann/Semmler 1981; Abelshauser 1983). Dies änderte sich jedoch mit der 1973/74 einsetzenden Wirtschaftskrise. Vor dem Hintergrund eines durchschnittlich nur noch schwachen Wirtschaftswachstums, einer hohen strukturellen Arbeitslosigkeit und einer verschärften Konkurrenz der Wirtschaftsstandorte ist Politik unübersehbar bemüht, die Vorzeichen der Entwicklung gleichsam umzukehren. Zwar ist auch

Tabelle 2-3: Ausweitung des Leistungskatalogs der gesetzlichen Krankenversicherung (Auswahl).

Jahr	Aufgenommene Leistungen
1919	Mutterschafts- oder Wochenhilfe für alle weiblichen Versicherten
1970	Untersuchungen zur Krankheitsfrüherkennung
1974	Bezahlung von Haushaltshilfen
1989	häusliche Krankenpflege
1989/ 2000	Maßnahmen zur Gesundheitsförderung
2000	Soziotherapie
2007	Spezialisierte ambulante Palliativversorgung
2007	geriatrische Rehabilitation
2007	Impfungen (soweit von der Ständigen Impfkommission beim Robert-Koch-Institut empfohlen)

Quelle: Eigene Zusammenstellung.

seitdem mit dem medizinischen Fortschritt eine Vielzahl neuer Leistungen in den GKV-Katalog aufgenommen worden; zugleich aber zeigt sich beim Gesetzgeber eine deutliche Tendenz, Ausgaben in der GKV zu begrenzen, einzelne Leistungen auszugliedern und die Patientinnen und Patienten durch Zuzahlungen stärker an den individuellen Behandlungskosten zu beteiligen. Der wachsende finanzielle Druck verstärkt auch bei Finanzierungsträgern (Kassen) und Leistungserbringern (vor allem Ärzten und Krankenhäusern) die Neigung, das «medizinisch Notwendige» restriktiv zu interpretieren.

Versorgungsstrukturen und Akteursbeziehungen

In den ersten Jahrzehnten nach der Schaffung der Krankenversicherung befanden sich die Kassen in einer starken Position gegenüber den Ärzten. Entweder waren Ärzte in den Ambulatorien der Kassen fest angestellt oder als niedergelassene Ärzte durch einen Einzeldienstvertrag an die Kasse gebunden (Huerkamp 1985). Beide Formen eröffneten den Kassen eine große Gestaltungsmöglichkeit im Hinblick auf die Versorgungsqualität und auf die Vergütung von Leistungen (Kortmann 1968). Die vorherrschenden Vertragsverhältnisse stießen unter den Ärzten auf wachsende Kritik (Huerkamp 1985). Ihre Unzufriedenheit bezog sich vor allem auf die Anstellungshoheit der Kassen, die vorherrschenden Einzeldienstverträge, die weite Verbreitung der Pauschalhonorierung sowie die Versuche der Kassen zur Reglementierung des Leistungsgeschehens (Goldammer 1964: 11ff.; Göckenjan 1985).

Die ärztliche Standespolitik zielte seit den Anfängen der GKV darauf, sich aus der Abhängigkeit von den Krankenkassen zu befreien. Auf der Basis ihrer damals ausgeprägten Koordinations- und Konfliktfähigkeit konnten die niedergelassenen Ärzte ihre ökonomische und politische Position seit Schaffung der GKV kontinuierlich stärken (Hansen/Heisig/Leibfried et al. 1981; Webber 1988). In mehreren Schritten gelang es ihnen, die Anstellungshoheit der Kassen zu beseitigen (Berliner Abkommen 1913) und mit der Bildung der Kassenärztlichen Vereinigungen (KVen) als einem öffentlich-rechtlichen Vertretungsmonopol der niedergelassenen Kassenärzte (Brüningsche Notverordnung vom 8.12.1931) das Prinzip der Kollektivverträge durchzusetzen. So stellte sich im Laufe der Zeit eine Überlegenheit der niedergelassenen Ärzte über die Krankenkassen her. Die Zerschlagung der kasseneigenen Ambulatorien und die öffentlich-rechtliche Absicherung der Professionsautonomie durch die Nationalsozialisten (Tennstedt 1977: 181ff.; Rüther 1997) taten ein Übriges, um diese Position zu festigen.

In den Nachkriegsjahrzehnten vollzog sich nach dem Wiederaufbau des Versorgungssystems ein erneuter und bisher beispielloser Aufstieg der niedergelassenen Ärzteschaft. Das 1931 geschaffene Vertragsmonopol und die damit verbundene Machtstellung der KVen wurde mit dem 1955 verabschiedeten «Gesetz über Kassenarztrecht» (GKAR) auch für Bundesrepublik festgeschrieben («Sicherstellungsauftrag»); das Kassenarzturteil des Bundesverfassungsgerichts von 1960 gestattete bis auf Weiteres eine ungesteuerte Niederlassungsfreiheit (Behaghel 1994). Außerdem wurde die Durchführung der seit den 1970er Jahren in den GKV-Leistungskatalog eingeführten Maßnahmen zur Individualprävention (vor allem Früherkennungsuntersuchungen) in die Zuständigkeit des Kassenarztes gelegt (Naschold 1967).

Der klinisch ausgebildete «frei niedergelassene Arzt» wurde auf diese Weise zum ausbildungs- und politikleitenden Berufsbild der Krankenversorgung und darüber hinaus für die gesamte Gesundheitssicherung. Für die Pflege ging mit der Dominanz der Medizin – anders als z. B. in Skandinavien oder den USA – die Beschränkung ihres Status und Aufgabenzuschnitts als «ärztlicher Assistenzberuf» einher (z. B. Schaeffer/Moers/Rosenbrock 2004; Döhler 1997).

Parallel zum skizzierten Aufstieg der Ärzteschaft sank die staatlich konzedierte gesundheitspolitische Steuerungs- und Handlungskompetenz der Krankenkassen. Bei der Neuordnung nach dem 2. Weltkrieg blieb in den Westzonen die ursprünglich von den britischen und sowjetischen Siegermächten favorisierte Lösung einheitlicher regionaler Sozialversicherungsträger ungenutzt (Hockerts 1980). 1951 wurde die von 1883 bis 1934 gesetzlich verankerte Arbeitnehmermehrheit in den Selbstverwaltungsgremien der GKV durch die Vergabe von 50 Prozent der Sitze an die Arbeitgeberseite beendet. Zugleich stieg der Anteil der Arbeitgeber am Krankenkassenbeitrag von 33 Prozent auf 50 Prozent. Die soziale Selbstverwaltung verlor damit weitgehend ihre politische Komponente als formal vorrangiges Einflussfeld für Interessen und Bedürfnisse der Versicherten (Tennstedt 1976; Standfest/von Ferber/Holler et al. 1977).

In der jüngeren Vergangenheit haben sich die Bemühungen verstärkt, die Kompetenzbereiche der Kassen als mittelbar staatliche Gesundheitsadministration zu erweitern. Dies geht vor allem auf die Absicht des Gesetzgebers zurück, die Finanzierungsträger für die Verfolgung staatlicher Steuerungsziele, z. B. die Beförderung integrierter Versorgungsformen, die Qualitätssicherung und Reduzierung der Arbeitskosten («Lohnnebenkosten»), in Dienst zu nehmen. Die Erweiterung von Kompetenzen betrifft vor allem ihre Möglichkeiten, die Versorgungsstrukturen durch Verträge mit den Leistungsanbietern zu differenzieren sowie Einfluss auf die Qualität und die ärztliche Honorarverteilung zu nehmen (s. Kap. 4.2). Dabei hat die mit der Wahlfreiheit der Versicherten verschärfte Kassenkonkurrenz den auf den Finanzierungsträgern lastenden Handlungsdruck beträchtlich erhöht.

Gleichzeitig hat in den 1990er Jahren die Durchsetzungsfähigkeit der KVen als Interessenvertretung der niedergelassenen Vertragsärzte gelitten (z. B. Behaghel 1994; Gerlinger 1997a). Verantwortlich für diese Entwicklung sind vor allem

- die Erosion des ärztlichen Zusammenhalts, die auf verschärfte Verteilungskonflikte zwischen den Arztgruppen zurückgeht
- die mit der punktuellen Lockerung des Vertragsmonopols der KVen einhergehende Schwächung ihrer Verhandlungsposition gegenüber den Kassen
- die in Folge von Budgetierung und Kassenkonkurrenz härtere Verhandlungsführung der Finanzierungsträger sowie
- die erwähnte Erweiterung von Kassenkompetenzen durch den Staat.

Darüber hinaus schränkt die Tendenz zur betriebswirtschaftlichen Betrachtung und Steuerung des Versorgungshandelns («Ökonomisierung») die professionelle Autonomie des Arztes zunehmend ein.

Die DDR schlug nach dem 2. Weltkrieg einen eigenen Weg in der Gesundheitspolitik ein. An die Stelle des bisherigen gegliederten Systems trat eine staatliche Einheitsversicherung. Auch die medizinische und pflegerische Versorgung erfolgte nahezu ausschließlich durch staatliche Einrichtungen. Im Zentrum stand die Poliklinik, in der angestellte Ärzte und Pflegekräfte ambulante und stationäre Leistungen erbrachten. Demgegenüber spielte der selbständige, in der Einzelpraxis niedergelassene Arzt nur eine untergeordnete Rolle. In der medizinischen Versorgung stand die allgemeinärztliche Versorgung im Mittelpunkt. Dieser eigenständige Entwicklungsweg erfuhr mit der Wiedervereinigung ein abruptes Ende: Zu Beginn der 1990er Jahre wurden die westdeutschen Strukturen der alten Bundesrepublik auf Betreiben der westdeutschen Ärzteschaft sehr schnell auf die neuen Bundesländer übertragen (Braun/Müller 1993; Deppe 1993; Manow 1994; Wasem 1997).

Da Prophylaxe nicht im Leistungsspektrum der GKV enthalten war, erlangte mit Beginn des Jahrhunderts, vor allem zur Zeit der Weimarer Republik, der staatliche Gesundheitsdienst, meist in Form kommunaler Gesundheitsämter, eine große Bedeutung. Die politischen Rahmenbedingungen trugen allerdings dazu bei, dass Eingriffe in soziale Verhältnisse, sofern sie vorgenommen wurden, im Regelfall von geringer Reichweite blieben und sich das Leistungsspektrum der Gesundheitsämter auf persönliche, meist ärztliche Untersuchungen und Beratungen konzentrierte. Zwischen dem von der Sozialhygiene formulierten Anspruch, gesellschaftliche Verhältnisse gesundheitsgerecht zu gestalten, und der politischen Praxis blieb eine unüberbrückbare Diskrepanz. Die Zusammenlegung polizeilicher und fürsorgerischer Aufgaben der Gesundheitsämter unter zentralstaatlicher Regie im 1934 verabschiedeten «Gesetz über die Vereinheitlichung des Gesundheitswesens» (Labisch/Tennstedt 1985: 197ff.), schließlich die Ersetzung der Sozialhygiene durch «Rassenhygiene» durch den Nationalsozialismus sowie die Vernachlässigung des Öffentlichen Gesundheitsdienstes in der alten Bundesrepublik erlaubten es nicht, die Gesundheitsämter zu politisch innovativen und handlungsmächtigen Akteuren des bevölkerungsbezogenen Gesundheitsschutzes auszubauen. Erst in jüngster Zeit – und im Zusammenhang mit Diskussionen zur Akademisierung und Etablierung von Public Health – verstärken sich wieder programmatische Bemühungen, dem öffentlichen Gesundheitsdienst zu einer Renaissance zu verhelfen (Schmacke 1995; Walter 2005; Müller 2002; Leidel 2009; Wildner/Günther/Kerschner et al. 2010). Allerdings ist aus gegenwärtiger Sicht nicht absehbar, dass er die ihm zugeordneten Interventionsbereiche effektiv bearbeiten oder sogar nachhaltig ausweiten kann.

Somit waren drei im Kern relativ kontinuierliche Entwicklungen für die Gesundheitspolitik in Deutschland von besonderer Bedeutung:

- die Entwicklung der finanziellen Absicherung des Krankheitsrisikos in ihrer deutschen Spielart der gesetzlichen Krankenversicherung
- die dominante Position der Individualmedizin in Krankenversorgung und Gesundheitspolitik und
- die schwache Entwicklung der Prävention als Handlungsfeld der Gesundheitspolitik.

Allerdings zeichnen sich im Hinblick auf jedes dieser Merkmale zu Beginn des 21. Jahrhunderts – bei allen Widersprüchen im Einzelnen – Neuorientierungen und Umbrüche ab.

2.2 Das gesundheitliche Problempanorama

Plausiblerweise dürfte Gesundheitspolitik als gesellschaftliches Management von Gesundheitsrisiken vor und nach ihrem Eintritt umso erfolgreicher sein, je mehr sie Inzidenzen, Prävalenzen, Verteilung und Dynamik dieser Gefährdungen und Probleme zur Kenntnis nimmt. Das gilt – mit unterschiedlichen Implikationen für den Umfang und die Aufbereitung der Daten – für alle in Frage kommenden Ebenen (Betrieb, Gemeinde, Versorgungsregion, Land, Bund). Auswirkungen von und Interventionsbedarf in Bezug auf die folgenden vier Großtrends finden sich auf allen diesen Ebenen.

Morbidität und Mortalität

Die durchschnittliche Lebenserwartung steigt in den fortgeschrittenen kapitalistischen Gesellschaften kontinuierlich an – in Deutschland im Bevölkerungsdurchschnitt um mehr als ein Jahr pro Jahrzehnt (SVR 2002a, Bd. I). Insgesamt hat sie sich im vergangenen Jahrhundert um etwa zwei Drittel erhöht. Das entspricht einem absoluten Zuwachs von mehr als 30 Jahren, wobei der Zugewinn bei Frauen etwas höher ausfällt als bei den Männern: Betrug die Lebenserwartung für Neugeborene im Jahresdurchschnitt 1901/1910 bei Männern 44,8 Jahre und bei Frauen 48,3 Jahre, so waren es im Jahresdurchschnitt 2008/10 nach Angaben des Statistischen Bundesamts (StBA) 77,5 bzw. 82,6 Jahre (**Tab. 2-4**).

Die Zunahme der Lebenserwartung ist vor allem auf den Rückgang der Sterblichkeit an Infektionskrankheiten zurückzuführen. Der britische Sozialmediziner Thomas McKeown (1982) hat gezeigt, dass dafür vor allem eine bessere Ernährung und eine verbesserte öffentliche Hygiene verantwortlich sind. 76 Prozent des Sterblichkeitsrückgangs zwischen der Mitte des 19. und des 20. Jahrhunderts führt er allein auf den Rückgang der Sterblichkeit an Infektionskrankheiten zurück.

Bezogen auf einzelne Altersgruppen ist der Rückgang der Säuglingssterblichkeit von besonderer Bedeutung. In Deutschland lag die Säuglingssterblichkeit im Jahre 1900 bei 226 von 1000 Lebendgeborenen, gut einhundert Jahre später (2010) nur noch bei 3,4 (StBA 2012a: 37).

Gleichzeitig hat sich auch die weitere Lebenserwartung von älteren Menschen im Jahrhundertverlauf erhöht. Der Zugewinn beträgt bei 60-jährigen Männern im Jahresdurchschnitt 2008/10 gegenüber dem Beginn des 20. Jahrhunderts 8,1 Jahre und bei 60-jährigen Frauen sogar 10,7 Jahre (Tab. 2-4). Der relative Zuwachs fällt damit allerdings deutlich geringer aus als bei der Lebenserwartung für Neugeborene. Dies verweist darauf, dass ein erheblicher Teil des statistischen Zuwachses der Lebenserwartung darauf zurückzuführen ist, dass aufgrund verbesserter Lebensbedingungen Menschen heutzutage eine ungleich bessere Chance haben, früher kritische Lebensphasen zu überstehen (Wiesner 2001), weniger auf die Möglichkeiten der Medizin, Leben «in der Spitze» zu verlängern. An der Zunahme

Tabelle 2-4: Veränderung der Lebenserwartung in Deutschland zwischen 1901/1910 und 2008/10.

	Lebenserwartung für Neugeborene		Lebenserwartung für 60-Jährige	
	Männer	Frauen	Männer	Frauen
1901/1910	44,8 Jahre	48,3 Jahre	+13,1 Jahre	+14,2 Jahre
2008/2010	77,5 Jahre	82,6 Jahre	+21,2 Jahre	+24,9 Jahre
Zugewinn	32,7 Jahre	34,3 Jahre	+8,1 Jahre	+10,7 Jahre

Quelle: Hohorst/Kocka/Ritter 1978: 33f.; StBA 2012a: 38.

der Lebenserwartung haben Fortschritte der Medizin bei Männern einen Anteil von ca. zehn bis dreißig Prozent, bei Frauen von zwanzig bis vierzig Prozent (SVR 2002a, Bd. I: 27ff.). Der ganz überwiegende Teil erklärt sich demnach durch verbesserte Lebensverhältnisse und gesundheitsgerechteres Verhalten.

Der sich seit der zweiten Hälfte des 19. Jahrhunderts vollziehende soziale Wandel hat zu einer tief greifenden Veränderung des Krankheits- und Todesursachenspektrums geführt, der mit dem Begriff der «epidemiologischen Transition» gekennzeichnet wird (Niehoff 2011). Das wichtigste Merkmal dieses Wandels ist der starke Bedeutungszuwachs chronisch-degenerativer Krankheiten und daraus resultierender Todesursachen. Derzeit entfallen rund zwei Drittel aller Sterbefälle in Deutschland auf zwei Todesursachen, nämlich auf Kreislauferkrankungen und auf Krebserkrankungen (**Abb. 2-2**).

Unter den akuten Krankheiten sind im Hinblick auf die Krankheitshäufigkeit vor allem Atemwegserkrankungen von großer Bedeutung. Unter den in der Regel nicht zum Tode führenden chronischen Krankheiten vergrößern Diabetes mellitus, degenerative Muskel- und Skeletterkrankungen, Krankheiten der Verdauungsorgane sowie – mit der stärksten Zunahme – psychisch manifestierte Leiden einschließlich der Suchtkrankheiten kontinuierlich ihren Anteil (Badura/Schröder/Klose et al. 2010). Ein Hinweis auf das Krankheitsgeschehen in Deutschland liefern die in **Tabelle 2-5** dargestellten Routinedaten über die Ursachen von Arbeitsunfähigkeit bei Pflichtmitgliedern der Betriebskrankenkassen.

Nach wie vor erreicht nur ein Bruchteil der sozialversicherungspflichtig Beschäftigten halbwegs gesund das Rentenalter, die Mehrzahl wird, überwiegend wegen der genannten chronischen Erkrankungen, vorzeitig berentet bzw. verstirbt vor Erreichen des Rentenalters. Dies gilt insbesondere für Arbeiter, prekär Beschäftigte, Beschäftigte mit Migrationshintergrund und Arbeitslose. Dem Mikrozensus zufolge bezeichneten sich im Mai 2009 9,4 Millionen Menschen (14 % der Personen mit Angaben zur eigenen Gesundheit) als krank, 0,42 Millionen (0,6 %) waren unfallverletzt (StBA 2011: 9). Eine Krankheit lag dieser Befragung zufolge dann vor, wenn die Befragten sich in ihrem Gesundheitszustand so beeinträchtigt fühlten, dass sie ihrer üblichen Beschäftigung nicht nachgehen konnten, oder wenn im Berichtszeitraum von einem Arzt oder Heilpraktiker eine Behandlung durchgeführt und eine Diagnose gestellt wurde.

Die chronisch-degenerativen Krankheiten unterscheiden sich zwar erheblich im Hinblick auf ihre Ursachen, ihren Verlauf und ihren Endpunkt, aber in epidemiologischer und da-

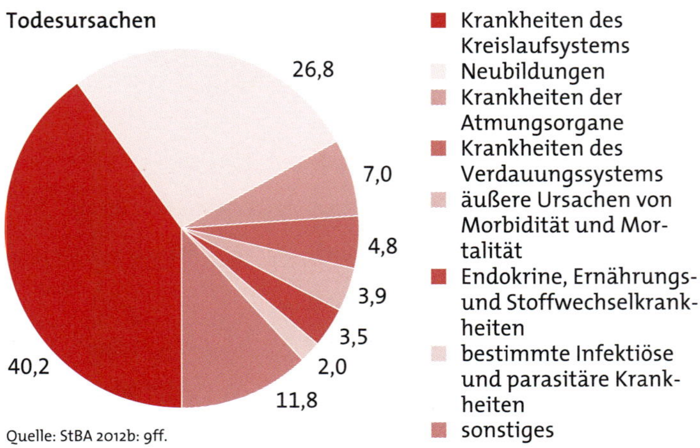

Quelle: StBA 2012b: 9ff.

Abbildung 2-2:
Die Verteilung von Todesursachen in Deutschland 2011.

Tabelle 2-5: Die wichtigsten Krankheitsgruppen bei Arbeitsunfähigkeit bei Pflichtmitgliedern der Betriebskrankenkassen im Jahr 2011.

Krankheitsgruppe	Fälle (%)	Tage (%)
Krankheiten des Atmungssystems	28,2	13,9
Krankheiten des Muskel-Skelett-Systems und des Bindegewebes	17,5	26,5
Krankheiten des Verdauungssystems	11,2	5,3
infektiöse und parasitäre Erkrankungen	9,5	4,0
Verletzungen und Vergiftungen	8,5	12,8
psychische und Verhaltensstörungen	4,9	14,1
Krankheiten des Kreislaufsystems	2,7	4,3
andere Erkrankungen	17,5	19,1
Summe	**100,0**	**100,0**

Quelle: BKK-Bundesverband 2012: A16; eigene Berechnungen.

mit für die Gesundheitspolitik und ihre Steuerung maßgeblicher Perspektive weisen sie zwei Gemeinsamkeiten auf: (1) Ein primär kurativ und individualmedizinisch orientiertes Versorgungssystem kann diese Krankheiten erst relativ spät und generell nicht besonders wirksam beeinflussen und nur selten im Sinne einer «*restitutio ad integrum*» heilen – trotz beachtlicher Erfolge in manchen Teilbereichen. (2) Ihre Manifestation kann zu einem sehr erheblichen Teil verhütet bzw. in spätere Lebensphasen verschoben werden. Die wichtigsten Anteile der Verursachung dieser Krankheiten liegen nach international übereinstimmender Auffassung in den Lebens-, Arbeits- und Umweltverhältnissen und dem dadurch geprägten Verhalten. Diese Faktoren können primär nicht individuell, sondern vor allem politisch beeinflusst werden. In den Gesundheitswissenschaften besteht deshalb weitgehend Übereinstimmung darüber, dass die größte Produktivitätsreserve zur Verbesserung der gesundheitlichen Lage der Bevölkerung darin liegt, gesundheitspolitische Schwerpunkte auf Prävention und verbesserte Versorgung für chronisch Kranke zu setzen (SVR 2002a, Bd. I). Theoretisch ließen sich – bei nicht saldierter und nicht diskontierter Betrachtung – durch konsequent betriebene Prävention langfristig etwa 25 Prozent der heute für die Versorgung von chronischen Krankheiten aufgewendeten Ressourcen einsparen (SVR 1995 u. 2002; Schwartz/Bitzer/Dörning et al. 2000). Diesen Schätzungen liegt die Auswertung von Studien zu erfolgreichen Interventionen der Verhaltensprävention bei wichtigen Erkrankungen bzw. Risiken zu Grunde, deren Ergebnisse in einem zweiten Schritt auf die gesamte Bevölkerung bzw. die jeweiligen Zielgruppen hochgerechnet wurden. Da Interventionsstudien sich in der Regel auf leicht zu erreichende und gut gebildete Zielgruppen beziehen, ist das auf diesem Wege berechnete präventive Potenzial der Verhaltensprävention einerseits sicherlich zu hoch gegriffen. Andererseits wurden Strategien der Verhältnisprävention und insbesondere Interventionen in Settings (s. Kap. 3.2) in diesen Schätzungen nicht berücksichtigt. Daher ist das Ergebnis in dieser Hinsicht als zu niedrig einzuschätzen (Rosenbrock 2002).

Chronische Krankheiten und demographischer Wandel

Die Anzahl chronisch Kranker und damit gesundheitlich und oft nicht nur medizinisch, sondern auch sozial unterstützungsbedürftiger Menschen ist also hoch und reicht auch in jüngere Altersgruppen hinein. Zugleich nimmt am oberen Ende der Bevölkerungspyramide im Zuge demographischer Veränderungen und als Ausdruck der gestiegenen Lebenserwartung der Anteil betagter und hoch betagter Menschen an der Gesamtbevölkerung deutlich zu (SVR

2010, Bd. I: 49ff.). Die Bevölkerungsvorausberechnung des Statistischen Bundesamtes geht davon aus, dass die Zahl der über 65-Jährigen bis zum Jahre 2060 um bis zu 6 Millionen auf bis zu 22,9 Millionen ansteigen (StBA 2009a: 39ff.) und der Altenquotient (Anteil der über 65-Jährigen an der Gesamtbevölkerung) sich in diesem Fall bei sinkender Bevölkerungszahl von 20,4 Prozent (2008) auf 30,7 Prozent in 2060 erhöhen könnte. Alte Menschen weisen eine weit höhere Krankheitshäufigkeit auf als junge. Insbesondere sind chronische Erkrankungen, Multimorbidität und Behinderungen gegenüber dem Bevölkerungsdurchschnitt bei ihnen deutlich erhöht. So gaben dem Mikrozensus zu Folge im Jahre 2009 22,2 Prozent der über 65-jährigen Personen, 13,4 Prozent der 40-bis 65-Jährige und 10 Prozent der 15- bis 40-Jährigen an, krank zu sein (StBA 2011: 9).

Daraus kann jedoch nicht auf einen Automatismus zwischen fortschreitendem Alter und Zunahme der Schwere und Häufigkeit von Erkrankungen geschlossen werden. In der epidemiologischen Forschung wird der Zusammenhang von Alter und Krankheit durchaus kontrovers diskutiert. So geht etwa Verbrugge (1984) davon aus, dass eine höhere Lebenserwartung mit einer zunehmenden Anzahl von durch chronische Erkrankungen und Multimorbidität geprägten Lebensjahren einhergeht. Demgegenüber machen andere Autoren geltend, dass dem Ziel, die Zunahme von Krankheit und krankheitsbedingten Einschränkungen der Lebensqualität weiter in die letzten Lebensjahre zu verschieben, keine biologischen Gründe entgegen stehen (House/Kessler/Herzog et al. 1990) und sich mit steigender Lebenserwartung auch der Eintritt chronischer Erkrankungen nach hinten schiebt («compression of morbidity», Morbiditätskompression) (Fries 1987, 1989 u. 2003). Wenn sich – im Bevölkerungsdurchschnitt – das Lebensalter der Manifestation der Erkrankungen schneller nach oben verschiebt als die durchschnittliche Lebenserwartung zunimmt, verringert sich der Anteil der Jahre mit Erkrankung an der Gesamtzahl der Lebensjahre (relative Morbiditätskompression). Verläuft dieser Prozess so schnell, das sich damit auch die Anzahl der Jahre mit Erkrankung verringert, handelt es sich um absolute Morbiditätskompression. Zumindest der Prozess relativer Morbiditätskompression ist für eine ganze Reihe reicher Industrienationen – darunter auch Deutschland – nachgewiesen. Strittig ist, ob auch bereits eine absolute Morbiditätskompression stattfindet. Unstrittig ist andererseits, dass sowohl die Verlängerung der Lebenserwartung als auch die Morbiditätskompression einen starken sozialen Gradienten aufweisen (SVR 2006, Bd. I: 109ff.; SVR 2010, Bd. I: 105ff.; Kroll/Lampert/Lange et al. 2008; Lampert/Kroll 2008).

Die Morbiditätskompression eröffnet damit die Perspektive, dass Menschen nicht nur länger leben können, sondern dabei auch weniger Lebenszeit mit Krankheit verbringen müssen: Mehr gesunde Jahre in einem längeren Leben. Dabei handelt es sich durchaus um bemerkenswerte Größenordnungen. Bei realistischen Annahmen über die Morbiditätskompression steigt die Anzahl der Pflegebedürftigen in Deutschland von 2010 bis 2050 von ca. 2,5 Millionen auf ca. 3,5 Millionen. Ohne Morbiditätskompression sind es im Jahre 2050 ca. 4,4 Millionen Pflegebedürftige (SVR 2010, Bd. I: 484ff.; s. u. Kap. 9.2). Ausmaß, Geschwindigkeit und Verteilung der Verlängerung der Lebenserwartung und der Morbiditätskompression sind weitgehend von Faktoren (Einkommen, Stellung im Beruf, Bildung, soziale Teilhabe) abhängig, die – bislang – nicht Gegenstand der «expliziten Gesundheitspolitik» sind. Allerdings kann dieser Prozess mit den Instrumenten der Primärprävention und Gesundheitsförderung (und damit der «expliziten Gesundheitspolitik») (s. Kap. 3) verstärkt werden. Dabei kommt es – im Hinblick auf die zu erzielenden Gewinne an gesunder Lebenserwartung – entscheidend darauf an, die für die Mittel- und Oberschichten quasi spontan verlaufenden Prozesse auch für Angehörige der unteren Sozialschichten zu öffnen. Bislang jedenfalls fallen die im Durchschnitt der Bevölkerung kontinuierlichen

Gesundheitsgewinne stabil ungleich zugunsten der oberen Sozialschichten an. Dadurch vergrößert sich in der Tendenz die sozial bedingte Ungleichheit von Gesundheitschancen.

Sozial bedingte Ungleichheit von Gesundheitschancen

Sowohl die Möglichkeiten, Gesundheitsbelastungen zu vermeiden bzw. ihnen durch individuelles Verhalten zu begegnen, als auch das Risiko, zu erkranken oder zu sterben, sowie die Möglichkeiten, mit eingetretener (chronischer) Krankheit – mit bedingter Gesundheit – eine hohe Lebensqualität aufrecht zu erhalten, sind auch in reichen Ländern nach wie vor sozial ungleich verteilt. Die Zugehörigkeit zu sozialen Schichten, z. B. ausgedrückt durch Bildung, Einkommen und Stellung im Beruf, begrenzt bzw. eröffnet nach wie vor in häufig entscheidendem Umfang die Chancen für ein längeres Leben und geringere gesundheitliche Einschränkungen. Das – an diesen drei Indikatoren gemessen – unterste Fünftel der Bevölkerung in Deutschland trägt in jedem Lebensalter im Durchschnitt ein ungefähr doppelt so hohes Risiko schwerer Erkrankungen und des (vorzeitigen) Todes wie das oberste Fünftel (Lampert/Saß/Häfelinger et al. 2005; Lampert/Kroll 2008) (**Tab. 2-6**). Die Tabelle zeigt, dass Männer mit einem Netto-Äquivalenzeinkommen (OECD-Skala) von bis zu sechzig Prozent des mittleren Einkommens (Median) (und damit nach der EU-Definition im Armutsrisiko) bei Geburt eine um 10,8 Jahre kürzere Lebenserwartung haben als Männer mit einem Einkommen von mehr als 150 Prozent des Median-Einkommens («hohe Einkommensposition»). Zur unteren

Tabelle 2-6: Allgemeine und gesunde Lebenserwartung (in Jahren) bei Geburt nach Einkommensposition (in Bezug zum Median) und Geschlecht in Deutschland.

Netto-Äquivalenzeinkommen	Allgemeine Lebenserwartung bei Geburt	Gesunde Lebenserwartung bei Geburt	Jahre mit eingeschränkter Gesundheit	Anteil der gesunden Lebenszeit
Männer				
0–60 %	70,1	56,8	13,3	81 %
60–80 %	73,4	61,2	11,9	83 %
80–100 %	75,2	64,5	10,7	86 %
100–150 %	77,2	66,8	10,4	87 %
über 150 %	80,9	71,1	9,8	88 %
gesamt	**75,3**	**64,8**	**10,5**	**86 %**
Frauen				
0–60 %	76,9	60,8	16,1	79 %
60–80 %	81,9	66,2	15,7	81 %
80–100 %	82,0	67,1	14,9	82 %
100–150 %	84,4	69,1	15,3	82 %
über 150 %	85,3	71,0	14,3	83 %
gesamt	**81,3**	**66,6**	**14,7**	**82 %**

Quelle: Kroll/Lampert/Lange et al. 2008: 56, Datenbasis: SOEP und Periodensterbetafeln 1995–2005.

Gruppe gehörten im Jahr 2005 ca. 14 Prozent der Männer, zur oberen ca. 18 Prozent. Die Tabelle zeigt aber auch, dass es sich dabei nicht um ein «Armutsproblem» handelt, sondern dass die Lebenserwartung kontinuierlich über die soziale Stufenleiter diesen deutlichen Gradienten zeigt. Bei Frauen beträgt die Differenz der Lebenserwartung 8,4 Jahre. Die Unterschiede der Lebenserwartung Männern und Frauen sind wissenschaftlich noch nicht wirklich geklärt (Babitsch 2005; Alber 2005).

Tabelle 2-6 zeigt auch, dass sich der soziale Gradient nicht nur in einer durchschnittlich kürzeren Lebenserwartung, sondern auch in einem größeren Anteil der mit Krankheit verbrachten Lebenszeit auswirkt: Männer (Frauen) mit Armutsrisiko verbringen 13,3 Jahre (16,1 Jahre) ihres ohnehin kürzeren Lebens mit eingeschränkter Gesundheit, und damit 3,5 (1,8) Jahre mehr als Männer (Frauen) mit einer guten Einkommensposition. Daraus ergibt sich für die Männer (Frauen) mit Armutsrisiko eine um 14,3 (10,1) Jahre geringere gesunde Lebenserwartung bei Geburt.

Nicht nur die Sterblichkeit, sondern auch die große Mehrzahl der vermeidbaren chronischen Krankheiten und Einschränkungen ist sozial höchst ungleich verteilt und konzentriert sich, wie **Abbildung 2-3** am Beispiel der USA zeigt, in allen Altersgruppen absolut und relativ auf die unteren sozialen Schichten. Angehörige der Unterschichten haben dort im Alter von 55 bis 64 Jahren im Durchschnitt etwas mehr als zwei chronische Behinderungen, die die alltägliche Lebensführung beeinträchtigen, während Angehörige der Oberschicht in diesem Alter mit durchschnittlich einer solchen Behinderung leben. Angehörige der Unterschicht leben bereits im Alter von ungefähr 45 Jahren durchschnittlich mit ebenso starker gesundheitlicher Einschränkung (ca. 1,5 Behinderungen) wie Angehörige der Oberschicht im Durchschnitt erst ab dem 75. Lebensjahr

Der Zusammenhang von Schichtzugehörigkeit und Erkrankungshäufigkeit bzw. der Lebenserwartung zeigt sich im Hinblick auf nahezu alle Erkrankungen (wichtige Ausnahmen: Brustkrebs, leichte und mittelschwere Allergien, Alkoholismus) und ist auch im Hinblick auf die Verteilung von Belastungsfaktoren und der Ausstattung mit materiellen und immateriellen Ressourcen gut belegt (Lampert/Saß/Häfelinger et al. 2005; SVR 2006, Bd. I: 109ff.; Richter/Hurrelmann 2009).

Die Grundlagen der sozial ungleichen Verteilung von Gesundheitschancen werden in der Kindheit gelegt und sind weitgehend abhängig von der sozialen Stellung der Eltern. Sie zeigen sich nicht nur in signifikant unterschiedlichen Erkrankungsraten bereits bei Säuglingen, Kindern und Jugendlichen, sondern v. a. auch in unterschiedlichen Gesundheitsbelastungen und

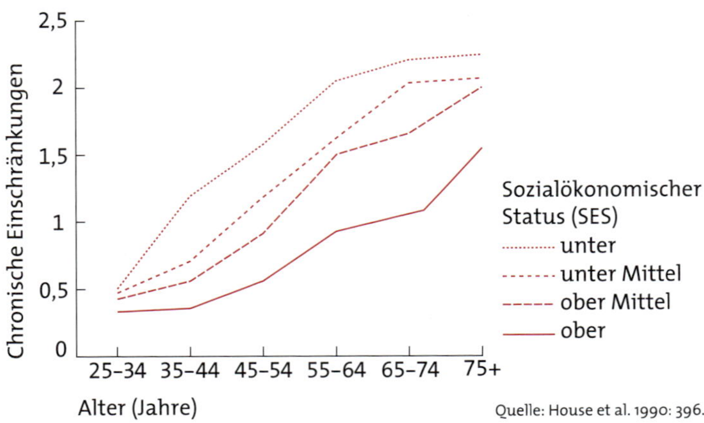

Abbildung 2-3: Chronische Einschränkungen der Gesundheit im Altersverlauf nach sozialökonomischem Status (Parameter: Einkommen und Bildung).

Quelle: House et al. 1990: 396.

unterschiedlicher Ausstattung mit gesundheitsdienlichen bzw. -förderlichen Ressourcen, die den weiteren gesundheitlichen Lebensweg stark beeinflussen (Kurth 2007; BZgA/RKI 2008; Bundestagsdrucksache 16/12860; SVR 2010, Bd. I: 123ff.).

Der soziale Gradient bei der Häufigkeit von Krankheiten und Behinderungen ist im mittleren Lebensabschnitt besonders hoch, aber auch im fortgeschrittenen und hohen Alter ist er noch eindeutig zu identifizieren. Vor diesem Hintergrund klärt sich auch ein erheblicher Teil der oben erörterten Kontroversen über den Zusammenhang von Alter und Gesundheit. Wenn aus der fortschreitenden Alterung der Gesellschaft ein wachsender Bedarf an Gesundheitsleistungen erwächst, so ist dies vor allem auf die fortbestehende soziale Ungleichheit von Gesundheitschancen zurückzuführen. Wir haben es also weitgehend mit sozialen Bedingungen zu tun, die politisch gestaltet werden können (Naegele 2010).

Untersuchungen belegen, dass im Gefolge neoliberaler Wirtschafts- und Sozialpolitik die Ungleichheit vor Krankheit und Tod in industrialisierten Ländern weiter zunimmt (z. B. House/Kessler/Herzog et al. 1990; Wilkinson 1996/2001; Kawachi/Kennedy/Wilkinson 1999; Marmot/Wilkinson 1999; Mielck 2000; Wilkinson/Marmot 2003; Marmot/Marmot 2004, CSDH 2008). Die politischen und ökonomischen Umbrüche haben nicht nur in Deutschland, sondern in ganz Europa zu einer erheblichen Zunahme von Arbeitslosigkeit, Armut und Migration und damit solcher Faktoren geführt, die nach international übereinstimmender Auffassung epidemiologisch bedeutsame Gesundheitsrisiken darstellen (Mackenbach/Bakker 2002).

In der sozialepidemiologischen Forschung – vor allem im angloamerikanischen Raum – wird eine intensive Debatte über die Ursachen der fortbestehenden und zum Teil wachsenden sozialen Ungleichheit in den wohlhabenden Nationen des Westens geführt (Kawachi/Kennedy/Wilkinson 1999). Besondere Aufmerksamkeit haben in diesem Zusammenhang die Arbeiten von Richard Wilkinson auf sich gezogen. Er vertritt die These, dass auf dem in den industrialisierten Gesellschaften erreichten Wohlstandssockel nicht mehr die durchschnittliche Einkommenshöhe, sondern das Maß an innergesellschaftlicher Einkommensungleichheit und – damit verbunden – der vielfach voranschreitende Verlust an sozialem Zusammenhalt für das Zurückbleiben – und zum Teil auch für den Rückgang – der Lebenserwartung verantwortlich zu machen sei (Wilkinson 1996/2001; Wilkinson/Pickett 2009). Im Unterschied dazu vertreten andere Autoren die Position, dass in fortgeschrittenen kapitalistischen Gesellschaften eine Reihe «neomaterieller» Faktoren wirkten, die den – übereinstimmend konstatierten – sozialen Gradienten gesundheitlicher Ungleichheit erklärten. Dazu zählen sie u. a. Armut, einen schlechten Zugang zur gesundheitlichen Versorgung oder auch die Zunahme von gesundheitsschädlichen Umwelteinflüssen (z. B. Lynch/Due/Muntaner et al. 2000).

Insgesamt betrachtet bestehen trotz beträchtlicher Erkenntnisfortschritte noch erhebliche Wissenslücken im Hinblick auf die genaue Vermittlung der Zusammenhänge zwischen sozialer Lage und Gesundheit sowie Lebenserwartung (Syme 1992; Evans/Barer/Marmor 1994; Wilkinson 1996/2001; Elkeles/Mielck 1997; Kawachi/Kennedy/Wilkinson 1999). Konsens besteht dabei allerdings über die grundsätzlichen Faktoren und Richtungen der Zusammenhänge, wie sie in **Abbildung 2-4** (s. S. 54) dargestellt sind.

In diesem stark vereinfachten Modell wird deutlich, dass Gesundheit und Lebenserwartung im Durchschnitt primär durch die Lebenslage beeinflusst werden, die sowohl unterschiedliche Gesundheitsbelastungen als auch unterschiedliche Gesundheitsressourcen mit sich bringt. Der Einfluss der gesundheitlichen Versorgung (Prävention und Krankenversorgung) ist demgegenüber wesentlich geringer. Deutlich wird auch, dass gesundheitsrelevantes Verhalten (Lebensstil) nicht isoliert gesehen und (nur wenig) beeinflusst werden kann, son-

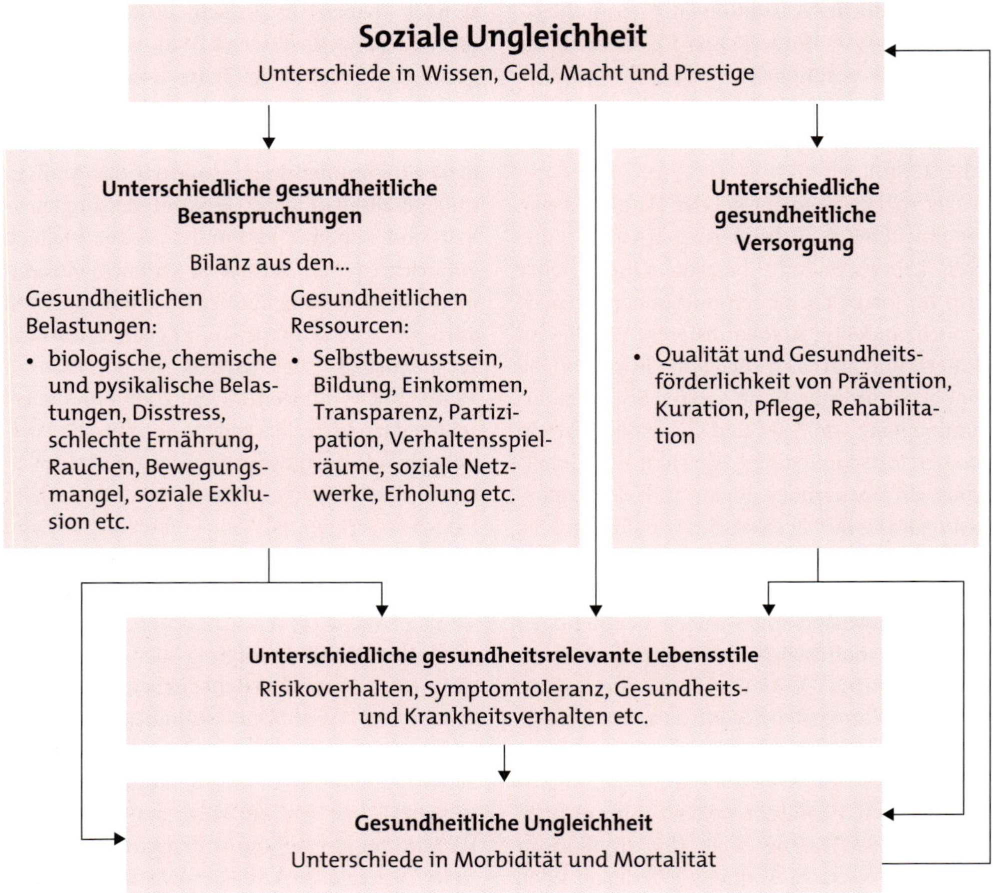

Abbildung 2-4: Zusammenhänge zwischen sozialer und gesundheitlicher Ungleichheit.
Quelle: Eigene Darstellung (modifiziert nach Elkeles/Mielck 1997: 140).

dern primär in Wechselwirkung mit den gesundheitlichen Beanspruchungen und Gestaltungschancen.

Das überdurchschnittliche Krankheits- und Sterberisiko von Angehörigen sozialer Unterschichten ist auf eine Kumulation gesundheitlicher Belastungen bei einer gleichzeitig unzureichenden Ausstattung mit gesundheitlichen Ressourcen bei diesen Gruppen zurückzuführen (Mielck 2000). Gesundheitliche Belastungen erwachsen in erster Linie aus den Lebens-, Arbeits- und Umweltbedingungen. Hier sind insbesondere chemisch-physikalische Einwirkungen in Arbeit und Umwelt von Bedeutung (z. B. Lärm, Schadstoffe); daneben – und dies zunehmend stärker – spielen in der Arbeitswelt vor allem psychosoziale Faktoren eine Rolle, die aus der Dauer und Lage der Arbeitszeit, der Höhe der Leistungsanforderungen und einem geringen Maß an Autonomie und Partizipation resultieren (Karasek/Theorell 1990). In den persönlichen und familiären Lebensumständen wirken vor allem soziale Unsicherheit und Not als Belastungsfaktoren.

Die Möglichkeiten zur Bewältigung von Belastungen sind in entscheidendem Maße von den persönlichen Ressourcen der Individuen und von ihrer Einbindung in soziale Gemeinschaften, aus denen sie Rückhalt und soziale Unterstützung beziehen können, abhängig (z. B. Badura 1981; Berkman/Syme 1979; Seeman 1996; Cohen/Underwood/Gottlieb 2000; Wydler/Kolip/Abel 2002). So kann die Existenz solcher funktionierenden sozialen Netzwerke z. B. die Bewältigung von Krankheiten erleichtern; umgekehrt kann ihr Fehlen die Krankheitsentstehung begünstigen. Darüber hinaus übt der individuelle Lebensstil einen starken Einfluss auf die Gesundheit aus. Verhaltensweisen wie Fehl- und Überernährung, Bewegungsmangel oder Suchtmittelkonsum erhöhen das individuelle Risiko für chronische Erkrankungen. Dabei entwickeln sich Lebens- und Verhaltensweisen in enger Wechselbeziehung mit den allgemeinen Lebensbedingungen des Individuums. Hier spielen eine Vielzahl von Faktoren eine Rolle. Erziehung, Sozialisation und Alltagskultur prägen Verhaltensweisen, die, erst einmal als Gewohnheiten etabliert, ihre eigene biographische Beharrungskraft entwickeln. Die mangelnde Kontrolle der eigenen Lebensumstände begünstigt das Ausweichen auf solche Verhaltensweisen, die eine emotionale Kompensation für Handlungszwänge und Probleme versprechen (Wydler/Kolip/Abel 2002). Nicht selten kommen Defizite im Wissen über eine gesunde Lebensweise oder ein Mangel an Ressourcen, z. B. geringe finanzielle Handlungsspielräume oder das Fehlen von wohnungsnahen Erholungsmöglichkeiten, hinzu.

Die Verminderung sozial bedingter Ungleichheit von Gesundheitschancen gilt national wie international als die wohl größte Herausforderung der Gesundheitspolitik. Sie ist allerdings nicht – und nicht einmal in erster Linie – mit den Institutionen und Instrumenten zu bewerkstelligen, die gegenwärtig die (explizite) Gesundheitspolitik ausmachen, sondern bedarf der wechselseitigen Integration von Arbeits-, Arbeitsmarkt-, Verteilungs-, Sozial- und Gesundheitspolitik. Konzeptionell bietet sich dafür der Ansatz der Verwirklichungschancen («*capabilities approach*») an (Nussbaum 1999; Sen 2000). Unter Verwirklichungschancen werden die tatsächlich gegebenen Möglichkeiten von Menschen verstanden, ein Leben zu führen, für das sie sich mit guten Gründen entscheiden konnten und das die Grundlagen der Selbstachtung nicht infrage stellt.

Der «Zusammenhang zwischen der sozialen Lage und den Gesundheitschancen verlangt unter Interventions- und damit Politikgesichtspunkten nach Konzepten, die die multifaktorielle Ätiologie sozialer und damit auch gesundheitlicher Benachteiligung sowie auch die verschiedenen Politikfelder, die zur Verminderung dieser Ungleichheit einen Beitrag leisten können, integrieren» (SVR 2010, Bd. I, Ziff. 101f.). Verwirklichungschancen erklären sich also sowohl aus individuellen Potenzialen als auch aus gesellschaftlich bedingten Chancen. Mit der Betonung dieses Wechselverhältnisses geht der «*capability approach*» über den Ansatz der «Lebenslage» hinaus, die definiert wird «als der Spielraum, den die äußeren Umstände dem Menschen für die Erfüllung der Grundanliegen bieten, die ihn bei der Gestaltung seines Lebens leiten oder bei möglichst freier und tiefer Selbstbesinnung und zu konsequentem Verhalten hinreichender Willensstärke leiten würden» (Weisser 1978).

Der «*capability approach*» ist heute bereits Grundlage zahlreicher sozial- und gesundheitspolitischer Programme wie z. B. der Armuts- und Reichtumsberichterstattung der Bundesregierung, des 13. Kinder- und Jugendberichtes etc. und kann damit einen wichtigen Beitrag zur wissenschaftlich und praktisch notwendigen Integration von Gesundheits-, Bildungs-, Arbeitsmarkt- und Sozialpolitik leisten. Der Ansatz ist allerdings im Hinblick auf die spezifische Rolle der Gesundheit als Voraussetzung, Bestandteil und Ergebnis von Verwirklichungschancen noch nicht hinreichend operationalisiert (Otto/Ziegler 2008; Prah Ruger 2010; SVR 2010, Bd. I: 128ff.).

2.3 Gesundheitspolitisches Problempanorama und gesundheitspolitischer Handlungsbedarf

Aus dieser skizzenhaften Problemabschätzung lassen sich in einem ersten Zugriff folgende Schlussfolgerungen ziehen:

- Epidemiologische, demographische und soziologische Befunde belegen einen außerordentlich hohen und weiterhin wachsenden Bedarf an Interventionen zur Senkung gesundheitsrelevanter Belastungen und zur Stärkung gesundheitsbezogener Ressourcen. Dies gilt nicht nur für die Prävention, sondern auch im Hinblick auf die Bewältigung der überwiegend chronisch-degenerativen Erkrankungen, d.h. im Hinblick auf Gesundheitsförderung auch in der Krankenversorgung.
- Von besonderer Dringlichkeit ist dieser Bedarf bei den sozial benachteiligten Schichten und Gruppen der Bevölkerung. Er ergibt sich sowohl aus dem normativen Ziel der Angleichung von Gesundheits- und Lebenschancen als auch unter dem Gesichtspunkt des effizienten Einsatzes von Finanzmitteln.
- Von entscheidender Bedeutung für die Wirksamkeit von Prävention und Gesundheitsförderung ist es, die Veränderung von Kontextbedingungen, also der Verhältnisse in der sozialen Lebenswelt der Individuen, mit Interventionen zur Stärkung von Ressourcen zu verknüpfen. Ressourcenstärkung, also die Befähigung («*enabling*») und die Entwicklung von Bewältigungsmöglichkeiten («*empowerment*»), ist dabei sowohl als Bestandteil der familiären, schulischen und beruflichen Sozialisation als auch als Folge der gezielten Veränderung sozialer Lebensverhältnisse zu begreifen. Generell muss die Förderung von Autonomie gegenüber der professionellen Kompensation von Autonomiedefiziten aufgewertet werden.
- Zugleich wächst der Anpassungsbedarf des professionellen Versorgungssystems an das sich wandelnde Krankheitsspektrum. Dies schließt die Beseitigung von – zumeist in den gewachsenen Strukturen und überkommenen Problembearbeitungsmustern wurzelnden – Qualitäts- und Effizienzdefiziten ein.

Die derzeitige gesundheitspolitische Praxis trägt diesen Anforderungen insgesamt nur höchst unzureichend Rechnung. Das gesundheitspolitische Problempanorama kann – grob gesehen – als Ergebnis der skizzierten gesundheitspolitischen Entwicklung in Deutschland gesehen werden:

- Gesundheitspolitik agiert weder zentral noch dezentral auf Basis hinreichend handlungsleitender Informationen über die Verteilung von Gesundheitsrisiken, Erkrankungen, Todesfällen, präventiven und kurativen Leistungen sowie ihre gesundheitlichen Wirkungen. Die in den letzten Jahren erfolgreichen Bemühungen um eine systematische Gesundheitsberichterstattung haben kaum zu einer Verbesserung der Orientierung der Gesundheitspolitik und auch nicht zu einem handlungsleitenden Konsens über Gesundheitsziele geführt.
- Gesundheitspolitik ist zu einseitig an der Versorgung von Krankheiten ausgerichtet; Prävention, insbesondere Primärprävention und Gesundheitsförderung, spielen demgegenüber eine untergeordnete oder gar marginale Rolle. Sofern Primärprävention betrieben wird, dominieren wenig effektive Versuche der Verhaltensbeeinflussung. Maßnahmen zur Krankheitsfrüherkennung sind demgegenüber weit verbreitet, allerdings sind ihre Wirksamkeit und Effizienz umstritten und bis auf wenige Ausnahmen insgesamt eher gering zu veranschlagen.
- Das Krankenversorgungssystem ist auf die Akutmedizin fixiert und arztzentriert. Die Medizin übt eine Dominanz gegenüber anderen Gesundheitsberufen aus, vor allem gegenüber der Pflege und der Sozialarbeit; die Kooperation zwischen diesen Gruppen

ist stark unterentwickelt. In der Medizin selbst dominiert in Diagnose und Therapie eine naturwissenschaftlich-fachärztliche, auf Organschädigungen gerichtete Sichtweise, die eine Vernachlässigung psychischer und sozialer Ursachen von Krankheiten (und Aspekten ihrer Verarbeitung) sowie eine Medikalisierung sozialer Probleme begünstigt. Diese Ausrichtung erschwert auch die Entwicklung von Selbsthilfepotentialen.

- Die geringe Bedeutung allgemeinmedizinischer Tätigkeit, die mangelhaft ausgeprägte hausärztliche Koordinations- und Betreuungsfunktion und die wechselseitige Abschottung der Versorgungssektoren führen zu einer Fragmentierung von Versorgungsabläufen. Unter dem verstärkten Druck betriebswirtschaftlicher Kalküle in der Versorgung wird auch die professionelle Autonomie der Gesundheitsberufe zunehmend eingeschränkt. Diese Entwicklungen führen dazu, dass die Qualität der Krankenversorgung weit hinter den Möglichkeiten zurückbleibt, die die Ressourcenausstattung sowie gesundheitswissenschaftlich gesicherte Erkenntnisse eröffnen. Über- Unter- und Fehlversorgung sind daher weit verbreitete Erscheinungen im deutschen Gesundheitssystem.
- Im Zentrum der staatlichen Gesundheitspolitik in Deutschland steht die Begrenzung der GKV-Ausgaben als Teil der Arbeitskosten. Der in den 1990er Jahren gesetzlich eingeführte Wettbewerb der Krankenkassen sowie die mit der Einführung von Budgets und Pauschalvergütungen geschaffenen Anreize zur Leistungsbegrenzung und schließlich auch die Erhöhung individueller Zuzahlungen verstärken Tendenzen ungleicher Zugangschancen und ungleicher Behandlungsqualität zu Lasten von Versicherten aus den bedürftigsten Bevölkerungsgruppen und von chronisch kranken Patienten. Damit werden tendenziell gerade jene Gruppen diskriminiert, die in besonderem Maße des Schutzes durch die Krankenversicherung bedürfen.

2.4 Informationelle Grundlagen einer zielführenden Gesundheitspolitik

2.4.1 Gesundheitsberichterstattung und Versorgungsforschung

Ohne das Wissen über gesundheitliche Gefährdungen, über das Ausmaß und die Verteilung von Krankheiten und Todesursachen oder über die Stärken und Schwächen des Versorgungssystems kann Gesundheitspolitik kaum effizient sein. Der Gesundheitsberichterstattung und der Versorgungsforschung kommt in dieser Hinsicht eine Schlüsselfunktion zu.

«Eine epidemiologisch begründete Gesundheitsberichterstattung hat zum Ziel, ähnlich einem ‹Management Information System› die für ein rationales Handeln im Gesundheitswesen notwendigen Daten verdichtend darzustellen, zu kommentieren und zu interpretieren. Ziel ist die Bereitstellung der richtigen Informationen zur richtigen Zeit am richtigen Ort, und das in geeigneter Form. Gesundheitsberichterstattung schafft Transparenz durch Information und Evaluation im Gesundheitssektor, ermöglicht den Entscheidungsträgern dadurch Kompetenz in der Orientierung und Problemwahrnehmung und hat so Anleitungsfunktion im Hinblick auf Koordinationsaufgaben und Prioritätensetzung» (Wildner/Weitkunat 1998: 11).

Im Mittelpunkt stehen dabei die notwendigen Informationen über den Bestand, die Verteilung und die Dynamik von Gesundheitsgefährdungen und -problemen sowie über die menschlichen, technischen, infrastrukturellen und finanziellen Ressourcen zu ihrer Bearbeitung. Dies schließt Informationen über Institutionen, Verfahren, Prozesse und Ergebnisse ein.

Gesundheitsberichterstattung hat somit die Funktion,

- Informationen bereitzustellen und Wissen zu verbessern
- bei der politischen Entscheidungs- und Handlungsorientierung zu helfen

- die öffentliche Auseinandersetzung über Gesundheit und Gesundheitspolitik anzuregen
- die Handlungseffekte getroffener Maßnahmen zu überprüfen.

Damit kommt der Gesundheitsberichterstattung eine Brückenfunktion hin zur Gesundheitspolitik zu. Im Bezugssystem des Public Health Action Cycle (s. Kap. 1.6) ist sie vor allem auf der Stufe des *assessment*, aber auch auf der Ebene der *evaluation* angesiedelt.

Wenn Gesundheitsberichterstattung auf die Formulierung von Gesundheitszielen, auf die Formulierung und die Umsetzung darauf gerichteter Handlungsstrategien sowie auf die Kontrolle und Bewertung der erreichten Ergebnisse gerichtet sein soll, so hat sie Informationen über folgende Gegenstandsbereiche bereitzustellen:

- die gesundheitlichen Belastungen und Ressourcen (Risikoberichterstattung)
- Umfang, Art und Verteilung von Erkrankungen (Krankheitsberichterstattung)
- die Ausstattung und Leistungen einschließlich der Finanzierung der gesundheitsbezogenen Institutionen (Versorgungsberichterstattung)
- Gründe, Verlauf und Ergebnis von Initiativen zur Verbesserung von Prävention und Krankenversorgung (Politikberichterstattung).

Risikoberichterstattung

Primär- und Sekundärprävention benötigen Daten über die Entstehung und Verteilung sowohl von (pathogenen) Gesundheitsbelastungen als auch von (salutogenen) Gesundheitsressourcen. Da Belastungen und Ressourcen in der Gesellschaft zum Teil höchst ungleich verteilt sind, ist die Berichterstattung sowohl nach territorialen bzw. administrativen Zuständigkeiten (Regionen, Bundesländer, Landkreise, Städte, Gemeinden) als auch nach Lebensbereichen, Bevölkerungsgruppen und Krankheitsarten zu differenzieren.

Zwar sind die meisten Krankheiten und gerade die das Krankheitspanorama dominierenden Volkskrankheiten durch multifaktorielle Verursachung gekennzeichnet und sind ihre Ätiologie und Pathogenese vielfach noch nicht vollständig geklärt. Jedoch sollte dies nicht dazu verleiten, die Aufnahme von Risiken in die Berichterstattung vom Nachweis einer strengen Ursache-Wirkungs-Beziehung abhängig zu machen. Vielmehr sollten sie auch bei einem geringeren Niveau der Gewissheit Berücksichtigung finden. Dies gilt z. B. für deskriptiv-epidemiologische Befunde, die (noch) nicht den Nachweis einer spezifischen Krankheitsursache beinhalten, oder für plausible Hypothesen über Gesundheitsrisiken, die auf der Anwendung von Ergebnissen der Belastungsforschung beruhen (Hurrelmann/Razum 2012). Freilich sollten dabei die jeweiligen Unsicherheiten und Wissenslücken ausdrücklich formuliert werden. Ansätze betrieblicher Berichterstattung durch Betriebs- und Ortskrankenkassen, in denen Informationen über Arbeitsbelastungen mit GKV-Routinedaten (Krankheitsartenstatistik) und den Ergebnissen von Beschäftigtenbefragungen und Arbeitsplatzbeobachtungen (Belastungs-Ressourcen-Profile) zusammengeführt werden, weisen in diese Richtung (Georg 1991; Schröer/Sochert 1994; Lenhardt 1999; Kuhn 2006).

Die Einbeziehung von in ihrem Ursache-Wirkungs-Zusammenhang nicht vollständig geklärten Gesundheitsgefahren rechtfertigt sich nicht zuletzt durch die historische Erfahrung, dass wirksame und bis heute fruchtbare Präventionsprojekte zwar auf Basis unzureichender, zum Teil sogar falscher Vorstellungen über Ätiologie und Pathogenese, aber gestützt auf hohe Plausibilität in Gang gesetzt wurden. Dies gilt z. B. für Rudolf Virchow und die Bekämpfung des Typhus in Oberschlesien 1848, für John Snow und die Bekämpfung der Cholera in London 1854 oder für Max von Pettenkofer und die Bekämpfung der Cholera in München 1855 (Labisch 1990, 1992; siehe auch: Evans 1990).

Die Aufnahme von wissenschaftlich (noch) nicht vollständig geklärten Gefährdungen in die Berichterstattung entspricht im Übrigen auch dem z. B. in der Technologie- und Umweltpolitik zumindest programmatisch längst vollzogenen Wandel von der individuellen Gefahrenabwehr zur kollektiven (bevölkerungsbezogenen) Gefahrenvermeidung. Gezielte Aktivitäten werden hier in aller Regel bereits dann aufgenommen, wenn ein begründeter Verdacht (und nicht erst ein nachgewiesenes Risiko) vorliegt. Auch die im 1996 in Kraft getretenen Arbeitsschutzgesetz (ArbSchG) vorgeschriebenen arbeitsplatzbezogenen Gefährdungsanalysen (§ 5 ArbSchG) beinhalten eine Erfassung arbeitsbezogener Gesundheitsrisiken unterhalb der Schwelle nachgewiesener Schädigungen (s. Kap. 3.2.3 u. 3.2.4).

Mit Informationen z. B. über die Verteilung von Einkommen, über die Entwicklung gesellschaftlicher Teilhabe, von Arbeitszeitregimes, Arbeitsbelastungen, Arbeitslosigkeit und ihren absehbaren gesundheitlichen Folgen kann risikobezogene Gesundheitsberichterstattung dazu beitragen, Entscheidungsparameter in solchen Politikfeldern zu präzisieren, die nicht primär gesundheitspolitisch ausgehandelt werden – also z. B. in der Arbeits- und Tarifpolitik – und oben als «implizite Gesundheitspolitik» bezeichnet worden sind. Gesundheitsrelevante Indikatoren der sozialen Schichtung, zumindest nach den Variablen Einkommen, Bildung und Beruf, bilden angesichts der fortbestehenden schichtenspezifischen Morbiditäts- und Mortalitätsunterschiede ein ebenso zentrales Element der Risikoberichterstattung wie Mitteilungen über die Verbreitung gesundheitsgefährdenden Verhaltens (z. B. Ernährung, Konsum legaler und illegaler Drogen, Risikoverhalten im Straßenverkehr, beim Sex, beim Sport etc.).

Krankheitsberichterstattung

Die Krankheitsberichterstattung umfasst die geschlechts-, regions-, arbeits- und schichtenspezifische Erfassung von Erkrankungen und Todesursachen in einer Gesellschaft. Dabei nimmt sie eine Doppelfunktion ein: Sie dient zum einen dazu, Verbreitung und Verbreitungsgeschwindigkeit gesundheitlicher Gefahren zu erfassen, zum anderen ist sie eine wesentliche Voraussetzung für die Planung und Steuerung des Versorgungssystems. Zugleich dient Krankheitsberichterstattung als Teil der Ergebnisermittlung von Gesundheitspolitik, der Evaluation in der Krankenversorgung und eingeschlagener Präventionsstrategien. Wünschenswert ist eine umfassende Berücksichtigung subjektiver Befindlichkeitsstörungen unterhalb von versicherungsrechtlichem oder medizinischem Krankheitswert, weil ihnen ein hoher prädiktiver Wert vor allem für die Entwicklung chronisch-degenerativer Erkrankungen zukommt. Eine solche «verlängerte» Krankheitsberichterstattung kann auch wertvolle Hinweise zur Risikoberichterstattung leisten.

Versorgungsberichterstattung

Die Versorgungsberichterstattung umfasst Informationen über die Ausstattung, Inanspruchnahme, Leistungen und Leistungsfähigkeit der gesundheitsbezogenen Institutionen. Dies betrifft zunächst die Einrichtungen des Krankenversorgungssystems (einschließlich Pflege und Rehabilitation) im Hinblick auf ihre institutionelle Gliederung und ihre Funktionen, ihre Zusammensetzung nach Berufsgruppen, ihre technische Ausstattung, ihre territoriale Verteilung und ihre Finanzierung. Die Versorgungsberichterstattung sollte sich aber auch auf Gesundheitsämter, Sozialstationen, Arbeitsschutz, Selbsthilfegruppen, Gesundheitsinitiativen etc. erstrecken. Auch Versicherten- und Patientenbefragungen können eine wichtige Funktion bei der Versorgungsberichterstattung einnehmen. Bieten die heute verfügbaren Daten einen recht guten Überblick über die personellen, finanziellen und technischen Kapazitäten und Leistungen im Bereich der medizinischen Versorgung, so sind die Informationen über nicht-medizinische und nicht-professionelle Leistungen in Prävention und Krankenversorgung höchst unvollständig. Was die Leistungsfähigkeit der Versorgungseinrichtungen angeht, so erweist sich die Beschaffung von Informationen vor allem deshalb als schwierig, weil es dem deutschen Gesundheitssystem – trotz mancher Fortschritte in der jüngeren Vergangenheit – generell an der Ermittlung von Indikatoren der Leistungsqualität und der gesundheitlichen Wirkungen der Versorgung mangelt. Vor diesem Hintergrund bedarf es der Ausweitung einer interessenunabhängigen und öffentlich finanzierten Versorgungsforschung (SVR 2002a, Bd. III: 150ff.; SVR 2010, Bd. II: 387ff.).

Politikberichterstattung

Die Berichterstattung über Gründe, Verlauf und Ergebnis erfolgreicher und erfolgloser Initiativen privater und staatlicher Akteure zur Verbesserung von Prävention und/oder Krankenversorgung stellt angesichts erheblicher Probleme wissenschaftlicher Wirksamkeitsevaluation solcher Projekte ein wichtiges Instrument zur kollektiven Erfahrungsbildung dar. Elemente dazu enthalten auf Bundesebene einzelne Gutachten des Sachverständigenrates für die Begutachtung der Entwicklung im Gesundheitswesen (früher: Sachverständigenrat für die konzertierte Aktion im Gesundheitswesen) (z. B. SVR 1989; 1992; 1994; 2002; 2003; 2006; 2008; 2010; 2012). Generell sind Kriterien, Methoden und Verwendung von Politikberichterstattung aber erst noch zu entwickeln.

Grundsätzlich sollte Gesundheitsberichterstattung auf pragmatischem Niveau erfolgen und auf den jeweiligen Anwender zugeschnitten sein. Dann kann sie sich auch zu einem geeigneten Instrument zur transparenten und diskursiven Entwicklung von nationalen und kleinteiligeren Gesundheitszielen entwickeln. Wirkliche Handlungsrelevanz wird sie nur dann erlangen, wenn sie sich nicht auf die Erfassung globaler gesundheitlicher Rahmendaten beschränkt, sondern sich auch auf die kleinräumigen Handlungseinheiten erstreckt. Die Verknüpfung einer solchen Berichterstattung mit den vom europäischen Büro der WHO entwickelten Gesundheitszielen (WHO 1985 u. 1992) würde die bislang nur partiell bestehenden Möglichkeiten des internationalen Vergleichs auf gesundheitspolitische Ziele erweitern.

Gesundheitsberichterstattung als bevölkerungsbezogene Information über gesundheitliche Risiken und die gesundheitliche Lage hat in Deutschland eine lange Tradition. Sozialmedizin und Sozialepidemiologie genossen hier im 19. und beginnenden 20. Jahrhundert einen hohen Stellenwert. Unter führender Beteiligung deutscher Wissenschaftler seit dem 19. Jahrhundert entwickelt, waren sie lange Zeit «Mutterdisziplinen» einer auf die Verbesserung der öffentlichen Gesundheit gerichteten Gesundheitsberichterstattung. Gegenwärtig weist Deutschland allerdings immer noch einen Entwicklungsrückstand gegenüber vergleichbaren Ländern (vor allem Großbritannien, USA und skandinavischen Ländern) auf (s. Kap. 3). Die wissenschaftliche Beratung in der Gesundheitspolitik, sofern sie überhaupt erfolgte, kam in der alten Bundesrepublik für Jahrzehnte von der die entstandene Lücke ausfüllenden klinischen Medizin. Die Berufsgruppe der Ärzte spielte darüber hinaus im bündnispolitischen Kalkül der konservativen Regierungen dieses Zeitabschnitts eine prominente Rolle. Die in Deutschland besonders starke Stellung der Ärzteschaft hat die Aufwertung bevölkerungsbezogener Präventionsmaßnahmen zumindest nicht gefördert. Diese Gemengelage begünstigte die Herausbildung und Verfestigung einer Sicht, derzufolge Gesundheitspolitik sich weitgehend in der Steuerung und Finanzierung der Summe der je individuellen Krankenbehandlungsfälle erschöpfe.

Allerdings hat sich – im Zusammenhang mit der Wiederentdeckung der nicht-medizinischen Gesundheitswissenschaften – seit den 1980er Jahren in Deutschland ein deutlicher Wandel vollzogen (Borgers 1991; StBA 1994), und in den 1990er Jahren erlebte die Produktion von Gesundheitsberichten auf Landes-, Kommunal-, Stadtteil- und Betriebsebene einen beträchtlichen Aufschwung (z. B. Streich/Wolters/

Brand 1998; Bardehle/Annuß 2012: 414ff.). Die Gesundheitsberichterstattung des Bundes ist eine gemeinsame Aufgabe des Statistischen Bundesamtes (StBA) und des Robert Koch-Instituts (RKI). 1998 wurde erstmals ein Bundesgesundheitsbericht veröffentlicht (StBA 1998), der jüngste stammt aus dem Jahr 2006 (RKI 2006). Zudem erscheinen pro Jahr mehrere Hefte des RKI zu Einzelthemen. Einen schnellen Zugriff auf den großen gesundheitsbezogenen Datenschatz sowohl des Statistischen Bundesamtes als auch des RKI bietet die Webseite www.gbe.de. Die Krankheitsberichterstattung entspricht in Deutschland damit wieder internationalem Standard. Die Versorgungsberichterstattung ist hingegen nach wie vor weniger entwickelt und stärker auf Finanzierung und Kosten (Statistiken des BMG und der GKV) und weniger auf Daten zur Qualität orientiert. Eine systematische Risikoberichterstattung fehlt bislang, jedoch werden gesundheitliche Belastungen und gesundheitsrelevante Ressourcen zunehmend in den Erhebungen vor allem des RKI berücksichtigt. Informationen über Verläufe und Bedingungen erfolgreicher wie erfolgloser Bemühungen zur Verbesserung der Versorgung der Bevölkerung mit Leistungen der Prävention und der Krankenversorgung (Politikberichterstattung) finden sich in staatlicher oder staatlich veranlasster Form v. a. (aber stets nur punktuell) in etlichen Gutachten des Sachverständigenrates zur Begutachtung der Entwicklung im Gesundheitswesen.

Man kann den Boom der Gesundheitsberichterstattung als eine nachholende Modernisierung gegenüber anderen vergleichbaren Ländern begreifen. Sie verdankt sich der verzögerten Durchsetzung der Einsicht, dass wissenschaftlich fundierte Berichterstattung eine notwendige (wenngleich nicht hinreichende) Bedingung zielführender Gesundheitspolitik ist. Dabei war und ist der zu beobachtende Elan nicht immer vom Gedanken an die praktische Verwendbarkeit der ermittelten Daten geleitet, sondern speist sich häufig aus der Eigenlogik bzw. den Bedürfnissen nach Selbstdarstellung der jeweiligen Institution. Oft genug stehen Ansätze der Berichterstattung auch anstelle von Bemühungen um Interventionen. Mittlerweile zeichnet sich jedoch ein Trend hin zu einer stärkeren Praxisorientierung der Gesundheitsberichte ab («Daten für Taten»). Aber auch zu Beginn des 21. Jahrhunderts agiert Gesundheitspolitik noch nicht auf der Grundlage hinreichend handlungsleitender Informationen, trotz zunehmender Einsicht in die Notwendigkeit einer solchen Fundierung (vgl. z. B. GVG 2011). Besonders gravierend ist immer noch der Mangel an Daten über den Zusammenhang von sozialer Lage und Gesundheit. Wichtige Quellen, aus denen Informationen für die Gesundheitsberichterstattung gewonnen werden können, sind in **Tabelle 2-7** (s. S. 62) zusammengestellt.

Restriktionen für eine problemangemessene Gesundheitsberichterstattung resultieren häufig auch aus finanziellen Rahmenbedingungen. Gerade die Erhebung von Primärdaten ist oft aufwendig, und angesichts der Krise der öffentlichen Haushalte ist die Bereitschaft in der Politik bzw. bei den zuständigen Gebietskörperschaften gering, die für eine angemessene Gesundheitsberichterstattung erforderlichen Finanzmittel zur Verfügung zu stellen. Daneben stellen nicht selten auch politische Gründe ein Hindernis für die Gesundheitsberichterstattung dar: Gesundheitsbezogene Zustandsbeschreibungen sind oft nicht erwünscht, häufig sind mit ihnen implizite oder explizite Schuldzuschreibungen verbunden und ist kein Einverständnis über die gesundheitspolitischen Konsequenzen der konstatierten Probleme herzustellen. Es sind also häufig Macht- und Interessenkoalitionen, die die Auswahl der zu bearbeitenden Gesundheitsprobleme sowie der Strategien und Maßnahmen beeinflussen.

Für die Gesundheits- und Versorgungsplanung ist primär die lokale und regionale Ebene von Bedeutung. Hier können im Dialog der betreffenden gesundheitspolitischen Akteure (Gebietskörperschaften, öffentlicher Gesundheitsdienst, Sozialversicherungsträger, medizi-

Tabelle 2-7: Wichtige Datenquellen für eine Gesundheitsberichterstattung (Auswahl).

- Europäische Union (Europäische Kommission, Europäische Stiftung zur Verbesserung der Lebens- und Arbeitsbedingungen)
- Statistische Ämter des Bundes und der Länder:
  - Routinedaten (z. B. Todesursachenstatistik, Krankenhausstatistik, Einkommensstatistik)
  - Mikrozensus
- regelmäßige Erhebungen:
  - Sozioökonomisches Panel
  - Gesundheitssurvey
  - Erhebungen des Bundesinstituts für Berufsbildung (BIBB)
- weitere staatliche bzw. öffentliche Einrichtungen:
  - Gesundheitsämter
  - Landesämter für Arbeitsschutz/Gewerbeaufsichtsämter
- Sozialversicherungsträger:
  - Krankenkassen
  - Pflegekassen
  - Rentenversicherung der Arbeiter und der Angestellten
  - Unfallversicherungsträger
  - Bundesanstalt für Arbeit
- Leistungserbringer bzw. Organisationen der Leistungserbringer im Gesundheitswesen:
  - Bundesärztekammer/Landesärztekammern
  - Kassenärztliche Vereinigungen
  - Krankenhäuser bzw. Landeskrankenhausgesellschaften
- Unternehmen:
  - Ergebnisse der Belastungsforschung
  - GKV-Routinedaten (Krankheitsartenstatistik)
  - Beschäftigtenbefragungen über wahrgenommene Belastungen
  - Gefährdungsanalysen nach dem Arbeitsschutzgesetz

Quelle: Eigene Darstellung.

nische Leistungserbringer, Schulen, Vereine, Betriebe, Gesundheitsinitiativen) auf der Basis der Erfassung gesundheitlicher Probleme Themen, Ziele und Prioritäten der kommunalen bzw. regionalen Gesundheitspolitik ausgehandelt werden («regionale Gesundheitskonferenz»). Den Gebietskörperschaften kommt gemeinsam mit den Gesundheitsämtern und den Sozialversicherungsträgern bei der Koordinierung eine besondere Bedeutung zu. Dies führt in etlichen Bundesländern und zahlreichen Kommunen auch zu bedarfsgerechten und zielorientierten Formen der lokalen bzw. regionalen Gesundheitsberichterstattung (vgl. z. B. Meinlschmidt 2010).

2.4.2 Gesundheitsziele

Mit einigen Jahren Verzögerung hat auch die Formulierung von Gesundheitszielen als Steuerungsinstrument Eingang in den Handlungsspektrum der gesundheitspolitischen Akteure in Deutschland gefunden (SVR 2002a, Bd. I; Geene/Luber 2000). Unterschiedliche Institutionen und Verbände sind verstärkt darum bemüht, ihr Handeln an Gesundheitszielen auszurichten (Schmacke 1999a; Lauterberg/Becker-Berke 1999; Reinhard/Nadolski-Standke 2000; BMG 2003). Ebenso wie bei der Gesundheitsberichterstattung ist auch dies nicht zuletzt eine Folge der Erfahrung ineffizienten Handelns von Institutionen und Verbänden sowie des angesichts knapper Ressourcen wachsenden Drucks zum effizienten Mitteleinsatz. Gesundheitsziele werden in diesem Zusammenhang als ein vermittelndes Element zwischen Gesundheitspolitik und Gesundheitsberichterstattung begriffen. Sie können aus der Gesundheitsberichterstattung abgeleitet werden; umgekehrt kann man die Gesundheitsberichterstattung in Kenntnis der dringlichsten Probleme aber auch auf Gesundheitsziele hin orientieren (Wildner/Weitkunat 1998; Welteke/Brand 1999).

Gesundheitsziele sind auf die Verbesserung der Individual- und der Bevölkerungsgesundheit ausgerichtet.

Sie sollen:

- Leitlinien der Politik konkretisieren
- hinreichend konkret formuliert werden, damit sie das Handeln anleiten können
- ergebnisorientiert sein
- mit quantitativ bewertbaren Erfolgskriterien verknüpft werden
- die zur Zielerreichung notwendige Ausstattung und Leistungen der gesundheitsbezogenen Institutionen benennen (Versorgungsberichterstattung)
- kontrollierbar sein und kontrolliert werden.

Wie derartige Ziele aussehen können, geht am Beispiel der Ziele für den Setting Stadtteil in Hamburg aus **Tabelle 2-8** (s. S. 64) hervor.

Deutschland weist nicht nur in der Gesundheitsberichterstattung, sondern auch bei der Formulierung und Anwendung von Gesundheitszielen als Instrument der Steuerung des gesundheitspolitischen Handelns im internationalen Vergleich einen erheblichen Rückstand auf (SVR 2008, Bd. II: 346ff., 441ff.).

Explizite Gesundheitsziele, also an gesundheitlichen Ergebnissen orientierte Ziele, spielen in der deutschen Gesundheitspolitik nur eine untergeordnete Rolle. Sofern hier Ziele formuliert werden, beziehen sie sich primär auf ökonomische Größenordnungen sowie auf den Versorgungsumfang und die Versorgungsstrukturen. Dies findet seinen Ausdruck etwa in der Krankenhausplanung, in der vertragsärztlichen Bedarfsplanung oder auch in den gesetzlichen Bestimmungen über die Strukturen der Leistungserbringung.

Auf der Bundesebene gibt es keine an übergreifenden Gesundheitszielen orientierte Gesamtplanung der Gesundheitspolitik. Etwas anders sieht dies bei den Bundesländern aus. Hier haben einzelne Länder in den 1990er Jahren Gesundheitsziele formuliert, die sich an denen der WHO orientieren. Insbesondere Nordrhein-Westfalen, Hamburg, Sachsen-Anhalt, Brandenburg und Berlin sind in diesem Zusammenhang zu erwähnen (Welteke/Brand 1999). Aber insgesamt haben auch die Länder die existierende Lücke nur unzureichend gefüllt. Wenn Gesundheitsziele entwickelt werden, so sind sie häufig nicht in eine Gesamtstrategie eingebunden, an der sich die Allokation von Ressourcen oder das Handeln der Akteure orientieren würde.

Als ein großes Problem bei der Verfolgung von Gesundheitszielen erweist sich die Fragmentierung der Akteure (Wismar/Busse/Schwartz 1998). Zum einen verteilen sich die politischen Zuständigkeiten auf unterschiedliche Ebenen (Bund, Länder, Kommunen); zum anderen sind die Steuerungsmöglichkeiten der Gebietskörperschaften durch die relative Eigenständigkeit der Sozialversicherungsträger und Leistungserbringer (Ärzte, Kassenärztliche Vereinigungen, Krankenhäuser, Pflegeeinrichtungen und -verbände) eingeschränkt. Die Finanzierung von Leistungen verteilt sich wiederum auf eine Vielzahl von Institutionen (Krankenversicherungen, Pflegeversicherung, Rentenversicherung usw.). Die Koordination dieser Gruppen auf eine gemeinsame Handlungsstrategie ist mit großen Reibungsverlusten verbunden – erst recht dann, wenn Akteure, die (potenzielle) Träger von Prävention und Gesundheitsförderung sind (Unternehmen, Schulen, staatlicher Arbeitsschutz, Umweltschutzbehörden, Gesundheitsämter, Unfallversicherungsträger etc.), einbezogen werden. Dies gilt umso mehr, als die Verfolgung bestimmter Gesundheitsziele stets auch Finanzierungspflichten sowie Möglichkeiten der Leistungserbringung für einzelne Akteure mit sich bringt und damit zugleich deren Interessen in die Definition von Zielen Eingang finden (von dem Knesebeck/Badura/Zamora et al. 2001).

Im Hinblick auf die Orientierung von Gesundheitszielen am Versorgungs- bzw. Präventionsbedarf erweist es sich insbesondere als Problem, dass die verschiedenen Akteure über unterschiedlich ausgeprägte Interventionschancen verfügen. Gerade diejenigen Gruppen, die in besonderem Maße der Unterstützung bedürfen, sind in dieser Hinsicht deutlich unterprivilegiert (Welteke/Brand 1999).

Tabelle 2-8: Gesundheitsziele für Hamburg 2011 (Auszug).

Pakt für Prävention
Gemeinsam für ein gesundes Hamburg! Gesund aufwachsen in Hamburg!

Eigene Zielvorgabe des Settings Stadtteil:

Ziel 1: Die Bewegungsförderung ist stärker in die Regelsysteme der Stadtteile integriert (Kitas, Schulen, Elternschule, Eltern-Kind-Zentren u. a.)

Maßnahme 1.1: Aktionsbündnis «100 Minuten Bewegung pro Kind und Tag»: Die Regelsysteme und andere Stadtteileinrichtungen vereinbaren, wie dieses Ziel gemeinsam erreicht werden kann.

Ziel 2: Die Zahl der Stadtteileinrichtungen, die bewegungsfördernde Aktivitäten anbieten, ist gestiegen.

Maßnahme 2.1: Durch einen «Verfügungsfonds Gesundheit» sind Finanzmittel für kleinere Projekte als Anreiz für gesundheitsfördernde Aktivitäten bereitgestellt. (...)

Ziel 3: Die von Kindern, Jugendlichen und Familien genutzten Wege und Freiräume, insbesondere auch in die Einrichtungen, sind sicherer geworden und bewegungsstimulierend gestaltet.

Maßnahme 3.1: Wege, Grün- und Freiflächen werden bewegungsstimulierend gestaltet, ausgestattet und ausgebaut. (...)

Maßnahme 3.2: Bürgerinnen und Bürger werden stärker in bauliche Maßnahmen und bauliche Planung einbezogen und können so ihre Bewegungsbedürfnisse formulieren und sich Bewegungsräume aneignen.

Ziel 4: Das Bewusstsein der Nachbarn, Eltern und des pädagogischen Personals bezüglich der natürlichen und altersgerechten Bewegungsbedürfnisse von Kindern und Jugendlichen ist geschärft, eine bewegungsfördernde Grundhaltung gefördert.

Maßnahme 4.1: Öffentlichkeitsarbeit und Fortbildung, die sich mit o. g. Thema an die Nachbarschaft der Kinder, an die Eltern, sowie an das pädagogische Personal richtet.

Ziel 5: Den Kindern und Jugendlichen wird mehr Zeit und Raum für ihr natürliches und altersgerechtes Bewegungsbedürfnis bereitgestellt. (...)

Maßnahme 5.1: Aktionsbündnis: 100 Minuten Bewegung pro Kind und Tag (s. o. Maßnahme 1.1) (...)

Ziel 6: Es gibt niedrigschwellige, kostenfreie Zugänge zu Sport und Bewegungsangeboten im Stadtteil

Maßnahme 6.1: Auf Grün- und Freiflächen sowie auf öffentlichen Sportplätzen werden kostenlose Kurse oder Spielangebote gemacht. (...)

Maßnahme 6.2: Engagierte Bürgerinnen und Bürger werden stärker in die gesundheitsfördernden Bewegungsangebote einbezogen und im Bedarfsfall auch mit kleineren Honoraren entlohnt.

Maßnahme 6.3: Familien werden gezielt über gesundheitsfördernde Bewegungs -angebote im Stadtteil informiert, bei Bedarf werden Kosten für Kurse oder Vereinsmitgliedschaft gefördert. (...)

Quelle: http://www.hamburg.de/contentblob/2837478/data/arbeitsforum-4-ergebnisse-gesunder-stadtteil.pdf (Abruf: 05.01.2013).

Allerdings zeigen z. B. die Landes- und regionalen Gesundheitskonferenzen in Nordrhein-Westfalen auch, dass eine derartige Koordination nicht nur mühsam ist, sondern auch Erfolge bringen kann (MAGS NRW 1995). Dabei wird auch deutlich, dass die Unterstützung und Akzeptanz von Gesundheitszielen vor Ort eine unabdingbare Voraussetzung ist. «Runde Tische» oder örtliche Gesundheitskonferenzen sind in der Regel erforderlich, um eine angemessene Praxisnähe derartiger Zielvereinbarungen zu gewährleisten (Sendler 1998).

Einen positiven Ansatz stellt auch das Projekt «gesundheitsziele.de» dar. Hier haben sich, gefördert vom Bundesministerium für Gesundheit (BMG), unter dem Dach der Gesellschaft für Versicherungswissenschaft und -gestaltung e.V. (GVG) Akteure aus dem Gesundheitswesen zusammengetan, um Gesundheitsziele als Steuerungsinstrument in der Politik zu etablieren (www.gesundheitsziele.de). In diesem Zusammenhang wurden Verfahren für die Formulierung und Umsetzung von Gesundheitszielen entwickelt (GVG 2002, 2005 u. 2007; BMG 2003 u. 2007). Problematisch erscheint allerdings, dass «gesundheitsziele.de» erstens als expertenzentriertes Projekt ins Leben gerufen worden ist und zweitens die vorgestellten Verfahren weitgehend ohne Bezug auf die konkreten Implementationsbedingungen im deutschen Gesundheitssystem entwickelt worden sind. Insofern mangelt es dem Projekt an der erforderlichen Bodenhaftung.

2.5 Die wirtschaftliche Bedeutung des Gesundheitswesens

Das Gesundheitswesen ist volkswirtschaftlich von außerordentlich großer und wachsender Bedeutung. Im Jahr 2011 wurden in Deutschland knapp 294 Milliarden Euro für diesen Wirtschaftsbereich ausgegeben (**Tab. 2-9**, S. 66). Die Pro-Kopf-Ausgaben für Gesundheit betrugen in diesem Jahr 4 495 US-Dollar (in Kaufkraftparitäten) (**Tab. 2-10**). Den Berechnungen der OECD zufolge beliefen sich die Gesundheitsausgaben auf 11,3 Prozent des Bruttoinlandsprodukts (BIP). Mit diesem Wert steht Deutschland weltweit hinter den USA, den Niederlanden und Frankreich an vierter Stelle (**Abb. 2-5**, S. 67). Dabei ist zu beachten, dass in die Gesundheitsausgabenstatistik nicht nur die Leistungen der gesetzlichen Krankenversicherung (GKV) eingehen, sondern alle Ausgaben für Gesundheit, also auch die Ausgaben anderer Sozialversicherungsträger, der öffentlichen Haushalte, von Arbeitgebern und Privathaushalten (Tab. 2-9).

Der Anteil der Gesundheitsausgaben am BIP weist in reichen Ländern eine steigende

Tabelle 2-10: Länder mit den höchsten Pro-Kopf-Gesundheitsausgaben (in US-Dollar-Kaufkraftparitäten) im Jahr 2011.

Land	US-Dollar
USA	8 508
Norwegen	5 669
Schweiz	5 643
Niederlande	5 099
Österreich	4 546
Kanada	4 522
Dänemark	4 495
Deutschland	4 495
Frankreich	4 118
Belgien	4 061

Dänemark: 2010. Quelle: OECD 2013.

Tabelle 2-9: Gesundheitsausgaben nach Leistungsarten und Ausgabenträgern im Jahr 2011.

Leistungsarten	Summe	Öffentliche Haushalte	Krankenversicherung	Pflegeversicherung	Rentenversicherung	Unfallversicherung	Private Krankenversicherung	Arbeitgeber	Priv. Haushalte u. Org. o. E.
Summe *(in Mio. Euro)*	293 801	14 088	168 483	21 960	4 122	4 760	27 723	12 541	40 125
Investitionen	9 706	5 725	153	–	99	–	111	–	3 618
Prävention und Gesundheitsschutz	11 082	2 336	4 782	320	188	1 079	165	875	1 336
– Allg. Gesundheitsschutz	2 392	1 422	–	–	–	970	–	–	–
– Gesundheitsförderung	6 009	849	2 924	–	17	37	42	821	1 319
– Krankheitsfrüherkennung	1 626	9	1 448	–	–	–	98	54	17
– Gutachten u. Koordination	1 055	57	410	320	171	72	25	0	0
Ärztliche Leistungen	81 616	552	55 253	–	737	1 026	12 053	5 558	6 436
pflegerische und therapeutische Leistungen	70 857	3 801	32 308	20 543	1 380	892	3 675	2 211	6 047
– pflegerische Leistungen	53 538	3 181	21 370	20 543	366	556	2 094	1 531	3 897
– therapeutische Leistungen	16 461	616	10 133	–	1 013	336	1 553	665	2 144
– Mutterschaftsleistungen	858	5	804	–	–	–	28	15	7
Unterkunft und Verpflegung	20 815	1 223	9 615		1 195	229	1 294	857	6 402
Waren	79 280	391	52 449	336	164	638	6 165	2 929	16 209
– Arzneimittel	45 320	211	32 699		73	213	3 169	1 799	7 155
– Hilfsmittel	14 717	77	6 617	336	13	253	933	420	6 068
– Zahnersatz (Material u. Laborkosten)	6 685	14	2 178		1	11	1 335	318	2 828
– sonst. medizinischer Bedarf	12 558	89	10 954	–	76	162	727	392	158
Transporte	5 291	59	4 464	–	102	214	267	110	76
Verwaltungsleistungen	15 152	–	9 460	761	258	681	3 993	–	–
Nachrichtlich:									
– Forschung/Ausbildung	5 316	5 253	47	–	16	–	–	–	–
– Ausgleich krankheitsbedingte Folgen	18 678	14 986	333	–	821	198	0	7	2 333
– Einkommensleistungen	70 304	1 633	9 339	–	16 109	3 419	1 507	38 296	–

Quelle: StBA 2013a: 13.

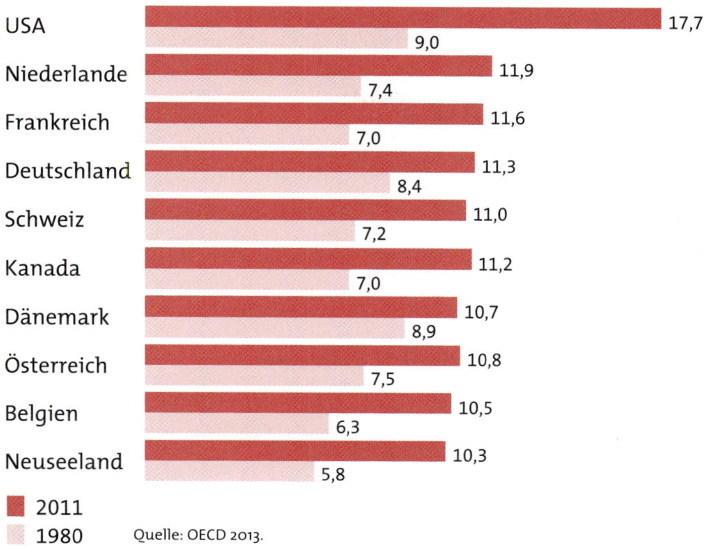

Abbildung 2-5: Länder mit dem höchsten Gesundheitsausgabenanteil am Bruttoinlandsprodukt (2011) – Gesundheitsausgaben in Prozent des Bruttoinlandsprodukts 1980 und 2011.

Tendenz auf (OECD 2013). Der wichtigste Grund für diese Entwicklung liegt darin, dass Leistungen der Krankenversorgung in sehr erheblichem Umfang persönliche Dienstleistungen sind, die in geringerem Maße als andere berufliche Tätigkeiten rationalisierbar sind. Dies führt unter sonst gleichen Umständen (also z. B. bei synchroner Einkommensentwicklung in den unterschiedlichen Wirtschaftszweigen) notwendig zu einem relativen Anstieg des Anteils der Gesundheitsausgaben, weil ein wachsender Teil der gesellschaftlich notwendigen Arbeitszeit für derartige Tätigkeiten aufgewendet werden muss. Hinzu kommen Faktoren wie der medizinische Fortschritt, durch den die Zahl der behandelbaren Krankheiten steigt, sowie – allerdings nur temporär, nämlich so lange und insoweit, wie der Altenanteil an der Gesamtbevölkerung steigt, und zudem in seiner Bedeutung wohl deutlich überschätzt – der demographische Wandel.

Die Gesundheitsausgaben werden in allen reichen Ländern überwiegend öffentlich, d. h. aus Steuermitteln oder Sozialversicherungsbeiträgen, finanziert. Dabei hat sich seit dem Beginn der 1980er Jahre international der Anteil der privat finanzierten zu Lasten der öffentlich finanzierten Gesundheitsausgaben deutlich erhöht (OECD 2013; Reiners 2011b).

Beim Blick auf die Verteilung der Gesundheitsausgaben nach Leistungsarten (**Tab. 2-9**, s. S. 66) wird deutlich, dass ärztliche und pflegerische Leistungen in Deutschland gut die Hälfte der gesamten Gesundheitsausgaben ausmachen. Der Anteil der Ausgaben für Prävention und Gesundheitsschutz ist mit 3,8 Prozent sehr gering. Unter den Einrichtungen sind die stationären und teilstationären Einrichtungen von großer Bedeutung. Auf das Krankenhaus entfällt allein mehr als ein Viertel aller Gesundheitsausgaben, nämlich knapp 77 Milliarden Euro (StBA 2013a: 16). Bei den Trägern wird deutlich, dass das deutsche Gesundheitssystem stark von den verschiedenen Sozialversicherungszweigen geprägt ist. Die GKV finanziert mit 57,3 Prozent den bei weitem größten Teil der Gesundheitsausgaben, aber auch die anderen Sozialversicherungsträger sind in durchaus relevantem Umfang an der Finanzierung beteiligt. Immerhin 13,7 Prozent der Gesundheitsausgaben werden von Privathaushalten und Organisationen ohne Erwerbscharakter getragen. Demgegenüber ist der Anteil der öffentlichen Haushalte mit 4,8 Prozent vergleichsweise gering (Tab. 2-9). In den vergangenen Jahrzehnten ist der Anteil der GKV und der öffentlichen Haushalte an den Gesundheitsausgaben deutlich zurückgegangen, während der Anteil von Privaten erheblich gestiegen ist (StBA 2013b: 25, 32). In diesen Verschiebungen kommt auch der Abbau sozialer Sicherung im Krankheitsfall zum Ausdruck.

Das Gesundheitswesen ist nicht nur als Kostenfaktor, sondern auch als Beschäftigungssektor von außerordentlich großer Bedeutung (**Tab. 2-11**). Im Jahr 2011 arbeiteten hier beinahe fünf Millionen Personen; dies waren 12,3 Prozent aller Erwerbstätigen in Deutschland (StBA 2012a: 354) Dabei ist der Frauenanteil in diesem Sektor mit 74 Prozent erheblich höher als in der

Tabelle 2-11: Gesundheitspersonal im Jahr 2011 nach ausgewählten Berufsgruppen (Anzahl in 1000).

	Beschäftigte			Vollzeitäquivalente		
Berufsgruppe	**Insgesamt**	**Männer**	**Frauen**	**Insgesamt**	**Männer**	**Frauen**
Ärzte	342	192	150	304	179	125
Zahnärzte	69	40	29	63	38	26
Apotheker	61	19	41	47	17	30
Psychologische Psychotherapeuten	26	11	25	32	11	21
medizinische/zahnmed. Fachangestellte	647	8	639	471	5	466
Diätassistenten	14	1	13	9	1	9
Heilpaktiker	35	8	27	21	6	16
Gesundheits- und Krankenpfleger	826	119	706	590	97	493
Gesundheits- und Krankenpflegehelfer	275	83	193	202	68	133
Physiotherapeuten, Masseure, med. Bademeister	212	56	156	156	47	109
Medizinisch-technische Assistenten	99	8	91	77	7	70
Pharmazeut.-techn. Assistenten	67	2	65	51	2	49
Altenpfleger, einschl. Altenpflegehelfer	444	61	383	334	51	283
Augenoptiker	49	18	31	42	17	25
Zahntechniker	67	31	35	58	30	28
andere Berufsgruppen	1 687	621	1 057	1 251	526	723
Summe	**4 920**	**1 278**	**3 641**	**3 708**	**1 102**	**2 606**

Quelle: StBA 2013c: 13; eigene Berechnungen.

Tabelle 2-12: Gesundheitspersonal im Jahr 2011 nach Einrichtungen (Anzahl in 1000).

Berufsgruppe	Beschäftigte			Vollzeitäquivalente		
	Insgesamt	Männer	Frauen	Insgesamt	Männer	Frauen
Gesundheitsschutz	41	13	27	34	11	23
ambulante Einrichtungen	2 159	458	1 701	1 633	403	1 231
– Arztpraxen	692	120	573	531	107	424
– Zahnarztpraxen	355	55	300	275	52	223
– Praxen sonstige med. Berufe	397	93	304	295	79	216
– Apotheken	180	40	140	138	35	103
– Gesundheitshandwerk und -einzelhandel	167	95	72	142	86	56
– ambulante Pflege	291	36	255	193	26	167
– sonstige ambulante Einrichtungen	76	20	57	59	17	42
stationäre und teilstationäre Einrichtungen	1 968	414	1 554	1 436	345	1 090
– Krankenhäuser	1 137	273	864	826	231	595
– Vorsorge- und Rehabilitationseinrichtungen	170	41	128	130	36	94
– stationäre und teilstationäre Pflege	661	99	562	480	78	401
Rettungsdienste	55	38	17	45	32	12
Verwaltung	196	117	78	159	102	57
sonstige Einrichtungen	185	67	118	143	57	87
Vorleistungsindustrien	317	171	146	259	152	107
– pharmazeut. Industrie	106	52	54	85	46	39
– medizintechnische, augenoptische Industrie	126	72	55	105	64	41
– medizin. Laboratorien und Großhandel	84	47	37	69	42	27
Summe	**4 920**	**1 278**	**3 641**	**3 708**	**1 102**	**2 606**

Quelle: StBA 2013c: 14; eigene Berechnungen.

Gesamtwirtschaft, wo er sich auf 46,1 Prozent belief (StBA 2012a: 354). Lediglich gut zwei Drittel (67,6 %) des Gesundheitspersonals waren vollzeitbeschäftigt (StBA 2013c: 13). Der Anteil der Teilzeitbeschäftigten lag damit deutlich höher als in der Gesamtwirtschaft und hat insbesondere seit 1997 deutlich zugenommen. Mehr als neunzig Prozent des teilzeitbeschäftigten Gesundheitspersonals im Jahr 2011 waren Frauen. Betrachtet man die Beschäftigten nach Berufsgruppen (Tab. 2-11), so fällt auf, dass die Alten- und Krankenpflegeberufe sowie die medizinischen und zahnmedizinischen Fachangestellten zusammen knapp vierzig Prozent des gesamten Gesundheitspersonals stellen. Ärzte (342 000) und Zahnärzte (69 000) bleiben insgesamt deutlich dahinter zurück. Ungeachtet dessen ist das deutsche Gesundheitssystem im Vergleich zu denen anderer wohlhabender Länder durch eine ausgeprägte «Arztlastigkeit» gekennzeichnet (Döhler 1997). Insgesamt ist in den zurückliegenden Jahrzehnten mit dem Bedeutungszuwachs des Gesundheitswesens auch die Zahl der dort Beschäftigten angestiegen. Zugleich differenzieren sich die Berufsgruppen und Berufsbilder beständig aus.

Etwas mehr als vierzig Prozent des Gesundheitspersonals sind in ambulanten und knapp vierzig Prozent in stationären bzw. teilstationären Einrichtungen tätig. Die Verteilung der Beschäftigten auf die einzelnen Einrichtungsträger geht aus Tabelle 2-12 hervor. Arzt- bzw. Zahnarztpraxen sowie Krankenhäuser sind dabei die wichtigsten Arbeitgeber.

3. Prävention

3.1 Prävention: Begriffsverständnis und Interventionsformen

Der Begriff «Prävention» geht auf das lateinische Wort «praevenire» (zuvorkommen) zurück. Prävention bezeichnet jene individuellen und gesellschaftlichen Strategien und Maßnahmen, die darauf zielen, einen schlechteren Gesundheitszustand zu vermeiden, während Heilbehandlung (Kuration) und Rehabilitation einen besseren Zustand zu erreichen suchen. Prävention setzt zeitlich vor Eintritt eines Risikos an, Therapie danach.

Prävention findet ihre Begründung vor allem in ethisch-normativen, aber auch in ökonomischen Motiven: Individuelles Leid soll so weit wie möglich vermieden, die Lebensqualität verbessert und das Leben selbst verlängert werden; zugleich sollen Ausgaben für die Krankenbehandlung, die im Grunde genommen unnötig sind, vermieden werden – erst recht dann, wenn sie an anderer Stelle einen größeren Nutzen erzielen können. Beides gilt umso mehr angesichts der gerade bei chronisch-degenerativen Erkrankungen häufig recht geringen Wirksamkeit und Effizienz kurativer Interventionen bei gleichzeitig als hoch eingeschätzten Potenzialen der Prävention.

Kosten-Nutzen-Analysen bilden lediglich eines von mehreren Kriterien bei Entscheidungen über das «Ob» und «Was» der Prävention. Sozialpolitische Kriterien wie z. B. die Verminderung sozial bedingter Ungleichheit von Gesundheitschancen sowie im öffentlichen Diskurs über Gesundheitsziele erarbeitete Prioritäten haben kein geringeres Gewicht. **Tabelle 3-1** (s. S. 72) gibt einen Überblick über gesundheitswissenschaftliche und ethische Beurteilungskriterien der Prävention.

Die Beachtung dieser Bewertungskriterien wie auch der ihnen zugeordneten ethischen Begründungen ist in der Logik des «*Public Health Action Cycle*» (Kap. 1.6) Teil der «*policy formulation*» (2. Phase des Zyklus). Wie bei diesem ist auch bei den Bewertungskriterien darauf hinzuweisen, dass dieses Schema in idealtypischer Weise von den in der Regel interessengeleiteten Aushandlungen über die Angemessenheit und Finanzierung von Präventionsmaßnahmen abstrahiert. Auch wird – implizit – unterstellt, dass die den Kriterien zuzuordnenden Werte (in Geld oder Gesundheit) eindeutig zu ermitteln sind. Unberücksichtigt bleibt auch die Frage, wie die Kriterien bzw. Werte zueinander zu gewichten wären, insbesondere auch dann, wenn letztere auf unterschiedlichem Evidenzniveau liegen. Wie der «*Public Health Action Cycle*» gibt auch dieses Schema keine Antwort auf die Frage nach den Auswahlkriterien bzw. der Reihenfolge der zu bearbeitenden Probleme. Gleichwohl hat diese Kriterienliste v. a. heuristischen Wert: Sie hilft, die richtigen Fragen zu stellen.

Gegenstandsbereiche der Prävention

Die Gegenstandsbereiche von Prävention als Teilgebiet der Gesundheitspolitik sind außerordentlich vielfältig. In reichen Gesellschaften wird das zentrale Feld der Prävention durch die erwähnten Eckpunkte der epidemiologischen Großtrends (s. Kap. 2.2) abgesteckt:

- Dominanz chronischer, medizinisch meist nicht heilbarer, aber grundsätzlich weitgehend vermeidbarer bzw. verschiebbarer Er-

Tabelle 3-1: Kriterien zur gesundheitswissenschaftlichen und ethischen Beurteilung von Maßnahmen und Strategien der Prävention und Gesundheitsförderung.

Bewertungskriterien	Ethische Begründung
1. *Nutzenpotenzial* für die Zielpopulation • Bestimmung der Interventionsziele • Grad der Zielerreichung • Relevanz für Morbidität, Lebensqualität und Mortalität • Validität (Evidenzgrad) des Nutzennachweises	Prinzip des Wohltuns, Prinzip der Nutzenmaximierung
2. *Schadenspotenzial* für die Teilnehmer • Belastungen (individuell und gruppenbezogen) • gesundheitliche Risiken • Validität (Evidenzgrad)	Prinzip des Nichtschadens
3. *Selbstbestimmung* • Förderung der Gesundheitskompetenz des Einzelnen (Empowerment) • Möglichkeit zur informierten Einwilligung • Auswirkungen auf die Entscheidungsfreiheit • Schutz der Privatsphäre (personelle Integrität, Vertraulichkeit, Datenschutz)	Prinzip Respekt der Autonomie, Prinzip des Wohltuns
4. *Gerechtigkeit* • (nicht-diskriminierender) Zugang zur Public-Health-Maßnahme • Verteilung der gesundheitlichen Nutzen- und Schadenspotentiale • Ausgleich bestehender Ungleichheiten in den Gesundheitschancen • Bedarf an Kompensation/Reziprozität	Prinzip der Gerechtigkeit
5. *Effizienz* • (inkrementelles) Kosten-Nutzen-Verhältnis • Validität der Effizienzmessung	Prinzip der Nutzenmaximierung, Prinzip der Gerechtigkeit
6. *Legitimität* • legitimierte Entscheidungsinstanz • fairer Entscheidungsprozess (Transparenz, Partizipation, rationale Begründung, Möglichkeit der Revision, Regulierung)	Prinzip der Gerechtigkeit, Respekt der Autonomie

Quelle: Marckmann/Strech 2010: 51.

krankungen bei steigender Lebenserwartung und

- sozial bedingt ungleiche Verteilung der kontinuierlich anfallenden Gesundheitsgewinne aufgrund ungleicher Verteilung von Gesundheitsbelastungen und Gesundheitsressourcen.

Populationsbezogen besteht das übergreifende Ziel der Prävention in reichen Gesellschaften darin, die Manifestation v. a. chronischer Krankheiten und Behinderungen auf einen möglichst kurzen Abschnitt am Ende des möglichst langen Lebens zu begrenzen («*compression of morbidity*») (Fries/Green/Levine 1989).

Neuere Untersuchungen (Kroll/Lampert/Lange et al. 2008; SVR 2010, Bd. 1, Kap. 2.6.2; s. o. Kap. 2.2.) deuten darauf hin, dass eine solche Entwicklung zumindest für den Durchschnitt der Gesamtbevölkerung reicher Länder bereits empirisch feststellbare Realität ist. Allerdings sind diese Gesundheitsgewinne nach Gruppen und Sozialschichten stabil ungleich verteilt: Für die Angehörigen der Mittelschichten und der Oberschicht verschiebt sich der Beginn der chronischen Erkrankung in ein höheres Lebensalter schneller als die Lebenserwartung zunimmt. Die Anzahl der Lebensjahre mit Beeinträchtigungen durch chronische Erkrankungen nimmt dadurch absolut ab. Angehörige der Unterschicht und z. T. der unteren Mittelschichten sind von diesen Verbesserungen weitgehend ausgeschlossen und verbringen ihre insgesamt geringere Zahl an hinzugewonnenen Lebensjahren mit relativ früh erworbenen chronischen Erkrankungen und entsprechendem Versorgungsbedarf. Daraus folgt die Notwendigkeit differenzierter Intervention, um die sozial bedingte Ungleichheit von Gesundheitschancen zu verringern.

Prävention umfasst eine breite Palette von Maßnahmen, die sich nach der Interventionsphase, der Interventionsebene, der Zielgruppe und den Instrumenten der Intervention unterscheiden lassen (SVR 2002a, Bd. I: 134ff., 159ff.).

Interventionsphase

Die Interventionsmaßnahmen werden je nach Zeitpunkt des Eingriffs in den Prozess der Krankheitsentstehung als primäre, sekundäre oder tertiäre Prävention bezeichnet.

Primärprävention bezeichnet die Verminderung von (Teil-)Ursachen bestimmter Erkrankungen oder von Krankheit überhaupt. Durch Primärprävention soll die Wahrscheinlichkeit des Krankheitseintritts bzw. die Anzahl der Neuerkrankungen (Inzidenz) verringert werden.

Sekundärprävention beginnt mit der Entdeckung von symptomlosen, aber biomedizinisch eindeutig feststellbaren Frühstadien einer Erkrankung. Die populationsbezogene Durchführung von Früherkennungsuntersuchungen ist das *Screening*. Eine möglichst früh einsetzende Behandlung soll das Fortschreiten der Krankheit verhindern oder verzögern oder die Heilungschancen verbessern. Hin und wieder wird auch die Rezidivprophylaxe (z. B. Verhinderung eines Re-Infarkts) zur Sekundärprävention gezählt, obgleich sie logisch zur Tertiärprävention zählt.

Tertiärprävention zielt darauf, Folge- und Spätschäden einer bereits eingetretenen, manifesten Erkrankung zu verzögern, zu begrenzen oder zu verhindern. In diesem weiten Begriffsverständnis umschließt sie die medizinische Behandlung chronischer Krankheiten einschließlich der Vermeidung des Wiedereintritts eines akuten Krankheitszustands (Rezidivprophylaxe). Vielfach wird aber auch ein engeres Konzept zu Grunde gelegt, dem zufolge Tertiärprävention darauf zielt, physische, psychische, berufliche und soziale Einschränkungen oder Funktionsverluste, die in Folge einer Krankheit auftreten (können), zu vermeiden, zu verzögern oder zu lindern. In einem solchen Verständnis wird Tertiärprävention weitgehend mit Rehabilitation gleichgesetzt. Zwischen der Tertiärprävention und der Heilbehandlung, die ja häufig ebenfalls darauf zielt, Chronifizierung und Tod zu verhindern, gibt es fließende Übergänge.

Ebenen der Prävention

Mit Präventionsmaßnahmen kann grundsätzlich auf zwei Ebenen interveniert werden: den Verhältnissen, unter denen die Menschen leben, und dem Verhalten von Individuen bzw. Gruppen.

Die Verhältnisprävention zielt darauf, Gesundheitsrisiken durch Gestaltung der Lebens-, Arbeits- und Umweltbedingungen zu verringern. Dieser Ansatz geht davon aus, dass relevante Ursachenanteile bestimmter Krankheiten in technischen und/oder sozialen Umgebungsbedingungen zu finden sind. Verhältnisprävention findet meist als Primärprävention statt. Zu ihren klassischen, auch heute unverzichtbaren Instrumenten zählen Umwelt- und Arbeitsschutzstandards, Lebensmittelkontrolle, hygienische Überwachung sowie Bau- und Verkehrsvorschriften, aber auch Maßnahmen wie der Abbau von Stressfaktoren, die Erweiterung von Gestaltungsspielräumen sowie die Erhöhung von Transparenz, die Förderung sozialer Vernetzung (Inklusion) und die Ausweitung von Partizipation, also die Vermehrung bzw. Stärkung von Gesundheitsressourcen. In den meisten Fällen soll Verhältnisprävention gesundheitliche Risiken, denen die Individuen ausgesetzt sind, senken. Dies kann sehr unterschiedliche Formen annehmen. Sie reichen von der Definition und Durchsetzung von Grenzwerten bis hin zu Versuchen, die Gestaltungsmöglichkeiten der Betroffenen zu stärken bzw. Anreize zu gesundheitlich riskantem Verhalten auszuschalten oder abzuschwächen.

Im Unterschied dazu verfolgt *Verhaltensprävention* das Ziel, die Erkrankungswahrscheinlichkeit durch die Beeinflussung menschlichen Verhaltens zu senken. Ausgangspunkt ist die Tatsache, dass relevante Ursachenanteile für Krankheiten im individuellen Handeln und Verhalten zu suchen sind. Die gebräuchlichsten Instrumente der Verhaltensprävention sind Gesundheitsaufklärung, -erziehung und -beratung, aber auch die Schaffung von (materiellen und/oder immateriellen) Verhaltensanreizen, bis hin zu Ge- und Verboten. Diese Instrumente können über alle Stufen des Gesundheit-Krankheit-Kontinuums hinweg Anwendung finden. Zu den wichtigsten Annahmen, die den verhaltenspräventiven Interventionen zugrunde liegen, zählen

- das bio-medizinisch geprägte Risikofaktorenmodell als Erklärungskonzept für die Entstehung von Krankheiten (zum Verständnis und zur Kritik: Abholz 1986)
- die sozialpsychologisch begründete Vorstellung, dass Gesundheitsverhalten auf individuellen Gesundheitsüberzeugungen, wahrgenommenen Gesundheitsgefährdungen und rationalen Handlungsentscheidungen beruhe (z. B. Health-Belief-Modell), die durch Informationen über gesundheitsgerechtes Verhalten zu beeinflussen sind.

Nicht nur das Risikofaktorenmodell, sondern auch das Health-Belief-Modell werden heute vielfach als theoretische Grundlage für eine angemessene Präventionspolitik als unzureichend angesehen (z. B. Bengel/Wölflick 1991; Barth/Bengel 1998; Rosenbrock/Michel 2007). Sie werden um Konzepte erweitert, die auf die Stärkung von Handlungsressourcen abstellen und dies mit der Veränderung von Kontextbedingungen verknüpfen (z. B. Hurrelmann/Razum 2012).

Zielgruppen

Als Zielgruppe werden diejenigen Menschen bezeichnet, an die sich die jeweilige Intervention richtet. Strategien und Maßnahmen können sich an die gesamte Bevölkerung oder Gruppen mit erhöhtem Risiko wenden. Zielgruppen können z. B. nach dem Alter, nach der Schichtzugehörigkeit, nach sozialen, regionalen oder institutionellen Einheiten bzw. Kontexten (Lebenswelt, Setting) oder nach sonstigen Merkmalen bestimmt werden, die mit dem Erkrankungsrisiko zusammenhängen bzw. die Erreichbarkeit sichern (z. B. bestimmte «*communities*»). Bei der Auswahl von Zielgruppen lässt sich eine Hochrisikostrategie von einer Bevölkerungsstrategie unterscheiden. Die *Hochrisikostrategie* wendet sich an Personen mit ausgeprägten Risikomerkmalen, richtet sich also an eine eher geringe Zahl von Personen. Für diesen Adressatenkreis hat sie – im Erfolgsfall – einen großen Nutzen, in der Regel allerdings nur einen geringen für die Gesamtbevölkerung. Die *Bevölkerungsstrategie* spricht hingegen alle Personen ungeachtet der individuellen Erkrankungswahrscheinlichkeit an, so dass auch weniger oder nicht belastete Gruppen einbezogen werden. Hier sinkt zwar der Anteil derer, für die ein direkt wahrnehmbarer gesundheitlicher Gewinn anfällt, der epidemiologische Nutzen, ausgedrückt in «geretteten» Fällen, ist aber bei solchen breit angelegten Strategien meist größer («Präventionsparadox»; Rose 1997).

Zwischen diesen beiden Extremen ist in Abhängigkeit vom jeweiligen Krankheitsrisiko und von den Interventionsmöglichkeiten eine Vielzahl von Zwischenstufen möglich. Je früher die Prävention im Prozess der Krankheitsentstehung ansetzt, desto unspezifischer ist tendenziell die Zielgruppe. Primärprävention richtet sich eher an die Gesamtbevölkerung oder bestimmte Risikogruppen, Sekundärprävention an gefährdete Personen ohne bestimmte Krankheitssymptome und Tertiärprävention an Patienten bzw. Rehabilitanden während und nach der Behandlung einer spezifischen Krankheit.

In welchem Umfang die Zielgruppen tatsächlich erreicht werden, hängt davon ab, ob Zugangswege zu den Adressaten vorhanden sind und in welchem Ausmaß diese die ihnen gebotenen Möglichkeiten nutzen (können). Die Erfahrung zeigt, dass auf dem Wege einer sich auf allgemeine Informationen und Appelle beschränkenden («passive») Rekrutierung von Adressaten («Komm»-Strukturen) einige der für Prävention besonders relevanten Gruppen häufig nicht erreicht werden können (Walter/Schwartz/Plaumann 2012). Dies gilt z. B. für Menschen in schwierigen sozialen Lebenslagen, Menschen mit niedriger formaler Bildung, Männer im mittleren Lebensalter und Migrantinnen und Migranten. Strategien, die sich auf eine aktive Rekrutierung richten («Such»-Strukturen), könnten dieses Grundproblem der Prävention häufig mindern.

Instrumente der Prävention

Bei der Prävention werden höchst unterschiedliche Instrumente eingesetzt. Allgemein lassen sich medizinische Interventionsinstrumente (z. B. Impfung, Früherkennung/Screening) von nicht-medizinischen Instrumenten (z. B. Aufklärung, Gesundheitserziehung, Beratung, Setting-Projekte, Gesundheitskampagnen) unterscheiden. Weiterhin lässt sich eine grundlegende Unterscheidung zwischen einer spezifischen und einer unspezifischen Ausrichtung der Präventionsinstrumente treffen. Je mehr es um ein konkretes Krankheitsbild geht, desto spezifischer ist meist die Maßnahme. Impfungen, Jodprophylaxe, Trinkwasser-Fluoridierung sind Beispiele einer spezifischen Vorgehensweise. Als spezifisches Präventionsinstrument spielt die klassische Hygiene auch heute noch eine große Rolle. Angesichts ihres großen Erfolgs und des u. a. dadurch beförderten Bedeutungsverlusts der klassischen Infektionskrankheiten wird sie in der Öffentlichkeit aber kaum noch wahrgenommen. Insgesamt haben unspezifische Präventionsmaßnahmen in der jüngeren Vergangenheit stark an Bedeutung gewonnen.

In ihrer Umsetzung reichen präventive Interventionen von der Aufklärung über bestimmte Gesundheitsgefahren über die Beratung bei individuellen Gesundheitsproblemen bis hin zur Behandlung von Krankheiten, die weitere gesundheitliche Beeinträchtigungen vermeiden soll, und zur Veränderung von sozialen und stofflichen Umweltbedingungen.

Dabei haben präventive Interventionen, ebenso wie therapeutische Maßnahmen, der ethischen Anforderung zu genügen, dass die erwünschten Wirkungen mit hinreichender Wahrscheinlichkeit eintreten, dass die erwünschten die unerwünschten Wirkungen deutlich übertreffen und dass die unerwünschten Wirkungen insgesamt tolerabel sind. Meist sind gesundheitliche und soziale Wirkungen untrennbar miteinander verbunden. Dabei ist besonders zu beachten, dass primärpräventive Interventionen auf die Veränderung von Wahrnehmung, Verhalten, Lebensstilen sowie Formen und Intensitäten sozialer Kommunikation, Interaktion und Kooperation abzielen und damit intentional in den geschützten Bereich individueller Entscheidung, Entwicklung und Entfaltung eingreifen. Dabei zeigt sich immer wieder (Labisch 1992; Göckenjan 1985; Frevert 1984; Rosenbrock 1986; Schmidt 2008), dass gesellschaftlich dominante Gruppen unter dem Label der Prävention häufig versucht haben, ihre Vorstellungen bzw. Idealbilder von Lebensgestaltung bzw. Gesundheitsverhalten auf die Gesamtbevölkerung, v. a. aber auf sozial weniger gut Gestellte zu übertragen, ohne dabei die z. T. sehr großen Unterschiede der materiellen, sozialen und psychischen Verhaltensbedingungen zu berücksichtigen. Dies geschah häufig genug mit repressiven Mitteln und stand oft im Zusammenhang mit impliziten oder expliziten Strategien der Herrschaftssicherung (Sicherung der Wirtschaftskraft, des Bevölkerungswachstums, der «Wehrkraft» etc.). Solche Ansätze der Normierung einschließlich der Durchsetzung einer «Pflicht zur Gesundheit» sind nicht nur in der Regel gesundheitlich kaum wirksam, sondern in einer offenen Gesellschaft auch ethisch unzulässig.

Belastungssenkung und Ressourcenstärkung

Strategien und Maßnahmen der Prävention können sich zwar in manchen Fällen darauf beschränken, tatsächliche oder mögliche Gesundheitsbelastungen (z. B. chemische, physikalische und biologische Belastungen) ohne Beteiligung der Zielgruppen zu beeinflussen. Allerdings zeigt die Erfahrung, dass derartige Reduktionen von Gesundheitsbelastungen sehr häufig erst auf Druck der betroffenen Bevölkerungsgruppen zum (gesundheits-)politischen Thema werden (Rucht 1994).

Meist wird es jedoch auch darauf ankommen, gesundheitsdienliche Ressourcen (z. B. Kompetenzen, Selbstbewusstsein, Information, Bildung, Einkommen, Partizipation, Verhaltensspielräume, Unterstützung durch soziale Netze, Erholung) der betroffenen Individuen bzw. Zielgruppen zu vermehren (Rosenbrock 2001a u. 2001b). Gesundheitsressourcen werden benötigt,

- um die physischen bzw. psychischen Bewältigungsmöglichkeiten von Gesundheitsbelastungen zu erhöhen,
- um die individuellen Handlungsspielräume zur Überwindung gesundheitlich belastenden Verhaltens zu vergrößern oder
- um Handlungskompetenzen für die Veränderung von Strukturen zu entwickeln bzw. freizusetzen, die entweder direkt die Gesundheit belasten oder gesundheitsbelastendes Verhalten begünstigen.

Gesundheitsressourcen spielen sowohl für die Vermeidung als auch für die Bewältigung von Gesundheitsrisiken und -problemen eine große, bislang weder wissenschaftlich vollständig verstandene noch gesundheitspolitisch hinreichend genutzte Rolle. Ihre Bedeutung beschränkt sich nicht auf die Primär-, sondern erstreckt sich auch auf die Gestaltung der Sekundärprävention sowie auf das gesamte Spektrum von Krankenbehandlung, Rehabilitation und Pflege.

Gleiches gilt für die Berücksichtigung der Lebens- und Handlungsbedingungen der jeweiligen Zielgruppe (Kontexte). Diese ist nicht nur in der Primärprävention von Bedeutung (s. o. «Verhältnisprävention»), sondern auch in der Gestaltung der Sekundär- und Tertiärprävention. Dabei geht es um die Berücksichtigung und ggf. Veränderung von kontextabhängigen Verhaltensbedingungen für Inanspruchnahme von bzw. Zugang zur Versorgung, für die «*adherence to therapy*», Selbstverantwortung und Bewältigung.

Mit der stärkeren bzw. systematischen Einbeziehung der Aspekte der Ressourcenstärkung und des jeweiligen Verhaltenskontextes sind zwei übergreifende Herausforderungen der Prävention benannt. Werden diese Herausforderungen gesundheitspolitisch aufgegriffen, so ergeben sich tief greifende Änderungen für Interventionen in Primär-, Sekundär- und Tertiärprävention (**Abb. 3-1**).

Akteure und Institutionen der Prävention

Die Gesamtheit der (expliziten) Präventionsaktivitäten in der Bundesrepublik Deutschland verteilt sich auf eine Vielzahl von Einrich-

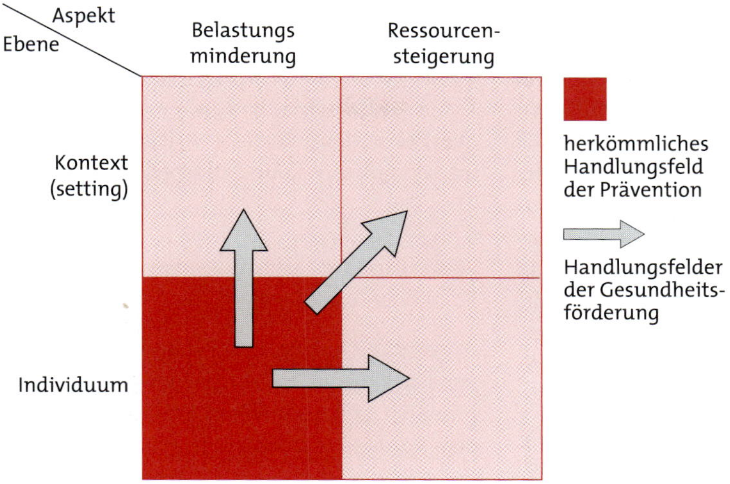

Quelle: Rosenbrock 2002.

Abbildung 3-1: Gesundheitsinterventionen (in Prävention, Kuration, Pflege, Rehabilitation).

tungen. Unterteilt man die Akteure nach der Trägerschaft, so lassen sich staatliche Einrichtungen, öffentlich-rechtliche Körperschaften, freie Träger und ihre Einrichtungen sowie gewinnorientierte Unternehmen unterscheiden, die jeweils sowohl auf Bundes- als auch auf Landes- und auf kommunaler Ebene tätig sind. Unter ihnen sind zum einen die Institutionen des Bundes, der Länder und der Kommunen von Bedeutung. Dabei handelt es sich um Einrichtungen, die sowohl dem Gesundheitssektor selbst (z. B. Gesundheitsämter, Bundeszentrale für gesundheitliche Aufklärung) als auch anderen gesellschaftlichen Bereichen (z. B. Arbeitsschutz, Umweltschutz, Ernährung) zuzuordnen sind (SVR 2002a, Bd. I: 133ff.; SVR 2006, Bd. I: 225ff.; Rosenbrock/Michel 2007). Zum anderen werden Präventionsaufgaben auf allen Interventionsebenen von den öffentlich-rechtlichen Körperschaften der Sozialversicherungsträger wahrgenommen. Freie Träger wie die Verbände der Wohlfahrtspflege oder gemeinnützige Vereine wie beispielsweise die 16 Landesvereinigungen für Gesundheit oder die ca. 120 Aids-Hilfen ergänzen vielerorts die präventiven Aktivitäten. Schließlich sind auch die insgesamt etwa 60 000 Selbsthilfegruppen bedeutende Träger von Präventionsangeboten, vor allem in der Tertiärprävention (Rosenbrock 2001c). Daneben haben gewinnwirtschaftliche Präventionsaktivitäten v. a. seit den 1980er Jahren an Bedeutung gewonnen (z. B. Kartte/Neumann 2007). Neben dem wachsenden Markt für individuell zu nutzende Güter und Dienstleistungen der Prävention sind auch Unternehmensberater zu nennen, die Unternehmensleitungen Maßnahmen der betrieblichen Gesundheitsförderung anbieten und damit zugleich einen Beitrag zur betrieblichen Produktivitätssteigerung versprechen.

Typisch für die sich entwickelnden Präventionsaktivitäten sind Zusammenschlüsse und Partnerschaften von Akteuren mit unterschiedlichem rechtlichem Hintergrund, die sich zum Zwecke der Durchführung von Programmen und Projekten zusammenfinden. Der bedeutendste Zusammenschluss dieser Art in Deutschland ist der Kooperationsverbund «Gesundheitsförderung bei sozial Benachteiligten». **Tabelle 3-2** gibt einen Überblick über die Partner des Verbundes (Stand Mai 2010). Seit 2003 ist der Kooperationsverbund mit seiner Internetplattform und umfangreichen Informationen zu aktuellen Themen, Entwicklungen, Initiativen und Veranstaltungshinweisen im Netz präsent (www.gesundheitliche-chancengleichheit.de). Ziel des Kooperationsverbunds ist es, die Transparenz im vielschichtigen Handlungsfeld der Gesundheitsförderung für sozial benachteiligte Zielgruppen zu erhöhen sowie die Qualität der Maßnahmen und die Zusammenarbeit der Akteure zu verbessern. Herzstück der Internetplattform ist eine online recherchierbare bundesweite Datenbank für (im Jahr 2011 ca. 1500) gesundheitsfördernde Projekte und Angebote zahlreicher Träger, die im Auftrag der Bundeszentrale für gesundheitliche Aufklärung (BZgA) von der Landesvereinigung Gesundheit Berlin-Brandenburg e.V. aufgebaut und betreut wird. Um gute Praxis der Gesundheitsförderung bei sozial Benachteiligten zu identifizieren und Lernprozesse und die Qualitätsentwicklung zu unterstützen, wurden in den Bundesländern bei den Landesvereinigungen für Gesundheit Koordinationsstellen, die so genannten Regionalen Knoten, eingerichtet. Zur Qualitätsentwicklung in der soziallagenbezogenen Gesundheitsförderung haben Expertinnen und Experten des beratenden Arbeitskreises der BZgA «Good-Practice-Kriterien» erarbeitet. Ihre Anwendung wird vom Kooperationsverbund durch die Entwicklung und Bereitstellung von Instrumenten und Materialien, z. B. Arbeitshilfen für Prävention und Gesundheitsförderung im Quartier, erleichtert (BZgA 2010; SVR 2008, Bd. II: 233ff.).

Betrachtet man Präventionsaktivitäten nach der Berufsgruppenzugehörigkeit, so wird deutlich, dass die Medizin zwar ein wichtiger, aber eben auch nur *ein* Akteur unter vielen ist (ebd.). In ihre ausschließliche Zuständigkeit fallen die Impfungen (als Teilgebiet der Primärprävention), die sekundärpräventiven (Früherkennungs-)Untersuchungen und Interventionen sowie die medizinische Rezidivprophylaxe. Andere Aktivitäten der Primär-, Sekundär- und Tertiärprävention (Bestimmung von Zielgruppen und Gestaltung von Zugangswegen, Beratungen, Schulungen, Konzeption und Durchführung von Kampagnen oder Setting-Interventionen, s. Kap. 3.2.3) werden überwiegend von anderen Berufsgruppen (Public-Health-Experten, Pädagogen, Psychologen, Sozialarbeitern) sowie von Organisationen der Ziel- bzw. Betroffenengruppen wahrgenommen. Die Präventionspraxis ist vielfach durch eine interdisziplinäre Kooperation gekennzeichnet.

Prävention im Leistungsspektrum der Sozialversicherungen

Ansprüche, Umfang, Qualität und Finanzierung von Leistungen v. a. der tertiären, aber auch der primären und sekundären Prävention sind in den Sozialgesetzbüchern II (Grundsicherung für Arbeitssuchende), III (Arbeitsförderung), V (Gesetzliche Krankenversicherung), VI (Gesetzliche Rentenversicherung), VII (Gesetzliche Unfallversicherung), VIII (Kinder- und Jugendhilfe), IX (Rehabilitation und Teilhabe behinderter Menschen), XI (Soziale Pflegeversicherung) und XII (Sozialhilfe) geregelt. Dabei wird der Begriff der Prävention höchst unterschiedlich verwendet (Walter 2003). Weitere Leistungen des Staates zur Prävention finden sich z. B. im Infektionsschutzgesetz (IfSG) sowie in den Gesetzen zum Öffentlichen Gesundheitsdienst in den 16 Bundesländern, Leistungen und Pflichten der Arbeitgeber auch im Arbeitsschutzgesetz (ArbSchG).

Im Fünften Sozialgesetzbuch (SGB V) werden die entsprechenden Leistungen der gesetzlichen Krankenversicherung aufgeführt:

- die Verhütung von Zahnerkrankungen in Form der Gruppenprophylaxe und der Individualprophylaxe (§§ 21 und 22 SGB V)
- medizinische Vorsorgeleistungen (§ 23 SGB V), zu denen u. a. auch Schutzimpfungen sowie Maßnahmen der medizinischen Rehabilitation gehören
- die medizinische Vorsorge für Mütter (§ 24 SGB V)
- Leistungen zur Früherkennung von Krankheiten (§§ 25 und 26 SGB V), deren Katalog vom Gemeinsamen Bundesausschuss (G-BA) (Kap. 4.1.2) festgelegt wird. Dazu zählt auch

Tabelle 3-2: Partner im Kooperationsverbund «Gesundheitsförderung bei sozial Benachteiligten».

- AOK-Bundesverband
- Arbeitsgemeinschaft für Kinder- und Jugendhilfe (AGJ)
- Arbeiterwohlfahrt Bundesverband e.V.
- Barmer GEK
- BKK Bundesverband
- Bundesärztekammer
- Bundesagentur für Arbeit (BA)
- Bundesarbeitsgemeinschaft Soziale Stadtentwicklung und Gemeinwesenarbeit
- Bundesverband der Ärztinnen und Ärzte des öffentlichen Gesundheitsdienst e.V.
- Bundesverband der Zahnärzte des öffentlichen Gesundheitsdienstes
- Bundesvereinigung Prävention und Gesundheitsförderung e.V.
- Bundeszahnärztekammer
- Bundeszentrale für gesundheitliche Aufklärung (BZgA)
- Deutsche Arbeitsgemeinschaft für Jugendzahnpflege e.V. (DAJ)
- Deutsche Gesetzliche Unfallversicherung
- Deutscher Caritasverband e.V.
- Deutscher HebammenVerband e.V.
- Deutscher Olympischer Sportbund
- Deutscher Paritätischer Wohlfahrtsverband
- Deutscher Städtetag
- Deutscher Volkshochschulverband (DVV)
- Deutsches Institut für Urbanistik (Difu)
- Deutsches Rotes Kreuz
- Diakonisches Werk der EKD e.V.
- Gesunde Städte-Netzwerk
- Gesundheit Berlin-Brandenburg e.V.
- Hamburgische Arbeitsgemeinschaft für Gesundheitsförderung e.V. (HAG)
- Hessische Arbeitsgemeinschaft für Gesundheitserziehung (HAGE)
- Hochschulen für Gesundheit e.V.
- Internationaler Bund (IB)
- IKK-Bundesverband
- Knappschaft
- Landesarbeitsgemeinschaft für Gesundheitsförderung Saarland e.V. (LAGS)
- Landesgesundheitsamt Baden-Württemberg
- Landesinstitut für Gesundheit und Arbeit des Landes Nordrhein-Westfalen (LIGA NRW)
- Landesvereinigung für Gesundheit Bremen e.V.
- Landesvereinigung für Gesundheit und Akademie für Sozialmedizin Niedersachsen e.V.
- Landesvereinigung für Gesundheit Sachsen-Anhalt e.V.
- Landesvereinigung für Gesundheitsförderung Mecklenburg-Vorpommern e.V.
- Landesvereinigung für Gesundheitsförderung Schleswig-Holstein e.V.
- Landesvereinigung für Gesundheitsförderung Thüringen e.V. (AGETHUR)
- Landeszentrale für Gesundheit in Bayern e.V.
- Landeszentrale für Gesundheitsförderung in Rheinland-Pfalz e.V.
- Ministerium für Arbeit, Gesundheit und Soziales des Landes Nordrhein-Westfalen
- Ministerium für Umwelt, Gesundheit und Verbraucherschutz Brandenburg
- Nationale Armutskonferenz
- Sächsische Landesvereinigung für Gesundheitsförderung e.V.
- Senatsverwaltung für Gesundheit, Umwelt und Verbraucherschutz von Berlin
- Spitzenverband der landwirtschaftlichen Sozialversicherung
- Stiftung SPI
- Techniker Krankenkasse (TK)
- Verband der Ersatzkassen e.V. (vdek)
- Wissenschaftszentrum Berlin für Sozialforschung, Forschungsgruppe Public Health

Quelle: Eigene Darstellung (Stand: Mai 2010).

der so genannte «Gesundheits-Check-Up», der der Früherkennung von Herz-Kreislauf- und Nierenerkrankungen sowie von Diabetes dient, Krebsvorsorgeuntersuchungen (für Frauen ab dem 20., für Männer ab dem 45. Lebensjahr) sowie Untersuchungen zur Früherkennung von Krankheiten, die die körperliche und geistige Entwicklung von Kindern gefährden können.

- Leistungen der medizinischen Rehabilitation (§§ 40ff. SGB V)
- Bonus für gesundheitsbewusstes Verhalten (§ 65b SGB V). Mit Sach- und Geldprämien werden die Teilnahme an qualitätsgesicherten Gesundheitskursen, nachgewiesenes Nicht-Rauchen, sportliche Betätigungen sowie die Teilnahme an Früherkennungsuntersuchungen belohnt. Die Boni sollen aus Einsparungen finanziert werden, die nachweislich durch die Prävention erzielt wurden (§ 65b Abs. 4 SGB V) – ein Nachweis, der wegen der starken Mitnahmeeffekte schwierig zu führen sein wird.

Von besonderer Bedeutung ist der § 20 SGB V, denn er bestimmt, zu welchem Zweck und in welchem Umfang die Krankenkassen auf dem Gebiet der primären Prävention und Gesundheitsförderung selbst tätig werden können. Derartige Maßnahmen wurden erstmals mit dem 1989 in Kraft getretenen Gesundheitsreformgesetz (GRG) eingeführt. Die Krankenkassen konnten seither den Ursachen von Gesundheitsgefährdungen und Gesundheitsschäden nachgehen, auf ihre Beseitigung hinwirken, bei der Verhütung arbeitsbedingter Gesundheitsgefahren mitwirken und in ihrer Satzung Ermessensleistungen zur Erhaltung und Förderung der Gesundheit und zur Verhütung von Krankheiten vorsehen. Allerdings versuchte der Gesetzgeber diese Handlungsmöglichkeiten der Kassen ab 1996 weitgehend darauf zu beschränken, den Berufsgenossenschaften Daten über den Zusammenhang zwischen Erkrankungen und Arbeitsbedingungen zur Verfügung zu stellen.

Mit dem 1999 verabschiedeten und 2000 in Kraft getretenen GKV-Gesundheitsreformgesetz (GKV-GRG) wurden die Befugnisse der Kassen in der Prävention bzw. Gesundheitsförderung wieder gestärkt. Seither sollen sie (wieder) Leistungen zur Primärprävention anbieten, die «den allgemeinen Gesundheitszustand verbessern und insbesondere einen Beitrag zur Verminderung sozial bedingter Ungleichheit von Gesundheitschancen erbringen» (§ 20 Abs. 1 SGB V). Des Weiteren müssen die Kassen «Leistungen zur Gesundheitsförderung in Betrieben» erbringen (§ 20a SGB V). Das Ausgabenvolumen für die genannten Aufgaben sollte im Jahr 2000 je Versicherten 2,56 Euro nicht übersteigen und in den darauf folgenden Jahren entsprechend der prozentualen Veränderung des Durchschnittsentgelts in der gesetzlichen Rentenversicherung angepasst werden (2011: 2,86 Euro) (§ 20 Abs. 2 SGB V). Schließlich sollen die Krankenkassen Selbsthilfegruppen fördern, die sich die Prävention oder Rehabilitation definierter Krankheiten zum Ziel gesetzt haben (§ 20 Abs. 4 SGB V).

Entsprechend den gesetzlichen Vorgaben legen die Spitzenverbände der Krankenkassen (seit 2008: der GKV-Spitzenverband) «unter Einbeziehung unabhängigen Sachverstandes» (§ 20 Abs. 1 SGB V) dafür prioritäre Handlungsfelder und Kriterien fest (GKV-Spitzenverband: 2010). Allerdings zeigte die Praxis, dass sich die Kassen dem gesetzlichen Auftrag zur Verminderung sozial bedingter Ungleichheit von Gesundheitschancen nicht in dem trotz aller Handlungsrestriktionen grundsätzlich möglichen Ausmaß zuwandten. Im Jahr 2011 gaben die gesetzlichen Krankenkassen insgesamt 269 Millionen Euro für Leistungen nach §§ 20 und 20a SGB V aus (MDS/GKV-Spitzenverband 2012: 23). Mit durchschnittlichen Ausgaben von 3,87 Euro pro Versichertem wurde der Richtwert von 2,86 Euro damit beträchtlich überschritten (ebd.) – mit sehr großen Unterschieden zwischen verschiedenen Kassenarten. Rund 204 Millionen Euro (2,93 Euro pro Versichertem) wurden für den «Individuellen

Ansatz» ausgegeben; das waren gut drei Viertel der gesamten Ausgaben (ebd.). Dabei handelt es sich im Wesentlichen um Kursangebote, die hauptsächlich von Angehörigen der Mittelschicht mit hoher Gesundheitsmotivation und meist nicht besonders hoher Gesundheitsbelastung in Anspruch genommen werden. Da Angehörige sozial benachteiligter Gruppen und Schichten seltener in der Lage sind, geeignete Gesundheitskurse zu identifizieren, und auch größere Schwierigkeiten haben, solche Kurse vollständig zu durchlaufen und – besonders – das dort Gelernte in ihr Alltagsleben zu integrieren, gelten Kursangebote als nicht geeignet, einen «Beitrag zur Verminderung sozial bedingter Ungleichheit von Gesundheitschancen» zu leisten. Etwas mehr als 42 Millionen Euro (15,7 %) flossen – mit leicht steigender Tendenz gegenüber den Vorjahren – in die betriebliche Gesundheitsförderung; dies waren 0,61 Euro pro Versichertem (ebd.). Allerdings nahmen rein verhaltensbezogene Maßnahmen mit einem Anteil von 36 Prozent (ebd.: 97) auch hier einen unverhältnismäßig großen Raum ein. Lediglich knapp 23 Millionen Euro wurden für Projekte in Settings außerhalb des Betriebes (v.a. Schulen, Stadtteile, Kindertagesstätten) ausgegeben (ebd.: 23).

Ein wesentlicher Grund für diese – gemessen an der Zielstellung des § 20 SGB V – Fehlallokation liegt in den durch die gegenwärtige Form der Kassenkonkurrenz gesetzten Anreizen, die auf eine Bevorzugung «guter Risiken» unter den Versicherten abzielt und keinen wirtschaftlichen Anreiz für eine zielführende Umsetzung des gesetzlichen Auftrages zur Verminderung sozial bedingter Ungleichheit von Gesundheitschancen enthält. In der Werbung um «gute Risiken» spielen die Ausgaben für Primärprävention – trotz ihres geringen Umfangs – eine wichtige Rolle, weil die Leistungen von jeder Kassen individuell festgelegt und entsprechend beworben werden können (Rosenbrock 2001d). Dieser Anreiz ist auch durch die 2008 eingeführte Berücksichtigung der Morbidität im Risikostrukturausgleich (Kap. 10.3.3) zwischen den Kassen nicht weggefallen. Dies verweist auf die häufig unterschätzte Bedeutung ökonomischer, institutioneller und regulativer Rahmenbedingungen für die Erfolgsaussichten von Prävention.

Ausgaben für Prävention

Wenn unter Prävention die Verminderung der Eintrittswahrscheinlichkeit von Erkrankungen bzw. die Verminderung der Krankheitslast verstanden wird, dürfte es insgesamt unmöglich sein, die Ausgaben für Prävention zu ermitteln. Denn die Ziele der Prävention werden primär durch die Veränderung der sozialen Determinanten von Gesundheit (v. a. Teilhabe am Gemeinschafts- und Arbeitsleben, Sicherheit der physischen Umwelt, Bildung, Einkommen) erreicht bzw. vereitelt. Nach dieser Logik wären z. B. alle Aufwendungen zur Verringerung der Armut von Kindern und Erwachsenen, zur Verringerung der Einkommensspreizung, der Schaffung von angemessenen Spiel- und Erholungsmöglichkeiten, zur Herstellung tatsächlich gleicher Zugangschancen zur Bildung ebenso Ausgaben für die Prävention wie eine funktionierende Lebensmittel- und Bauaufsicht, hygienische Wasserver- und Wasserentsorgung, Leitplanken an Straßen und vieles andere mehr.

Dem gegenüber fasst das Statistische Bundesamt (StBA) in der Gesundheitsausgabenrechnung unter der Leistungskategorie Prävention/Gesundheitsschutz sämtliche Leistungen zusammen, die von den Sozialversicherungsträgern und beim Öffentlichen Gesundheitsdienst (ÖGD) bereits im Vorfeld oder im Frühstadium einer Erkrankung greifen und deren Entstehen oder weitere Verbreiterung verhindern sollen. Hierzu gehören auch die von den Ministerien, den Gesundheitsämtern und sonstigen Institutionen erbrachten Überwachungs- und Aufsichtsfunktionen.

Auch nach dieser auf Institutionen bezogenen und engen Definition entfällt auf Prävention/Gesundheitsschutz nur ein geringer Anteil der Aufwendungen für Gesundheit. Im Jahr

2010 beliefen sich nach der Gesundheitsausgabenrechnung des Statistischen Bundesamtes die Ausgaben für Prävention und Gesundheitsschutz auf knapp 10,4 Milliarden Euro (s. o., Tab. 2-9), das waren 3,6 Prozent der gesamten Gesundheitsausgaben. Darunter fallen Ausgaben für den allgemeinen Gesundheitsschutz, für Gesundheitsförderung, Früherkennung von Krankheiten, Förderung der Selbsthilfe sowie Ausgaben für Gutachten und Koordination. Die Kategorien und Definitionen der Statistik weichen dabei von modernen gesundheitswissenschaftlichen Konzepten erheblich ab. So umfasst die Kategorie «Gesundheitsförderung» (5,58 Milliarden Euro) alle verhaltenspräventiven Aktivitäten sowie Schutzimpfungen und Selbsthilfe. Dieselbe Erhebung beziffert die Präventionsausgaben der GKV auf 4,6 Milliarden Euro (2,8 % der GKV-Ausgaben), wovon ca. 1,4 Milliarden Euro auf die Krankheitsfrüherkennung (Sekundärprävention) ohne die daraus folgenden medizinischen Behandlungen entfielen (Tab. 2-9). Die Ausgaben für Primärprävention und Gesundheitsförderung in der GKV gemäß § 20 SGB V betrugen im Jahr 2011 ca. 269 Millionen Euro (MDS/GKV-Spitzenverband 2012: 23). In sehr viel geringerem Umfang fallen auch bei der Pflegeversicherung und der Arbeitslosenversicherung Ausgaben für (Primär- und Sekundär-) Prävention an, ihr Anteil bei der Tertiärprävention (einschließlich Rehabilitation, s. Kap. 8) ist dagegen sehr viel höher.

Von den Sozialversicherungsträgern geben die seit 2007 in der Deutschen Gesetzlichen Unfallversicherung e.V. (DGUV) zusammengeschlossenen gewerblichen Berufsgenossenschaften und öffentlichen Unfallkassen als Träger der gesetzlichen Unfallversicherung den relativ größten Anteil für Prävention aus: Von den knapp 11,1 Milliarden Euro Gesamtausgaben im Jahre 2011 entfielen 948 Millionen Euro (8,6 %) auf die Prävention (DGUV-Spitzenverband 2012: 120). Darin sind 618,9 Millionen Euro für Sach- und Personalkosten der Prävention einschließlich der Kosten für die arbeitsmedizinischen und sicherheitstechnischen Dienste enthalten (ebd.). Die präventiven Potenziale der Unfallversicherung gelten als bei weitem nicht ausgeschöpft (Wellmann/ Lempert-Horstkotte 2009).

3.2 Primärprävention

Primärprävention ist als Aufgabenfeld hochgradig differenziert. Sie umfasst eine Vielzahl unterschiedlicher Interventionsformen und -felder; gleichzeitig verteilt sich die institutionelle Zuständigkeit für ihre Planung und Durchführung auf eine nahezu unüberschaubare Zahl von Akteuren. Die professionelle Arbeitsteilung ist angesichts der Ausdifferenzierung von Prävention nicht nur unvermeidbar, sondern auch notwendig. Allerdings wird die gerade deshalb so dringliche Koordination der Aktivitäten durch das Fehlen einer institutionellen Gesamtverantwortung erschwert.

3.2.1 Herkömmliche Formen und Instrumente der Primärprävention

Bis weit in das 20. Jahrhundert hinein stand die Verhütung von Infektionskrankheiten im Mittelpunkt der Aufmerksamkeit primärer Prävention. Heutzutage nimmt die Öffentlichkeit in den wohlhabenden Nationen die Verhütung von Infektionskrankheiten, sieht man einmal von – jeweils spektakulären – Krisen wie AIDS, MRSA-Infektionen in der Krankenbehandlung, BSE, SARS, Vogelgrippe, EHEC etc. ab, kaum noch als Interventionsfeld wahr. Dies liegt nicht nur an dem hierzulande derzeit geringen epidemiologischen Gewicht von Infektionskrankheiten, sondern auch daran, dass deren Prävention in Form der öffentlichen Hygiene und der Impfung gleichsam zu einer Routineaufgabe in unterschiedlichen Bereichen der Gesellschaft geworden ist. Mit dem Wandel des Krankheitspanoramas richtet sich die Aufmerksamkeit von Trägern präventiven Handelns heute zunehmend auf chronische Erkrankungen, wobei der Umfang präventiver Aktivitäten insgesamt höchst unzureichend ist. Sofern Maßnahmen der Verhältnisprävention Anwendung finden, steht die Verringerung (DGUV-Spitzenverband 2010) der Exposition gegenüber chemischen und physikalischen Krankheitsquellen (vor allem im Arbeits- und Umweltschutz) oder auch bakteriellen Erregern (vor allem auf dem Gebiet der Lebensmittel-, aber auch der Krankenhaushygiene) im Mittelpunkt. Die Veränderung sozialer Verhältnisse und der aus ihnen resultierenden Verhaltensanreize spielt im Spektrum der präventiven Aktivitäten hingegen bislang keineswegs die ihnen nach dem Gewicht der Probleme und den in ihnen liegenden Potenzialen der Prävention zukommende Rolle.

Bei der Wahrnehmung von verhältnispräventiven Aufgaben ist der Staat sowohl in seiner legislativen als auch in seiner exekutiven Funktion von zentraler Bedeutung, denn nur staatliche Einrichtungen (oder die von ihnen beauftragten Institutionen) können dafür verbindliche Regeln (Ge- und Verbote, Grenzwerte etc.) festlegen, ihre Einhaltung überwachen sowie Zuwiderhandlungen mit Sanktionen bedrohen und gegebenenfalls ahnden. Ob und inwieweit der Staat auf den einzelnen Handlungsfeldern den Anforderungen an eine wirksame Primärprävention durch Setzung von Normen gerecht wird, ist Gegenstand politischer Kontroversen. Auch wo staatliche Normen existieren, ist deren Beachtung bzw. Befolgung Gegenstand sozialer und politischer Konflikte und Aushandlungsprozesse. Dies gilt insbesondere für eines der wichtigsten Interventionsinstrumente, die Festlegung von Grenzwerten. Sie sind in aller Regel nicht oder nicht allein an medizinisch begründeten Erkenntnissen über gesundheitliche Gefährdungen orientiert, sondern stellen einen Kompromiss mit anderen, vor allem wirtschaftlichen Interessen dar, die im Prozess der Grenzwertfestlegung artikuliert werden. Die Festlegung von Grenzwerten ist darüber hinaus auch deshalb oft problematisch, weil die Wirkung von Belastungen auch von anderen Faktoren abhängt, z. B. dem Zusammenwirken mit anderen Belastungen und der Konstitution der Betroffenen. Obwohl die Festlegung von Grenzwerten dazu beitragen kann, Erkrankungswahrscheinlichkeiten zu senken, bedeutet dies nicht, dass Schädigungen erst beim Überschreiten dieser Werte eintreten. Grenzwerte bieten also oft nicht den Schutz, den sie suggerieren.

Mit Blick auf die Grenzwerte vor allem im Bereich des Arbeits- und des Umweltschutzes ist darüber hinaus ein chronisches Implementationsdefizit zu konstatieren. Die Beachtung einschlägiger Vorschriften widerspricht sehr häufig den ökonomischen Interessen von Unternehmen, die zumeist die Normadressaten derartiger Bestimmungen sind. Den zuständigen Behörden mangelt es an finanziellen und personellen Ressourcen, um die Einhaltung der Schutznormen flächendeckend und wirksam zu kontrollieren, womit auch die bei Zuwiderhandlungen angedrohten Sanktionen (z. B. Geldstrafen, Lizenzentzug u. a. m.) an Abschreckungskraft verlieren. Dieses Problem spitzt sich mit der Finanzkrise der öffentlichen Haushalte und der damit verbundenen Forcierung des Personalabbaus in öffentlichen Verwaltungen weiter zu.

Maßnahmen der *Verhaltensprävention* bilden in Deutschland bislang noch immer den Schwerpunkt der Präventionspolitik. Im Mittelpunkt stehen dabei die modernen chronisch-degenerativen Volkskrankheiten: koronare Herzkrankheiten, Krebs, Diabetes und die chronisch-obstruktive Lungenerkrankung (COPD). Die wichtigsten Ziele sind der Verzicht auf Tabakkonsum, eine gesunde Ernährung, eine ausreichende körperliche Bewegung und Verbesserungen der Stressverarbeitung (Walter/Schwartz/Plaumann 2012). Davon erhofft man sich sowohl spezifische (d. h. auf einzelne Krankheiten bezogene) als auch unspezifische (d. h. die Erkrankungswahrscheinlichkeit insgesamt reduzierende) Wirkungen auf die Gesundheit. Im Hinblick auf die Altersgruppen sind Kinder und Jugendliche die Hauptadressaten von Präventionsaktivitäten. Zum einen können früh erkannte Gesundheitsstörungen bei ihnen leichter korrigiert bzw. rechtzeitig in ihren Auswirkungen begrenzt werden, zum anderen ist bei ihnen mit einer höheren Wahrscheinlichkeit als bei Erwachsenen davon auszugehen, dass gesundheitsgerechte Verhaltensweisen zeitstabil verankert werden können (Kolip 1997 u. 1999). In einer Erhebung des Sachverständigenrates (SVR 2010, Bd. I: 191ff.) wurden mehrere hundert Programme staatlicher und nicht-staatlicher Akteure zur Förderung der Kindergesundheit, aber auch große Defizite im Hinblick auf Zielgruppenorientierung, Methodik, Laufzeit («Projektitis») und Qualitätssicherung identifiziert. Mit dem Bedeutungszuwachs chronischer Erkrankungen und der Alterung der Bevölkerung ziehen aber auch die Präventionsanforderungen und -potentiale bei alten Menschen eine wachsende Aufmerksamkeit auf sich (SVR 2002a, Bd. I: 133ff.; SVR 2008, Bd. II: 265ff.; Kümpers/Rosenbrock 2010).

Verhaltensprävention durch traditionelle Formen der Gesundheitsaufklärung und -belehrung hat sich als insgesamt wenig effektiv erwiesen. Bei diesen Ansätzen wird übersehen, dass jeder Mensch ständig aktive Integrations- und Konstruktionsleistungen zu vollbringen hat, durch die er sich mit den Anforderungen aus verschiedenen Lebensbereichen arrangiert, und diese Einzelarrangements wieder zu einem Gesamtarrangement koordiniert. (Gesundheits-) Verhalten ist Teil und Ergebnis dieser Arrangements. Gesundheit und langes Leben ist in der je konkreten Lebenssituation allenfalls eines unter vielen Zielen, und sicherlich nicht immer das Wichtigste. Der französische Soziologe Pierre Bourdieu (1987) hat hierfür den Begriff des «Habitus» geprägt, der deutsche Psychologe Klaus Holzkamp (1995) das Konzept der «Lebensführung». Aus Habitus und Lebensführung können einzelne Elemente (wie z. B. «falsche» Ernährung oder Rauchen) nicht beliebig allein durch Information und Aufklärung oder andere «Sozialtechnologien» herausgenommen werden. Möglich sind Veränderungen meist nur in der Wechselwirkung zwischen (den je nach sozialer Lage mehr oder weniger Spielraum bietenden) Lebensbedingungen und den in ihnen enthaltenen expliziten und impliziten, materiellen und immateriellen Anreizen einerseits und dem sich arrangierenden Individuum andererseits.

Dies wurde bei einer Reihe von Präventionsstudien deutlich, u. a. auch bei der Deutschen

Herz-Kreislauf-Präventionsstudie (DHP), der bislang größten deutschen Interventionsstudie, die von 1982 bis 1991 in ausgewählten Gemeinden durchgeführt wurde. Sie verfolgte das Ziel, durch eine abgestimmte Präventionsstrategie das Gesundheitsverhalten der Bürger im Hinblick auf die Risikofaktoren für Herz-Kreislauf-Erkrankungen (vor allem Ernährung, Rauchen und Bewegung) zu beeinflussen und so die kardiovaskuläre Mortalität zu senken.

Die Ergebnisse sind widersprüchlich. Obgleich die ursprünglichen Wirkungserwartungen reduziert werden mussten, gilt die DHP manchen Beobachtern u. a. mit dem Hinweis auf den in einigen Gruppen erreichten Rückgang der Mortalität als Erfolg (z. B. Forschungsverbund DHP 1998). Allerdings zeigen vorliegende Evaluationen auch, dass nicht davon auszugehen ist, dass die Risikofaktoren für Herz-Kreislauferkrankungen reduziert werden konnten, sondern in ihrer Ausprägung insgesamt sogar zugenommen haben (z. B. Helmert 1999). Der Anstieg der Risikofaktoren ist ein deutlicher Hinweis darauf, dass das Gesundheitsverhalten nicht signifikant und zeitstabil verändert werden konnte. Vermutlich sind andere Gründe für die beobachtete Senkung der Mortalität verantwortlich; in Betracht kommt – neben Veränderungen aus der «impliziten Gesundheitspolitik» – u. a. eine Verbesserung der medizinischen Versorgung bzw. der medizinischen Prävention bei kardiovaskulären Erkrankungen.

Eines der gravierendsten Probleme der herkömmlichen Verhaltensprävention besteht darin, dass sie meist nur sehr geringe Anteile der Risikopopulationen erreicht. Teilnehmer aus der Unterschicht und Menschen mit besonders hohen Risiken sind dabei in der Regel noch einmal deutlich unterrepräsentiert. So war z. B. die zum Teil unter massivem sozialen und gesetzlichen Druck erreichte Reduktion des Zigarettenrauchens in den USA vor allem in den Mittel- und Oberschichten erfolgreich und erreichte in viel geringerem Ausmaß die sozial benachteiligten Bevölkerungsgruppen (Goldstein 1992; Kühn 1993).

Diese und weitere ähnliche Erfahrungen verweisen darauf, dass Anstrengungen zur Verhaltensprävention umso bessere Ergebnisse bringen, je mehr es gelingt, die angestrebte Verhaltensänderung in die Lebenslage und die Lebensweise der Zielgruppen einzupassen, also auch Verhältnisse und die aus ihnen resultierenden Verhaltensanreize so zu verändern, dass die intendierte Verhaltensmodifikation möglich oder wahrscheinlich wird. Die WHO fasst dies in den Satz: «*Make the healthier way the easier choice*». Strategien der Verhaltensmodifikation werden in Reichweite und Zeitstabilität umso wirksamer sein, je stärker sie mit unterstützenden Veränderungen der sozialen Lebensumwelt verknüpft ist.

3.2.2 Gesundheitsförderung – Salutogenese

Die Erfahrung der Grenzen medizinisch-kurativer Interventionen sowie der auf Information und Aufklärung basierenden Verhaltensbeeinflussung, die Einsicht in die multifaktoriellen Ursachen von Krankheit sowie die Erfahrung – im globalen wie im nationalstaatlichen Maßstab – fortbestehender schichtenspezifischer Unterschiede in Mortalität und Morbidität haben zur Entwicklung des Konzepts der Gesundheitsförderung geführt. Dieses Konzept (WHO 1986) ist von der WHO im Jahre 1986 in der Ottawa-Charta programmatisch formuliert worden (Conrad/Kickbusch 1988) und knüpft an ältere Theorien der Partizipation und der Aktivierung an.

Das Konzept der Gesundheitsförderung in der Ottawa-Charta

Ziel der Gesundheitsförderung als präventiver Strategie ist es danach, «allen Menschen ein höheres Maß an Selbstbestimmung über ihre Gesundheit zu ermöglichen und sie damit zur Stärkung ihrer Gesundheit zu befähigen» (WHO 1986). Gesundheit entsteht dadurch, «dass man für sich und für andere sorgt, dass man in der Lage ist, selber Entscheidungen zu fällen und Kontrolle über die eigenen Lebensumstände auszuüben, sowie dadurch, dass die Gesellschaft, in der man lebt, Bedingungen herstellt, die allen ihren Bürgern Gesundheit ermöglichen. Gesundheit wird von den Menschen in ihrer alltäglichen Umwelt geschaffen und gelebt, dort, wo sie spielen, lernen, arbeiten und lieben» (ebd.).

Damit verbindet sich nicht nur die Vorstellung, Menschen zu befähigen, Risiken für ihre Gesundheit sensitiver wahrzunehmen und aktiver an ihrer Minderung zu arbeiten, sondern auch die Erwartung, dass sich mit zunehmender Transparenz von Lebenssituationen, mit der Anhebung von Qualifikationen, wachsenden Entscheidungsspielräumen, direkter Partizipation sowie durch soziale Unterstützung in materieller wie ideeller Form Gesundheitsressourcen zunehmen und die Fähigkeit zur Belastungsvermeidung bzw. -verarbeitung erhöht, die Erkrankungswahrscheinlichkeit mithin sinkt. Derartige Erwartungen sind durch viele Untersuchungen gut belegt (z. B. Berkman/Syme 1979; House 1981; Bagnara/Misiti/Wintersberger 1985; Antonovsky 1987; Karasek/Theorell 1990).

Die Ottawa-Charta der WHO formuliert fünf Handlungsfelder für eine gesundheitsfördernde Politik (WHO 1986):

- die Entwicklung einer gesundheitsfördernden Gesamtpolitik
- die Schaffung von gesundheitsfördernden Lebenswelten
- die Stärkung gesundheitsbezogener Aktivitäten in der Gemeinden
- die Entwicklung persönlicher Kompetenzen
- die Neuorientierung der Gesundheitsdienste.

Durch Gesundheitsförderung sollen die subjektiven und sozialen Voraussetzungen für mehr Selbstbestimmung in der Gestaltung des eigenen Lebens verbessert werden. Dabei geht es u. a. darum, Menschen die Verankerung in sozialen Gemeinschaften und Netzwerken zur Kommunikation und gegenseitigen Hilfeleistung zu erleichtern bzw. zu ermöglichen. Dadurch sollen sie in die Lage versetzt werden, ihre Gesundheit als eigenes (individuelles und kollektives) Interesse zu erkennen und zu verfolgen. Auf diese Weise können die Individuen zugleich die individuelle und kollektive Handlungsfähigkeit zur Beeinflussung und zeitstabilen Kontrolle dieser Bedingungen vergrößern. Zudem verknüpft sich damit die Erwartung, dass eine allgemeine Stressreduktion und eine Verstärkung des Gefühls der Selbstwirksamkeit («self efficacy»; Bandura 1977 u. 1997) die individuelle Neigung zu gesundheitsriskantem Verhalten (z. B. Zigarettenrauchen) schwächen. Der damit verbundenen Gefahr einer uferlosen Ausweitung professioneller Betreuung und Kontrolle begegnet das Konzept mit einer Neudefinition des Verhältnisses zwischen professionellen Helfern und Zielgruppen (enabling, empowerment) (Rappaport 1985): Die Expertenintervention soll von vornherein begrenzt sein und ihre eigene Überflüssigkeit produzieren.

Vor dem Hintergrund des akkumulierten Wissens über Gesundheitsressourcen und Gesundheitsbelastungen handelt es sich bei der Ottawa-Charta um ein umfassendes, wissenschaftlich gut untermauertes Präventionskonzept, das – gewissermaßen als Schlüsselvariable für Prävention und Gesundheitsförderung – primär auf die Steigerung der objektiven und subjektiven Möglichkeiten der Selbststeuerung der Menschen in funktionierenden sozialen Bezügen sowie auf Entscheidungsteilhabe orientiert.

Salutogenese

In Umsetzung des Gesundheitsförderungskonzepts hat sich der Schwerpunkt der neueren Gesundheitsforschung auf Ansätze verlagert, in denen neben einer Senkung der pathogenen, also krank machenden Faktoren gleichberechtigt die Förderung salutogener Faktoren berücksichtigt wird. Primärprävention umfasst in dieser Sichtweise alle Bemühungen zur Senkung der Eintrittswahrscheinlichkeit sowohl von spe-

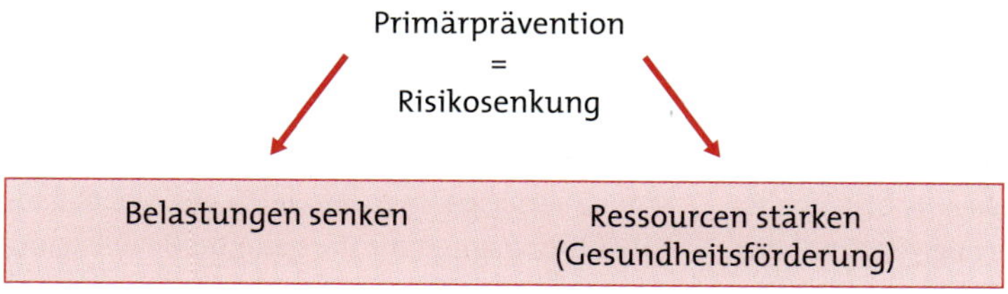

Quelle: Rosenbrock 2001a: 758.

Abbildung 3-2: Primärprävention und Gesundheitsförderung.

zifischen Krankheiten als auch von Erkrankung überhaupt (Risikosenkung). Bemühungen, die diesem Ziel dienen, können sich nur selten darauf beschränken, entweder nur Ressourcen zu stärken oder nur Belastungen zu senken. Eine erfolgversprechende Primärprävention, verstanden als Senkung der Eintrittswahrscheinlichkeit von Krankheiten oder Krankheit überhaupt, wird also in der Regel darauf gerichtet sein, die Ziele der Belastungssenkung und der Ressourcenstärkung (Gesundheitsförderung) gleichzeitig zu verfolgen und aufeinander zu beziehen (**Abb. 3-2**).

Von großem Einfluss ist in diesem Zusammenhang das von dem Sozialepidemiologen Aaron Antonovsky auf Basis zahlreicher empirischer Studien an vielen verschiedenen Bevölkerungsgruppen entwickelte Modell der Salutogenese (Antonovsky 1987 u. 1991; dazu: Bengel/Strittmatter/Willmann 1998; Wydler/Kolip/Abel 2002). Danach bleiben Individuen und Gruppen auch unter hohen Belastungen eher gesund,

- wenn sie die Anforderungen und Zumutungen, mit denen sie konfrontiert werden, als einigermaßen vorhersehbar und einordnungsfähig erleben *(comprehensibility)*
- wenn Möglichkeiten der Reaktion und des Eingreifens, also Chancen der Einflussnahme auf Entwicklungen und Ereignisse objektiv und subjektiv gegeben sind *(manageability)* und
- wenn sie die Möglichkeit sehen und haben, unter diesen Bedingungen individuelle oder kollektive Ziele anzustreben und auch zu erreichen *(meaningfulness)*.

Diese drei Faktoren – die Vorhersehbarkeit, die Beeinflussbarkeit und die Sinnhaftigkeit – bilden zusammengenommen nach Antonovsky den «sense of coherence» (die deutsche Übersetzung «Kohärenzgefühl» ist umstritten, weil es sich beim «*sense of coherence*» um mehr als ein Gefühl handelt) – also das Erleben, sich in einer verstehbaren und beeinflussbaren Welt zu bewegen. Bezogen auf die Arbeitswelt bedeutet dies z. B., im unterstützend kollegialen Kommunikationszusammenhang des Arbeitsplatzes unter als halbwegs gerecht und transparent erlebten Bedingungen eine anregende und entwicklungsfähige Arbeitsaufgabe ohne schädigende physikalische und chemische Einflüsse zu erfüllen.

Zwar wurde das Salutogenese-Konzept von Antonovsky empirisch bisher nicht umfassend verifiziert (SVR 2002a, Bd. I: 138) und kann derzeit lediglich für den Bereich psychischer Erkrankungen als belastbar gelten (Bengel/Strittmatter/Willmann 1998). Allerdings ist der generelle Zusammenhang zwischen der Entwicklung von Gesundheitsressourcen einerseits und Erfolgen bei der Prävention, Behandlung und Bewältigung von Krankheiten andererseits durch eine Vielzahl von Studien gut belegt (z. B. Sochert 1998; Øvretveit 1996; Badura 1987).

Komponenten moderner Prävention

Unterschiedlichen wissenschaftlichen Disziplinen und kulturellen Kontexten entstammend, zeichnet sich mit dem Salutogenese-Konzept der Umriss eines verallgemeinerbaren humanwissenschaftlichen Paradigmas gesunder und produktiver Lebens- und Arbeitsgestaltung ab. Vom heute sowohl auf individueller wie politischer Ebene vorherrschenden Umgang mit Gesundheitsrisiken unterscheidet sich dieses neue Paradigma neben dem bereits behandelten Aspekt der Ressourcenförderung (Gesundheitsförderung) (s. Kap. 3.2.1) durch drei weitere Innovationen.

Aufwertung unspezifischer Interventionen

Schon die Geschichte erfolgreicher Primärprävention (z. B. McKeown 1982) zeigt, dass mit ein und derselben Maßnahme bzw. Strategie (z. B. Stadtsanierung, allgemeine Bildung, Verbesserung der Ernährung etc.) Beiträge zur Senkung der Inzidenz mehrerer und verschiedener Krankheiten erzielt werden können. Der gleiche Effekt zeigt sich z. B. auch bei der Anwendung integrierter Strategien betrieblicher Gesundheitsförderung (Lenhardt/Elkeles/Rosenbrck 1997; Lenhardt 2003). Die Beeinflussung von scheinbar weit entfernt von den unmittelbaren Krankheitsursachen angesiedelten («distalen») Faktoren (z. B. Partizipation, soziale Unterstützung), deren Beitrag zur Krankheitsentstehung in vielen Fällen noch nicht hinreichend erforscht ist, kann danach einen größeren präventiven Effekt haben als die Bearbeitung von Faktoren, deren kausale Beziehung zu Krankheitsentstehung sehr viel enger ist. Dies gilt sowohl im Hinblick auf bestimmte Zielkrankheiten als auch im Hinblick auf die Gesamtmorbidität/-mortalität und sowohl für die Senkung von Gesundheitsbelastungen als auch für die Vermehrung von Gesundheitsressourcen.

Priorität für Kontextbeeinflussung

Um eine möglichst große Wirkung der Prävention bei sozial benachteiligten Zielgruppen zu erzielen, reicht es in der Regel nicht aus, die Intervention auf die Anwendung der Instrumente «Information, Aufklärung und Beratung» zu beschränken. Vielmehr steigt die Wahrscheinlichkeit des Erfolgs mit der Beeinflussung des Verhaltenskontextes, sei es auf individueller Ebene, sei es im Setting oder sei es im Rahmen von integrierten, multimodalen und intersektoralen Kampagnen für die gesamte Bevölkerung oder definierte Teilgruppen. Da Interventionen, die sich auf Information, Aufklärung und Beratung beschränken, wegen ihrer regelmäßig geringeren Komplexität, Konfliktivität und Kosten leichter durchzusetzen, aber zumeist auch weniger wirksam und nachhaltig sind, sollten sie sich regelmäßig auf die Einbeziehung und Veränderung des Kontextes richten. Dies erfordert von den Akteuren regelmäßig «gegentendenzielle Politik» (Kühn/Rosenbrock 1994). Auch dabei ist bei jeder Intervention neben dem Ziel der Senkung von Gesundheitsbelastungen das Kriterium der Stärkung von Gesundheitsressourcen, also der Gesundheitsförderung zu beachten.

Priorität für Partizipation

Spätestens seit den praktischen und theoretischen Arbeiten von Paolo Freire (Freire 1980) in den 1970er Jahren darf als etabliert gelten, dass insbesondere Menschen mit geringer formaler Bildung sowohl kognitiv wie habituell umso erfolgreicher lernen, je besser und unmittelbarer das Lernangebot an ihrem praktischen Alltag anknüpft und je mehr sie das zu Erlernende in ihrem praktischen Alltag ausprobieren und selbst entwickeln können. Aus dem Leitbeispiel erfolgreicher Primärprävention im Setting, der betrieblichen Gesundheitsförderung (s. Kap. 3.2.4), ist zudem bekannt, dass Verhaltens- und Verhältnisänderungen umso erfolgreicher und nachhaltiger sind, je stärker die Beschäftigten an der Problemeinschätzung, der Konzipierung und Implementierung der Veränderungen sowie an der Qualitätssicherung direkt beteiligt sind. Grundsätzlich sollten demnach solche Interventionen bevorzugt werden, die einen hohen Grad an direkter Partizipation der Zielgruppe aufweisen (Rosenbrock/Hartung 2012).

Um die Potenziale dieser vier Innovationen der Primärprävention nachhaltig zur Gestaltung zu bringen und zu verallgemeinern, tritt die Qualitätssicherung der Prävention als Querschnittserfordernis hinzu (Kolip/Müller 2009).

Die Anwendung von Konzepten und Strategien, die diese Innovationen aufgreifen und benutzen, führt zu sehr beachtlichen Erfolgen in der Prävention (Smedley/Syme 2001, Minkler 1997), ohne dass die zugrunde liegenden Wirkungsmechanismen vollständig erforscht wären. Primäre Prävention nach dem «state of the art» der Ottawa-Charta und verwandter Konzepte ist deshalb nicht einfach die Anwendung bekannter Regeln, sondern immer auch eine Entwicklungsaufgabe. Für die Praxis bedeutet dies, dass bei jeder Intervention wo immer möglich dafür gesorgt werden muss, dass die gesundheitliche und soziale Ausgangslage, die relevanten Aspekte der Intervention und die Ergebnisse der Intervention nach wissenschaftlichen Standards dokumentiert werden, um auf diese Weise Auswertungen zu ermöglichen, die den Stand des Wissens über die Potenziale und die Wirkmechanismen primärer Prävention weiter entwickeln (s. Kap. 3.2.5; Øvretveit 2002; Rosenbrock 2004a; Wright 2004). In der Praxis wird gegen dieses gesundheitswissenschaftlich begründete Postulat regelmäßig verstoßen (Emmons 2001), weil sich Möglichkeiten, Strategien, Zeitpunkte und Dauer präventiver Interventionen zumeist nach anderen Kriterien (Zugang, Finanzierung etc.) als solchen der Forschung und Evaluation richten. Die Durchführung zunehmend standardisierter Interventionen im Rahmen geplanter und wissensbasiert gesteuerter Programme ist deshalb nicht nur eine Chance für die Präventionspolitik, sondern kann zugleich wertvolle Beiträge zur Methodenentwicklung im Hinblick auf Auswahl, Durchführung, Qualitätssicherung, Vernetzung und Evaluation von präventiven Interventionen und Strategien leisten.

3.2.3 Typen und Arten moderner Primärprävention

Primärpräventive, d. h. Belastungen senkende und Ressourcen vermehrende Aktivitäten und Strategien lassen sich drei Interventionsebenen zuordnen: dem Individuum, dem Setting und der Bevölkerung. Je nachdem, ob die Intervention sich auf Information, Aufklärung und Beratung beschränkt oder ob sie auch Interventionen zur Veränderung gesundheitsbelastender bzw. ressourcenhemmender Faktoren der jeweiligen Umwelt/des jeweiligen Kontextes einschließt, ergeben sich sechs Strategietypen (**Tab. 3-3**). Regelungen der v. a. technischen Verhältnisprävention (z. B. Bauvorschriften, Le-

Tabelle 3-3: Typen und Arten der Primärprävention.

	Information, Aufklärung, Beratung	Beeinflussung des Kontexts
Individuum	*I. – z. B.:* ärztliche Gesundheitsberatung, Gesundheitskurse	*II. – z. B.:* präventiver Hausbesuch
Setting	*III. – z. B.:* Anti-Tabak Aufklärung in Schulen	*IV. – z. B.:* betriebliche Gesundheitsförderung als Organisationsentwicklung
Bevölkerung	*V. – z. B.:* «Esst mehr Obst», «Sport tut gut», «Rauchen gefährdet die Gesundheit», «Seid nett zueinander»	*VI. – z. B.:* HIV/Aids-Kampagne, Trimming 130

Quelle: Eigene Darstellung.

bensmittelrecht, Vorschriften zur Trink- und Abwasserversorgung, Strahlenschutz, Speisesalzjodierung etc.), durch deren bloße Befolgung Gesundheitsbelastungen für Dritte ausgeschlossen bzw. gesenkt werden und deren Erfolg insofern auch nicht von der Mitwirkung der Zielgruppen abhängt, bleiben hier außer Betracht.

Für jeden dieser sechs im Folgenden kurz erläuterten Strategietypen lassen sich zweckmäßige Einsatzfelder identifizieren; dabei erfordert jeder dieser Handlungstypen unterschiedliche Instrumente, Ressourcen, Akteurkonstellationen und Methoden der Qualitätssicherung. Es ist eine zentrale gesundheitspolitische Steuerungsaufgabe, dafür zu sorgen, dass je nach Zielgruppe und Gesundheitsrisiko der jeweils angemessene Strategietyp zum Einsatz kommt. Vor allem aus den unten (s. Kap. 3.2.6) genannten Gründen tendiert die Politik (auf Makro-, Meso- und Mikro-Ebene) im Selbstlauf dazu, jeweils auch dann auf weniger komplexe Interventionen (z. B. Interventionsebene Individuum statt Setting bzw. Bevölkerung sowie/oder Vernachlässigung des Kontextes) zurückzugreifen, wenn Interventionen höherer Ordnung angezeigt wären. Deshalb ist zielführende Prävention zumeist das Ergebnis «gegentendenzieller Politik» (Kühn/Rosenbrock 1994).

Individuell ansetzende Prävention ohne Kontextbeeinflussung (Feld I)

Individuell ansetzende Prävention ohne Kontextbeeinflussung beschränkt sich definitionsgemäß auf die Methoden der Information, der Beratung und des Trainings. In der Regel geht es um Versuche, gesundheitsbelastendes Verhalten zu modifizieren sowie persönliche Ressourcen (Selbstvertrauen, Selbstwirksamkeit, Transparenz, Fähigkeit zur Selbsthilfe, Einbindung in Gruppen/Netzwerke von Menschen in ähnlicher Lebenslage) zu stärken. Klassische Instrumente sind Kursangebote («verhaltensorientiertes Gruppentraining»), die in Anspruch genommen werden können oder auch nicht («Komm-Struktur», «passive Rekrutierung») sowie individuelle Beratung durch Ärzte oder andere Experten. Bei den kassengetragenen individuellen Maßnahmen dieses Typs wurde eine überproportionale Beteiligung von sozial und gesundheitlich weniger belasteten Gruppen festgestellt (Kirschner/Radoschewski/Kirschner 1995). Bis heute hat sich daran nichts Grundsätzliches geändert, wie die Dokumentationen des MDS zur Umsetzung des § 20 Abs. 1 SGB V zeigen (MDS/GKV-Spitzenverband 2012). Damit bestätigen sich erneut Befunde, nach denen Menschen aus schwierigen Lebenslagen solche Angebote der Verhaltensmodifikation weit schwerer finden als Angehörige sozial besser gestellter Bevölkerungsgruppen. Zudem haben sie auch vergleichsweise größere Probleme, solche Kurse bis zum Ende durchzuhalten und – insbesondere – große Schwierigkeiten, das im Kurs erlernte Verhalten über das Kursende hinaus in den ja meist unveränderten Alltag zu integrieren (Rosenbrock 2002).

An der Eignung dieses Interventionstyps für Primärprävention zur Verminderung sozial bedingter Ungleichheit von Gesundheitschancen bestehen demnach erhebliche Zweifel. Diese könnten ggf. durch sorgfältige und wissenschaftlich begleitete Modellvorhaben spezifiziert, verringert oder auch überwunden werden, wenn dabei folgende Gesichtspunkte und Kriterien beachtet werden (Rosenbrock 2004b):

- Die Träger der Maßnahme verfügen über ausgewiesene soziale, gesundheitswissenschaftliche und organisatorische Kompetenzen sowie über transparente und erprobte (passive und/oder aktive) Zugangswege zur Zielgruppe.
- Die Träger und das Konzept der Maßnahme respektieren die Lebensweise der Zielgruppe und gewährleisten – materiell und immateriell – barrierefreien Zugang, die Freiwilligkeit der Teilnahme sowie eine maximale Partizipation auf allen Stufen des Prozesses (Problemdefinition, Maßnahmenformulierung, Durchführung, Qualitätssicherung und Evaluation).

- Die Organisation und die inhaltliche Ausrichtung der Intervention ist der Zielgruppe angemessen, d. h. sie knüpfen an deren Lebenslage, Lebensweise und Lebenswelten an, orientieren sich an ihren Ressourcen, verknüpfen Verhaltens- und Verhältnisprävention miteinander, unterstützen die Vernetzung innerhalb der Zielgruppe und setzen jeweils geeignete didaktische Methoden ein (Methoden der Erwachsenenbildung, insbesondere für sozial Benachteiligte, persönliche Beratung durch Professionals und Peers).
- Es werden Hilfen bei der Umsetzung des Gelernten in den Alltag geleistet – ggf. auch durch Unterstützung bei Verhältnisveränderungen, wobei sich hier Überschneidungen mit dem Setting-Ansatz ergeben.
- Die Qualität und – im Erfolgsfall – die Übertragbarkeit und Nachhaltigkeit der Interventionen werden gesichert. In diesem Zusammenhang organisieren die Träger auch eine Nachverfolgung der Teilnehmer, um Erinnerungs- und Auffrischungsimpulse zu geben sowie die Wirkungen der Intervention zu messen.

Individuell ansetzende Primärprävention mit Beeinflussung des Kontexts (Feld II)

Sie richtet sich regelmäßig an Menschen in ihrer häuslichen bzw. familiären bzw. beruflichen Umgebung. Beispielhaft seien hier – einmalige oder wiederholte – Hausbesuche bei werdenden Eltern zur Vorbereitung auf das Leben mit dem Neugeborenen (z. B. Ernährung, Hygiene, Neurodermitis- und Unfallprävention) (Dierks/Buser/Busack et al. 2002) oder Hausbesuche bei älteren Menschen zur altersgerechten Anpassung der Wohnumgebung genannt (Kruse 2002; Walter 2004). In beiden Beispielen zielt die Intervention sowohl auf eine Verbesserung des individuellen Gesundheitsverhaltens (einschl. des Hilfesuchverhaltens sowie der Inanspruchnahme sozialer Leistungen und der Krankenversorgung) als auch auf die situationsgerechte Gestaltung der technischen und sozialen Wohnumgebung. In beiden Fällen erscheint allerdings auch fraglich, ob diese Ziele mit einem einmaligen Besuch erreicht werden können. Dabei ist zu unterscheiden zwischen den Veränderungen, die unmittelbar beim Hausbesuch bewirkt werden, und solchen, die durch den Hausbesuch erst angestoßen und in die Wege geleitet werden. Seine volle Wirksamkeit im Sinne der Kontextbeeinflussung entfaltet der Hausbesuch erst dann, wenn letztere tatsächlich durchgeführt werden.

Ein anderes Beispiel liefern Finnland und die USA. Hier wurden erfolgreich Modelle mit sehr intensiver individueller Verhaltensbeeinflussung zur Senkung des Diabetes-Risikos durchgeführt, bei denen auch das persönliche Lebensumfeld im Hinblick auf förderliche und hemmende Bedingungen für die geforderten Verhaltensänderungen (v.a. Bewegung, Ernährung, Zigarettenrauchen) in die Betrachtung und Intervention einbezogen wurden (Diabetes Prevention Program Research Group 2002; Tuomilehto/Lindstrom/Eriksson et al. 2001). Auch die vorwiegend in der Sozialarbeit entwickelten Formen der Intervention in Familien (Familienhebammen, Elterngruppen, Frühförderung, Frühe Hilfen, Familienfürsorge, Familien-Management) können als Primärprävention mit Bezug zum «Setting Familie» betrachtet werden (Mühlum/Franzkowiak/Zurhorst 1998; SVR 2010, Bd. I: 123ff.).

Allerdings ist die Wirksamkeit solcher Interventionen v.a. im Hinblick auf ihre Nachhaltigkeit unklar bzw. strittig. Die Kriterien der Weiterentwicklung dieses Interventionstyps sind mit jenen der individuell ansetzenden Primärprävention *ohne* Beeinflussung des Kontextes (s. o.) identisch.

Settingbasierte Primärprävention (Feld III/IV)

Ein Setting ist ein relativ dauerhafter und den Nutzern bzw. Akteuren auch subjektiv bewusster Sozialzusammenhang. Er kann konstituiert sein durch eine formale Organisation (z. B. Schule, Betrieb), durch einen gemeinsamen sozial-räumlichen Bezug (z. B. Stadtteil, Dorf, Quartier), durch eine gemeinsame Lebenslage (z. B. Arbeitslosigkeit, Migrationshintergrund), durch gemeinsame Wertorientierungen (z. B. religiöse Gemeinschaften, sexuelle Minderheiten) oder auch durch eine Kombination dieser Merkmale (Geene/Rosenbrock 2011). Vom Setting können wichtige Einflüsse auf Gesundheitsbelastungen und/oder Gesundheitsressourcen, auf die Wahrnehmung von Gesundheit sowie auf (alle Formen der) Bewältigung von Gesundheitsrisiken (Balance zwischen Belastungen und Ressourcen) ausgehen. Interventionen in Settings sind umso einfacher zu organisieren und versprechen umso mehr Erfolg, je mehr – unabhängig von der Intervention – vorgegebene Strukturen und Interaktionen sich dort finden, je größer die Verbindlichkeit dieser Strukturen und Interaktionen ist, je klarer die Nutzergruppen und Interessenten («stakeholder») definiert und organisiert sind, je geringer die Fluktuation ist und je mehr partizipative Verfahren in Kultur und Routine des Setting bereits verankert sind. Bei der Planung und Durchführung von Setting-Projekten ist der Public Health Action Cycle (s. Kap. 1.6) ein nützliches Instrument.

Grundsätzlich lassen sich Primärprävention und Gesundheitsförderung im Setting auf zwei – nicht völlig trennscharfe – verschiedene Arten betreiben, die im Folgenden erörtert werden sollen.

Primärprävention im Setting (Feld III)

Bei diesem Ansatz wird v. a. die Erreichbarkeit von Zielgruppen im Setting genutzt, um dort Angebote der verhaltensbezogenen Prävention (z. B. im Hinblick auf die Großrisiken Ernährung, Bewegung, Stress, Drogen) zu platzieren. Die Spannweite reicht von der Benutzung eines Settings als Ablegeplatz für Informationen für eine bestimmte Zielgruppe bis hin zu speziell für eine oder mehrere Gruppen im Setting partizipativ gestalteten Programmen. Primärprävention im Setting ist Verhaltensprävention, unterscheidet sich aber von der individuellen Prävention dadurch, dass die Zielgruppen nach ihrer Zugehörigkeit zum Setting ausgewählt und dort auch aufgesucht werden. Daraus resultieren vergleichsweise gute Voraussetzungen für die Erreichbarkeit der Zielgruppen, für die Anregung von Kommunikation und sozialer Unterstützung in der Zielgruppe und (damit) für die Nachhaltigkeit von verhaltensmodifizierenden Präventionsprogrammen. Gesundheitsförderung im Setting kann auch – meist flankierend oder zur Erleichterung von Verhaltensmodifikationen – mit Veränderungen im Setting selbst verbunden sein und insofern auch Elemente der Verhältnisprävention, d. h. der Entwicklung zum gesundheitsförderlichen Setting (s.u.) beinhalten. Dies trifft auch auf zahlreiche Projekte der «peer education» zu (Nörber 2003), die aus dem besonderen Vertrauensverhältnis zwischen sozial gleich Gestellten gesundheitlichen Nutzen zu ziehen versuchen. Einen Grenzfall zwischen den beiden Typen der Setting-Interventionen stellt z. B. eine betriebliche Ernährungskampagne mit flankierenden Veränderungen in der Gemeinschaftsverpflegung (Kantine) dar. Die Wirkung von Maßnahmen nach diesem Ansatz auf Menschen aus sozial benachteiligten Gruppen ist unklar. Bei einer Evaluation der Prävention von Tabakrauchen in der Schule nach diesem Ansatz («Be smart – Don't start») waren (eher schwache und nur vorübergehende) Wirkungen am stärksten in Gesamtschulen sowie auch (etwas schwächer) in Gymnasien, nicht aber bei Hauptschülern feststellbar (Wiborg/Hanewinkel/Kliche 2002). Dies verweist auf das «Präventionsdilemma» (Bauer 2005). Danach wirken gleiche Interventionen bei Schülern aus höheren Sozialschichten (und damit meist auch mit höheren Kompetenzen) stärker als bei Schülern mit diesbezüglich schlechteren Voraussetzungen. Im Ergebnis können Interventionen, die dieses Dilemma nicht bewältigen, zu einer Vergrößerung der sozial bedingten Ungleichheit von Gesundheitschancen führen. «Einfache», d. h. auf Information und Beratung beruhende

Interventionen im Setting können auch «Türöffner» für das Setting sein, durch die – gewissermaßen als Einstieg bzw. Anbahnung – die Akzeptanz für Interventionen zur Entwicklung eines gesundheitsförderlichen Settings (s. u.) verbessert werden. Häufig genug aber wird allerdings auch das «Anbahnungs-Argument» verwendet, um den Verzicht auf die Entwicklung eines gesundheitsförderlichen Settings zu legitimieren.

Entwicklung eines gesundheitsförderlichen Settings (Feld IV)

Im Gegensatz zur Gesundheitsförderung im Setting stehen bei der Schaffung eines gesundheitsförderlichen Settings die Partizipation und der Prozess der Organisationsentwicklung konzeptionell im Mittelpunkt (Grossmann/Scala 1994). Der Kerngedanke besteht darin, durch ermutigende, ermöglichende, initiierende und begleitende Intervention Prozesse im Setting auszulösen, mit denen dessen Akteure dieses tatsächlich nach ihren Bedürfnissen mitgestalten und diesen Einfluss auch subjektiv erleben (empowerment). Es handelt sich also um systemische Interventionen (Hafen 2007). Projekte der Entwicklung eines gesundheitsförderlichen Settings sind gleichsam soziale Reformbewegungen für das jeweilige Setting, die allerdings von außen und damit «synthetisch» induziert werden. Auch in solchen Setting-Projekten sind Angebote zur Unterstützung von Verhaltensmodifikationen häufig anzutreffen. Der grundsätzliche Unterschied zu ähnlichen Verhaltensinterventionen beim Ansatz «Gesundheitsförderung im Setting» besteht darin, dass solche Interventionen im Rahmen eines partizipativ gestalteten Prozesses der organisatorischen, sozialklimatischen etc. Veränderung des Settings von den Nutzern des Settings selbst identifiziert, angefordert und meist auch (mit-) gestaltet werden. Sie flankieren dann die partizipative Organisationsentwicklung bzw. sind ein Bestandteil von ihr. Es ist z. B. hoch plausibel, dass eine Schulung von betrieblichen Managern in menschengerechter Führung (Geißler/Bökenheide/Geißler-Gruber et al. 2003) dann eine wesentlich größere Wirkung auf das Wohlbefinden und die Zufriedenheit der Beschäftigten ausübt, wenn sie im Ergebnis einer von den Beschäftigten selbst vorgenommenen Problemanalyse und eines darauf gegründeten Vorschlages zustande kommt, als wenn sie ohne einen solchen Vorlauf von der Geschäftsleitung «verordnet» wurde. Analoges gilt auch für Gesundheitskurse z. B. im Stressmanagement, aber auch für betriebliche Kampagnen zum «rauchfreien Betrieb».

Im (idealen) Ergebnis soll ein gesundheitsförderliches Setting den Prozess der Organisationsentwicklung derart verstetigen, dass die dezentralen Erneuerungsprozesse durch die verschiedenen Bereiche des Settings (z. B. die Abteilungen eines Betriebes) wandern bzw. rotieren. Das Setting «erfindet sich» in partizipativ gestalteten Diskursen auf diese Weise kontinuierlich stückweise neu. Im Ergebnis sollen die Nutzer bzw. Akteure des Settings das sich auf reale Veränderungen in der physischen und sozialen Umwelt gründende Gefühl haben, in einer Umwelt zu leben, die sie selbst nach ihren Bedürfnissen mit gestaltet haben. Die formellen und informellen, die materiellen wie die immateriellen Anreize und Sanktionen sollen eine Steigerung der Aktivierung, der sozialen Unterstützung, des Selbstwertgefühls und der Selbstwirksamkeit bewirken und zu einem Abbau von physischen und psychosozial vermittelten Gesundheitsbelastungen führen.

Auf diese Weise sollen Veränderungen bewirkt werden, die gut sind für Wohlbefinden und Gesundheit der Nutzer. Bei solchen Interventionen bleibt die enge Koppelung zwischen Verhaltens- und Verhältnisprävention nicht nur Programm. Da sich die Intervention auf das gesamte Setting bezieht, wird eine Diskriminierung von Zielgruppen vermieden. Auch erleichtert dieser Ansatz hierarchie- und gruppenübergreifende Kooperation und Kommunikation. Durch vermehrte Transparenz, Partizipation und Aktivierung werden gesundheitsrelevante

Kompetenzen entwickelt. Darüber hinaus erfüllt das Setting besser als alle bekannten Ansätze der Verhaltensprävention Voraussetzungen für das Lernen bei geringer formaler Bildung: Informationen und Aktivitäten knüpfen am Alltag und an den vorhandenen Ressourcen an, gemeinsam werden eigene Vorstellungen zum Belastungsabbau und zur Ressourcenmehrung entwickelt und in einem gemeinsamen Lernprozess so weit wie möglich umgesetzt (Freire 1980; Baric/Conrad 2000). Zudem scheinen gesundheitliche Erfolge bei Setting-Interventionen zumindest auch über mehrere Jahre relativ stabil bleiben zu können (Lenhardt 2003; Minkler 1997). Einen Überblick über die aktuelle Entwicklung konkreter Projekte zur Entwicklung gesundheitsförderlicher Settings («good practice») gibt die BZgA (2010).

Primärprävention durch Kampagnen (Feld V und VI)

Eine Kampagne ist eine systematisch geplante Kombination von Maßnahmen (Einzelprojekten) zur Erreichung gesundheitsbezogener Ziele in der Gesamtbevölkerung oder in definierten Zielgruppen (Töppich 2004). In der Regel besteht das Kampagnenziel in einer Veränderung von gesundheitsrelevanter Wahrnehmung und gesundheitsrelevantem Verhalten in der Bevölkerung bzw. in den definierten Zielgruppen. In der Werbung und zum Teil auch in der Politik wird unter «Kampagne» dagegen lediglich die systematische Verbreitung von Werbebotschaften durch gezielten und ggf. kombinierten Einsatz von Massenmedien verstanden (Bonfadelli/Friemel 2006). Auch hier ist das Ziel ein verändertes (Kauf-)Verhalten. Bedauerlicherweise prägt das aus der Werbewirtschaft stammende Konzept einer Kampagne vielfach auch die Vorstellungen dieses Instruments in der gesundheitspolitischen Diskussion. Durch die Verkürzung auf die Frage der Nutzung von Massenmedien gerät dabei der für die gesundheitspolitische Bewertung entscheidende Unterschied oft aus dem Blickfeld. Dieser Unterschied besteht nicht darin, ob Massenmedien eingesetzt werden, sondern ob eine Kampagne auf den Verhaltenskontext (die Lebensbedingungen, das Setting) der Bevölkerung bzw. Zielgruppen eingeht (und ggf. auch Aktivitäten zu dessen Veränderung initiiert bzw. unterstützt).

Kampagnen ohne Kontextbezug (Feld V)

Kampagnen ohne relevanten Kontextbezug («Esst mehr Obst», «Sport tut gut», «Rauchen gefährdet die Gesundheit», «3000 Schritte pro Tag») richten sich in der Regel an die gesamte Bevölkerung, indem sie gesundheitsrelevante Botschaften transportieren, ohne jedoch auf die fördernden und hemmenden Bedingungen ihrer Annahme bzw. Umsetzung einzugehen oder diese gar zu verändern. Solche Kampagnen sind unaufwendig zu organisieren, haben aber auch eine – wenn überhaupt – nur sehr geringe Wirkung und gehören häufig in die Kategorie «symbolische Politik». Sie entsprechen nicht (mehr) dem Stand des gesundheitswissenschaftlichen Wissens und werden üblicherweise auch nicht im Hinblick auf ihre gesundheitlichen Wirkungen evaluiert.

Dies ist kein Argument gegen die Nutzung von Massenmedien in der Primärprävention: Massenmediale Kampagnen haben dann eine präventionspolitische Funktion, wenn damit kontextbezogene und in sozialen Kontexten generierte Aktionen und Projekte verbunden sind. In diesem Falle ist aber die Nutzung der Massenmedien keine isolierte Aktivität und auch kein Selbstzweck, sondern Bestandteil einer auch andere Handlungsebenen einbeziehenden Kampagne mit Kontextbezug. Um diesen Typus geht es im folgenden Abschnitt.

Kampagnen mit Kontextbezug (Feld VI)

Das ausgesprochen erfolgversprechende Instrument bevölkerungsbezogener Kampagnen mit Kontextbezug wurde in der Bundesrepublik bislang nur sehr selten angewendet. Das methodische Fundament für diesen Interventionstyp wurde in den 1970er Jahren in den USA mit städtebezogenen Kampagnen zur Reduktion kardiovaskulärer Risikofaktoren gelegt. Basis dieser Kampagnen war ein erweitertes «social marketing», also die Nutzung aller für den Vertrieb von Waren und Dienstleistungen entwickelten Instrumente und Verfahren für nichtkommerzielle oder gemeinschaftsbezogene Ziele.

Bislang gab es in der Bundesrepublik drei große bevölkerungsweite Kampagnen der nichtmedizinischen Primärprävention mit Kontextbezug: die sehr erfolgreiche Kampagne zum Sicherheitsgurt in den 1960er Jahren (Vieth 1988), die ebenfalls erfolgreichen Trimm-Aktionen des Deutschen Sportbundes (1970-1994) (Mörath 2005) und die HIV/Aids-Kampagne v. a. in den 1980er- und 1990er Jahren (zumindest in den zentralen Zielgruppen ca. 15 Jahre sehr erfolgreich, Rosenbrock 1994 u. 2003; Rosenbrock/Schaeffer 2002; Rosenbrock 2006a).

Eine Kampagne bedarf der Planung entlang der Logik des Public Health Action Cycle (s. Kap. 1.6). Dazu ist es notwendig, die erforderlichen Interventionsschritte in einem Konzept zu beschreiben, mit dem die Aktivitäten gesteuert werden und das zugleich die Grundlage zur ständigen Überprüfung der Zielerreichung bildet. Das Interventionskonzept sollte alle (Einzel-)Projekte sowie Angaben über die Arbeitsschritte einschließlich der Qualitätssicherung enthalten (Töppich 2004).

Eine kontextbezogene Kampagne umfasst damit alle drei Interventionsebenen: neben der Information und Sensibilisierung der Gesamtbevölkerung bzw. der Zielgruppe, die über die Massenmedien erreicht werden soll, geht es immer auch um die Anregung und Unterstützung von geplanten und spontanen Setting-Projekten. Letztlich soll damit meist je individuelles Verhalten verändert werden, was wiederum auch durch Maßnahmen der individuellen Prävention (mit und ohne Kontextbezug) zusätzlich angeregt bzw. verstärkt werden kann. Dieser Zusammenhang (der in weniger komplexer Form natürlich auch zwischen Setting-Projekten und individuenbezogener Prävention besteht) macht jede Zuordnung von einzelnen Präventionsebenen zu je unterschiedlichen Akteuren fragwürdig.

3.2.4 Ausgewählte Handlungsfelder der Primärprävention

Arbeitswelt

Zu den präventionspolitisch wichtigsten Interventionsfeldern zählt die Arbeitswelt. Etwa 40 Millionen Menschen in Deutschland sind sozialversicherungspflichtig beschäftigt, die ca. 30 Millionen vollzeitig beschäftigten Jugendlichen und Erwachsenen verbringen den größeren Teil ihres wachen Tages mit abhängiger Arbeit. Die Arbeitsbedingungen beinhalten nicht nur Gesundheitsbelastungen und -ressourcen, sondern beeinflussen mit den im Betrieb dauerhaft erfahrenen, formellen und informellen Anreizen und Sanktionen das Verhalten auch außerhalb der Arbeit.

Im Hinblick auf Gestaltung und Entlohnung der Arbeit haben Unternehmen und Beschäftigte durchaus unterschiedliche Interessen. Im Hinblick auf den Arbeits- und Gesundheitsschutz gibt es aber auch Überlappungen, insofern das Unternehmen ein auch ökonomisches Interesse an leistungsfähigen, motivierten und mit dem Unternehmen identifizierten Beschäftigten hat. Die im Rahmen der Tradition der «Sozialpartnerschaft» gewachsene – und insoweit verkürzte – Vorstellung eines gleich gerichteten Interesses von Kapital und Arbeit an gesunden Arbeitsbedingungen kann in der betrieblichen Wirklichkeit aber auch zum Hindernis einer zielführenden Gesundheitspolitik für die Beschäftigten werden (Rosenbrock 1985). Auch die betriebspolitischen und organisationskulturellen Voraussetzungen, aufgrund derer Unternehmensleitungen ein Interesse an Gesundheit und Wohnbefinden der Beschäftigten entwickeln und in Strategien und Handlungen umsetzen, zeigen eine große Varianz (Lenhardt/Elkeles/Rosenbrock 1997; Lenhardt/

Rosenbrock 1999; Beck 2011). Im Kern besteht aber heute ein zumindest programmatischer Konsens darüber, dass die Arbeitssituation so gestaltet sein muss, dass sie nicht nur den hergebrachten Bewertungskriterien der Ausführbarkeit, Erträglichkeit und Zumutbarkeit genügt, sondern auch (Arbeits-)Zufriedenheit in ihr erlebt werden kann.

Eine gemeinsam von der Bertelsmann Stiftung und der Hans-Böckler-Stiftung berufene Expertenkommission, der Vertreter aller beteiligten *stakeholder* und wissenschaftlichen Disziplinen angehörten, fasste im Jahre 2004 den Erkenntnisstand zusammen (Bertelsmann Stiftung/Hans-Böckler-Stiftung 2004: 39f.). Danach ist eine Arbeitssituation dann gesundheitsförderlich, wenn

- sie technisch sicher und nach ergonomischen Erkenntnissen gestaltet ist
- sie lernförderlich ist und eine persönliche Entwicklungsperspektive bietet
- ihre Zusammenhänge im Betriebsablauf transparent sind
- hinreichende Entscheidungs- und Gestaltungsspielräume gegeben sind
- Routine, Kraft und Motorik angemessen gefördert werden
- sie möglichst störungsfrei ausgefüllt werden kann
- materielle und immaterielle Anreize vorhersehbar sind und als gerecht empfunden werden
- ein Klima der gegenseitigen Unterstützung herrscht und
- gesundheitsrelevante Daten erfasst und zur Optimierung genutzt werden.

Der Wert und die Qualität aller an der betrieblichen Gesundheitspolitik beteiligten Akteure solle – so die Empfehlung der Expertenkommission – daran gemessen werden, ob durch ihre Arbeit eine Annäherung an dieses Leitbild erfolgt. Auf diese Weise werde sowohl der Gesundheit und dem Wohlbefinden als auch der Produktivität (und damit Wettbewerbsfähigkeit) gedient.

Die Kosten arbeitsbedingter (und in großem Umfang prävenierbarer) Erkrankungen werden für Deutschland auf mehr als vierzig Milliarden Euro pro Jahr geschätzt (Bödeker 2012). Gesundheitsförderliche Möglichkeiten der Verbesserung werden bei jedem Arbeitplatz und auf jeder betrieblichen Hierarchiestufe gesehen. Um sie zu nutzen, müssen betriebliche Strategien – über den herkömmlichen Arbeits- und Unfallschutz hinaus – «simultan Veränderungen auf mindestens sechs verschiedenen Ebenen des betrieblichen Geschehens anstreben:

1. *Arbeitsmittel und Arbeitsumgebung:* Menschengerechte und sichere Arbeitsgestaltung; Berücksichtigung ergonomischer Erkenntnisse und der individuellen Konstitution
2. *Arbeitszeit:* Festlegung adäquater Arbeitszeiten und Ruhepausen. Anpassung der Rhythmen der Arbeit an die Möglichkeiten der Beschäftigten
3. *Arbeitsorganisation:* Transparenz der Arbeitsabläufe, Arbeitsanreicherung durch Integration von planenden, ausführenden, steuernden und kontrollierenden Tätigkeiten, Vermeidung störender Arbeitsunterbrechungen, Partizipation
4. *Sozialbeziehungen:* Offene und flache Kommunikationswege, transparente Anreizsysteme (Entlohnung) und soziale Anerkennung, Vertrauenskultur
5. *Individuelle Anpassung:* Qualifizierung für gegenwärtige und zukünftige Tätigkeiten, Einführung in die Arbeitsaufgaben, zielorientierte Maßnahmen des Trainings und der Gesundheitsförderung
6. *Unterstützendes Umfeld:* Beschwerden an- und ernst nehmen; Vereinbarkeit von Beruf und Familie/Privatleben (work-life-balance) ermöglichen, Beratungseinrichtungen, Sozialdienst; Schonarbeitsplätze» (ebd.)

Diese wissenschaftlichen Kriterien entsprechen im Wesentlichen auch dem, was sich die Beschäftigten unter «Guter Arbeit» vorstellen. Die Ermittlung des Index «Gute Arbeit» (**Abb. 3-3**), der auf jährlichen Befragungen beruht, ist Teil des vom Bundesministerium für Arbeit und Sozialordnung (BMA) geförderten Projektverbundes «Initiative Neue Qualität der Arbeit» (INQA).

Es zeigt sich, dass die Beschäftigten selbst ihre Arbeitssituation im Jahre 2010 im Durchschnitt im unteren Bereich von «mittelmäßig» bewerten. Damit ist das Arbeitsfeld betrieblicher Gesundheitspolitik umrissen. Neben den im Hinblick auf Gesundheit meist unspezifischen Strategien (Tarifverträge, gesetzlicher Mindestlohn, gleicher Lohn für gleiche Arbeit, Qualifizierungspolitik, *diversity management*, «implizite Gesundheitspolitik») wird dieses Feld derzeit mit drei Strategien bearbeitet.

- Die Strategie des Arbeitsschutzes («erweiterter Arbeitsschutz») versucht, die klassischen Instrumente und Institutionen der Prävention von Unfällen und Berufskrankheiten auf weiter gefasste Schutzziele («arbeitsbedingte Erkrankungen» (ASiG), «arbeitsbedingte Gesundheitsgefahren» (ArbSchG)) zu orientieren. Weil der institutionalisierte Arbeitsschutz in allen Betrieben auf Basis gesetzlicher Bestimmungen funktioniert oder

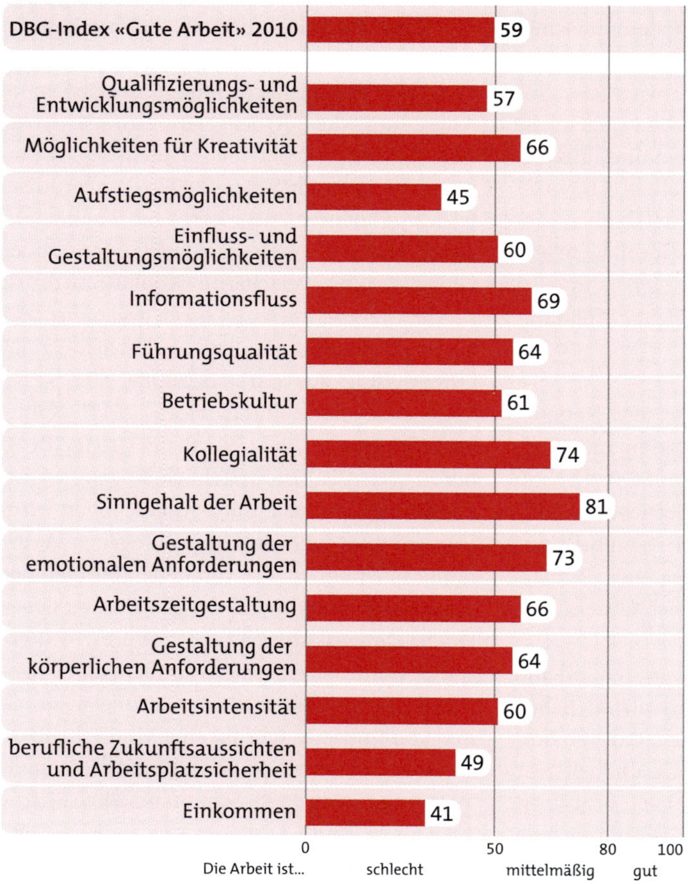

Quelle: www.dgb-index-gute-arbeit.de/dgb-index_2010/kurzbefunde/data/diga_grafik_10_1_1.jpg (Abruf: 19.04.2011).

Abbildung 3-3: DGB-Index «Gute Arbeit 2010».

funktionieren sollte, ist er das Fundament der Primärprävention im Betrieb.

- Betriebliche Gesundheitsförderung nutzt und entwickelt die gesundheitswissenschaftlichen Konzepte und Erfahrungen der «Entwicklung eines gesundheitsförderlichen Settings» (s. o., Interventionstyp IV), um mit Projekten der partizipativen Organisationsentwicklung die Gestaltung der Arbeit und der Arbeitssituation an die gesundheitlichen Bedürfnisse der Beschäftigten anzupassen (Faller 2012).
- Ein Betriebliches Gesundheitsmanagement (BGM) ist die bewusste Steuerung und Integration aller betrieblichen Prozesse mit dem Ziel der Erhaltung und Förderung der Gesundheit und des Wohlbefindens der Beschäftigten. Betriebliches Gesundheitsmanagement bedeutet, die Gesundheit der Mitarbeiterinnen und Mitarbeiter als strategischen Faktor in das Leitbild und in die Kultur sowie in die Strukturen und Prozesse der Organisation einzubeziehen (Oppolzer 2010). Es soll der Zukunftsfähigkeit des Unternehmens durch Investitionen in sein Human- und Sozialkapital dienen und ist daher eine Managementaufgabe (Badura/Walter/Hehlmann 2010).

Auch das seit der Novellierung des Neunten Sozialgesetzbuches («Rehabilitation und Teilhabe behinderter Menschen»; SGB IX) im Jahre 2004 vorgeschriebene Betriebliche Eingliederungsmanagement (BEM) kann bei sinngemäßer Anwendung Beiträge zur Primär- und Tertiärprävention im Betrieb leisten (Seel 2012).

Alle Bemühungen zur Primärprävention und Gesundheitsförderung in der Arbeitswelt haben sich damit auseinander zu setzen, dass die Entwicklung der arbeitsbedingten Gesundheitsrisiken durch einen starken Wandel von Beanspruchungs- und Belastungsprofilen gekennzeichnet («Belastungsverschiebung») ist. Insgesamt sind in den letzten Jahrzehnten eine Reihe von physikalischen und chemischen Belastungen sowie Unfallgefahren erheblich gesenkt und Verbesserungen in der technischen Ergonomie erreicht worden. Dies ist vor allem eine Folge des Umbruchs in den Wirtschaftsstrukturen, insbesondere des starken Bedeutungsverlusts alter Industriezweige, sowie technologischer Modernisierungsschübe.

Ein Teil des Belastungsrückgangs ist auf Erfolge im technischen Arbeitsschutz zurückzuführen. Nach wie vor existiert allerdings ein durchaus hoher und resistenter Sockel klassischer Arbeitsbelastungen (schwere, monotone Arbeit; geringe Dispositionsspielräume; Zwangshaltungen; hoher Zeitdruck; Schichtarbeit; Lärm). Parallel dazu gewinnen mentale (Steuerung, Überwachung, Koordination, einhergehend mit wachsenden Anforderungen an die Konzentrations- und Reaktionsfähigkeit) und psychisch-emotionale Belastungen (Monotonie, Leistungsverdichtung, Arbeitstempo, Angst um den Arbeitsplatz; soziale Isolation, Stress) erheblich an Bedeutung (Beermann/Brenscheidt/Siefer 2007; Lenhardt/Ertel/Morschhäuser 2010; European Foundation 2010). Hier wirkt sich nicht zuletzt der mit der Globalisierung verschärfte Konkurrenzdruck für die Unternehmen und deren gegenüber früheren Zeiten noch rigidere Shareholder-Value-Orientierung aus (Arbeitsgruppe Alternative Wirtschaftspolitik 2011; Horn 2011; Kalmbach/Schumann 2008; Pickshaus/Urban 2012), der in vielen Fällen tatsächlich eingetreten ist, nicht selten aber auch nur vorgeschoben wird. Der erhoffte Zugewinn an salutogenen Autonomiespielräumen, der von neuen Formen der Arbeitsorganisation und der Etablierung neuer Unternehmenskulturen (z. B. Badura 1993) erwartet wurde, blieb – sofern er überhaupt eingetreten ist – weit hinter den Erwartungen zurück und konzentrierte sich auf eine Minderheit von höher qualifizierten Arbeitnehmern (Marstedt 1994; Schumann 1998; Schumann 2008; Schröder/Urban 2010). Dort, wo sich positive Wirkungen auf die Gesundheit einstellten, wurden sie häufig genug von den erwähnten negativen Tendenzen überlagert.

Für Prävention in der Arbeitswelt ist der Arbeitgeber verantwortlich. Die Überwachung wird von der staatlichen Arbeitsschutzverwaltung und den Unfallversicherungsträgern durchgeführt, die im Ergebnis einer Organisationsreform seit 2008 in der Deutschen Gesetzlichen Unfallversicherung (DGUV) zusammengefasst sind (Wellmann/Lempert-Horstkotte 2009). Die staatliche Arbeitsschutzverwaltung obliegt den Bundesländern, die Unfallversicherungsträger sind nach regionalen und Branchen-Clustern organisiert und werden unter staatlicher Aufsicht in paritätischer Selbstverwaltung von Kapital und Arbeit geführt.

Das deutsche Arbeitsschutzsystem kann insbesondere im Hinblick auf den technischen Arbeitsschutz beachtliche Erfolge vorweisen. Allerdings ist es in vielerlei Hinsicht modernisierungsbedürftig. Seine Problemwahrnehmung und Interventionsphilosophie ist weitgehend auf die Risiken der klassischen Industriearbeit konzentriert und beruht häufig auf einer eindimensionalen Ursache-Wirkungs-Beziehung zwischen Belastung und Erkrankung bzw. Unfall, wobei die Verhütung von Arbeitsunfällen und Berufskrankheiten im Mittelpunkt steht (Rosenbrock 1993; Lenhardt 1997; Müller/Rosenbrock 1998; Gerlinger 2000; Bertelsmann Stiftung/Hans-Böckler-Stiftung 2004). Die Interventionspraxis ist überwiegend reaktiv und auf die Ausschaltung einzelner Gefahrenquellen gerichtet. Die wichtigsten Akteure sind die betrieblichen und überbetrieblichen Arbeitsschutzexperten, das Gestaltungswissen der betroffenen Arbeitnehmer spielt hingegen kaum eine Rolle. Auch die Handlungsmuster von Betriebsärzten und Sicherheitsfachkräften, die die maßgeblichen betrieblichen Arbeitsschutzexperten sind und deren Bestellung seit dem Inkrafttreten des Arbeitssicherheitsgesetzes (ASiG) im Jahre 1974 zu den Pflichten des Arbeitgebers gehört, sind immer noch sehr häufig durch eine Verkürzung der Problemwahrnehmung auf Fragen der technischen Arbeitssicherheit und auf die Ausschaltung einzelner Gefahrenherde gekennzeichnet (Rosenbrock 1982; Rosenbrock/Lenhardt 1999; Kliemt/Voullaire 2003). Zudem weist die Arbeitsschutzorganisation in der Mehrzahl der Betriebe schwere bis schwerste Defizite auf (Ahlers/Brussig 2005). Damit erweist sich das gewachsene System des deutschen Arbeitsschutzes insgesamt als wenig geeignet, auf den skizzierten Wandel von Arbeitsbelastungen angemessen zu reagieren.

In den zurückliegenden Jahren sind eine Reihe von Gesetzesbestimmungen eingeführt worden, die zumindest auf der rechtlichen Ebene einen starken Modernisierungsschub für den Arbeitsschutz mit sich bringen. Insbesondere sind Aufgaben und Kompetenzen in der betrieblichen Prävention damit grundsätzlich neu verteilt worden. Es handelt sich dabei um folgende Gesetze:

- das 1996 verabschiedete Arbeitsschutzgesetz (ArbSchG), das die betriebliche Präventionspolitik auf eine neue Grundlage stellt
- die 1996 erfolgte Novellierung des SGB VII (Unfallversicherung), die den Aufgabenbereich der Berufsgenossenschaften, der bisher auf die Verhütung von Arbeitsunfällen und Berufskrankheiten beschränkt war, auf das sehr breit formulierte Schutzziel der Prävention «arbeitsbedingter Gesundheitsgefahren» erweiterte
- die im Jahr 2000 in Kraft getretene Novellierung des § 20 SGB V, die nach der weitgehenden Beschneidung der Kassenkompetenzen im Jahre 1996 die Mitwirkungsmöglichkeiten der Kassen in der betrieblichen Gesundheitsförderung erneut ausweitete, und die Novellierung des Jahres 2007, mit der die betriebliche Gesundheitsförderung zur Pflichtaufgabe der gesetzlichen Krankenkassen wurde (§§ 20a und 20b SGB V)
- das Gesetz zur Modernisierung der Gesetzlichen Unfallversicherung (UVMG) von 2008. Dadurch wurden die gewerblichen Unfallversicherungen (Berufsgenossenschaften) und die Unfallkassen unter dem neuen Dach der Deutschen Gesetzlichen Unfallversicherung (DGUV) zusammenge-

fasst und neu gegliedert. Neben der Organisationsreform und Neuregelungen im Bereich der Entschädigungen, Renten und Altlastenverteilung ist v. a. die Gemeinsame Deutsche Arbeitsschutz-Strategie (GDA) eine Innovation. Die GDA wird – für jeweils mehrere Jahre – gemeinsam von Bund, Ländern und DGUV beschlossen und soll durch Zielvorgaben und Leitlinien das Handeln der Arbeitsschutzakteure koordinieren. Sie wird fachlich von der Bundesanstalt für Arbeitsschutz und Arbeitsmedizin (BAuA) begleitet. Impulse zur GDA sollen aus dem mindestens jährlich stattfindenden Arbeitsschutzforum kommen, an dem ein weiter Kreis von Akteuren teilnehmen kann. Weitergehende Reformvorstellungen, die auf die Beseitigung von Fehlanreizen im Bereich der Unfallversicherung und auf eine Anpassung der Interventionsformen an die veränderten Gesundheitsgefahren in der Arbeitswelt abzielten, konnten sich nicht durchsetzen (Wellmann/Lempert-Horstkotte 2009).

Das Arbeitsschutzgesetz trat 1996 nach jahrzehntelangen Auseinandersetzungen in Kraft. Dass diese Reform überhaupt durchgeführt wurde, ging auf externen Druck zurück: Deutschland war gezwungen, entsprechende Richtlinien der Europäischen Union (EU), die seit Ende der 1980er Jahre erlassen worden waren, in das deutsche Recht zu übertragen (Gerlinger 2000). Es spricht nichts dafür, dass das deutsche Arbeitsschutzrecht ohne diese EU-Richtlinien reformiert worden wäre. Unter dem Gesichtspunkt einer modernen betrieblichen Prävention sind vor allem folgende Bestimmungen bemerkenswert:

- Erstens formuliert das Arbeitsschutzgesetz uneingeschränkt verbindliche Schutzpflichten des Arbeitgebers, die sich von der im deutschen Arbeitsschutz bis dato üblichen Relativierung («soweit die Natur des Betriebs es gestattet») abheben.
- Zweitens legt es einen umfassenden Begriff des Arbeits- und Gesundheitsschutzes zugrunde, der sowohl arbeitsorganisatorische Ursachenkomplexe von Gesundheitsrisiken als auch psychosoziale Belastungen einschließt. Auf der Grundlage dieses erweiterten Verständnisses wurden zusätzlich Rechtsverordnungen zu einigen Detailbereichen (z. B. Bildschirmarbeit) erlassen. Das skizzierte weite Arbeitsschutzverständnis schafft eine Rechtsgrundlage für die betriebliche Bearbeitung solcher Gesundheitsbelastungen, die vielfach für moderne Arbeitsbedingungen typisch sind.
- Drittens beinhaltet das Arbeitsschutzgesetz die Pflicht des Arbeitgebers zu einer Systematisierung und beständigen Optimierung des betrieblichen Gesundheitsschutzes. Der Gesundheitsschutz soll in die betrieblichen Abläufe integriert und bereits bei der Planung von Arbeitsprozessen berücksichtigt werden. Zu diesem Zweck müssen arbeitsplatzbezogene Gefährdungsanalysen vorgenommen und ihre Ergebnisse dokumentiert werden.
- Viertens stärkt das Arbeitsschutzgesetz insofern den Einfluss der Arbeitnehmerseite auf den betrieblichen Arbeitsschutz, als die Anhörungs- und Mitbestimmungsrechte sowie die Überwachungsrechte und Überwachungspflichten von Arbeitnehmern und Arbeitnehmervertretungen auf die Gegenstandsbereiche eines weit gefassten – d. h. auch die Arbeitsorganisation einschließenden – Begriffs der Arbeitsumwelt ausgedehnt werden.
- Fünftens wurden die Beschäftigten in nahezu allen Tätigkeitsbereichen einheitlichen Schutzbestimmungen unterstellt und damit auch die Beschäftigten im öffentlichen Dienst erstmals umfassend in den Geltungsbereich der Arbeitsschutzbestimmungen einbezogen. Damit setzen die neuen Regelungen der zuvor weit verbreiteten rechtlichen Ungleichbehandlung von Beschäftigten ein Ende.

Insgesamt trägt das Arbeitsschutzgesetz dem skizzierten Wandel von Beanspruchungs- und

Belastungsprofilen bei der Arbeit sehr weitgehend Rechnung. Mittlerweile liegen vielfältige Erfahrungen und eine Reihe von empirischen Befunden vor, die Aufschlüsse darüber geben, ob und inwiefern das neue Arbeitsschutzrecht auch im betrieblichen Alltag angewendet wird und welche Faktoren die Umsetzung beeinflussen. Dabei ist die Durchführung der Gefährdungsbeurteilung (§§ 5 und 6 ArbSchG) von besonderem Interesse, weil in ihr ein zentrales Anliegen der Arbeitsschutzreform zum Ausdruck kommt, nämlich dem betrieblichen Präventionshandeln ein höheres Maß an Systematik, Planmäßigkeit und Verbindlichkeit zu verleihen und nach der Logik des Public Health Action Cycle (s. Kap. 1.6) zu gestalten. Die vorliegenden Erfahrungen und Befunde lassen sich folgendermaßen zusammenfassen (zum Folgenden: Gerlinger 2000; Lenhardt 2000 und 2001; Rosenbrock/Lenhardt 2007):

- Die Gefährdungsbeurteilungen werden auch mehr als fünfzehn Jahre nach dem Inkrafttreten der Reform nur in einem Teil der Unternehmen durchgeführt. Insbesondere die Klein- und Mittelbetrieben weisen diesbezüglich außerordentlich große Lücken auf.
- Die Durchführung der Gefährdungsbeurteilungen trägt dem modernen Ansatz des neuen Arbeitsschutzrechts überwiegend nicht ausreichend Rechnung. Die Gefährdungsbeurteilung hat dem Arbeitsschutzgesetz zufolge die arbeitsbedingten Belastungs- und Gefährdungsquellen umfassend zu berücksichtigen; sie muss sich also über die traditionell im Zentrum stehenden physikalisch-stofflichen Dimensionen hinaus mit den gesundheitlichen Risiken von Arbeitsverfahren, Arbeitsabläufen und Arbeitszeit auseinandersetzen. Gemessen daran sind die durchgeführten Gefährdungsbeurteilungen häufig unvollständig, das heißt sie beziehen nicht alle Arbeitsplätze oder nicht alle relevanten Gefährdungs- und Belastungsfaktoren ein. Auffallend ist hierbei, dass psychische Belastungen nur am Rande und nicht selten auch gar nicht berücksichtigt werden. Ihre Erfassung bereitet den Beteiligten vor allem deshalb erhebliche Schwierigkeiten, weil ihre Problemsicht weitgehend auf traditionelle physikalische oder chemische Einwirkungen beschränkt ist. Die genannten Probleme und Mängel treten in Klein- und Mittelbetrieben besonders häufig auf und sind hier besonders ausgeprägt.
- Weite Bereiche der aus der betrieblichen Sozialkultur und der Arbeitsorganisation sich ergebenden Gesundheitsrisiken bleiben außerhalb der Problemwahrnehmung. Gerade hier aber liegen bedeutende Ursachen der gesundheitlichen Beanspruchung am Arbeitsplatz. Wie repräsentative Befragungen unter Arbeitnehmern belegen, gehören Leistungsintensivierung und der damit verbundene Stress sowie die Flexibilisierung von Arbeitszeiten zu den als besonders gravierend wahrgenommenen Belastungen. Dies ist ein deutlicher Anstieg jener unspezifischen Gesundheitsbelastungen, die ihrerseits wichtige Faktoren für die Entstehung und Verbreitung der epidemiologisch dominanten chronisch-degenerativen Krankheiten sind. Die stärksten Zuwachsraten zeigen dabei seit einigen Jahren die psychischen Erkrankungen.
- Die Partizipation der betroffenen Arbeitnehmer und ihrer Vertreter an der Durchführung der Gefährdungsbeurteilung und der Beratung der daraus zu ziehenden Konsequenzen ist häufig unterentwickelt. Die ausgeprägte Expertenorientierung des deutschen Arbeitsschutzes weist auch hier eine starke Beharrungskraft auf. Dies mag zum einen daran liegen, dass Fragen des Gesundheitsschutzes am Arbeitsplatzes gewohnheitsmäßig von Arbeitnehmern und Betriebsräten als eine Expertenangelegenheit angesehen werden; zum anderen hat der Gesundheitsschutz unter den Bedingungen der Massenarbeitslosigkeit und wachsender Arbeitsplatzunsicherheit aber auch wachsende Schwierigkeiten, als Thema in den Betrieben hinreichende Beachtung zu finden.

Die Pflicht des Arbeitgebers zur Durchführung einer Gefährdungsbeurteilung ist im Arbeitsschutzgesetz nur allgemein formuliert und lässt Spielraum für vielfältige Interpretationen. Das bietet Chancen für betrieblich angemessene Bearbeitung, ist aber auch mit einer Reihe von Umsetzungsproblemen verbunden (Bertelsmann Stiftung/Hans-Böckler-Stiftung 2004). Insbesondere an der Frage der Mitbestimmung bei der Durchführung der Gefährdungsbeurteilung wurde deutlich, dass sich der Gesundheitsschutz auch im Interessenkonflikt zwischen Kapital und Arbeit bewegt. Viele Unternehmen verweigerten die – sachlich in jedem Falle gebotene – Mitbestimmung, bis das Bundesarbeitsgericht im Jahre 2004 das Mitbestimmungsrecht eindeutig bestätigte (AZ: 1 ABR 4/03 und 1 ABR 13/03). Viele Arbeitgeber weisen die Bestrebungen von Betriebsräten zurück, auf der Grundlage des weiten Arbeitsschutzverständnisses ihren Einfluss auf Fragen der Arbeitsorganisation auszuweiten. Freilich gehören zu einem Gesamtbild auch die gerade im Vergleich zur bisherigen Präventionspraxis positiven Aspekte in der Entwicklung der betrieblichen Prävention. Immerhin wurden für einen großen Teil der Arbeitsplätze erstmals Gefährdungsanalysen durchgeführt und daraus Maßnahmen zur Verbesserung des Gesundheitsschutzes abgeleitet. Auch wenn traditionelle Problemwahrnehmungsmuster eine große Beharrungskraft aufweisen, hat das neue Recht doch das Problembewusstsein gerade für arbeitsorganisatorische Aspekte und psychische Belastungen in den Betrieben gefördert.

Hervorzuheben sind jedoch insbesondere die strukturellen Probleme bei der Umsetzung einer angemessenen Präventionsstrategie: Gerade die Leistungsverdichtung und die Arbeitszeitflexibilisierung sowie die Unsicherheit des beruflichen Status und die Tendenz zur permanenten Ausschöpfung der eigenen Leistungsreserven, die mit der fortschreitenden Erosion des Normalarbeitsverhältnisses einhergehen, gewinnen als gesundheitliche Belastungen immens an Bedeutung, ohne dass sie im Rahmen des betrieblichen Arbeitsschutzhandelns ausreichend thematisiert werden (können). Sofern die Anwendung des Rechtsrahmens zu Fortschritten in der betrieblichen Praxis führt, werden diese Erfolge durch den säkularen Wandel der Arbeitsbedingungen häufig konterkariert. Die Argumente und Behauptungen, dass die Konkurrenzfähigkeit der Unternehmen und damit die Arbeitsplätze der Beschäftigten gesichert werden müssen, lassen gesundheitliche Erwägungen sehr häufig in den Hintergrund treten. Dies verdeutlicht, dass die künftige Durchsetzung gesundheitsgerechterer Arbeitsbedingungen nicht allein von der Modernisierung des Gesundheitsschutzes abhängig ist, sondern darüber hinaus gehende Gestaltungsleistungen erforderlich macht. Insbesondere die gewerkschaftliche Tarif- und Arbeitszeitpolitik ist hier gefordert. Freilich hängen die Durchsetzungschancen von Gesundheitszielen maßgeblich von der Entwicklung makroökonomischer Rahmendaten (Wirtschaftswachstum, Arbeitsmarktsituation) ab (Pickshaus/Urban 2012). Ungeachtet dessen stellt die rechtliche Erweiterung der Problemperspektive und des Aufgabenspektrums im Arbeitsschutz einen erheblichen Fortschritt dar.

Auf dem Gebiet der betrieblichen Gesundheitsförderung (Lenhardt/Rosenbrock 2010; Faller 2012) ist in den zurückliegenden Jahren eine erstaunlich lange Reihe von Projekten auf den Weg gebracht worden, und viele von ihnen auch durchaus mit Erfolg (Lenhardt 2003). In Deutschland waren es vor allem (seit 1989) die Krankenkassen, vereinzelt auch aufgeklärte Manager und Belegschaftsvertreter, die auf diesem Gebiet wichtige und systematische Pionierarbeit einer modernen Gesundheitssicherung geleistet haben (Rosenbrock 1993; Lenhardt 1997; Lenhardt/Elkeles/Rosenbrock 1997). Unterstützt wurden sie dabei zunehmend von Public-Health-Professionals (Noack/Rosenbrock 1994). Mit Ansätzen, die weit über Gesundheitserziehung, medizinische Früherkennung und technische Sicherheit hinausgehen, werden auf Basis objektiv und subjektiv erhobener

Belastungsanalysen mit partizipativ angelegten Projekten Möglichkeiten der Senkung von Risiken und der Stärkung von Ressourcen in den Arbeitsabläufen, in der betrieblichen Organisation und im betrieblichen Sozialklima identifiziert und realisiert (Grossmann/Scala 1994; Friczewski 1996; Rosenbrock/Michel 2007: 67ff.). Solche Projekte gibt es nicht nur in Betrieben der Industrie, des verarbeitenden Gewerbes und kommerzieller Dienstleistungen, sondern auch in Krankenhäusern, Schulen etc. Zunehmend wird dieser Ansatz auch kommerziell von Unternehmensberatungen und spezialisierten Dienstleistungsunternehmen angeboten. Im Mittelpunkt solcher Projekte stehen meist Gesundheitszirkel (z. B. Slesina/Beuels/Sochert 1998), in denen von der Belegschaft bestimmte Repräsentanten zusammen mit Betriebsmedizinern, Personalvertretung und Vertretern des Managements in geschützter Atmosphäre erörtern, was an der Arbeit als besonders belastend, und was als bereichernd und erfreulich erlebt wird. Bemerkenswert sind bei diesen Projekten sowohl die Anzahl und Präzision der Veränderungsvorschläge als auch ihre Realisierbarkeit (Sochert 1998; Lenhardt 2003). Werden diese Impulse aufgenommen – und dies geschieht (meist auf Basis vorher verbindlich abgeschlossener Projektvereinbarungen) bei der überwiegenden Anzahl der Vorschläge –, so ergeben sich daraus häufig tief greifende Organisationsveränderungen, in deren Verlauf der Krankenstand um bis zu 30 Prozent zurückgeht (und auch dort bleibt) (Lenhardt 2003) und sich zugleich Produktivität und Betriebsklima verbessern (Müller/Rosenbrock 1998).

Die Interventionsform der betrieblichen Gesundheitsförderung kann mittlerweile als etabliert gelten (SVR 2002a, Bd. III.3: 21ff.; Faller 2012). Betriebspolitische Faktoren, das Fehlen von Anreizen und zum Teil auch Informationsdefizite führen allerdings dazu, dass sich dieser Ansatz nur langsam in der Arbeitswelt durchsetzt (Bertelsmann Stiftung/Hans-Böckler-Stiftung 2004).

Gemeinde/Gemeinschaft/Gruppe

Mit Gemeinde kann im Zusammenhang mit Primärprävention und Versorgung sowohl die territorial-administrative Einheit («geographical community») als auch eine durch soziales Milieu, Lebenslage sowie gemeinsame Werteprofile oder Lebensstile verbundene Gruppe («phenomenological community») gemeint sein. Beide Typen von «Gemeinde» sind grundsätzlich für Setting-Interventionen geeignet (s. Kap. 3.2.3).

In Bezug auf die *administrative Gemeinde* wurden die verhältnispräventiven Dauerfunktionen vor allem der Gesundheitsämter, die zum Teil auch von mit einem breiten Spektrum an Aufgaben betrauten Umweltämtern wahrgenommen werden, bereits erwähnt. Daneben sind als Träger von Maßnahmen zur Verhaltensmodifikation Institutionen wie Krankenkassen, Selbsthilfegruppen, Volkshochschulen, kommerzielle Unternehmen etc. von Bedeutung.

Darüber hinaus sind in den letzten Jahren zahlreiche Programme sowie Experimente mit örtlichen bzw. regionalen Gesundheitskonferenzen zu beobachten (s. Kap. 2.4), die sich sowohl auf einzelne Gesundheitsrisiken (z. B. Unfälle) oder Bevölkerungsgruppen (z. B. arme alte Menschen) beziehen (Kümpers/Rosenbrock 2010; Falk/Heusinger/Khan-Zvorničanin et al. 2011). Gesundheitskonferenzen sollen dazu dienen, Vertreter der Verwaltungen, des Versorgungssystems und der Gesundheitsberufe mit Betroffenen und der Bevölkerung in einen Dialog zu bringen, um gemeinsam Defizite festzustellen und gegebenenfalls neue Lösungswege zu finden. Generell soll damit Themen der Gesundheit eine größere öffentliche Aufmerksamkeit und politische Schubkraft verschafft werden. Es geht dabei aber auch darum, bei zunehmend knappen Ressourcen die verfügbaren Mittel mit einem möglichst hohen Nutzeffekt einzusetzen. Initiatoren bzw. Träger derartiger Initiativen sind überwiegend kommunale Verwaltungen, die auf Anregung engagierter professioneller Experten oder im Dialog mit örtlichen sozialen Bewegungen tätig werden.

In zahlreichen Städten wird im Rahmen des von der WHO initiierten «healthy city»-Ansatzes (WHO 1990 u. 1997; Stender 2003) versucht, das Gewicht von Kriterien der Gesundheitsgerechtigkeit bzw. -förderlichkeit bei der Gestaltung und Entwicklung der Stadt und ihrer Infrastruktur zu erhöhen und die Bürger durch administrativ unterstützte Schwerpunktkampagnen für gesundheitsförderliche Aktivitäten in der Gemeinde zu gewinnen. Mit diesen Aktivitäten sind auch zahlreiche Projekte aus dem Projektverbund «Gesundheitliche Chancengleichheit» assoziiert.

Im seit 1999 laufenden Bund-Länder-Programm «Soziale Stadt» sollen durch bauliche und soziale Maßnahmen (Quartiersmanagement) sozial benachteiligte (und damit auch benachteiligende) Stadtteile in ihrer Entwicklung unterstützt werden. Im Jahre 2009 wurde in 571 Gebieten (meist «sozialen Brennpunkten») in 355 Gemeinden interveniert. Diese Programme können bei entsprechender (partizipativer) Ausgestaltung einen erheblich fördernden Einfluss auf die Gesundheit der Nutzer entfalten (Bär/Buhtz/Gerth 2004).

Wegen des durch die Massenarbeitslosigkeit anhaltenden Problemdrucks gewinnen auch Arbeitslose zunehmende Aufmerksamkeit als Zielgruppe der Prävention und Gesundheitsförderung. Aufgrund des durch die Arbeitslosigkeit verursachten Verlusts psychischer und sozialer Gesundheitsressourcen und der zusätzlichen Belastungen tragen sie bei mehr als zwölf Monaten Arbeitslosigkeit ein Risiko ernsthafter Erkrankung und vorzeitigen Todes, das im Durchschnitt etwa doppelt so hoch liegt wie das von berufstätigen Menschen (Rosenbrock 1998b; Grobe/Schwartz 2003; Kieselbach/Beelmann 2006; Bambra/Eikemo 2009; Hollederer 2010). Der Zustand «Arbeitslosigkeit» konstituiert für sich genommen kein für Interventionen geeignetes Setting. Der Schwerpunkt der Interventionen liegt deshalb im Bereich der Bildungs- und Beschäftigungsträger (SVR 2008, Bd. II: 236ff.; Hollederer 2009).

Die Anzahl von Bürgerinitiativen zu Themen wie Verkehrsberuhigung, Lärmbelästigung, Umweltschäden, Entsorgung und anderen gesundheitsbezogenen Themen hat zwar seit Ende der 1970er Jahre abgenommen, scheint aber – bei deutlicher Reduktion politischer Ansprüche – ein stabiles Niveau gefunden zu haben. Zum Teil nur implizit versucht die Mehrzahl dieser Bewegungen, Elemente des Konzepts «*healthy public policy*», also der Erweiterung des Bereichs expliziter zu Lasten der impliziten Gesundheitspolitik, und der unspezifischen Gesundheitsförderung in die Praxis umzusetzen.

In Bezug auf Gemeinde im Sinne von *gruppenbezogener Primärprävention* verfügt die Gesundheitspolitik in Deutschland über weniger Erfahrungen als z. B. in den USA, wo dieser Ansatz seit den 1970er Jahren vor allem im Zusammenhang mit ethnischen Gruppen entwickelt wurde.

Allerdings hat es auch in Deutschland hierzu einige wichtige Innovationen gegeben: Die zunächst in Ausmaß und Verteilung nicht einschätzbare Gesundheitsgefahr durch die sexuell sowie durch Blutkontakte übertragbare HIV-Infektion (Aids), von der in reichen Ländern ganz überwiegend Männer, die Sex mit Männern haben, betroffen sind, stellte in den 1980er Jahren auch die Gesundheitspolitik in der alten Bundesrepublik vor Herausforderungen in der Primärprävention, auf die die gewachsenen Institutionen und Normen zunächst keine verwendbaren Antworten bereit hielten (Rosenbrock 1987; Rosenbrock/Schaeffer/Moers et al. 2002; Rosenbrock 2006a).

In einem für Deutschland ungewöhnlich heftig ausgetragenen gesundheitspolitischen Grundsatzstreit ging es zunächst um die Frage, ob der Verbreitungsgefahr durch die Suche bzw. Fahndung nach individuellen Infektionsquellen (Suchstrategie; klassisches seuchenpolizeiliches Konzept der Gefahrenabwehr) oder durch Strategien der kollektiven Aufklärung und Verhaltensbeeinflussung (Lernstrategie;

modernes präventionspolitisches Konzept der Gefahrenvorsorge) zu begegnen sei. Mit der weitgehenden Durchsetzung der gesellschaftlichen Lernstrategie (Kirp/Bayer 1994) kam ein für Deutschland in mehrfacher Hinsicht innovatives Konzept gemeindeorientierter (im Sinne von gruppenbezogener) Prävention zum Tragen. Die staatliche Förderung von Aids-Hilfen (Selbsthilfeorganisationen in hauptsächlich betroffenen Bevölkerungsgruppen, vor allem von schwulen Männern) und zielgruppenspezifischen Aids-Projekten stellt eine innovative Anwendung des Selbsthilfekonzepts (das üblicherweise in der Tertiärprävention wirksam wird) auf die Primärprävention dar. Evaluationen zeigen, dass sich in den Hauptbetroffenengruppen überwiegend präventives Verhalten durchgesetzt hat (Rosenbrock 2006a; Bochow/Schmidt/Grote 2010).

Die in Umfang und Tempo überaus weitreichenden Verhaltensänderungen sind nicht zuletzt ein Erfolg öffentlich finanzierter, aber weitgehend von Repräsentanten dieser Gruppen konzipierter und organisierter «struktureller Prävention», einer partizipativ, d. h. im Dialog zwischen professionellen Experten und Betroffenen entwickelten Kombination von verhaltens- und verhältnisbezogenen Komponenten (Rosenbrock/Schaeffer/Moers et al. 2002). Im Falle Aids wird seit den 1980er Jahren der erneuerte Ansatz von Public Health erstmals auch in Deutschland in großem Umfang direkt in staatliche und nicht-staatliche Gesundheitspolitik umgesetzt (Rosenbrock/Wright 2000). Durch die materielle und kulturelle Unterstützung der entsprechenden Subkulturen konnte sich ein Modell der verhältnisgestützten Verhaltensmodifikation entwickeln, das den Kriterien der Gesundheitsförderung recht nahe kommt. Über 70 Prozent der Menschen aus den hauptsächlich betroffenen Gruppen haben ihr Verhalten in den bislang mehr als zwanzig Jahren dieser Dauerkampagne zeitstabil auf Risikovermeidung umgestellt. Auf derart große, schnelle und stabile Erfolge kann keine andere Strategie der Gesundheitserziehung in der Geschichte öffentlicher Verhaltensmodifikation verweisen. Die Aids-Prävention ist ein Beispiel für den Erfolg von Strategien der verhältnisgestützten Verhaltensmodifikation, die

- die Lebensweisen und Milieus der Zielgruppen respektiert und stützt und in diesem Rahmen
- mit vorwiegend nicht-medizinischen und
- soweit wie irgend möglich nicht-repressiven Mitteln
- unter besonderer Nutzung der persönlichen Kommunikation und Beratung
- dauerhaft über Gesundheitsgefährdungen und Vermeidungsmöglichkeiten aufklärt,
- um gruppenbezogene und selbst organisierte Anreizsysteme
- mit dem Ziel der Etablierung und Befestigung sozialer Normen
- für risikomeidendes, gesundheitsförderliches und solidarisches Verhalten zu schaffen und zu stabilisieren (Rosenbrock 1994; Rosenbrock/Wright 2000; Frankenberg 1994).

Zwar ist seit geraumer Zeit ein mehrdimensionaler Normalisierungsprozess von Aids zu beobachten (Rosenbrock/Schaeffer/Moers et al. 2002; Rosenbrock 2006a u. 2010). Auch ist die Übertragbarkeit dieser Intervention auf andere Gruppen und Risikotypen noch nicht erprobt. Aber ungeachtet dessen enthalten die im Umgang mit Aids gewonnenen Erfahrungen nicht-medizinischer, lebensweisebezogener und verhältnisgestützter Verhaltensprävention auf konzeptioneller und institutioneller Ebene wichtige Anregungen auch für die Gestaltung anderer Felder gemeindebezogener Prävention (Rosenbrock 1992).

Umwelt

Einen Bereich der Gesundheitspolitik, der nicht als Teil der Sozialpolitik gewachsen ist, stellt die Primärprävention in der stofflichen Umwelt dar. Auf Bundes- und Landesebene erfolgt die Bearbeitung von Umweltfragen zumeist in eigenen, von den Institutionen, die für den Gesundheitsschutz zuständig sind, getrennten Institutionen. Hingegen lässt sich auf kommunaler Ebene ein – oftmals den Zwängen knapper Kassen geschuldeter – Trend zur stärkeren Kooperation von Einrichtungen bis hin zur Verschmelzung von Zuständigkeiten feststellen. Das Umweltrecht ist im Kern anthropozentrisch, d. h. es bezieht seine Schutzziele vor allem aus Annahmen über die Wirkung von Umwelteingriffen auf die menschliche Gesundheit. Allerdings gewannen in den vergangenen Jahren auch Perspektiven an Bedeutung, die der natürlichen Umwelt einen Eigenwert (ökozentrischer Ansatz) zugestehen. Im Rahmen langfristig orientierter Konzepte der Nachhaltigkeit verliert dieser Unterschied tendenziell aber an Bedeutung.

Als Reaktion auf die von Ökologiebewegungen und Medien bewirkte «Entdeckung» des Umweltthemas ist umweltbezogene Primärprävention seit Beginn der 1970er Jahre institutionell und rechtlich dynamisch gewachsen. Die seit etwa zwanzig Jahren in Deutschland partiell feststellbare Verminderung anthropogener – also vom Menschen verursachter – Umweltbelastungen erklärt sich primär aus technologischen Modernisierungsprozessen, aus dem wirtschaftlichen Strukturwandel (De-Industrialisierung) und zum Teil aus veränderten Konsummustern (Fülgraff 1994; Arden 2012).

In der Regulierung von Umweltrisiken lassen sich Entwicklungstendenzen von der individuellen Gefahrenabwehr hin zur kollektiven Gefahrenvorsorge sowie zu stabilen Kooperationen zwischen öffentlichen und privaten Akteuren erkennen. Wegen der Schwierigkeiten, die teilweise hypothetischen Risiken zu bewerten, und wegen der oft starken wirtschaftlichen und moralischen Interessenbesetzung ökologischer Themen ist umweltbezogene Präventionspolitik oft von heftigen Kontroversen gekennzeichnet, die sich auf vier Bündel von aufeinander aufbauenden Fragen beziehen (Maschewsky/Rosenbrock 1998):

- Gibt es überhaupt eine Gesundheitsgefährdung?
- Wie groß ist die Gesundheitsgefährdung, und wie verteilt sie sich in der Bevölkerung?
- An welcher Stelle auf der langen und vielstufigen Strecke von der Freisetzung/Produktion einer Gefährdungsquelle bis hin zur individuellen Erkrankung soll Prävention einsetzen?
- Soll mit Verhältnisprävention oder mit Verhaltensprävention bzw. mit welchen Mischformen interveniert werden?

Da zur Ingangsetzung präventiver Maßnahmen in der Regel eine drohende Schädigung, nicht aber die Gefahrlosigkeit eines Umwelteingriffs nachgewiesen werden muss, begünstigt die Beweislastverteilung zu diesen Fragen in der Regel die Emittenden bzw. Betreiber entsprechender Anlagen, zumal auch das (kurzfristig orientierte) ökonomische Interesse in der Regel auf der Seite der Zulassung weiterer Umweltbelastungen steht. Da ein Konsens über die Bewertung von Risiken, über Grenzwerte und vergleichende Kosten-Nutzen-Kalküle mit wissenschaftlichen Methoden oftmals nicht hergestellt werden kann, zielen neuere Ansätze auf die Organisierung von Mediationsverfahren, d. h. professionell moderierter Diskurse zwischen den beteiligten Interessenten und Kontrahenten (van den Daele/Neidhardt 1996a).

Zunehmend wird thematisiert, dass die Verteilung von erwiesenermaßen oder potenziell die Gesundheit gefährdenden Umweltbelastungen entsprechend den realen Machtpotenzialen der potenziell exponierten Bevölkerungsgruppen erfolgt und insoweit den aus anderen Politikfeldern bekannten Mechanismen der Produktion sozial bedingter Ungleichheit von Gesundheitschancen entspricht. Aus dieser Erkenntnis folgt eine zunehmende Verknüpfung der Diskussionen über Umweltgerechtigkeit (*«environmental justice»*) und Public Health (Maschewsky 2001; Brulle/Pellow 2006).

Größtenteils ungelöst sind die politische und ökonomische Steuerung des Übergangs zu emissions- und abfallärmeren, also nachhaltigen Produktionsprozessen und Konsummustern, sowie der Umgang mit Altlasten. Neben monothematischen Programmen, die sich z. B. auf bestimmte Noxen oder Umweltmedien beschränken, haben in den vergangenen Jahren integrierte Programme, die versuchen, bestimmte Einzelziele im umweltbezogenen Gesundheitsschutz miteinander zu verknüpfen, an Bedeutung gewonnen. Integrierte Programme haben den Vorteil, dass sie der Komplexität von Risikokonstellationen häufig besser Rechnung tragen, sie können wegen der Vielzahl der beteiligten Akteure und Interessen aber auch zu Reibungsverlusten führen oder an einer Unverbindlichkeit scheitern, die aus der Vielfalt der Handlungsoptionen erwachsen kann (Fehr/Hornberg/Wichmann 2012).

Hinzu treten neue Probleme wie der Klimawandel und dessen gesundheitliche Folgen, die in den letzten Jahren verstärkt Gegenstand wissenschaftlicher und politischer Aufmerksamkeit sowie von Präventionsaktivitäten geworden sind (RKI 2010; Bundestagsdrucksache 16/11595; Blättner/Heckenhahn/Georgy et al. 2010; Grewe/Heckenhahn/Blättner et al. 2010). Die vom Klimawandel ausgehenden Gefahren für die Gesundheit verweisen auf ein anderes, grundsätzliches Problem: Angesichts der zunehmenden Bedeutung von lokal nicht eingegrenzten Risiken und des damit einhergehenden Anstiegs der Komplexität von Risikokonstellationen stößt die Abschätzung der Eintrittswahrscheinlichkeit und des Ausmaßes von Schäden auf wachsende Schwierigkeiten (Hornberg/Pauli 2011). Zudem werden die Potenziale der Umweltverträglichkeitsprüfung als wichtigem Instrument einer vorbeugenden umweltbezogenen Gesundheitspolitik bisher nur teilweise genutzt.

3.2.5 Qualitätssicherung und Evaluation in der Primärprävention und Gesundheitsförderung

Das Ziel der Primärprävention ist die Senkung der Eintrittswahrscheinlichkeit einer bestimmten Krankheit oder von Krankheit überhaupt. Das Ziel ist also – allgemeiner ausgedrückt – der Nicht-Eintritt einer unerwünschten Entwicklung oder eines unerwünschten Ereignisses. Da die Eintrittswahrscheinlichkeit – das gilt besonders für die epidemiologisch dominanten chronisch-degenerativen Erkrankungen – von vielen Faktoren abhängt, ist der spezifische Beitrag der Bemühungen um Krankheitsverhütung schwierig zu bestimmen. Hinzu kommt, dass mit der Prävention und Gesundheitsförderung von heute die Wahrscheinlichkeit von Ereignissen bzw. Entwicklungen in der fernen Zukunft (häufig: in Jahrzehnten) beeinflusst werden soll. Diese Faktoren erschweren die Messung von gesundheitlichen Ergebnissen (Evaluation) von Prävention.

Grundsätzlich (d. h. mit Ausnahmen) gilt: Je weniger komplex eine Intervention ist und je spezifischer sowie zeitnäher das Interventionsziel ist, desto leichter ist die Wirksamkeit festzustellen. Und umgekehrt: Je komplexer die Intervention, je unspezifischer das Präventionsziel und je länger die Zeitachse, desto schwieriger der Wirksamkeitsnachweis (Abbema/van Assema 2004; Nutbeam 2004). Typisch ist für die – wegen ihrer höheren Wirksamkeit – als notwendig erachteten komplexen Interventionen in Settings, dass nicht ermittelt werden kann, welche Komponenten der Intervention für welche Teile der Effekte «verantwortlich» sind.

Für die Wirksamkeitsbestimmung von biomedizinischen Interventionen haben sich die Maßstäbe der «evidenzbasierten Medizin» eingebürgert. Die offenkundigen Probleme, die dort angenommenen Standardisierungsgrade von Interventionen und Interventionswirkungen aus der naturwissenschaftlich fundierten Individualmedizin auf komplexe bevölkerungsbezogene Interventionen zu übertragen, haben zu Versuchen geführt, für die Primärprävention eigene Maßstäbe, Methoden und Skalen der Wirksamkeitsmessung zu bilden (Øvretveit 2002; Gerhardus/Breckenkamp/Razum et al. 2010).

In Deutschland ist ein sehr differenziertes Konzept zur Evidenzbewertung und Qualitätsentwicklung in der Prävention mit dem Anspruch entwickelt worden, die Komplexität der Wirksamkeit von Setting-Projekten abbilden und wesentliche Aspekte verallgemeinern (Kliche/Koch/Lehmann et al. 2006; Kliche/Töppich/Kawski 2004) und damit dem Ansatz von *evidence based medicine* nachgebildete und zugleich dem Gegenstand der Prävention angemessene Evidenzkriterien bereitstellen zu können.

Ein weiterer Ansatz zielt darauf, in sinngemäßer Anlehnung an die für die Krankenversorgung entwickelte Unterscheidung von Struktur-, Prozess- und Ergebnisqualität (Donabedian 1980) Nutzendimensionen und Zielkriterien für Prävention auf verschiedenen Ebenen zu bilden (**Tab. 3-4**). Die nicht direkt auf gesundheitliche Outcomes bezogenen Indikatoren dienen dabei stets als Prädiktoren für die (vermuteten, aber nicht direkt messbaren) gesundheitlichen Wirkungen.

Die im Auftrag des schweizerischen Bundesamtes für Gesundheit von der Stiftung «Gesundheitsförderung Schweiz» betriebene Datenbank «quint-essenz» (www.quint-essenz.ch/de) enthält ebenfalls besonders differenzierte Formulierungs- und Handlungsvorschläge für Qualitätsziele, Qualitätskriterien und Qualitätsindikatoren.

An solchen Ansätzen wird kritisiert (Wright 2010), dass auch eine Standardisierung auf hoch differenziertem Niveau den lokalen Besonderheiten nicht Rechnung tragen kann; dass ein so komplexes Verfahren für die (oft notwendig kleinräumigen) Ansätze vor Ort nicht handhabbar ist; und dass die top-down definierten Kriterien dem Charakter systemischer und partizipativ gestalteter Interventionen im Setting zuwiderlaufen – mit anderen Worten, dass in dieser Weise von der Wissenschaft vorgegebene Qualitätssysteme Entwicklungsprozesse der Praxis wesentlich behindern können. Weitere Ansätze zur Wirksamkeitsbestimmung und Qualitätsentwicklung werden derzeit erprobt und weiterentwickelt:

- Zur Weiterentwicklung der Gesundheitsförderung bei sozial Benachteiligten hat ein beratender Arbeitskreis der BZgA Kriterien zur Identifizierung guter Praxis entwickelt, die einen Beitrag zur Qualitätsentwicklung entsprechender Präventionsstrategien leisten sollen (BZgA 2010).
- Als weiteres Instrument zur konzeptionellen Weiterentwicklung und Qualitätssicherung wird derzeit ein Ansatz der partizipativen Qualitätsentwicklung erprobt, bei dem einerseits die Erfolgsparameter aus der Praxis heraus entwickelt werden und andererseits ein Peer-Review-Verfahren mit festgelegten Plausibilitätskriterien eingesetzt wird (Wright 2010).

Die zuletzt genannten Ansätze zielen in erster Linie auf die Verbesserung der Qualität der Intervention und damit auch auf höhere Wirksamkeit. Das Problem der quantitativen Bestimmung v. a. längerfristiger Gesundheitseffekte wird damit zunächst nicht gelöst. Das ist nicht nur wissenschaftlich unbefriedigend, sondern daraus ergeben sich auch Legitimationsprobleme, v. a. wenn es um Entscheidungen des Ressourceneinsatzes geht. In einer Denkschrift des US-amerikanischen Institute of Medicine wird deshalb empfohlen, neben erwiesermaßen wirksamen (d. h. in der Primärprävention meist: einfachen, verhaltensbezogenen) Interventionen («proven interventions») auch solche öffentlich zu fördern, die «viel versprechend» («promising interventions») sind (Smedley/Syme 2001).

Dieser Sichtweise hat sich der Sachverständigenrat zur Begutachtung der Entwicklung im Gesundheitswesen angeschlossen (SVR 2008, Kap. 6.2). «Promising interventions» werden dabei als solche definiert, die «sowohl auf einer theoretischen Basis für ihre Wirksamkeit beruhen als auch empirische Evidenz aufweisen, welche zumindest Teile des theoretischen Modells stützt. Viel versprechende Interventionen können durch Studien nachgewiesen werden, die günstige Interventionseffekte bei ausge-

Tabelle 3-4: Nutzen-Dimensionen und Zielparameter für Prävention und Gesundheitsförderung bei nicht übertragbaren Krankheiten.

Dimensionen	Zielparameter
I: Gesundheit	• langfristige Parameter: Inzidenzabsenkung vermeidbarer Krankheits- oder Sterbeereignisse, z. B. Mortalität, Morbidität, Behinderungen, Beeinträchtigungen • Einschätzung der subjektiven Gesundheit, Lebensqualität, Funktionalität, z. B. über «SF 36», instrumentelle Aktivitäten des täglichen Lebens • Intermediäre physiologische und funktionale Paramenter, z. B. Blutdruck, Herzfrequenz, Blutwerte, *Body-Mass-Index,* Hautbild, Funktionsfähigkeit • Intermediäre Verhaltensparameter, z. B. Ernährungsmuster, Bewegungsmuster, rückenschonende Arbeitsweise, Stressbewältigung, Suchtverhalten
II. Kompetenz, Empowerment	• Erwerbung u. Aufrechterhaltung von sozialer Unterstützung • Wissen • Einstellung • wahrgenommene Kontrolle *(perceived/actual control)* • Selbstwert, Selbstbewusstsein • Selbstwirksamkeit • kompetenzgesteuerte, nachhaltige Verhaltensänderung • Partizipation, z. B. bei Umfeldgestaltung
III. Umfeld (physikalische und soziale Umwelt)	• Setting, z. B. Arbeitsplatzorganisation, Wohnbedingungen, Schule • physikalische Umwelt, z. B. Wohnbedingungen, Lärm, Schadstoffbelastung • soziales Netz, soziale Unterstützung • Politik, z. B. öffentliche Bewusstseinsbildung • gesetzliche Grundlagen
IV: Kosten	• Programmkosten, Teilnehmerkosten • *Return on investment* (z. B. durch Verringerung der AU-Zeiten, des Medikamentenkonsums, der Krankenhausaufenthalte)
V: Zugangswege	• Akzeptanz bei spezifischen Zielgruppen • Wirksamkeit spezifischer Zugangswege (Erreichbarkeit)
VI: Strukturbildung (capacity building)	• Befähigung von Professionellen und Institutionen • Institutionalisierung der Interventionen • Ressourcennutzung, z. B. Kooperationen, Zusammenarbeit mit zentralen Akteuren, Netzwerke • Diffusion von Programmen
VII: Service, Marketing	• Zufriedenheit der Zielgruppe • Bekanntheitsgrad

Quelle: SVR 2002a, 237.

wählten Gruppen zeigen und zugleich ein theoretisches Modell enthalten, das die Ausdehnung der Intervention auf andere Gruppen nahe legt. Das Kriterium ‹viel versprechend› wird auch von Interventionen erfüllt, die eine nur bescheidene Wirkung auf eine größere Bevölkerung ausweisen, bei denen aber andererseits eine starke theoretische Basis für die Annahme besteht, dass die Wirksamkeit durch eine Veränderung der Intervention erheblich gesteigert werden kann» (Smedley/Syme 2001: 9, Übers. R.R./T.G.). Das Konzept der «promising interventions» operationalisiert die bislang für komplexe und in ihren gesundheitlichen Wirkungen nicht eindeutig zu quantifizierende Interventionen vorgeschlagenen Qualitätskriterien «Plausibilität» und «Analogie» (Rosenbrock 2004).

Die Diskussion um notwendige und angemessene Ansätze zur Evaluation und Qualitätsentwicklung und -sicherung ist somit noch im Prozess (Kolip/Müller 2009; Kliche 2011), und die Herausforderung für Wissenschaftler und Praktiker bleibt, im Spannungsfeld zwischen (natur)wissenschaftlichen Objektivierungsbemühungen und komplexen und nur bedingt standardisierbaren Praxisfeldern solche Methoden, Instrumente und Verfahren zu entwickeln, die die Wirksamkeit von Interventionen abbilden und beeinflussen, ohne zur Fessel der notwendigen kreativen Weiterentwicklung von komplexen populations- und setting-bezogenen Interventionen zu werden. Freilich gibt es derzeit im wissenschaftlichen und politischen Akteurs- und Interventionsgefüge keinen Ort in Deutschland, an dem die vielfältigen Bemühungen um die Weiterentwicklung sowohl der Interventionsqualität als auch der Zugänge und Methoden der Qualitätsentwicklung und Ergebnismessungen zusammenlaufen und an die Akteure zurückgemeldet werden («Lernschleife») (SVR 2010, Bd. I:).

Probleme dürften weiterhin im Mangel an Kapazität – und zum Teil auch an Motivation – der Akteure liegen, solche Instrumente in die konkreten Bedingungen ihrer Intervention zu integrieren, sowie in dem Mangel an ausreichenden Ressourcen, die zur Durchführung einer angemessenen Qualitätssicherung erforderlich sind: bis zu zehn Prozent der Interventionskosten werden dafür veranschlagt (WHO/Health Canada/CDC 1998).

3.2.6 Stand und Perspektiven primärer Prävention

Primärprävention und Gesundheitsförderung sind höchst unzureichend in der deutschen Gesundheitspolitik verankert. Insbesondere im Hinblick auf solche Bemühungen, die auf eine Verknüpfung belastungssenkender und ressourcensteigender Strategien setzen, besteht nach übereinstimmender Ansicht in Deutschland eine erhebliche Unter- und Fehlversorgung (SVR 2002a, Bd. I: 117ff., Bd. III. 2: 21ff., Bd. III.3: 21ff., 58ff.; SVR 2006, Bd. I: 177ff.; SVR 2008, Bd. II: 233ff.; SVR 2010, Bd. I: 123ff.). Insgesamt ist dafür nicht mangelndes Wissen der wichtigste Grund; entscheidend scheinen oftmals vielmehr der fehlende politische Wille bei der Formulierung und die Schwierigkeiten bei der Umsetzung derartiger Programme zu sein. Insbesondere wird trotz vieler verbaler Bekenntnisse das für die Präventionspolitik zentrale Problem der Verminderung sozial bedingter Ungleichheit von Gesundheitschancen real kaum angegangen. Unter den insgesamt eher geringen Aktivitäten der Primärprävention dominieren nach wie vor Versuche der individuellen Verhaltensbeeinflussung («Gesundheitserziehung»). Die für die Gestaltung von Prävention essenziellen Beziehungen zwischen der – z. B. durch Beruf, soziale Bezugsgruppen, Familie, Wohnort etc. definierten – Lebenslage und dem Verhalten werden nicht oder nicht genügend beachtet.

«Die Gesundheit der Menschen ist wesentlich das Produkt der sozialen, technischen und natürlichen Umwelt, in der sie leben, sowie der Verhaltensmuster, denen sie folgen. Aber auch diese Verhaltensmuster sind von der sozialen, technischen und natürlichen Umwelt geprägt, und diese Umwelten werden durch öffentliche Politik geformt» (Milio 1981, Übers. R.R./T.G.).

An vielen Beispielen (Aids-Prävention, betriebliche Gesundheitsförderung, Bewegung, Zigarettenrauchen etc.) kann zudem gezeigt werden, dass auch Verhaltensbeeinflussung umso effektiver ist, je mehr die strukturellen und sozialen Anreize, die riskantes Verhalten begünstigen, sowie die strukturellen und sozialen Voraussetzungen, die gesundes Verhalten begünstigen, als – gegebenenfalls zu verändernde – Gegebenheiten in die Planung und Durchführung von Präventionsstrategien einfließen. Dies erhöht aber meistens auch die Schwierigkeiten der Durch- und Umsetzung und unterbleibt deshalb häufig. Schließlich kann sich die (zentralstaatliche, kommunale, betriebliche etc.) Gesundheitspolitik durch die Reduzierung der Ursachen von Gesundheitsrisiken auf Fehlverhalten auf symbolische Politik beschränken, d. h. auf solche Maßnahmen, die eine Problemlösung zu versprechen scheinen, aber nicht die wirklichen Ursachen der Gesundheitsrisiken angehen. Auf diese Weise lassen sich Verantwortung oder sogar «Schuld» denjenigen zuweisen, die sich nicht gesundheitsgerecht verhalten, und können sich die politischen Verantwortungsträger von einem entscheidenden Teil ihrer Verantwortung entlasten – gerade auch dann, wenn sich die verhaltensbezogenen Präventionsmaßnahmen als erfolglos erweisen (Schmidt 2008).

Die gesundheitspolitischen Vollzugsdefizite auf dem Gebiet der Prävention finden ihre Gründe also weniger in fehlendem Wissen, sondern eher in den Akteur- und Interessenstrukturen, also in präventionspolitischen Konstellationen, die die Thematisierung von Ungleichheit, Gerechtigkeit, sozialen Determinanten von Gesundheit etc. häufig behindern und sowohl den Entwurf als auch besonders die Umsetzung geeigneter Interventionen erschweren oder unmöglich machen. Für die bestehenden Defizite lassen sich insgesamt fünf übergreifende Gründe identifizieren (Kühn/Rosenbrock 1994):

- Prävention als neuer Politiktyp. Der Handlungstyp der systematisch fundierten und zum Teil unspezifischen Risikosenkung mit den Instrumenten der Politik befindet sich – etwa im Vergleich zur klinischen Medizin – erst am Anfang seiner systematischen Entwicklung. Es mangelt infolgedessen an (wissenschaftlich zu fundierenden) Erfahrungen über neue Politikformen vor allem auf lokaler und regionaler Ebene. Arbeitsteilung und Kompetenzbereiche zwischen den beteiligten wissenschaftlichen Disziplinen (Public Health, Sozialpädagogik, Sozialarbeit, (Gemeinde-)Psychologie, Pflege etc.) und Institutionen sind unklar und oft noch umstritten. Primärpräventive Interventionen (z. B. zur Schaffung eines gesundheitsförderlichen Settings) zeichnen sich in der Regel dadurch aus, dass sie die Komplexität von Handlungen und Strukturen steigern (Urban 2001b). Dies stellt ihre Implementation vor besondere Schwierigkeiten. So müssen Akteure ihre bisherigen Handlungsroutinen und Problemwahrnehmungen in Frage stellen; häufig müssen primärpräventive Maßnahmen in Organisationen und in strukturelle Zusammenhänge implementiert werden, die anderen Zielen und Anreizsystemen folgen und in denen andere Handlungsregeln gelten. Daraus erwächst ein hoher Koordinations- und Anpassungsbedarf, der die Akteure – zumal bei fortbestehenden strukturellen Handlungszwängen – nicht selten überfordert. Darüber hinaus fehlt es in vielen Fällen an ausreichendem Selbstbewusstsein und Mut zu wirklich innovativen, notwendigerweise immer auch experimentellen Projekten der Prävention.
- Probleme der Evaluation und des Nutzennachweises. Erhebliche Probleme für die Legitimation (und Finanzierung) kontextbezogener primärpräventiver Interventionen ergeben sich aus den Schwierigkeiten der Evaluation und damit des Nachweises des Nutzens derartiger Maßnahmen. Ökonomisch überzeugende Wirksamkeitsnachwei-

se für Prävention (Effizienz) liegen zwar vor, allerdings nur punktuell. Die Anwendung von Evaluationskriterien analog der Methodik der *evidence based medicine* würde zu einer systematischen Bevorzugung weniger komplexer (und meist auch weniger wirksamer) Interventionen führen. Infolgedessen werden häufig hilfsweise intermediäre Nutzen-Dimensionen und Zielparameter (Veränderungen der technischen und sozialen Umwelt, Wissen, Einstellung, Verhalten, Anreize, Kompetenzen, soziale Unterstützung etc.) herangezogen. Angesichts der Schwierigkeiten der direkten Ergebnismessung gewinnt die systematische und wissenschaftlich gestützte Sicherung und Entwicklung der Qualität präventiver Interventionen besondere Bedeutung. Qualitätssicherung und Qualitätsmanagement in Prävention und Gesundheitsförderung beginnen bei der Festlegung von Zielen, der Zielgruppen und Zugangswege sowie der Interventions- und Evaluationsverfahren und folgen der Logik des «*Public Health Action Cycle*» (s. Kap. 1.6; Rosenbrock 1995 u. 2004; SVR 2002a, Bd. II: 176ff.).

- Ökonomie vor Gesundheit. In Entscheidungen staatlicher und betrieblicher Politik dominieren – meist kurzfristige – ökonomische Gesichtspunkte weithin über das gesundheitliche Argument. Die gesundheitsgerechte Gestaltung von Arbeitsplätzen, die partizipative Entwicklung gesundheitsförderlicher Settings, die Reduktion von Umweltbelastungen, komplexe Gesundheitskampagnen mit Lebensweisebezug etc. kosten Geld. Ihr Nutzen ist dagegen oft nur schwer in Geld auszudrücken, oder er liegt außerhalb des Interessenbereichs der Akteure bzw. jenseits ihrer meist kurzfristigen Planungshorizonte (z. B. Geschäftsjahr bei Unternehmen; Wahlperiode in der Politik). Die Geschichte der Prävention zeigt, dass die wichtigsten Erfolge nicht im Ergebnis ökonomischer Kalkulationen, sondern durch soziale Bewegungen induziert wurden, die sich gegen die einseitige Durchsetzung wirtschaftlicher Interessen richteten.
- Bestimmung der Präventionsinhalte durch den Markt. Ökonomische Gründe begrenzen aber nicht nur das «Wieviel», sondern auch das «Was» der Prävention. Kommerziell betriebene Prävention und Gesundheitsförderung richten sich in einer Marktwirtschaft nach der mobilisierbaren kaufkräftigen Nachfrage. Diese ist aber kein geeignetes Steuerungsinstrument für Prävention, da die gesundheitlich notwendigen Veränderungen der physischen und sozialen Umwelt nicht als individuelle Tauschvorgänge gestaltet werden können und der – unter dem Gesichtspunkt der Beseitigung sozial bedingter Ungleichheit von Gesundheitschancen – größte Bedarf bei jenen Gruppen besteht, die über die geringste Kaufkraft verfügen. Die Umformung gesellschaftlicher Probleme in individuell durch Kauf von Waren und Dienstleistungen zu befriedigende Bedürfnisse nimmt dem sozialen Impuls von Prävention und Gesundheitsförderung einen großen Teil seiner Wirksamkeit.
- Dominanz der Medizin. Ein weiterer Teil dieser sozialen Schubkraft wird durch die Definitionsmacht und die Aktivitäten der individuell kurativ orientierten klinischen Medizin absorbiert. Da individuelle Prävention immer noch überwiegend als vertragsärztliches Leistungsfeld angesehen wird, dominieren in der Prävention Sichtweise und Leistungen des Kassenarztes und der von ihm zu erbringenden bzw. zu verordnenden Leistungen. Das äußert sich u. a. in einer generellen Überschätzung der Bedeutung der Medizin für die Verbesserung der gesundheitlichen Lage, in einer deutlichen Privilegierung der ärztlichen Beratung vor anderen Trägern und Formen der Kommunikation. Dies zeigt sich auch im – von den gesundheitlichen Wirkungen her nicht zu begründenden – Gewicht, das Früherkennungsuntersuchungen (Screenings) zur Vorverlagerung der individuellen medizinischen Therapie in der Gesundheitspolitik aufweisen (s. Kap. 3.3). Die in der Öffentlich-

keit nur langsam nachlassende Identifikation von «Gesundheitssicherung» mit «Medizin» führt häufig zu einer Medikalisierung sozialer Probleme (Zola 1972; Kühn/Rosenbrock 1994). Ähnlich wie die Ökonomisierung der Prävention in der Tendenz dazu führt, gesellschaftlich und politisch anzugehende Probleme in individuelle Kaufakte umzuwandeln, bestärkt die Medikalisierung der Prävention die Tendenz, primärpräventiv und durch Veränderung sozialer Determinanten von Gesundheit bzw. von Gesundheitsverhalten anzugehende Probleme in Akte der individuellen Inanspruchnahme ärztlicher Leistungen umzudefinieren. Beide Tendenzen laufen darauf hinaus, die zugrunde liegenden sozialen Probleme unbearbeitet zu lassen und sind deshalb im Grunde kurzsichtig.

- Fehlen gegentendenzieller Politik. Da sich unter diesen Rahmenbedingungen die Tendenz zur politischen Untergewichtung der Primärprävention und zur relativen Übergewichtung der Verhaltensmodifikation und des Konsums eher verstärkt, wäre eine Erweiterung präventionspolitischer Handlungsräume am ehesten von einer staatlich getragenen gegentendenziellen Politik des Staates zu erwarten. Diese ist derzeit nicht in Sicht. Der sozialpolitische Kontext der Gesundheitspolitik ist seit Jahrzehnten zunehmend durch die Individualisierung von Risiken gekennzeichnet (Rosenbrock 1997b). Während die Etablierung der Gesundheitswissenschaften im akademischen Bereich seit Ende der 1980er Jahre bislang relativ zügig vorankommt und insofern einen Erfolg darstellt, haben sich innovative und wegweisende Praxismodelle der Prävention seither nur punktuell und nicht mit vergleichbarer Dynamik entwickelt (Rosenbrock 1997c).

Über diese zähen Defizite und ihre Gründe besteht im Grunde seit langem ein breiter Konsens in den Gesundheitswissenschaften und auch unter zahlreichen Akteuren der Gesundheitspolitik. Da die Akteure und potenziellen Nutznießer einer Verstärkung der nicht-medizinischen Primärprävention – trotz ihrer zunehmenden Anzahl und Vernetzung (Conrad/Geene 2009) und der zunehmenden Ausreifung des Politikfeldes (Noweski 2009a u. 2009b) – bei in der politischen Auseinandersetzung bei weitem kein so starkes politisches Gewicht einbringen können wie etwa die Interessenten medizinischer Innovationen, könnten wesentliche Impulse einer solchen gegentendenziellen Politikentwicklung nur vom Staat ausgehen. Die angemessene Form wäre ein Bundesgesetz zur Stärkung der nicht-medizinischen Gesundheitssicherung, etwa als eigenständiger Teil des Sozialgesetzbuches.

Im Jahr 2005 unternahmen SPD und Bündnis 90/Die Grünen mit dem «Entwurf eines Gesetzes zur Stärkung der gesundheitlichen Prävention» (Bundestagsdrucksache 15/4833) einen Anlauf in diese Richtung. Dieser Entwurf wurde zwar im Bundestag verabschiedet, scheiterte aber danach an der unionsgeführten Bundesratsmehrheit (Rosenbrock 2006b). Der Gesetzentwurf bezog sich wesentlich auf eine Koordinierung und Stärkung der Rolle der Sozialversicherungsträger, bei denen auch die Finanzierungslast gelegen hätte. Da zeitgemäße Primärprävention in jedem Fall der Kooperation von nicht-staatlichen, bundes- und landesstaatlichen sowie kommunalen Akteuren bedarf, war als steuerndes Zentrum eine Stiftung vorgesehen. Ähnliche Wege gehen auch die seit Jahren laufenden Gesetzgebungsvorhaben in Österreich und der Schweiz.

Ein solches Gesetz würde den Stellenwert nicht-medizinische Gesundheitssicherung deutlich erhöhen und könnte deutlich machen, dass sozialwissenschaftlich fundierte Prävention und Gesundheitsförderung (mindestens) den gleichen Rang und die gleiche Bedeutung für die Entwicklung der Gesundheit der Bevölkerung haben wie medizinische Interventionen. Dadurch dürfte sich auch die Legitimation solcher Bemühungen erhöhen.

Zu regeln wären alle Kampagnen, Projekte, Vorhaben und Interventionen der nicht-medizinischen Primärprävention, die mit öffentlichen Mitteln finanziert oder gefördert werden, also nicht nur staatliche Programme, sondern auch Aktivitäten der Sozialversicherungsträger, von Verbänden, Kirchen, Stiftungen und anderen Nicht-Regierungsorganisationen. Dabei geht es nicht immer primär oder explizit um Gesundheit, sondern auch z. B. um die Prävention von Kriminalität, Drogenmissbrauch und anderen Suchtproblemen, Gewalt, Fremdenfeindlichkeit etc. Angesichts der epidemiologischen Ausgangssituation wäre als Oberziel die Verminderung sozial bedingter Unterschiede von Gesundheitschancen Gegenstand der Regulierung (Graham/Kelly 2004). Da sowohl der diskursiv zu gestaltende Prozess der Zielbildung als auch die Ausrichtung der Aktivitäten an Zielen Energien durch Bündelung verstärkt und Kooperation befördern kann (s. Kap. 2.4.2), sollte die Orientierung an Präventions- und Gesundheitszielen ebenfalls Gegenstand der Regulierung sein. Im Selbstlauf tendieren Vorhaben der Primärprävention angesichts der Komplexität hochwertiger Interventionen und der dabei zu überwindenden Widerstände zur Reduktion auf die «bewährten», aber wirkungsarmen Formen der Verhaltensprävention und Gesundheitserziehung. Ein wirksames («gegentendenzielles») Instrument gegen eine solche Verengung wäre die gesetzliche Vorschrift einer Quote für Projekte zur Entwicklung gesundheitsförderlicher Settings (s. Kap. 3.2.3, Interventionstyp IV).

Der von CDU/CSU und FDP 2013 vorgelegte «Entwurf eines Gesetzes zur Förderung der Prävention» (Bundestagsdrucksache 17/13080) wird den Anforderungen an eine moderne Präventionsstrategie nicht gerecht. Zum einen setzt er einseitig auf eine Förderung der Verhaltensprävention, die insbesondere die soziale Ungleichheit von Gesundheitschancen nicht zu verringern verspricht. Zum anderen enthält er keine geeigneten Instrumente zur partizipativen Strukturveränderung von Lebenswelten, ohne die nachhaltige Präventionserfolge nicht zu erzielen sind. Schließlich ist nicht ersichtlich, wie auf der Grundlage dieses Entwurfs die erforderliche Vernetzung und Strukturbildung auf regionaler Ebene gelingen soll.

Von entscheidender Bedeutung für die Weiterentwicklung sowohl der Interventionsqualität als auch der Methoden der Qualitätsentwicklung in der Prävention wäre die gesetzliche Vorgabe einer Verpflichtung zur Qualitätssicherung. Dabei wäre – je nach Interventionstyp – zwischen der bei «*proven interventions*» und «*promising interventions*» anzuwendenden Methodik zu unterscheiden (s. Kap. 3.2.5). Auch wäre dafür zu sorgen, dass die dabei entstehenden Ströme des Erkenntnisgewinns an einer zentralen Stelle zusammenfließen und allen Nutzern in Praxis und Forschung zugute kommen («Lernspirale»). Schließlich geht es entscheidend auch um die Sicherung und Verstärkung der Ausstattung mit Ressourcen für diesen Interventionstyp, der – weniger noch als in der Krankenversorgung – nicht von der Nachfrage bzw. Inanspruchnahme gesteuert werden kann. Angesichts der Tatsache, dass z. B. die Ausgaben der GKV für Primärprävention nach § 20 SGB V immer noch deutlich unter zwei Promille der Ausgaben für die Krankenversorgung liegen und medizinische Instrumente der Prävention (z. B. Impfung) im Gegensatz zu sozialwissenschaftlich fundierten Absätzen auch bei umstrittener Wirksamkeit nach wie vor und ohne kontroverse Diskussion nahezu unbegrenzt finanziert werden (Rosenbrock 2007), besteht hier ein unübersehbarer Regelungsbedarf, dessen Befriedigung auch dazu führen sollte, dass Projekte der nicht-medizinischen Gesundheitssicherung auch ausreichend lange laufen können, um gesundheitliche Wirkungen zu erzielen und diese Wirkungen auch zu messen und weiter zu verbessern (SVR 2008, Bd. II: 403ff.; SVR 2010, Bd. I: 214ff.).

3.3 Sekundärprävention

Mit dem Begriff der Sekundärprävention werden Maßnahmen der Krankheitsfrüherkennung bezeichnet. Ihr Einsatz basiert auf der Erwartung, dass die Vorverlegung der Diagnose symptomloser Erkrankungen die Chancen verbessert, Krankheiten zu heilen bzw. ihren Verlauf und ihre Folgen zu verzögern.

Das wichtigste Instrument dieser Strategie sind Reihenuntersuchungen (Screenings) in definierten Populationen oder Zielgruppen. Auch hier gilt das Präventions-Paradox (s. Kap. 3.1). Screening ist epidemiologisch nur sinnvoll (Wilson/Jungner 1968; Holland/Stewart 1990) und als Leistung der GKV nur zulässig (§ 25 Abs. 3 SGB V), wenn

- es sich um Krankheiten handelt, die wirksam behandelt werden können
- das Vor- und Frühstadium dieser Krankheiten durch diagnostische Maßnahmen erfassbar ist
- die Krankheitszeichen medizinisch technisch eindeutig zu erfassen sind und
- genügend Ärzte und Einrichtungen vorhanden sind, um die aufgefundenen Verdachtsfälle eingehend zu diagnostizieren und zu behandeln.

Der gesundheitliche Wert von Sekundärprävention hängt also davon ab, dass

- symptomlose Frühstadien möglichst sicher erkannt werden, dass der Vorhersagewert (prädiktive Wert, s. u.) eines Tests also möglichst hoch ist
- die dadurch ermöglichte Vorverlegung des individuellen Therapiebeginns auch tatsächlich genutzt wird und
- dadurch ein Gewinn an Lebensqualität und/ oder Lebenszeit erzielt wird.

Der prädiktive Wert (Vorhersagewert) eines Testergebnisses wird sowohl von der technischen Fähigkeit des Tests bestimmt, tatsächlich Kranke test-positiv als Kranke (Sensitivität) und tatsächlich Gesunde als test-negative Gesunde zu identifizieren (Spezifität), als auch von der Häufigkeit der Erkrankung in der Zielpopulation (Prävalenz) (**Abb. 3-4**, s. S. 116). Zur Erhöhung der technischen Verlässlichkeit (Reliabilität) werden Tests sequentiell oder parallel wiederholt (z. B. Such- und Bestätigungstest).

Der Vorhersagewert eines individuellen Testergebnissen hängt also nicht nur von der technischen Verlässlichkeit des Tests, sondern auch von der Prävalenz der gesuchten Erkrankung in der Population ab (Sackett/Haynes/Tugwell et al. 1991). Diesen Zusammenhang verdeutlicht **Abbildung 3-5** (s. S. 117) am Beispiel des HIV-Antikörper-Tests als einem Sceening-Instrument mit vergleichsweise sehr hoher Sensitivität von mindestens 99,5 Prozent. Die waagerechte Achse zeigt den Anteil falsch positiver Tests (bei optimaler Handhabung sowohl von Such- als auch von Bestätigungstest). Die senkrechte Skala rechts gibt an, wie viele falsch-positive Befunde auf jeden tatsächlich positiven Befund kommen.

Es zeigt sich, dass bei niedriger Prävalenz auch Tests mit sehr hoher Sensitivität und Spezifität lediglich inakzeptabel niedrige Vorhersagewerte erreichen. Die gesundheitlich erwünschten Wirkungen der Sekundärprävention werden zudem häufig überschätzt (Holland/Stewart 1990). Dies ist z. B. dann der Fall, wenn die durch Früherkennung gewonnene Überlebenszeit nicht um die durch Spontanentdeckung bei normaler klinischer Diagnosestellung gewinnbare Überlebenszeit bereinigt wird («*lead-time-bias*») oder wenn z. B. nicht berücksichtigt wird, dass durch Screening vor allem langsamere, biologisch weniger gefährliche Verläufe entdeckt werden («*length-time-bias*»).

Auch bei technisch-methodisch einwandfrei begründeten Screenings hängt die gesundheitliche Wirksamkeit der Sekundärprävention von möglichst hohen Teilnahmeraten ab. Zahlreiche der gesuchten Krankheiten treten überproportional häufig in sozial und bildungsmäßig benachteiligten Gruppen auf. Diese Gruppen sind zugleich auch schwer zur Screening-Teilnahme zu motivieren. Daraus ergibt sich die Notwendigkeit, Sekundärprävention mit Instrumenten aus dem Bereich von Public Health (Zielgruppenorientierung, Schaffung bzw. Verbesserung von Zugangswegen, professionell gestaltete Kampagnen, materielle und immaterielle Anreize) zu gestalten (SVR 2010, Bd. I: 251ff.).

Angesichts der Komplexität und der Interdependenzen der zahlreichen erwünschten und unerwünschten Wirkungen von Screenings kann der gesundheitliche Nutzen von Sekundärprävention in der Regel ohne ein sorgfältiges Health Technology Assessment nicht beurteilt werden. Dabei ist zu berücksichtigen, dass jedes – positive wie negative – Testergebnis nicht nur eine – mehr oder weniger wahrscheinliche – Aussage über die Indikation weiterer differentialdiagnostischer bzw. therapeutischer Interventionen ist, sondern zugleich auch immer Auswirkungen auf das psychische und soziale Befinden (Angst bzw. Beruhigung) der Betroffenen hat.

Seit den 1970er Jahren gehören Maßnahmen zur Krankheitsfrüherkennung auch zum Leistungskatalog der GKV; mit dem 1989 in Kraft getretenen Gesundheitsreformgesetz (GRG) wurde diese Leistungsart erheblich aufgewer-

Test-Resultat	Krankheit vorhanden +	Krankheit vorhanden –
+	richtig positiv A	falsch positiv B
–	C falsch negativ	D richtig negativ

Sensitivität = Testpositive : Kranke = $\frac{A}{A+C}$

Die Sensitivität gibt also Antwort auf die Frage, wie sicher ein Test die tatsächlich Kranken auch als krank identifiziert.

Spezifität = Testnegative : Gesunde = $\frac{D}{B+D}$

Die Spezifität gibt also Antwort auf die Frage, wie sicher ein Test die tatsächlich Gesunden auch als gesund identifiziert.

Positiver Vorhersagewert = Richtigpositive : Testpositive = $\frac{A}{A+B}$

Der positive Vorhersagewert gibt also Antwort auf die Frage, wie viele der vom Test als krank identifizierten Personen tatsächlich erkrankt sind.

Negativer Vorhersagewert = Richtignegative : Testnegative = $\frac{D}{C+D}$

Der positive Vorhersagewert gibt also Antwort auf die Frage, wie viele der vom Test als gesund identifizierten Personen tatsächlich gesund sind.

Quelle: Eigene Darstellung.

Abbildung 3-4: Sekundärprävention: Sensitivität, Spezifität und Vorhersagewert.

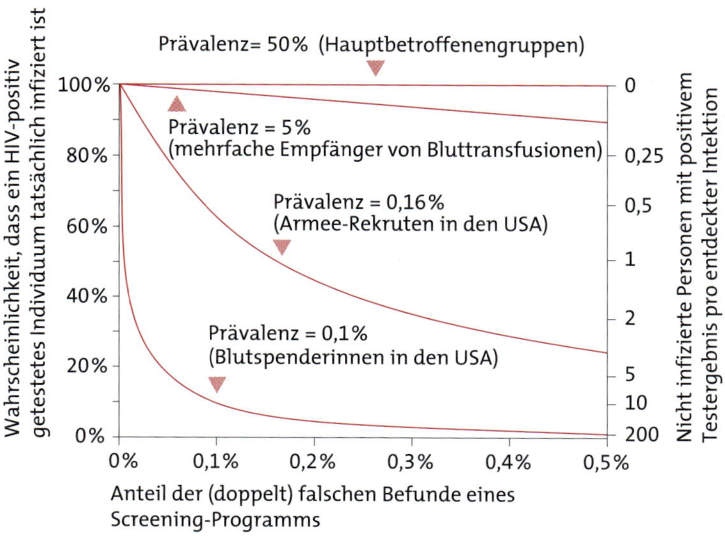

Quelle: Meyer/Pauker 1987 (nach Rosenbrock/Schaeffer 2002: 131).

Abbildung 3-5: Der prädiktive Wert eines positiven HIV-Antikörpertests in Abhängigkeit von Sensitivität und Prävalenz.

tet (s. Kap. 3.1). Die großen Volkskrankheiten stehen hierbei im Zentrum, insbesondere Krebserkrankungen und hier wiederum der Brustkrebs bei den Frauen, der Prostata- und der Darmkrebs bei den Männern. Die Sekundärprävention erfolgt in der Regel als medizinische Intervention, deren wichtigster Träger der niedergelassene Kassenarzt ist. Sekundärpräventive Maßnahmen sind bevölkerungsweit von wachsender Bedeutung. Kassenarztgetragene Früherkennung zur Vorverlagerung des Zeitpunkts individualmedizinischer Intervention trifft in der Bundesrepublik auf wesentlich bessere gesundheitspolitische Entwicklungsbedingungen als die Primärprävention. Beiden Präventionskonzeptionen gemeinsam ist, dass sie von der Intervention vor der Manifestation von Symptomen bessere Ergebnisse als von der Krankheitsbehandlung erwarten. Sie zielen also auf die Verringerung der Eintrittswahrscheinlichkeit medizinisch meist nicht reversibler Erkrankungsverläufe. Sekundärpräventive Individualmedizin und soziale Primärprävention ziehen aus diesem Konzept unterschiedliche Schlussfolgerungen (**Tab. 3-5**, s. S. 118/119) die sich in zwei Leitfragen zusammenfassen lassen:

- Die Leitfrage aus dem Blickwinkel der individuell-kurativen Medizin lautet: Wie erkennen wir möglichst früh, dass ein Mensch erkrankt? Was können wir dann tun, um den Krankheitsprozess zu verlangsamen, zu stoppen oder gar umzukehren?
- Die Gegenfrage aus dem Gesichtswinkel der epidemiologisch orientierten sozialen Prävention lautet: Unter welchen Bedingungen bleiben Menschen gesund bzw. geht die Inzidenz wichtiger Krankheiten zurück? Was können wir tun, um diese Bedingungen für so viele Menschen wie möglich herzustellen bzw. zu erhalten?

Während für einige Programme (z. B. Kinderuntersuchungen U 1 bis U 9 (§ 26 SGB V), Screening auf Zervixkarzinom, Brustkrebsuntersuchungen im Zwei-Jahres-Takt bei Frauen ab dem 50. Lebensjahr) der gesundheitliche Nutzen zwar oft überschätzt wird, aber grundsätzlich außer Frage steht (SVR 2010, Bd. I: 123ff.), ist der gesundheitliche Nutzen anderer Screenings (z. B. der Gesundheitsuntersuchungen nach § 25 Abs.1 SGB V) umstritten (Abholz 1994). In der Bundesrepublik ist seit Beginn der

Tabelle 3-5: Sekundärprävention und Primärprävention.

	Sekundärprävention	Primärprävention
Leitfrage	Wie erkennen wir möglichst früh, dass ein Mensch erkrankt? Was können wir dann dafür tun, um den Krankheitsprozess zu verlangsamen, zu stoppen oder gar umzukehren?	Unter welchen Bedingungen bleiben Menschen gesund? Was können wir tun, um diese Bedingungen für so viele Menschen wie möglich herzustellen bzw. zu erhalten?
Leitbild	überwiegend naturwissenschaftlich fundierte Heilung bzw. Therapie des erkrankten Individuums; Immunisierung	Verhütung von Krankheiten durch Minderung von Gesundheitsbelastungen und Vermehrung von Gesundheitsressourcen
Gesundheitsbegriff	negativ: Abwesenheit von Funktionsstörungen, oft zusätzlich eingeengt durch die Forderung naturwissenschaftlicher Messbarkeit	positiv: nach oben hin offener (utopischer) Gesundheitsbegriff als Vision vom «guten Leben»
Wissenschaftliche und praktische Paradigmen	Heilung von Infektionskranken, Verbesserung von Therapiechancen durch möglichst frühzeitige Diagnose; chirurgische Eingriffe	Sieg über Infektionskrankheiten durch Veränderungen von Lebenslagen und Lebensweisen; Unfallverhütung; Entstehung von und Intervention bei psychisch manifestierten Leiden
Ausgangs- und Zielpunkt der Interventionen	Organismus des Individuums; Lebensweise	Lebenswelt von Individuen und Gruppen; Lebensweise
Theoretische Grundpositionen	Krankheit vorwiegend als Störung physiologischer Prozesse, z. T. als Defekte, z. T. als Ungleichgewichte interpretiert; Stress	Krankheiten als Störung des Gleichgewichts von Gesundheitsbelastungen und -ressourcen (sozial und individuell)
Zusammenhang zwischen Erkrankungsbedingungen (Noxen) und Erkrankungen	überwiegend Spezifität (eindeutiger Zusammenhang von Ursache und Wirkung) und Lokalismus («identifizierbare Störung eines Ablaufs oder einer Funktion»)	eher Unspezifität («Wenn-dann»-Beziehungen nach beiden Seiten hin offen, Freiheitsgrade) und systemische Verursachung (multifaktoriell, Regelkreise zwischen Belastungen. Ressourcen und Bewältigungsverhalten)
Diagnoseinstrumente	überwiegend technische Abbildung und Messung von Körperfunktionen, z. T. auch Sozialanamnese	primär Analyse technisch-organisatorischer und sozialer Verhältnisse von Gruppen in ihrer direkten und/oder indirekten

Tabelle 3-5: *(Fortsetzung)*

	Sekundärprävention	Primärprävention
		(verhaltensprägenden) gesundheitlichen Wirkung; psychologische Verfahren
Treffsicherheit der Diagnosen/prädiktiver Wert	steigt	steigt
Verhältnis Diagnose/ Krankheitsverhütung	Die Schere zwischen diagnostischen Möglichkeiten (Früherkennung) und therapeutischen bzw. erkrankungsverhütenden Fähigkeiten der Medizin öffnet sich sehr rasch.	Die Verminderung als gesundheitsriskant identifizierter Belastungs-/Ressourcen-Konstellationen stößt auf vielfältige Widerstände, der Abstand zwischen Diagnose und Intervention wächst.
Eingriffspunkte der Prävention/Therapie	überwiegend technische Interventionen in Organe, Zellen, Moleküle; Risikofaktoren; Psyche; Verhaltensbeeinflussung; Patientenaktivierung	technisch-organisatorisch und sozial definierte Risikokonstellationen (Verhältnisprävention); soziale Bewältigungskapazitäten in Familie, Nachbarschaft und Gemeinde (Gesundheitsförderung); gesundheits-riskantes Verhalten (Verhaltensprävention); Aktivierung von Betroffenenkompetenz
Erfolge/Misserfolge	zum Teil unzweifelhaft, zum Teilunerforscht, zum Teil strittig; Messprobleme	zum Teil unzweifelhaft, zum Teil unerforscht, zum Teil strittig; Messprobleme
soziale bzw. institutionelle Gestalt	Medizinsystem, Steuerungsversuche durch Staat, Krankenkassen etc.	Fragmentiert in zahlreichen Politikfeldern (z. B. Arbeit, Umwelt) zum Teil. ohne expliziten Bezug zum Gesundheitsziel; Gesundheitsbewegungen
Entwicklungsbedingungen	zahlreiche Innovationen durch medizinisch-technischen Fortschritt in Verbindung mit organisierten Professionsinteressen; Angebot- und Nachfragesteuerung quantitativ und qualitativ problematisch, vermehrte Verteilungskonflikte	zahlreiche politische, wirtschaftliche und kulturelle Umsetzungshindernisse; wachsender Problemlösungsdruck aus neuen und alten sozialen Bewegungen; wissenschaftliche Fundierung durch «New Public Health»; ungelöste Probleme der Steuerung und Verallgemeinerung

Quelle: Eigene Darstellung.

1970er Jahre das weltweit umfangreichste Angebot an bevölkerungsweiten medizinischen Früherkennungsuntersuchungen gewachsen.

Ausreichende Kosten-Wirksamkeits-Abschätzungen waren vor der Ingangsetzung dieser Screening-Programme in Deutschland ebenso die Ausnahme wie epidemiologisch aussagefähige Evaluationen der Durchführung. Im Ergebnis dieser gesundheitspolitischen Fehlsteuerungen werden zentrale Gesichtspunkte der Effektivität und Effizienz der medizinischen Früherkennungsprogramme oft nicht oder nicht hinreichend beachtet (Abholz 1988 und 1990; Holland/Stewart 1990; Schmidt 1998):

- Die wachsende Kluft zwischen den diagnostischen Möglichkeiten und den therapeutischen Fähigkeiten der Medizin bleibt außer Betracht. Vor allem im Zuge der schnellen Entwicklung der Medizintechnik können immer mehr Befunde bei symptomlosen und beschwerdefreien Menschen erhoben werden, aus denen zwar die Schlussfolgerung der erhöhten Wahrscheinlichkeit einer Erkrankung, jedoch keine unter den Kriterien einer evidenzbasierten Medizin belastbaren therapeutischen Konsequenzen gezogen werden können. Das gilt z. B. für Stenosen der Herzkranzgefäße, erhöhte Leberwerte etc.
- Beim Screening auf Krankheiten, die im Frühstadium tatsächlich erfolgreicher zu behandeln sind, wird häufig übersehen, dass Angehörige der unteren Sozialschichten Früherkennungsuntersuchungen besonders selten in Anspruch nehmen – und dies, obwohl zahlreiche Krankheiten (z. B. das Zervixkarzinom) bei ihnen signifikant häufiger auftreten als in höheren Schichten.
- Der Behandlungserfolg wird oft systematisch überschätzt. Der Erfolg von Krebstherapien wird z. B. meist als Anteil der Überlebenden fünf Jahre nach der Diagnose gemessen. Wird durch Screenings der Diagnosezeitpunkt vorverlegt, so steigt diese Rate auch dann, wenn mit der aus der Früherkennung folgenden Therapie kein einziges Lebensjahr gewonnen wird («*lead-time-bias*», s. o.). Im Ergebnis wird durch dieses statistische Artefakt der Nutzen von Früherkennungsprogrammen vielfach überschätzt.
- Auch methodisch haltbare Wirksamkeitsabschätzungen beruhen oft auf Studien, die unter atypischen Bedingungen (z. B. in der Klinik, mit besonders hoch motivierten und dauernd kontrollierten Teilnehmern) durchgeführt wurden. Demgegenüber ist aber der Behandlungserfolg in der alltäglichen Praxis, z. B. durch die geringe Verlässlichkeit dauernder Einnahme blutdrucksenkender oder blutzuckersenkender Medikamente, erheblich geringer.
- Es wird übersehen, dass bei der medizinischen Fahndung auf relativ seltene Krankheiten in großen Bevölkerungsgruppen in der Regel eine Fülle von Fehldiagnosen anfällt, die dann zum Teil nur durch aufwendige Zusatzdiagnosen, zum Teil auch überhaupt nicht korrigiert werden können und dann falsche Behandlungen nach sich ziehen. Beim Ruhe-EKG in der Gruppe der 35- bis 60-Jährigen bleiben z. B. fünfzig Prozent der tatsächlich asymptomatischen Herzkranken unentdeckt. Auf der anderen Seite findet sich unter zwanzig so ermittelten Risikoträgern ein wirklich behandelbarer Kranker, das heißt 19 von 20 Befunden sind falsch-positiv (Abholz 1990: 7f.). Bei weitergehender Diagnostik kann das Verhältnis zwischen den richtig-positiven und den falsch-positiven Ergebnissen bestenfalls auf 1:1 gesenkt werden.
- Der medizinische und organisatorische Aufwand für die Auffindung eines Krankheitsfalles wird unterschätzt: So müssen 1000 Frauen über zehn Jahre an Röntgenuntersuchungen zur Früherkennung des Mamma-Karzinoms teilnehmen, damit das Leben einer Frau gerettet werden kann (SVR 2002a, Bd. III.3: 132f.). Dem stehen ein vergleichsweise hoher Anteil falsch-positiver Befunde, die darauf folgenden differentialdiagnostischen Maßnahmen sowie die letztlich unbegründeten

Ängste der Frauen und die Kosten für das Gesundheitssystem gegenüber.

- Es wird übersehen, dass bei Behandlungsprogrammen als Folge von Screenings häufig die weit überwiegende Mehrzahl der Teilnehmer auch ohne die Behandlung nicht erkrankt wäre, aber mit der Behandlung auch das Risiko unerwünschter (z. B. Arzneimittel-)Wirkungen zu tragen hat. Bei der medikamentösen Senkung von überhöhten Cholesterin-Werten müssen z. B. 1000 symptomlose und beschwerdefreie Menschen sieben Jahre mit Cholestyramin (Blutfettsenker) behandelt werden, um die Anzahl der Herzinfarkte und Schlaganfälle in dieser Gruppe von 98 (ohne Behandlung) auf 81 (trotz Behandlung) zu senken. Anders formuliert: 98,3 Prozent der gesamten Gruppe wird ohne gesundheitlichen Gewinn behandelt (Abholz 1990: 4).
- Es wird angenommen, dass die mit der Früherkennungsuntersuchung unabhängig von einer Therapie verbundene ärztliche Beratung einen günstigen Einfluss auf gesundheitsgerechte Lebensführung ausübt, weil der Patient bei dieser Gelegenheit besonders intensiv mit den Gesundheits- und Lebensrisiken seiner Lebenswelt konfrontiert wird. Es konnte bislang allerdings nicht gezeigt werden, dass mit der ärztlichen Beratung, im Vergleich mit anderen Formen und Beteiligten der Beratung, überlegene und zeitstabilere Erfolge bei der Risikosenkung durch Verhaltensänderung zu erzielen sind. Auch für Aktivierung im Sinne unspezifischer Gesundheitsförderung scheinen gruppenförmig organisierte und weniger hierarchische Settings bessere Voraussetzungen zu bieten als die Arzt-Patienten-Situation.
- Es wird übersehen, dass z. B. in der Bundesrepublik Deutschland auch ohne Screening-Programme etwa neunzig Prozent der Bevölkerung mindestens einmal pro Jahr einen Arzt aufsuchen. Durch sorgfältigere Anamnese bei dieser Gelegenheit wäre ein hinreichend früher Beginn medizinischer Behandlung durchweg gewährleistet. Es ist nicht zu sehen, dass durch Früherkennungsprogramme, die in Komm-Strukturen stattfinden, in größerem Umfang Menschen erreicht werden können, die auch sonst nicht zum Arzt gehen.

Im Vergleich zu den restriktiven Bedingungen, auf die Programme und Durchsetzung nicht-medizinischer Primärprävention treffen (s. Kap. 3.2.4), zeigt sich, dass die Frage, ob solche Programme innerhalb oder außerhalb des etablierten Systems der Medizin bzw. Krankenversorgung durchgeführt werden, für die Entscheidung über die Einführung eine erheblich größere Rolle spielt als die Frage der absehbaren bzw. erwiesenen Effektivität und Effizienz der Intervention. Bezogen auf das Ziel der Senkung von Erkrankungswahrscheinlichkeiten liegen der Primär- und der Sekundärprävention in der Bundesrepublik unterschiedliche Maßstäbe der Risikoabschätzung und Nutzenerwartung zugrunde (Abholz 1988). Während in der internationalen Diskussion seit Jahren zu einem eher restriktiven Umgang mit neuen Früherkennungsprogrammen und insbesondere zu einer sorgfältigen epidemiologischen Abschätzung vor der Ingangsetzung geraten wird (Holland/Stewart 1990; Doll 1988), wurde in der Bundesrepublik 1989 mit der Einführung einer alle zwei Jahre empfohlenen Check-up-Untersuchung für alle Versicherten ab dem 35. Lebensjahr ein gegenläufiges Signal gesetzt, dessen gesundheitliche Wirkungen ungewiss, auf keinen Fall aber besonders erheblich sind (Abholz 1990). Ein wenig beachtetes Problem besteht in diesem Zusammenhang darin, dass einmal eingeführte Screenings wegen ihres hohen sozialpolitischen Symbolwerts auch dann nur sehr schwer wieder abgeschafft werden können, wenn sich ihre epidemiologische Unwirksamkeit erwiesen hat. Erst in den letzten Jahren bemüht sich der Gemeinsame Bundesausschuss (G-BA; s. Kap. 4.1.2) darum, auch auf dem Feld der Sekundärprävention unter Nutzung belastbarer Daten diesem Wildwuchs entgegenzuwirken.

Zusammengefasst kann festgehalten werden, dass das gesundheitspolitische Gewicht der Sekundärprävention sowie die dafür aufgewendeten Ressourcen weniger Ausdruck einer rationalen Gesundheitspolitik sind, sondern vor allem das Produkt des hohen Einflusses vor allem der organisierten Kassenärzte (Naschold 1967) und des «medizinisch-industriellen Komplexes» (Relman 1980) auf Problem- und Maßnahmendefinition in der Gesundheitspolitik sind. Ungeachtet dessen gibt es auch eine Reihe von Früherkennungsuntersuchungen, die als medizinisch sinnvoll einzustufen sind.

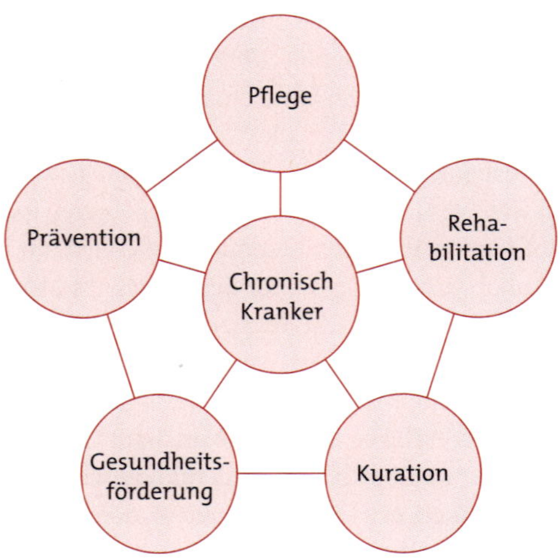

Quelle: Schwartz/Helou 2000: 135.

Abbildung 3-6:
Modell der Gleichzeitigkeit und Verzahnung bei nicht-sequentiellen chronischen Krankheitsverläufen.

3.4 Tertiärprävention

Tertiärprävention zielt darauf, Folge- und Spätschäden einer bereits eingetretenen, manifesten Erkrankung zu verzögern, zu begrenzen oder zu verhindern. In diesem weiten Begriffsverständnis umschließt sie die medizinische Behandlung chronischer Krankheiten einschließlich der Vermeidung des Wiedereintritts eines akuten Krankheitszustands (Rezidivprophylaxe) (s. Kap. 3.1). Die gesundheitspolitische und ökonomische Relevanz der Tertiärprävention ergibt sich aus dem Umstand, dass immerhin nahezu die Hälfte der Bevölkerung in Deutschland an mindestens einer chronischen Erkrankung leidet, knapp zwanzig Prozent an zwei oder mehr (SVR 2002a, Bd. III.1: 208). Aber auch bei chronischen Erkrankungen verbleiben beim Patienten – selbst in der Spätphase schwerer Erkrankungen oder bei schweren Behinderungen – in aller Regel Potenziale, die stabilisiert und erweitert werden können. Dies erfordert die gleichzeitige und gleichberechtigte Anwendung und Verzahnung von Gesundheitsförderung, Prävention, Kuration, Rehabilitation und Pflege sowie von Selbsthilfe (**Abb. 3-6**).

Ein diesem Schema entsprechendes breites, abgestuftes und flexibles Spektrum an Versorgungsangeboten existiert bis heute in Deutschland nur in Ausnahmefällen. Die Tatsache, dass das Versorgungssystem die Last der sachlichen und zeitlichen Koordination für eine optimale Versorgung weitgehend auf die Schultern des Patienten legt und damit auf jenen Akteur, der auf Basis seiner gesundheitlichen Lage und seiner Qualifikation dafür über die schlechtesten Voraussetzungen verfügt, ist wahrscheinlich einer der wichtigsten Gründe für die erhebliche und gleichzeitige Über-, Unter- und Fehlversorgung chronisch Kranker in Deutschland. Krankheitsübergreifend liegen Verbesserungspotenziale vor allem

- in der Überwindung der Dominanz akutmedizinischer Interventionslogik bei chronisch Kranken (Konzentration auf medizinische

Krisenintervention statt kontinuierlicher Betreuung auf Basis eines systematischen Assessment),

- in der stärkeren Berücksichtigung der psychosozialen Belastungen durch chronische Erkrankung und der psychosozialen Ressourcen bei ihrer Bewältigung, also in der Überwindung der «somatischen Fixierung»
- in der gezielten Aktivierung der Patienten zu Partnern des Arztes und Koproduzenten ihrer Gesundheit
- in der besseren Nutzung der Möglichkeiten nicht nur der Primärprävention zur Verhinderung chronischer Erkrankungen, sondern auch der Prävention von Komplikationen
- in einer Verstärkung und besseren Verzahnung der Rehabilitation.

Ansatzpunkte zur besseren Erreichung dieser Ziele liegen (SVR 2002a, Bd. III.1: 205ff.)

- in der Verbesserung der Qualifikation von Medizinern, Pflegenden und anderen Gesundheitsberufen in Richtung auf die Ausrichtung des Handelns (und Unterlassens) an den Kriterien der *evidence-based medicine*; therapeutische Entscheidungen werden in diesem Konzept im Spannungsfeld zwischen wissenschaftlicher Evidenz, klinischer Erfahrung und den Präferenzen der Patienten ausgehandelt und getroffen.
- in der systematischen Information und Schulung der Patienten und ihrer Angehörigen (§ 43 SGB V) mit dem Ziel ihrer aktiven und gleichberechtigten Einbeziehung in den therapeutischen und Bewältigungsprozess
- in der Überwindung von vor allem ökonomischen Fehlanreizen sowohl auf Seiten der Leistungserbringer als auch bei den Krankenkassen, die den chronisch kranken Patienten zum «schlechten Risiko» machen
- in der Überwindung der gewachsenen Zersplitterung der Versorgungsstrukturen. Chronisch kranke Patienten bleiben häufig nicht nur zwischen den verschiedenen Leistungserbringern ohne koordinierende Unterstützung, sondern auch zwischen den unterschiedlichen Anspruchsgrundlagen und Versorgungslogiken der Krankenversicherung (SGB V), der Pflegeversicherung (SGB XI), der Rentenversicherung (SGB VI), der Rehabilitation und Teilhabe behinderter Menschen (SGB XI) und ggf. der Arbeitslosenversicherung (SGB III).

In einer engeren und ebenfalls sehr gebräuchlichen Definition werden unter Tertiärprävention alle Bemühungen verstanden, die darauf zielen, medizinische, psychische, berufliche und soziale Einschränkungen oder Funktionsverluste, die in Folge einer Krankheit auftreten (können), zu vermeiden, zu verzögern oder zu lindern. In diesem Verständnis wird Tertiärprävention weitgehend mit Rehabilitation gleichgesetzt. Das damit bezeichnete Handlungsfeld hat sich in Deutschland zu einem eigenen Leistungsbereich mit spezifischen Normen, Regulierungen und Institutionen entwickelt (s. Kap. 8).

4. Das Krankenversicherungssystem

Die soziale Sicherung im Krankheitsfall erfolgt, der Tradition des deutschen Wohlfahrtsstaats entsprechend, überwiegend im Rahmen eines Sozialversicherungssystems. Die Krankenversicherung wird in Deutschland von zwei unterschiedlichen Systemen getragen: der gesetzlichen Krankenversicherung (GKV) und der privaten Krankenversicherung (PKV). Im Folgenden sollen die wichtigsten Merkmale dieser beiden Systeme erörtert werden.

4.1 Die gesetzliche Krankenversicherung

4.1.1 Versichertenkreis

Die GKV ist für weite Teile der Bevölkerung eine Pflichtversicherung. Pflichtmitglieder in der GKV sind Arbeiter und Angestellte, deren Bruttoeinkommen unterhalb der Versicherungspflichtgrenze liegt. Auch einige Selbständigengruppen – Landwirte, Künstler und Publizisten – sowie Studierende und Praktikanten sind in den 1970er bzw. den frühen 1980er Jahren in den Kreis der Pflichtversicherten aufgenommen worden (s. Kap. 2.1.2). Im Rahmen der Familienversicherung sind nicht erwerbstätige Ehegatten und Kinder von GKV-Mitgliedern beitragsfrei mitversichert. Die Familienversicherung der Kinder endet mit dem 18. Lebensjahr. Sind sie nicht erwerbstätig oder befinden sie sich in der Schul- bzw. Berufsausbildung, erhöht sich die Altersgrenze auf 23 bzw. 25 Jahre, bei Studierenden auf 26 Jahre. Im Dezember 2012 waren von den insgesamt 69,9 Millionen GKV-Versicherten 52,4 Millionen (75,0 %) Mitglieder und 17,9 Millionen (25,0 %) mitversicherte Familienangehörige (BMG 2013a: 69f.).

Neben den erwerbstätigen Arbeitern und Angestellten und ihren Familienangehörigen sind auch Rentner, sofern sie als Erwerbstätige zuletzt gesetzlich versichert waren, und die Bezieher von Arbeitslosengeld in der GKV pflichtversichert. Dies gilt seit 2004 auch für sämtliche Sozialhilfeempfänger. Dieser Personenkreis war zuvor nur dann in der GKV versichert, wenn er beim Eintritt in die Sozialhilfe bestimmte Vorversicherungszeiten nachweisen konnte. Etwa 80 Prozent der rund 2,7 Millionen Bezieher von Sozialhilfe erfüllten diese Voraussetzungen. Aber auch die restlichen zwanzig Prozent der Sozialhilfeempfänger waren im Krankheitsfall abgesichert, denn ihre Behandlungskosten wurden von den Kommunen im Rahmen der Sozialhilfe getragen. Mit dem Inkrafttreten des «Vierten Gesetzes für moderne Dienstleistungen am Arbeitsmarkt» (BGBl. I: 2954 – «Hartz IV») am 1.1.2005 wurden Arbeitslosenhilfe und Sozialhilfe zum Arbeitslosengeld II (ALG II) zusammengeführt. Die Bezieher des ALG II sind nun über die Bundesagentur für Arbeit krankenversichert. Allerdings gilt dies nicht für solche Personen, die bis Ende 2004 Empfänger von Arbeitslosenhilfe oder Sozialhilfe waren, deren Antrag auf Gewährung von ALG II aber abgelehnt wurde. Wenn sie nicht als mitversicherte Familienangehörige unter den Schutz der GKV fallen, müssen sich diese Personen entweder freiwillig in der GKV oder in der privaten Krankenversicherung versichern.

Jene Gruppen, die ohne Aufenthaltserlaubnis in Deutschland leben (z. B. Asylbewerber), sind nicht in der GKV versichert. Zwar haben sie einen Anspruch auf Krankenbehandlung, allerdings ist er gegenüber dem der GKV-Versicherten deutlich eingeschränkt.

Zu den nicht in der GKV *pflicht*versicherten Berufsgruppen gehören neben den abhängig Beschäftigten mit einem Bruttoverdienst über der Versicherungspflichtgrenze die Selbständigen – mit Ausnahme der oben genannten Gruppen – sowie die Beamten. Die Personen ohne Versicherungspflicht in der GKV können zwischen einer Krankenversicherung in der PKV oder – als freiwillig Versicherte – in der GKV wählen. Bis Ende 2008 hatten sie auch noch die Möglichkeit, auf jegliche Krankenversicherung zu verzichten. Diese Option haben sie seit dem 1.1.2009 verloren, denn seither gilt eine generelle Krankenversicherungspflicht für alle Wohnbürger in Deutschland. Dieser Schritt – beschlossen mit dem GKV-Wettbewerbsstärkungsgesetz 2007 (GKV-WSG; BGBl. I: 378) – war eine Reaktion auf die zuvor deutlich gestiegene Zahl der Nichtversicherten in Deutschland. Alle Wohnbürger in Deutschland müssen sich nun also zwischen diesen beiden Versicherungstypen entscheiden.

Dem Mikrozensus zu Folge waren im Jahr 2011 87,6 Prozent der Befragten (70,6 Millionen Personen) in der GKV, 11,7 Prozent in der PKV (9,4 Millionen Personen) und 0,2 Prozent (137 000) überhaupt nicht versichert (**Tab. 4-1**). Nach wie vor ist der Anteil der PKV-Mitglieder in den alten Bundesländern höher als in den neuen Bundesländern. Dies ist vor allem auf den in den neuen Bundesländern geringeren Anteil von Beschäftigten mit einem Einkommen über der Versicherungspflichtgrenze zurückzuführen. Allerdings hat sich der Abstand zu den alten Bundesländern in den letzten Jahren deutlich verringert.

Tabelle 4-1: Bevölkerung[1] nach Art des Krankenversicherungsschutzes 2011.

Deutschland	Mio.	%
GKV	70,58	87,6
PKV	9,39	11,7
sonstige Arten	0,22	0,3
ohne Versicherung	0,14	0,2
ohne Angabe	0,25	0,3
Gesamt	**80,58**	**100**

1 Zum Krankenversicherungsschutz befragte Personen. Rundungsfehler möglich.
Quelle: BMG 2012a: 111; eigene Berechnungen.

In der gesetzlichen Krankenversicherung wird zwischen der Allgemeinen Krankenversicherung (AKV) und der Krankenversicherung der Rentner (KVdR) unterschieden. Diese Unterscheidung ist weder leistungs- noch finanzierungsrechtlich relevant, gibt aber einen wichtigen statistischen Hinweis auf die Zusammensetzung der Versichertengemeinschaft nach Alter und beruflichem Status (**Tab. 4-2**).

Tabelle 4-2: Versicherte in der GKV nach Versichertenstatus im Jahr 2012 (Dezember).

	AKV[1]	KVdR[2]	Insgesamt
Mitglieder insgesamt (alle Angaben in Mio.)	35,718	16,724	52,442
davon			
Pflichtmitglieder	30,534		
Freiwillige Mitglieder	5,184		
mitversicherte Familienangehörige	16,378	1,090	17,467
Versicherte insgesamt	**52,096**	**17,814**	**69,910**

1 Allgemeine Krankenversicherung, 2 Krankenversicherung der Rentner.
Rundungsfehler möglich. Quelle: BMG 2013a: 68ff.

Im Dezember 2012 waren 85,5 Prozent der GKV-Mitglieder in der Allgemeinen Krankenversicherung Pflichtmitglieder und 14,5 Prozent freiwillige Mitglieder (BMG 2013a: 68f.). Bei der Unterscheidung nach Kassenarten fällt auf, dass der Anteil der freiwilligen Mitglieder in der AKV an allen Mitgliedern zwischen den Kassenarten stark variiert: Im Jahresdurchschnitt 2011 belief er sich bei den Ortskrankenkassen auf nur 8,8 Prozent, bei den Ersatzkassen hingegen auf 19,2 Prozent (BMG 2012b: 3). Daran wird deutlich, dass die Ersatzkassen sich in einer besonders starken Konkurrenz zur PKV befinden, die den freiwillig Versicherten jederzeit als Option offen steht.

Mit der Einführung der freien Kassenwahl für die Versicherten haben sich die Bindungen der Kassen an ihre traditionelle Klientel gelockert, auch wenn die historisch gewachsenen Mitgliederprofile in den meisten Fällen noch erkennbar sind. Die einzelnen Krankenkassen werden einer bestimmten Kassenart (Ortskrankenkassen, Ersatzkassen etc.) zugeordnet. Allerdings haben die Kassenarten an Bedeutung verloren – vor allem wegen der freien Kassenwahl, aber auch wegen der 2007 mit dem GKV-Wettbewerbsstärkungsgesetz eingeführten Möglichkeit kassenartenübergreifender Fusionen. Der Bedeutungsverlust der traditionellen Kassenarten schlägt sich auch im Rechtsstatus ihrer Verbände nieder. Seit 2008 sind die Spitzenverbände der Kassenarten auf Bundesebene keine Körperschaften öffentlichen Rechts mehr, existieren allerdings als privatrechtliche Vereine weiter.

Die Ersatzkassen und die Ortskrankenkassen sind die größten Kassenarten; mit deutlichem Abstand folgen die Betriebskrankenkassen (Tab. 4-3). Allerdings haben sich die Anteile der Kassenarten seit den 1990er Jahren erheblich verschoben. So verloren die Ortskrankenkassen für einige Jahre deutlich an Boden. Dies lag bis zur Mitte der 1990er Jahre vor allem daran, dass der Anteil der Arbeiter, ihrer wichtigsten Versichertenklientel, an den Erwerbstätigen zurückging. Lediglich die Übertragung der Kassenstrukturen auf die neuen Bundesländer unterbrach diesen Trend. Beschleunigt wurde der Mitgliederverlust der Ortskrankenkassen mit der Einführung der freien Kassenwahl, denn seitdem nahmen viele Versicherte die häufig höheren AOK-Beitragssätze zum Anlass, um zu einer Kasse mit niedrigerem Beitragssatz zu wechseln. Aus demselben Grund verzeichneten

Tabelle 4-3: Gesetzlich Krankenversicherte nach Kassenarten.

Kassenart	1992 Versicherte		2011 Versicherte	
	in Mio.	%	in Mio.	%
Ortskrankenkassen	31,345	43,5	24,302	34,9
Ersatzkassen	25,473[1]	35,4	24,663	35,4
Betriebskrankenkassen	8,258	11,5	12,721	18,3
Innungskrankenkassen	3,711	5,2	5,453	7,8
Knappschaft-Bahn-See	1,861[2]	2,6	1,751	2,5
Krankenversicherung für Landwirte	1,328	1,8	782	1,1
GKV insgesamt	71,975	100	69,672	100

Versicherte im Jahresdurchschnitt.
1 1992: Angestelltenersatzkassen und Arbeiterersatzkassen.
2 1992: Bundesknappschaft und Krankenversicherung für Seeleute.
Quelle: BMG 2012a: 122; eigene Berechnungen.

die Betriebskrankenkassen seit Mitte der 1990er Jahre einen starken Zuwachs. Er ging vor allem auf die Neugründung zahlreicher Krankenkassen zurück, die auf Zugangswege setzten (v. a. das Internet), von denen vor allem junge und besser gebildete Menschen Gebrauch machen (so genannte «virtuelle» Betriebskrankenkassen), und die angesichts der daher günstigen Risikozusammensetzung ihrer Versichertengemeinschaft in vielen Fällen günstigere Beitragssätze als die Konkurrenz anbieten konnten.

4.1.2 Leistungen, Leistungsansprüche und Prinzipien der Leistungsgewährung

Leistungen

Die gesetzlich Krankenversicherten haben einen Rechtsanspruch auf alle Leistungen, die für die Behandlung ihrer Krankheit notwendig sind. Entsprechend umfangreich ist der Leistungskatalog der GKV. Das Leistungsrecht unterscheidet zwischen Regelleistungen und Satzungsleistungen. Regelleistungen sind solche Leistungen, zu deren Finanzierung alle Krankenkassen rechtlich verpflichtet sind. Sie machen gegenwärtig rund 95 Prozent der Leistungsausgaben aus, so dass zwischen den einzelnen Kassen keine nennenswerten Unterschiede im Leistungsumfang bestehen. Satzungsleistungen sind Leistungen, deren Gewährung eine Krankenkasse zusätzlich zu den gesetzlich vorgeschriebenen Leistungen beschließen kann. Dazu zählen z. B. künstliche Befruchtung, Hebammenleistungen bei Schwangerschaft und Mutterschaft oder nicht verschreibungspflichtige Arzneimittel. Eine Krankenkasse kann nur solche Leistungen als Satzungsleistungen finanzieren, die vom Gemeinsamen Bundesausschuss (G-BA) (s. Kap. 4.1.4) nicht ausgeschlossen worden sind.

Zu den wichtigsten Leistungsarten der GKV zählen:

- Maßnahmen zur Primärprävention und betrieblichen Gesundheitsförderung
- Maßnahmen zur Krankheitsfrüherkennung
- Maßnahmen der ärztlichen Behandlung zur Heilung von Krankheiten, darunter auch psychiatrische und psychotherapeutische Leistungen
- zahnärztliche Behandlung und Zahnersatz
- die Behandlung im Krankenhaus sowie in Kur- und Spezialeinrichtungen (z. B. psychiatrische Krankenhäuser)
- die Versorgung mit Arznei-, Verband-, Hilfs- und Heilmitteln
- psychotherapeutische Behandlung
- häusliche Krankenpflege
- Leistungen bei Schwangerschaft und Mutterschaft
- Geldleistungen (v.a. Krankengeld)
- ergänzende Leistungen (z. B. Familienheimfahrten, Haushaltshilfen etc.).

Insbesondere in den 1960er-, 1970er- und 1980er Jahren wurde der Leistungskatalog erheblich ausgeweitet. Im Zuge der in den Nachkriegsjahrzehnten vollzogenen Erweiterung des Versichertenkreises und des Leistungskatalogs («doppelte Inklusion»; s. Kap. 2.1.2) verloren vormalige materielle Zugangsbeschränkungen zu den gesundheitlichen Versorgungseinrichtungen weitgehend an Bedeutung. Auch seit Ende der 1980er Jahre wurde der Leistungskatalog gezielt um einzelne, allerdings im Umfang eng begrenzte Leistungen erweitert (z. B. Prävention und Gesundheitsförderung, Soziotherapie, ambulante Palliativversorgung). Allerdings setzten Mitte der 1970er Jahre auch Gegentendenzen ein, die sich in der nachfolgenden Zeit noch verstärkten: Leistungsausweitungen werden seitdem begleitet von einer Reihe gesetzlich vorgeschriebener Leistungsausgliederungen sowie einer Erhöhung von Zuzahlungen. Auf diese Weise wurden vor allem für sozial Benachteiligte neue Hürden bei der Inanspruchnahme medizinischer Leistungen errichtet. Hinzu kommen wachsende regionale Ungleichgewichte in den Versorgungsstrukturen mit stärker werdenden Tendenzen einer Unterversorgung in strukturschwachen und sozial benachteiligten Regionen sowie die Neigung von Ärzten, ihren Patienten bestimmte Leistungen vorzuenthalten, weil sie nicht oder ihrer Meinung nach nicht angemessen vergütet werden. Beide Entwicklungen betreffen zwar nicht das Leistungsrecht, sehr wohl aber den realen Zugang zu Leistungen. Im Hinblick auf das Leistungsrecht zeichnet sich die GKV – auch im internationalen Vergleich – auch gegenwärtig noch durch einen umfassenden Katalog aus.

Besondere Versorgungsformen

Neben der Regelversorgung, für deren Ausgestaltung die allgemeinen kollektivvertraglichen Vereinbarungen gelten, haben sich seit Mitte der 1990er Jahre nach und nach besondere Versorgungsformen herausgebildet, die zumeist zwischen einzelnen Krankenkassen und Gruppen bzw. Gemeinschaften von Leistungserbringern vereinbart werden. Diese besonderen Versorgungsformen stellen eine Antwort auf eine Reihe von Versorgungsdefiziten im deutschen Gesundheitswesen dar und sollen dazu dienen, die Qualität und die Effizienz der Versorgung zu verbessern. Zu ihnen zählen:

- Modellvorhaben (§ 63 SGB V)
- die hausarztzentrierte Versorgung (§ 73b SGB V)
- die besondere ambulante ärztliche Versorgung (§ 73c SGB V)
- strukturierte Behandlungsprogramme (Disease Management Programme) (§ 137f–g SGB V)
- die integrierte Versorgung (§ 140a-d SGB V).

In diesen Programmen werden zumeist besondere Maßnahmen zur Qualitätssicherung vereinbart. Häufig zielen sie auf die Etablierung sektorenübergreifender Versorgungsverläufe, um die mit der Abschottung der Sektoren verbundenen Versorgungsmängel zu überwinden. Sie haben in den letzten Jahren spürbar an Bedeutung gewonnen, machen im Vergleich zur Regelversorgung aber nach wie vor nur einen kleinen Teil des Leistungsgeschehens aus. Das GKV-WSG verpflichtete die Krankenkassen dazu, für die genannten Versorgungsformen ihren Versicherten Wahltarife anzubieten. Die Vergünstigungen für die Versicherten können in Prämienzahlungen oder Zuzahlungsermäßigungen bestehen (§ 53 Abs. 3 SGB V).

Bedarfsprinzip – Solidarprinzip – Wirtschaftlichkeitsgebot

Grundlegend für den Leistungsanspruch der Versicherten ist das Bedarfsprinzip. Dies bedeutet, dass jeder Versicherte unabhängig von der Höhe der entrichteten Beiträge und von seinem individuellen Krankheitsrisiko einen Rechtsanspruch auf die zur Wiederherstellung seiner Gesundheit erforderlichen diagnostischen und therapeutischen Maßnahmen hat. Die Orientierung des Leistungsrechts am Bedarfsprinzip und die Orientierung des Finanzierungsrechts an der finanziellen Leistungsfähigkeit der Versicherten machen den Kern des Solidarprinzips aus. Aus dem Bedarfsprinzip leiten sich nicht nur quantitative und qualitative Anforderungen an die tatsächliche Erbringung von Leistungen ab, sondern auch an die Vorhaltung von Versorgungskapazitäten für den Krankheitsfall, um den Patienten den Zugang in einer angemessenen Zeit zu ermöglichen – also eine gewisse Betten- und Arztdichte sowie eine angemessene regionale Verteilung von Versorgungseinrichtungen.

Das Leistungsgeschehen unterliegt neben dem Bedarfsprinzip auch dem Wirtschaftlichkeitsgebot (§§ 2 und 12 Abs. 1 SGB V). Demnach müssen die von der GKV finanzierten Leistungen

- ausreichend und zweckmäßig sein
- wirtschaftlich erbracht werden und
- dürfen das Maß des Notwendigen nicht überschreiten.

Bei der Bewertung ihrer Zweckmäßigkeit und Wirtschaftlichkeit sind der allgemein anerkannte Stand der medizinischen Erkenntnisse und der medizinische Fortschritt zu berücksichtigen (§ 2 Abs. 1 SGB V).

Welche Leistungen diesen Kriterien entsprechen und grundsätzlich von den Krankenkassen zu erstatten sind, wird vor allem durch Entscheidungen des Gemeinsamen Bundesausschuss (GBA) festgelegt. Der GBA ist das wichtigste Gremium der gemeinsamen Selbstverwaltung in der GKV. Er setzt sich zusammen aus je fünf Vertretern der Ärzteseite und der Kassenseite sowie drei weiteren unparteiischen Mitgliedern. Seit 2004 wirken auch Vertreter der Versicherten- und Patientenseite im GBA mit. Allerdings haben sie im Unterschied zu den anderen Mitgliedern kein Stimm-, sondern nur ein Mitberatungs- und Antragsrecht.

Über die im einzelnen Behandlungsfall notwendigen, zweckmäßigen, ausreichenden und wirtschaftlichen Leistungen entscheidet der Arzt. Das Bedarfsprinzip und das Wirtschaftlichkeitsgebot sind unmittelbar aufeinander bezogen, denn nur Leistungen, die zweckmäßig sind sowie das Maß des Notwendigen nicht überschreiten, können auch wirtschaftlich sein.

Die Beitragsbemessung orientiert sich an der individuellen Leistungskraft und die Leistungsgewährung am individuellen Bedarf. Darin zeigt sich der Solidarcharakter der GKV. Es vollzieht sich damit ein Ausgleich von Risiken:

- zwischen den Besserverdienenden und sozial Schwachen (sozialer Ausgleich)
- zwischen Gesunden und Kranken (Risikoausgleich)
- zwischen Jungen und Alten (Generationenausgleich)
- zwischen kinderlosen und kinderreichen Familien (Familienlastausgleich).

Sachleistungsprinzip und Kostenerstattungsprinzip

Der überwiegende Teil der GKV-Leistungen wird nach dem Sachleistungsprinzip erbracht. Demzufolge existieren zwischen den Leistungsanbietern (Ärzte, Krankenhäuser, Apotheker, Heil- und Hilfsmittelhersteller etc.) und den Leistungsempfängern (Patienten) keine unmittelbaren finanziellen Beziehungen. Die Patienten weisen mit dem Vorlegen ihrer Krankenversicherungskarte nach, dass sie krankenversichert und damit zur (weitgehend) unentgeltlichen Behandlung berechtigt sind. Die Behandlungskosten werden den Leistungserbringern nicht vom Patienten, sondern von den Krankenkassen erstattet. Zwischen Patient und Arzt besteht keine individuelle Vertragsbeziehung. Das Sachleistungsprinzip ist selbst Ausdruck des Solidarcharakters der GKV, denn es befreit die Patienten von der Last, für die – bisweilen sehr hohen – Behandlungskosten in Vorlage zu treten.

Das Gegenmodell zum Sachleistungsprinzip ist das Kostenerstattungsprinzip. Hier bezahlt der Patient die Gesundheitsleistungen zunächst selbst und erhält seine Auslagen nach Vorlage der Rechnung ganz oder teilweise von seiner Krankenversicherung zurück. Die Kostenerstattung wird in der PKV, vereinzelt auch in der sozialen Krankenversicherung anderer Länder (z. B. in Frankreich) praktiziert. Die konservativ-liberale Koalition hatte bereits 1997 allen Versicherten die Möglichkeit eingeräumt, sich für die Kostenerstattung zu entscheiden, und sie im Bereich der zahnärztlichen Versorgung sogar verbindlich gemacht. Diese Regelungen wurden von der rot-grünen Bundesregierung 1999 zunächst wieder aufgehoben und auf den Kreis der freiwillig Versicherten beschränkt. Das «Gesetz zur Modernisierung der gesetzlichen Krankenversicherung» (GKV-Modernisierungsgesetz – GMG) (BGBl. I: 2190) erweiterte die Option auf Kostenerstattung zum 1.1.2004 wieder auf alle GKV-Versicherten (§ 13 Abs. 2 SGB V). Dabei gilt eine Mindestbindungsfrist von zwölf Monaten.

Mit der Einführung der Kostenerstattung sind unterschiedliche Motive verknüpft. Der Entwurf zum GMG selbst führte zur Begründung an, dass die Kostenerstattung die Eigenverantwortung und das Kostenbewusstsein der Versicherten stärke. Diese Erwartung beruht auf der Annahme, dass die Versicherten zu einer

Überinanspruchnahme von Leistungen neigten und das Wissen um die – häufig hohen – Behandlungskosten sie zu einer Beschränkung auf das Notwendige veranlasse. Allerdings wird damit verkannt, dass nur der Erstkontakt mit dem Versorgungssystem durch den Patienten initiiert wird – und auch dies in aller Regel auf der Grundlage handfester Beschwerden –, der weit überwiegende Teil der Leistungserbringung aber aufgrund ärztlicher Therapieentscheidungen erfolgt (Sekundärinanspruchnahme). Zudem ist überaus zweifelhaft, ob die Kenntnis der Kosten irgendeinen Einfluss auf das Inanspruchnahmeverhalten der Versicherten hat.

Daneben liegen der beabsichtigten Stärkung des Kostenerstattungsprinzips auch sehr handfeste Partialinteressen zugrunde, die sich aus dem angewandten Vergütungsmechanismus ergeben. Bei der Kostenerstattung rechnet der Arzt die erbrachten Leistungen nach der privatärztlichen Gebührenordnung ab, also zu höheren Sätzen als bei der Sachleistungsvergütung. Daher verspricht sich die Ärzteschaft von einer Ausweitung der Kostenerstattung eine Erhöhung ihrer Honorareinnahmen.

Kritik zieht die Kostenerstattung auf sich, weil sie negative Auswirkungen auf den Solidarcharakter der GKV hat. Die Krankenkassen haben die Kosten in diesem Fall nur in jener Höhe zu tragen, die bei einer Erbringung als Sachleistung entstanden wären. Die Patienten müssen die Differenz selbst tragen und haben überdies einen Abschlag für die Verwaltungskosten und für die fehlende Wirtschaftlichkeitsprüfung der erbrachten Leistungen in Kauf zu nehmen. Für die Patienten gehen damit höhere Kosten einher. Daraus erwachsen zwei Probleme:

- GKV-Versicherte mit Kostenerstattung können damit rechnen, dass sie im Vergleich zu den «Sachleistungspatienten» eine bevorzugte Behandlung erhalten. In der GKV-Gemeinschaft droht damit eine Zweiklassengesellschaft zu entstehen.
- Die Möglichkeit der Kostenerstattung und damit die Aussicht auf eine bevorzugte Behandlung stehen de facto fast ausschließlich Besserverdienenden offen, weil in der Regel nur sie über entsprechende finanzielle Spielräume verfügen. Damit droht eine Verstärkung sozialer Ungleichheit in der Krankenversorgung.

Insgesamt spielt das Kostenerstattungsprinzip in der GKV nur eine untergeordnete Rolle. Nur eine kleine Minderheit der Versicherten hat bisher von dieser Möglichkeit Gebrauch gemacht. Der wichtigste Grund dafür dürfte in den damit verbundenen Mehrkosten liegen. Vor diesem Hintergrund verabschiedete die konservativ-liberale Koalitionsmehrheit im Jahr 2010 mit dem «Gesetz zur nachhaltigen und soziale ausgewogenen Finanzierung der Gesetzlichen Krankenversicherung (GKV-Finanzierungsgesetz – GKV-FinG)» (BGBl I: 2309) Bestimmungen, welche die Attraktivität der Kostenerstattung erhöhen sollten: Mit Wirkung vom 1.1.2011 an wurden die Bindungsfristen für Versicherte, die sich für die Kostenerstattung entscheiden, von einem Jahr auf drei Monate und die Abschläge für Verwaltungskosten von zehn auf maximal fünf Prozent reduziert. Die Versicherten können seitdem also schneller zwischen dem Kostenerstattungsprinzip und dem Sachleistungsprinzip wechseln und mit einem geringeren Verwaltungskostenabschlag an die Krankenkassen kalkulieren.

4.1.3 Finanzierung

Krankenversicherungssysteme unterscheiden sich von staatlichen Gesundheitssystemen nicht zuletzt dadurch, dass ihre Finanzierung wesentlich auf bruttolohnbezogenen Beiträgen beruht. Auch die gesetzliche Krankenversicherung macht davon keine Ausnahme.

Beiträge und Beitragsbemessung

Der bei weitem größte Teil der Einnahmen in der GKV wird durch Versicherungsbeiträge der Arbeitnehmer und Arbeitgeber aufgebracht. Die

Bezugsgröße für die Bemessung der Versicherungsbeiträge ist das Bruttoarbeitseinkommen. Alter, Geschlecht, Anzahl der Mitversicherten sowie Vorerkrankungen oder persönliches Krankheitsrisiko des Versicherten spielen keine Rolle. Von diesem Bruttoarbeitseinkommen wird ein bundeseinheitlicher Prozentsatz – im Jahr 2013 waren das 15,5 Prozent – an den Gesundheitsfonds abgeführt. Die absolute Höhe des individuellen Beitrags verändert sich demnach mit der jeweiligen Einkommenshöhe. Bis zum 30.6.2005 brachten Arbeitnehmer und Arbeitgeber diesen Beitragssatz paritätisch, also zu gleichen Teilen, auf.

Mit Wirkung vom 1.7.2005 an wurde dieser Grundsatz der paritätischen Finanzierung zugunsten einer Mehrbelastung der Arbeitnehmerinnen und Arbeitnehmer aufgegeben. Seitdem haben sie vom allgemeinen Beitragssatz – gleichsam in einem Vorwegabzug – einen Sonderbeitrag in Höhe von 0,9 Prozentpunkten allein zu tragen. Nur noch der verbleibende Beitragssatz wird zu gleichen Teilen von Arbeitnehmern und Arbeitgebern aufgebracht. Für den im Jahr 2013 geltenden Beitragssatz in Höhe von 15,5 Prozent bedeutet dies, dass die Arbeitnehmer 8,2 Prozent vom Einkommen, die Arbeitgeber hingegen nur 7,3 Prozent zahlen.

Hintergrund dieser Abkehr von der paritätischen Finanzierung ist der Wille des Gesetzgebers, die Arbeitgeber von Lohnkosten zu entlasten, um die Konkurrenzfähigkeit heimischer Unternehmen auf den internationalen Märkten zu verbessern (vgl. hierzu: Reiners 2011a). Die damit einhergehende Mehrbelastung in Höhe von 0,45 Prozentpunkten bedeutet einen zusätzlichen Beitragsaufwand für die Mitglieder von bis zu 212,62 Euro pro Jahr.

Allerdings gilt diese einkommensproportionale Beitragsaufbringung nur bis zur Beitragsbemessungsgrenze. Dies ist derjenige Bruttoeinkommensbetrag, von dem höchstens die GKV-Beiträge zu berechnen sind. Die Beitragsbemessungsgrenze in der GKV beträgt 75 Prozent der Beitragsbemessungsgrenze in der gesetzlichen Rentenversicherung (§ 6 Abs. 1 Nr. 1 SGB V). Bei ihr handelt es sich um eine dynamisierte Grenze: Sie wird jährlich durch eine Verordnung des BMA verändert, wobei die Anpassung der durchschnittlichen Veränderung der Bruttolohn- und -gehaltssumme der beschäftigten Arbeitnehmer zu folgen hat (§ 159 SGB VI).

Bis Ende 2002 war die Beitragsbemessungsgrenze mit der Versicherungspflichtgrenze (Jahresarbeitsentgeltgrenze) identisch; 2003 wurden beide Größen voneinander getrennt und die Versicherungspflichtgrenze in der Absicht, einen größeren Teil der Arbeitnehmer in der gesetzlichen Krankenversicherung zu halten, deutlich stärker als die Beitragsbemessungsgrenze angehoben. Die Versicherungspflichtgrenze (Jahresarbeitsentgeltgrenze) ist jener Bruttoeinkommensbetrag, ab dem Arbeitnehmerinnen und Arbeitnehmer in die private Krankenversicherung wechseln können. Im Jahr 2013 lag die Versicherungspflichtgrenze (Jahresarbeitsentgeltgrenze) bei einem Bruttoeinkommen von 52 200 Euro pro Jahr (4350,00 Euro pro Monat), die Beitragsbemessungsgrenze bei 47 250 Euro pro Jahr (3937,50 Euro pro Monat). Diejenigen Arbeitnehmergruppen, denen mit der Anhebung der Versicherungspflichtgrenze der Weg in die Private Krankenversicherung versperrt wurde, werden also nicht stärker belastet als zuvor.

Dass sich die Versicherungspflichtgrenze im Gleichschritt mit der Beitragsbemessungsgrenze und damit mit den Bruttoeinkommen der abhängig Beschäftigten verändert, ist – wie die 2003 in Kraft getretene Regelung zeigt – kein ehernes Gesetz gesundheitspolitischer Steuerung. Wenn diese Grenze in der Vergangenheit in der beschriebenen Weise definiert wurde, so liegen dem ordnungspolitische Entscheidungen darüber zu Grunde, welche Bevölkerungsgruppen in welchem Ausmaß in den gesellschaftlichen Solidarausgleich einbezogen werden sollen. Außerdem definiert die Versicherungspflichtgrenze den Geschäftsbereich der PKV für die Vollversicherungen.

Beiträge von Rentnern und Arbeitslosen

In der Krankenversicherung der Rentner (KVdR) werden die Beiträge von den Rentnern und vom Rentenversicherungsträger, der an die Stelle des Arbeitgebers tritt, getragen. Der Krankenversicherungsbeitrag der Rentner wird nach denselben Regeln ermittelt wie derjenige der Mitglieder in der Allgemeinen Krankenversicherung (AKV): Die Rentner zahlen somit 8,2 Prozent vom Bruttorentenbetrag, der Rentenversicherungsträger 7,3 Prozent. Die Beiträge werden bei der Rentenzahlung einbehalten und über die KVdR an den Gesundheitsfonds weitergeleitet. Häufig wird darauf hingewiesen, dass die KVdR hochgradig defizitär sei. So waren z. B. im Jahr 2008 – dem letzten Jahr, für das die GKV-Statistik die Einnahmen und Ausgaben getrennt für AKV und KVdR ausweist – 25,9 Prozent aller GKV-Versicherten Rentner; ihre Beiträge machten nur 22,8 Prozent der GKV-Einnahmen aus, allerdings entfielen auf sie 49,5 Prozent der Leistungsausgaben (BMG 2009a: 1, 15; BMG 2009b: 63; eigene Berechnungen). Dies entsprach einem Ausgabenüberhang in der KVdR von 39,7 Milliarden Euro (ebd.). Allerdings ist ein Ausgabenüberhang bei den Rentnern ein erwartetes, ja gleichsam selbstverständliches Merkmal von Solidarsystemen, weil alte Menschen i. d. R. nicht mehr im Erwerbsleben stehen und ein überdurchschnittliches Krankheitsrisiko aufweisen. Das dadurch entstehende «Defizit» wird im Rahmen des Umlageverfahrens in der GKV durch die Mitglieder der AKV ausgeglichen.

Für Arbeitslose, die Leistungen aus der Arbeitslosenversicherung erhalten, werden die Beiträge zur Krankenversicherung in vollem Umfang von der Bundesagentur für Arbeit getragen. Den kassenindividuellen Zusatzbeitrag (s. u.) muss der Arbeitslose selbst aufbringen. Während sich die für die Bezieher des Arbeitslosengeldes («ALG I») an die GKV zu überweisende Summe nach dem bundeseinheitlichen Beitragssatz richtet, zahlt sie für die Bezieher von ALG II im Jahr 2011 einen pauschalen Beitrag in Höhe von 131,34 Euro pro Kopf und Monat. Dieser Betrag deckt aber bei weitem nicht die durchschnittlichen Leistungsausgaben der Krankenkassen in Höhe von 278 Euro je Mitglied und Monat (AOK-Bundesverband 2011a: 15). Auf diesem Wege trägt die Solidargemeinschaft der GKV-Versicherten einen Teil der Kosten der Arbeitslosigkeit.

Umlageverfahren

Die Ausgaben der GKV werden im Umlageverfahren finanziert, d. h. die Kosten eines gegebenen Kalenderjahres werden durch die in diesem Jahr erzielten Einnahmen gedeckt. Dementsprechend gibt es im Verlauf eines jeden Jahres Nettozahler und Nettoempfänger – je nach individueller finanzieller Leistungsfähigkeit und individuellem Versorgungsbedarf. Daher ist das Umlageverfahren auch Bestandteil und Ausdruck des Solidarprinzips. Dabei sind die Einnahmen der GKV so zu bemessen, dass sie die Ausgaben im Jahresverlauf decken.

Steuerfinanzierter Bundeszuschuss zur GKV

Der Staat ist als Finanzierungsträger in der GKV – anders als in der Rentenversicherung und der Arbeitslosenversicherung – nur von geringer Bedeutung. Bis 2003 waren Versicherungsbeiträge die einzige Finanzierungsquelle der gesetzlichen Krankenversicherung. Erst 2004 wurden diese Zahlungen erstmals durch einen steuerfinanzierten Bundeszuschuss ergänzt. Seitdem ist dieser Zuschuss, der als Beitrag zur Finanzierung versicherungsfremder Leistungen ausgewiesen ist, beträchtlich angestiegen. Im Jahr 2010 erreichte er mit 15,7 Milliarden Euro – immerhin knapp neun Prozent der GKV-Gesamteinnahmen – seinen bisherigen Höchststand und ist seither nur geringfügig gesunken (**Tab. 4-4**, s. S. 134). Ein wichtiges Motiv für diese Anhebung war das Bestreben der politischen Entscheidungsträger, vor dem Hintergrund der Finanzmarktkrise die Belastung vor allem der Arbeitgeber, aber auch der GKV-

Tabelle 4-4: Entwicklung des Bundeszuschusses zur gesetzlichen Krankenversicherung 2003 bis 2012.

Jahr	Bundeszuschuss	
	Mrd. Euro	%[1]
2003	0	0,00
2004	1,0	0,69
2005	2,5	1,72
2006	4,2	2,80
2007	2,5	1,60
2008	2,5	1,54
2009	7,2	4,18
2010	15,7	8,94
2011	15,3	8,33
2012	14,0	–

1 Prozent der Gesamteinnahmen.
Quelle: BMG 2012c; Jacobs/Schulze 2013: 25; eigene Berechnungen.

Mitglieder mit Krankenversicherungsbeiträgen zu begrenzen. Es wird angesichts der Bildung hoher Rücklagen bei den Krankenkassen, die durch die (temporär) stabile Lage auf dem Arbeitsmarkt möglich wurde, sowie der 2016 in Kraft tretenden Schuldenbremse für die öffentlichen Haushalte abzuwarten sein, ob der Bund am bisherigen Umfang des Steuerzuschusses zur GKV festhalten wird.

Weitere Formen staatlicher Beteiligung an der GKV-Finanzierung

Neben der direkten Bezuschussung der GKV ist der Staat noch auf anderen Wegen in durchaus erheblichem Umfang an der Finanzierung der GKV beteiligt, von denen vor allem folgende von Bedeutung sind:

1. Die Länder sind für die Investitionskosten der Krankenhäuser (Krankenhausbau, Krankenhausinstandhaltung, Krankenhauseinrichtung einschließlich der Anschaffung medizinischer Geräte) verantwortlich – auch wenn sie diesen Pflichten in der Vergangenheit nur unzureichend nachgekommen sind (s. Kap. 6.3).
2. Bund, Länder und Gemeinden tragen in ihrer Eigenschaft als Arbeitgeber den Arbeitgeberanteil an den GKV-Beiträgen der Angestellten im öffentlichen Dienst.
3. Der Bund ist über seine beträchtlichen Zuschüsse zur Rentenversicherung und zur Arbeitslosenversicherung indirekt an der Finanzierung der GKV beteiligt, weil diese Sozialversicherungsträger – wie erwähnt – Beiträge für die Krankenversicherung von Rentnern und Arbeitslosengeldempfängern entrichten.

Der letztgenannte Aspekt begründet Finanzverflechtungen zwischen den verschiedenen Sozialversicherungsträgern sowie zwischen der Sozialversicherung und dem Staat. Diese Konstellation kann der Staat dazu nutzen, um mit der Höhe der von den Sozialversicherungsträgern zu entrichtenden Krankenversicherungsbeiträge auch die Höhe der Staatszuschüsse zu diesen Zweigen zu regulieren. Seit den 1970er Jahren hat der Bund von dieser Möglichkeit wiederholt – und dies zum Nachteil der GKV – Gebrauch gemacht (s. Kap. 4.1.5).

Gesundheitsfonds und Zusatzbeiträge I: Das GKV-Wettbewerbsstärkungsgesetz

Bis Ende 2008 legten die Krankenkassen ihren jeweiligen Beitragssatz – unter Beachtung der gesetzlichen Rahmenbestimmungen – individuell fest und flossen die Beitragseinnahmen direkt an die einzelnen Krankenkassen, zwischen denen diese Einnahmen anschließend im Rahmen des Risikostrukturausgleichs (s. Kap. 10.3) in gewissem Umfang umverteilt wurden. Mit dem GKV-Wettbewerbsstärkungsgesetz (GKV-WSG) trat 2009 eine weit reichende Reform dieses Mechanismus in Kraft (Pressel 2012; Schroeder/Paquet 2009; Bandelow/Schade 2009), die bis Ende 2010 wirksam war und 2011 mit dem GKV-Finanzierungsgesetz (GKV-

FinG) der konservativ-liberalen Koalition noch einmal erheblichen Änderungen unterworfen wurde. Das GKV-WSG sah für den Gesundheitsfonds folgende Konstruktion vor (Pressel 2012):

- Der Gesetzgeber entzog den Krankenkassen das Recht zur individuellen Beitragsfestsetzung und führte einen bundeseinheitlichen Beitragssatz ein. Dieser bundeseinheitliche Beitragssatz wird per Rechtsverordnung von der Bundesregierung ohne Zustimmung des Bundesrats festgelegt.
- Es wurde ein Gesundheitsfonds eingerichtet, der die Finanzströme in der GKV bündelt und lenkt: Die Beitragseinnahmen und der steuerfinanzierte Bundeszuschuss fließen zunächst in diesen Fonds und werden von dort anschließend nach gesetzlich vorgeschriebenen Regeln an die Krankenkassen verteilt.
- Wenn eine Krankenkasse mit den Finanzmittelzuweisungen aus dem Gesundheitsfonds nicht auskommt, muss sie einen Ausgabenüberhang durch die Erhebung eines kassenindividuellen Zusatzbeitrags decken, der direkt an die betreffende Krankenkasse fließt.
- Dieser kassenindividuelle Zusatzbeitrag wird ausschließlich von den Versicherten – und nicht vom Arbeitgeber – erhoben. Er konnte sowohl pauschal oder als Prozentsatz vom jeweiligen Bruttoeinkommen festgelegt werden und durfte dabei ein Prozent des individuellen Bruttoeinkommens nicht übersteigen, um die individuelle Belastung der Versicherten zu begrenzen.
- Sobald eine Krankenkasse einen Zusatzbeitrag erhebt oder ihn erhöht, haben die betreffenden Versicherten ein Sonderkündigungsrecht, auf das die Kasse sie hinweisen muss. Grundsätzlich unterliegt der Versicherte nach einem Kassenwechsel einer Mindestbindungsfrist von 18 Monaten. Nach Einführung oder Anhebung eines Zusatzbeitrags kann der Versicherte die Krankenkasse hingegen sofort wechseln, ohne dass er den erhöhten Zusatzbeitrag zahlen muss.
- Ordnungspolitisch soll dieser kassenindividuelle Zusatzbeitrag – und nicht mehr wie zuvor der kassenindividuelle Beitragssatz – als Wettbewerbsparameter der Krankenkassen fungieren. Auf diese Weise will der Gesetzgeber die Krankenkassen veranlassen, die Kosten zu begrenzen, um die Erhebung eines Zusatzbeitrags möglichst zu vermeiden.
- Die Gesamtsumme der von allen Krankenkassen erhobenen Beiträge wurde auf fünf Prozent der Einnahmen des Gesundheitsfonds begrenzt. Wenn dieser Anteil erreicht werden, also der Deckungsgrad durch den Gesundheitsfonds unter 95 Prozent sinken sollte, wäre die Bundesregierung gehalten, den – von Arbeitnehmern und Arbeitgebern finanzierten – bundeseinheitlichen Beitragssatz anzuheben.

Die bisherige Lastenverteilung bei der Finanzierung des allgemeinen Beitragssatzes wurde mit dem GKV-WSG zwar beibehalten, aber die Bestimmungen zur Einführung des Zusatzbeitrags beinhalteten eine deutliche Mehrbelastung der Versicherten: Sie würden bis auf Weiteres, also so lange, bis die Summe der Zusatzbeiträge den Schwellenwert von fünf Prozent der Geamteinnahmen des Gesundheitsfonds erreicht, einen Ausgabenüberhang bei den Krankenkassen alleine tragen müssen. Umgekehrt bedeutete dies, dass genau so lange auch der Beitragssatz der Arbeitgeber festgeschrieben wurde.

Morbiditätsorientierter Risikostrukturausgleich

Der Risikostrukturausgleich (RSA) in der gesetzlichen Krankenversicherung bezeichnet ein finanzielles Umverteilungsverfahren zwischen den Krankenkassen, das die Finanzierungsrisiken, die sich aus der unterschiedlichen Zusammensetzung der jeweiligen Versichertengemeinschaft der Kassen ergeben, ausgleichen soll. Die Einführung des Gesundheitsfonds im Jahr 2009 war auch verbunden mit einer Reform des RSA (s. Kap. 10.3.3 und 10.3.4).

Der RSA war 1994 im Zusammenhang mit der bevorstehenden Einführung der freien Kassenwahl für die Versicherten ins Leben gerufen worden, denn es war voraussehbar, dass die neuen Wahlmöglichkeiten bei den Kassen das Interesse wecken würden, vorzugsweise junge und gesunde Versicherte («gute Risiken») zu umwerben. Diese verursachen unterdurchschnittliche Behandlungskosten und würden ihnen daher einen Vorteil gegenüber der Konkurrenz verschaffen.

Mit dem 1994 eingeführten RSA wurde eine Reihe ausgabenrelevanter und von der jeweiligen Krankenkasse nicht zu verantwortender Merkmale ihrer Versichertengemeinschaft für eine finanzielle Umverteilung zwischen den Krankenkassen herangezogen. Dazu zählten die Indikatoren Alter, Einkommen, Geschlecht, Anzahl der beitragsfrei mitversicherten Familienangehörigen und Bezug einer Erwerbsminderungsrente. Da aber das Merkmal Krankheit (Morbidität) nicht berücksichtigt wurde, hatten die Krankenkassen weiterhin ein starkes Interesse daran, den Anteil behandlungsaufwendiger Versicherter möglichst gering zu halten. Somit erfüllte der Risikostrukturausgleich die ihm zugedachte Funktion, den Wettbewerb um «gute Risiken» zu verhindern oder doch zumindest einzuschränken, nur höchst unzureichend. Daher war der RSA seit seiner Einrichtung Gegenstand beständiger Kritik und ist das Ausgleichsverfahren zwischen 1994 und 2007 mehrmals korrigiert worden (s. Kap. 10.3.1 und 10.3.2).

Aber erst das GKV-WSG sah mit Wirkung vom 1.1.2009 an verbindlich vor, ausdrücklich auch die Morbidität direkt bei der Finanzmittelzuweisung an die Krankenkassen zu berücksichtigen («morbiditätsorientierter Risikostrukturausgleich» – «Morbi-RSA»). Dem Gesetz zufolge erhalten die Krankenkassen aus dem Fonds einen festen Betrag je Versichertem sowie einen Risikozuschlag, dessen Höhe sich nach dem Alter, dem Geschlecht und – nun eben auch – bestimmten Krankheitsmerkmalen der Versicherten richtet. Das GKV-WSG sieht vor, dass dafür fünfzig bis achtzig Krankheiten ausgewählt werden, bei denen die durchschnittlichen Leistungsausgaben je GKV-Versicherten um mindestens fünfzig Prozent höher sind als die durchschnittlichen Pro-Kopf-Leistungsausgaben für *alle* Versicherten. Diese Krankheiten sollen besonders schwerwiegend sein, chronisch verlaufen und besonders hohe Aufwendungen erfordern. Krankenkassen, die einen höheren Anteil chronisch kranker und damit teurer Versicherter aufweisen, erhalten also einen entsprechend höheren Betrag aus dem Fonds. Das Bundesversicherungsamt legte nach längeren Diskussionen schließlich einen Katalog von 80 Krankheiten fest, die im RSA zu berücksichtigen sind.

Gesundheitsfonds und Zusatzbeiträge II: Das GKV-Finanzierungsgesetz

Das von der schwarz-gelben Koalition 2010 verabschiedete und 2011 in Kraft getretene GKV-Finanzierungsgesetz hielt am Grundmodell des Gesundheitsfonds und am «Morbi-RSA» fest, nahm aber substanzielle Veränderung an der Konstruktion des Zusatzbeitrags vor. Sie verfolgte damit das Ziel, einen Einstieg in die mittel- bzw. langfristige Umstellung des Finanzierungssystems auf eine Kopfpauschale vorzunehmen und den Arbeitgeberbeitrag auf diese Weise von der Entwicklung der Krankenversicherungsbeiträge zu entkoppeln. Gegenüber dem 2009 unter der Großen Koalition eingeführten Finanzierungsmechanismus sah das GKV-FinG folgende Änderungen vor:

- Die bisherige Beschränkung des kassenindividuellen Zusatzbeitrags auf ein Prozent des Bruttoeinkommens wurde aufgehoben. Krankenkassen können bzw. müssen also, wenn dies zur Vermeidung eines Defizits notwendig ist, bei ihren Versicherten einen Zusatzbeitrag in unbegrenzter Höhe erheben. Damit entfiel auch die Regelung, dass der Gesundheitsfonds mindestens 95 Prozent der Gesamtausgaben der gesetzlichen Krankenversicherung decken muss und damit die

Gesamtsumme aller Zusatzbeiträge höchstens auf fünf Prozent dieser Gesamtausgaben ansteigen darf.

- Der Beitragssatz für die Arbeitgeber wurde bei 7,3 Prozent explizit «eingefroren». Wenn die Ausgaben der Krankenkassen schneller steigen als ihre Einnahmen, so muss die entstehende Lücke also allein und dauerhaft von den Versicherten gedeckt werden.
- Der Zusatzbeitrag darf nicht mehr als Prozentsatz vom Einkommen, sondern nur noch als Pauschalbetrag erhoben werden. Damit verbunden ist die Erwartung, dass von einem nominalen, absoluten Wert ein eindeutigeres Preissignal ausgeht als von einem prozentualen Wert und ein so zugeschnittener Zusatzbeitrag somit wirksamer als bisher die ihm zugedachte Funktion als Wettbewerbsparameter wahrnehmen kann.
- Für Versicherte, die finanziell überfordert sind, ist ein steuerfinanzierter Zuschuss («Sozialausgleich») vorgesehen. Dieser Zuschuss soll folgendermaßen organisiert werden: Am Jahresende wird der voraussichtliche Finanzbedarf der Krankenkassen für das Folgejahr geschätzt und daraus ein *durchschnittlich* notwendiger Zusatzbeitrag je GKV-Mitglied ermittelt. Sofern dieser *durchschnittliche* Zusatzbeitrag zwei Prozent des Bruttoeinkommens des GKV-Mitglieds übersteigt, wird die Differenz aus Steuermitteln ausgeglichen. Dabei bezieht sich der Zuschuss aber nicht auf den kassenindividuell tatsächlich erhobenen Zusatzbeitrag, sondern eben nur auf den durchschnittlich notwendigen Zusatzbeitrag. Wenn eine einzelne Kasse einen höheren Zusatzbeitrag erhebt, so muss das Mitglied diesen Zusatzbeitrag in voller Höhe tragen, auch wenn er höher ist als zwei Prozent des Bruttoeinkommens. Wenn es diesen erhöhten Zusatzbeitrag vermeiden will, muss es die Krankenkasse wechseln.

Mit diesen Bestimmungen stellt das GKV-FinG eine grundsätzliche Abkehr vom traditionellen Finanzierungsmodus in der GKV dar. Der Zusatzbeitrag erhält den Charakter einer kleinen Kopfpauschale, die unter den anderen Finanzierungskomponenten nach und nach an Bedeutung gewinnen wird. Das Einfrieren des Arbeitgeberbeitrags wird die mittel- und langfristig voraussichtlich wachsende Kluft zwischen bruttolohnbezogenen Einnahmen und Ausgaben einseitig den Versicherten aufbürden. Dabei wird sie Bezieher unterer und mittlerer Einkommen besonders stark belasten. Der steuerfinanzierte Zuschuss für bedürftige GKV-Mitglieder wird den primären Umverteilungseffekt einer Kopfpauschale nicht kompensieren. Zugleich wird eine Beteiligung Besserverdienender an der Finanzierung dieses Zuschusses über das Steuersystem deren Entlastung über die Einführung einer kleinen Kopfpauschale nicht ausgleichen, zumal Besserverdienende einen höheren Steuersatz lediglich bei den Einkommensteuern, nicht aber bei den Verbrauchsteuern (v. a. der Mehrwertsteuer) entrichten, die einen erheblichen Teil des gesamten Steueraufkommens ausmachen. Angesichts der prekären Situation der öffentlichen Haushalte ist überdies zweifelhaft, ob die staatlichen Transferzahlungen von Dauer sind. Schließlich hängt die Gewährung dieser Zuschüsse auch von der politischen Bereitschaft der jeweiligen Regierung ab.

Verteilungspolitisch bedeutet das «Einfrieren» des Arbeitgeberbeitrags auf 7,3 Prozent des Bruttoentgelts (oberhalb der Beitragsbemessungsgrundlage sinkt dieser Prozentsatz) eine Umverteilung zulasten der unteren Einkommensgruppen. Denn alle künftigen Kostensteigerungen in der Krankenversorgung werden unter dieser Regelung vollständig von den Versicherten getragen. Angesichts der Tatsache, dass die Lohnquote in Deutschland seit über einem Jahrzehnt kontinuierlich sinkt, ist auch nicht davon auszugehen, dass die daraus resultierenden Einkommensverluste über Einkommenszuwächse aus Tarifverhandlungen kompensiert werden können.

Ordnungspolitisch bedeutet das «Einfrieren», dass die Arbeitgeber künftig kein direktes ökonomisches Interesse mehr an der Kostendämpfung in der Krankenversorgung haben. Daher könnte eine Folge der Entkopplung des GKV-Beitrags von den Arbeitskosten darin bestehen, dass die Leistungsanbieter Kostensteigerungen in der Krankenversorgung künftig leichter durchsetzen können, da diese bei Arbeitgebern auf weniger Widerstand stoßen.

Monetäre Wahltarife: Selbstbehalt und Beitragsrückerstattung

Seit 2007 können die Krankenkassen allen gesetzlich Versicherten als Satzungsleistung besondere Tarife anbieten, die einen Anreiz zu geringerer bzw. zur Nichtinanspruchnahme von Leistungen setzen. Sie werden hier als «monetäre Wahltarife» bezeichnet. Im Kern geht es dabei um Selbstbehalt- und um Beitragsrückerstattungstarife. In beiden Fällen kommen die Versicherten, die sich dafür entschieden haben, in den Genuss eines reduzierten Beitrags. Bei einem Beitragsrückerstattungstarif erhalten sie im Falle der Nichtinanspruchnahme von Leistungen einen Teil der entrichteten Beiträge zurück. Bei einem Selbstbehalttarif entscheiden sie sich, einen Sockel an Behandlungskosten gegen eine Beitragsermäßigung selbst zu tragen. Mit ihnen wollte der Gesetzgeber die Wahlmöglichkeiten der Versicherten erweitern und den Kassen neue Optionen für den Wettbewerb eröffnen (Bundestagsdrucksache 16/3100: 108); auch sollte damit die Attraktivität der gesetzlichen Krankenversicherung für nicht versicherungspflichtige Personen erhöht werden. Bei der Entscheidung für einen dieser Tarife sind die Versicherten für drei Jahre an die jeweilige Krankenkasse gebunden, auch wenn diese einen Zusatzbeitrag einführt. Arbeitslose, sog. «Hartz-IV»- und Sozialhilfeempfänger, deren Mitgliedsbeiträge vollständig von Dritten übernommen werden, sind von der Inanspruchnahme dieser Wahltarife ausgeschlossen (§ 53 Abs. 8 SGB V).

Die Ausgestaltung dieser Tarife unterliegt diversen gesetzlichen Beschränkungen. So darf zum einen die Prämienzahlung eines Wahltarifs nicht mehr als zwanzig Prozent der Mitgliedsbeiträge in einem Jahr, maximal 600 Euro, betragen. Sollten Versicherte sich für mehr als einen Wahltarif entschieden haben, sind diese Grenzen auf dreißig Prozent bzw. maximal 900 Euro festgelegt (§ 53 Abs. 8 SGB V). Zum anderen fordert der Gesetzgeber, dass die «Aufwendungen für jeden Wahltarif (...) aus Einnahmen, Einsparungen und Effizienzsteigerungen, die durch diese Maßnahmen erzielt werden, finanziert werden» müssen («Aufkommensneutralität»). Die Krankenkassen müssen gegenüber der zuständigen Aufsichtsbehörde regelmäßig Rechenschaft über die Bilanz der Wahltarife ablegen (§ 53 Abs. 9 SGB V).

Von diesen Tarifen werden aller Voraussicht nach vor allem Junge und Gesunde Gebrauch machen, die davon ausgehen können, dass sie medizinische Versorgung nicht oder nur in geringem Umfang in Anspruch nehmen müssen. Damit werden dem solidarischen GKV-Finanzierungssystem ceteris paribus Beitragsmittel entzogen. Das Postulat einer Aufkommensneutralität lässt sich nicht wirklich überprüfen, weil nicht nachgewiesen werden kann, dass Versicherte nur wegen des Wahltarifs weniger Leistungen in Anspruch genommen haben oder sich für die betreffende Krankenkasse entschieden haben.

Ebenso wenig können Mitnahmeeffekte durch Versicherte mit »guten Risiken« eindeutig identifiziert werden. Die Einführung monetärer Wahltarife ist für die gesetzliche Krankenversicherung von großer ordnungspolitischer Tragweite, denn mit ihnen wird die Beitragshöhe in gewissem Umfang mit dem Krankheitsrisiko verknüpft und werden damit Prinzipien der privaten Krankenversicherung in die GKV eingeführt. Ein tragender Pfeiler der Solidararchitektur wird damit in Frage gestellt. Zudem ist fraglich, ob die Abwanderung in die PKV auf diesem Wege wirksam vermindert werden kann. Nach wie vor ist für junge, gesunde, allein stehende und gut verdienende Versicherte die PKV die kurz- und mittelfristig attraktivere Option.

Leistungsausgrenzungen

Seit Mitte der 1970er Jahre hat der Gesetzgeber zahlreiche Veränderungen in der Finanzierung von Gesundheitsleistungen vorgenommen, die in ihrer Gesamtheit zu einer deutlichen Privatisierung der Kosten geführt haben. Dies geschah vor allem durch eine Reihe von Leistungsausgrenzungen sowie durch die Einführung von Zuzahlungen und deren sukzessive Erhöhung. Tiefe Einschnitte erfolgten mit dem 2004 in Kraft getretenen GKV-Gesundheitsmodernisierungsgesetz (GMG), das 2003 von einer großen gesundheitspolitischen Koalition unter Beteiligung von Bündnis 90/Die Grünen verabschiedet worden war.

Zu den in den letzten Jahren ausgegliederten Leistungen zählen:

- das Sterbegeld
- das Entbindungsgeld
- nicht verschreibungspflichtige Arzneimittel
- Arzneimittel, die der Verbesserung der Lebensqualität dienen
- der Kassenzuschuss für Brillen (bis auf wenige Ausnahmen)
- der Kassenzuschuss für Fahrtkosten (bis auf wenige Ausnahmen)
- Sterilisation ohne medizinische Notwendigkeit.

Darüber hinaus wurde der Zugang zur künstlichen Befruchtung eingeschränkt, die Zahl der erstatteten Versuche auf maximal drei begrenzt und zudem eine generelle Zuzahlung von fünfzig Prozent der Kosten eingeführt. Das nachfolgende GKV-WSG ermöglichte es den Krankenkassen, Versicherte zu den Behandlungskosten heranzuziehen, wenn der Behandlungsbedarf durch die Folgen ästhetischer Operationen, Tätowierungen oder Piercings herbeigeführt wird. Die genannten Ausschlüsse wurden damit begründet, dass die betreffenden Leistungen entweder als versicherungsfremd oder als nicht zweckmäßig bzw. nicht notwendig im Sinne des SGB V anzusehen seien. Bei manchen dieser Leistungen (z. B. beim Sterbegeld) ist eine solche Sichtweise auch nachvollziehbar. Bei anderen wiederum existieren oft recht breite Grauzonen (etwa bei der Messung der therapeutischen Wirksamkeit von Heilverfahren und Medikamenten oder bei der Grenzziehung zwischen medizinischer Notwendigkeit und bloßer Erhöhung der Lebensqualität), auf Grund derer pauschale Leistungsausschlüsse für zahlreiche Versicherte schwer zu rechtfertigende Nachteile mit sich bringen können. Wiederum andere Leistungsausschlüsse (etwa der Zuschuss für Sehhilfen) erscheinen unter dem Gesichtspunkt der Notwendigkeit generell als willkürlich und ungerechtfertigt.

Entscheidungen über Leistungsausschlüsse fallen aber nicht allein durch Gesetzesänderungen, sondern auch durch Entscheidungen des Gemeinsamen Bundesausschusses über die Erstattungsfähigkeit einzelner Untersuchungs- und Behandlungsmethoden. Dabei hat der GBA die im SGB V aufgeführten Anforderungen an die Eigenschaften von Leistungen zugrunde zu legen.

Zuzahlungen

Das GMG enthielt nicht nur eine Reihe von Leistungsausgrenzungen bzw. -einschränkungen, sondern nahm vor allem umfangreiche, im Wesentlichen noch heute geltende Änderungen an den Zuzahlungsbestimmungen in der GKV vor. Mit dieser Reform wurden neue Zuzahlungen eingeführt (Praxisgebühr, häusliche Krankenpflege) und bestehende Zuzahlungen – zum Teil drastisch – erhöht. Sie orientieren sich seither an dem Richtwert von zehn Prozent der Kosten, wobei für jede einzelne Leistung mindestens fünf Euro (aber maximal der jeweilige Preis) und höchstens zehn Euro zuzuzahlen sind. Die im Jahr 2013 geltenden Zuzahlungsregelungen gehen aus **Tabelle 4-5** hervor.

Gesetzliche Sozial- und Überforderungsklauseln begrenzen allerdings in gewissem Maße die Höhe der individuellen Zuzahlungen:

- Sie ist auf alle Versicherten auf maximal zwei Prozent der Bruttoeinnahmen zum Lebens-

Tabelle 4-5: Zuzahlungen zu GKV-Leistungen im Jahr 2013.

Bereich/Leistung	Zuzahlung (Grenzen, Ausnahmen)
Arznei- und Verbandmittel	10 % der Kosten (mindestens 5 Euro, höchstens 10 Euro, nicht mehr als die Kosten des Mittels)
Fahrkosten[1]	pro Fahrt 10 % der Kosten (jedoch mindestens 5 Euro, höchstens 10 Euro)
häusliche Krankenpflege (max. 28 Tage im Jahr)	10 % der Kosten des Mittels zuzüglich 10 Euro je Verordnung
Haushaltshilfe	10 % der kalendertäglichen Kosten (mindestens 5 Euro, höchstens 10 Euro)
Heilmittel	10 % der Kosten des Mittels zuzüglich 10 Euro je Verordnung
Hilfsmittel	10 % für jedes Mittel (mindestens 5 Euro, höchstens 10 Euro, nicht mehr als die Kosten des Mittels; Ausnahme: Hilfsmittel, die zum Verbrauch bestimmt sind: 10 % je Verbrauchseinheit, maximal 10 Euro pro Monat)
Krankenhausbehandlung	10 Euro pro Kalendertag (maximal 28 Tage pro Kalenderjahr)
stationäre Vorsorge	10 Euro pro Kalendertag
medizinsche Rehabilitation (ambulant und stationär)	10 Euro pro Kalendertag (bei Anschlussrehabilitation begrenzt auf 28 Tage pro Kalenderjahr unter Anrechnung der Zuzahlung für Krankenhausbehandlung)
medizinische Rehabilitation für Mütter und Väter (pro Kalendertag)	10 Euro pro Kalendertag
Soziotherapie	10 % der kalendertäglichen Kosten (mindestens 5 Euro, höchstens 10 Euro)
Zahnersatz[1]	35 bis 50 % (abhängig von den eigenen Bemühungen zur Gesunderhaltung der Zähne)

1 Kinder sind bis zur Vollendung des 18. Lebensjahres generell von Zuzahlungen befreit, Ausnahmen: Fahrkosten und Zahnersatz.
Quelle: vdek 2013.

unterhalt begrenzt (§ 62 SGB V). Die Zugrundelegung der «Bruttoeinnahmen zum Lebensunterhalt» bedeutet, dass bei der Berechnung der Belastungsgrenze nicht nur das *individuelle* Brutto*einkommen* des betreffenden Patienten aus abhängiger Arbeit, sondern auch andere Einkunftsarten (z. B. Mieteinnahmen) sowie die Einkünfte anderer Haushaltsmitglieder herangezogen werden. Dabei werden sämtliche Zuzahlungen berücksichtigt und nicht nur – wie bis zum 31.12.2003 – die Zuzahlungen zu Arznei-, Verband- und Heilmitteln. Der Versicherte hat das Erreichen der Belastungsgrenze gegenüber seiner Krankenkasse durch das Einreichen der Zahlungsbelege nachzuweisen und die Zuzahlungsbefreiung zu beantragen. Sind die Voraussetzungen erfüllt, so hat die Krankenkasse dem Versicherten eine entsprechende Bescheinigung auszustellen. Im Jahr 2011 waren aufgrund der Zwei-Prozent-Regelung 496 000 Versicherte von Zuzahlungen befreit (BMG 2012d: 23).

- Für chronisch Kranke, die wegen derselben schwerwiegenden Krankheit in Dauerbehandlung sind, gilt eine reduzierte Zuzahlungshöhe von maximal einem Prozent der Bruttoeinnahmen zum Lebensunterhalt (§ 62 SGB V). Auch chronisch Kranke müssen die Befreiung beantragen und entsprechende Nachweise führen. Zudem müssen sie die Dauerbehandlung gegenüber ihrer Krankenkasse jeweils spätestens nach dem Ablauf eines Kalenderjahres nachweisen. Im Jahr 2011 waren aufgrund dieser Regelung knapp 6,6 Millionen Versicherte von Zuzahlungen befreit (ebd.). Für chronisch Kranke, die nach einem bestimmten Datum geboren sind, gilt, abweichend von dieser Regel, eine Zuzahlungsgrenze von zwei Prozent, wenn sie an einer Krankheit leiden, für die das SGB V eine Früherkennungsuntersuchung vorsieht und sie an dieser Früherkennungsuntersuchung nicht regelmäßig teilgenommen haben bzw. sich nicht über die Teilnahme ärztlich haben beraten lassen. Als schwerwiegend chronisch krank gilt nach der Chroniker-Richtlinie des G-BA, wer regelmäßig wegen ein- und derselben schwerwiegenden chronischen Erkrankung in ärztlicher Behandlung ist und gleichzeitig mindestens eines der folgenden Kriterien erfüllt:
  a) es liegt eine Pflegebedürftigkeit der Pflegestufe II oder III vor
  b) es liegt ein Behinderungsgrad oder eine Erwerbsfähigkeitsminderung von mindestens sechzig Prozent vor
  c) es ist eine kontinuierliche medizinische Versorgung notwendig, ohne die «eine lebensbedrohliche Verschlimmerung der Erkrankung, eine Verminderung der Lebenserwartung oder eine dauerhafte Beeinträchtigung der Lebensqualität» (G-BA 2011a) durch die betreffende Erkrankung droht.
- Kinder und Jugendliche unter 18 Jahren sind von Zuzahlungen, sieht man einmal vom Zahnersatz ab, vollständig befreit.

Allerdings entfiel mit dem GMG die zuvor geltende *vollständige* Zuzahlungsbefreiung für sozial Schwache, also solche Personen, die eine bestimmte Bruttoeinkommensgrenze unterschreiten oder die Empfänger bestimmter staatlicher Fürsorgeleistungen waren.

In den zurückliegenden Jahren hat der Gesetzgeber verstärkt versucht, das Instrument der Zuzahlungen zu flexibilisieren, um die Inanspruchnahme von Leistungen durch die Versicherten in die gewünschte Richtung zu lenken. So sind Zuzahlungsnachlässe u. a. möglich, wenn die Versicherten

- regelmäßig an qualitätsgesicherten Maßnahmen der Primärprävention oder der betrieblichen Gesundheitsförderung teilnehmen
- regelmäßig bestimmte Maßnahmen der Krankheitsfrüherkennung in Anspruch nehmen
- sich an der hausarztzentrierten Versorgung, an integrierten Versorgungsformen oder an strukturierten Behandlungsprogrammen für chronisch Kranke (Disease Management Programme) beteiligen.

Ebenso kann bei der der Abgabe von rabattierten Arzneimitteln die betreffende Zuzahlung reduziert oder aufgehoben werden. Allerdings ist die Ermäßigung von oder der Verzicht auf Zuzahlungen an die Erwartung geknüpft, dass dadurch insgesamt Einsparungen erzielt werden.

Das Gesamtvolumen der Zuzahlungen zu GKV-Leistungen hat sich im Vergleich zu den frühen 1990er oder gar den frühen 1980er Jahren deutlich erhöht. Im Jahr 2011 belief sich die Summe der Zuzahlungen auf gut 5,2 Milliarden Euro (**Tab. 4-6**), also knapp drei Prozent der GKV-Leistungsausgaben in diesem Jahr und knapp 100 Euro pro GKV-Mitglied und Jahr.

Dabei gehen die tatsächlichen finanziellen Belastungen privater Haushalte durch Gesundheitsleistungen noch weit über die in der GKV-Statistik ausgewiesenen Zahlen hinaus:

1. Zu den GKV-Zuzahlungen sind die so genannten Aufzahlungen zu addieren, also die privaten Zahlungen zu solchen Leistungen, für die das GKV-Leistungsrecht nur Festzuschüsse vorsieht und der Patient die Differenz zu den Gesamtkosten selbst tragen muss. Dies betrifft v.a. den Zahnersatz und die Hilfsmittel. Der Umfang dieser Aufzahlungen ist erheblich, lässt sich aber nicht genau beziffern, weil sie privat zwischen Patient und Arzt fließen. Zudem ist es bei diesen Leistungen häufig schwierig, eine klare Trennlinie zwischen notwendigem und nicht notwendigem Leistungsumfang zu ziehen.
2. Die GKV-Zuzahlungsstatistik enthält nicht die Zahlungen für die so genannten individuellen Gesundheitsleistungen (IGeL). Dies sind solche Leistungen, die der Arzt als privatärztliche Leistungen für Kassenpatienten erbringt und deren Kosten die Patienten daher vollständig privat tragen müssen (s. Kap. 5.1.6). Seit Ende der 1990er Jahre haben Ärzte IGeL erheblich ausgeweitet. Im Jahr 2010 belief sich der Gesamtumfang des IGeL-Marktes schätzungsweise auf 1,5 Milliarden Euro (Zok 2010: 4, Schnell-Inderst/Hunger/Hintringer et al. 2011: 10, 19, 30).

Tabelle 4-6: Zuzahlungen zu GKV-Leistungen 2011.

Leistung	Mio. Euro
ärztliche Behandlung	1 599
zahnärztliche Behandlung	389
Arznei-, Verband- und Heilmittel aus Apotheken	1 807
Heil- und Hilfsmittel, Behandlung durch sonstige Heilpersonen	598
Krankenhausbehandlung	692
Fahrtkosten	60
Vorsorge- und Rehabilitationsleistungen	58
Behandlungspflege, Häusliche Krankenpflege	33
sonstiges	12
Summe	**5 246**

Quelle: BMG 2012d: 23.

Zuzahlungen werden überaus kontrovers diskutiert. Befürworter von Zuzahlungen argumentieren, dass damit ein gesundheitsbewusstes Verhalten und eine verantwortungsvolle Inanspruchnahme von Leistungen gefördert werde (z. B. Breyer/Zweifel/Kifmann 2005). Dass Zuzahlungen einen solchen Effekt haben, konnte bisher empirisch nicht nachgewiesen werden. Der vorliegende Wissensbestand über die Einflussfaktoren auf das Gesundheitsverhalten spricht vielmehr gegen diese Behauptung (s. Kap. 3). Es deutet nichts daraufhin, dass gesundheitsschädliche Lebensgewohnheiten aus finanziellen Motiven aufgegeben werden, zumal das Eintreten einer Erkrankung als Folge solcher Handlungen ein lediglich mögliches Ereignis in der Zukunft ist. Hier wird im Hinblick auf die eigene Gesundheit ein Kosten-Nutzen-Kalkül unterstellt, das in der sozialen Realität nicht existiert. Überdies unterliegt der vermutlich größte Teil der gesundheitsrelevanten Determinanten (Arbeits-, Umwelt- und soziale Lebensbedingungen) nicht oder kaum dem Einfluss der betroffenen Personen. Die Gefahr, dass Versicherte, die individuell nicht an ihren Behandlungskosten beteiligt werden, zu einer übermäßigen Inanspruchnahme von Leistungen neigen («moral hazard»), ist bei chronischen bzw. schweren Erkrankungen oder risikoreichen Operationen ohnehin nicht gegeben (z. B. Braun/Kühn/Reiners 1999: 59ff.; Reiners 2011a); allenfalls könnte man sie bei Bagatellerkrankungen vermuten, aber auch hier ist die Inanspruchnahme von Leistungen in aller Regel mit Eingriffen in den Tagesablauf und anderen Unannehmlichkeiten verbunden (Hajen/Paetow/Schumacher 2011).

Was die Wirkung von Zuzahlungen auf die Inanspruchnahme medizinischer Leistungen angeht, deuten empirische Untersuchungen darauf hin, dass sie vor allem dann Steuerungseffekte haben, wenn sie für die Patienten finanziell deutlich spürbar sind (z. B. von der Schulenburg 1987; von der Schulenburg/Greiner 2007). In diesem Fall treffen sie aber insbesondere sozial schwache Bevölkerungsschichten (Mielck 2000: 240ff.; Klose/Schellschmidt 2001: 136f.) und bergen darüber hinaus die Gefahr, dass medizinisch notwendige Behandlungen aus finanziellen Gründen unterbleiben oder verzögert werden. Aber auch ungeachtet dessen stellen Zuzahlungen eine Verletzung des Solidarprinzips dar, weil sie Kranke und vor allem chronisch Kranke finanziell überproportional belasten und im Ergebnis die paritätische Finanzierung von Krankenbehandlungskosten aushöhlen.

Ende 2012 fasste der Bundestag den einstimmigen Beschluss, die wichtigste dieser Zuzahlungen, die Praxisgebühr, zum 1.1.2013 abzuschaffen. In der Bundesregierung hatte sich die FDP für eine Abschaffung der Praxisgebühr stark gemacht. Die Oppositionsparteien hatten diesen Schritt ohnehin schon seit langem gefordert. In dem Umstand, dass auch die schwarzgelbe Koalition sich zu diesem Schritt durchrang, ist allerdings kein Anzeichen für eine grundsätzliche ordnungspolitische Umkehr zu sehen. Die FDP durfte hoffen, sich die Abschaffung dieser unpopulären Zuzahlung zuschreiben zu können und damit ihre schlechten Umfragewerte zu verbessern. Zugleich hatte dieser Schritt einen klientelpolitischen Hintergrund, denn die Vertragsärzte hatten sich seit Einführung der Praxisgebühr immer wieder über den damit verbundenen bürokratischen Aufwand beklagt. Die gute Finanzlage der gesetzlichen Krankenversicherung erleichterte der Koalition den Abschied von der Praxisgebühr. Zudem wurde in der Diskussion von verschiedener Seite auch darauf hingewiesen, dass diese die ihr zugedachte Steuerungsfunktion – die Verringerung der Arztzahlbesuche – verfehlt habe. Dies lässt sich auch als Hinweis darauf interpretieren, dass der Vorwurf einer verbreiteten unnötigen Inanspruchnahme ärztlicher Behandlung durch GKV-Versicherte nicht haltbar ist.

Einschränkungen des Solidarprinzips

Welche Kriterien staatliche Sozialpolitik bei der Finanzierung und der Leistungsgewährung zugrunde legt, ist Produkt sozialer Auseinandersetzungen und darauf bezogener Handlungsstrategien. Wenn die GKV am Beginn dieses Jahrhunderts in hohem Maße am Solidarprinzip ausgerichtet ist, so ist dies Ausdruck der in diesem Prozess wirkenden Kräfteverhältnisse und der auf ihrer Grundlage getroffenen Entscheidungen. Die Frage, ob und inwiefern es weiter Bestand haben soll, wird dabei durchaus kontrovers diskutiert. Ihre Beantwortung ist aus gegenwärtiger Perspektive offen.

Der Solidarausgleich hat sich in den Nachkriegsjahrzehnten als ein bedeutsamer Orientierungspunkt in der Entwicklung der GKV herauskristallisiert. Allerdings haben sich dort bis in die Gegenwart immer auch Bestimmungen zur Finanzierung sowie zum Leistungs- und Organisationsrecht gehalten, die dem Solidarprinzip zuwiderlaufen. Darin kommt zum Ausdruck, dass es bei Sozialpolitik immer auch darum geht, bestimmte soziale Gruppen durch die Gewährung von Privilegien an den Staat und die von ihm geschaffene Sozialordnung zu binden (Esping-Andersen 1990). Seit Mitte der 1970er Jahre und insbesondere durch die Gesundheitsreformen seit der Jahrhundertwende haben sich die Tendenzen zur Aushöhlung des Solidarprinzips deutlich verstärkt. Zu Beginn des 21. Jahrhunderts ist seine Geltung in der GKV in erster Linie durch die nachfolgend genannten Merkmale eingeschränkt.

Die erwähnten *Leistungsausgrenzungen* und *Zuzahlungen* führen dazu, dass Kranke, insbesondere chronisch Kranke, überproportional mit Kosten belastet und die das Solidarprinzip kennzeichnenden Umverteilungsmechanismen geschwächt werden.

Die seit 2003 verabschiedeten Reformen (GMG, GKV-WSG, GKV-FinG) stellen eine *Abkehr vom Grundsatz der paritätischen Beitragsfinanzierung* als einem Kernelement des Solidarprinzips in der GKV dar. Der 2005 eingeführte Sonderbeitrag für die Versicherten in Höhe von 0,9 Prozentpunkten, die Einführung eines Zusatzbeitrags 2009 und dessen Erhöhung im Jahr 2011 mit der Option seiner unbegrenzten Ausweitung bei gleichzeitigem Einfrieren des Arbeitgeberbeitragssatzes verlagern die Finanzierungslasten aller künftigen Ausgabenüberhänge auf die Schultern der Versicherten. Mehr noch: Das GKV-FinG 2010 hat mit den erwähnten Bestimmungen die Tür zu einem vollständigen Umbau des GKV-Finanzierungssystems aufgestoßen.

Die seit 2007 allen Versicherten eingeräumte Option für monetäre *Wahltarife* begünstigt junge und gesunde Versicherte; Personen mit höherem Erkrankungsrisiko und chronisch Kranke dürften von diesen Angeboten keinen Gebrauch machen. Dem Solidarsystem werden durch die betreffenden Beitragsermäßigungen Mittel entzogen, die auf die Versichertengemeinschaft umgelegt werden müssen. Zugleich erhalten die Krankenkassen damit eine Option, Strategien der Risikoselektion zu verfolgen. Mit Selbstbehalt- und Beitragsrückerstattungsmodellen halten Prinzipien der privaten Krankenversicherung Einzug in die GKV.

Jenseits dieser jüngeren Entwicklungstendenzen wirken vor allem traditionelle Merkmale des Finanzierungs- und Versicherungssystems als Faktoren, die den Solidarcharakter der GKV einschränken. Hier sind insbesondere die Versicherungspflichtgrenze und die Beitragsbemessungsgrenze von Bedeutung.

Die *Versicherungspflichtgrenze* und die mit ihr einhergehende Trennung von GKV und PKV («Friedensgrenze») gestattet es den gut verdienenden Arbeitnehmergruppen sowie bestimmten sozialen Statusgruppen wie Selbständigen und Beamten, die Solidargemeinschaft der GKV zu verlassen und sich privat zu versichern. Sie können in diesem Fall ihre Beitragshöhe ausschließlich an ihrem individuellen Krankheitsrisiko ausrichten, das zumeist geringer ist als das der schlechter verdienenden GKV- Pflichtversicherten.

Auch die Existenz einer *Beitragsbemessungsgrenze* stellt eine Verletzung des Solidarprinzips dar, denn sie hat zur Folge, dass Besserverdienende mit einem Einkommen oberhalb dieser Grenze einen geringeren Anteil ihres Einkommens an die Krankenversicherung abführen als weniger gut Verdienende. Für diese Versichertengruppe sinkt die relative Belastung durch Krankenversicherungsbeiträge mit wachsendem Einkommen (s. **Tab. 4-7**). So reduziert sich

Tabelle 4-7: Beitragsbelastung für freiwillig versicherte Arbeitnehmer in der gesetzlichen Krankenversicherung im Jahr 2013.

Bruttoeinkommen	Beitragssatz
bis 3 937,50	8,2 %
5 000,00	6,5 %
6 000,00	5,4 %
8 000,00	4,0 %
10 000,00	3,2 %
Der Arbeitnehmerbeitrag beträgt in allen Fällen 322,88 Euro.	

Quelle: Eigene Darstellung.

der Arbeitnehmeranteil am durchschnittlichen allgemeinen Beitragssatz von 8,2 Prozent (2013) bei Personen mit einem Einkommen bis zur Beitragsbemessungsgrenze von 3 937,50 Euro (2013) für einen Versicherten mit einem Bruttomonatseinkommen von 6 000 Euro auf einen Beitragssatz von 5,4 Prozent und für Versicherte mit einem Bruttomonatseinkommen von 8 000 Euro auf einen Beitragssatz von lediglich 4,0 Prozent. Dass die Beitragsbemessungsgrenze auch in der Absicht beibehalten wird, die Anziehungskraft der GKV für Besserverdienende zu erhöhen, ändert an der degressiven Belastung nichts. Daran lässt sich vielmehr erkennen, dass die mit der Trennung in GKV- und PKV-Mitglieder verbundene Ungleichbehandlung durch eine Ungleichbehandlung von Mitgliedern innerhalb der GKV reproduziert wird.

4.1.4 Organisationsprinzipien der GKV

Krankenkassen – gegliederte Krankenversicherung

Die Träger der GKV sind die Krankenkassen. Krankenkassen sind Körperschaften des öffentlichen Rechts. In der GKV gibt es keinen einheitlichen Krankenversicherungsträger, sondern eine Vielzahl rechtlich eigenständiger Krankenkassen. Ihre Zahl hatte sich bereits im Verlauf des 20. Jahrhunderts stark reduziert, zählte man doch um 1900 in Deutschland noch mehr als 20 000 Krankenkassen (Borscheid/Drees 1988). Allein in den gut zwei Jahrzehnten seit der Wiedervereinigung hat sich die Zahl der Krankenkassen noch einmal drastisch verringert, nämlich von 1 223 Krankenkassen im Jahr 1991 auf 134 Anfang 2013 (s. o., Tab. 2-2).

Die Existenz einer Vielzahl von Kassen ist kein notwendiges Merkmal von Krankenversicherungssystemen, verfügen doch einige unter ihnen (z. B. Frankreich, Österreich) de facto über eine Einheitskasse. Die Vielfalt der Kassenlandschaft in Deutschland ist auf die bei der Gründung der GKV im Jahre 1883 von den politischen Eliten getroffene Grundsatzentscheidung zurückzuführen, bei der Organisation des neuen Systems auf die große Zahl der bereits existierenden kommunalen oder berufsgruppenspezifischen Hilfseinrichtungen zurückzugreifen (Tennstedt 1977). Diese Entscheidung wirkt bis heute fort. Allerdings hatte die DDR mit der Einrichtung einer staatlichen Einheitsversicherung einen anderen Entwicklungspfad beschritten. Bei der Wiedervereinigung wurden die in der alten Bundesrepublik geschaffenen Strukturen der Krankenversicherung auf die neuen Länder übertragen. Die Existenz einer Vielzahl von Krankenkassen wird häufig als Grundsatz der gegliederten Krankenversicherung bezeichnet.

Die unterschiedlichen Krankenkassen sind zu sechs Kassenarten zusammengefasst:

- den Ortskrankenkassen (AOK)
- den Ersatzkassen (EK)
- den Betriebskrankenkassen (BKK)
- den Innungskrankenkassen (IKK)
- Landwirtschaftliche Krankenkassen (LKK) und
- der Knappschaft-Bahn-See (KBS).

Diese Kassenarten bilden ihrerseits Verbände, die zumeist auf Bundes- und Landesebene organisiert sind. Auch diese Verbände waren – bis zum 30.6.2008 – zumeist Körperschaften öffentlichen Rechts. Auf Bundesebene sind die Kassenverbände seit dem 1.7.2008 zum GKV-Spitzenverband zusammengefasst. Als Körperschaft öffentlichen Rechts trat er an die Stelle der vormaligen Bundesverbände der Kassenarten (z. B. des AOK-Bundesverbandes), die ihren Körperschaftsstatus verloren, aber bis Ende 2012 – nunmehr als Gesellschaften bürgerlichen Rechts – bestehen bleiben. Künftig dürften neben fortbestehenden Bundesverbänden entlang neuer Interessenkoalitionen vermutlich neue freie Verbände der Krankenkassen entstehen.

Der Gesetzgeber hat dem GKV-Spitzenverband einen Großteil der Aufgaben der früheren «Arbeitsgemeinschaft der Spitzenverbände der gesetzlichen Krankenkassen» übertragen. Er nimmt u. a. folgende Aufgaben wahr:

- Er trifft auf Bundesebene in Zusammenarbeit mit den zuständigen Verbänden der Leistungsanbieter, vor allem der Vertragsärzteschaft (Kassenärztliche Bundesvereinigung) und der Krankenhäuser (Deutsche Krankenhausgesellschaft), Vereinbarungen über jene Handlungsfelder, welche die Krankenkassen «gemeinsam und einheitlich» – wie es im Fünften Sozialgesetzbuch (SGB V) an zahlreichen Stellen heißt (z. B. § 20 Abs. 1, § 57 Abs. 2 oder § 72a Abs. 3 SGB V) – zu regeln haben. Von besonderer Bedeutung sind dabei Rahmenregelungen zur Menge und Vergütung von Leistungen (s. Kap. 5.3 u. 6.4) sowie Rahmenregelungen zur Qualitätssicherung.
- Zur Unterstützung bei der Detailregelung z. B. von Vergütungsfragen bildet der GKV-Spitzenverband mit den jeweiligen Spitzenverbänden der Leistungserbringer gemeinsam getragene Institute, z. B. das Institut des Bewertungsausschusses oder das Institut für das Entgeltungssystem im Krankenhaus. So ist er gemeinsam mit der Kassenärztlichen Bundesvereinigung (KBV) Träger des Instituts des Bewertungsausschusses und des Instituts für das Entgeltsystem im Krankenhaus.
- Er koordiniert mit den anderen Kassenverbänden die gesundheitspolitischen Positionen der Kassenseite und artikuliert diese gegenüber der Politik und der Öffentlichkeit.

Auf Landesebene bilden die Orts-, die Betriebs- und die Innungskrankenkassen jeweils eigene Landesverbände, die – anders als deren Bundesverbände – nach wie vor den Status einer Körperschaft öffentlichen Rechts innehaben. Der Verband der Ersatzkassen unterhält auf Landesebene eigene Landesvertretungen. Die Organisationsmerkmale dieser Verbände entsprechen denen der Einzelkassen. Ihre wichtigsten Aufgaben lassen sich folgendermaßen zusammenfassen (§ 211 SGB V):

- Sie koordinieren mit den anderen Kassenverbänden ihre gesundheitspolitischen Positionen und Handlungen.
- Sie schließen Versorgungsverträge mit Leistungsanbietern, sprechen Rahmenempfehlungen aus und schließen mit ihnen Verträge ab.
- Sie vertreten gegenüber den politischen Entscheidungsträgern und der Öffentlichkeit die Interessen ihrer Mitgliedskassen.
- Ihre Vertreter treffen in den Gremien der gemeinsamen Selbstverwaltung der Ärzten und Krankenkassen auf Bundes- und Landesebene Entscheidungen über wichtige Aspekte des Leistungsgeschehens, v.a. über die Menge, die Qualität und die Vergütung von Leistungen.

Die Kassen sind seit 1934, als die Nationalsozialisten ihnen die Erlaubnis zum Betrieb von Eigeneinrichtungen der Krankenversorgung entzogen (Tennstedt 1977), weitgehend auf die Rolle von Finanzierungsträgern beschränkt. Erst mit der in der ersten Hälfte der 1990er Jahre einsetzenden Orientierung der Gesundheitspolitik am Leitbild des regulierten Wettbewerbs ist der Gesetzgeber wieder stärker bemüht, die Krankenkassen mit Instrumenten auszustatten, die sie zu einer stärkeren Einflussnahme auf die Bedingungen der Leistungserbringung befähigen. Bei den Kassen erhöht sich gleichzeitig die Bereitschaft und mit dem Kassenwettbewerb auch der Druck, diese Rolle anzunehmen (vom «payer» zum «player»).

Ein wichtiges Instrument in diesem Zusammenhang ist der 1989 eingerichtete Medizinische Dienst der Krankenversicherung (MDK). Der MDK hat die Aufgabe, die Krankenkassen in medizinischen und pflegerischen Fragen zu unterstützen. Insbesondere soll er sie beim Abschluss von Verträgen, bei der Entwicklung neuer Versorgungsstrukturen oder -programme und in Fragen der Qualitätssicherung mit seinem medizinischen Sachwissen beraten. Er soll aber nicht nur bei übergreifenden Problemen, sondern auch im individuellen Behandlungsfall tätig werden, z. B. bei der Überprüfung von Arbeitsunfähigkeitsbescheinigungen oder bei der Feststellung von Pflegebedürftigkeit. Der MDK wird gemeinschaftlich von den Verbänden der

Krankenkassen getragen und ist auf Landesebene organisiert. Mit ihm wollen die Krankenkassen auf dem Gebiet der medizinischen Sachkompetenz ein Gegengewicht zur Ärzteschaft bilden. Um die Zusammenarbeit der regionalen MDK sowie die einheitliche Durchführung ihrer Aufgaben zu fördern, haben die Kassenverbände den Medizinischen Dienst der Spitzenverbände der Krankenkassen (MDS) gegründet (seit 2008: Medizinischer Dienst des GKV-Spitzenverbandes).

Sowohl die Kassen als auch ihre Verbände unterliegen der staatlichen Aufsicht, die Bund und Länder untereinander aufteilen:

- Das BMG beaufsichtigt den GKV-Spitzenverband und den MDS.
- Das Bundesversicherungsamt (BVA) beaufsichtigt die bundesunmittelbaren Krankenkassen. Bundesunmittelbar sind solche Krankenkassen, deren Handlungsfeld sich auf mehr als ein Bundesland erstreckt. Agiert eine Krankenkasse in bis zu drei Bundesländern, so kann die Aufsicht allerdings auf Landesebene verbleiben, wenn sich die beteiligten Länder auf ein Aufsicht führendes Land verständigen.
- Die zuständigen Ministerien der Länder überwachen die landesunmittelbaren Kassen, also jene Kassen, die nur in einem Bundesland tätig sind bzw. die in bis zu drei Ländern agieren und über deren Aufsicht sich die betreffenden Länder im o. g. Sinne geeinigt haben.

Freie Kassenwahl

Bis in die 1990er Jahre hinein wurden die Versicherten aufgrund ihrer beruflichen Stellung (Arbeiter/Angestellte), ihrer Zugehörigkeit zu bestimmten Berufsgruppen (z. B. Handwerker) oder zu bestimmten Betrieben oder aufgrund ihres Wohnsitzes bestimmten Kassen fest zugewiesen. Die Ortskrankenkassen fungierten dabei nicht nur als wichtigste Arbeiterkasse, sondern auch als ein Auffangbecken für solche Versicherten, die aufgrund ihres Berufsstatus keinen Zugang zu anderen Kassen hatten. Wahlmöglichkeiten existierten in diesem System nur für Angestellte und einige kleine Arbeitergruppen.

Mit dem 1.1.1996 trat an die Stelle dieses gewachsenen Systems die freie Kassenwahl der Versicherten. Die bisherige Bestandsgarantie für die Krankenkassen, die mit der festen Zuweisung von Mitgliedern verbunden war, wurde damit aufgehoben. Lediglich den landwirtschaftlichen Krankenkassen werden die Mitglieder noch per Berufsstatus zugewiesen. Betriebskrankenkassen können sich gegen eine Öffnung für andere Mitglieder entscheiden; von dieser Möglichkeit machen rund 30 kleinere der insgesamt noch gut 100 Betriebskrankenkassen Gebrauch. Die Einführung der freien Kassenwahl stellt eine der weitestreichenden Veränderungen in der Geschichte der GKV dar, denn sie etablierte zwischen den Krankenkassen einen Wettbewerb um Versicherte, der gravierende Veränderungen in ihrer Interessenlage und in ihren Beziehungen zu anderen Akteuren im Gesundheitswesen nach sich zieht (s. Kap. 10.3). Die freie Kassenwahl wurde verknüpft mit der Einführung eines Risikostrukturausgleichs (RSA), der seit 2009 auch Morbiditätsmerkmale der Versicherten berücksichtigt.

Selbstverwaltung der Krankenkassen

Die konkrete Ausgestaltung der Krankenversorgungspolitik erfolgt in Deutschland also nicht – wie z. B. in Großbritannien oder Schweden – durch einen staatlichen Verwaltungsapparat, sondern durch selbstverwaltete Krankenkassen. Die Krankenkassen sind weder unmittelbar staatliche Einrichtungen noch gehen sie einem privaten Erwerbszweck nach. Als Körperschaften öffentlichen Rechts sind sie vielmehr einem gesetzlich definierten, öffentlichen Auftrag verpflichtet. Der Staat gibt ihnen für ihr Handeln einen Rahmen vor, den sie in eigener Verantwortung ausfüllen und auf dessen Einhaltung er sie kontrolliert. Sie werden daher auch als «mittelbare Staatsverwaltung» bezeichnet.

Die Krankenkassen sind nach dem Grundsatz der Selbstverwaltung organisiert. Die Selbstverwaltungsorgane sind der ehrenamtliche Verwaltungsrat und der hauptamtliche Vorstand. Der Verwaltungsrat ist paritätisch aus Vertretern der Arbeitgeber und der Versicherten zusammengesetzt; eine Ausnahme von dieser Regel machen die Ersatzkassen, deren Selbstverwaltungsgremien ausschließlich aus Versichertenvertretern gebildet werden. Fusioniert eine Ersatzkasse allerdings mit einer Kasse einer anderen Kassenart, so wird der Verwaltungsrat auch paritätisch besetzt. Die Mitglieder des Verwaltungsrats werden in den alle sechs Jahre stattfindenden Sozialwahlen von den wahlberechtigten Mitgliedern ihrer jeweiligen Seite gewählt.

Der Verwaltungsrat entscheidet über Fragen von grundsätzlicher Bedeutung (§ 197 Abs. 1 SGB V). Dazu zählen v. a.:

- die Beschlussfassung über die Satzung
- die Wahl des hauptamtlichen Vorstands
- die Überwachung der Tätigkeit des hauptamtlichen Vorstands
- den Zusammenschluss mit anderen Krankenkassen
- die Beschlussfassung über den Haushalt
- die Gewährung satzungsmäßiger Mehrleistungen.

Unterhalb der Verwaltungsratsebene verfügen Krankenkassen häufig noch über weitere Selbstverwaltungsstrukturen. Dazu zählen z. B. Vertrauensleute oder Beiräte, die den Kontakt zwischen Versicherten und der Krankenkasse herstellen und zur Beilegung von Streit- oder Zweifelsfällen, möglichst im Interesse der Versicherten, beitragen sollen.

Im Unterschied zum Verwaltungsrat ist der hauptamtliche Vorstand für das operative Geschäft einer Krankenkasse zuständig. Er führt z. B. die Vertragsverhandlungen mit Leistungsanbietern, organisiert die Kundenbetreuung und leitet die Krankenkasse als Organisation.

Die heutige Struktur der Selbstverwaltung mit einem ehrenamtlichen Verwaltungsrat und einem hauptamtlichen Vorstand wurde durch das Gesundheitsstrukturgesetz (GSG) von 1992 geschaffen (BGBl. I: 2266). Zuvor hatte die ehrenamtliche Selbstverwaltung in den Krankenkassen weit größere Handlungsbefugnisse. Erst das GSG nahm die erwähnte Beschränkung ihrer Kompetenzen auf Fragen von grundsätzlicher Bedeutung vor. Begründet wurde dies mit der Notwendigkeit einer «Professionalisierung» der Selbstverwaltung. Dieser Umbau der Selbstverwaltung stand in engem Zusammenhang mit der beabsichtigten Etablierung einer Wettbewerbsordnung in der GKV: Den damit wachsenden Anforderungen an ein strategisches Handeln könnten die Krankenkassen – so die Erwartung – mit den historisch gewachsenen Selbstverwaltungsstrukturen nicht mehr gerecht werden.

Insgesamt hat die Selbstverwaltung der Krankenkassen seit den 1970er Jahren, besonders aber seit den 1990er Jahren, erheblich an Einfluss auf das Kassenhandeln verloren. Dies ist auf unterschiedliche Entwicklungen zurückzuführen:

- Der Gesetzgeber hat durch ein immer dichter werdendes gesetzliches Vorschriftenwerk Handlungsspielräume der Selbstverwaltung eingeengt und z.T. wichtige Kompetenzen an sich gezogen (z. B. die Festlegung des Beitragssatzes).
- Die erwähnte Reform der Kassenstrukturen hat die Kompetenzen der ehrenamtlichen Selbstverwaltung beschnitten.
- Die Etablierung eines Kassenwettbewerbs schafft für die einzelnen Kassen neue Handlungszwänge, etwa die vorrangige Orientierung auf eine Ausgabenbegrenzung. Auf diese Weise werden Handlungsspielräume realiter eingeschränkt, auch wenn sie formalrechtlich noch vorhanden sein mögen.

Die Selbstverwaltung in den Krankenkassen gilt einerseits als Beispiel für eine wünschenswerte gesellschaftliche Selbstregelung, also die Beteiligung gesellschaftlicher Gruppen an der Regelung öffentlicher Belange, andererseits ist sie aber auch Gegenstand fortgesetzter Kritik (z. B. Braun/Klenk/Kluth et al. 2008). Sie bezieht sich vor allem auf folgende Aspekte:

- Die Beteiligung an den Sozialwahlen ist kontinuierlich niedrig und die Legitimation der Selbstverwaltung daher stärkungsbedürftig.
- Häufig wird bei den Sozialwahlen die eigentliche Wahlhandlung durch so genannte «Friedenswahlen» ersetzt. In diesem Fall verständigen sich die zur Aufstellung von Kandidaten berechtigten Organisationen und Interessengruppen im Vorfeld einer Wahl auf eine bestimmte Sitzverteilung und benennen daraufhin genauso viele Kandidaten, wie Sitze in dem betreffenden Parlament zu besetzen sind. Nach Ende des Wahlzeitraums gelten die vorgeschlagenen Kandidaten dann als gewählt. Auch dieses Verfahren trägt nicht zu einer Legitimationsstärkung der Selbstverwaltung bei.
- Die Selbstverwaltung von Krankenkassen, auch die Versichertenvertreter, stehen bisweilen in dem Ruf, vor allem die Interessen der jeweiligen Krankenkasse im Blick zu haben und dabei die Belange der Patienten nicht gebührend zu berücksichtigen. In diesem Zusammenhang wird darauf hingewiesen, dass die Interessen von Versicherten und Patienten nicht deckungsgleich sein müssen.
- Schließlich gilt vielen auch die Qualifikation von Selbstverwaltern als unzureichend.

Diese Kritik hat immer wieder zu Diskussionen über Reformen der Selbstverwaltung geführt (z. B. Braun/Klenk/Kluth et al. 2008). Im Mittelpunkt stehen dabei Vorschläge zur Reform des Wahlverfahrens und zu einer veränderten Zusammensetzung der Selbstverwaltungsgremien.

Gemeinsame Selbstverwaltung der Ärzte und Krankenkassen

Von der skizzierten Selbstverwaltung der Krankenkassen ist die gemeinsame Selbstverwaltung der Ärzte und Krankenkassen zu unterscheiden. Gemeinsame Selbstverwaltung bedeutet in diesem Zusammenhang, dass Krankenkassen, Kassenärztliche Vereinigungen (KVen) bzw. Kassenzahnärztliche Vereinigungen (KZVen) sowie Krankenhäuser und Krankenhausgesellschaften gesetzliche Rahmenvorgaben zur Krankenversorgung in gemeinsamer Verantwortung und nach staatlich festgesetzten Entscheidungsregeln konkretisieren. Wie weit bzw. wie eng der Staat diesen Rahmen definiert, ist immer wieder Gegenstand von Auseinandersetzungen zwischen dem Staat und den Interessengruppen im Gesundheitswesen. Im Rahmen der Selbstverwaltung schließen die unmittelbar Beteiligten Verträge über die Bedingungen, Art, Menge und Preis – und zunehmend auch über die Qualität – der Leistungen.

Der Grundsatz der Selbstverwaltung ist in den einzelnen Versorgungsbereichen unterschiedlich stark ausgeprägt. Die politische Steuerung der GKV folgt keinem einheitlichen Muster, sondern weist in den einzelnen Sektoren zahlreiche Besonderheiten auf. Sie bestehen in je eigenen institutionellen Zuständigkeiten, Planungskriterien, Finanzierungs-, Vergütungs- und Entscheidungsregeln (Alber 1992; Wanek 1994). Worin diese Besonderheiten im Einzelnen bestehen, wird in den nachfolgenden Kapiteln erläutert.

Der Gemeinsame Bundesausschuss (G-BA)

Eine besondere Rolle für die Steuerung der GKV spielt der Gemeinsame Bundesausschuss (G-BA) (s. zu seiner Entwicklung: Döhler/Manow-Borgwardt 1992a u. 1992b; Urban 2001a). Der G-BA ist ein paritätisch aus Vertretern der Ärzteschaft und der Krankenkassen besetztes und um unparteiische Mitglieder erweitertes Gremium (**Tab. 4-8**, s. S. 150). Seit 2004 zählen auch Patientenvertreter zu seinen Mitgliedern. Allerdings verfügen sie nur über ein Antrags- und Mitberatungsrecht, nicht über ein Stimmrecht.

Der G-BA ist für die konkretisierende Rechtsetzung auf nahezu allen Feldern der medizini-

Tabelle 4-8: Zusammensetzung des Gemeinsamen Bundesausschusses.

1 unparteiischer Vorsitzender		
Ärzte 5 Vertreter: 2 DKG 2 KBV 2 KZBV	**Krankenkassen** 5 Vertreter: GKV-Spitzenverband	**Patienten (ohne Stimmrecht)** Max. 5 Vertreter: bestellt von Verbraucher- und Patientenverbänden, die das BMG per Rechtsverordnung benennt
2 weitere unparteiische Mitglieder (Ärzteschaft und Krankenkassen müssen sich auf die unparteiischen Mitglieder verständigen. Geschieht dies nicht, werden sie durch das BMG berufen. Der Gesundheitsausschuss des Deutschen Bundestags kann einen Kandidaten, auf den sich Ärzteschaft und Krankenkassen verständigt haben, nach einer öffentlichen Anhörung mit einer 2/3-Mehrheit ablehnen.)		

Quelle: Eigene Darstellung.

schen und pflegerischen Versorgung zuständig und hat «Richtlinien über die Gewähr für eine ausreichende, zweckmäßige und wirtschaftliche Versorgung der Versicherten» zu verabschieden (§ 92 Abs. 1 SGB V). Dazu zählen u. a. Richtlinien über (§§ 92 Abs. 1, 136a SGB V)

- die ärztliche Behandlung
- die Einführung neuer Untersuchungs- und Behandlungsmethoden
- die Verordnung von Arzneimitteln
- die Verordnung von Heil- und Hilfsmitteln
- Krankenhausbehandlung
- häusliche Krankenpflege
- Maßnahmen zur Qualitätssicherung
- Maßnahmen zur Früherkennung von Krankheiten
- Psychotherapie
- Rehabilitationsmaßnahmen
- die Untersuchung von Schwangeren
- die Feststellung der Arbeitsunfähigkeit
- die Bedarfsplanung.

Die Richtlinien sind dem BMG vorzulegen, das sie innerhalb einer Frist von zwei Monaten beanstanden kann. Kommen sie nicht oder nicht fristgerecht zustande, kann das BMG sie selbst erlassen. Die Richtlinien werden automatisch Bestandteil der Bundesmantelverträge sowie der Verträge zwischen den Landesverbänden der Krankenkassen und den KVen bzw. den Krankenhäusern. Sie sind also für alle Beteiligten einschließlich der Ärzte und Versicherten unmittelbar verbindlich.

Außerdem hat der Bundesausschuss seit 1997 eine umfassende Kompetenz, alle Untersuchungs- und Behandlungsmethoden, die zu Lasten der Krankenkassen erbracht werden sollen, im Hinblick auf ihren diagnostischen und therapeutischen Nutzen sowie auf ihre medizinische Notwendigkeit und ihre Wirtschaftlichkeit zu überprüfen (§ 92 SGB V; hierzu: Urban 2001a). Damit entscheidet er über den konkreten Umfang des Leistungskatalogs der GKV. Die Richtlinien und Entscheidungen des G-BA gestalten also die Leistungspflichten der Leistungserbringer, die Finanzierungspflichten der Krankenkassen und die Leistungsansprüche der Versicherten näher aus. Indem der G-BA das 2004 gegründete Institut für Qualität und Wirtschaftlichkeit in der Medizin (§ 139a und b SGB V) mit Aufgaben betraut, ist sein Einfluss auf die Qualitätssicherung im Gesundheitswesen weiter gewachsen (s. Kap. 10.1). Wegen seiner weitreichenden Kompetenzen ist er das wichtigste Gremium der gemeinsamen Selbstverwaltung.

Der G-BA ist hervorgegangen aus dem vormaligen Bundesausschuss der Ärzte und Krankenkassen, dessen Wirkungskreis bis zu Beginn dieses Jahrhunderts noch auf die vertragsärztliche Versorgung beschränkt war. Erst mit dem GKV-Modernisierungsgesetz von 2003 wurde der G-BA ins Leben gerufen und die Zuständigkeit dieses Gremiums auf die gesamte medizinische Versorgung ausgeweitet. Sein damit einhergehender Bedeutungszuwachs setzt sich auch seither weiter fort. So erhielt er mit dem GKV-Wettbewerbsstärkungsgesetz 2007 u. a. die Kompetenz, verbindliche Richtlinien zur sektorenübergreifenden Qualitätssicherung zu verabschieden (§ 137 Abs. 1 SGB V).

4.1.5 Ausgabenentwicklung

Die Gesamtaufwendungen der GKV beliefen sich im Jahr 2011 auf 179,61 Milliarden Euro, darunter 168,74 Milliarden Euro für Leistungsausgaben (**Tab. 4-9**). Auf jeden Versicherten entfielen damit durchschnittliche Leistungsausgaben in Höhe von 2 423,16 Euro (BMG 2012c).Die Verwaltungskosten und sonstige Aufwendungen ohne den Risikostrukturausgleich (RSA) machten 10,87 Milliarden Euro aus (6,1 % der Gesamtaufwendungen). Der bei weitem größte Teil der Leistungsausgaben (35,5 %) entfiel auf die Ausgaben für stationäre Behandlung. Die ambulante ärztliche Behandlung und die Arzneimittelversorgung machten jeweils rund ein Sechstel der Leistungsausgaben aus. Demgegenüber war der Bereich «Soziale Dienste, Prävention und Selbsthilfe» mit 1,73 Milliarden Euro (1,0 %) fast bedeutungslos (BMG 2012d).

Der Blick auf die Entwicklung der Leistungsarten (Tab. 4-9) zeigt, dass im Vergleich

Tabelle 4-9: Gesamtaufwendungen und Leistungsausgaben der GKV nach Leistungsarten 1970 und 2011 (in Mrd. € und in % aller Leistungsausgaben).

Leistungsart	1970 – alte Bundesländer		2011 – mit neuen Bundesländern	
	Summe (in Mrd. Euro)	% der Leistungsausgaben	Summe (in Mrd. Euro)	% der Leistungsausgaben
stationäre Behandlung	3,07	25,2	59,95	35,5
ärztliche Behandlung	2,79	22,9	27,63	16,4
Arzneimittel	2,16	17,7	28,98	17,2
Heil- und Hilfsmittel	0,34	2,8	11,17	6,6
zahnärztliche Behandlung und Zahnersatz	1,30	10,6	11,65	6,9
Krankengeld	1,26	10,3	8,53	5,1
sonstige Leistungen	1,27	10,4	20,83	12,3
Summe der Leistungsausgaben	**12,19**	**100**	**168,74**	**100**
Verwaltungskosten[1]	0,68	5,3	10,87	6,1
Gesamtaufwendungen	**12,87**		**179,61**	

1 in % der Gesamtaufwendungen.
Quelle: BMG 1991: 174ff.; BMG 2012c; eigene Berechnungen.

zu den frühen 1970er Jahren insbesondere die Ausgaben für Heil- und Hilfsmittel sowie für stationäre Versorgung stark an Bedeutung gewonnen haben. Demgegenüber sind die Ausgabenanteile für ambulante ärztliche Behandlung sowie für zahnärztliche Behandlung und Zahnersatz deutlich rückläufig. Spielt für den relativen Rückgang des ambulanten ärztlichen Versorgungsumfangs der in den frühen 1970er Jahren wirksam werdende Ausbau der stationären Kapazitäten sowie die durch den medizinischen Fortschritt verursachte Verlagerung von Leistungen ins Krankenhaus eine wichtige Rolle, so ist der Bedeutungsverlust der zahnärztlichen Behandlung für die GKV-Ausgaben in erster Linie Ausdruck der in diesem Bereich besonders weit vorangetriebenen Privatisierung von Behandlungskosten.

Seit den frühen 1970er Jahren ist für alle Leistungsarten ein starker nominaler Ausgabenanstieg zu verzeichnen. 2011 waren die GKV-Leistungsausgaben in den alten Bundesländern nominal fast 14mal so hoch wie 1970. Im gleichen Zeitraum ist der durchschnittliche allgemeine Beitragssatz ebenfalls kräftig angestiegen – von 8,2 Prozent in 1970 über 10,5 Prozent in 1975 auf 13,2 Prozent in 1995 und 15,5 Prozent in 2011 (**Tab. 4-10**). Diese Entwicklung wird in der Öffentlichkeit immer wieder zum Anlass genommen, um von einer «Kostenexplosion» im Gesundheitswesen zu sprechen. Über die volkswirtschaftliche Bedeutung der GKV-Ausgaben geben aber weder die nominale Ausgabenentwicklung noch die Entwicklung des Beitragssatzes in der GKV, sondern vielmehr der Anteil der GKV-Leistungsausgaben am Bruttoinlandsprodukt (BIP) Auskunft, also der Wert der produzierten Waren und Dienstleistungen eines Jahres. Beim Blick auf diesen Indikator stellt sich die Ausgabenentwicklung seit 1970 recht undramatisch dar. Lediglich zwischen 1970 und 1975 war ein – absolut und real – steiler Anstieg der GKV-Ausgaben zu beobachten (Tab. 4-10). Dies war in erster Linie eine Folge der skizzierten Ausweitungen von Leistungskatalog und Versichertenkreis. Seit 1975 liegt der Ausgabenzuwachs in der GKV nur geringfügig über der des gesamtwirtschaftlichen Wachstums. Seither schwankte der Anteil der GKV-Ausgaben am Bruttoinlandsprodukt zwischen 5,8 und 7,2 Prozent. Dabei wurde die GKV noch durch die Wiedervereinigung in erheblichem Umfang finanziell belastet. Noch heute liegt der Anteil der GKV-Ausgaben am

Tabelle 4-10: Anteil der gesamten GKV-Ausgaben am Bruttoinlandsprodukt (BIP) zu jeweiligen Preisen und durchschnittlicher allgemeiner Beitragssatz[1] in der GKV 1970 bis 2012 (ab 1991: einschließlich neue Bundesländer).

	% des BIP[2]	Beitragssatz (%)
1970	3,73	8,20
1975	5,94	10,47
1980	5,85	11,38
1985	6,26	11,80
1990	5,84	12,53
1995	7,01	13,15
2000	6,53	13,57
2001	6,60	13,58
2002	6,71	13,98
2003	6,76	14,31
2004	6,38	14,22
2005	6,47	14,19
2006	6,40	14,21
2007	6,34	14,80
2008	6,51	14,90
2009[3]	7,19	15,20
2010	7,11	14,90
2011	6,93	15,50
2012		15,50

1 Seit 2005 einschließlich des Sonderbeitrags für Versicherte in Höhe von 0,9 Prozentpunkten.
2 Ohne Berücksichtigung des Risikostrukturausgleichs.
3 bis 30.06.: 15,5 Prozent; ab 01.07.: 14,9 Prozent.
Quelle: StBA 2013d; BMJFG 1980: 208; BMG 1991: 177; BMG 2002; BMG 2005; BMG 2012c; eigene Berechnungen.

BIP in den neuen Bundesländern erheblich über dem des Westens, nämlich bei etwa zehn Prozent. Dies ist vor allem auf die nach wie vor deutlich geringere Wirtschaftskraft und deutlich höhere Arbeitslosigkeit in Ostdeutschland zurückzuführen. Bei der Interpretation der Daten zur GKV-Ausgabenentwicklung darf allerdings der Hinweis nicht fehlen, dass im Betrachtungszeitraum die Zuzahlungen kräftig erhöht und zahlreiche Leistungen aus dem GKV-Katalog ausgegliedert worden sind. Schwankungen des Beitragssatzes sowie des GKV-Ausgabenanteils am BIP sind in vielen Fällen auf die zyklische Wirtschaftsentwicklung und die mit ihr einhergehenden Einnahmeschwankungen und weit weniger auf Veränderungen auf der Ausgabenseite zurückzuführen. Der sprunghafte Anstieg des GKV-Ausgabenanteils am BIP im Jahr 2009 auf 7,2 Prozent ist auf das Zusammentreffen zweier Entwicklungen zurückzuführen: eines in der deutschen Nachkriegsgeschichte einmaligen Wirtschaftseinbruchs und kostentreibender umfangreicher finanzieller Zugeständnisse an die Leistungsanbieter in der GKV angesichts der Bundestagswahl im Herbst 2009.

Für den säkularen Anstieg der Beitragssätze sind in erster Linie folgende Entwicklungen auf der Einnahmeseite verantwortlich:

Tabelle 4-11: Wachstum der beitragspflichtigen Einnahmen der GKV je Mitglied, der Beitragsbemessungsgrenze und des BIP je Erwerbstätigem zwischen 1980 und 2000 (alte Bundesländer).

	1980	2000
Beitragspflichtige Einnahmen der GKV je Mitglied	100	84,32
Beitrags-bemessungsgrenze	100	104,76
BIP je Erwerbstätigem	100	115,22

Quelle: SVR 2003: 68.

- Die Lohnquote, also der Anteil der Einkommen aus abhängiger Arbeit am Nationaleinkommen, ist seit Mitte der 1970er Jahre stark rückläufig. Dies ist vor allem Ergebnis des vergleichsweise geringen Anstiegs der Löhne und Gehälter sowie der stark gestiegenen Arbeitslosenzahlen. Die Entwicklung der Grundlohnsumme, also derjenigen Einkommen, aus denen die Beiträge für die GKV erhoben werden, ist deutlich hinter dem Wirtschaftswachstum zurückgeblieben (z. B. Kühn 1995; SVR 2003, Bd. I). Dies gilt jedoch nicht für den Behandlungsbedarf der Versicherten und damit für die Nachfrage nach medizinischen und pflegerischen Leistungen, denn diese ist weitgehend unabhängig von der Entwicklung der Kaufkraft. Wenn ein konstanter oder steigender Behandlungsbedarf aber aus einem relativ gesunkenen Lohnvolumen finanziert werden muss, steigen folglich die Beitragssätze an. Welche Bedeutung diese Entwicklung hat, macht eine fiktive Berechnung deutlich (**Tab. 4-11**): Wenn in den alten Bundesländern die beitragspflichtigen Einnahmen der GKV genauso zugenommen hätten wie das BIP je Erwerbstätigem, so hätten sich für die GKV Mehreinnahmen in Höhe von 18,2 Milliarden Euro in den alten Bundesländern und von 22 Milliarden Euro für das gesamte Bundesgebiet ergeben. Mit Hilfe dieser Einnahmen hätte das Ausgabenvolumen der GKV im Jahr 2000 mit einem Beitragssatz von 11,6 Prozent gedeckt werden können. Der Beitragssatz hätte sich in diesem Fall also auf dem Niveau der beginnenden 1980er Jahre bewegt (SVR 2003, Bd. I: 69).
- Der Staat hat in der Vergangenheit Ausgaben zwischen den Sozialversicherungsträgern zu Lasten der GKV verschoben («Verschiebebahnhof»). Konkret hat er wiederholt die Überweisungen aus der Renten- und der Arbeitslosenversicherung an die GKV reduziert bzw. der GKV zusätzliche Leistungen und damit Kosten aufgebürdet, um den für die Rentenversicherungsträger und die Bundesanstalt für Arbeit zu zahlenden

Bundeszuschuss und damit die Höhe der Staatsverschuldung zu begrenzen (hierzu bereits Deppe/Rosenbrock 1980). Die GKV und damit der Beitragszahler mussten und müssen für die entstehenden Fehlbeträge einspringen.

Wichtige Maßnahmen zur Verschiebung von Ausgaben zwischen den Sozialversicherungsträgern zu Lasten der GKV waren:

- die Absenkung des GKV-Beitragssatzes für die Krankenversicherung der Rentner (1977)
- die Senkung der beitragspflichtigen Einnahmen für Leistungsbezieher nach dem Arbeitsförderungsgesetz, die Senkung der beitragspflichtigen Einnahmen für die Bezieher von Übergangsgeld und die Erhöhung der Beiträge aus Krankengeld (1992)
- die Senkung der Beitragsbemessungsgrundlage für Bezieher von Arbeitslosenhilfe (1995)
- die Festlegung der Pauschale für die Bezieher von ALG II auf ein nicht kostendeckendes Niveau (131,34 Euro pro Kopf und Monat im Jahr 2011).

Der Gesetzgeber hat an dieser Praxis auch zu Beginn dieses Jahrhunderts festgehalten und damit allein zwischen 1995 und 2003 die GKV mit nahezu dreißig Milliarden Euro belastet (Beske 2002). Durch die Arbeitsmarktreform «Hartz IV» entstehen den Krankenkassen zusätzliche Einnahmeausfälle in dreistelliger Millionenhöhe pro Jahr.

Der in der Vergangenheit zu beobachtende Anstieg der Beitragssätze ist also vor allem eine Folge des Rückgangs der Lohnquote, der Zunahme der Arbeitslosigkeit und der Belastung der GKV-Finanzen durch die Politik der «Verschiebebahnhöfe». Die Beitragssatzentwicklung ist primär auf eine Einnahmeschwäche und weniger auf ein Ausgabenproblem der GKV zurückzuführen. Dies bedeutet nicht, dass die GKV nicht auch ein Ausgabenproblem hätte, worauf auch der internationale Vergleich der Gesundheitsausgaben hindeutet (s. Kap. 2.6).

4.2 Die private Krankenversicherung

4.2.1 Versicherungsformen und Versicherte

Träger der privaten Krankenversicherung sind private Unternehmen, die eine Krankenversicherung in der Regel als Teil eines umfassenderen Spektrums an Versicherungsleistungen anbieten. 2012 waren 43 Unternehmen als ordentliche und fünf weitere Versicherer als außerordentliche Mitglieder im PKV-Verband organisiert, der damit fast den gesamten Markt der privaten Krankheitsvoll- und Krankheitszusatzversicherung abdeckte.

Der Trennung des Krankenversicherungssystems in GKV und PKV liegt das Konzept der Schutzbedürftigkeit zugrunde (Böckmann 2011): Von der Versicherungspflicht in der GKV sind diejenigen Gruppen befreit, denen die Fähigkeit zugeschrieben wird, für ihren Krankenversicherungsschutz selbst zu sorgen. Eine Krankheitsvollversicherung in der PKV kommt für solche Personen in Frage, die nicht der Versicherungspflicht in der GKV unterliegen, also Selbständige, Beamte und abhängig Beschäftigte mit einem Einkommen über der Jahresarbeitsentgeltgrenze (Versicherungspflichtgrenze). Abhängig Beschäftigte können von der gesetzlichen in die private Krankenversicherung wechseln, wenn sie im vorangegangenen Jahr die Jahresarbeitsentgeltgrenze überschritten und absehbar ist, dass dies auch im darauf folgenden Jahr der Fall sein wird. Zwischenzeitig hatte das im Jahr 2007 verabschiedete GKV-Weiterentwicklungsgesetz diese Wechselmöglichkeit erst nach drei Jahren vorgesehen. Die schwarz-gelbe GKV-Finanzierungsreform des Jahres 2010 nahm diese Bestimmung als Teil einer die PKV fördernden Politik aber wieder zurück.

Im Jahr 2011 hatten nach Angaben des Verbandes der Privaten Krankenversicherung knapp 9,0 Millionen Wohnbürger in Deutschland (11,0 % der Bevölkerung) eine private Krankheitsvollversicherung (**Tab. 4-12**, s. S. 156). Kein anderes Gesundheitssystem in Europa weist einen auch nur annähernd so großen Sektor der privaten Vollversicherung für den Krankheitsfall auf. In den zurückliegenden Jahrzehnten war die PKV ein stark expandierendes Segment der Krankenversicherung: Bundesweit ist die Anzahl der privat voll versicherten Personen kontinuierlich gestiegen – allein in den zwei Jahrzehnten zwischen 1991 und 2011 um rund vierzig Prozent (Tab. 4-12). Besonders dynamisch ist der Zuwachs seit 1997. Zwischen 1975 und 2011 verzeichnete die PKV einen Wanderungsgewinn aus der GKV von fast 5,5 Millionen Personen (**Tab. 4-13**, s. S. 157), also mehr als der Hälfte ihres Bestandes an Krankheitsvollversicherten im Jahr 2011. Aus diesen Zahlen wird deutlich, dass sich seit Jahren eine schleichende Privatisierung des Krankenversicherungssystems in Deutschland vollzieht.

Der Anteil einzelner Bevölkerungsgruppen an den Vollversicherten lässt sich nicht exakt beziffern, denn die PKV-Statistik ermöglicht nur eine Unterscheidung zwischen Beihilfeberechtigten und Nicht-Beihilfeberechtigten. Im Jahr 2011 waren 47,3 Prozent der Personen mit privater Krankheitsvollversicherung beihilfeberechtigt (PKV 2012: 28). Daraus lässt sich die große Bedeutung der Beamten und ihrer Familienangehörigen für die private Krankenversicherung abschätzen. Beamte versichern sich beinahe ausschließlich in der PKV, weil sie nur hier die staatliche Beihilfe erhalten, hingegen in der GKV auch den dortigen Arbeitgeberbeitrag selbst aufbringen müssten. Die Beihilfe kommt häufig für 50 Prozent der Krankheitskosten auf; für den Rest müssen sich die Beamten selbst versichern. Allerdings unterscheiden sich die einschlägigen Regelungen für Beamte in gewissem Umfang – in Abhängigkeit vom Beamtenstatus (Bundes-, Landes- oder Kommunalbeamte) und vom Bundesland. Der Großteil der privat Versicherten hatte Ende 2011 seinen Wohnsitz in den alten Bundesländern; nur knapp jeder zehnte privat Versicherte kam aus den neuen Bundesländern (ebd.: 27).

Tabelle 4-12: PKV-Versicherungsbestand nach Versicherungsarten 1989 bis 2011 (in Tausend).

Jahr	Krankheitskosten-versicherung	Krankentagegeld-versicherung	Wahlleistungen im Krankenhaus
1989	6410	1504	3732
1990	6614	1639	3853
1991	6378	1780	3964
1992	6733	1910	4155
1993	6877	1987	4262
1994	6983	2002	4332
1995	6945	2025	4296
1996	6977	2027	4337
1997	7065	2219	4359
1998	7206	2338	4381
1999	7356	2538	4362
2000	7522	2623	4394
2001	7710	2779	4474
2002	7924	2942	4473
2003	8110	3127	4715
2004	8260	3238	4827
2005	8373	3236	5040
2006	8489	3337	5096
2007	8549	3371	5164
2008	8639	3404	5382
2009	8811	3451	5565
2010	8896	3537	5644
2011	8976	3582	5713

Quelle: PKV 2001: 14; PKV 2002: 55f.; PKV 2004: 11ff.; PKV 2005: 12f.; PKV 2007: 13; PKV 2008: 16; PKV 2011: 90f.; PKV 2012: 16.

Die Krankheitsvollversicherung ist zwar der mit Abstand bedeutendste Geschäftsbereich der PKV, entfielen doch im Jahr 2011 darauf immerhin 72,6 Prozent der Beitragseinnahmen (ebd.: 27). Daneben hat aber auch die Krankheitszusatzversicherung für die PKV eine erhebliche Bedeutung. 2011 gab es rund 22,5 Millionen private Zusatzversicherungen (**Tab. 4-14**). Diese Zahl ist nicht identisch mit den versicherten Personen, da ein Versicherter mehrere Zusatzversicherungsverträge abgeschlossen haben kann und in einem Zusatzversicherungsvertrag mehrere Personen im Rahmen einer Gruppenversicherung versichert sein können. Auch bei den Zusatzversicherungsverträgen sind die Zahlen in der Vergangenheit deutlich gestiegen.

Tabelle 4-13: Wechsel zwischen PKV (Krankheitsvollversicherung) und GKV 1975 bis 2011 (jeweiliges Bundesgebiet).

Jahr	Wechsel von der GKV zur PKV	Wechsel von der PKV zur GKV	Wanderungsgewinn der PKV
1975–1979	1 073	620	453
1980–1984	975	568	407
1985–1989	1 833	548	1 285
1990–1994	1 651	669	982
1995–1999	1 486	815	670
2000–2004	1 683	683	1 000
2005	274	154	120
2006	284	143	140
2007	233	154	79
2008	244	151	93
2009	288	146	141
2010	227	153	74
2011	232	157	74
Summe	**10 487**	**4 961**	**5 523**

Quelle: PKV 2001: 14; PKV 2002: 14; PKV 2004: 14; PKV 2005: 10; PKV 2010: 90f.; PKV 2011: 28; PKV 2012: 28; eigene Berechnungen.

Tabelle 4-14: Zusatzversicherungen in der PKV im Jahr 2011.

Tarifarten	Versicherungen (in 1000)
Zusatzversicherungen insgesamt, darunter u. a.	22 498,9
– Zahntarife	13 218,9
– ambulante Tarife	7 678,3
– Tarife für Wahlleistungen im Krankenhaus	5 712,8
– Krankentagegeldversicherung	3 581,7

Eine Person kann mehrere Zusatzversicherungsverträge abgeschlossen haben, und mehrere Personen können in einem Versicherungsvertrag (Gruppenversicherung) mitversichert sein. Es handelt sich somit bei diesen Zahlen nur um Versicherungen, nicht um versicherte Personen.
Quelle: PKV 2012: 16.

Die bedeutendsten Tarifarten in der Zusatzversicherung sind Zahntarife; daneben spielen vor allem diverse ambulante Tarife (z. B. Zuschüsse zu Medikamenten, Brillen, Hörgeräten) und Wahlleistungen im Krankenhaus (z. B. 1-Bett-Zimmer, Chefarztbehandlung) eine große Rolle.

4.2.2 Beziehungen zwischen Versicherten, Krankenversicherung und Leistungserbringern

Privat Krankenversicherte gehen sowohl zu den Krankenversicherern als auch zu den Leistungsanbietern ein privatrechtliches Verhältnis ein – im Unterschied zu gesetzlich Krankenversicherten, deren Beziehungen zu Krankenkassen und Leistungserbringern sozialrechtlich begründet sind. Privatversicherte schließen mit ihrem Versicherungsunternehmen einen individuellen Vertrag ab und können dabei im Unterschied zur GKV zwischen unterschiedlichen Leistungsangeboten wählen. Im Verhältnis zwischen Leistungserbringern und Leistungsempfänger gilt das Kostenerstattungsprinzip: Die Leistungserbringer stellen dem Patienten ihre Leistungen in Rechnung, und dieser erhält die ihm entstandenen Kosten entsprechend den vertraglich vereinbarten Tarifbedingungen vom Versicherungsunternehmen zurück. Die je nach Tarif unterschiedliche Differenz zwischen den Behandlungskosten und dem von der Versicherung erstatteten Betrag muss der Patient individuell tragen; bei Beamten übernimmt sie der Dienstherr als Beihilfe. Werden Leistungen nicht in Anspruch genommen oder unterschreitet die Inanspruchnahme bestimmte Grenzen, kann eine teilweise Rückerstattung von Beiträgen erfolgen.

Der Arzt berechnet die ambulanten Behandlungskosten auf der Grundlage der privatärztlichen «Gebührenordnung für Ärzte» (GOÄ), die feste Euro-Werte für die ärztlichen Leistungen vorsieht. Üblicherweise versieht der Arzt diesen GOÄ-Wert mit einem Multiplikationsfaktor, der in der ambulanten Behandlung vom 1,7fachen bis zum 3,5fachen reicht. Für identische Leistungen ist die Vergütung in der privatärztlichen Versorgung also deutlich höher als in der vertragsärztlichen Versorgung. Dies ist der Grund dafür, dass Privatpatienten in der ambulanten Versorgung häufig schneller einen Behandlungstermin erhalten als GKV-Patienten (z. B. Zok 2007; Lüngen/Stollenwerk/Messner et al. 2008). In der stationären Versorgung hingegen gelten die Vergütungen nach diagnosebezogenen Fallpauschalen für PKV und GKV gleichermaßen (Kap. 6.4). Mehrkosten der PKV für die Krankenhausbehandlung erwachsen hier vor allem aus den Sonder- bzw. Wahlleistungen der Versicherten.

Anders als in der GKV existiert in der PKV zwischen dem Versicherer und dem Leistungserbringer keine vertragliche Verbindung. Über die aus der GKV bekannten Instrumente zur Steuerung des Leistungsgeschehens wie Mengenvereinbarungen und Behandlungsrichtlinien, Qualitätssicherungsmaßnahmen oder Wirtschaftlichkeitsprüfungen verfügt die PKV nicht. In der Regel werden dem Patienten die Kosten der ärztlichen Behandlung erstattet. Es sind also die privaten Krankenversicherungen und nicht die gesetzlichen Krankenkassen, die weitestgehend auf die Rolle eines «payers» in der Krankenversorgung beschränkt sind. Sie intervenieren üblicherweise also nicht in das Arzt-Patient-Verhältnis. Daher ist die Leistungsgewährung in der PKV großzügiger als in der GKV, und genau damit wirbt die PKV auch gern um neue Kunden.

Allerdings muss eine großzügigere Leistungsgewährung nicht identisch sein mit einer besseren Versorgung. Denn der Verzicht der privaten Krankenversicherungen auf eine Steuerung des ärztlichen Leistungsgeschehens bzw. der Mangel an einschlägigen Steuerungsressourcen bei gleichzeitiger Aussicht auf eine großzügige Vergütung veranlasst Ärzte nicht selten dazu, an Privatpatienten auch solche Leistungen zu erbringen, die unwirksam, nicht indiziert, vielleicht sogar schädlich sind oder deren Nutzen fragwürdig ist und die genau aus diesem Grund in der GKV auch nicht erstattet werden (s. Kap. 5.1.6).

Der Verzicht auf die Steuerung ärztlicher Leistungen erweist sich für die PKV-Unternehmen als zunehmend problematisch, denn er führt zu stark steigenden Ausgaben in der ambulanten Versorgung (Kap. 4.2.5). Diese wiederum können die finanzielle Stabilität von

PKV-Unternehmen gefährden und deren Attraktivität als Alternative zur GKV mindern, weil sie die Beiträge in der PKV deutlich schneller steigen lassen als bei der gesetzlichen Konkurrenz (Böckmann 2011). Die ärztliche Leistungserbringung stärker zu steuern ist für die PKV-Unternehmen allerdings auch mit Risiken behaftet, denn sie liefen damit Gefahr, sich eines Merkmals zu berauben, das sie stets als einen Vorzug gegenüber der GKV dargestellt haben. Zwar lassen sich in den letzten Jahren in der PKV Versuche beobachten, Einfluss auf ärztliches Handeln zu nehmen, allerdings haben sie bisher nicht zu durchschlagenden Veränderungen geführt, auch weil sich ärztliche Standesorganisationen solchen Bestrebungen widersetzen. So scheiterte Ende 2010 eine zwischen dem PKV-Verband und der Kassenärztlichen Vereinigung Bayerns getroffene Vereinbarung zur Qualitätssicherung am Widerstand der Vertreterversammlung der bayerischen Vertragsärzte (Frankfurter Allgemeine Zeitung vom 30.3.2010: 10).

4.2.3 Beitragskalkulation und Altersrückstellungen

Die Kalkulation der Versicherungsbeiträge in der PKV («Prämien») beruht auf dem Prinzip der Risikoäquivalenz und nicht wie in der GKV auf dem Solidarprinzip. Die Beitragskalkulation unterliegt den Gesetzen der Marktkonkurrenz. Dabei müssen die Krankenversicherungsunternehmen staatliche Rahmenvorschriften beachten, die im Versicherungsvertragsgesetz (VVG) und im Versicherungsaufsichtsgesetz (VAG) niedergelegt sind. Versichert wird das individuelle Erkrankungsrisiko. Entscheidend für die Prämienhöhe sind das Alter des Versicherten und die beim Versicherungseintritt vorhandenen Vorerkrankungen und Risikofaktoren (z. B. Gewicht, Blutwerte, Raucherstatus). Geschlechtsspezifische Differenzierungen von Versicherungsprämien, die in der Krankenversicherung bisher die Beiträge der Frauen gegenüber denen der Männer erhöhten, sind nach einem Urteil des Europäischen Gerichtshofs (EuGH) nicht mehr zulässig. Da das Erkrankungsrisiko mit fortschreitendem Alter steigt, erhöhen sich auch die Prämien entsprechend. Liegen Vorerkrankungen oder Risikofaktoren vor, so kann das Unternehmen individuelle Risikozuschläge erheben.

Nach dem Versicherungsabschluss auftretende Krankheiten haben hingegen keinen Einfluss mehr auf die Prämienhöhe. Anders als die gesetzlichen Krankenkassen unterliegen die PKV-Unternehmen auch keinem Kontrahierungszwang, können also bestimmten Personen den Abschluss eines Versicherungsvertrags verweigern. Auch sind in der PKV Familienangehörige nicht beitragsfrei mitversichert. Jedes Familienmitglied muss also individuell versichert werden, unabhängig davon, ob es erwerbstätig ist oder nicht.

In der PKV sind also genau jene Merkmale für die Berechnung der Beitragshöhe entscheidend, die in der GKV keine Rolle spielen: Alter und Erkrankung bzw. Erkrankungswahrscheinlichkeit. Umgekehrt ist das einzige Merkmal, das in der GKV die Beitragshöhe beeinflusst – das Arbeitseinkommen –, für die Prämienhöhe in der PKV irrelevant. Daraus lässt sich zugleich schließen, welches Kalkül Personen, die nicht der Versicherungspflicht in der GKV unterliegen, bei ihrer Wahl zwischen GKV und PKV zugrunde legen werden. Das Solidarprinzip in der GKV führt in der Regel dazu, dass die schlechten Risiken (Alte, chronisch Kranke, Kinderreiche) sich für die GKV entscheiden, die guten Risiken (Junge, Gesunde, Alleinstehende) für die PKV.

Neben der risikoäquivalenten Prämienkalkulation sind für die PKV-Finanzierung Altersrückstellungen von Bedeutung. Altersrückstellungen folgen dem Kapitaldeckungsverfahren. Bei ihnen handelt es sich um einen im jüngeren und mittleren Lebensalter erhobenen Aufschlag auf das versicherungsmathematisch berechnete Versicherungsrisiko einer Altersgruppe. Dieser Aufschlag (Sparanteil) und die mit ihm erwirtschafteten Zinsgewinne, für die eine jährliche

Verzinsung von 3,5 Prozent garantiert wird, fließen in einen Fonds, der ab dem Alter von 65 Jahren aufgelöst wird, um den risikobedingten Prämienanstieg im Alter zu dämpfen. Ungeachtet dessen steigen die Beiträge im Alter nach wie vor stark an. Sie können dann bisweilen doppelt so hoch sein wie in jungen oder mittleren Lebensjahren und für viele privat Versicherte eine erhebliche finanzielle Belastung darstellen.

Häufig wird den PKV-Unternehmen in diesem Zusammenhang auch der Vorwurf gemacht, junge Versicherte mit niedrigen Beiträgen anzulocken, um sie im Alter zu schröpfen. Vor diesem Hintergrund schrieb der Gesetzgeber mit der GKV-Gesundheitsreform den PKV-Unternehmen vor, ab dem 1.1.2000 einen zehnprozentigen Zuschlag auf die Krankenversicherungsprämie zu erheben. Außerdem sollen diejenigen aus der Verzinsung erwirtschafteten Gewinne, die über den garantierten Zins von 3,5 Prozent hinausgehen, nunmehr zu 90 Prozent (vorher: 80 %) an die Versicherten weitergegeben werden.

Bis Ende 2008 durften die privat Krankenversicherten ihre Altersrückstellung bei einem Versicherungswechsel nicht zum neuen Träger mitnehmen. Sie hätten in diesem Fall also erhebliche Verluste in Kauf nehmen müssen und waren damit de facto dauerhaft an einen einmal gewählten Versicherer gebunden, was wiederum ihre Abhängigkeit von diesem Unternehmen erheblich verstärkte. Dies führte zu der befremdlichen Konstellation, dass in der GKV ein intensiver Wettbewerb um Versicherte existiert(e), in der PKV hingegen dieser Wettbewerb um wechselwillige Versicherte («Bestandsversicherte») suspendiert war und sich auf die Neuversicherten beschränkte. Seit 2009 können die Wechsler innerhalb der PKV ihre Altersrückstellungen im Umfang der Leistungen des Basistarifs (Kap. 4.2.4) zum neuen Versicherer mitnehmen. Damit steht ein Wechsel nicht mehr vor so hohen Hürden wie zuvor, aber Verluste müssen die Versicherten dennoch weiter hinnehmen.

Die im Jahr 2000 wirksam gewordenen Bestimmungen über die Altersrückstellungen fügen sich auch in die Bemühungen des (damaligen) Gesetzgebers ein, die gerade im Hinblick auf junge Versicherte bestehenden Konkurrenznachteile der GKV gegenüber der PKV zu vermindern. Die PKV kann den Angehörigen dieser Gruppe finanziell attraktive Angebote machen, weil diese dort nur ihr individuelles, lebensphasenspezifisch geringes Risiko abzusichern brauchen, während sie in der GKV von Anfang an in die Finanzierung des – vor allem generationenbezogenen – Solidarausgleichs einbezogen werden. Allerdings hat sich mit den Bestimmungen über die Altersrückstellungen an dieser strukturellen Benachteiligung der GKV kaum etwas geändert.

Darüber hinaus hat der Gesetzgeber in der Vergangenheit die Rückkehrmöglichkeiten aus der PKV in die GKV stark eingeschränkt:

- Eine freiwillige Versicherung in der GKV ist für PKV-Mitglieder möglich, wenn sie bestimmte Vorversicherungszeiten in der GKV nachweisen können.
- Eine Rückkehr in die GKV erfolgt, wenn die Betroffenen wieder versicherungspflichtig werden – sei es weil sie arbeitslos geworden sind, wieder einer abhängigen Beschäftigung nachgehen oder ihr Arbeitseinkommens auf ein Niveau unterhalb der Jahresarbeitsentgeltgrenze gesunken ist. Allerdings gelten diese Regelungen nur für Personen, die nicht älter als 55 Jahre sind.
- Für Personen ab 55 Jahre ist eine Rückkehr in die GKV grundsätzlich ausgeschlossen, es sei denn, sie sind Empfänger von Leistungen zum Lebensunterhalt (Sozialhilfe oder ALG II).

Diese restriktiveren Regelungen sollen verhindern, dass junge Versicherte mit einem geringen Krankheitsrisiko der GKV ihre Beiträge vorenthalten und später dorthin zurückkehren, um bei der Finanzierung ihrer dann höheren Behandlungskosten auf die Solidargemeinschaft zurückzugreifen.

4.2.4 Basistarif

Das GKV-Wettbewerbsstärkungsgesetz (GKV-WSG) hat mit Wirkung von 2009 an eine wichtige Veränderung an der Binnenstruktur der privaten Krankenversicherung vorgenommen: die Einführung eines Basistarifs. Dieser Tarif enthält eine Reihe von Bestimmungen, die z.T. der GKV entlehnt und für das PKV-System damit neu sind. Ziel dieser Maßnahmen ist es, den Wettbewerb innerhalb der PKV sowie zwischen beiden Systemen zu intensivieren.

Seit 2009 müssen die privaten Krankenversicherungen einen Basistarif anbieten, dessen Leistungsumfang dem der GKV entspricht. Ein Leistungsausschluss ist im Unterschied zu den klassischen PKV-Tarifen nicht möglich. Der Basistarif steht allen Neuversicherten in der PKV – also auch bisher in der GKV freiwillig Versicherten – und allen PKV-Bestandsversicherten über 55 Jahre offen. Im Basistarif unterliegen die Krankenversicherer bei diesen Gruppen einem Kontrahierungszwang; eine individuelle Prüfung des Gesundheitszustands ist unzulässig.

Damit ist im Basistarif auch keine Prämiendifferenzierung in Abhängigkeit von den Vorerkrankungen mehr möglich. Allerdings dürfen die Prämien weiter mit dem Alter der Versicherten steigen. Zugleich ist die Prämienhöhe im Basistarif aber auf den Höchstbetrag in der GKV beschränkt, also 2013 auf rund 600 Euro pro Monat. Ist der Versicherte mit der Bezahlung der Prämie finanziell überfordert, wird der Tarif um bis zu fünfzig Prozent reduziert. Der Differenzbetrag muss von der Gemeinschaft der Versicherten des privaten Krankenversicherers aufgebracht werden. Ist der betreffende Versicherte auch dann noch finanziell überfordert, so können maximal weitere 25 Prozent vom zuständigen Hilfeträger aufgebracht werden. Auch für Ärzte hat die Einführung des Basistarifs folgen: Die Vergütung für Leistungen im Basistarif ist auf das 1,8fache des GOÄ-Satzes begrenzt.

Die Einführung eines obligatorischen Basistarifs in der PKV ist ordnungspolitisch bedeutsam, weil mit ihm aus der GKV bekannte Prinzipien in die PKV-Finanzierung eingebaut werden. Im Basistarif selbst sind individuelle Risikomerkmale bei der Prämienkalkulation größtenteils suspendiert; in den klassischen PKV-Tarifen erfolgt die Prämienkalkulation nun nicht mehr allein auf der Basis des individuellen Krankheitsrisikos, sondern auch auf der Grundlage einer Kalkulation des Umfangs der notwendigen Quersubventionierung. Denn vom Basistarif werden voraussichtlich solche Personen Gebrauch machen, die aufgrund ihres Alters oder ihrer Erkrankungen sehr hohe Prämien zu zahlen haben und deren Behandlungskosten den Höchstbeitrag im Basistarif übersteigen. Da hier keine Risikozuschläge erhoben werden können und die Höhe des Tarifs in der erwähnten Weise gesetzlich begrenzt wurde, müssen die Mehrkosten in diesem Versicherungssegment auf die Gemeinschaft der PKV-Versicherten umgelegt werden. Personen im klassischen PKV-Tarif müssen also die Behandlung von Personen, die aus finanziellen oder gesundheitlichen Gründen in den Basistarif gewechselt sind, bezuschussen.

Allerdings hat der Basistarif bisher nur eine geringe Wirkung entfaltet. Mitte 2012 waren 28 300 Personen, also 0,3 Prozent aller privat Krankheitsvollversicherten, im Basistarif versichert. Bei 10 800 von ihnen wurde der Krankenversicherungsbeitrag wegen Hilfebedürftigkeit halbiert (PKV 2012: 23).

4.2.5 Ausgabenentwicklung in der PKV

Die PKV bleibt mit einem Ausgabenvolumen für Versicherungsleistungen von insgesamt 22,1 Milliarden Euro (einschließlich Leistungen in der Pflege*zusatz*versicherung, aber ohne Leistungen in der Pflegeversicherung) im Jahr 2011 in ihrer Bedeutung weit hinter der GKV zurück. Im Jahr 2010 entfiel auf die PKV ein Anteil von 9,3 Prozent an allen Gesundheitsausgaben (s. o., Tab. 2-9). In den zurückliegenden Jahrzehnten ist der Anteil der PKV an den Ge-

Tabelle 4-15: Veränderung der Leistungsausgaben je Versichertem in der GKV und in der PKV von 2001 bis 2011 (2001=100).

Leistungsart	GKV 2011	PKV 2011
ambulante Arztbehandlung	128,5	133,5
Zahnbehandlung und Zahnersatz	102,3	142,8
Arzneien und Verbandmittel	132,1	148,3
stationäre ärztliche Behandlung	135,7	145,2

Quelle: PKV 2012: 58.

sundheitsausgaben aber deutlich gestiegen. Dies ist nicht nur auf die stark wachsende Anzahl der Versicherten zurückzuführen, sondern auch auf die im Vergleich zur GKV durchweg höheren Leistungsausgaben je Versicherten und deren schnelleren Anstieg. Mit Blick auf das zurückliegende Jahrzehnt weist die PKV durchgängig höhere Steigerungsraten je Mitglied auf als die GKV – und dies auf der Grundlage eines deutlich höheren Ausgangsniveaus. (**Tab. 4-15**). Der PKV-Verband führt diese Entwicklung darauf zurück, dass die Ärzte bemüht seien, die ihnen durch die Restriktionen im GKV-Bereich entgangenen Einnahmen durch die Ausweitung von Leistungen für PKV-Patienten zu kompensieren (PKV 2001).

Der überproportionale Ausgabenanstieg für PKV-Versicherte verdeutlicht, dass die Existenz individueller Vertragsbeziehungen zwischen Arzt und Patient keine wirksame Handhabe bietet, um medizinisch unbegründeten Leistungsausweitungen zu begegnen. Die PKV verfügt kaum über geeignete Instrumente zur Steuerung von Qualität, Menge und Preis der erbrachten Leistungen.

4.2.6 Tendenzen einer Konvergenz zwischen PKV und GKV

Nach wie vor ist das Krankenversicherungssystem in Deutschland durch eine scharfe Grenzziehung zwischen GKV und PKV gekennzeichnet. Die Trennung in GKV und PKV gestattet es etwa elf Prozent der Bevölkerung, ihr im Durchschnitt geringeres individuelles Krankheitsrisiko privat zu versichern und sich zugleich aus der Finanzierung des Solidarausgleichs zu verabschieden, obwohl sie im Durchschnitt deutlich höhere Einkommen erzielen. Auch die Reformen der vergangenen Jahre haben daran nichts geändert. Nicht einmal Ansätze zu einem Finanzausgleich zwischen beiden Systemen – z. B. die Einbeziehung der PKV in einen Risikostrukturausgleich oder die Mitnahme von Altersrückstellungen bei einer Rückkehr Privatversicherter in die GKV – wurden realisiert. Die PKV ist damit weiterhin eine Einrichtung, in der überwiegend Bezieher mittlerer und hoher Einkommen ihr zumeist geringeres oder durchschnittliches Krankheitsrisiko versichern. Die GKV bleibt demgegenüber eine Solidargemeinschaft von Beziehern geringer und mittlerer Einkommen mit durchschnittlichen bis hohen Krankheitsrisiken.

Allerdings haben sich in beiden Systemen in den letzten Jahren Veränderungen vollzogen, die auf eine Konvergenz hinauslaufen könnten. Mit der Ausweitung von Zuzahlungen und der Einführung von Wahltarifen haben Prinzipien der privaten Krankenversicherung Einzug in die GKV gehalten und dort an Bedeutung gewonnen, während der Basistarif Elemente eines Solidarausgleichs in die PKV einführt. Es wird abzuwarten bleiben, ob diese Reformen sich tatsächlich als Keimzelle eines einheitlichen Versicherungssystems erweisen werden. Wenn dies der Fall sein sollte, dürfte dieser eingeleitete Wandel vermutlich nicht in eine solidarische

Bürgerversicherung münden, sondern vielmehr auf ein zwar einheitliches, aber mit starken Komponenten privater Absicherung durchsetztes System hinauslaufen (s. Kap. 10.4).

5. Ambulante Krankenversorgung

5.1 Versorgungsbedarf, Leistungserbringung, Leistungsanbieter

5.1.1 Zugang und Inanspruchnahme

Gesundheitliche Beschwerden und Beeinträchtigungen oder gar Behinderungen bei alltäglichen Verrichtungen sind ein weit verbreitetes Phänomen (z. B. StBA 2011). Der weitaus größte Teil der Beschwerden – Schätzungen gehen von etwa siebzig Prozent aus – erreicht nicht das professionelle Helfersystem. Häufig genug verschwinden sie von alleine, ohne dass es irgendeiner gezielten Intervention bedarf, oder sie werden von den Patienten selbst behandelt, wobei zumeist Familienangehörige, Freunde oder Bekannte («Laiensystem») zu Rate gezogen werden (Abholz/Kochen 2006).

Bei dem überwiegenden Teil der Krankheitsfälle, die im professionellen System versorgt werden, handelt es sich um leichte Erkrankungen. Dementsprechend können sie auch ambulant behandelt werden, d. h. dass der Patient, der eine Behandlung in Anspruch nimmt, weiterhin zu Hause wohnen kann. Die häufigsten Behandlungsanlässe sind Herz-Kreislauf-Erkrankungen, Erkrankungen des Stütz- und Bewegungsapparates, Erkrankungen der Verdauungsorgane sowie Befindlichkeitsstörungen. In vielen Fällen lassen sich in der ambulanten Versorgung, weil die Krankheitssymptome diffus sind und häufig wechseln, keine eindeutigen Diagnosen stellen. Der Anteil psychisch (mit)bedingter und psychischer Erkrankungen ist hoch: Schätzungen gehen davon aus, dass er sich auf 25 Prozent, in der hausärztlichen Versorgung sogar auf 40 Prozent aller Behandlungsanlässe beläuft (Tress/Kruse/Heckrath et al. 1996). Beim Mikrozensus im Jahr 2009 gaben gut 7,3 Millionen Menschen an, in den vorangegangenen vier Wochen in ambulanter Behandlung gewesen zu sein, davon gut 3,9 Millionen Frauen und gut 3,4 Millionen Männer (StBA 2011: 12).

Die Versicherten haben in der ambulanten Versorgung das Recht der freien Arztwahl. Dieses Recht gilt nicht nur für Privatversicherte, sondern auch für gesetzlich Versicherte. Anders als etwa in Großbritannien oder in skandinavischen Ländern müssen sich die Versicherten in Deutschland weder für einen bestimmten Hausarzt, den sie im Krankheitsfall stets zunächst aufzusuchen haben, entscheiden, noch müssen sie überhaupt zunächst einen *Haus*arzt aufsuchen, sondern können direkt, also ohne vorangegangene Überweisung, fachärztliche Behandlung in Anspruch nehmen. Allerdings sind die Krankenkassen seit 2004 dazu verpflichtet, ihren Versicherten eine «hausarztzentrierte Versorgung» anzubieten. Die Patienten suchen im Krankheitsfall dann zunächst diesen Hausarzt auf und erhalten Zugang zur fachärztlichen Versorgung erst nach einer Überweisung durch diesen Arzt. Für die Versicherten ist die Teilnahme an dieser Versorgungsform freiwillig; als Anreiz erhalten sie zumeist einen Beitragsbonus oder eine andere Vergünstigung. Von der Förderung einer hausarztzentrierten Versorgung erhofft sich der Gesetzgeber eine kostengünstigere, möglicherweise auch bessere Versorgung der Patientinnen und Patienten.

Dass fachärztliche Versorgungskapazitäten nicht nur im Krankenhaus, sondern auch in der ambulanten Versorgung vorgehalten werden und für Versicherte im Rahmen eines sozialen Krankenversicherungsschutzes frei zugänglich sind, ist ein Merkmal, das in zahlreichen anderen Gesundheitssystemen, insbesondere in vielen staatlichen Gesundheitssystemen, nicht anzutreffen ist.

Mit dem Anstieg der Arztzahlen hat in den vergangenen Jahrzehnten, da in diesem Zeitraum die Bevölkerungszahl stagnierte, auch die Arztdichte in Deutschland zugenommen, die hier im internationalen Vergleich traditionell ohnehin bereits sehr hoch ist (OECD 2013). Der Zugang weiter Teile der Bevölkerung zur ambulanten ärztlichen Versorgung ist also nicht allein wegen des sozialrechtlichen Rahmens, sondern auch wegen der guten Erreichbarkeit der Versorgungseinrichtungen gewährleistet. Allerdings ist auch darauf hinzuweisen, dass Ärztinnen und Ärzte regional sehr ungleich verteilt sind (Klose/Rehbein 2011). In zahlreichen städtischen Zentren, insbesondere in wohlhabenden Stadtteilen, ist gerade in der fachärztlichen Versorgung eine zum Teil erhebliche Überversorgung festzustellen (s. Kap. 10.5). Ein wichtiger Grund für diese Überversorgung ist der in diesen Gebieten überproportional hohe Anteil an Privatpatienten, die den niedergelassenen Ärzten höhere Einnahmen ermöglichen. Hingegen existiert in manchen ländlichen Gebieten eine Unterversorgung sowohl mit Haus- als auch mit Fachärzten, die sich in den kommenden Jahren noch zu verstärken droht.

5.1.2 Einrichtungen ambulanter Krankenversorgung

An der ambulanten medizinischen Versorgung in Deutschland sind unterschiedliche Einrichtungen und Akteure beteiligt, nämlich:

- in freier Praxis niedergelassene Ärztinnen und Ärzte
- Medizinische Versorgungszentren (MVZ), in denen Ärzte als Selbständige oder als Angestellte tätig sein können
- Krankenhausärzte, Krankenhausabteilungen oder Krankenhäuser, die unter bestimmten, allerdings sehr eng gefassten Voraussetzungen zur Erbringung ambulanter Leistungen für Kassenpatienten berechtigt sind.

Im Zentrum der ambulanten Krankenversorgung steht der in freier Praxis – zumeist in der Einzel-, immer öfter aber auch in der Gemeinschaftspraxis – niedergelassene Arzt. Medizinische Versorgungszentren spielen eine zwar wachsende, gleichwohl noch vergleichsweise geringe Rolle. Sie wurden 2004 mit dem Inkrafttreten des GKV-Modernisierungsgesetzes (GMG) zur vertragsärztlichen Versorgung zugelassen. MVZs sind «fachübergreifende ärztlich geleitete Einrichtungen» (§ 95 Abs. 1 SGB V), in denen Angehörige unterschiedlicher ärztlicher Fachgruppen (als Selbständige oder Angestellte) die Versorgung übernehmen. Träger eines Medizinischen Versorgungszentrums können alle zugelassenen Leistungserbringer nach dem SGB V sein. Insbesondere Gemeinschaften von Ärzten und Krankenhäuser kommen dafür in Frage. Krankenkassen, Wohlfahrtsverbände, aber auch pharmazeutische Unternehmen sind von der Trägerschaft ausgeschlossen, weil sie keine Leistungen unmittelbar am Patienten erbringen. Dabei können sich die MVZ «aller zulässigen Organisationsformen bedienen» (§ 95 Abs. 3 SGB V), die geeignet sind, eine einheitliche Trägerschaft zu begründen. Diese kann sowohl in Organisationsformen des öffentlichen Rechts als auch in Organisationsformen privaten Rechts wie z. B. einer GmbH oder einer Aktiengesellschaft bestehen. Dabei muss ein MVZ stets unter ärztlicher Leitung stehen. MVZs sind Bestandteile der vertragsärztlichen Versorgung; die dort tätigen Ärzte unterliegen denselben Zulassungskriterien wie die in freier Praxis niedergelassenen Ärzte.

MVZ sollen die fächer- und berufsübergreifende Kooperation im Gesundheitswesen erleichtern und so die ambulante Versorgungsqualität verbessern. Idealerweise arbeiten dort Ärzte unterschiedlicher Disziplinen und nichtärztliche Gesundheitsberufe (z. B. Pflegekräfte, Physiotherapeuten, Psychotherapeuten etc.) unter einem Dach zusammen. Mit der Zulassung Medizinischer Versorgungszentren verknüpft der Gesetzgeber das Ziel, im ambulanten Sektor eine stärkere Integration von Versorgungseinrichtungen und -verläufen zu erreichen. Für Ärzte kann ein MVZ durch die gemeinsame Nutzung von Räumen, Personal und medizinisch-technischen Geräten neben den fachlichen Vorteilen einer intensiveren Kooperation auch ökonomische Vorteile bieten. Zudem ermöglicht ein MVZ mit wachsender Größe auch eine stärkere Arbeitsteilung und begründet damit für die beteiligten Leistungserbringer auch die Aussicht auf geregelte Arbeitszeiten und eine Entlastung von bürokratischen Tätigkeiten (z. B. Leistungsabrechnung). Patienten wiederum können bei einer Versorgung im MVZ auf eine stärker interdisziplinär ausgerichtete Versorgung hoffen und mit kürzeren Wegen rechnen.

Der Gesetzgeber hatte mit dem Gesetz über Kassenarztrecht von 1955 (GKAR) die damaligen niedergelassenen Kassenärzte mit einem Monopol zur ambulanten Behandlung von Kassenpatienten ausgestattet und damit die Krankenhäuser weitgehend von der ambulanten Behandlung von Kassenpatienten ausgeschlossen. Die Folgen dieser Weichenstellung sind noch heute spürbar. Eine ambulante Behandlung von GKV-Patienten durch andere Akteure als durch Vertragsärzte ist auch gegenwärtig nur in wenigen, eng definierten, allerdings in den letzten Jahren ausgeweiteten Ausnahmefällen möglich (**Tab. 5-1**):

- Grundsätzlich dürfen GKV-Patienten Krankenhäuser in Notfällen zur ambulanten Behandlung aufsuchen (§ 76 Abs. 1 SGB V); in diesem Fall sind die Krankenhäuser zur Behandlung nicht nur berechtigt, sondern auch verpflichtet.
- Krankenhäuser dürfen seit 1993 GKV-Patienten vor- oder nachstationär ohne Unterkunft und Verpflegung behandeln (§ 115a

Tabelle 5-1: Ambulante Behandlungsmöglichkeiten im Krankenhaus.

Grund	Rechtsgrundlage
Notfallbehandlung	§ 76 Abs. 1 SGB V
vor- und nachstationäre Behandlung	§ 115a SGB V
ambulante Operationen	§ 115b SGB V
besondere Untersuchungs- und Behandlungsmethoden, besondere Kenntnisse	§ 116 SGB V
Unterversorgung im vertragsärztlichen Bereich	§ 116a SGB V
Versorgung im Rahmen von Disease Management Programmen	§ 116b Abs. 1 SGB V
Versorgung bei hoch spezialisierten ambulanten Leistungen, seltenen Krankheiten und Krankheiten mit besonderen Verläufen	§ 116b Abs. 2ff. SGB V
Versorgung durch Hochschulambulanzen (Forschung und Lehre)	§ 117 SGB V
Versorgung durch psychiatrische Institutsambulanzen	§ 118 SGB V
Versorgung durch sozialpädiatrische Zentren	§ 119 SGB V
Verträge zur Integrierten Versorgung	§ 140b Abs. 4 SGB V

Quelle: Eigene Darstellung.

SGB V). Die vorstationäre Behandlung dient dazu, die Notwendigkeit einer stationären Behandlung abzuklären oder die stationäre Versorgung vorzubereiten. Sie ist auf maximal drei von fünf Tagen vor Aufnahme der stationären Behandlung begrenzt. Die nachstationäre Behandlung soll dazu beitragen, im Anschluss an einen Krankenhausaufenthalt den Erfolg der stationären Behandlung zu sichern. Sie darf nur an höchstens sieben Tagen innerhalb von vierzehn Tagen nach dem Ende der stationären Behandlung erfolgen.

- Krankenhäusern ist – ebenfalls seit 1993 – auch die Durchführung ambulanter Operationen gestattet (§ 115b SGB V).
- Krankenhausärzte können vom Zulassungsausschuss (s. Kap. 5.2) zur ambulanten Versorgung ermächtigt werden. Diese Ermächtigung ist zu erteilen, «soweit und solange eine ausreichende ärztliche Versorgung der Versicherten ohne die besonderen Untersuchungs- und Behandlungsmethoden oder Kenntnisse von hierfür geeigneten Krankenhäusern nicht sichergestellt wird» (§ 116 SGB V).
- Zugelassene Krankenhäuser können auf deren Antrag vom Zulassungsausschuss für diejenigen Fachgebiete, für die der zuständige Landesausschuss der Ärzte und Krankenkassen (s. Kap. 5.2) Unterversorgung festgestellt hat, zur ambulanten Versorgung ermächtigt werden. Die Ermächtigung gilt nur soweit und solange, wie dies notwendig ist, um die Unterversorgung zu decken (§ 116a SGB V).
- Darüber hinaus können – seit 2004 – Krankenhäuser im Rahmen von Disease Management Programmen (§ 137f–g SGB V) ambulante Leistungen erbringen, soweit die Anforderungen an die ambulante Behandlung im Rahmen dieser Verträge dies erfordern (§ 116b Abs. 1 SGB V). Auch im Rahmen der integrierten Versorgung (s. Kap. 10.2.2) können Krankenhäuser ambulant behandeln, wenn die Vertragspartner sich darauf verständigen (§ 140b Abs. 4 SGB V).
- Zugelassene Krankenhäuser sind – ebenfalls seit 2004 – bei hoch spezialisierten ambulanten Leistungen, seltenen Krankheiten und Krankheiten mit besonderen Verläufen zur ambulanten Behandlung berechtigt (§ 116b Abs. 2ff. SGB V).
- Ambulanzen, Institute und Abteilungen der Hochschulkliniken (Hochschulambulanzen) sind zur ambulanten Behandlung berechtigt, allerdings nur in einem Ausmaß, das erforderlich ist, um den Notwendigkeiten von Lehre und Forschung Rechnung zu tragen (§ 117 SGB V).
- Ebenso sind psychiatrische Institutsambulanzen (§ 118 SGB V) und sozialpädiatrische Zentren (§ 119 SGB V) zur ambulanten Behandlung berechtigt.

Im Unterschied zu gesetzlich Krankenversicherten haben Privatpatienten direkten und keinen formellen Beschränkungen unterliegenden Zugang zur ambulanten Behandlung durch Krankenhausärzte.

Die Vertragsärzte und unter diesen die niedergelassenen Ärzte haben eine Schlüsselstellung im System der medizinischen Versorgung inne. Sie sind diejenigen Akteure, die von den Patientinnen und Patienten bei auffälliger Symptomatik als erste aufgesucht werden, die das Vorhandensein einer Erkrankung feststellen, den Behandlungsbedarf definieren und ggf. eine befristete krankheitsbedingte Arbeitsunfähigkeit («Krankschreibung») bescheinigen. Sie führen die Behandlung des Patienten entweder selbst durch oder schalten andere Leistungsanbieter im Gesundheitswesen in die Behandlung ein. Vertragsärzte sind also die zentrale Anlauf- und Verteilerstelle im Versorgungssystem – eine Funktion, die häufig mit dem Begriff «gatekeeper» (Türwächter) charakterisiert wird. Ihre zentrale Funktion wird insbesondere beim Blick auf die Leistungsausgaben der GKV deutlich. Der Umfang der von Vertragsärzten veranlassten Leistungen übersteigt den der von ihnen selbst erbrachten Leistungen um ein Vielfaches. Andere Leistungsanbieter (z. B. Apotheker, Physiotherapeuten) können erst nach entsprechender Verordnung eines Vertragsarztes zu Lasten der Kasse tätig werden und sind insofern stark von dessen Verordnungsverhalten abhängig. Die Leistungserbringung der Vertragsärzte ist also sowohl medizinisch als auch volkswirtschaftlich von weit größerer Bedeutung, als der Anteil für ärztliche Behandlung an den GKV-Leistungsausgaben (s. Kap. 5.1.6) auf den ersten Blick vermuten lässt.

Dass die ambulante Versorgung ganz überwiegend von in freier Praxis und – zum geringeren Teil – von in Medizinischen Versorgungszentren tätigen Ärzten getragen wird und die ambulante Behandlung im Krankenhaus nach wie vor eine geringe Rolle spielt, belegen in eindrucksvoller Weise die Ergebnisse des Mikrozensus 2009. Demzufolge wurden von den gut 7,3 Millionen Personen, die in den vier Wochen vor dem Befragungszeitpunkt in ambulanter Behandlung waren, knapp 6,8 Millionen (92,6 %) bei niedergelassenen oder angestellten Ärzten in ambulanten Einrichtungen behandelt, nur gut 0,5 Millionen (7,4 %) im Krankenhaus (StBA 2011: 12).

5.1.3 Ärzte in der ambulanten Versorgung

142 855 Ärztinnen und Ärzte waren Ende 2011 ambulant tätig. Das waren 41,8 Prozent der insgesamt 342 063 berufstätigen Ärzte; in der Krankenhausversorgung übten im selben Jahr 169 840 Ärzte (49,7 Prozent) ihren Beruf aus (**Abb. 5-1**). Von den knapp 143 000 ambulant tätigen Ärzten arbeiteten rund 121 700 als Vertragsärzte, 18 800 als angestellte Ärzte und 2 400 als Privatärzte (Bundesärztekammer 2012). Diese Zahlen spiegeln sowohl die besondere Bedeutung der gesetzlichen Krankenversicherung als auch die der freien Niederlassung für die Krankenversorgung in Deutschland wider. Allerdings zeigt der Blick auf die zurückliegenden Jahre auch, dass der Anteil der in der ambulanten Versorgung angestellten Ärzte in einem deutlichen Anstieg begriffen ist, hat er sich doch allein seit dem Jahr 2006 (9 057 Ärzte) mehr als verdoppelt (Bundesärztekammer 2012). Hier wirken sich die in jüngerer Vergangenheit gesetzlich erweiterten Möglichkeiten zur Beschäftigung angestellter Ärzte aus.

An der vertragsärztlichen Versorgung nahmen Ende 2011 insgesamt knapp 140 000 Ärzte teil, darunter gut 120 000 Vertragsärzte (35,2 % aller berufstätigen Ärzte) und knapp 8000 an-

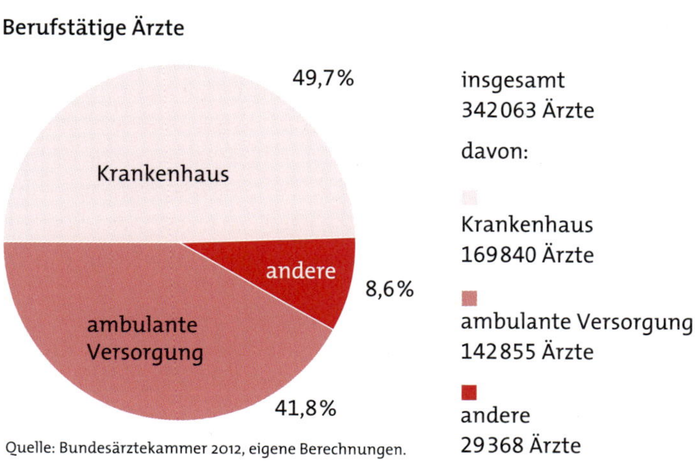

Quelle: Bundesärztekammer 2012, eigene Berechnungen.

Abbildung 5-1: Berufstätige Ärzte am 31.12.2011 nach ärztlichen Tätigkeitsbereichen.

gestellte Ärzte. Darüber hinaus hatten die Zulassungsausschüsse knapp 10 000 Ärzte zur Teilnahme an der vertragsärztlichen Versorgung ermächtigt. Schließlich nahmen Ende 2011 auch gut 18 000 Psychotherapeuten an der vertragsärztlichen Versorgung in der Bundesrepublik Deutschland teil (**Abb. 5-2**).

Vertragsärzte arbeiten ganz überwiegend als Freiberufler in der eigenen Praxis, die Mehrheit von ihnen wiederum in einer Einzelpraxis. Allerdings hat die Zahl der in Gemeinschaftspraxen tätigen Ärzte seit den 1970er Jahren deutlich zugenommen und beläuft sich mittlerweile auf 46 303 Mediziner. Das sind 38,4 Prozent der Vertragsärzte (KBV 2012b).

Die Anzahl der angestellten Ärzte in der vertragsärztlichen Versorgung ist mit rund 7000 zwar nach wie vor gering, aber in den letzten Jahren deutlich gestiegen. Dazu haben neue gesetzliche Bestimmungen erheblich beigetragen:

- Mit der Zulassung von MVZs zur vertragsärztlichen Versorgung im Jahr 2004 konnten in diesen Einrichtungen Ärzte auch als Angestellte beschäftigt werden.
- Mit dem 2007 in Kraft getretenen Vertragsarztrechtsänderungsgesetz erhielten Vertragsärzte das Recht, fachgebietsübergreifend eine unbegrenzte Zahl von Ärzten anzustellen. Vorherige Beschränkungen für die Beschäftigung angestellter Ärzte durch niedergelassene Ärzte wurden damit aufgehoben.

Die Zahl der MVZ ist in den wenigen Jahren seit ihrer Zulassung zur vertragsärztlichen

Vertragsärztliche Ärzte

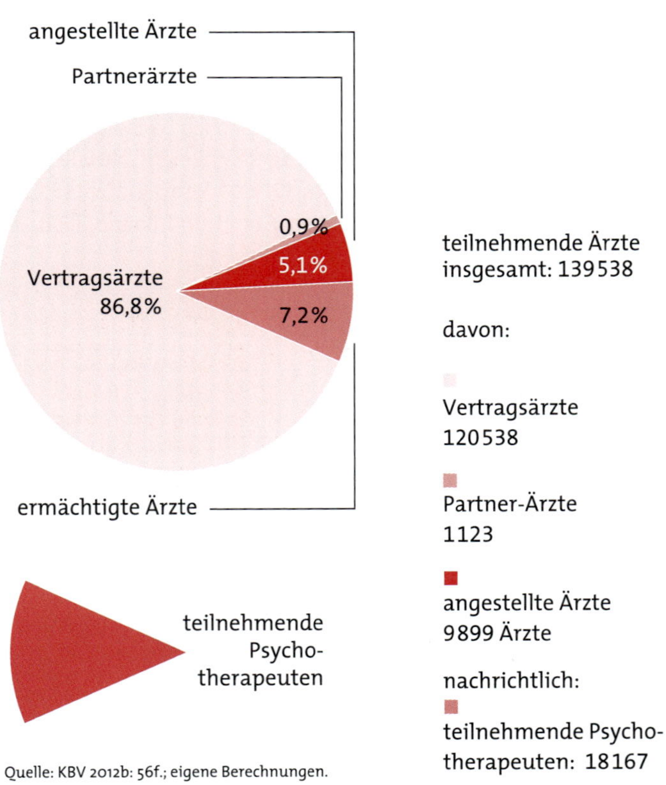

Quelle: KBV 2012b: 56f.; eigene Berechnungen.

Abbildung 5-2: An der vertragsärztlichen Versorgung teilnehmende Ärzte nach ihrem Teilnahmestatus am 31.12.2011.

Tabelle 5-2: Kennzahlen für Medizinische Versorgungszentren im 3. Quartal 2011.

Anzahl der Zulassungen:	1 750
Gesamtzahl der im MVZ tätigen Ärzte:	9 571
Vertragsärzte:	1 314
Ärzte im Anstellungsverhältnis:	8 257
MVZ-Größe:	Ø 5,5 Ärzte
vorwiegende Gründer:	Vertragsärzte und Krankenhäuser
MVZ in Trägerschaft von Vertragsärzten:	41,9 %
MVZ in Trägerschaft eines Krankenhauses:	37,9 %
vorwiegende Rechtsformen:	Gesellschaft mit beschränkter Haftung; Gesellschaft bürgerlichen Rechts
am häufigsten beteiligte Facharztgruppen:	Hausärzte und Internisten

Quelle: KBV 2012c.

Versorgung kontinuierlich gestiegen, und mit ihr auch die Zahl der dort berufstätigen Ärzte. Im dritten Quartal 2011 waren immerhin 1750 MVZ zugelassen, in denen insgesamt knapp 9600 Ärzte arbeiteten, darunter mehr als 1300 Vertragsärzte und fast 8300 Ärzte im Angestelltenverhältnis. 41,9 Prozent der zugelassenen MVZ befanden sich in der Trägerschaft von Vertragsärzten, 37,9 Prozent in der Trägerschaft von Krankenhäusern. Die am häufigsten beteiligten Facharztgruppen waren Hausärzte und Internisten (**Tab. 5-2**).

In den vergangenen Jahrzehnten hat sich ein deutlicher Trend zur Spezialisierung in der medizinischen Versorgung bei gleichzeitig stark steigenden Arztzahlen durchgesetzt. Belief sich die Zahl der Vertragsärzte 1970 (damals: Kassenärzte) in der alten Bundesrepublik noch auf knapp 51 000, so waren es Ende 2011 (einschließlich des Ostteils von Berlin) mehr als doppelt so viele Ärzte. Weil sich diese Entwicklung bei vergleichsweise geringfügig steigenden Einwohner- bzw. Versichertenzahlen vollzog, erhöhte sich auch die Arztdichte entsprechend.

5.1.4 Hausärztliche und fachärztliche Versorgung

Die ambulante Versorgung ist 1993 mit dem Inkrafttreten des GSG in einen hausärztlichen und einen fachärztlichen Versorgungsbereich unterteilt worden. Der hausärztliche Versorgungsbereich soll folgende Tätigkeiten umfassen:

1. «die allgemeine und fortgesetzte ärztliche Betreuung eines Patienten in Diagnostik und Therapie bei Kenntnis seines häuslichen und familiären Umfeldes (...),
2. die Koordination diagnostischer, therapeutischer und pflegerischer Maßnahmen,
3. die Dokumentation, insbesondere Zusammenführung, Bewertung und Aufbewahrung der wesentlichen Behandlungsdaten, Befunde und Berichte aus der ambulanten und stationären Versorgung,
4. die Einleitung oder Durchführung präventiver und rehabilitativer Maßnahmen sowie die Integration nichtärztlicher Hilfen und flankierender Dienste in die Behandlungsmaßnahmen» (§ 73 Abs. 1 SGB V).

Mit dieser Trennung hat der Gesetzgeber dem Hausarzt leistungsrechtlich einen eigenständigen Aufgabenbereich zugewiesen. Die Hausarztfunktion nehmen Allgemeinmediziner, Praktische Ärzte und Kinderärzte wahr; Internisten ohne Schwerpunktbezeichnung und Kinderärzte mit Schwerpunktbezeichnung können sich entscheiden, ob sie im Rahmen der hausärztlichen oder der fachärztlichen Versorgung tätig sein wollen. Ende 2011 nahmen 5836 Kinderärzte und 11 930 Internisten an der hausärztlichen Versorgung teil. Die Gesamtzahl der als Hausärzte tätigen Vertragsärzte (Allgemeinmediziner, Praktische Ärzte, Kinderärzte und hausärztliche Internisten) belief sich damit auf 56 654 (KBV 2012b). Seit Mitte der 1990er Jahre (62 477) ist die Zahl der Hausärzte damit sogar absolut deutlich zurückgegangen (Kopetsch 2010: 51).

Bedeutungsverlust der hausärztlichen Versorgung

Ungeachtet dessen ist der Stellenwert der hausärztlichen Versorgung im Gesamtspektrum des medizinischen Leistungsgeschehens seit Jahrzehnten im Sinken begriffen. Ihren prägnantesten Ausdruck findet diese Entwicklung im stark rückläufigen Anteil von Allgemeinmedizinern bzw. Praktischen Ärzten an allen Vertragsärzten – also jenen Gruppen, die üblicherweise die Funktion eines Hausarztes wahrnehmen. 1970 waren noch etwa 55 Prozent von ihnen Allgemeinmediziner bzw. praktische Ärzte, Ende 2011 nur 32,3 Prozent, nämlich knapp 39 000 (**Tab. 5-3**).

Zählt man diejenigen Internisten und Kinderärzte hinzu, die sich für die hausärztliche Versorgung entschieden haben, so nahmen zu Beginn dieses Jahrzehnts nur 46,6 Prozent der Vertragsärzte an der hausärztlichen Versorgung teil (KBV 2012b). Der relative Rückgang der hausärztlichen Disziplinen hat sich trotz zahlreicher gegensteuernder Bemühungen der politischen Entscheidungsträger bis in die Gegenwart fortgesetzt.

Doch der Bedeutungsverlust hausärztlicher Tätigkeit drückt sich nicht nur im relativen Rückgang der Arztzahlen, sondern auch in der Entwicklung der Patientennachfrage nach hausärztlichen Leistungen aus. Dies wird insbesondere deutlich in der Entwicklung der Behandlungsfallzahlen je Arzt und Arztgruppe, die seit Beginn der 1980er Jahre bei den Allgemeinärzten und Praktikern kontinuierlich und sehr deutlich hinter denen ihrer gebietsärztlichen Kollegen zurückbleiben (Kerek-Bodden/Klose 1994: 24, 51; ZI/WidO 1999; Klose/Litsch 2001). Das Leistungsgeschehen verlagerte sich also noch stärker zu den Gebietsärzten, als in der bloßen Verschiebung der Arztzahlen zum Ausdruck kommt. Während der 1970er und 1980er Jahre hatten die Krankenkassen aus Image- und Konkurrenzgründen den Versicherten bei der wachsenden Erstinanspruchnahme von Gebietsärzten keine Hindernisse in den Weg gelegt.

In dem Maße, wie sich die Erstinanspruchnahme aber auf die Gebietsärzte konzentriert, geht der Patientenstrom an den Hausärzten vorbei. Zudem empfangen Hausärzte kaum Überweisungen von Fachärzten. Auch die Einführung der Praxisgebühr mit dem GKV-Modernisierungsgesetz 2003 (GMG) hat an dieser Praxis nichts Grundsätzliches geändert.

Nach wie vor sind die Koordination von Behandlungsabläufen und die umfassende Betreuung des Patienten eher die Ausnahme als die Regel. Dies ist sowohl unter medizinischen als auch unter ökonomischen Gesichtspunkten bedenklich, weil mit der fortschreitenden Ausdifferenzierung des medizinischen Wissens und des gesundheitlichen Versorgungssystems ein unkoordiniertes Nebeneinander unterschiedlicher Diagnose- und Behandlungsstrategien droht, das die Erfolgsaussichten von Interventionen verringert und Ressourcen verschwendet. Dies gilt umso mehr, wenn man an den wachsenden Anteil alter Menschen in der Bevölkerung denkt, bei denen komplexe Krankheitsbilder und Behandlungsanforderungen an Bedeutung gewinnen.

Tabelle 5-3: An der vertragsärztlichen Versorgung teilnehmende Ärzte und Vertragsärzte am 31.12.2011.

	teilnehmende Ärzte	darunter Vertragsärzte	
Arztgruppe	**absolut**	**absolut**	**%**
Ärzte für Allgemeinmedizin	35 142	32 807	27,2
Praktische Ärzte/Ärzte	6 500	6 121	5,1
Anästhesisten	3 856	2 849	2,4
Augenärzte	5 731	5 087	4,2
Chirurgen	6 073	4 037	3,3
Frauenärzte	11 693	9 823	8,1
HNO-Ärzte	4 330	3 906	3,2
Hautärzte	3 758	3 227	2,7
Internisten	24 084	20 053	16,6
Kinderärzte	7 111	5 730	4,8
Kinder- u. Jugendpsychiater	926	813	0,7
Laborärzte	1 031	928	0,8
Mund-Kiefer-Gesichtschirurgen	1 151	1 073	0,9
Nervenärzte/Neurologen/Psychiater	5 605	4 795	4,0
Neurochirurgen	849	694	0,6
Nuklearmediziner	821	716	0,6
Orthopäden	6 206	5 321	4,4
Pathologen	910	751	0,6
Ärztl. Psychotherapeuten	5 455	5 291	4,4
Radiologen/Diagnostische Radiologen	4 362	3 115	2,6
Urologen	3 071	2 656	2,2
übrige Arztgruppen	873	745	0,6
insgesamt	**139 538**	**120 538**	**100,0**
darunter Hausärzte	60 350	56 402	46,8

Quelle: KBV 2012a: 56, eigene Berechnungen.

Leitbild des Hausarztes

Der Bedeutungsverlust des Hausarztes gilt zahlreichen Beobachtern als Ausdruck und eine der Ursachen für die eingangs erwähnten Versorgungsmängel im deutschen Gesundheitswesen (s. Kap. 2.3). Dementsprechend sehen sie in der Wiederbelebung und Stärkung der Hausarztfunktion einen der Schlüssel für die Verbesserung der Versorgungsqualität:

- Er soll mit seinem breiten, auf das Allgemeine spezialisierten Wissen auf der Grundlage einer gewissen Vertrautheit mit der Biogra-

phie und den sozialen und lebensweltlichen Bezügen des Patienten den Großteil der in einer Bevölkerung auftretenden Gesundheitsprobleme auf der geeigneten Interventionsstufe lösen (helfen). Typisch gerade für hausärztliche Tätigkeit soll eine «ganzheitliche» Perspektive auf Krankheit sein und gerade nicht der (vor)schnelle Einsatz medizinisch-technischer und pharmakologischer Behandlungsinstrumente (z. B. Abholz 1998a; Abholz/Kochen 2006).
- Er soll diejenige Instanz sein, die den Patienten durch die Institutionen des Versorgungssystems geleitet, Informationen über Diagnosen und Therapien sammelt, sie zu einem Gesamtbild integriert und die Behandlung des Patienten koordiniert (Abholz 1998a; Abholz/Kochen 2006; Schwartz/Schneider/Klein-Lange et al. 2012: 310ff.).

Die umfassende und kontinuierliche Betreuungs- und Koordinierungsfunktion gewinnt gerade deshalb an Bedeutung, weil erstens die rasch voranschreitende Spezialisierung in der modernen Medizin ohnehin eine Desintegration von Versorgungsprozessen begünstigt und zweitens das Vordringen chronisch-degenerativer Erkrankungen eine kontinuierliche und in aller Regel interdisziplinäre, unterschiedliche Institutionen und Ebenen einbeziehende Versorgung erfordert. Die mit dem demographischen Wandel voraussichtlich einhergehende Zunahme der Zahl multimorbider Menschen dürfte diesen Trend weiter verstärken (Schulz-Nieswandt 1999: 175ff.; SVR 2010). Die Kenntnis des Patienten und seines sozialen Umfeldes sollte den Hausarzt weit eher als den Spezialisten in die Lage versetzen, auf die Kontextbedingungen der Krankheitsentstehung und -bewältigung einzugehen und somit die Gesundheitsressourcen des Patienten zu erkennen und zu mobilisieren. Dies ist auch wegen des hohen Anteils unspezifischer Beschwerden und Befindlichkeitsstörungen sowie psychosozialer Krankheitsursachen geboten, die dem üblicherweise auf naturwissenschaftlich-somatische Krankheitsaspekte beschränkten Blick des Gebietsarztes entgehen.

Instrumente zur Stärkung des Hausarztes

Gesetzliche Rahmenvorgaben und deren Konkretisierung durch die gemeinsame Selbstverwaltung zielen seit den späten 1980er Jahren zunehmend darauf, die Bedeutung des Hausarztes in der ambulanten Versorgung zu stärken. Zwei unterschiedliche Aspekte kommen in diesen Bemühungen zusammen: zum einen die Einsicht, dass eine einseitig kurative und somatisch fixierte Medizin angesichts des sich wandelnden Krankheitspanoramas an Effektivität und Effizienz verliert; zum anderen die Erwartung, mit Hilfe einer stärkeren Berücksichtigung psychosozialer Aspekte und einer verbesserten Koordination der Akteure im Gesundheitswesen den Anstieg der Gesundheitsausgaben begrenzen zu können. Zur Stärkung der Hausarztfunktion in der ambulanten Versorgung sind in den zurückliegenden Jahren zahlreiche Instrumente eingesetzt worden:

- Der hausärztliche Tätigkeitsbereich wurde – wie erwähnt – vom fachärztlichen Versorgungsbereich abgegrenzt.
- In die ärztliche Gebührenordnung wurde eine eigene Leistungsposition für die hausärztlichen Betreuungs-, Koordinierungs- und Dokumentationsaufgaben eingeführt (hausärztliche Grundvergütung).
- Verschiedene typisch hausärztliche Leistungen (z. B. Gesprächsleistungen, Hausbesuche) wurden in Relation zu technisch-apparativen Leistungen in der Gebührenordnung aufgewertet.
- Die Gebietsärzte wurden verpflichtet, dem von den Patienten gewählten Hausarzt auf deren Einwilligung hin über die erfolgte Behandlung zu berichten (§ 73 Abs. 1b SGB V).
- Die hausärztliche Vergütung wurde von der fachärztlichen Vergütung getrennt (§ 85 Abs. 4 SGB V). Diese Maßnahme soll dazu beitragen, die hausärztlichen Einnahmen von

dem vor allem durch die Ausweitung fachärztlicher Leistungen induzierten Punktwertverfall abzukoppeln (s. Kap. 5.3.3) und so die Einkommensrückstände der Hausärzte gegenüber anderen Arztgruppen zu verringern. Die zuständige Kassenärztliche Vereinigung (KV) muss sich dabei mit den Landesverbänden der Krankenkassen und den Verbänden der Ersatzkassen über den regionalen Honorarverteilungsmaßstab ins Benehmen setzen.

- Die Allgemeinmedizin wurde als Kerndisziplin für die Wahrnehmung der Hausarztfunktion mit der Einführung einer obligatorischen fünfjährigen Weiterbildung zum Facharzt für Allgemeinmedizin den fachärztlichen Disziplinen gleichgestellt und damit aufgewertet (dazu: Schmitten/Helmich 2000).
- Die Krankenkassen haben ihren Versicherten seit 2007 eine besondere hausärztliche Versorgung (eine «hausarztzentrierte Versorgung») anzubieten (§ 73b Abs. 1 SGB V), die besondere, über die Bestimmungen zur hausärztlichen Regelversorgung hinausgehende Anforderungen erfüllen muss (§ 73b Abs. 2 SGB V; s. u.). Bereits im GKV-Modernisierungsgesetz von 2003 war eine solche Vorgabe als Soll-Bestimmung enthalten. Die Versicherten können sich schriftlich bei ihrer Krankenkasse dafür entscheiden, ambulante fachärztliche Leistungen mit Ausnahme der Leistungen von Augenärzten und Frauenärzten nur nach Überweisung durch einen Hausarzt in Anspruch zu nehmen. Sie sind an diese Verpflichtung und an die Wahl des Hausarztes für ein Jahr gebunden. Die Teilnahme der Versicherten an der hausarztzentrierten Versorgung ist freiwillig (§ 73b Abs. 3 SGB V).
- Seit 2007 sind die Krankenkassen verpflichtet, für Versicherte, die an der hausarztzentrierten Versorgung teilnehmen, einen besonderen Tarif anzubieten. «Für diese Versicherten kann die Krankenkasse eine Prämienzahlung oder Zuzahlungsermäßigungen vorsehen» (§ 53 Abs. 3 SGB V).

Diese Maßnahmen zielen also darauf,

- die Anreize für Ärzte zur Erbringung zuwendungsintensiver Leistungen zu erhöhen
- die hausärztliche Tätigkeit finanziell grundsätzlich attraktiver zu machen
- einen verstärkten Anreiz für Patienten zu schaffen, sich für die durchgängige Erstinanspruchnahme des Hausarztes zu entscheiden
- die allgemein- bzw. hausärztliche Qualifikation zu verbessern.

Hausarztzentrierte Versorgung

Die Verpflichtung der Krankenkassen zur Einführung einer hausarztzentrierten Versorgung im Jahr 2007 verband der Gesetzgeber mit einer Definition der Anforderungen, die dieser Versorgungstyp erfüllen muss. Zu diesen Anforderungen zählen die Pflicht der beteiligten Ärzte zur Teilnahme an strukturierten Qualitätszirkeln zur Arzneimitteltherapie und an speziellen Fortbildungen für Hausärzte, die «Behandlung nach für die hausärztliche Versorgung entwickelten, evidenzbasierten, praxiserprobten Leitlinien» sowie die «Einführung eines (…) wissenschaftlich anerkannten Qualitätsmanagements» (§ 73 Abs. 2 SGB V).

Um eine rasche, flächendeckende Umsetzung der Gesetzesvorgabe zu gewährleisten, legte der Gesetzgeber im 2008 verabschiedeten «Gesetz zur Weiterentwicklung der Organisationsstrukturen in der gesetzlichen Krankenversicherung» (GKV-OrgWG) fest, dass die Krankenkassen bis zum 30.6.2009 Verträge zur hausarztzentrierten Versorgung «mit Gemeinschaften zu schließen (haben), die mindestens die Hälfte der an der hausärztlichen Versorgung teilnehmenden Allgemeinärzte des Bezirks der Kassenärztlichen Vereinigung vertreten» (§ 73b Abs. 4 SGB V). Die KVen können nur dann Verträge zur hausarztzentrierten Versorgung abschließen, wenn entsprechende Gemeinschaften hausärztlicher Leistungserbringer sie dazu ermächtigt haben oder kein Vertrag zustande gekommen ist (§ 73b Abs. 4 SGB V). Damit erhielten die Hausarztverbände de facto ein Vertragsmonopol, weil in der Regel nur sie diese gesetzliche Voraussetzung erfüllen. Zugleich schrieb das Gesetz fest, dass die ärztlichen Gemeinschaften die Einleitung eines Schiedsverfahrens beantragen konnten (§ 73b Abs. 4 SGB V). Der Schiedsperson obliegt es dann, die Vertragsbedingungen und die Honorarhöhe festzulegen. Mit diesen Bestimmungen wurde die Position der Hausärzteverbände erheblich gestärkt. Sie verstanden es in der Folge, die neue Situation auszunutzen und kräftige Honorarsteigerungen für die hausarztzentrierte Versorgung durchzusetzen.

Vor diesem Hintergrund haben die Krankenkassen die gesetzlichen Regelungen kritisiert und sehen viele von ihnen die hausarztzentrierte Versorgung mit einer kritischen Distanz. Befunde über die Auswirkung von Hausarztmodellen bzw. der hausarztzentrierten Versorgung sind uneinheitlich (Erlenhagen/Pihl 2004; Böcken 2008; Zok 2008; KBV 2010a: 28ff.). Einzelne Kassen wie die AOK Baden-Württemberg, die eine Vorreiterrolle bei der Konzipierung und Vereinbarung von Hausarztverträgen einnimmt, gehen davon aus, dass mit ihnen die Versorgungsqualität verbessert werden kann. Einige Befragungen zeigen aber auch, dass viele Teilnehmer an Hausarztmodellen keinen Qualitätsunterschied zur vorherigen Versorgung feststellen können (z. B. Zok 2008; KBV 2010a). Valide Befunde über die Auswirkung der hausarztzentrierten Versorgung auf die Versorgungsqualität liegen jedoch nicht vor. Sicher scheint hingegen zu sein, dass sich die anfangs erhofften Einsparungen kaum realisieren lassen, auch weil Hausarztmodelle häufig Mehrkosten mit sich bringen (z. B. Honorarsteigerungen). Aber auch bei der Ausgabenentwicklung ist ein Nachweis der Wirkungen dieser Regelung nur sehr schwer zu führen. Zudem birgt die Sicherstellung der hausarztzentrierten Versorgung über Selektivverträge zwischen Krankenkassen und Gemeinschaften von Ärzten auch ordnungspolitische Risiken. So ist z. B. fraglich, ob gerade kleinere Krankenkassen in der Lage sind, auf diesem Wege eine flächendeckende Versorgung zu gewährleisten (z. B. Rühmkorf 2010).

Fachärztliche Versorgung

Die Kehrseite des Bedeutungsverlusts der hausärztlichen Versorgung ist der Bedeutungszuwachs der fachärztlichen Versorgung. Mittlerweile ist mehr als die Hälfte der Vertragsärzte in der fachärztlichen Versorgung tätig. Aufgrund der Gebietsanerkennungen in der ärztlichen Weiterbildung und der Alterszusammensetzung der verschiedenen Arztgruppen dürfte sich dieser Trend in den kommenden Jahren fortsetzen (Kopetsch 2010; KBV 2012b).

In der fachärztlichen Versorgung haben die fachärztlich tätigen Internisten und die Gynäkologen ein besonders großes Gewicht. Immerhin haben sich rund 8 000 der knapp 20 000 Internisten für die Teilnahme an der fachärztlichen Versorgung entschieden (KBV 2012b). Auch in der fachärztlichen Versorgung wird die Ausdifferenzierung ärztlicher Tätigkeit spürbar. Er äußert sich hier vor allem in der wachsenden Zahl von Subspezialisierungen. Anders als die Hausärzte sehen sich viele Fachärzte in der Konkurrenz mit dem Krankenhaus, weil dort die Möglichkeiten zur ambulanten Behandlung in den letzten Jahren ausgeweitet wurden (s. Kap. 5.1.2). Zu den Feldern, auf den Vertragsärzte und Krankenhäuser konkurrieren, zählen u. a. die ambulanten Operationen und die ambulante spezialfachärztliche Versorgung (s. Kap. 5.1.5).

5.1.5 Ambulante spezialfachärztliche Versorgung

Die ambulante spezialfachärztliche Versorgung wurde mit dem GKV-VStG zum 1.1.2012 als neuer Versorgungsbereich neben der hausärztlichen und der fachärztlichen Versorgung in das Sozialgesetzbuch (§ 116b SGB V) aufgenommen (s. Kap. 10.2.2). Sie regelt die Behandlung bei hochspezialisierten Leistungen, seltenen Erkrankungen und Erkrankungen mit schweren Verlaufsformen bei besonderen Krankheitsverläufen. Zu den Krankheiten, die in diesen Versorgungsbereich fallen, zählen z. B. schwere Verlaufsformen von Krebserkrankungen, HIV/Aids oder Multipler Sklerose sowie seltene Krankheiten wie z. B. Mukoviszidose (§ 116b Abs. 1 SGB V). Ihre Behandlung erfordert spezielle Qualifikationen, eine besondere Ausstattung sowie eine Disziplinen übergreifende Kooperation der beteiligten Ärzte.

In der Vergangenheit hatte der Gesetzgeber die Möglichkeiten der Krankenhäuser zur ambulanten Behandlung in solchen Fällen bereits erweitert (Tab. 5-1). Auch Vertragsärzten und Medizinischen Versorgungszentren war die Teilnahme an dieser Versorgung möglich, jedoch hatten die Kassenärztliche Bundesvereinigung (KBV) und die Kassenärztlichen Vereinigungen (KVen) beklagt, dass die an der vertragsärztlichen Versorgung teilnehmenden Leistungserbringer im Wettbewerb mit den Krankenhäusern benachteiligt seien, u. a. weil sie im Gegensatz zu den Krankenhäusern Mengenbegrenzungsbestimmungen und den daran gekoppelten Vergütungsregeln unterlägen (s. Kap. 5.3.4) und auch nicht auf staatliche Investitionszahlungen (s. Kap. 6.3.1) zurückgreifen könnten.

Nach den Bestimmungen des GKV-VStG können neben Krankenhausärzten nunmehr auch die an der vertragsärztlichen Versorgung teilnehmenden Leistungserbringer – niedergelassene Vertragsärzte und Medizinische Versorgungszentren – GKV-Patienten in entsprechenden Fällen zu einheitlichen Bedingungen versorgen. Der Gesetzgeber hat den G-BA mit der Ausgestaltung der ambulanten spezialfachärztlichen Versorgung beauftragt (§ 116b Abs. 4 SGB V). Nach dem Inkrafttreten der entsprechenden Richtlinie müssen Leistungserbringer, die Patienten im Rahmen der ambulanten spezialfachärztlichen Versorgung behandeln wollen, dies gegenüber dem – eigens zu diesem Zweck um Vertreter der Landeskrankenhausgesellschaften erweiterten – Landesausschuss der Ärzte und Krankenkassen des jeweiligen Bundeslandes anzeigen (§ 116b Abs. 2 u. 3 SGB V). Sie müssen dabei belegen, dass sie die in der Richtlinie vorgegebenen Anforderungen erfüllen. Wenn der erweiterte Landesausschuss dem Leistungserbringer nicht binnen zweier Monate mitteilt, dass er die entsprechenden Anforderungen nicht erfüllt, ist dieser zur Teilnahme an der ambulanten spezialfachärztlichen Versorgung berechtigt. Die bisherigen Regelungen zur ambulanten Behandlung durch Krankenhäuser bei den oben genannten Leistungen laufen spätestens Ende 2014 aus.

Für die Beteiligung an der ambulanten spezialfachärztlichen Versorgung gelten einheitliche Qualifikationsanforderungen, einheitliche Anforderungen an die Ausstattung der Einrichtungen und einheitliche Vergütungsregeln. Behandlung und Vergütung im Rahmen der ambulanten spezialfachärztlichen Versorgung erfolgen ohne Bedarfsplanung, ohne Mengensteuerung und zu festen Preisen. Die betreffenden Leistungen werden direkt von den Krankenkassen vergütet. Die morbiditätsorientierte Gesamtvergütung wird um die spezialfachärztlichen Leistungen bereinigt, wobei die Bereinigung nicht zu Lasten der hausärztlichen Gesamtvergütung und der fachärztlichen Grundversorgung gehen darf. Über die anzuwendende Kalkulationssystematik müssen sich der GKV-Spitzenverband, die KBV und die DKG noch verständigen. Sie soll auf dem EBM beruhen und auch nichtärztliche Leistungen wie z. B. Sach- und Investitionskosten berücksichtigen. Bis zur Entscheidung über die neue Kalkulationssystematik gilt weiter der EBM und müssen die Krankenhäuser einen Investitionskostenabschlag in Höhe von fünf Prozent hinnehmen (§ 116b Abs. 6 SGB V).

5.1.6 Ausgaben für die ambulante Versorgung und ärztliche Einkommen

Die Ausgaben für ambulante ärztliche Versorgung in der GKV beliefen sich 2011 auf 27,6 Milliarden Euro; dies entsprach einem Anteil von 16,4 Prozent an den GKV-Leistungsausgaben (BMG 2012c). Er ist damit im Vergleich mit 1970 (22,9 %) deutlich rückläufig (Tab. 5-4). Insgesamt hat die ambulante Versorgung gegenüber dem Krankenhaus in den vergangenen Jahrzehnten deutlich an Gewicht eingebüßt. Dies ist vor allem eine Folge des technischen Fortschritts in der Medizin, aufgrund dessen eine Vielzahl von früher unheilbaren Krankheiten behandelbar werden – wenn auch oftmals nicht mit dem Ergebnis einer Heilung, so häufig doch einer Verzögerung des Krankheitsverlaufs. Auch der demographische Wandel verstärkt den Trend zu einer Erhöhung der stationären Behandlungsfallzahlen, denn mit ihm geht eine Zunahme schwerer Erkrankungen einher. Allerdings ermöglicht es auch der medizinische Fortschritt in nicht wenigen Fällen, die Versorgung aus dem Krankenhaus in den ambulanten Bereich zu verlagern. Dies gilt z. B. für minimalinvasive Operationen. Auch Verbesserungen der Arzneimittelversorgung können helfen, Behandlungen aus dem stationären in den ambulanten Sektor zu verlagern. Außerdem erhöht die Verkürzung der durchschnittlichen Verweildauer im Krankenhaus den poststationären Behandlungs- und Betreuungsbedarf. Dieser Trend wird sich gerade nach der Einführung der Diagnosis Related Groups (DRGs) für stationäre Leistungen aller Voraussicht nach fortsetzen.

Tabelle 5-4: Ausgaben für ambulante ärztliche Behandlung in der GKV 1970 bis 2011.

Jahr	Mrd. (€)	% der Leistungsausgaben
1970	2,8	22,9
1975	5,8	19,4
1980	7,9	17,9
1985	10,1	18,1
1990	12,5	18,2
1995	19,7	16,8
2000	21,5	17,1
2003	24,3	17,8
2004	21,9	16,7
2005	22,0	16,3
2006	22,7	16,4
2007	23,6	16,3
2008	24,7	16,3
2009	26,4	16,5
2010	27,1	16,4
2011	27,6	16,4

Bis 1990 nur alte Bundesländer, ab 1995 einschl. neue Bundesländer.
Quelle: BMG 1991: 174ff.; BMG 2005; BMG 2012c; eigene Berechnungen.

Die vertragsärztliche Gesamtvergütung unterlag von 1993 bis 2007 mit kurzen Unterbrechungen einer sektoralen, grundlohnsummenbezogenen Budgetierung. Damit reagierte der Gesetzgeber auf das Scheitern seiner Bemühungen, die Ausgaben in der ambulanten Versorgung mit Hilfe von Appellen und freiwilligen Vereinbarungen der Selbstverwaltung zu begrenzen. Gleichzeitig vollzog sich seit der Einführung des sektoralen Budgets ein weiterer Anstieg der Vertragsarztzahlen. Das Zusammenwirken von budgetierter Gesamtvergütung und Arztzahlenanstieg hat im Verlauf der 1990er Jahre den Druck auf die ärztlichen Einkommen deutlich erhöht. Allerdings kehrte sich dieser Trend im Verlauf des zurückliegenden Jahrzehnts um. Insbesondere ab 2007 haben die Ärzte zum Teil überaus kräftige Honorarerhöhungen erzielen können. Dazu trugen nicht nur das Ende der Budgetierung, sondern auch großzügige Bestimmungen des Gesetzgebers bei, die den Vertragsärzten erhebliche Mehreinnahmen einbrachten. Darüber hinaus wirkte sich in den vergangenen Jahrzehnten der Bedeutungszuwachs von Einnahmen aus privatärztlicher und sonstiger Tätigkeit im Vergleich zu den Einnahmen aus der vertragsärztlichen Tätigkeit positiv auf die Einnahmen und die Einkommen der Vertragsärzte aus. Der Anteil der Einnahmen aus der Privatpraxis und aus sonstiger ärztlicher Tätigkeit an den Gesamt-

Tabelle 5-5: Einnahmen, Aufwendungen und Reinertrag aus selbständiger ärztlicher Tätigkeit in Arztpraxen je Praxisinhaber (ohne MVZ) im Jahr 2007.

	Einnahmen					
	Gesamt	Kassen-praxis	Privat-praxis	Sonstige Tätigkeit	Aufwen-dungen	Rein-ertrag
Arztgruppe	Euro	%	%	%	%[1]	Euro
Allgemein-/ Praktische Ärzte	227 000	81,7	15,8	2,4	49,0	116 000
Internisten	339 000	75,0	22,4	2,6	53,4	158 000
Frauenärzte	289 000	66,4	31,1	2,4	50,0	145 000
Kinderärzte	246 000	77,9	20,8	1,2	49,6	124 000
Augenärzte	336 000	62,7	34,2	3,1	49,4	170 000
HNO-Ärzte	270 000	64,2	33,1	2,7	46,6	144 000
Orthopäden	386 000	57,7	37,7	4,5	51,8	186 000
Chirurgen	354 000	61,6	30,6	7,9	58,1	148 000
Hautärzte[2]	319 000	52,7	45,3	2,0	51,4	155 000
Radiologen[3]	753 000	59,4	36,7	4,0	64,9	264 000
Neurologen[4]	244 000	69,7	23,9	6,3	47,4	128 000
Urologie	327 000	62,4	34,9	2,6	48,9	167 000
alle Praxisinhaber	**294 000**	**71,0**	**25,9**	**3,1**	**51,7**	**142 000**

1 Aufwendungen von den Einnahmen.
2 Ärzte für Haut- und Geschlechtskrankheiten.
3 Radiologen und Nuklearmediziner.
4 Ärzte für Neurologie, Psychiatrie, Kinderpsychiatrie, Psychotherapie.
Quelle: Statistisches Bundesamt 2009a: 16ff.

einnahmen aus ärztlicher Tätigkeit stieg von 14,6 Prozent im Jahr 1979 (Gerlinger/Deppe 1994: 41) auf 29,0 Prozent im Jahr 2007 (StBA 2009b: 16). Die Vertragsärzte haben also ihre Abhängigkeit von den GKV-Einnahmen verringert, allerdings sind diese für sie nach wie vor von überragender Bedeutung. Im Bedeutungszuwachs anderer Einnahmequellen kommt vor allem der wachsende Marktanteil der PKV, aber auch der starke Kostenanstieg in diesem Bereich zum Ausdruck (s. Kap. 4.2.5).

Die wichtigsten Datenquellen über ärztliche Einkommen in der ambulanten Versorgung sind die Erhebungen des Statistischen Bundesamtes (StBA) und der Kassenärztlichen Bundesvereinigung (KBV). Das Statistische Bundesamt erhebt die Einnahmen und Kosten je Praxis und Praxisinhaber (ohne Medizinische Versorgungszentren) und unterscheidet dabei u. a. zwischen den Einnahmen aus vertragsärztlicher und privatärztlicher Tätigkeit. Die jüngsten verfügbaren Daten beziehen sich auf das Jahr 2007 (StBA 2009b). Demzufolge beliefen sich die gesamten Einnahmen aus selbständiger ärztlicher Tätigkeit je Praxisinhaber im Jahr 2007 auf durchschnittlich 294 000 Euro (**Tab. 5-5**). 71 Prozent dieser Einnahmen entfielen auf die Einnahmen aus der vertragsärztlichen Tätigkeit, 25,9 Prozent auf die Privatpraxis und 3,1 Prozent auf sonstige selbständige ärztliche Tätigkeit. Bei der Zusammensetzung der Einnahmen existierten erhebliche Unterschiede zwischen den Arztgruppen. Während sie bei Allgemeinärzten, Kinderärzten und Internisten vergleichsweise niedrig ausfielen, erreichten sie bei einzelnen Facharztgruppen, allen voran Augenärzte und Orthopäden, beinahe die Hälfte aller Einnahmen. Die Aufwendungen für die Praxistätigkeit (Personalausgaben, Miete, Anschaffungskosten für medizinisch-technische Geräte, Materialkosten, Abschreibungen etc.) machten im Durchschnitt 51,7 Prozent der Einnahmen aus. Die Personalausgaben stellten dabei mit 23,3 Prozent der Einnahmen den größten Kostenblock dar. Die Anteile der Aufwendungen an den Einnahmen weichen je nach Fachgruppe erheblich voneinander ab und liegen bei den zuwendungsintensiven Disziplinen erwartungsgemäß unter dem Durchschnitt.

Niedergelassene Ärzte kamen nach Abzug der Ausgaben im Durchschnitt auf einen Reinertrag von 142 000 Euro im Jahr 2007 (Tab. 5-5). Dabei ist zu berücksichtigen, dass Ärzte von diesem Reinertrag noch Einkommensteuer zu entrichten sowie ihre soziale Vorsorge zu finanzieren haben. Der Überschuss ist also in etwa vergleichbar mit dem Bruttoeinkommen von Arbeitnehmern zuzüglich des Arbeitgeberanteils an den Sozialversicherungsbeiträgen («Arbeitgeber-Brutto»). Nach wie vor existiert ein beträchtliches Einkommensgefälle zwischen den Arztgruppen, auch wenn sich als Folge der verschiedenen Maßnahmen zur Stärkung der zuwendungsintensiven Medizin die Abstände zwischen den Gebietsärzten und den Allgemeinmedizinern seit den 1980er Jahren verringert haben (Priester 1987; Gerlinger/Deppe 1994; Gerlinger 1997a). Am Ende der Einkommensskala stehen nach wie vor die zuwendungsintensiven Disziplinen (Allgemeinmediziner und Praktische Ärzte sowie Kinderärzte). So erzielten Allgemeinmediziner (116 000 Euro) im Jahr 2007 im Durchschnitt nur 62 Prozent des Reinertrags von Orthopäden (186 000 Euro).

Des Weiteren existiert ein beachtliches Ost-West-Gefälle in der ärztlichen Einkommensverteilung. Der Reinertrag je Praxisinhaber betrug 2007 im früheren Bundesgebiet 147 000 Euro, in den neuen Bundesländern einschließlich Ost-Berlins nur 120 000 Euro (StBA 2009b: 18). Ärzte in den neuen Ländern erzielten damit nur knapp 82 Prozent des Reinertrags ihrer westdeutschen Kollegen.

Die kräftigen Einkommenssteigerungen der vergangenen Jahre hindern Ärzte und ihre Funktionäre nicht daran, sich immer wieder lautstark über vermeintlich unzureichende Honorare zu beklagen. Jedoch zeigen die verfügbaren Daten, dass ein relevanter Teil der Ärzte zu den Spitzenverdienern in Deutschland zählt. Wenn einige Arztgruppen deutlich hinter ihren Kollegen zurückbleiben, so verweist dies auf die Verantwortung der Kassenärztlichen Vereinigungen, für eine angemessene Honorarverteilung Sorge zu tragen.

Darüber hinaus ist aber auch auf einige grundsätzliche Aspekte hinzuweisen, die Klagen über eine unangemessene Honorierung als unangemessen erscheinen lassen:

- Frei praktizierende Ärzte tragen das wirtschaftliche Risiko ihrer Tätigkeit. Sie können nicht erwarten, dass sich die GKV-Ausgaben für ambulante Behandlung bei stagnierenden Versichertenzahlen an der wachsenden Zahl der Ärzte und an deren individuellen Einkommensvorstellungen orientieren.
- Die Einzelpraxis als dominierende Versorgungsform ist in vielen Fällen – verglichen z. B. mit Gesundheitszentren oder anderen Formen gemeinschaftlicher Versorgung – keine sonderlich wirtschaftliche Organisationsform, weil Personal und medizinisch-technische Geräte in Versorgungseinrichtungen mit höheren Patientenzahlen weit effizienter eingesetzt werden könnten. Ärzte müssten in stärkerem Maße zur Schaffung moderner und effizienter Strukturen bereit

sein. Umgekehrt kann es nicht Aufgabe der Krankenkassen bzw. der Beitragszahler sein, unwirtschaftliche Versorgungsformen zu subventionieren.

- Auch in anderen Wirtschaftszweigen sind stagnierende Einkommen oder Einkommensverluste für Selbständige und insbesondere für Arbeitnehmer weit verbreitet. Es gibt keinen Grund für die Erwartung, dass Ärzte von dieser Entwicklung abgekoppelt werden sollten.

Die Kassenärztliche Bundesvereinigung (KBV) veröffentlicht Zahlen zur Entwicklung des Honorarumsatzes und des Überschusses von Vertragsärzten (KBV 2012d). Allerdings beziehen sich die Angaben nur auf das Honorar aus vertragsärztlicher Tätigkeit. Demzufolge erzielten fachärztliche Internisten im Jahr 2011 die mit Abstand höchsten Honorareinnahmen, während Psychotherapeuten die bei weitem geringsten Honorarumsätze erzielten. Die Einnahmen von Allgemeinmedizinern und hausärztlichen Internisten lagen unter dem ärztlichen Durchschnitt (Tab. 5-6). Der Honorarumsatz der Vertragsärzte in den alten Bundesländern fiel auch 2011 noch deutlich höher aus als derjenigen in den neuen Bundesländern. Dabei ist zu beachten, dass zur Ermittlung des Überschusses aus vertragsärztlicher Tätigkeit von diesen Zahlen noch die Praxiskosten zu subtrahieren sind.

Tabelle 5-6: Honorarumsatz je Arzt (vertragsärztliche Versorgung) im Jahr 2011.

Arztgruppe	Honorarumsatz je Arzt (€)
Allgemeinmediziner/ hausärztliche Internisten	193 550
Anästhesiologie	154 759
Augenärzte	235 908
Chirurgie	220 638
Gynäkologie	183 791
HNO-Ärzte	169 429
Hautärzte	189 543
Fachärztliche Internisten	424 512
Kinder- u. Jugendmedizin	210 640
Nervenheilkunde	228 005
Neurologie	161 163
Orthopädie	218 899
Psychiatrie	131 995
Psychotherapeuten (ärztlich/psychologisch)	73 093
Radiologie	373 032
Urologen	195 831
alle Ärzte/Psychotherapeuten	**202 338**

Quelle: KBV 2012d: 73ff.

«Individuelle Gesundheitsleistungen»

Ärzteverbände haben sich immer wieder für die Privatisierung von Krankenbehandlungskosten stark gemacht – sei es auf dem Wege einer Erhöhung von Zuzahlungen, einer Ausgliederung von Leistungen oder einer Einführung der Kostenerstattung. Auch diese Forderung steht in einem engen Zusammenhang mit dem Ziel eines stärkeren Honoraranstiegs. Sie versprechen sich von der Kostenprivatisierung offenkundig den Zufluss neuer Finanzmittel für die vertragsärztliche Versorgung; zudem bestünde bei einer Ausgliederung von Leistungen aus dem GKV-Katalog die Möglichkeit, diese privat und damit zu erhöhten Sätzen abzurechnen.

Bestandteil ärztlicher Strategien zur Erschließung neuer Einnahmequellen ist die Erbringung «individueller Gesundheitsleistungen» (IGeL). Hierzu entwarf die KBV bereits in den 1990er Jahren ein Konzept (Krimmel 1998). Bei individuellen Gesundheitsleistungen handelt es sich um ärztliche Leistungen, die nicht Bestandteil des GKV-Leistungskatalogs sind. Dementsprechend werden diese Leistungen von den Kassen auch nicht erstattet. Ärzte können sie für Kassenpatienten erbringen, diese müssen die Kosten als Privatleistungen allerdings selbst tragen. Mit IGeL verbindet sich aus ärztlicher Sicht also nicht nur die Aussicht auf eine Erweiterung des Leistungsspektrums, sondern zugleich auch auf eine bessere Honorierung, eben weil diese Leistungen zu privatärztlichen Gebührensätzen erbracht werden. Ärzte können mit Hilfe von IGeL existierende Mengenbegrenzungsregelungen in der vertragsärztlichen Versorgung umgehen, indem sie GKV-Leistungen privat zu Lasten der Patienten erbringen (Braun 2000 u. 2002; Schnell-Inderst/Hunger/Hintringer et al. 2011). Dabei nutzen sie auch leistungsrechtliche Grauzonen, die es z. B. gestatten, eine Leistung je nach Indikation privat- oder vertragsärztlich zu erbringen, im eigenen Interesse aus.

Hinter IGeL verbergen sich unterschiedliche Kategorien von Leistungen (Gerlinger/Schmucker 2011):

- Leistungen, die keine GKV-Leistungen sind, weil sie nicht den präventiven, kurativen oder rehabilitativen Zwecken gemäß dem Sozialgesetzbuch dienen (z. B. kosmetische Eingriffe, reisemedizinische Leistungen);
- Diagnostische Methoden, deren Kosten die gesetzlichen Krankenkassen nur dann erstattet, wenn im Einzelfall ein konkretes Risiko oder ein begründeter Verdacht vorliegt;
- Leistungen, über deren Aufnahme in den GKV-Leistungskatalog der Gemeinsame Bundesausschuss noch nicht entschieden oder deren Aufnahme er abgelehnt hat, weil ihr Nutzen nicht nachgewiesen ist oder ihr Schaden größer ist als der zu erwartende Nutzen (z. B. Sonographie der Halsschlagadern) (Abholz 1998b; Beck 2003; Windeler 2006).

Ausgeschlossene oder noch nicht aufgenommene Leistungen machen den bei weitem größten Teil der angebotenen IGeL aus (Windeler 2006: 19).

In den vergangenen Jahren ist der Umfang der angebotenen und erbrachten individuellen Gesundheitsleistungen deutlich gewachsen (Zok/Schuldzinski 2005; Zok 2010; Schnell-Inderst/Hunger/Hintringer et al. 2011). Während 2001 – einer repräsentativen Befragung des Wissenschaftlichen Instituts der AOK (WIdO) zufolge – 8,9 Prozent der befragten GKV-Versicherten angaben, dass ihnen in einer Arztpraxis (ohne Zahnarztpraxen) in den zurückliegenden zwölf Monaten eine privatärztliche Leistung angeboten oder in Rechnung gestellt wurde, waren es im Jahr 2010 bereits 28,3 Prozent. Demzufolge haben rund 17 Millionen Versicherte beim Arztbesuch Erfahrungen mit individuellen Gesundheitsleistungen gemacht (Zok 2010: 2f.). Einer anderen Untersuchung zufolge waren es im Jahr 2007unter denjenigen GKV-Versicherten, die im Jahr vor der Befragung tatsächlich einen Arzt aufgesucht hatten, sogar 41,7 Prozent, denen Privatleistungen angeboten wurden oder die nach ihnen fragten (Richter/Rehder/Raspe: 435). Fast jeder vierte Arzt gab bei einer Ärztebefragung im Jahr 2009 an, IGeL-Angebote «in der Regel bei allen Patientenkontakten» aktiv anzusprechen (PVS 2009).

Mittlerweile beläuft sich der Umsatz im IGeL-Markt auf schätzungsweise 1,5 Milliarden Euro, also rund fünf Prozent der vertragsärztlichen Gesamtvergütung (Zok 2010: 4, Schnell-Inderst/Hunger/Hintringer et al. 2011: 10, 19, 30). Damit ist auch die Bedeutung der IGeL-Einnahmen für die Gesamteinnahmen von Arztpraxen deutlich gestiegen. Im Jahr 2009 gaben immerhin acht Prozent der befragten Ärzte an, dass bereits mehr als zwanzig Prozent der gesamten Praxiseinnahmen auf Selbstzahlerleistungen entfallen, bei 17 Prozent der befragten Ärzte lag er zwischen zehn und zwanzig Prozent. Die Mehrheit der Ärzte erwartete für die Zukunft eine weitere Steigerung der IGeL-Umsätze (PVS 2009).

5.1.7 Ärzte und ihre Verbände

Frei praktizierende Ärzte sind eine sehr artikulationsfähige, organisationsstarke und daher auch politisch sehr einflussreiche Berufsgruppe. Die Organisationskraft und Durchsetzungsfähigkeit der Ärzteschaft kommt in der Existenz starker Verbände zum Ausdruck.

Kassenärztliche Bundesvereinigung und Kassenärztliche Vereinigungen

Die mit Abstand wichtigsten Verbände der Ärzteschaft in der ambulanten Versorgung sind die Kassenärztliche Bundesvereinigung (KBV) und die 17 regionalen Kassenärztlichen Vereinigungen (KVen). KVen sind regionale – meist landesweite – Zwangszusammenschlüsse der zur ambulanten Versorgung von Kassenpatienten im jeweiligen Versorgungsbereich zugelassenen Vertragsärzte (§ 77 Abs. 1 SGB V). Die 17 KVen vertreten die insgesamt etwa 120 000 Vertragsärzte sowie die übrigen an der vertragsärztlichen Versorgung teilnehmenden Ärzte. Auf Bundesebene sind sie in der KBV zusammengeschlossen. Für Ärzte, die zur ambulanten Behandlung von Kassenpatienten zugelassen sind, besteht eine Pflichtmitgliedschaft in der für die Region zuständigen KV. Als Mitglieder der KV sind sie an die von diesen vereinbarten Verträge gebunden.

Das SGB V verleiht der KBV und den KVen den Status einer Körperschaft öffentlichen Rechts (§ 77 Abs. 5 SGB V). Eine wesentliche Grundlage für die starke Machtposition dieser Verbände besteht in ihrer gesetzlich festgeschriebenen Doppelfunktion: Sie nehmen einen öffentlichen Versorgungsauftrag wahr («Sicherstellungsauftrag») und sind zugleich die Interessenvertretung der Vertragsärzte gegenüber den Krankenkassen (§ 73, 75 Abs. 1 u. 2 SGB V). Bei der Wahrnehmung dieses Sicherstellungsauftrags wirken KBV und KVen mit den Kassen zusammen (§ 72 Abs. 1 SGB V). Dabei haben sie die Rechte der Vertragsärzte gegenüber den Krankenkassen wahrzunehmen. Aus dem Sicherstellungsauftrag ergibt sich zugleich eine Aufsichtsfunktion der KVen gegenüber ihren Mitgliedern, den Vertragsärzten. Sie haben die Erfüllung der gesetzlichen und vertraglichen Pflichten durch die Vertragsärzte zu überwachen und sie gegebenenfalls zur Einhaltung dieser Pflichten zu veranlassen (§ 75 Abs. 2 SGB V). Von besonderer Bedeutung ist die von Krankenkassen und KVen zu überwachende Wirtschaftlichkeit der Versorgung, die eine Überprüfung der Notwendigkeit, Effektivität, Qualität und Angemessenheit der erbrachten Leistungen einschließt (§ 106 SGB V).

Darüber hinaus kontrollieren die KVen die vertragsärztlichen Abrechnungen auf ihre Plausibilität, um eventuellem Abrechnungsbetrug auf die Spur zu kommen. Neben diesen Aufsichtsaufgaben ist vor allem die Honorarverteilungsfunktion der KVen von großer Bedeutung: Sie haben die Abrechnung der vertragsärztlichen Leistungen durchzuführen, den Honorarverteilungsmaßstab festzulegen und das Gesamthonorar an die Vertragsärzte zu verteilen (§ 85 Abs. 4 SGB V). Schließlich haben die KVen auch Maßnahmen zur Förderung der Qualität in der vertragsärztlichen Versorgung durchzuführen (§ 136 SGB V). Sie haben diese Maßnahmen zu dokumentieren und jährlich zu veröffentlichen. Zudem sollen sie die Qualität von Leistungen durch Stichproben überprüfen.

Für das Verhältnis von Krankenkassen und KVen bei der Steuerung der ambulanten Versorgung ist kennzeichnend, dass der staatlicherseits den KVen zugewiesene Auftrag zur Sicherstellung der ambulanten Versorgung von Kassenpatienten, verbunden mit der Zwangsmitgliedschaft für alle Vertragsärzte, den KVen ein Vertragsmonopol verschafft. Dieses Monopol stellt für den einzelnen Arzt einen Schutz vor der Konkurrenz mit Kollegen um einen Vertrag mit den Krankenkassen dar. KBV und KVen haben somit zwar eine starke Machtposition inne, sind aber auch auf die Einhaltung der staatlichen Rahmenvorgaben für die vertragsärztliche Versorgung verpflichtet. Damit verbunden ist eine Präsenz- und Leistungserbringungspflicht der Vertragsärzte; Streiks, organisierte Praxisschließungen oder andere Formen der Leistungsverweigerung sind ihnen also nicht gestattet. KBV und KVen unterliegen der staatlichen Aufsicht: Das BMG beaufsichtigt die KBV, während die zuständigen Ministerien der Länder für die KVen zuständig sind.

KBV und KVen regeln ihre internen Belange auf dem Wege der Selbstverwaltung. Die wichtigsten Selbstverwaltungsorgane von KVen und KBV sind der Vorstand und die Vertreterversammlung (§ 79 Abs. 1 SGB V). Die Vertreterversammlung verabschiedet eine Satzung (§ 80 SGB V) und wählt aus ihrer Mitte im vierjährigen Turnus den Vorstand einschließlich des Vorsitzenden und eines Stellvertreters (§ 80 SGB V).

Die KVen wurden mit der Brüningschen Notverordnung vom 8.12.1931 geschaffen (s. Kap. 5.3.3). Ihre Gründung war Bestandteil eines staatlich vermittelten Kompromisses im Streit zwischen Krankenkassen und Kassenärzten (Webber 1988). Die Ärzteschaft verzichtete auf ihre Forderung nach Einführung der Einzelleistungsvergütung, stimmte einer Berechnung der kassenärztlichen Gesamtvergütung auf der Basis einer Kopfpauschale zu und übernahm damit das Finanzierungsrisiko für die Behandlung von Patienten; im Gegenzug wurden die KVen geschaffen, die den Sicherstellungsauftrag für die ambulante Versorgung von Kassenpatienten und damit das Vertragsmonopol gegenüber den Krankenkassen erhielten und auf dieser Grundlage die kollektiven Interessen der Kassenärzte gegenüber den Kassen wirkungsvoll vertreten konnten. Zudem konnten die Kassenärzte über die KVen die Regelung von Standesangelegenheiten (Honorarverteilung, Beaufsichtigung der ärztlichen Tätigkeit) nun in eigener Regie wahrnehmen.

In den Nachkriegsjahren lebten die KVen in den drei Westzonen von neuem auf. Mit dem Gesetz über Kassenarztrecht wurde 1955 der Status von KVen und KBV als Körperschaften öffentlichen Rechts mit Zwangsmitgliedschaft bundesweit festgeschrieben und ihnen der Sicherstellungsauftrag für die ambulante kassenärztlichen Versorgung übertragen (Naschold 1967). Mit dem Einigungsvertrag wurden diese Selbstverwaltungsinstitutionen 1990 wie die gesamten Strukturen des westdeutschen Gesundheitssystems auf die neuen Bundesländer übertragen (Braun/Müller 1993; Deppe 1993; Manow 1994; Wasem 1997).

Freie Berufsverbände, Fachverbände und Fachgesellschaften

Neben der KBV bzw. den KVen gibt es eine Vielzahl von Ärzteverbänden, unter denen zwei Grundtypen zu unterscheiden sind (Behaghel 1994): freie Berufsverbände und ärztliche Fachverbände. Freie Berufsverbände sind freiwillige Zusammenschlüsse von Ärzten, die allen Ärzten unabhängig von ihrer Fachrichtung oder ihrer Stellung im Beruf offen stehen. Sie handeln auf der Grundlage einer eigenen gesundheitspolitischen Programmatik und betreiben zu ihrer Umsetzung innerhalb und außerhalb der Ärzteschaft Lobbypolitik. Die größten und wichtigsten freien Berufsverbände sind der Hartmannbund und der NAV-Virchowbund. Beide Organisationen, vor allem der Hartmannbund (Groser 1992), verfolgen das Ziel einer durchgreifenden Privatisierung der Krankenbehandlungskosten. Allerdings haben die freien Berufsverbände in den letzten Jahren an Einfluss verloren. Ein wichtiger Grund dafür liegt in den wachsenden finanziellen Interessengegensätzen zwischen den ärztlichen Fachgruppen (Augenärzte, Orthopäden, Hausärzte usw.). Da freie Berufsverbände die Ärzte fach*übergreifend* organisieren, sind sie in den innerärztlichen Interessenkonflikten kaum artikulations- und handlungsfähig.

Der Bedeutungszuwachs arztgruppenbezogener Interessenkonflikte erklärt spiegelbildlich auch die Stärkung der ärztlichen Fachgruppen. Bei den *ärztlichen Fachverbänden* handelt es sich um Zusammenschlüsse der jeweiligen Fachgruppen (z. B. Hausärzteverband). In ihnen können also nur diejenigen Ärzte Mitglied sein, die der jeweiligen Disziplin angehören. Die Fachverbände vertreten die Interessen ihrer Mitglieder in den Organisationen und Gremien der Ärzteschaft und gegenüber den anderen Akteuren in der Gesundheitspolitik. Insbesondere der Hausärzteverband und seine regionalen Untergliederungen sind in den letzten Jahren neben den KVen – auf dem Gebiet der hausarztzentrierten Versorgung – zu einem bedeutenden Vertragspartner der Krankenkassen aufgestiegen.

Von den ärztlichen Fachverbänden sind die *ärztlichen Fachgesellschaften* zu unterscheiden (z. B. Deutsche Gesellschaft für Allgemeinmedizin). Die Fachgesellschaften befassen sich in erster Linie mit medizinischen, fachwissenschaftlichen und unmittelbar versorgungsbezogenen Fragen. Sie treten eher als Vereinigungen von Experten denn als Sachwalter von Mitgliederinteressen gegenüber den Akteuren der Gesundheitspolitik in Erscheinung (z. B. bei der Entwicklung von Behandlungsleitlinien). Freilich eröffnet ihnen der Expertenstatus auch Möglichkeiten, eigene Interessen zur Geltung zu bringen.

5.2 Bedarfsplanung und Zulassung von Ärzten zur vertragsärztlichen Versorgung

Die Zulassung von Ärzten zur vertragsärztlichen Versorgung unterliegt gesetzlichen Rahmenvorgaben, die durch die Bedarfsplanungsrichtlinien des Gemeinsamen Bundesausschusses konkretisiert werden. Das Gesundheitsstrukturgesetz setzte 1993 die seither lange Zeit unverändert gebliebenen und heute im Wesentlichen noch geltenden Gesetzesbestimmungen zur Bedarfsplanung in Kraft. Erst das 2012 in Kraft getretene «Gesetz zur Verbesserung der Versorgungsstrukturen in der gesetzlichen Krankenversicherung» («GKV-Versorgungsstrukturgesetz» – GKV-VStG) nahm am Bedarfsplanungsrecht eine Reihe von Veränderungen vor (s. u. und Kap. 10.5.3). Hintergrund dieser Novelle waren die wachsende regionale Ungleichverteilung ambulanter Versorgungseinrichtungen und der in einigen Regionen aufgetretene und sich zu verschärfen drohende Ärztemangel (Greß/Stegmüller 2011).

Entwicklung der Bedarfsplanung

Bis 1986 unterlag der Zugang zur vertragsärztlichen Versorgung für alle Ärzte mit den erforderlichen Qualifikationen keinen Beschränkungen. Grundlage war das berühmte Kassenarzturteil des Bundesverfassungsgerichts von 1960 (BVerfG 11, 30: 45ff.), das eine Bindung der Kassenarztzulassung an bestimmte Verhältniszahlen für verfassungswidrig erklärt und damit für ein Vierteljahrhundert einer Steuerung der Vertragsarztzahlen einen Riegel vorgeschoben hatte.

Zulassungsbeschränkungen wurden erst wieder möglich mit dem zum 1.1.1987 in Kraft getretenen «Gesetz zur Verbesserung der kassenärztlichen Bedarfsplanung» (BGBl. I: 2593), das im Kontext der staatlichen Kostendämpfungsbemühungen entstand. Gesetzgeber und Krankenkassen ließen sich von der – empirisch allerdings auch gut begründeten – Annahme der arztinduzierten Nachfrage von Gesundheitsleistungen leiten und gingen davon aus, dass mit einer steigenden Zahl der Ärzte unabhängig vom tatsächlichen Versorgungsbedarf auch das Leistungsvolumen ansteigt, weil jeder Arzt zunächst ein Interesse an einer Erhöhung seines Einkommens hat.

Zulassungsbeschränkungen sind aus dieser Perspektive ein Instrument der Mengen- und Ausgabenbegrenzung. Aber auch die KBV und die KVen, die Zulassungsbeschränkungen lange Zeit abgelehnt hatten, befürworteten nun derartige Maßnahmen (Deppe 1987a und 1987b). Sie sahen darin vor allem ein honorarpolitisches Instrument, denn Zulassungsbeschränkungen würden die Zahl jener Ärzte begrenzen, mit denen die bereits mit einem Vertragsarztsitz ausgestatteten Ärzte den angesichts der Kostendämpfungspolitik ohnehin nicht mehr so stark wachsenden Honorarkuchen teilen müssten.

Die neuen Regelungen blieben allerdings weitgehend unwirksam. Regionale Zulassungssperren waren zwar möglich, allerdings blieb das Tor zur vertragsärztlichen Versorgung nach wie vor weit geöffnet. So konnte der betreffende Bezirk erst bei einer fünfzigprozentigen Überschreitung der Bedarfszahlen für die Zulassung geschlossen werden. Aber selbst dann war eine Intervention nicht zwingend vorgeschrieben, denn die Selbstverwaltung musste mindestens die Hälfte aller Zulassungsbezirke offen halten.

Die sich zu Beginn der 1990er Jahre zuspitzenden Finanzierungsprobleme in der GKV veranlassten den Gesetzgeber schließlich, mit dem GSG 1992 auch verschärfte Zulassungsbeschränkungen für die vertragsärztliche Versorgung zu verabschieden, die Grundlage der heutigen Bedarfsplanung sind. Diese neuen Vorgaben führten im Jahr 1993 zu einer Niederlassungswelle, in deren Verlauf die Zahl der Vertragsärzte um rund zehn Prozent gegenüber dem Vorjahr anstieg.

Gesetzliche Rahmenvorgaben und die Bedarfsplanungsrichtlinie des Gemeinsamen Bundesausschusses

Das SGB V weist dem Gemeinsamen Bundesausschuss(G-BA) für die ambulante Versorgung (s. Kap. 4.1.4) die Aufgabe zu, Richtlinien zur vertragsärztlichen Bedarfsplanung zu erlassen (§ 92 Abs. 1 SGB V, § 101 SGB V). Er hat in diesem Zusammenhang u. a. «einheitliche Verhältniszahlen für den allgemeinen bedarfsgerechten Versorgungsgrad in der vertragsärztlichen Versorgung» sowie «Maßstäbe für eine ausgewogene hausärztliche und fachärztliche Versorgungsstruktur» festzulegen (§ 101 Abs. 1 SGB V).

Auf dieser Grundlage haben die KVen im Einvernehmen mit den Landesverbänden der Krankenkassen bzw. den Vertretungen der Ersatzkassen auf Landesebene einen Bedarfsplan zur Sicherstellung der vertragsärztlichen Versorgung aufzustellen. Dabei müssen sie die «Ziele und Erfordernisse der Raumordnung und Landesplanung sowie der Krankenhausplanung» beachten (§ 99 Abs. 1 SGB V). Die Bedarfspläne enthalten Angaben über bedarfsgerechte Verhältniszahlen (Einwohner je Arzt), die nach Arztgruppen, Raumgliederungstypen (**Tab. 5-7**) und Planungsbereichen (kreisfreie Städte, Landkreise) differenziert sind. Die paritätisch besetzten Landesausschüsse der Ärzte und Krankenkassen stellen Unter- oder Überversorgung fest und schließen im Fall der Überversorgung einzelne Planungsbezirke gegebenenfalls für die Zulassung (§§ 100, 101 und 103 SGB V). Über die Zulassung einzelner Ärzte zur vertragsärztlichen Versorgung entscheiden die ebenfalls paritätisch aus Vertretern der Ärzte und der Krankenkassen zusammengesetzten Zulassungsausschüsse, die für jeden Bezirk im Zuständigkeitsbereich einer KV gebildet werden (§ 96 SGB V).

Von zentraler Bedeutung ist die Bedarfsplanungsrichtlinie des G-BA. Die Planung erfolgt auf der Grundlage arztgruppenspezifischer Verhältniszahlen (Versicherte je Arzt). Dabei un-

Tabelle 5-7: Bedarfsplanung: Einwohner/Arztrelation (Allgemeine Verhältniszahlen) für ausgewählte Arztgruppen im Jahr 2011.

Raumgliederung	Hausärzte	Augenärzte	HNO-Ärzte	Orthopäden	Radiologen
Große Verdichtungsräume					
1 Kernstädte	1585	13177	16884	13242	25533
2 hochverdichtete Kreise	1872	20830	28605	22693	61890
3 normalverdichtete Kreise	1767	23298	33790	26854	83643
4 ländliche Kreise	1752	23195	35403	30575	67265
Verdichtungsansätze					
5 Kernstädte	1565	11017	16419	13009	24333
6 normalverdichtete Kreise	1659	22154	34822	26358	82413
7 ländliche Kreise	1629	25778	42129	34214	156813
Ländliche Regionen					
8 verdichtete Kreise	1490	19639	28859	20313	60678
9 ländliche Kreise	1474	25196	37794	31398	136058
Sonderregion					
10 Ruhrgebiet	2134	20440	25334	22578	51392

Quelle: G-BA 2011b: 21.

terscheidet der G-BA zusätzlich zwischen insgesamt zehn Raumgliederungstypen (Tab. 5-7). Für jeden Raumgliederungstyp und für jede Arztgruppe wird eine Verhältniszahl ermittelt, die den vertragsärztlichen Versorgungsbedarf ausweist. Seit 2010 zieht der G-BA zur Ermittlung der Verhältniszahlen zusätzlich einen Demographiefaktor heran, der den Anteil der über 60-Jährigen an der Bevölkerung in den jeweiligen Planungsbezirken und den besonderen Versorgungsbedarf dieser Gruppe berücksichtigt.

Überversorgung liegt vor, wenn diese Verhältniszahl um mehr als zehn Prozent überschritten wird. In diesem Fall muss der Zulassungsbezirk für die weitere Zulassung gesperrt werden. Die Zulassung eines Arztes ist in diesem Bezirk erst wieder möglich, wenn ein Arzt (der betreffenden Arztgruppe) seinen Vertragsarztsitz aufgibt oder – eher die Ausnahme – sich die Bevölkerungszahl so stark erhöht, dass ein zusätzlicher Vertragsarztsitz ausgeschrieben werden kann.

Unterversorgung liegt vor, wenn die Zahl der zugelassenen Ärzte den ausgewiesenen Bedarf um mehr als 25 Prozent in der hausärztlichen Versorgung und um mehr als fünfzig Prozent in der fachärztlichen Versorgung unterschreitet. Ist dies der Fall, so ist der zuständigen KV eine angemessene Frist zu Beseitigung der Unterversorgung einzuräumen (§ 100 Abs. 1 SGB V). Besteht die Unterversorgung auch nach Ablauf dieser Frist fort, so hat der Landesausschuss der Ärzte und Krankenkassen Zulassungsbeschränkungen in anderen Bezirken anzuordnen (§ 100 Abs. 2 SGB V).

Als Maßstab für ein ausgewogenes Verhältnis von hausärztlicher und fachärztlicher Versorgung sieht der Gemeinsame Bundesausschuss in seiner Bedarfsplanungsrichtlinie (§ 35) ein Verhältnis von 60 : 40 vor (G-BA 2011b: 46).

Bei der Besetzung von Hausarztsitzen sollen seit 2006 vorrangig Fachärzte für Allgemeinmedizin berücksichtigt werden (§ 103 Abs. 4 SGB V).

Veränderungen durch das Versorgungsstrukturgesetz

Das 2012 in Kraft getretene GKV-VStG nimmt eine Reihe von Veränderungen am bisherigen Bedarfsplanungsrecht vor. Im Kern laufen die neuen Bestimmungen darauf hinaus, die Bedarfsplanung sowie die Regeln für die Zulassung von Ärzten zur vertragsärztlichen Versorgung zu flexibilisieren, um dem Ärztemangel in strukturschwachen Regionen entgegenzuwirken.

Das Versorgungsstrukturgesetz sieht zu diesem Zweck u. a. folgende Maßnahmen vor:

- Der G-BA hat zum 1.1.2013 die regionalen Planungsbereiche so festzulegen, «dass eine flächendeckende Versorgung sichergestellt wird» (§ 101 Abs. 1 SGB V). Die Planungsbereiche müssen nun nicht mehr mit den Stadt- oder Kreisgrenzen zusammenfallen. Hintergrund dieser Bestimmung ist die vielfach geäußerte Kritik, dass die bisherige Orientierung der Bedarfsplanung an den Grenzen von kreisfreien Städten und Landkreisen keine flächendeckende, wohnortnahe Versorgung garantiert, weil viele Planungsbezirke zu groß sind oder die Stadt- und Kreisgrenzen für die Definition von Planungsbezirken nicht immer geeignet sind. Der G-BA hat die Bedarfsplanungsrichtlinie mittlerweile überarbeitet. Sie sieht zum Teil erhebliche Veränderungen an der Planungspraxis vor (s. Kap. 10.5.4).
- Der G-BA hat auf dieser Grundlage die Verhältniszahlen neu zu berechnen und dabei «insbesondere die demografische Entwicklung zu berücksichtigen» (§ 101 Abs. 2 SGB V). Damit wird die Berücksichtigung der Alterszusammensetzung als Kriterium der Bedarfsplanung gesetzlich festgeschrieben und erhält für die Praxis der Bedarfsplanung ein stärkeres Gewicht als beim 2010 eingeführten Demographiefaktor.
- Der auf Landesebene von KVen und Krankenkassen zu erstellende Bedarfsplan kann von den Richtlinien des G-BA abweichen, «soweit es zur Berücksichtigung regionaler Besonderheiten, insbesondere der regionalen Demografie und Morbidität, für eine bedarfsgerechte Versorgung erforderlich ist» (§ 99 Abs. 1 SGB V).

Darüber hinaus stärkte das Versorgungsstrukturgesetz auch die Stellung der Länder in der Bedarfsplanung (Gerlinger 2012): Zwei von der Gesundheitsministerkonferenz der Länder bestimmte Vertreter der Bundesländer haben nun ein Mitberatungsrecht in allen G-BA-Beratungen zur Bedarfsplanung (§ 92 Abs. 7e SGB V). Außerdem muss der auf Landesebene erstellte Bedarfsplan den Landesbehörden vorgelegt werden; die Landesbehörden erhalten ein Beanstandungsrecht (§ 99 Abs. 1 SGB V).

Schließlich wurden auch die Kriterien für die Vergabe eines Vertragsarztsitzes erweitert. Nun soll dabei auch berücksichtigt werden, ob die Bewerber «eine mindestens fünf Jahre dauernde vertragsärztliche Tätigkeit in einem Gebiet, in dem der Landesausschuss nach § 100 Absatz 1 das Bestehen von Unterversorgung festgestellt hat», ausgeübt haben und «ob der Bewerber bereit ist, besondere Versorgungsbedürfnisse, die in der Ausschreibung der Kassenärztlichen Vereinigung definiert worden sind, zu erfüllen» (§ 103 Abs. 4 SGB V). Bei Letzterem kann es z. B. darum gehen, «neben der Tätigkeit am Vertragsarztsitz im überversorgten Planungsbereich in gewissem Umfang auch in nahegelegenen schlechter versorgten Gebieten tätig zu sein» (Bundestagsdrucksache 17/6906: 75). Auf diese Weise will der Gesetzgeber für Ärzte zusätzliche Anreize schaffen, in unterversorgten Gebieten tätig zu werden.

Neben diesen Bestimmungen zur Bedarfsplanung und zur vertragsärztlichen Zulassung enthält das Versorgungsstrukturgesetz noch eine Reihe weiterer Maßnahmen, um die ärztliche Versorgung in strukturschwachen Gebieten zu verbessern oder eine weitere Verschlechterung zu verhindern. Allerdings dürften sie nicht geeignet sein, eine durchgreifende Verbesserung zu bewirken (s. Kap. 10.5).

5.3 Die Vergütung ambulanter ärztlicher Leistungen

5.3.1 Vergütungsformen und ihre Steuerungswirkungen

Idealerweise sollte ein Vergütungssystem einen finanziellen Anreiz schaffen, Art und Umfang der zu erbringenden Leistungen am Versorgungsbedarf des Patienten auszurichten. Zudem sollte es zu einer leistungsgerechten Honorarverteilung unter den Ärzten führen.

Die ärztliche Versorgung kann nach unterschiedlichen Kriterien vergütet werden. Es lassen sich vier Hauptformen unterschieden: Die Vergütung

- nach der Zahl der erbrachten Leistungen (Einzelleistungsvergütung)
- nach der Anzahl der eingeschriebenen Patienten (Kopfpauschale)
- nach der Anzahl der in einer Zeiteinheit aufgetretenen Behandlungsfälle (Fallpauschale)
- nach der Dauer der Arbeitszeit (Gehalt).

Diese Hauptformen lassen sich sowohl intern differenzieren (bei Pauschalen etwa nach Diagnose- oder Altersgruppen) als auch in vielfältiger Weise miteinander kombinieren. Hinzu können noch andere Vergütungskriterien treten, wie etwa die Qualifikation des Arztes oder der Erfolg der ärztlichen Behandlung.

Von den jeweiligen Vergütungsformen gehen unterschiedliche finanzielle Anreize auf Art und Umfang der von Ärzten zu erbringenden Leistungen aus (**Tab. 5-8**, s. S. 190; z. B. Thiemeyer 1970, 1985 u.1986; von der Schulenburg 1981; Reinhardt/Sandier/Schneider 1986; Abholz 1992a u. 1992b). Der Einsatz von Vergütungsformen als gesundheitspolitischen Steuerungsinstrumenten beruht auf der Prämisse, dass sich das diagnostische und therapeutische Verhalten von Ärzten nicht (allein) von medizinischen, sondern (auch) von ökonomischen Überlegungen leiten lässt. Mit der Wahl einer bestimmten (Kombination von) Vergütungsform(en) sollen die Ärzte mittels

Tabelle 5-8: Ärztliche Honorierungsformen und deren Wirkung auf Patientenstamm, Zahl der Behandlungsfälle und Leistungsmenge.

Honorarform für Ärzte	Eingeschriebene Patienten	Zahl der Behandlungsfälle	Leistungsmenge
Festes Gehalt	Min	Min	Min
Kopfpauschale	Max	Min	Min
Fallpauschale	Max	Max	Min
Einzelleistungsvergütung	Max	Max	Max

Min = Tendenz zur Minimierung, Max = Tendenz zur Maximierung.
Quelle: Thiemeyer 1970: 103 (geringfügig modifiziert).

ihres finanziellen Interesses dazu veranlasst werden, Art und Umfang ihrer Leistungen an den gesundheitspolitisch gesetzten Zielen auszurichten.

Dies bedeutet nicht, dass der Arzt diesen Anreizen auch in jedem Fall folgen muss. Ärztliches Berufsethos oder ärztliche Sozialisation, die Furcht vor rechtlichen Konsequenzen, einer Abwanderung von Patienten oder einem Ansehensverlust im Kollegenkreis können den Arzt dazu veranlassen, sich anders zu verhalten, als es sein finanzielles Interesse nahe legt. Allerdings zeigen sowohl wissenschaftliche Untersuchungen als auch vielfältige Erfahrungen, dass Vergütungsformen trotz dieser intervenierenden Variablen eine signifikante Steuerungswirkung auf die ärztliche Behandlungsweise bzw. das ärztliche Abrechnungsverhalten ausüben (z. B. Asmuth 1999).

Die *Einzelleistungsvergütung* koppelt die Höhe des individuellen Arzthonorars an die Menge der vom Arzt erbrachten Leistungen. Der ökonomisch rational handelnde Arzt wird daher grundsätzlich bestrebt sein, die Zahl der Behandlungsfälle sowie die Leistungsmenge je Patient und je Zeiteinheit so weit wie möglich auszudehnen. Gleichzeitig wird der Arzt dazu neigen, besonders häufig solche Leistungen zu erbringen, bei denen das Verhältnis von Arbeits- bzw. Kostenaufwand einerseits und Gebührenhöhe andererseits möglichst günstig ausfällt. Vielfältig kritisierte Erscheinungen wie eine medizinisch nicht indizierte Mengenausweitung, insbesondere die bevorzugte Ausweitung technisch-apparativer Diagnoseleistungen, die damit verknüpfte Gefahr iatrogener, d. h. durch den Arzt verursachter Schäden und die Erhöhung des Patientendurchlaufs («Fünf-Minuten-Medizin») werden durch die Einzelleistungsvergütung begünstigt. Außerdem schwächt sie nachhaltig das Interesse des Arztes an einer wirksamen Prävention. Allerdings ist es bei der Anwendung der Einzelleistungsvergütung am wenigsten wahrscheinlich, dass entstehende Krankheiten übersehen werden.

Bei einer *Kopfpauschale* hängt die Höhe der ärztlichen Einnahmen von der Zahl der eingeschriebenen Patienten ab. Der Arzt wird sich daher darum bemühen, diese zu erhöhen, wobei die Schwankungsbreite der Patientenzahlen beim einzelnen Arzt im Zeitverlauf den Erfahrungen nach gering ist. Ungeachtet dessen gilt: Da die Höhe der Pauschale unabhängig vom Behandlungsaufwand ist, kann der Arzt sein Einkommen in dem Maße steigern, wie es ihm gelingt, die Behandlungskosten je eingeschriebenem Versicherten unter die ihm erstattete Pauschalsumme zu drücken. Daraus erwächst die Gefahr einer Unterversorgung von Patienten. Entstehende Krankheiten könnten leichter übersehen und nicht rechtzeitig oder nicht angemessen behandelt werden. Insbesondere steigt die Wahrscheinlichkeit, dass Ärzte Patienten mit höherem Behandlungsbedarf an andere Versorgungseinrichtungen (Krankenhaus, niedergelassene Kollegen) weiterverschieben und bevorzugt Patienten mit geringem Behandlungsaufwand versorgen. Im Hinblick auf den gesamten Patientenstamm kann die Kopfpauschale zur Vermeidung von Behandlungsfällen allerdings auch das Interesse an einer wirksamen Krankheitsprävention wecken, da der Arzt auch für jene Patienten honoriert wird, die ihn nicht zur Behandlung aufsuchen.

Die *Fallpauschale* schafft den Anreiz, die Zahl der Behandlungsfälle je Zeiteinheit zu erhöhen. Da die Vergütung unabhängig vom Behandlungsaufwand erfolgt, hängt ebenso wie bei der Kopfpauschale die Höhe des Einkommens entscheidend von der Fähigkeit des Arztes ab, die Behandlungskosten zu reduzieren. Somit sind mit ihr auch die für die Kopfpauschale typischen Risiken verbunden. Allerdings ist bei einer Fallpauschale das Interesse an einer wirksamen Prävention geringer ausgeprägt als bei einer Kopfpauschale, weil die Vergütung nur fällig wird, wenn der Patient mindestens einmal pro Zeiteinheit den Arzt in Anspruch nimmt. Insofern, als sie das Interesse an einer Fallzahlenerhöhung begründet, geht auch von der Fallpauschale die Tendenz zu einer medizinisch nicht indizierten Mengenausweitung aus.

Bei der Vergütung mit einem *Gehalt* wird der Arzt ebenfalls unabhängig von Art und Umfang der Leistungen, aber auch unabhängig von der Anzahl der eingeschriebenen Patienten oder der Zahl der Behandlungsfälle vergütet. Die Motivation zu einer angemessenen Versorgung würde nur aus einer empfundenen Verpflichtung gegenüber dem Patienten und der ärztlichen Aufgabe erwachsen. Die Vergütung mit einem festen Gehalt spielt in der ambulanten Versorgung im deutschen Gesundheitswesen eine geringe, mit der Zunahme der Zahl von angestellten Ärzten in der vertragsärztlichen Versorgung (s. Kap. 5.1.3) aber wachsende Rolle.

Die jeweiligen Vergütungsformen sind mit unterschiedlichen Interessen von Finanzierungsträgern (Krankenkassen) und Leistungserbringern (Ärzten) verknüpft. Während die Einzelleistungsvergütung das Finanzierungsrisiko aufwendiger Behandlungen den Krankenkassen auferlegt, liegt es bei pauschalierten Vergütungssystemen bei den Leistungserbringern. Honorarpolitische Steuerungsinstrumente im ambulanten Sektor können auch die Leistungserbringung anderer Versorgungsinstitutionen, insbesondere des stationären Sektors, beeinflussen.

5.3.2 Strukturmerkmale des Vergütungsverfahrens

Die Vergütungsverfahren in der GKV und in der PKV weichen – anders als in der stationären Versorgung – in wesentlichen Punkten voneinander ab.

Strukturmerkmale des Vergütungsverfahrens in der GKV

Von grundlegender Bedeutung für die Vergütung ambulanter Leistungen in der GKV ist der Einheitliche Bewertungsmaßstab (EBM). Er wurde 1978 auf der Grundlage des Krankenversicherungs-Kostendämpfungsgesetzes (1977) eingeführt. Im EBM sind die von den Vertragsärzten abrechenbaren Leistungen aufgeführt. Er umfasst mehr als 1500 Leistungspositionen, die mit einer bestimmten Punktzahl versehen sind (**Tab. 5-9**, s. S. 192). Die Punktzahlen sind nicht automatisch mit festen Preisen identisch, sondern geben zunächst nur das Wertverhältnis zwischen den Einzelleistungen wieder (§ 87 Abs. 2 SGB V).

Die Vergütung des einzelnen Vertragsarztes wird in einem zweistufigen Verfahren ermittelt. Zunächst vereinbaren die Landesverbände der Krankenkassen und die KVen die Höhe der Gesamtvergütung für die ambulante vertragsärztliche Versorgung (§ 82 Abs. 2 SGB V). Diese Gesamtvergütung zahlen die Kassen «mit befreiender Wirkung» (§ 82 Abs. 1 SGB V), d. h. dass die Verantwortung für eine bedarfsgerechte Versorgung der Kassenpatienten damit auf die KVen übergeht. Anschließend verteilen die

Tabelle 5-9: Auszug aus dem Einheitlichen Bewertungsmaßstab (EBM) im Jahr 2013.

Ziffer	Leistung	Punktzahl
	Arztgruppenübergreifende allgemeine Leistungen	
01220	Reanimationskomplex	2 905
01410	Besuch eines Kranken, wegen der Erkrankung ausgeführt	600
01711	Neugeborenen-Hörscreening	445
01750	Röntgenuntersuchung beider Mammae in zwei Ebenen	1 500
01835	Wissenschaftlich begründete humangenetische Beurteilung	405
01854	Sterilisation des Mannes	2 265
01855	Sterilisation der Frau	3 685
	Hausärztlicher Versorgungsbereich	
	Versichertenpauschale – obligater Leistungsinhalt: persönlicher Arzt-Patienten-Kontakt – fakultativer Leistungsinhalt: allgemeine Betreuung des Patienten, Koordination von Maßnahmen, Erhebung von Behandlungsdaten und Befunden, Dokumentation etc.	
03110	... für Versicherte bis zum vollendeten 5. Lebensjahr	1 190
03111	... für Versicherte ab Beginn des 6. bis zum vollendeten 59. Lebensjahr	880
03112	... für Versicherte ab Beginn des 60. Lebensjahres	1 020
03321	Belastungs-Elektrokardiographie (Belastungs-EKG)	565
03351	Orientierende Untersuchung der Sprachentwicklung	470
	Orthopädische Leistungen	
	Grundpauschale – obligater Leistungsinhalt: persönlicher Arzt-Patienten-Kontakt – fakultativer Leistungsinhalt: weiterer persönlicher Arzt-Patienten-Kontakt, ärztlicher Bericht, individueller Arztbrief etc.	
18210	... für Versicherte bis zum vollendeten 5. Lebensjahr	495
18211	... für Versicherte ab Beginn des 6. bis zum vollendeten 59. Lebensjahr	515
18212	... für Versicherte ab Beginn des 60. Lebensjahres	595
18330	Zusatzpauschale Diagnostik und/oder orthopädische Therapie eines Patienten mit einer Funktionsstörung der Hand	615
18331	Zusatzpauschale und/oder Behandlung von degenerativen Erkrankungen der Wirbelsäule bei Jugendlichen und bei Erwachsenen	475
	Diagnostische und interventionelle Radiologie, Computertomographie und Magnetfeld-Resonanz-Tomographie	
34330	CT-Untersuchung des Thorax	1 865
34411	MRT-Untersuchung des Oberbauches	3 430

Quelle: KBV 2013a.

KVen die von den Kassen entrichtete Summe auf die einzelnen Vertragsärzte (§ 87b Abs. 1 SGB V).

Für die Berechnung der Gesamtvergütung können unterschiedliche Kriterien zugrunde gelegt werden. Denkbar ist die Vereinbarung eines Festbetrags, aber auch die Vergütung nach Einzelleistungen, nach einer Kopfpauschale, einer Fallpauschale oder auch einer Kombination dieser oder anderer Systeme (§ 85 Abs. 2 SGB V). Die Vereinbarungen über die Veränderung der Gesamtvergütung haben die Praxiskosten, die aufzuwendende Arbeitszeit sowie Art und des Umfang der vertragsärztlichen Leistungen, «soweit sie auf einer Veränderung des gesetzlichen odersatzungsmäßigen Leistungsumfangs beruhen» (§ 85 Abs. 3 SGB V), zu berücksichtigen. Dabei ist in Bezug auf die Gesamtvergütung der Grundsatz der Beitragssatzstabilität zu beachten (§ 85 Abs. 3 SGB V). Gegenwärtig zahlen die einzelnen Krankenkassen die Gesamtvergütung auf der Grundlage einer Kopfpauschale, deren Höhe sich nach den vorangegangenen Ausgaben der einzelnen Kassen für ärztliche Behandlung richtet.

Die Modi für die Verteilung des Gesamthonorars auf die einzelnen Vertragsärzte legen die KVen in ihren jeweiligen Honorarverteilungsmaßstäben (HVM) fest. Der HVM ist so zu gestalten, dass eine übermäßige Ausdehnung der vertragsärztlichen Leistungen vermieden wird (§ 87 Abs. 2 SGB V). Das zweistufige Honorarverfahren ermöglicht die Anwendung unterschiedlicher Vergütungsformen für die Berechnung der Gesamtvergütung und für die Verteilung des Honorars an die Ärzte. Der HVM bietet den KVen die Möglichkeit, die Vergütung bestimmter Leistungen oder Arztgruppen zu differenzieren und Anreize zu korrigieren, die aus der direkten Anwendung des EBM und aus den Bewertungsrelationen der einzelnen Leistungen auf die Honorarverteilung erwachsen würden. Auf diese Weise können die KVen den Besonderheiten in ihrer Region Rechnung tragen. Damit wird ihnen ein Instrument an die Hand gegeben, das sie in die Lage versetzen soll, ihren Sicherstellungsauftrag zu erfüllen. Zu diesem Zweck kann der HVM z. B. nach Leistungsgruppen oder nach Arztgruppen bestimmte Punktwertdifferenzierungen vornehmen, allerdings hat er sich dabei an den EBM anzulehnen und darf das Wertverhältnis einzelner Leistungen nicht willkürlich verändern. Die einzelnen Honorarverteilungsmaßstäbe enthalten eine verwirrende Vielfalt von Bestimmungen und unterscheiden sich zum Teil erheblich voneinander. So können etwa bestimmte ärztliche Tätigkeiten, die als besonders wünschenswert gelten, mit einem höheren Punktwert vergütet werden. Im Ergebnis solcher Maßnahmen kann es zu nach Arztgruppen, Leistungsgruppen und Regionen erheblichen Punktwertdifferenzen kommen.

Die Bewertung der einzelnen ärztlichen Leistungen im EBM nimmt der paritätisch aus Vertretern von Ärzten und Krankenkassen zusammengesetzte Bewertungsausschuss vor. Kommt eine Einigung nicht zustande, wird der Bewertungsausschuss auf Antrag von mindestens zwei Mitgliedern um drei unparteiische Mitglieder erweitert, die dann eine Bewertung festsetzen (§ 87 Abs. 4 u. 5 SGB V). Ein von der KBV und dem Spitzenverband der Krankenkassen getragenes Institut unterstützt den Bewertungsausschuss bei der Wahrnehmung seiner Aufgaben und bereitet dessen Beschlüsse vor, u. a. durch Berechnungen zur morbiditätsorientierten Gesamtvergütung und zum morbiditätsabhängigen Behandlungsbedarf der Versicherten, zu den arztgruppen- und praxisbezogenen Regelleistungsvolumina sowie zur Bereinigung der vertragsärztlichen Gesamtvergütung aufgrund von Selektivverträgen.

Vergütung ambulanter Leistungen in der PKV

Die Vergütung ambulanter Leistungen in der PKV weicht in wichtigen Punkten von derjenigen in der GKV ab. Auch in der PKV erfolgt die Vergütung nach Einzelleistungen, die in der Gebührenordnung Ärzte (GOÄ) festgelegt sind und deren Bewertungsrelationen den Leistungen in der GKV entsprechen. Der entscheidende Unterschied gegenüber der PKV besteht darin, dass die Vergütung privatärztlicher Leistungen keiner Budgetierung unterliegt und die einzelnen Leistungspositionen mit absoluten Euro-Beträgen versehen sind. Der Arzt kann diese Beträge unter Berücksichtigung der sozialen Situation des Patienten und in Abhängigkeit von der Schwierigkeit der Behandlung bis um den Faktor 3,5 erhöhen. Mit der Einführung eines Basistarifs durch das GKV-Wettbewerbsstärkungsgesetz ist seit 2009 für Ärzte, die PKV-Patienten im Basistarif versorgen, die Multiplikation auf den Faktor 1,8 begrenzt.

Die GOÄ wird als Rechtsverordnung durch das BMG mit Zustimmung des Bundesrates verabschiedet. Die Ärzte beklagen seit vielen Jahren, dass die GOÄ veraltet sei und dringend an den medizinischen Fortschritt angepasst werden müsste. Zwischen der Ärzteschaft und der privaten Krankenversicherung ist insbesondere umstritten, ob die Vergütungssätze einer reformierten GOÄ als Festpreise festgelegt oder mit einer Öffnungsklausel versehen, also für Preisverhandlungen geöffnet werden sollen. Dieser Kontroverse liegen offenkundige Interessenkonflikte zwischen den beteiligten Akteuren zugrunde.

5.3.3 Die Entwicklung des Vergütungssystems

Die Vergütung kassenärztlicher Leistungen unterlag seit Gründung der GKV vielfältigen Veränderungen.

Ärztliche Vergütung in den Anfängen der GKV

In den ersten Jahrzehnten nach der Schaffung der GKV existierte eine bunte Vielfalt von Vergütungsformen. Für freiberufliche Ärzte, die damals häufig noch im Einzeldienstvertrag mit den Kassen standen, war die Kopfpauschale die übliche Vergütungsform; sofern sie nach Einzelleistungen honoriert wurden, durften sie in der Regel eine bestimmte Leistungsmenge je Mitglied nicht überschreiten. Wenn sie ihre ärztliche Tätigkeit als Kassenangestellte ausübten, erhielten sie für einen bestimmten Abrechnungszeitraum ein festes Entgelt (Huerkamp 1985).

Brüningsche Notverordnung (1931) und Gesetz über Kassenarztrecht (1955)

Eine bedeutende Weichenstellung nahm die Notverordnung des Reichskanzlers Brüning vom 8.12.1931 vor, der zufolge die Kassen eine Gesamtvergütung an die neugegründeten KVen zu zahlen hatten, die ihrerseits die Vergütung nach Maßgabe einer Kopfpauschale unter den Ärzten verteilten. Damit war im Grunde jenes zweistufige Vergütungsverfahren geschaffen, das die GKV bis heute prägt.

Das Gesetz über Kassenarztrecht (GKAR) von 1955 knüpfte an die Brüningsche Notverordnung an und beinhaltete die in wesentlichen Teilen auch heute noch geltenden Grundbestimmungen zur ärztlichen Vergütung (Gerlinger 1997a; Gurgel 2000). Zur Mitte der 1960er Jahre setzten die KVen in dem vom GKAR gesetzten Rahmen in allen Kassenarten die «ungedeckelte» Einzelleistungsvergütung durch. Schon bald wurde sie Gegenstand heftiger Kritik, weil sie eine überbordende Mengen- und Ausgabenentwicklung in der ambulanten Versorgung nach sich zog.

Vergütungsreformen und Kostendämpfungspolitik (1975–1992)

Seit den 1970er Jahren ist die vertragsärztliche Vergütung immer wieder reformiert worden. Im Zentrum standen dabei besonders zwei Problemfelder:

- die Verteilung des Morbiditätsrisikos zwischen den Krankenkassen und der Ärzteschaft,
- die Verteilung der Gesamtvergütung innerhalb der Ärzteschaft.

Bei der Verteilung des Morbiditätsrisikos zwischen Krankenkassen und Ärzteschaft geht es im Kern um die Frage, ob die Gesamtvergütung von vornherein («prospektiv») begrenzt werden soll und nach welchen Kriterien eine solche Ausgabenobergrenze festzulegen ist. Damit sind gegensätzliche Interessen von Krankenkassen und Ärzteschaft verbunden. Wird prospektiv ein fixes Vergütungsvolumen vereinbart, liegt das Risiko eines gegenüber den Ausgangsannahmen gegebenenfalls erhöhten Behandlungsbedarfs («Morbiditätsrisiko») bei der Ärzteschaft; wird die Gesamtvergütung erst im Nachhinein nach Maßgabe der erbrachten Leistungen ermittelt, dann tragen die Krankenkassen dieses Risiko. Zwischen diesen Alternativen ist eine Vielzahl abgestufter Lösungen möglich.

Bei der Verteilung der Gesamtvergütung innerhalb der Ärzteschaft steht die Frage nach einem angemessenen Verhältnis der Vergütung zuwendungsintensiver Leistungen und medizintechnischer Leistungen im Mittelpunkt. Dies hat unmittelbare Auswirkungen auf die Einnahmeentwicklung der verschiedenen Arztgruppen. Ein Kernproblem der Honorarverteilung war stets – und bleibt bis heute – die Kluft zwischen den Einkommen von Haus- und Kinderärzten einerseits und den Spezialisten andererseits.

Darüber hinaus war und ist das Prinzip der Einzelleistungsvergütung umstritten. Die Ärzteschaft verteidigt es, weil es den Ärzten die Honorarausweitung ermöglicht, aber auch weil sie darin einen Ausdruck ärztlicher Autonomie sehen; die Krankenkassen kritisieren es wegen seiner inhärenten Anreize zur – auch medizinisch unbegründeten – Mengenausweitung.

Die ausgabenexpansiven Effekte der ungedeckelten Einzelleistungsvergütung veranlassten die Bundesregierung Mitte der 1970er Jahre zu ersten Reformen der vertragsärztlichen Honorierung. Mit der Verabschiedung des Krankenversicherungs-Kostendämpfungsgesetzes (KVKG) 1977 wurde auch die kassenärztliche Gesamtvergütung in die einnahmeorientierte Ausgabenpolitik einbezogen – wenn auch zunächst in einer Form, die Kassen und KVen zahlreiche Ausweichmöglichkeiten eröffnete. Grundsätzlich war die Einführung der einnahmeorientierten Ausgabenpolitik Ergebnis der Entscheidung, die Entwicklung der Kosten für die Krankenversorgung nicht mehr (allein) den Leistungserbringern zu überlassen. Mit der Bindung der Ausgaben an die Entwicklung der Einnahmen, die ihrerseits ein fester Prozentsatz des Bruttolohns sind, wurden die Frage der Kosten für die Krankenversorgung zu einer Frage der Arbeitskosten («Lohnnebenkosten»). Das Gesetz sah darüber hinaus die Einführung einer gemeinsamen Gebührenordnung für alle Krankenkassen vor, die 1978 mit der Schaffung des EBM erfolgte. Die Reform der Gebührenordnung war Teil des Bestrebens, die Ausgangspositionen der Krankenkassen in den Verhandlungen mit den KVen anzugleichen. Gleichzeitig wurde bei der Ausgestaltung des EBM die Honorierung der zuwendungsintensiven Leistungen zu Lasten medizintechnischer Leistungen erhöht. Damit verfolgte der Gesetzgeber das Ziel, die Benachteiligung von Hausärzten bei der Honorarverteilung zu mindern und die Hausarzttätigkeit auch für angehende Ärzte wieder attraktiver zu machen. Diesem Ziel sollte auch eine erneute Reform des EBM im Jahre 1987 dienen.

Von ärztlicher Seite wurden in der Folge vor allem die Anreizmechanismen dieses Vergütungssystems kritisiert: Die Kombination einer – im Zuge der einnahmeorientierten Ausgabenpolitik begrenzten – Gesamtvergütung mit einem an der Einzelleistungsvergütung orientierten Honorarverteilungssystem schuf beim einzelnen Arzt den Anreiz, seinen Anteil an der Gesamtvergütung durch eine individuelle Ausweitung der Leistungsmenge zu erhöhen. Da dieser Anreiz auf alle Ärzte trifft, ließ er den Preis der einzelnen Leistung kontinuierlich sinken, verstärkte damit den Anreiz zur neuerlichen Leistungsausweitung und setzte auf diese Weise einen Teufelskreis aus sinkenden Punktwerten und Mengensteigerungen in Gang («Hamsterradeffekt») – auch wenn es den

Ärzten häufig gelang, erfolgte Mengenausweitungen in Nachverhandlungen zumindest teilweise in Honorarsteigerungen umzumünzen. Geringere Einkommenssteigerungen als zuvor und – bisweilen auch – Einkommensrückgänge riefen den Protest der Vertragsärzte hervor. Bei den Hausärzten stieß insbesondere der Einkommensabstand zu den Gebietsärzten auf deutlichen Unmut. Die bis in die 1990er Jahre hinein stets zaghaft gebliebenen Reformversuche konnten die vom bestehenden System ausgehenden Fehlsteuerungen nicht wirkungsvoll korrigieren. Beachtliche Einkommensdiskrepanzen zwischen den Arztgruppen blieben bestehen, und der Anstieg der vertragsärztlichen Vergütung setzte sich fort, wenn auch mit geringeren Steigerungsraten.

Vergütungspolitische Reformen seit dem Gesundheitsstrukturgesetz

Einen tiefen Einschnitt für die vertragsärztliche Vergütung markierte das 1992 verabschiedete Gesundheitsstrukturgesetz (GSG). Mit ihm wurde die vertragsärztliche Gesamtvergütung unter Anbindung an die Grundlohnentwicklung ab 1993 budgetiert. Das Morbiditätsrisiko ging damit von den Krankenkassen auf die Ärzteschaft über. Zudem sah das GSG erstmals vor, dass einzelne ärztliche Leistungen zu Leistungskomplexen zusammengeführt und pauschal – also nicht mehr einzeln – vergütet werden sollten. Insgesamt aber blieb das System der Einzelleistungsvergütung weiterhin bestehen.

Seit der ersten Hälfte der 1990er Jahre kam es in schneller Folge zu einer Reihe von Reformen der vertragsärztlichen Vergütung. Zum einen führte der Gesetzgeber wiederholt neue Bestimmungen ein, zum anderen musste die gemeinsame Selbstverwaltung diese gesetzlichen Vorgaben in konkretisierende Vereinbarungen umsetzen und diese wiederum im Lichte der gemachten Erfahrungen beständig nachjustieren. Unter der unüberschaubaren Zahl von Veränderungen ragen die nachfolgend skizzierten Regelungen heraus.

Zum 1.7.1997 beschloss der paritätisch aus Vertretern der Spitzenverbände der Krankenkassen und der Kassenärztlichen Bundesvereinigung (KBV) besetzte Bewertungsausschuss die Festsetzung von Praxisbudgets. Das Praxisbudget definierte eine Obergrenze für die Gesamtsumme der abrechnungsfähigen Leistungen je Arzt. Es ergab sich aus der Multiplikation der individuellen Fallzahlen (je Quartal) mit einer arztgruppenspezifischen Fallpunktzahl. Ärzte wurden auf der Grundlage von Einzelleistungen vergütet, allerdings nur bis zum Erreichen der Budgetgrenze. Allerdings durften bestimmte Leistungen auch außerhalb des Budgets vergütet werden. Dies waren z. B. hoch spezialisierte, kostenintensive Leistungen, die hausärztliche Grundvergütung, Schutzimpfungen und operative Leistungen. Der Anteil dieser Leistungen am gesamten Leistungsvolumen war aber relativ gering. Die Praxisbudgets sollten dem Punktwertverfall der EBM-Leistungen entgegenwirken.

Mit Wirkung vom 1.7.2003 schaffte der erweiterte Bewertungsausschuss die Praxisbudgets wieder ab. Seitdem gelten auf arztindividueller Ebene so genannte Regelleistungsvolumina. Auch sie wurden durch die Multiplikation der individuellen Fallzahlen (je Quartal) mit einer arztgruppenspezifischen Fallpunktzahl ermittelt. Der wichtigste Unterschied zu den arztgruppenbezogene Praxisbudgets bestand darin, dass Leistungen, die über diese Regelleistungsvolumen hinausgingen, mit einem geringeren Punktwert vergütet wurden («abgestaffelte Vergütung»), während bei den Praxisbudgets keinerlei Vergütung vorgesehen war. 2005 wurde der so genannte EBM 2000plus eingeführt, der u. a. eine bessere Honorierung der eigentlichen ärztlichen Leistung im Vergleich zu medizintechnischen Leistungen beinhaltete.

Das GKV-Modernisierungsgesetz (GMG) aus dem Jahr 2003 sah für 2007 eine erneute Reform der vertragsärztlichen Vergütung vor: An die Stelle der Budgetierung sollten dann Regelleistungsvolumina treten, deren Berechnung sich an der Morbidität der Versicherten zu orientieren hatte und innerhalb derer die ärztlichen Leistungen zu festen Punktwerten zu vergüten waren. Damit würde sich das finanzielle Risiko eines erhöhten Behandlungsbedarfs von den Vertragsärzten auf die Krankenkassen verlagern. Jedoch gelang den Krankenkassen und der KBV erst zum 1.1.2009 eine entsprechende Einigung.

Mit dem GKV-Wettbewerbsstärkungsgesetz (GKV-WSG) wurde eine weitgehende Reform der vertragsärztlichen Vergütung verabschiedet, die ebenfalls 2009 in Kraft trat (s. u.). Das GKV-Versorgungsstrukturgesetz (GKV-VStG) 2011 nahm daran einige Modifikationen vor.

Daneben war auch die Verteilung des Honorars zwischen Hausärzten und Fachärzten wiederholt Gegenstand von Reformen. Das 1999 verabschiedete GKV-Gesundheitsreformgesetz (GKV-GRG) hatte bereits die Trennung der Gesamtvergütung in einen hausärztlichen und einen fachärztlichen festgeschrieben. Damit sollte verhindert werden, dass die Honorierung der hausärztlichen Tätigkeit unter der Ausweitung der von Fachärzten erbrachten technischen Leistungen leidet. Außerdem stärkte das nachfolgende GKV-Modernisierungsgesetz (GMG) mit Wirkung von 2004 den Einfluss der Krankenkassen auf die vertragsärztliche Honorarverteilung: Die KVen hatten sich darüber mit den Krankenkassen nicht mehr nur ins Benehmen zu setzen, also lediglich zu informieren und anzuhören, sondern sich mit ihnen darüber zu verständigen. Diese Bestimmung nahm das GKV-VStG zum 1.1.2012 aber zurück. Nun sind die KVen wieder lediglich gehalten, das Benehmen mit den Krankenkassen herzustellen. Damit entscheiden die KVen de facto wieder allein über den Honorarverteilungsmaßstab.

5.3.4 Kernmerkmale des aktuellen Vergütungssystems

Mit dem GKV-WSG wurde die vertragsärztliche Vergütung zum 1.1.2009 weitgehend neu geordnet. Die Krankenkassen zahlen seitdem eine morbiditätsorientierte Gesamtvergütung für die vertragsärztlichen Leistungen an die KVen. Zu diesem Zweck wird unter Heranziehung der Zahl und der Morbiditätsstruktur der Versicherten auf der Grundlage des EBM ein Behandlungsbedarf in Form eines Punktzahlvolumens errechnet und mit dem vereinbarten Punktwert multipliziert (§ 87a Abs. 3 SGB V). Bei der jährlichen Anpassung der morbiditätsorientierten Gesamtvergütung sind u. a. Art und Umfang der ärztlichen Leistungen, soweit sie auf veränderten Gesetzes- oder Satzungsbestimmungen oder auf Beschlüssen des G-BA beruhen, die Zahl und Morbiditätsstruktur der Versicherten sowie etwaige Leistungsverlagerungen zwischen ambulantem und stationärem Sektor zu berücksichtigen.

Gleichzeitig muss die gemeinsame Selbstverwaltung im EBM jährlich einen bundeseinheitlichen Punktwert als Orientierungswert in Euro für die Vergütung ambulanter ärztlicher Leistungen festlegen (§ 87 Abs. 2e SGB V). Auf dieser Grundlage hat die Selbstverwaltung der Ärzte und Krankenkassen auf Landesebene unter Berücksichtigung der jeweiligen regionalen Besonderheiten einen regionalen Punktwert sowie Zu- und Abschläge für besondere Leistungen oder Versorgungsbedarfe festzulegen und daraus eine regionale Gebührenordnung in Euro-Preisen zu erstellen (§ 87a Abs. 2 SGB V). Damit entfiel die bisherige grundlohnsummenorientierte Budgetierung der Gesamtvergütung und wurde das Morbiditätsrisiko von der Ärzteschaft auf die Krankenkassen verlagert. Bei der jährlichen Anpassung des bundeseinheitlichen Orientierungswertes sind «die Entwicklung der für Arztpraxen relevanten Investitions- und Betriebskosten», «Möglichkeiten zur Ausschöpfung von Wirtschaftlichkeitsreserven» sowie «die allgemeine Kostendegression bei Fallzahlsteigerungen» zu berücksichtigen (§ 87 Abs. 2g SGB V).

Die Vergütung des einzelnen Arztes orientiert sich wie bereits zuvor an arztgruppenspezifischen Regelleistungsvolumina. Sie werden nun aber bis zur Obergrenze mit einem festen Punktwert vergütet. Für darüber hinausgehende Leistungen hatte das Sozialgesetzbuch bis Ende 2011 abgestaffelte Vergütungen vorgeschrieben (§ 85 Abs. 4 SGB V – alt).

Mit dem Inkrafttreten des GKV-VStG bestimmt das SGB V nun, dass diese Leistungen, wenn sie «sich aus einem bei der Vereinbarung der morbiditätsbedingten Gesamtvergütung nicht vorhersehbaren Anstieg des morbiditätsbedingten Behandlungsbedarfs ergeben, (...) von den Krankenkassen zeitnah, spätestens im folgenden Abrechnungszeitraum (...) ebenfalls mit den in der Euro-Gebührenordnung (...) enthaltenen Preisen zu vergüten» sind (§ 87a Abs. 3 SGB V). Dabei sind die Empfehlungen des Bewertungsausschusses «zur Vereinbarung des Umfangs des nicht vorhersehbaren Anstiegs des morbiditätsbedingten Behandlungsbedarfs» (§ 87a Abs. 5 SGB V) zu berücksichtigen (§ 87a Abs. 3 SGB V). Jedenfalls sind seit 2012 Abstaffelungen für Leistungen jenseits des Regelleistungsvolumens anders als vorher zumindest nicht mehr automatisch vorgesehen – eine von zahlreichen Bestimmungen, an denen man die ärztefreundliche Handschrift der konservativ-liberalen Bundesregierung erkennen kann.

Parallel zu den Bestimmungen zur Gesamtvergütung und den Regelleistungsvolumina wurde auch der EBM in wesentlichen Punkten überarbeitet. Pauschalvergütungen haben nun ein deutlich größeres Gewicht erhalten. In der hausärztlichen Versorgung wird eine Reihe von Basisleistungen nun mit einer Versichertenpauschale vergütet, in der fachärztlichen Versorgung gibt es dafür arztgruppenspezifische Grundpauschalen und – zumeist diagnosebezogene – Zusatzpauschalen. Daneben sieht der EBM wie bisher weiterhin Einzelleistungen vor.

Schließlich wurden mit dem GKV-VStG 2012 auch die Spielräume von KVen und Krankenkassen, auf regionaler Ebene von bundesweiten Honorarvorgaben abzuweichen, erweitert. Die Bundesregierung will sie damit besser in die Lage versetzen, mit Hilfe finanzieller Anreize einer Unterversorgung entgegenzuwirken.

5.3.5 Steuerungsprobleme des Vergütungssystems

Die zahlreichen Reformen der vergangenen Jahre dürften dazu beitragen, die langjährigen offenkundigen und eklatanten Fehlsteuerungen bei der Vergütung von Ärzten einzudämmen. Gerade mit der Einführung einer morbiditätsbezogenen Gesamtvergütung ist die Aussicht verbunden, dass das Vergütungssystem stärker als in der Vergangenheit dazu beiträgt, das Leistungsgeschehen am Behandlungsbedarf der Versicherten auszurichten.

Dennoch existieren erhebliche Steuerungsprobleme bei der vertragsärztlichen Vergütung fort. Sie gehen auf unterschiedliche – z. T. kaum vermeidbare – Probleme zurück. Einige dieser Probleme resultieren grundsätzlich aus der Anwendung finanzieller Anreize auf gesundheitsbezogene Leistungen. Finanzielle Anreize werden eingesetzt, weil man erwartet, dass Ärzte sich bei der Behandlung an ihnen orientieren. Wenn man dies nicht erwarten würde, bräuchte man sie nicht anzuwenden. Die Erfahrungen mit dem ärztlichen Leistungsgeschehen, insbesondere mit seinen Veränderungen im Anschluss an neue Leistungsbewertungen, zeigen, dass finanzielle Anreize in der Tat eine starke Steuerungsfunktion haben.

Allerdings muss das finanzielle Interesse des Arztes nicht mit dem Behandlungsbedarf des Patienten zusammenfallen. Kommt es zu einem Konflikt zwischen diesen Handlungskriterien, so kann der Arzt seinem finanziellen Interesse den Vorzug geben. Auch intelligente Steuerungssysteme können derartige Konstellationen und Reaktionen nicht verhindern. Der Status des Arztes als eines mit Definitionsmacht über den Behandlungsbedarf ausgestatteten Experten und die Informationsasymmetrie zwischen Arzt und Patient sowie zwischen Arzt und Kostenträger bieten ihm für die Orientierung an eigenen Interessen vielfältige Gelegenheiten und Optionen. Dies gilt gerade für die ambulante Versorgung, weil der hier hohe Anteil diffuser Beschwerdebilder in vielen Fällen keinen zwingenden Ablauf von Behandlungsschritten vorgibt.

Die Folgen des jederzeit möglichen Auseinanderfallens von finanziellem Anreiz und Behandlungsbedarf können für den Patienten sehr unterschiedlich sein. Sie können z. B. bestehen

- in einer Vorenthaltung notwendiger medizinischer Leistungen, die insbesondere bei Budgets oder Pauschalvergütungen auftreten kann
- in einer Überversorgung, die vor allem bei der Einzelleistungsvergütung wahrscheinlich ist
- in der zeitlichen Verschiebung (Wiedereinbestellung im nächsten Abrechnungsquartal, um einen neuen Behandlungsfall auszulösen) oder institutionellen Verschiebung von Behandlungen (Überweisung an Kollegen, um die Überschreitung von Ausgabengrenzen zu vermeiden).

Untersuchungen deuten darauf hin, dass derartige Verhaltensweisen zumindest keine Ausnahmen sind, auch wenn man über ihre Verbreitung keine verlässlichen Aussagen treffen kann (z. B. Braun 2000 u. 2002). Eine Immunität gegen solche opportunistischen Ausweichreaktionen könnte aus einer unbedingten individuell empfundenen Verpflichtung des Arztes gegenüber seinen Patienten erwachsen. Freilich vermitteln die bisherigen Erfahrungen mit dem ärztlichen Leistungsgeschehen in der GKV, das ärztliche Leistungsgeschehen im Bereich der privaten Krankenversicherung, die aktuellen Erfahrungen im Umgang mit individuellen Gesundheitsleistungen sowie zahllose anekdotenhafte Berichte von Patienten aus dem Behandlungsalltag nicht den Eindruck, dass eine solche Haltung sonderlich weit verbreitet ist. Vermutlich kann man angesichts der Allgegenwart und Stärke finanzieller Anreize in der medizinischen Versorgung dies auch nicht wirklich erwarten. Will man den Arzt nicht mit idealistischen Anforderungen überfrachten, so wird man sich kaum der Erkenntnis verschließen können, dass der Kern des Problems eher in der Struktur der Anreize als in den ärztlichen Reaktionen auf diese Anreize zu suchen ist, was ärztliches Fehlverhalten freilich nicht entschuldigen kann und soll. Dass Ärzte wiederum sehr stark auf finanziellen Anreizen für ihre Tätigkeit beharren – und zwar, wenn es nach ihnen ginge, auf solchen, die eine Mengenexpansion begünstigen – ist ein Hinweis darauf, wie eng sie ihre Tätigkeit mit finanziellen Interessen verknüpfen.

Die Konflikte zwischen finanziellen Interessen und Patientenorientierung haben den Gesetzgeber und die gemeinsame Selbstverwaltung in den zurückliegenden Jahren veranlasst, nach und nach ein engmaschiges gesetzliches und untergesetzliches Vorschriftenwerk und diverse Mechanismen zur Kontrolle des ärztlichen Leistungsgeschehens zu entwickeln. Wahrgenommene Fehlanreize, die mit finanziellen Steuerungsinstrumenten üblicherweise einhergehen, sollen auf diese Weise korrigiert und antizipierte Fehlanreize vermieden oder zumindest begrenzt werden. Dabei hat eine Wechselwirkung von immer neuen Ausweichreaktionen und Kontrollmechanismen eine Bürokratisierungsspirale in Gang gesetzt, die insbesondere von Ärzten lautstark beklagt wird. In der Tat geht ein nicht geringer Teil der wachsenden Bürokratie im Gesundheitswesen auf das Bestreben zurück, unerwünschte Folgen finanzieller Anreize einzudämmen. Wenn die politischen Entscheidungsträger aber schon auf starke finanzielle Anreize in der Leistungserbringung setzen, erscheint eine flankierende Re-Regulierung unvermeidlich. Allerdings ist damit nichts darüber gesagt, ob die eingesetzten Instrumente auch geeignet sind, ihre Zwecke zu erfüllen.

Angesichts dieser komplexen Problematik ist in der Debatte über das «richtige» Vergütungssystem auch der sehr bedenkenswerte Vorschlag unterbreitet worden, Ärzte auf Gehaltsbasis zu vergüten und auf diese Weise die ärztliche Behandlung von finanziellen Anreizen zu entkoppeln. Sein besonderer Charme bestünde darin, dass er dem Arzt Gelegenheit geben würde, sich ganz dem Patienten und seinem Versorgungsbedarf zu widmen, ohne sachfremde Erwägungen anstellen zu müssen. Allerdings gibt es dann auch keinen Anreiz zu besonders sorgfältiger und vollständiger Therapie. Zudem würde auch dieser Vorschlag das Problem einer Festlegung angemessener Ressourcen letztlich nicht aus der Welt schaffen, sondern auf die Institution verlagern, in deren Auftrag die Ärzte die Versorgung durchführen. Auch in einem solchen Modell bliebe die Frage zu klären, in welchem Umfang Ressourcen für die Krankenversorgung bereitzustellen und wie sie in der Versorgung zu verwenden sind.

Handelt es sich bei den skizzierten Aspekten um grundsätzliche Probleme der Honorarpolitik, so bringt aber auch die konkrete Ausgestaltung des aktuellen Vergütungssystems diverse Steuerungsprobleme mit sich. So bergen die Bestimmungen zu den Regelleistungsvolumina (s.o.) erhebliche Anreize für eine medizinisch nicht begründete Mengenexpansion. Darüber hinaus ist zu hinterfragen, ob die Regelleistungsvolumina tatsächlich den arztgruppenspezifischen Behandlungsbedarf je Patient abbilden, denn die Berechnung der Regelleistungsvolumina beruht auf Behandlungsdaten, die ihrerseits eine Reihe von – z. T. aus den finanziellen Anreizen resultierenden – Verzerrungen enthalten dürften.

5.4 Charakteristika des Regulierungssystems in der ambulanten Versorgung

5.4.1 Korporatistische Regulierung

Unter den verschiedenen Sektoren des Gesundheitswesens ist der ambulante Sektor sicherlich derjenige, in dem korporatistische Strukturen am stärksten ausgeprägt sind. Das Regulierungssystem des ambulanten Sektors kann nachgerade als Musterbeispiel eines korporatistischen Steuerungsmodells gelten. Dieses Modell ist durch folgende Merkmale charakterisiert:

- Der Staat definiert einen politischen Ordnungsrahmen und delegiert Steuerungskompetenzen zu dessen Konkretisierung an nachgeordnete Verbände.
- Diese Verbände führen Kollektivverhandlungen und schließen Kollektivverträge, mit denen sie diese Kompetenzen wahrnehmen und die für die vertretenen Individualakteure (vor allem Einzelkassen, Vertragsärzte, Versicherte, Patienten) verbindlich sind, auch wenn im Einzelnen unterschiedliche Grade der Verbindlichkeit möglich sind. Die Vertragsbeziehungen werden in der ambulanten Versorgung also durch die Verbände der Finanzierungsträger und Leistungserbringer und nicht durch einzelwirtschaftliche Akteure gestaltet.
- Basis für die Durchsetzung dieser Vereinbarungen gegenüber den Mitgliedern, also für die Verpflichtungsfähigkeit der Verbände, ist die staatliche Schaffung eines Vertretungsmonopols bzw. einer Pflichtmitgliedschaft für die beteiligten Akteure, in diesem Fall der Vertragsärzte in den KVen und der Versicherten in der GKV.
- Der Staat seinerseits überwacht das Gebaren der Verbände und verbindet die Delegation von Kompetenzen mit einem Interventionsvorbehalt. Für den Fall, dass Vereinbarungen nicht oder nicht fristgerecht zu Stande kommen oder dass ihr Inhalt nach Auffassung der Aufsichtsbehörde nicht den gesetzlichen

Bestimmungen entspricht («Rechtsaufsicht»), kann diese den Vereinbarungen die Genehmigung verweigern, sie beanstanden oder eine Regelung auch selbst erlassen («Ersatzvornahme»). Es handelt sich also um eine verbandliche Selbststeuerung «im Schatten der Hierarchie» (Scharpf 2000). Bei der Aufsicht der Verbände gibt es eine Arbeitsteilung zwischen Bund und Ländern (s. Kap. 4.1.4).

Die zentrale Bedeutung kollektivvertraglicher Beziehungen zwischen Kassen und KVen hat zur Folge, dass weder zwischen Patient und Arzt noch zwischen Kasse und Arzt direkte vertragliche Bindungen oder finanzielle Beziehungen existieren (**Abb. 5-3**). Vielmehr vereinbaren die KVen und die Kassenverbände stellvertretend für Vertragsärzte bzw. Versicherte die Bedingungen der Leistungserbringung. Die Verträge beziehen sich vor allem auf die Vergütung, aber auch auf die Qualität und die Menge der zu erbringenden Leistungen. Von besonderer Bedeutung ist dabei das erwähnte Wirtschaftlichkeitsgebot (s. Kap. 4.1.2). Die Verträge sind auch für das Verhältnis von Ärzten und Versicherten verbindlich. Der Patient weist mit der Krankenversicherungskarte dem Arzt seinen Anspruch auf unentgeltliche Krankenbehandlung nach; der Arzt erbringt seine Leistungen am Patienten als Sachleistung, dokumentiert sie und reicht seine Abrechnungsdaten bei der zuständigen KV ein; die KV sammelt diese Daten und belegt mit ihnen gegenüber der Kasse Art und Umfang der insgesamt erbrachten Leistungen. Diesem Kreislauf der Sachleistungen entgegengesetzt verläuft die Richtung des Geldkreislaufs: die Versicherten entrichten ihre Krankenversicherungsbeiträge – als vom Arbeitgeber einbehaltene Pflichtbeiträge – an ihre Krankenkasse; die Krankenkassen vereinbaren über ihre Verbände mit der KV die Höhe der Gesamtvergütung; die KV verteilt die Gesamtvergütung an die einzelnen Ärzte nach Maßgabe der von diesen abgerechneten Leistungen.

5.4.2 Das Mehrebenensystem in der ambulanten Versorgung

Grundsätzlich ist die vertragsärztliche Versorgung in den Vereinbarungen zwischen der KBV bzw. den KVen und den Verbänden der Krankenkassen so zu regeln, «dass eine ausreichende, zweckmäßige und wirtschaftliche Versorgung der Versicherten unter Berücksichtigung des allgemein anerkannten Standes der medizinischen Erkenntnisse gewährleistet ist und

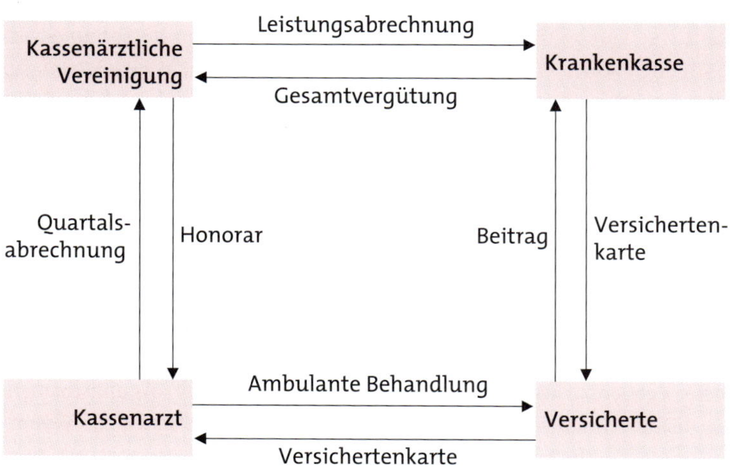

Quelle: Eigene Darstellung.

Abbildung 5-3: Leistungs- und Vertragsbeziehungen in der vertragsärztlichen Versorgung (Kollektivvertragssystem).

die ärztlichen Leistungen angemessen vergütet werden» (§ 72 Abs. 2 SGB V). Die gesetzlichen Rahmenvorgaben weisen der Bundes- und der Landesebene unterschiedliche Steuerungskompetenzen zu. Die Steuerung der ambulanten Versorgung in der GKV erfolgt im Rahmen eines Mehrebenensystems, in dem die Zuständigkeiten auf eine Makro-, eine Meso- und eine Mikroebene verteilt sind.

Auf der *Makro-Ebene* sind die KBV und der GKV-Spitzenverband die entscheidenden Akteure. Sie vereinbaren im Bundesmantelvertrag die für alle Beteiligten geltenden Rahmenbedingungen der ambulanten Versorgung. Außerdem weist ihnen der Gesetzgeber auf einer Vielzahl von Feldern die Aufgabe zu, kollektiv verbindliche Vereinbarungen von grundsätzlicher Bedeutung zu treffen. Dazu zählen z. B. Vereinbarungen über Inhalt und Umfang der hausärztlichen Versorgung (§ 73 Abs. 1c SGB V), die Festlegung der Bewertungsrelationen der abrechnungsfähigen vertragsärztlichen Leistungen (§ 87 SGB V) oder Rahmenvereinbarungen zum Inhalt und zur Durchführung von Strukturverträgen (§ 73a Abs. 2 SGB V).

Als Institution ist auf dieser Ebene der Gemeinsame Bundesausschuss (G-BA) von herausragender Bedeutung. Der G-BA ist für die konkretisierende Rechtsetzung in der vertragsärztlichen Versorgung zuständig, Er hat «Richtlinien über die Gewähr für eine ausreichende, zweckmäßige und wirtschaftliche Versorgung der Versicherten» zu verabschieden sowie Untersuchungs- und Behandlungsmethoden im Hinblick auf ihren diagnostischen und therapeutischen Nutzen sowie auf ihre medizinische Notwendigkeit und ihre Wirtschaftlichkeit zu überprüfen (§ 92 Abs. 1 SGB V). Damit entscheidet er über den Leistungskatalog der GKV.

Auf der *Meso-Ebene* haben die KVen und die Landesverbände der Krankenkassen bzw. die Verbände der Ersatzkassen vor allem die Aufgabe, die bundesweiten Rahmenvorgaben zu konkretisieren. Dazu zählen z. B. der Abschluss von Gesamtverträgen (§ 82 Abs. 2 SGB V), die insbesondere eine Vereinbarung über die Höhe der vertragsärztlichen Gesamtvergütung beinhalten (§ 85 Abs. 2 SGB V), Vereinbarungen über die Durchführung von Wirtschaftlichkeitsprüfungen (§ 106 Abs. 3 SGB V) oder die Aufstellung eines Bedarfsplans zur vertragsärztlichen Versorgung (§ 99 SGB V). Dabei werden die Kassen und ihre Verbände vom Gesetzgeber dazu verpflichtet, «einheitlich und gemeinsam» – wie es in den gesetzlichen Bestimmungen zumeist heißt – zu handeln. Auch darin kommt der korporatistische Charakter des Steuerungssystems zum Ausdruck.

Auf der *Mikro-Ebene* treffen einzelne Krankenkassen und einzelne oder Gruppen von Leistungserbringern Vereinbarungen zur ambulanten Versorgung. Etwa seit Mitte der 1990er Jahre machte sich in der staatlichen Gesundheitspolitik mit dem Übergang zu einer Politik des regulierten Wettbewerbs ein Trend bemerkbar, Handlungskompetenzen zum Teil wieder auf die *einzelwirtschaftliche* Ebene zurück zu verlagern (s. Kap. 10.6).

5.4.3 Das ambulante Regulierungssystem im Wandel

Die Ausrichtung an Prinzipien des regulierten Wettbewerbs brachte somit Kompetenzverschiebungen zwischen den Handlungsebenen in der GKV mit sich (Gerlinger 2002). Die Krankenkassen erhalten als *Einzel*kassen neue Möglichkeiten zum Abschluss von Versorgungsverträgen: Zum einen sind sie nicht mehr so eng an Vereinbarungen im Rahmen ihres Kassenverbandes gebunden, zum anderen können sie in einer wachsenden Zahl von Versorgungsfeldern Verträge mit einzelnen oder Gemeinschaften von Ärzten abschließen und sind nicht mehr auf eine Einigung mit der KV angewiesen. Die Stärkung der einzelwirtschaftlichen Akteure betrifft also sowohl die Kassen- als auch die Ärzteseite. Das Experimentierfeld der Selektivverträge sind die besonderen Versorgungsformen. Die Möglichkeiten der *Einzelkassen* zur Vereinbarung von besonderen Versorgungsverträgen mit einzelnen oder Gemeinschaften von Ärzten sind in den letzten Jahren nach und nach erweitert worden (Gerlinger 2002 und 2004). Dies betrifft

- die Vereinbarung von Modellvorhaben (§ 64 SGB V)
- den Abschluss von Verträgen zur integrierten Versorgung einschließlich der Vereinbarungen über die Vergütung der in diesem Rahmen zu erbringenden ärztlichen Leistungen (§ 140a-d SGB V)
- Verträge über strukturierte Behandlungsprogramme (Disease Management Programme) (§ 137f-g SGB V)
- den Abschluss von Verträgen zur hausarztzentrierten Versorgung (§ 73b SGB V)
- Vereinbarungen zur besonderen ambulanten Versorgung mit Vertragsärzten, insbesondere Gebietsärzten (§ 73c SGB V).

Diese Entwicklungen stehen im Zusammenhang mit dem Bestreben der politischen Entscheidungsträger, den wirtschaftlichen Wettbewerb im GKV-System in der Hoffnung auszuweiten, auf diese Weise die Versorgungseffizienz zu verbessern. Das kollektivvertragliche System gilt den politischen Entscheidungsträgern dabei in mancherlei Hinsicht als Modernisierungshindernis. Gleichsam spiegelbildlich zur skizzierten Kompetenzerweiterung für einzelne Kassen wurden seit den 1990er Jahren das Vertretungsmonopol der KVen nach und nach durchlöchert und die Möglichkeiten zum Abschluss von Individualverträgen bzw. von Gruppenverträgen ohne die KVen erweitert. Dies gilt ebenfalls für Verträge über Modellvorhaben, integrierte Versorgung, strukturierte Behandlungsprogramme, hausarztzentrierte Versorgung und für die Vereinbarung besonderer Versorgungsaufträge. Seit 2004 sind die KVen von Verträgen zur integrierten Versorgung sogar explizit ausgeschlossen (§ 140b Abs. 1 SGB V). Trotz dieses Trends zu einem weiteren Bedeutungsgewinn einzelvertraglicher Regelungen wird der überwältigende Teil des ambulanten Leistungsgeschehens nach wie vor in Kollektivverträgen mit den KVen geregelt. In der GKV existiert also ein Nebeneinander von kollektiv- und einzelvertraglicher Steuerung des Leistungsgeschehens.

Anders als es zunächst nahe zu liegen scheint, hat der Trend zu einer Liberalisierung des Vertragsrechts aber nicht dazu geführt, dass kollektiv verbindliche Regelungen für die Regulierung der GKV an Bedeutung verloren haben. Das Gegenteil ist der Fall: Die Einführung und allmähliche Ausweitung von Elementen des regulierten Wettbewerbs war und ist in der vertragsärztlichen Versorgung begleitet von einer Ausweitung hierarchischer Steuerung in der GKV, deren Hauptakteure der Gesetz- und Verordnungsgeber, insbesondere das Bundesministerium für Gesundheit (BMG), einerseits und – in dessen Auftrag – die Akteure der gemeinsamen Selbstverwaltung auf Bundesebene andererseits sind.

Die Ausweitung staatlicher Intervention kommt vor allem in folgenden Maßnahmen zum Ausdruck:

1. Der Staat bedient sich bei seinen Steuerungsbemühungen zunehmend einer vielgestaltigen und differenzierten prozeduralen Steuerung. Durch die Veränderung von Verfahrens- und Entscheidungsregeln, das Setzen finanzieller Anreize und die Auflösung und Bildung von Institutionen verändert er die Interessenlage einzelner Akteure und weist ihnen Handlungsressourcen zu bzw. entzieht sie ihnen. Auf diese Weise kann er die Wahrscheinlichkeit erhöhen, dass in den betreffenden Selbstverwaltungsgremien Entscheidungen fallen, die mit den staatlichen Zielsetzungen für die Entwicklung der GKV übereinstimmen. Dies betrifft auch die Institutionen der gemeinsamen Selbstverwaltung der Ärzte und Krankenkassen. Hier lässt sich seit den 1990er Jahren ein Trend zur Stärkung der Krankenkassen gegenüber den Leistungserbringern erkennen (s. Kap. 10.6.3).

2. Der Gesetzgeber überzieht die gemeinsame Selbstverwaltung mit einem immer dich-

teren Netz gesetzlicher Vorschriften. Dabei handelt es sich überwiegend um solche Bestimmungen, die die Modalitäten der Marktkonstitution in der GKV regeln, also die Rechte und Pflichten der Akteure in einem zunehmend von finanziellen Anreizen geprägten Handlungssystem präzisieren und die Grenzen ihres Handelns definieren. Gegenstand solcher Regelungen sind insbesondere die Vergütung vertragsärztlicher Leistungen sowie die Qualitätssicherung (s. Kap. 5.5). Auf beiden Feldern entsteht ein hochgradig ausdifferenziertes Vorschriftenwerk, das noch ergänzt wird durch ein viel komplexeres Regelwerk der gemeinsamen Selbstverwaltung. Beide sind – wie oben ausgeführt - Ausdruck und Bestandteil einer den Umbau des Gesundheitssystems flankierenden Re-Regulierung, die darauf zielt, unerwünschte Reaktionen und Wirkungen so weit wie möglich zu vermeiden.

Schließlich hat der Gesetzgeber seit Beginn dieses Jahrhunderts wiederholt versucht, den staatlichen Einfluss auf den G-BA auf Kosten der Verbände auszuweiten. Hintergrund ist der an die Verbände gerichtete Vorwurf, sich bei diesen Entscheidungen nicht nur von wissenschaftlichen Erkenntnissen, sondern auch von eigenen Interessen leiten zu lassen. Derartige Versuche wurden unter allen Regierungskonstellationen unternommen, zuletzt unter der schwarz-gelben Regierung bei der Verabschiedung des GKV-VStG 2011.

5.4.4 Machtverschiebungen zwischen Kassen und Kassenärztlichen Vereinigungen

Seit ihrer Gründung üben KBV und KVen einen maßgeblichen Einfluss auf die ambulante Versorgung und auf die gesamten Strukturen des deutschen Gesundheitswesens aus. Die entscheidende Grundlage dafür ist der erwähnte Sicherstellungsauftrag. Die in den KVen vollzogene institutionelle Verknüpfung eines öffentlich-rechtlichen Handlungsauftrags mit der Vertretung von Standesinteressen verschafft den niedergelassenen Vertragsärzten eine auch im internationalen Vergleich einmalige Machtposition. Mit dem Sicherstellungsauftrag wurde ein Vertretungsmonopol errichtet, das den KVen – zumindest war dies in der Vergangenheit der Fall – in den Verhandlungen mit den Krankenkassen ein hohes Maß an Durchsetzungsfähigkeit verleiht, weil es die Ärzte davor bewahrt, untereinander in Konkurrenz um den Abschluss eines Versorgungsvertrags mit den Kassen treten zu müssen. Der Einigungszwang in den Vertragsverhandlungen mit den Krankenkassen und die paritätische Zusammensetzung der Selbstverwaltungsausschüsse verschaffte den KVen und der KBV in zentralen Feldern eine Vetoposition; zugleich konnten sie die untereinander konkurrierenden Kassen häufig gegeneinander ausspielen. Die Durchsetzungsfähigkeit der KVen äußerte sich bis weit in die 1970er Jahre hinein in sehr hohen Steigerungsraten bei den ärztlichen Einkommen, aber auch in der erfolgreich verteidigten strikten Trennung von ambulanter und stationärer Versorgung.

Mit dem Übergang zur Kostendämpfungspolitik leitete der Gesetzgeber eine allmähliche Kräfteverschiebung in der Selbstverwaltung zuungunsten der KVen ein. Insbesondere mit der Einleitung von Reformen, die ein System des regulierten Wettbewerbs etablieren sollen, tritt seit den 1990er Jahren dieser Entwicklungstrend noch deutlicher hervor, denn ein Wettbewerb von Leistungsanbietern ist ein wichtiges Merkmal dieses Konzepts. Die Stärkung der Kassen erfolgte auf unterschiedlichen Wegen:

- *Erstens* milderte der Gesetzgeber ihre Konkurrenzsituation, indem er eine einheitliche Gebührenordnung schuf und bei den Primärkassen – also v. a. den Ortskrankenkassen, den Betriebskrankenkassen und den Innungskrankenkassen, die im Unterschied zu den Ersatzkassen vor 1989 nicht über einen Sonderstatus in der GKV verfügten – die

Kompetenz zum Abschluss von Honorarverträgen von den Einzelkassen auf die Landesverbände übertrug.

- *Zweitens* durchlöcherte er an einzelnen Punkten das Vertretungsmonopol der KVen und erweiterte die vertragspolitischen Handlungsmöglichkeiten der Kassen. Dazu zählen vor allem die erwähnten Möglichkeiten, die KVen bei Verträgen über Modellvorhaben, im Bereich der integrierten Versorgung, bei strukturierten Behandlungsprogrammen etc. zu umgehen.
- *Drittens* wurde die Kassenseite durch die gesetzliche Festschreibung sektoraler Budgets in ihren Bemühungen um wirkungsvollere Ausgabenbegrenzungen gestärkt. Zudem hat der Gesetzgeber in den zurückliegenden Jahrzehnten durch die Einführung und Verschärfung des Grundsatzes der Beitragssatzstabilität (§ 71 SGB V) die Position der Krankenkassen in den Vergütungsverhandlungen mit KBV und KVen gestärkt und 2004 außerdem den Einfluss der Krankenkassen auf die vertragsärztliche Honorarverteilung erweitert. Zugleich hat die mit der Einführung der freien Kassenwahl verschärfte Kassenkonkurrenz die Finanzierungsträger zu einer im Vergleich zu vorangegangenen Jahrzehnten weit rigideren Haltung in den Honorarverhandlungen veranlasst.
- *Viertens* hat der Staat mit dem GSG 1992 sein Drohpotential gegenüber den Vertragsärzten ausgeweitet: Legen in einem Zulassungsbezirk mehr als die Hälfte der Vertragsärzte ihre Zulassung nieder oder verweigern die vertragsärztliche Versorgung, so geht der Sicherstellungsauftrag automatisch von der KV an die Krankenkassen über (§ 72a Abs. 1 SGB V); Ärzte, die sich an einem kollektiven Zulassungsverzicht beteiligen, müssen zudem mit einem mindestens sechsjährigen Entzug ihrer Kassenzulassung rechnen (§ 95b Abs. 2 SGB V).

Somit haben sich die Beziehungen zwischen KVen und Krankenkassen seit Mitte der 1970er Jahre allmählich, aber im Ergebnis doch spürbar verändert. In den Machtverschiebungen kommt zum Ausdruck, dass es die Krankenkassen sind, denen der Gesetzgeber die Aufgabe zuweist, die angestrebte Modernisierung von Versorgungsstrukturen auf den Weg zu bringen und gegenüber den Leistungsanbietern durchzusetzen.

Allerdings leitete das GKV-VStG 2011 in dieser Hinsicht eine Gegenbewegung ein. Es setzte ab 2012 eine Reihe von Bestimmungen in Kraft, welche die Durchsetzungsfähigkeit der KVen bei der Vereinbarung und Verteilung der Gesamtvergütung erhöhen sollen. Dazu zählt u. a. die Rücknahme des zuvor erweiterten Kasseneinflusses auf den regionalen Honorarverteilungsmaßstab. Darin kommt auch die enge klientelpolitische Bindung der Regierungsparteien an die niedergelassenen Ärzte zum Ausdruck.

Trotz ihrer partiellen Machterosion sind KBV und KVen aber nach wie vor äußerst einflussreiche Partner bzw. Kontrahenten der Krankenkassen und die mit Abstand bedeutendste Interessenvertretungsorganisation von Ärzten. Dabei lässt sich in den letzten Jahren ein Wandel in ihren Interessenvermittlungsstrategien beobachten. Die korporatistischen Verhandlungssysteme bieten den Interessengruppen somit weniger Spielräume zur erfolgreichen Interessenvermittlung als in der Vergangenheit; gleichzeitig werden die Erfolgsaussichten lobbyistischer Interessenvermittlung ungewisser, weil der Staat in der Gesundheitspolitik an strategischer Autonomie gewinnt und die politischen Eliten den skizzierten Umbau des Gesundheitswesens als weitgehend alternativlos ansehen. KBV und KVen reagieren darauf mit einer Diversifizierung ihrer Interessenvermittlungsstrategien. Neben der korporatistischen und der lobbyistischen Einflussnahme setzen sie zunehmend darauf, gleichsam an der Politik vorbei die Öffentlichkeit direkt anzusprechen und insbesondere durch Protestaktionen (Praxisschließungen, Aktionstage, Demonstrationen etc.) öffentliche Unterstützung für ihre Forderungen zu gewinnen (Gerlinger 2009a). Dies schließt eine gewachsene Konfliktbereitschaft gegenüber den politischen Entscheidungsträgern ein.

5.4.5 Kassenärztliche Vereinigungen im Wandel

Die Durchsetzungsfähigkeit der KVen wurde nicht nur durch externe, sondern auch durch interne Veränderungen geschwächt. Der hinter dem Anstieg der Arztzahlen zurückbleibende Zuwachs der vertragsärztlichen Gesamtvergütung und die damit verbundene Enttäuschung von Einkommenserwartungen rückte die Honorarverteilung in den Mittelpunkt ärztlicher Standespolitik. Die einzelnen Arztgruppen waren angesichts des restriktiven Finanzrahmens der GKV nunmehr darauf verwiesen, ihre honorarpolitischen Interessen auf Kosten anderer Arztgruppen durchzusetzen. Die Verteilungskonflikte spitzten sich in den 1990er Jahren derart zu, dass sie die KVen mehrmals an den Rand der Spaltung trieben (Gerlinger 1997a). Vor allem das Verhältnis zwischen Hausärzten und Spezialärzten ist seitdem von tiefen Zerwürfnissen geprägt. Insgesamt weicht das Bild einer weitgehend homogenen Ärzteschaft zunehmend dem einer fortschreitenden, vielschichtigen Fragmentierung der Interessenlagen. Die frühere Geschlossenheit ärztlicher Standesorganisationen ist unter den obwaltenden gesundheitspolitischen Rahmenbedingungen nicht wieder herstellbar. Dies beeinträchtigt auch die Handlungsfähigkeit der KVen (Gerlinger/Stegmüller 1999).

Die veränderten gesundheitspolitischen Rahmenbedingungen haben auch im Verhältnis zwischen KV-Vorständen und Mitgliedern eine wachsende Distanz und Entfremdung entstehen lassen. Die Vertragsärzte sind als Pflichtmitglieder an die von der zuständigen KV vereinbarten Verträge gebunden. Sind sie mit den Politikergebnissen unzufrieden, so bleibt ihnen in aller Regel nur der Protest innerhalb des Verbandes (*voice*); angesichts eines Anteils der Kassenpatienten von fast 90 Prozent der Bevölkerung ist der Austritt (*exit*) und damit die Rückgabe der vertragsärztlichen Zulassung für sie keine realistische Alternative. Die dadurch begründete Verpflichtungsfähigkeit der KVen gegenüber ihren Mitgliedern ist eine wesentliche Funktionsvoraussetzung für die Delegation staatlicher Steuerungsaufgaben an Verbände. Die restriktiven Rahmenbedingungen ihres Handelns führen dazu, dass die KV-Vorstände oftmals nicht mehr zwischen den vom Gesetzgeber und den Kassen formulierten Handlungsanforderungen einerseits und den Interessen der KV-Mitglieder andererseits vermitteln können. Daher leidet auch das Ansehen der Vorstände von KVen bzw. der KBV bei den Vertragsärzten (Brechtel 2001; Birkelbach 2003).

Hinzu kommt, dass die KVen angesichts restriktiver vertraglicher Vorgaben gezwungen sind, ihre Aufsichts- und Kontrollfunktion gegenüber ihren Mitgliedern stärker hervorzukehren, etwa bei Wirtschaftlichkeits- und Qualitätsprüfungen.

Die Erosion des ärztlichen Zusammenhalts hat die Kompromissbereitschaft von KBV und KVen gegenüber Gesetzgeber und Kassen weiter erhöht. Dies zeigte sich insbesondere in den Konflikten um die Reform der vertragsärztlichen Vergütung. Hier haben sie mit dem Abschied von der «ungedeckelten» Einzelleistungsvergütung eine jahrzehntelang aufrechterhaltene Grundsatzposition aufgegeben, weil sie darauf bedacht waren, die für die politische Durchsetzungsfähigkeit der Standesinteressen als wesentlich erachtete Geschlossenheit der Ärzteschaft soweit wie möglich zu bewahren und einer befürchteten Aushöhlung des Sicherstellungsauftrags nicht Vorschub zu leisten.

Die Orientierung der Gesundheitspolitik am Leitbild des regulierten Wettbewerbs hat die Frage nach der künftigen Stellung der KVen im GKV-System aufgeworfen, weil zu dessen Kernelementen gerade die *Konkurrenz* von Leistungsanbietern – und eben nicht das Vertragsmonopol einer bestimmten Organisation – zählt. Bei der Vereinbarung von Verträgen über besondere Versorgungsformen (hausarztzentrierte Versorgung, integrierte Versorgung etc.) haben die KVen bereits ihre Monopolstellung eingebüßt (s. Kap. 10.2.2), auf dem Gebiet der hausarztzentrierten Versorgung ist ihnen mit den Landesgliederungen der Hausarztverbände bereits ein mächtiger Konkurrent erwachsen.

Die beteiligten Akteure haben unterschiedliche Vorstellungen zur zukünftigen Rolle der KVen, in denen ihre jeweiligen Interessen zum Ausdruck kommen. Auf Kassenseite wird immer wieder die Forderung nach einer Beseitigung, zumindest aber einer Einschränkung des Vertretungs- und Vertragsmonopols der KVen erhoben. Von erweiterten Möglichkeiten zum Abschluss von Selektivverträgen versprechen sie sich einen größeren Einfluss auf Art, Umfang, Menge und Preis der ambulanten Leistungen. Allenfalls auf dem Gebiet der Qualitätssicherung und bei der medizinischen Versorgung in ländlichen Regionen sollen die KVen den Vorstellungen der Kassen zufolge weiterhin Sicherstellungsaufgaben wahrnehmen.

KBV und KVen halten demgegenüber entschieden am Kollektivvertrag und an ihrem Sicherstellungsauftrag fest. Nur auf seiner Grundlage – so die Begründung – sei eine gleichmäßige, bedarfsgerechte Versorgung bei freier Arztwahl zu gewährleisten (z. B. KBV 2008 u. 2010b). Freilich dürften andere Gesichtspunkte für die Verteidigung des Sicherstellungsauftrags eine nicht weniger wichtige Rolle spielen, nämlich

- zum einen die institutionellen Eigeninteressen der vertragsärztlichen Organisationen, also ihr Interesse am eigenen Fortbestand und an der Erhaltung ihrer Macht und ihres Einflusses
- zum anderen die Fähigkeit der vertragsärztlichen Organisationen zur Durchsetzung von Mitgliederinteressen, weil das mit dem Sicherstellungsaufrag verbundene Vertretungsmonopol die Krankenkassen zum Vertragsabschluss zwingt, während die Existenz untereinander konkurrierender Ärzteorganisationen es den Krankenkassen erleichtern würde, diese Organisationen gegeneinander auszuspielen.

Allerdings hat sich die KBV in jüngerer Zeit vorsichtig gegenüber Wettbewerbsvorstellungen geöffnet. Sie hält nun jenseits des beizubehaltenden Sicherstellungsauftrags ergänzende Vertragsangebote für möglich, an deren Vereinbarung auch andere ärztliche Organisationen beteiligt werden könnten (KBV 2010c). Kollektiv- und Selektivverträge sollen also nebeneinander existieren, wobei in Selektivverträgen festgestellte Versorgungsverbesserungen allen gesetzlich Krankenversicherten zur Verfügung stehen und die entsprechenden Honorarvolumina auch für den Kollektivvertrag bereitgestellt werden müssten (KBV 2013b). Eine 2012 durchgeführte bundesweite Befragung der Vertragsärzte und -psychotherapeuten ergab, dass die große Mehrheit der Antwortenden am Sicherstellungsauftrag festhalten, dessen Wahrnehmung aber an bessere Rahmenbedingungen (v. a. höhere Vergütung, größere Therapiefreiheit) geknüpft wissen möchte (KBV 2012e).

Aus kritischer Perspektive wurde traditionell die Abschaffung des Sicherstellungsauftrags gefordert, weil dieser – so der Vorwurf – in der Vergangenheit genutzt wurde, um die Partialinteressen der Ärzteschaft auf Kosten einer bedarfsgerechten Versorgung durchzusetzen – wie etwa die langjährige erfolgreiche KV-Blockade einer allseits als wünschenswert angesehenen Integration der Versorgungsstrukturen zeigt. Auch die medizinisch nicht indizierten Mengenausweitungen und die lange Zeit damit verbundenen Ausgabenexpansionen in der ambulanten Versorgung wurden den KVen und ihrer Machtstellung angelastet. Allerdings hat mit der Einführung der freien Kassenwahl, der damit verschärften Kassenkonkurrenz und dem wachsenden politischen Druck zur Ausgabenbegrenzung ein anderer Aspekt an Gewicht gewonnen: Die veränderten Rahmenbedingungen begründen eine starke Skepsis, ob die Kassen unter diesen Bedingungen tatsächlich Gewähr für eine bedarfsgerechte und flächendeckende

Versorgung bieten können. Eine Neuorganisation des Sicherstellungsauftrags würde es erforderlich machen, die Organisationsstrukturen und Anreizmechanismen in der GKV so zu gestalten, dass vorhandene Gefahren einer Unterversorgung vor allem chronisch Kranker und sozial Benachteiligter systematisch ausgeschlossen werden.

5.5 Qualität und Qualitätsmängel

Qualität

Die ambulante Versorgung ist durch eine hohe Arztdichte und eine gute Ausstattung mit moderner Medizintechnik in Diagnostik und Therapie gekennzeichnet. Insgesamt ist davon auszugehen, dass eine ausreichende wohnortnahe Versorgung mit ambulanten Gesundheitsleistungen gewährleistet ist, auch wenn in einigen Regionen eine Unterversorgung mit Ärzten, gerade auch im Bereich der hausärztlichen Versorgung, existiert. Die skizzierten Merkmale des deutschen Krankenversicherungssystems (Kap. 4.1.1 bis 4.1.3) sorgen zudem dafür, dass zu Beginn dieses Jahrhunderts ein finanziell weitgehend undiskriminierter Zugang der Bevölkerung zur ambulanten medizinischen Versorgung gewährleistet ist. Ohne Frage ist in der ambulanten Versorgung auch eine Vielzahl gut aus-, fort- und weitergebildeter Ärzte tätig. Außerdem haben die KVen, nicht zuletzt unter dem Druck der Krankenkassen und des Gesetzgebers, auch ihre Anstrengungen auf dem Gebiet der Qualitätssicherung verstärkt.

Vor diesem Hintergrund ging die große Mehrzahl der Akteure im Gesundheitswesen und in der Gesundheitspolitik lange Zeit von einem hohen Standard der ambulanten Versorgung in Deutschland aus. Zu Beginn dieses Jahrhunderts ist dieses positive Bild stark erschüttert worden und hat eine eher kritische Sicht der Versorgungsqualität an Boden gewonnen. Einen großen Einfluss auf diesen Wandel der Problemwahrnehmung hatten Gutachten des Sachverständigenrats für die Begutachtung im Gesundheitswesen (SVR) (2002, 2003 u. 2006), denen zufolge die Behandlungsergebnisse in Deutschland im Spektrum der wohlhabenden Länder nur durchschnittlich sind. Zwar sind auch diese Befunde nicht unumstritten und werden insbesondere von der Ärzteschaft – freilich aus nachvollziehbaren Gründen – zurückgewiesen; unbestritten aber ist, dass erhebliche Potentiale zur Qualitätsverbesserung vorhanden sind.

Qualitätsmängel

Insgesamt existiert in der gesundheitspolitischen Debatte ein breiter Konsens, dass sich in der ambulanten medizinischen Versorgung vor allem folgende Qualitätsdefizite feststellen lassen (SVR 2000, 2002, 2003, 2006):

- In der ambulanten Versorgung dominiert eine akutmedizinische, naturwissenschaftlich-fachärztliche und auf Organschäden gerichtete Sichtweise bei der Diagnose und Therapie von Erkrankungen. Gleichzeitig werden Prävention, Gesundheitsförderung und Rehabilitation, insbesondere bei chronisch kranken Patienten, vernachlässigt. Maßnahmen der Primär- und Sekundärprävention erreichen, sofern sie angeboten werden, häufig nicht die sozialen Gruppen und Schichten mit dem höchsten Erkrankungsrisiko.
- Die psychischen und sozialen Dimensionen der Krankheitsentstehung, des Krankseins und der Krankheitsbewältigung finden keine angemessene Berücksichtigung. Dies gilt insbesondere für die Behandlung von chronischen Krankheiten und betrifft hier sowohl die Patienten selbst als auch ihre Angehörigen. Gleichzeitig gibt es eine partielle Überversorgung mit technisch-apparativen Leistungen, vor allem bei der Diagnostik (z. B. bei bildgebenden Verfahren).
- Die hausärztliche Koordination von Behandlungsprozessen ist stark unterentwickelt.
- Die Versorgungsinstitutionen nehmen den Patienten überwiegend als passiven Empfänger medizinischer Leistungen wahr und vernachlässigen die Erhaltung und die Förderung seiner Handlungsressourcen (z. B. durch Information, Schulung und Partizipation).
- Es existieren zum Teil gravierende Mängel bei der Erkennung und Behandlung von Krankheiten, insbesondere bei der Versorgung von chronischen Erkrankungen und hier wiederum bei der Versorgung großer Volkskrankheiten (z. B. Herz-Kreislauf-Erkrankungen, Diabetes mellitus, Hypertonie, Asthma). Auch psychische und psychosomatische Beschwerden werden häufig nicht oder zu spät erkannt und nicht auf der Basis evidenzbasierter Leitlinien behandelt. Dies führt bei einer Vielzahl von Erkrankungen zu suboptimalen Behandlungsergebnissen unter Inkaufnahme einer verminderten Lebensqualität oder gar des vorzeitigen Todes.
- Es existieren zum Teil gravierende regionale Unterschiede im ambulanten Versorgungsangebot. Einer Überversorgung mit ambulant tätigen Ärzten in vielen städtischen Zentren, insbesondere deren wohlhabenden Teilen, steht eine Unterversorgung in einigen strukturschwachen Gebieten gegenüber. Dies betrifft die Versorgung mit Hausärzten in einigen ländlichen Regionen Ostdeutschlands sowie die Versorgung mit Psychiatern, Neurologen und psychotherapeutisch tätigen Ärzten.

Gründe für Versorgungsmängel

Die Ursachen für die Versorgungsmängel sind auf unterschiedlichen Ebenen zu suchen. Sie sind *erstens* eine Folge der gewachsenen *Versorgungsstrukturen* im Gesundheitswesens. Der Bedeutungsverlust der Allgemeinmedizin bzw. der hausärztlichen Steuerungsfunktion und der generelle Facharztüberhang begünstigen in vielen Fällen den vorschnellen Einsatz von technisch-apparativen Instrumenten und von Medikamenten. Generell ist die ambulante medizinische Versorgung in viel zu geringem Maße in eine multidisziplinär operierende, gemeindebezogene und umfassend verstandene Praxis der Gesundheitsfürsorge, z. B. im Rahmen eines Primärversorgungsteams, eingebunden. Die strikte institutionelle Trennung der ambulanten von der stationären Versorgung führt zu einer mangelhaften Abstimmung von Behandlungsschritten und zu vielfältigen Brüchen im Versorgungsprozess. Häufig werden Patienten nicht (oder nicht zum richtigen Zeitpunkt) den für sie am besten geeigneten Versorgungsstufen bzw. Versorgungsformen zugewiesen. Insgesamt haben sich die verstärkten Bemühungen zur Behebung dieser Mängel – also die Stärkung der hausärztlichen Versorgung und die Integration von Versorgungsstrukturen – bisher kaum in der Praxis niedergeschlagen (s. Kap. 10.2.3).

Zweitens bringen die Versorgungsstrukturen, die Organisation der Krankenversicherung und die Vergütung der Leistungserbringer *inadäquate Anreizsysteme* hervor. Die Organisation der ambulanten Versorgung in Form von wirtschaftlich miteinander konkurrierenden Einzelpraxen begünstigt – v. a. im Zusammenhang mit der Einzelleistungsvergütung – einen eher restriktiven Umgang mit Überweisungen an andere Institutionen, weil damit die Gefahr einer dauerhaften Abwanderung von Patienten verbunden ist. Droht hingegen eine Überziehung von Praxisbudgets bzw. Regelleistungsvolumina, so entsteht ein Anreiz zur medizinisch unbegründeten, vorzeitigen Verschiebung von Patienten an andere Versorgungsinstitutionen. In der Tendenz werden Patienten mit einem überdurchschnittlichen Behandlungsaufwand für den Arzt zu schlechten Risiken. Dies gilt erst recht für die Kassen, weil teure Patienten einen Wettbewerbsnachteil darstellen, wenn es darum geht, die Erhebung eines kassenindividuellen Zusatzbeitrags zu vermeiden oder ihn möglichst niedrig zu halten. Der Kassenwettbewerb und die mit ihm konstituierten Marketing-Interessen der Kassen begrenzen auch den gesundheitlichen Nutzen jener Initiativen zur Qualitäts- und Strukturverbesserung, die die Kassen selbst seit den 1990er Jahren auf den Weg gebracht haben. Sofern Versorgungsprozesse im deutschen Gesundheitswesen dennoch bedarfsadäquat sind, wird dies jedenfalls durch die gegenwärtig wirkenden Anreizsysteme eher behindert als begünstigt.

Drittens haben wir es mit einer *unzureichenden Qualitätssicherung* in der gesundheitlichen Versorgung zu tun. Zum einen zeigen sich zum Teil gravierende Mängel in der Aus-, Weiter- und Fortbildung von Gesundheitsberufen. Insbesondere werden die speziellen Versorgungsbedürfnisse chronisch Kranker nicht in angemessener Form berücksichtigt. Psychosoziale Dimensionen der Krankheitsentstehung und Krankheitsbewältigung spielen in der ärztlichen Ausbildung eine viel zu geringe Rolle (SVR 2002a). Dies gilt nicht nur für die spezialärztliche, sondern auch für die allgemeinärztliche Weiterbildung. Diese Mängel tragen zur Persistenz gewachsener Sichtweisen, Versorgungsgewohnheiten und Rollenverständnisse auf Seiten der Leistungserbringer bei. Gleichzeitig orientieren sich die Behandlungsabläufe häufig nicht an evidenzbasierten Leitlinien, zum Teil, weil diese noch nicht entwickelt sind, vor allem aber, weil Ärzte sie nicht kennen oder nicht anwenden. Zum anderen wirken die existierenden Versorgungsstrukturen und Anreizsysteme dem Interesse von Akteuren an einer Verbesserung der Qualitätssicherung vielfach entgegen.

Viertens sind die regionalen Ungleichheiten bei der Vorhaltung ambulanter Versorgungseinrichtungen und die Probleme bei der Gewährleistung einer flächendeckenden, wohnortnahen Versorgung auf das Zusammenwirken unterschiedlicher Gründe zurückzuführen. Hier sind v. a. die Mängel bzw. das Versagen der bisherigen Bedarfsplanung, die regionalen Auswirkungen der Trennung des Krankenversicherungssystems GKV und PKV, die geringe Bereitschaft angehender Mediziner zur Aufnahme einer Hausarzttätigkeit sowie die mangelnde Attraktivität strukturschwacher Regionen von Bedeutung (s. Kap. 10.5.2).

Fünftens nimmt die Pharmaindustrie gezielt Einfluss auf die Definition von Krankheit und auf das therapeutische Handeln des Arztes, um ihre Produkte besser absetzen zu können. Zu diesem Zweck wird z. B. die Bedeutung von Symptomen oftmals stark übertrieben; im Ergebnis begünstigt diese Einflussnahme die Medikalisierung des Umgangs mit Gesundheit und Krankheit auch dort, wo dies nicht angemessen ist.

6. Stationäre Krankenversorgung

6.1 Versorgungsbedarf, Leistungserbringung, Leistungsanbieter

6.1.1 Zugang und Inanspruchnahme

Die stationäre medizinische Versorgung erfolgt vor allem in Krankenhäusern. Das SGB V definiert Krankenhäuser als «Einrichtungen, die

1. der Krankenhausbehandlung oder Geburtshilfe dienen,
2. fachlich-medizinisch unter ständiger ärztlicher Leitung stehen, über ausreichende, ihrem Versorgungsauftrag entsprechende diagnostische und therapeutische Möglichkeiten verfügen und nach wissenschaftlich anerkannten Methoden arbeiten,
3. mit Hilfe von jederzeit verfügbarem ärztlichen, Pflege-, Funktions- und medizinisch-technischem Personal darauf eingerichtet sind, vorwiegend durch ärztliche und pflegerische Hilfeleistungen Krankheiten der Patienten zu erkennen, zu heilen, ihre Verschlimmerung zu verhüten, Krankheitsbeschwerden zu lindern oder Geburtshilfe zu leisten, und in denen
4. die Patienten untergebracht und verpflegt werden können» (§ 107 Abs. 1 SGB V).

Für die Krankenversorgung im Rahmen der GKV gilt der Grundsatz «ambulant vor stationär». Die stationäre Versorgung ist der ambulanten also grundsätzlich nachgeordnet und nur unter bestimmten Voraussetzungen vorgesehen. Dies ist vor allem dann der Fall, wenn

- die Erkrankung so schwer ist, dass die Patienten unter ärztlicher Beobachtung stehen müssen oder einer pflegerischen Betreuung bedürfen oder
- die Erkrankung eine aufwendige Behandlung erfordert, die nur in Einrichtungen mit einer entsprechenden Konzentration von Spezialisten und medizinisch-technischen Geräten möglich ist.

Zur stationären Behandlung bedarf es – von Notfällen abgesehen – einer Einweisung durch einen Vertragsarzt. Vor der vollstationären Behandlung muss das Krankenhaus prüfen, ob das Behandlungsziel nicht durch vor-, nach- oder teilstationäre Behandlung oder durch ambulante Behandlung erreicht werden kann. Grundsätzlich können GKV-Patienten die Einrichtung der stationären Behandlung unter den Plankrankenhäusern bzw. den Krankenhäusern mit Versorgungsvertrag (s. Kap. 6.2) frei wählen. Wenn in der ärztlichen Verordnung allerdings ein bestimmtes Krankenhaus genannt ist, muss der GKV-Patient es aufsuchen und anderenfalls etwaige Mehrkosten selbst tragen. Eine ambulante Behandlung von GKV-Patienten ist dem Krankenhaus nur in bestimmten Ausnahmefällen gestattet, die seit den 1990er Jahren allerdings ausgeweitet worden sind (s. Kap. 5.1.2).

Eine besondere Form stationärer Versorgung ist die belegärztliche Tätigkeit. Belegärzte sind niedergelassene Ärzte, die Patienten auch stationär betreuen und dabei die Ressourcen des Krankenhauses nutzen. Die belegärztliche Tätigkeit stellt also eine personelle Verzahnung von ambulanter und stationärer Versorgung dar. Arzt und Krankenhaus müssen zu diesem Zweck einen Vertrag abschließen, der die Anzahl der belegten Betten, die Modalitäten der Leistungserbringung und die Erstattung der stationären Behandlungskosten regelt. Die Deutsche Krankenhausgesellschaft (DKG) und die Kassenärztliche Bundesvereinigung (KBV) haben dafür Grundsätze vereinbart. Die belegärztliche Tätigkeit gehört zur vertragsärztlichen Versorgung und wird entsprechend vergütet. Seit dem Inkrafttreten des Krankenhausfinanzierungsreformgesetzes 2009 können Belegärzte auch auf der Grundlage eines Honorarvertrages zwischen Belegarzt und Krankenhaus vergütet werden. Der Belegarzt muss überwiegend vertragsärztlich tätig sein und darf nicht mehr als 25 Betten belegen. Im Jahr 2011 gab es in deutschen Krankenhäusern 18 595 Belegbetten (StBA 2013e: 20), das waren 3,7 Prozent aller Krankenhausbetten.

Weit stärker als die ambulante fachärztliche und erst recht die hausärztliche Versorgung sind stationäre Leistungen vom Einsatz medizinischer Technik geprägt. Das Krankenhaus ist derjenige Ort, in dem moderne Hochleistungsmedizin zur Anwendung kommt sowie medizintechnische Innovationen erprobt und eingeführt werden. Dementsprechend räumt das GKV-Leistungsrecht dem Krankenhaus bei der Erbringung von Leistungen einen größeren Handlungsspielraum ein als den in der vertragsärztlichen Versorgung tätigen Ärzten: Im Krankenhaus dürfen Untersuchungs- und Behandlungsmethoden so lange angewendet werden, wie der Gemeinsame Bundesausschuss (G-BA) sie nicht ausgeschlossen hat («Verbotsvorbehalt»), während sie in der vertragsärztlichen Versorgung nur angewendet werden dürfen, wenn der G-BA sie zuvor in den Leistungskatalog aufgenommen hat («Erlaubnisvorbehalt»).

Im Jahr 2011 gab es in deutschen Krankenhäusern rund 18,3 Millionen Behandlungsfälle (StBA 2013e: 8, 10). Statistisch waren damit gut 22 Prozent aller Wohnbürger in Deutschland einmal pro Jahr zur stationären Behandlung im Krankenhaus (StBA 2013f: 6; StBA 2012a: 26). 42,8 Prozent aller Patienten waren 65 Jahre oder älter, obwohl diese Altersgruppe – im Jahr 2010 – nur 20,6 Prozent der Gesamtbevölkerung ausmachte (StBA 2013f: 8; StBA 2012a: 32). 401 865 Menschen sind 2011 im Krankenhaus gestorben (StBA 2013f: 6), das waren, bezogen auf die Zahl der Gestorbenen im Jahr 2010, 46,8 Prozent aller Sterbefälle (StBA 2012a: 33). Die Einzeldiagnosen bei Krankenhauspatienten (**Tab. 6-1**) spiegeln die besondere epidemiologische Bedeutung von Kreislauferkrankungen und Neubildungen sowie die nach wie vor zentrale Rolle des Krankenhauses für die Geburt wider. Kreislauferkrankungen waren mit 14,9 Prozent (2,8 Millionen) und von Verletzungen, Vergiftungen und anderen Folgen äußerer Einwirkungen mit 10,2 Prozent (1,9 Millionen Fälle), gefolgt von Neubildungen mit 9,9 Prozent (knapp 1,9 Millionen Fälle) (StBA 2013f: 14ff.). 2011 wurden 6,4 Millionen Patientinnen und Patienten (34,2 %) in der Inneren Medizin, 3,9 Millionen (20,9 %) in der Chirurgie und 2,1 Millionen (11,3 %) in der Frauenheilkunde und Geburtshilfe versorgt (ebd.: 51). Diese drei größten Fachabteilungen behandelten damit zwei Drittel aller vollstationären Fälle. Patientinnen und Patienten mit psychischen und Verhaltensstörungen wiesen mit durchschnittlich 20,2 Tagen die längste Verweildauer auf (ebd.: 5).

Die Zahl der stationären Behandlungsfälle ist seit Beginn der 1990er Jahre deutlich gestiegen: von 14,6 Millionen auf 18,3 Millionen, also um immerhin 25,8 Prozent (StBA 2013e: 8, 20). Unter ihnen hat die Zahl der Kurzlieger, also vollstationär versorgter Patienten, die mindestens eine Nacht und höchstens drei Nächte im Krankenhaus verbracht haben, besonders stark zugenommen. Allein zwischen 1994 und 2011 hat sich deren Zahl mehr als verdoppelt – von 3,31 Millionen auf 7,15 Millionen Personen (StBA 2013f: 6).

Die Zunahme der Behandlungsfallzahlen wurde durch die starke Verkürzung der durchschnittlichen Verweildauer überkompensiert, so dass sich die Gesamtzahl der Berechnungs- und Belegungstage in diesem Zeitraum deutlich reduzierte (**Tab. 6-2**, s. S. 214).

Tabelle 6-1: Die zehn häufigsten Hauptdiagnosen bei vollstationären Krankenhauspatienten im Jahr 2011 (dreistelliger ICD-Schlüssel).

Hauptdiagnose	Insgesamt	Männer	Frauen
1 Lebendgeborene nach dem Geburtsort	461 000	232 000	229 000
2 Herzinsuffizienz	380 000	183 000	197 000
3 psychische und Verhaltensstörungen durch Alkohol	338 000	246 000	92 000
4 Angina pectoris	246 000	158 000	88 000
5 intrakranielle Verletzung	247 000	135 000	112 000
6 Vorhofflattern und Vorhofflimmern	263 000	138 000	125 000
7 Hirninfarkt	235 000	116 000	119 000
8 Pneumonie	225 000	125 000	100 000
9 Cholelithiasis (Gallensteine)	218 000	78 000	140 000
10 akuter Myokardinfarkt	218 000	141 000	77 000

Quelle: StBA 2013f: 5.

Die wachsende Zahl der Behandlungsfälle ist teilweise auf den demographisch bedingten Anstieg der Morbidität sowie auf die mit dem medizinischen Fortschritt einhergehende Verbesserung von Behandlungsmöglichkeiten zurückzuführen. Daneben dürften aber auch die mit der Einführung von Fallpauschalen (s. Kap. 6.4.4) verbundenen finanziellen Anreize, eine erhebliche Rolle spielen (Felder/Mennicken/Meyer 2013), denn die Vergütung nach Fallpauschalen belohnt nicht nur eine Reduzierung der Behandlungskosten je Fall, sondern auch eine Erhöhung der Fallzahlen selbst. Es entsteht damit für Krankenhäuser ein Anreiz, auch solche Eingriffe durchzuführen, die medizinisch nicht indiziert sind. Auch die wachsende Zahl der Kurzlieger dürfte im Zusammenhang mit Vergütungsanreizen stehen: Mit der vorzeitigen Entlassung und anschließenden Wiederaufnahme von Patienten kann bei einem Patienten eine Fallpauschale mehrmals abgerechnet werden («Fall-Splitting») (z. B. Simon 2001). Die statistische Erhöhung der Fallzahlen muss also nicht auf einen entsprechenden Anstieg des Behandlungsbedarfs verweisen. Allerdings sind die Möglichkeiten zu einem solchen Fall-Splitting in den letzten Jahren beschränkt worden (s. Kap. 6.4.4).

6.1.2 Einrichtungen stationärer Krankenversorgung

Krankenhäuser haben die Aufgabe, die Versorgung von Patienten zu übernehmen, wenn eine dauerhafte Unterbringung und medizinische Überwachung der Patienten erforderlich ist. Darüber hinaus sollen sie auch die Versorgungssicherheit für die Einwohnerschaft in ihrem Einzugsgebiet gewährleisten, d. h. sie sollen sicherstellen, dass Betroffene auch im Falle eines Unfalls oder einer plötzlichen schweren Erkrankung in angemessener Zeit gut versorgt werden können.

Neben den Krankenhäusern, die eine vollstationäre Versorgung anbieten, sind teilstationäre Einrichtungen wie Tageskliniken von wachsender Bedeutung. Derartige Einrichtungen, die oft an Krankenhäuser angeschlossen sind, erfüllen den Versorgungsbedarf für Patienten, die tagsüber eine Betreuung oder Aufsicht benötigen, aber die Nacht – zumeist weil dann Angehörige zugegen sind – zu Hause verbringen können.

Tabelle 6-2: Einrichtungen, Betten und Patientenbewegung in deutschen Krankenhäusern 1991 bis 2011.

Jahr	Krankenhäuser und Betten			Patientenbewegung			
	Zahl der Krankenhäuser	Zahl der dortigen Betten	Betten je 10 000 Einwohner	Behandlungsfälle (in 1000)	Bettenauslastung (Prozent)	Verweildauer (∅ Tage)	Belegungstage[1] (in 1000)
1991	2 411	665 565	83,2	14 577	84,1	14,0	204 204
1992	2 381	646 995	80,3	14 975	83,9	13,2	198 769
1993	2 354	628 658	77,4	15 191	83,1	12,5	190 741
1994	2 337	618 176	75,9	15 498	82,5	11,9	186 049
1995	2 325	609 123	74,6	15 931	82,1	11,4	182 627
1996	2 269	593 743	72,5	16 165	80,6	10,8	175 247
1997	2 258	580 425	70,7	16 429	81,1	10,4	171 837
1998	2 263	571 629	69,7	16 847	82,3	10,1	171 802
1999	2 252	565 268	68,9	17 093	82,2	9,9	169 696
2000	2 242	559 651	68,0	17 263	81,9	9,7	167 789
2001	2 240	552 680	67,0	17 325	81,1	9,4	163 536
2002	2 221	547 284	66,4	17 432	80,1	9,2	159 937
2003	2 197	541 901	65,7	17 296	77,6	8,9	152 518
2004	2 166	531 333	64,4	16 802	75,5	8,7	146 746
2005	2 139	523 824	63,5	16 539	74,9	8,7	143 244
2006	2 104	510 767	62,0	16 833	76,3	8,5	142 251
2007	2 087	506 954	61,6	17 179	77,2	8,3	142 893
2008	2 083	503 360	61,3	17 520	77,4	8,1	142 535
2009	2 084	503 341	61,5	17 817	77,5	8,0	142 417
2010	2 064	502 749	61,5	18 033	77,4	7,9	141 942
2011	2 045	502 019	61,4	18 344	77,3	7,7	141 676

Patientenbewegung einschl. Sterbe- u. Stundenfälle, alle Diagnosen und Behandlungsanlässe.
1 Berechnungs- und Belegungstage.
Quelle: StBA 2013e: 8, 20.

Krankenhausarten

Krankenhäuser werden grundsätzlich von Vorsorge- und Rehabilitationseinrichtungen abgegrenzt (Kap. 8.2.2). Vorsorge- und Rehabilitationseinrichtungen dienen der Krankheitsvorbeugung (z. B. bei Kuren) oder der Heilbehandlung im Anschluss an eine stationäre Akutversorgung (Anschlussheilbehandlung), die Folgeschäden der Akuterkrankung begrenzen, das Wiederauftreten einer Erkrankung vermeiden und die Wiedereingliederung der betroffenen Personen ermöglichen soll.

Krankenhäuser lassen sich nach den Merkmalen Einrichtungsart, Versorgungsstufe und Trägerart unterscheiden. Im Hinblick auf die

Einrichtungsarten werden Allgemeine Krankenhäuser und Sonstige Krankenhäuser voneinander abgegrenzt. Allgemeine Krankenhäuser sind Einrichtungen, die über Betten in vollstationären Fachabteilungen verfügen, wobei die Betten nicht ausschließlich für psychiatrische oder neurologische Patienten vorgehalten werden. Bei Sonstigen Krankenhäusern handelt es sich um Einrichtungen, die ausschließlich über psychiatrische oder neurologische Betten verfügen, sowie um Einrichtungen, in denen Patienten ausschließlich teilstationär behandelt werden (Tages- oder Nachtkliniken).

In Abhängigkeit vor allem von der Zahl der Fachabteilungen und der Betten werden Krankenhäuser verschiedenen *Versorgungsstufen* zugeordnet, deren Definition je nach Bundesland unterschiedlich ausfällt. Häufig sind folgende Stufen mit den dazugehörigen Aufgabenbeschreibungen anzutreffen:

- Krankenhäuser der Grundversorgung gewährleisten eine Versorgung in den Gebieten Innere Medizin und Allgemeine Chirurgie;
- Krankenhäuser der Regelversorgung betreiben über die Grundversorgung hinaus weitere Fachabteilungen, zumeist für Gynäkologie und Geburtshilfe, darüber hinaus häufig auch für Hals-, Nasen-, Ohrenheilkunde, Augenheilkunde oder Orthopädie;
- Krankenhäuser der Schwerpunktversorgung decken ein noch breiteres Spektrum ab, darunter Fachabteilungen für Pädiatrie und Neurologie;
- Krankenhäuser der Maximalversorgung oder Zentralversorgung bieten ein hochdifferenziertes Leistungsspektrum an und führen auch Behandlungen bei besonders seltenen oder schweren Erkrankungen durch. Zu Häusern der Maximal- oder Zentralversorgung zählen z. B. Universitäts- bzw. Hochschulkliniken.

Für die Struktur der *Träger*, also jener Akteure, die ein Krankenhaus betreiben und bewirtschaften, ist ein historisch gewachsener Pluralismus aus öffentlichen, freigemeinnützigen und privaten Einrichtungen kennzeichnend:

- Öffentliche Krankenhäuser werden von Kommunen, Landkreisen, Ländern oder vom Bund betrieben.
- Freigemeinnützige Krankenhäuser werden in erster Linie von kirchlichen und freien Wohlfahrtsverbänden, aber auch von Stiftungen oder Vereinen getragen. Sie unterliegen keinem gewinnwirtschaftlichen Zweck, sondern sind Ausdruck der gemeinnützigen Ausrichtung ihrer Träger. Zugleich handelt es sich aber auch nicht um staatliche Krankenhäuser; sie sind also «frei vom Staat» – daher auch der Begriff «freigemeinnützig».
- Private, d. h. in der Regel gewinnwirtschaftlich orientierte Krankenhäuser befinden sich in der Hand von Ärzten oder Arztgruppen und zunehmend auch von großen Kapitalgesellschaften (z. B. Rhön-Klinikum AG, Marseille-Kliniken AG, Asklepios-Kliniken GmbH, Paracelsus-Kliniken GmbH, Helios AG).

6.1.3 Krankenhäuser und Betten

Im Jahr 2011 gab es in Deutschland 2045 Krankenhäuser mit etwas mehr 500 000 Betten (StBA 2013e: 15). Darunter waren 1736 Allgemeine Krankenhäuser, 247 Krankenhäuser mit ausschließlich psychiatrischen, psychotherapeutischen oder psychiatrischen, psychotherapeutischen und neurologischen Betten sowie 62 reine Tages- oder Nachtkliniken (ebd.: 15f.). 30,4 Prozent aller Krankenhäuser waren in öffentlicher Trägerschaft, 36,5 Prozent in freigemeinnütziger und 33,2 Prozent in privater Trägerschaft (**Abb. 6-1**, s. S. 216).

Große Unterschiede existieren nach wie vor bei der Verteilung der Betten auf die einzelnen Trägerarten: Auf die öffentlichen Krankenhäuser entfielen beinahe die Hälfte aller Betten, auf die freigemeinnützigen Häuser gut jedes dritte und auf die privaten Krankenhäuser etwa jedes sechste Bett (**Abb. 6-2**, s. S. 216).

Die Trägerarten unterscheiden sich darüber hinaus auch nach der durchschnittlichen Bettenzahl ihrer Häuser. Während sich die großen Krankenhäuser in öffentlicher Hand konzentrieren, sind die freigemeinnützigen Einrichtungen zumeist von mittlerer Größe und überwiegen bei den privaten Trägern kleine Häuser. 2011 waren von den 246 Allgemeinen Krankenhäusern mit 500 oder mehr Betten 147 in öffentlicher, 67 in freigemeinnütziger und 32 in privater Trägerschaft (StBA 2013e: 15). Private Krankenhäuser hatten durchschnittlich 128 Betten, öffentliche Krankenhäuser hingegen 391 Betten pro Einrichtung (ebd.: 8). Mit den Größenunterschieden ist auch eine gewisse Arbeitsteilung zwischen den Trägern verbunden: Während die öffentlichen und freigemeinnützigen Träger zumeist eine breite Palette von Leistungen anbieten, betreiben private Träger häufig spezialisierte Einrichtungen. Das Nebeneinander von öffentlichen und freigemeinnützigen Häusern einerseits und privaten Einrichtungen andererseits bringt eine Reihe von Problemen mit sich. Steht bei ersteren die Versorgungsfunktion im Mittelpunkt, so ist es bei letzteren die Gewinnmaximierung. Bei der Verfolgung dieses Ziels setzen private Einrichtungen häufig darauf, ihr Angebot auf wenige, standardisier-

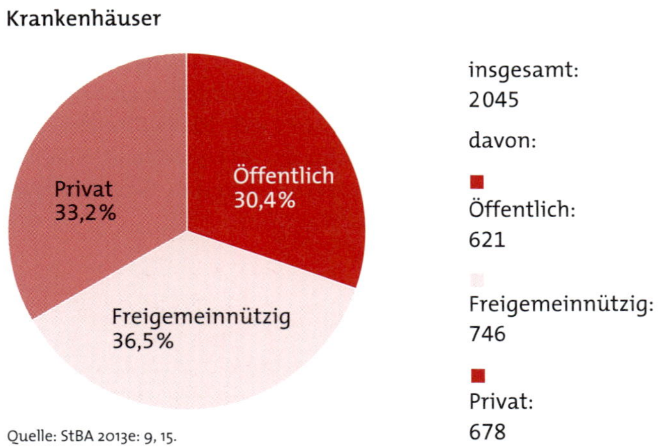

Quelle: StBA 2013e: 9, 15.

Abbildung 6-1: Krankenhäuser nach Trägerart im Jahr 2011.

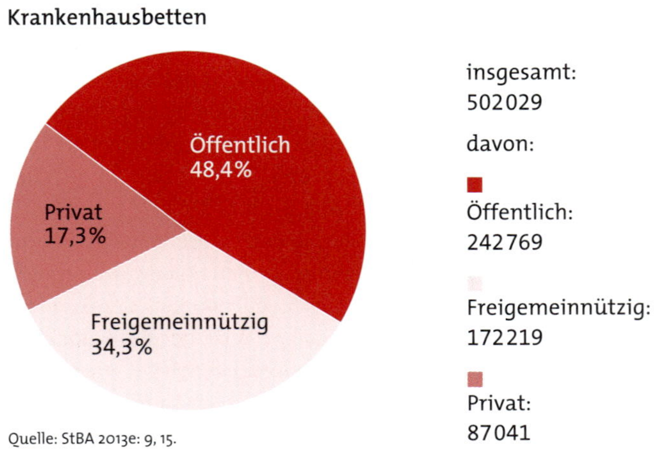

Quelle: StBA 2013e: 9, 15.

Abbildung 6-2: Aufgestellte Krankenhausbetten nach Trägerart im Jahr 2011.

Tabelle 6-3: Allgemeine Krankenhäuser und Betten in Allgemeinen Krankenhäusern nach Trägerart 1991 und 2011.

	1991		2011		Veränderung 1991/2011	
Krankenhäuser						
Öffentlich	996	(46,0 %)	529	(30,5 %)	-467	(-46,9 %)
Freigemeinnützig	838	(38,7 %)	635	(36,6 %)	-203	(-24,2 %)
Privat	330	(15,3 %)	572	(32,9 %)	+242	(+73,3 %)
Summe	**2 164**	**(100 %)**	**1 736**	**(100 %)**	**-428**	**(-19,8 %)**
Betten						
Öffentlich	367 198	(61,4 %)	221 549	(48,1 %)	-145 649	(-39,7 %)
Freigemeinnützig	206 873	(34,6 %)	163 096	(35,4 %)	-43 777	(-21,2 %)
Privat	24 002	(4,0 %)	76 377	(16,6 %)	+52 375	(+218,2 %)
Summe	**598 073**	**(100 %)**	**461 022**	**(100 %)**	**-137 051**	**(-22,9 %)**

Rundungsfehler möglich.
Quelle: StBA 2013e: 15; eigene Berechnungen.

bare Leistungen zu begrenzen, die sie aufgrund der Spezialisierung und der höheren Behandlungsfallzahlen dann kostengünstiger – und zum Teil auch in einer besseren Qualität – erbringen können. Dadurch verschlechtert sich die Kalkulationsbasis derjenigen – zumeist öffentlichen – Krankenhäuser, die aufgrund ihres Versorgungsauftrages nach wie vor die gesamte Palette an Leistungen und die dafür notwendige Infrastruktur vorhalten müssen, ohne an der Kostenersparnis durch größere Fallzahlen («economies of scale») teilhaben zu können.

Seit der zweiten Hälfte der 1990er Jahre vollzieht sich in der Krankenhauslandschaft ein deutlich spürbarer Wandel. Vor allem Kommunen sind angesichts ihrer prekären Haushaltslage häufig bemüht, sich defizitärer Krankenhäuser zu entledigen. Immer häufiger treten in solchen Fällen private Kapitalgesellschaften auf, um potenziell profitable Häuser zu übernehmen und nach eigenen Vorstellungen umzugestalten. Vor diesem Hintergrund ist eine Privatisierung in Gang gekommen, die in den nächsten Jahren weiter voranschreiten dürfte (z. B. Rocke 2002, Gerste 2003; Böhlke/Gerlinger/Mosebach et al. 2009; Prütz 2010). Zwischen 1991 und 2011 hat sich bei den Allgemeinen Krankenhäusern der Anteil privat getragener Einrichtungen mehr als verdoppelt, der Anteil der dort aufgestellten Betten sogar mehr als vervierfacht (**Tab. 6-3**). Zwar steigt der Anteil der privaten Häuser besonders bei den spezialisierten Einrichtungen an, allerdings erfasst die Privatisierung zunehmend auch die Grund- und Regelversorgung, teilweise auch die Maximalversorgung, wie die Übernahme des Universitätsklinikums Gießen-Marburg durch die Rhön-Klinikum AG im Jahr 2006 zeigt.

Dabei kommt die Privatisierung nicht allein im rückläufigen Anteil öffentlicher Träger zum Ausdruck, sondern auch im Wandel der Rechtsform öffentlicher Krankenhäuser. Wurden 2002 nur 28,3 Prozent dieser Einrichtungen in privatrechtlicher Form (z. B. als GmbH) geführt, so waren es 2011 bereits 58,6 Prozent (StBA 2013e: 9, 14f.). Unter den in öffentlich-rechtlicher Form betriebenen Krankenhäusern nahm der Anteil der rechtlich unselbständigen Einrichtungen (z. B. Eigenbetriebe oder Regiebetriebe) gegenüber den rechtlich selbstständigen (z. B. Zweckverband, Anstalt oder Stiftung) stark ab. Ihr Anteil an allen öffentlichen Krankenhäusern sank in diesem Zeitraum von 56,9 Prozent auf 18,4 Prozent (StBA 2013e: 9, 14f.). Private

Rechtsformen und ein rechtlich selbständiger Status gestatten dem Krankenhaus eine größere Unabhängigkeit vom jeweiligen Träger (Löser-Priester 2003: 49, 143ff.). Ungeachtet dieser gravierenden Verschiebungen ist aber auch zu konstatieren, dass die Krankenhauslandschaft in Deutschland zu Beginn dieses Jahrhunderts nach wie vor stark von öffentlichen und freigemeinnützigen Trägern geprägt ist.

Die Entwicklung der Versorgungsstruktur ist durch einen starken Rückgang der Krankenhaus- und der Bettenzahlen gekennzeichnet. Zwischen 1991 und 2011 sank die Zahl der Krankenhäuser (von 2411 auf 2045) um 366 oder 15,2 Prozent und die Zahl der Betten (von knapp 666 000 auf rund 502 000) um fast 164 000 Betten oder 24,6 Prozent (Tab. 6-3). Die Bettendichte verringerte sich damit von 83,2 auf 61,4 Betten je 10 000 Einwohner; die Verweildauer ging von 14,0 auf 7,7 Tage zurück (StBA 2013e: 8, 20). Der Trend zum Abbau von Krankenhauskapazitäten und zur Verkürzung der Verweildauer setzte in der alten Bundesrepublik bereits Mitte der 1970er Jahre ein, als die Krankenhausversorgung hier ihren Höhepunkt erreichte (BMG 1991). Gleichwohl verfügt Deutschland im internationalen Vergleich noch immer über hohe Kapazitäten bei den Akutbetten und weisen deutsche Krankenhäuser eine überdurchschnittlich hohe Verweildauer auf (OECD 2013). Der Bettenabbau und die Verkürzung der Verweildauer dürften sich, erst recht nach der vollzogenen Umstellung des Vergütungssystems auf diagnosebezogene Fallpauschalen (Diagnosis Related Groups – DRGs) (s. Kap. 6.4.4) fortsetzen.

6.1.4 Beschäftigung und Ausgaben

Der Krankenhaussektor ist volkswirtschaftlich von außerordentlich großer Bedeutung. Die Leistungen der stationären Krankenversorgung werden fast ausschließlich von angestellten – zum Teil auch von verbeamteten – Ärzten, Pflegekräften und medizinisch-technischen Fachkräften erbracht. Das Krankenhaus war Ende 2011 Arbeitsplatz für gut 1,1 Millionen Menschen (825 195 Vollkräfte im Jahresdurchschnitt), darunter 411 920 im Pflegedienst (310 815 Vollkräfte) und 154 248 Ärzte (139 068 Vollkräfte) (StBA 2013e: 12, 56). Von den 1,1 Millionen Beschäftigten waren 795 121 Frauen (StBA 2013e: 45, 56).

Seit Beginn der 1990er Jahre sind die Beschäftigtenzahlen im Krankenhaus nahezu konstant geblieben; legt man die Zahl der Vollkräfte zugrunde, sind sie sogar um knapp sechs Prozent gesunken (**Tab. 6-4**). Ein erheblicher Teil dieses Rückgangs entfällt auf die Wirtschafts- und Versorgungsdienste, die in zahlreichen Häusern an Privatunternehmen ausgelagert wurden. Geringfügige Beschäftigungsverhältnisse und die Umgehung von Tarifbestimmungen ermöglichen es diesen, derartige Leistungen günstiger anzubieten als die Krankenhäuser selbst.

Die abnehmende Zahl der Vollzeitkräfte bei konstanten Personalzahlen weist im Übrigen auf eine Ausbreitung der Teilzeitbeschäftigung im Krankenhaus hin. Beim Blick auf einzelne Berufsgruppen ist bemerkenswert, dass sich die Zahlen der beschäftigten Ärzte und Pflegekräfte gegenläufig entwickelten: Während die Zahl der Ärzte (Vollkräfte) zwischen 1991 und 2011 erheblich anstieg, nämlich von 95 208 auf 139 068, ging die Zahl der Pflegekräfte (Vollkräfte) von 326 082 auf 310 815 zurück (StBA 1993: 42; StBA 2013e: 12, 56).

Diese Entwicklung vollzog sich bei einem trotz eines Rückgangs der Berechnungs- und Belegungstage insgesamt steigenden Versorgungsaufwand, der auf das Zusammenwirken unterschiedlicher Ursachen zurückzuführen ist:

- Die sinkende durchschnittliche Verweildauer führt zu einem erhöhten Versorgungsbedarf je Belegungstag, weil sich der Anteil der betreuungsintensiven Aufnahme-, Operations- und Entlassungstage je Behandlungsfall erhöht.
- Diese Entwicklung wird verstärkt durch die steigenden Behandlungsfallzahlen.

Tabelle 6-4: Ärztliches und nichtärztliches Personal in Krankenhäusern 1991 und 2011.

		1991	2011
Beschäftigte am 31.12.	ärztlicher Dienst	109 072	154 248
	nichtärztlicher Dienst	1 002 553	974 146
	insgesamt	1 111 625	1 128 394
Vollkräfte im Jahresdurchschnitt	ärztlicher Dienst	95 208	139 068
	nichtärztlicher Dienst	780 608	686 127
	insgesamt	875 816	825 195
	nachrichtlich: Vollkräfte im Pflegedienst	326 082	310 815

Quelle: StBA 2013e: 12.

- Gleichzeitig nimmt mit dem demographischen Wandel die Zahl alter Patienten mit schweren Erkrankungen erheblich zu.

Darüber hinaus wächst – nicht zuletzt durch die betriebswirtschaftliche Durchdringung von Krankenhausleistungen – im Arbeitsalltag des Betreuungspersonals der Stellenwert solcher Tätigkeiten, die der eigentlichen Versorgung vor- oder nachgelagert sind (Kodierung, Dokumentation etc.). Vor diesem Hintergrund wundert es nicht, dass Ärzte und Pflegekräfte über eine unzureichende Personalausstattung und schlechte Arbeitsbedingungen klagen, insbesondere über eine steigende Leistungsdichte bei der Arbeit. Vor allem das Pflegepersonal ist davon betroffen, worauf auch die anhaltend hohe Fluktuation im Pflegedienst hindeutet. Die Entwicklung der Beschäftigtenzahlen ist auch Folge des wirtschaftlichen Drucks auf die Krankenhäuser, der sich seit den 1990er Jahren beträchtlich erhöht hat. Die Kostensenkungsbemühungen der Krankenhausverwaltungen richten sich vor allem auf die Personalkosten, da auf diese knapp sechzig Prozent der Krankenhausausgaben entfallen (StBA 2013g: 7).

Die Brutto-Gesamtkosten der Krankenhäuser beliefen sich 2011 auf 83,4 Milliarden Euro (StBA 2013g: 12). Die wichtigsten Kostenträger waren die GKV mit 63,2 Milliarden Euro und die PKV mit 7,9 Milliarden Euro (StBA 2013a: 14). Der Krankenhaussektor hat seit den 1970er Jahren gegenüber der ambulanten Versorgung einen deutlichen Bedeutungszuwachs erfahren. Dies drückt sich vor allem aus in einem deutlich wachsenden Anteil des Krankenhauses an den GKV-Leistungsausgaben: 1970 betrug er 25,2 Prozent, 2011 immerhin 35,5 Prozent (**Tab. 6-5**, s. S. 220). Auch die Arztzahlen wuchsen in den letzten Jahrzehnten im stationären Sektor schneller als im ambulanten (Bundesärztekammer 2012).

Der Bedeutungszuwachs des Krankenhauses ist vor allem eine Folge des technischen Fortschritts in der Medizin, aufgrund dessen eine Vielzahl von Krankheiten mit größerem Erfolg als früher behandelt werden können – wenn auch oftmals nicht mit dem Ergebnis einer Heilung, so häufig doch einer Verzögerung des Krankheitsverlaufs. Häufig erfordern derartige Therapien einen stationären Aufenthalt. Auch der demographische Wandel begünstigt wegen des mit wachsendem Alter im Durchschnitt steigenden Krankheitsrisikos eine Erhöhung der stationären Behandlungsfallzahlen. Angesichts des hohen und in der Vergangenheit

Tabelle 6-5: Ausgaben für stationäre Behandlung in der GKV 1970 bis 2011.

Jahr	Mrd. €	% der Leistungs-ausgaben
1970	3,07	25,2
1975	8,97	30,1
1980	13,02	29,6
1985	17,92	32,2
1990	22,80	33,2
1995	40,74	34,8
2000	44,54	35,4
2005	48,53	33,7
2006	49,93	33,7
2007	50,42	32,7
2008	52,14	32,4
2009	55,41	32,4
2010	58,13	35,2
2011	59,95	35,5

Bis 1990 nur alte Bundesländer, ab 1995 einschl. neue Bundesländer.
Quelle: BMG 1991: 174ff.; BMG 2005; BMG 2012c; eigene Berechnungen.

gewachsenen Anteils an den GKV-Ausgaben ist der stationäre Sektor in besonderem Maße Gegenstand von Kostendämpfungsbemühungen.

6.1.5 Verbände im Krankenhaussektor

Die Krankenhausträger eines Bundeslandes sind zu Landeskrankenhausgesellschaften (LKGs) zusammengeschlossen, die ihrerseits die Deutsche Krankenhausgesellschaft (DKG) als bundesweiten Dachverband bilden. Die Aufgabe der Krankenhausgesellschaften ist es, die Interessen ihrer Mitglieder in der Öffentlichkeit, gegenüber der Politik und den übrigen Akteuren im Gesundheitswesen zu vertreten. Anders als bei KVen und KBV im vertragsärztlichen Bereich handelt es sich bei den LKGs bzw. der DKG nicht um Körperschaften öffentlichen Rechts, sondern um privatrechtliche Vereine. Ungeachtet dessen hat der Staat die Kompetenzen der Krankenhausgesellschaften seit den 1980er Jahren deutlich erweitert (s. Kap. 6.5). Mittlerweile vereinbaren sie zu einer Reihe von Regelungsbereichen auf Bundes- bzw. auf Landesebene Rahmenempfehlungen und zum Teil auch für die einzelnen Krankenhäuser verbindliche Bestimmungen. Neben den Krankenhausgesellschaften existieren auf Bundes- und auf Landesebene freie Verbände der Trägerarten – also öffentlicher, freigemeinnütziger und privater Betreiber –, die die Interessen ihrer Mitglieder vertreten. Dazu zählen z. B. der Interessenverband Kommunaler Krankenhäuser (IVKK), der Deutsche Evangelische Krankenhausverband (DEKV) oder der Bundesverband Deutscher Privatkliniken (BDPK).

Der in der Öffentlichkeit wohl bekannteste Verband im Krankenhauswesen ist der Marburger Bund, die Interessenorganisation der Krankenhausärzte. Bei ihm handelt es sich um einen freiwilligen Zusammenschluss, der sich selbst auch als Gewerkschaft der Krankenhausärzte Deutschlands bezeichnet. Er vertritt die Ärzte vor allem in ihrer Eigenschaft als Arbeitnehmer und behandelt Fragen wie Tarifpolitik, Arbeitszeiten und andere Fragen des Arbeitsrechts. 2005 kündigte der Marburger Bund die langjährige Tarifgemeinschaft mit ver.di, also die einheitliche Vertretung von Tarifinteressen für das gesamte Krankenhauspersonal gegenüber den Arbeitgebern, auf, um für die Ärzteschaft in gesonderten Tarifauseinandersetzungen höhere Gehaltsabschlüsse durchzusetzen. Seither hat der Marburger Bund kräftige Tariferhöhungen für die Krankenhausärzte durchsetzen können und war insofern auch sehr erfolgreich. Die anderen Berufsgruppen blieben dahinter deutlich zurück, weil es ihnen im Vergleich zu den Ärzten an Organisations- und Durchsetzungskraft mangelt und ein erheblicher Teil des im Krankenhaussektor ohnehin begrenzten Verteilungsvolumens erfolgreich von den Ärzten reklamiert wird. Diese Entwicklung hat zu einer wachsenden Einkommensungleichheit unter den Gesundheitsberufen im Krankenhaus geführt. Der Marburger Bund tritt jenseits seines tarifpolitischen Engagements gegenüber der Politik und innerhalb der Ärzteschaft zugleich auch als Sachwalter von Krankenhausinteressen auf.

6.2 Krankenhausplanung

Die historisch gewachsene Abschottung der Versorgungssektoren des deutschen Gesundheitswesens findet im Krankenhausbereich ihren Ausdruck u. a. in der Herausbildung eines eigenständigen Systems der Kapazitätsplanung, der Finanzierung und der Leistungsvergütung sowie der vertragspolitischen Steuerung. Die wichtigsten Rechtsgrundlagen für die Steuerung der Krankenhausversorgung sind neben dem SGB V das Krankenhausfinanzierungsgesetz (KHG) von 1972, dessen Rahmenvorgaben die Länder in eigenen Landeskrankenhausgesetzen konkretisieren, und das 2002 verabschiedete Krankenhausentgeltgesetz (s. Kap. 6.4.4), das Einzelheiten der Vergütung von Krankenhausleistungen regelt.

Auf dem Gebiet der Krankenhausplanung und -finanzierung verteilen sich die Kompetenzen auf Bund und Länder. Die Verabschiedung von Rahmenbestimmungen zur Krankenhausfinanzierung sowie von Regelungen zur Vergütung von Krankenhausleistungen ist Sache des Bundes. Einschlägige Gesetze unterliegen der Zustimmungspflicht des Bundesrates, weil deren Ausführung die Verwaltungshoheit der Länder berührt. Die Länder haben den Auftrag, eine bedarfsgerechte Krankenhausversorgung der Bevölkerung sicherzustellen. In Wahrnehmung dieser Aufgabe sind sie verpflichtet, einen Krankenhausbedarfsplan aufzustellen (§ 6 KHG) und durch Investitionen die wirtschaftliche Sicherheit der Krankenhäuser zu gewährleisten.

Mit der Aufstellung eines Krankenhausbedarfsplans entscheiden die Länder über die in ihrem Zuständigkeitsbereich erforderlichen Krankenhäuser und Betten. Die konkrete Durchführung der Krankenhausplanung wird von Bundesland zu Bundesland unterschiedlich gehandhabt: Während einige Länder sich auf Rahmenvorgaben wie die Standorte der Krankenhäuser beschränken, arbeiten andere konkrete Vorgaben aus, die bisweilen sogar die Gliederung einzelner Abteilungen beinhalten (DKG 2012). Das betroffene Krankenhaus verfügt bei der Aufstellung des Bedarfsplans über ein Anhörungsrecht (§ 7 Abs. 1 KHG). Darüber hinaus sind die Landesbehörden grundsätzlich verpflichtet, mit den im Lande beteiligten Verbänden und Institutionen eng zusammenzuarbeiten. Wie die Beteiligung dieser Akteure ausgestaltet ist, unterscheidet sich aber von Land zu Land. Üblicherweise sind die Landeskrankenhausgesellschaften (LKGs) und die Landesverbände der Krankenkassen an der Krankenhausplanung beteiligt. Allerdings beschränken sich ihre Beteiligungsrechte letztlich auf die Anhörung und die Beratung; die Entscheidungsbefugnis über den Krankenhausplan liegt beim jeweiligen Bundesland.

Die Krankenkassen und Krankenhäuser können eine gegenüber den Vorgaben des Krankenhausplans geringere Bettenzahl vereinbaren, dürfen dabei aber die Leistungsstruktur des Krankenhauses nicht verändern (§ 109 SGB V). Zugleich ist es den Krankenkassen unter bestimmten Umständen gestattet, mit Krankenhäusern, die nicht in einen Landeskrankenhausplan aufgenommen sind, einen Versorgungsvertrag abzuschließen (§ 108 Nr. 3 SGB V). Allerdings haben die betreffenden Einrichtungen im Unterschied zu den Plankrankenhäusern darauf keinen Rechtsanspruch. Krankenkassen und Krankenhäuser haben das Recht, gegen die Entscheidungen der Krankenhausplanung auf dem Rechtswege vorzugehen.

Die Aufnahme eines Krankenhauses in den Bedarfsplan ist für das betreffende Krankenhaus von erheblicher wirtschaftlicher Bedeutung. Ist ein Krankenhaus in einen Landeskrankenhausplan aufgenommen, so ist damit der Rechtsanspruch auf Abschluss eines Versorgungsvertrages mit den zuständigen Verbänden der Krankenkassen verbunden.

Dies gilt analog auch für die Hochschulkliniken, die zwar nicht der Krankenhausplanung unterliegen, bei denen aber die Aufnahme der Hochschule in das Hochschulverzeichnis des Landes das Recht begründet, die an Kassenpatienten erbrachten Leistungen mit den Krankenkassen abzurechnen. Grundsätzlich können die Kassen den Versorgungsvertrag mit einem Plankrankenhaus zwar kündigen, allerdings ist dies nur möglich, wenn die Einrichtung «nicht die Gewähr für eine leistungsfähige und wirtschaftliche Krankenhausbehandlung bietet» (§ 109 Abs. 3 Nr. 1 SGB V in Verbindung mit § 110 Abs. 1 SGB V). Jenseits dieser Gründe verfügen die Kassen über keinen Ermessensspielraum im Hinblick auf den Abschluss eines Versorgungsvertrages. Zudem können die Landesverbände der Krankenkassen und die Verbände der Ersatzkassen einen Vertrag nur gemeinsam kündigen, dürfen die Kündigungsgründe nicht nur vorübergehend bestehen und unterliegt die Kündigung einem Genehmigungsvorbehalt der zuständigen Landesbehörde (§ 110 SGB V). Diese wiederum darf eine Genehmigung zur Kündigung zwar nur unter der Voraussetzung ablehnen, dass das betreffende Krankenhaus für eine bedarfsgerechte Versorgung unverzichtbar ist (§ 110 Abs. 2 SGB V). Der Rückgriff genau auf dieses Argument ist aber sehr wahrscheinlich, weil die Landesbehörde anderenfalls die Angemessenheit ihrer Krankenhausplanung in Frage stellen würde. Die Krankenkassen unterliegen also de facto einer Kontrahierungspflicht mit den Plankrankenhäusern.

Die Zahl der Plankrankenhäuser und Planbetten ist seit Mitte der 1970er Jahre weitgehend synchron zur Zahl von Krankenhäusern und Betten insgesamt zurückgegangen. Im Jahr 2011 waren von den 1736 Allgemeinen Krankenhäusern in Deutschland 82,7 Prozent Plankrankenhäuser, hingegen nur 10,7 Prozent Krankenhäuser ohne einen Versorgungsvertrag (**Tab. 6-6**).

Bei der Ermittlung des Bettenbedarfs wird die aus den USA stammende Hill-Burton-Formel zugrunde gelegt. Ihr zufolge ergibt sich der Bettenbedarf aus folgenden Kriterien:

- Einwohnerzahl
- Krankenhaushäufigkeit (Zahl der Krankenhausaufnahmen je 1000 Einwohner)

Tabelle 6-6: Allgemeine Krankenhäuser nach der Zulassung im Jahr 2011.

Zulassungsart	absolut	%
Hochschulkliniken	34	2,0
Plankrankenhäuser	1436	82,7
Krankenhäuser mit Versorgungsvertrag	81	4,7
Krankenhäuser ohne Versorgungsvertrag	185	10,7
Summe	**1736**	**100,0**

Quelle: StBA 2013e: 15.

- durchschnittliche Verweildauer (Zahl der Belegungstage dividiert durch die Zahl der Behandlungsfälle)
- erwünschter Bettennutzungsgrad (Auslastungsgrad).

Die Bettenbedarfsformel lautet:

$$\text{Bettenbedarf} = \frac{\text{Einwohnerzahl} \times \text{Krankenhaushäufigkeit} \times \text{Verweildauer} \times 100}{1000 \times \text{Bettennutzungsgrad} \times 365}$$

Für eine Region mit 1 000 000 Einwohnern, einer Krankenhaushäufigkeit von 20 Prozent, also 200 Krankenhausaufnahmen je 1000 Einwohner, und einer durchschnittlichen Verweildauer von 8,0 Tagen würde sich bei einem Bettennutzungsgrad von 85 Prozent ein Bedarf von 5157 Betten ergeben. Als Orientierungsgröße für den Bettennutzungsgrad wird ein Wert von 85 Prozent zugrunde gelegt. Damit trägt man dem Umstand Rechnung, dass die Krankenhaushäufigkeit starken saisonalen Schwankungen unterliegt und die Krankenhäuser über genügend Kapazitäten verfügen müssen, um auch für Zeiten starker Nachfrage gewappnet zu sein.

In der Diskussion über die Zukunft der Krankenhausplanung wird seit einigen Jahren immer deutlicher auf das Erfordernis hingewiesen, über die traditionelle Bettenbedarfsformel hinaus weitere Parameter zu berücksichtigen (z. B. Stapf-Finé/Polei 2002). Dabei sollen strukturelle Faktoren sowohl auf der Angebotsseite als auch auf der Nachfrageseite in die Planung einfließen. Auf der Angebotsseite ist es vor allem die Verfügbarkeit von Einrichtungen außerhalb des stationären Sektors, die die Inanspruchnahme des Krankenhauses beeinflusst (z. B. die Hausarzt- und die Facharztdichte, das Angebot an Pflegeheimen und Rehabilitationseinrichtungen), auf der Nachfrageseite vor allem die Entwicklung der Morbidität unter Berücksichtigung vor allem der Krankheitsarten. In Hamburg ist erstmals der Anspruch einer morbiditätsorientierten Bettenbedarfsplanung verwirklicht worden.

6.3 Die Finanzierung von Krankenhausinvestitionen

Die «bedarfsgerechte Versorgung der Bevölkerung mit leistungsfähigen, eigenverantwortlich wirtschaftenden Krankenhäusern» (§ 1 Abs. 1 KHG) erfordert eine wirtschaftliche Sicherung der betreffenden Einrichtungen, auf die die in den Krankenhausplan aufgenommenen Krankenhäuser («Plankrankenhäuser») einen Rechtsanspruch haben. Die Bedarfsplanung ist also mit der Pflicht zur bzw. dem Recht auf Finanzierung der betreffenden Einrichtungen gekoppelt. Die wirtschaftliche Sicherung der Plankrankenhäuser erfolgt auf dem Wege der dualen Finanzierung, d. h. durch zwei unabhängige Entscheidungsträger (§ 4 KHG):

- Der *Staat* ist für die Finanzierung der Krankenhausinvestitionen zuständig, also für jene Kosten, die entstehen, um Krankenhauskapazitäten vorzuhalten. Dies betrifft den Krankenhausbau, die Erstausstattung der Krankenhäuser sowie die Neubeschaffung von Anlagegütern. Bis 1984 wurden die Investitionen gemeinsam von Bund und Ländern finanziert, seitdem sind dafür nur noch die Länder verantwortlich. Die Finanzierung durch den Staat ist Ausdruck der verbreiteten Auffassung, dass die Gewährleistung ausreichender Versorgungskapazitäten eine öffentliche Aufgabe darstellt.
- Die *Krankenkassen* tragen die laufenden Betriebskosten eines Krankenhauses, also diejenigen Kosten, die unmittelbar im Zusammenhang mit der Krankenbehandlung entstehen. Die Finanzierung der laufenden Kosten erfolgte bis Mitte der 1990er Jahre über tagesgleiche vollpauschalierte Pflegesätze, wurde dann durch ein Mischsystem aus Fallpauschalen, Sonderentgelten und Pflegesätzen abgelöst und seit 2004 schrittweise in ein ausschließlich über diagnosebezogene Fallpauschalen (Diagnosis Related Groups – DRGs) finanziertes System überführt (s. Kap. 6.4.3 u. 6.4.4).

Jenseits dieser dualen Finanzierung leisten Krankenhausträger (Kommunen, Wohlfahrtsverbände etc.) dadurch einen Beitrag zur wirtschaftlichen Sicherung von Krankenhäusern, dass sie deren Defizite durch Zuschüsse ausgleichen.

6.3.1 Formen und Umfang der Krankenhausinvestitionen

Bis Ende 2011 erfolgte die Investitionsfinanzierung in allen Bundesländern auf der Basis einer Pauschalförderung und einer Einzelförderung (§ 9 KHG). Die Pauschalförderung erhalten die Plankrankenhäuser unabhängig vom jeweiligen Bedarf, allerdings in Abhängigkeit von der durch das Land vorgegebenen Bettenzahl. Sie dient vor allem der Beschaffung kurzfristiger Anlagegüter; die Krankenhäuser können mit ihr im Rahmen ihrer gesetzlichen Zweckbindung der Fördermittel frei wirtschaften. Die Einzelförderung kann auf Antrag der Krankenhausträger gewährt werden. Sie kommt für umfangreichere Investitionen in Frage, also vor allem für die Errichtung von Krankenhäusern einschließlich der für den Krankenhausbetrieb erforderlichen Erstausstattung sowie für die Wiederbeschaffung von Anlagegütern mit einer durchschnittlichen Nutzungsdauer von mehr als drei Jahren. Sie wird entsprechend den nachgewiesenen Kosten vergeben.

Seit 2012 können die Bundesländer das bisherige System der Investitionsfinanzierung durch leistungsorientierte Investitionspauschalen ersetzen; für psychiatrische und psychosomatische Einrichtungen ist dies ab 2014 möglich. Diese Optionen wurden mit dem 2008 verabschiedeten Krankenhausfinanzierungsreformgesetz (KHRG) eingeführt (§ 10 Abs. 1 KHG). Leistungsorientierte Investitionspauschalen koppeln die Investitionskostenförderung an das Leistungsgeschehen im Krankenhaus und werden von den Ländern an die Krankenhausträger gezahlt. Die Höhe der Investitionspauschale ergibt sich aus der Multiplikation bundeseinheitlicher Investitionsbewertungsrelationen mit einem landesspezifischen Investitionsfallwert. Das von der Selbstverwaltung getragene Institut für das Entgeltsystem im Krankenhaus (InEK) hat dafür bundeseinheitliche Investitionsbewertungsrelationen kalkuliert, während Bund und Länder Grundsätze und Kriterien für die Ermittlung des Investitionsfallwerts aufgestellt haben.

Aus Sicht des Bundes, der Krankenhäuser und der Krankenkassen bringt die Umstellung auf leistungsbezogene Investitionspauschalen eine Reihe von Vorteilen mit sich:

- Die bisherige Abhängigkeit der Krankenhäuser vom Antragsverfahren würde entfallen.
- Die Investitionsmittelzuweisung sei gerechter, weil sie sich an den Leistungen der Krankenhäuser orientiert.
- Die Investitionsmittelzuweisung sei aus Sicht der Krankenhäuser verlässlicher und erleichtere ihnen die Planung.

Die Länder können sich aber auch für die Beibehaltung des bisherigen Systems der Investitionsfinanzierung auf der Basis von Pauschal- und Einzelförderung entscheiden (§ 10 Abs. 1 KHG).

Der Übergang zu leistungsorientierten Investitionspauschalen stellt den Versuch dar, die Investitionsfinanzierung an die Bedingungen der DRG-Vergütung anzupassen und – soweit unter den obwaltenden politischen Kräfteverhältnissen möglich – wettbewerbskonform auszugestalten (Böhm 2009). Denn die historisch gewachsene Krankenhausplanung und die bisherige Form der staatlichen Investitionsfinanzierung stehen im Widerspruch zur Kapazitätssteuerung über den Preis und zum gewünschten Wettbewerb der Krankenhäuser. Die Länder haben ihre Veto-Position im Bundesrat genutzt, um die Umstellung auf leistungsorientierte Investitionsfinanzierung zu einer Option abzuschwächen. Auf diese Weise haben sie sich ihren Einfluss auf die Kapazitätssteuerung im Krankenhaussektor erhalten.

Die meisten Länder haben ihre Pflicht zur Krankenhausfinanzierung in der jüngeren Vergangenheit nicht oder nur unzureichend erfüllt (z. B. DKG 2012; Augurzky/Gülker/Krolop et al. 2011). Allein zwischen 1991 und 2011 sank der Anteil der gemäß dem KHG bewilligten Investitionsmittel am BIP von 0,24 Prozent auf 0,10 Prozent (**Tab. 6-7**, s. S. 226). Selbst nominal gingen sie während dieses Zeitraums um 26,8 Prozent zurück. Dabei ist noch zu berücksichtigen, dass in den neuen Bundesländern in den Jahren 1991 bis 1993 ein kräftiger Investitionsschub erfolgte; seit Ende der 1990er Jahre sind die KHG-Fördermittel aber auch hier real und überwiegend auch nominal rückläufig (DKG 2012: 95). Im Jahr 2009 beliefen sich die Investitionen durch KHG-Fördermittel auf 4,8 Prozent des Krankenhausumsatzes (Augurzky/Gülker/Krolop et al. 2011: 39). Geht man von einer erforderlichen Investitionsquote von zehn Prozent aus – dem Wert, den die großen privaten Krankenhausbetreiber erreichen –, so ergibt sich für die Jahre 1991 bis 2009 eine kumulierte Investitionslücke von dreißig Milliarden Euro (ebd.: 39ff.). Angesichts der Zurückhaltung der Länder setzen die Krankenhäuser, sofern sie finanziell dazu in der Lage sind, in beträchtlichem Umfang Eigenmittel für ihre Investitionen ein (Klenk/Reiter 2012; Augurzky/Gülker/Krolop et al. 2011: 36ff.). Die betreffende Summe beläuft sich bundesweit auf etwa zwei Milliarden Euro pro Jahr (ebd.: 41).

6.3.2 Duale oder monistische Finanzierung?

Die Krankenhausfinanzierung ist seit den 1980er Jahren ein Dauerthema in der Gesundheitspolitik (Simon 2000a). Im Mittelpunkt steht dabei die Frage, ob die duale Finanzierung durch eine monistische Finanzierung – also eine Finanzierung aus einer Hand, nämlich durch die Krankenkassen – ersetzt werden soll. Das Bundesministerium für Gesundheit (BMG) und die Krankenkassen machen sich seit langem für diese Forderung stark. Entsprechende Reformvorhaben, so etwa im GKV-Gesundheitsreformgesetz 1999 (GKV-GRG),

Tabelle 6-7: Entwicklung von KHG-Fördermitteln und Bruttoinlandsprodukt (BIP) 1991 bis 2011.

Jahr	BIP		KHG-Fördermittel		
	Mio. Euro	1991=100	Mio. Euro	1991=100	% des BIP
1991	1 534 600	100	3 641,0	100	0,24
1992	1 648 400	107	3 824,5	105	0,23
1993	1 696 900	111	3 903,6	107	0,23
1994	1 782 200	114	3 665,2	101	0,21
1995	1 848 500	120	3 755,8	103	0,20
1996	1 875 000	122	3 704,7	102	0,20
1997	1 912 600	125	3 513,1	96	0,18
1998	1 959 700	128	3 494,3	96	0,18
1999	2 000 200	130	3 421,5	94	0,17
2000	2 047 500	133	3 378,3	93	0,16
2001	2 101 900	137	3 387,7	93	0,16
2002	2 132 200	139	3 222,5	89	0,15
2003	2 147 500	140	2 843,8	78	0,13
2004	2 195 700	143	2 786,7	76	0,13
2005	2 224 400	145	2 697,0	74	0,12
2006	2 313 900	151	2 722,1	75	0,12
2007	2 428 500	158	2 663,6	73	0,11
2008	2 473 800	161	2 685,0	74	0,11
2009	2 374 500	155	2 860,8	78	0,12
2010	2 476 800	161	2 821,6	77	0,11
2011	2 570 800	168	2 665,2	73	0,10

Quelle: StBA 2012a: 321; DKG 2012: 95; eigene Berechnungen.

scheiterten jedoch stets am Widerstand der Bundesländer. Erst das KHRG eröffnete mit der erwähnten Option für leistungsorientierte Investitionspauschalen einen Weg, der später auch für einen Übergang in die Monistik genutzt werden könnte.

Vor- und Nachteile der gegenwärtigen Finanzierungspraxis und einer monistischen Finanzierung werden kontrovers diskutiert (dazu z. B.: Wasem/Vincenti 2000; Simon 2000b, Sell 2001; Wasem 2004; Pföhler/Bublitz 2009). Befürworter einer dualen Finanzierung verweisen vor allem darauf, dass die Vorhaltung von stationären Versorgungskapazitäten als Bestandteil der Daseinsvorsorge eine öffentliche und nur vom Staat zu erfüllende Aufgabe sei und daher auch aus Steuermitteln finanziert werden müsse.

Die *Krankenkassen* wenden sich seit langer Zeit gegen die duale Finanzierung der Krankenhäuser. Sie beklagen insbesondere, dass die Länder mit der staatlichen Krankenhausplanung und der daran gekoppelten Investitionsfinanzierung Überkapazitäten aufrechterhielten, die überhöhte Betriebsausgaben nach sich zögen. Die Krankenkassen – so ihre Kritik – könnten kaum Einfluss auf die Zahl der Häuser, Betten und Großgeräte nehmen, müssten aber wegen der Kontrahierungspflicht im Bereich der Plankrankenhäuser für die entstehenden Folgekosten bei den Krankenhausleistungen einstehen. Daher plädieren sie im Grundsatz für eine monistische Finanzierung und verbinden dies mit der Erwartung, Einfluss auf die Krankenhausplanung nehmen und zumindest bei elektiven – also planbaren – Leistungen über den Abschluss von Versorgungsverträgen mit Plankrankenhäusern selbst entscheiden zu können (Leber/Malzahn/Wolff 2008). Die Kritik an der dualen Finanzierung wird von zahlreichen Gesundheitsökonomen unterstützt (z. B. Hansmeyer/Henke 1997; Felder/Mennicken/Meyer 2008).

Die *Länder* wiederum können sich für eine Übernahme der Krankenhausinvestitionen durch die Krankenkassen durchaus erwärmen, waren aber bisher nicht bereit, ihre politischen Kompetenzen zur Krankenhausplanung abzugeben und einer Lockerung der Kontrahierungspflicht für die Krankenkassen zuzustimmen (AOLG 2007), vor allem weil sie befürchten, von den Wählern für eventuell entstehende Lücken in Krankenhausversorgung politisch verantwortlich gemacht zu werden. Schon gar nicht sind sie bereit, dieses Risiko in Kauf zu nehmen, wenn sie die Krankenhausinvestitionen – wie die Kassen es fordern – ganz oder teilweise weiterhin selbst tragen sollen. Die *Krankenkassen* wiederum sehen es als nicht akzeptabel an, die Investitionskosten für die Krankenhäuser zu übernehmen, ohne frei entscheiden zu können, mit welchen Krankenhäusern sie Versorgungsverträge abschließen und welche sie mit Investitionszuschüssen unterstützen möchten. Die *Krankenhausträger* und ihre Verbände begegnen einer monistischen Finanzierung mit Skepsis. Ihnen ist vor allem an der Verlässlichkeit der Investitionen und an einem Abbau des Investitionsstaus gelegen. Einer monistischen Finanzierung würden sie – so die Deutsche Krankenhausgesellschaft (DKG) – sich nicht verschließen, wenn die Investitionsmittel der Länder in das GKV-System fließen und zugleich der Investitionsstau abgebaut wird (DKG 2007: 14; DKG 2009: 18). Leistungsorientierte Investitionspauschalen sind aus Sicht der DKG ein Schritt in die richtige Richtung, allerdings hält sie auch eine Einzelförderung nach wie vor für notwendig. Die DKG befürwortet die staatliche Zuständigkeit für die Krankenhausplanung und die Kontrahierungspflicht der Krankenkassen, weil sie anderenfalls eine verstärkte Konkurrenz der Krankenhäuser um Versorgungsverträge mit den Krankenkassen zu befürchten hätten. Allerdings plädiert sie für eine Beschränkung des Staates auf eine Rahmenplanung, die lediglich die Standorte von Krankenhäusern benennt und sich auf eine Vermeidung von Unterversorgung konzentriert (DKG 2007: 9).

6.4 Die Vergütung von Krankenhausleistungen

6.4.1 Vergütungsformen

Die von der Vergütungsform ausgehenden ökonomischen Anreize für die Patientenbehandlung sind im Grundsatz mit den oben genannten Vergütungsformen im ambulanten Sektor identisch (s. Kap. 5.3.1). Zwar ergeben sich aus den besonderen Versorgungsbedingungen im Krankenhaus einige Modifizierungen gegenüber den in der ambulanten Versorgung verbreiteten Vergütungsformen, allerdings fallen die Unterschiede insgesamt geringfügig aus. Daher sollen die von ihnen ausgehenden Anreize an dieser Stelle nur in knapper Form dargelegt werden.

Mit Blick auf die Vergütung der gesamten von einem Krankenhaus in einem bestimmten Zeitraum erbrachten Leistungen lässt sich zwischen einer prospektiven und einer retrospektiven Vergütung unterscheiden. Bei einer *prospektiven Vergütung* vereinbaren die Finanzierungsträger und das Krankenhaus für den kommenden Abrechnungszeitraum – in der Regel ein Kalenderjahr – ein bestimmtes Leistungsvolumen, das dem Krankenhaus unabhängig von den real anfallenden Kosten vergütet wird. Dieses Leistungsvolumen kann nach Pflegetagen, nach der Anzahl von Operationen oder Diagnosefällen oder nach einer Kombination dieser Kriterien ermittelt werden. Markiert die sich aus diesem Leistungsvolumen ergebende Gesamtsumme eine fixe Ausgabenobergrenze, so ist dies gleichbedeutend mit einem Budget. Darüber hinausgehende Kosten muss das Krankenhaus selbst tragen.

Häufig sehen Vereinbarungen allerdings auch vor, dass bei einer Budgetunterschreitung die Einsparungen und bei einer Budgetüberschreitung die Mehrausgaben zwischen dem Finanzierungsträger und dem Krankenhaus aufgeteilt werden (flexibles Budget). Auf der einen Seite schaffen derartige Bestimmungen für das Krankenhaus einen Anreiz, Ausgaben zu begrenzen, auf der anderen Seite mindern sie sein finanzielles Risiko, wenn Mehrausgaben eintreten, ohne es im Fall von Mehrausgaben von der finanziellen Verantwortung ganz zu befreien. Bei einer *retrospektiven Vergütung* werden die dem Krankenhaus in einem Behandlungszeitraum entstandenen Kosten vom Finanzierungsträger erstattet (Selbstkostendeckung). Sie beinhaltet einen Anreiz zur Erhöhung der Patientenzahlen und zur Ausweitung der Leistungsmenge je Patient. Damit ähnelt sie in ihren Auswirkungen der Einzelleistungsvergütung in der ambulanten Versorgung. Das Finanzierungs- bzw. Morbiditätsrisiko liegt hier vollständig beim Finanzierungsträger. Allerdings ist es auch möglich, das Krankenhaus an den über ein bestimmtes Volumen hinausgehenden Kosten zu beteiligen, de facto also ein flexibles Budget zu vereinbaren.

Für Krankenhausleistungen, die am individuellen Patienten erbracht werden, lassen sich als Hauptformen eine Fallpauschale und ein tagesgleicher Pflegesatz unterscheiden. Eine *Fallpauschale* vergütet die Krankenhausleistungen – unabhängig von den real entstandenen Kosten – nach der Zahl der Behandlungsfälle, wobei sich die Bemessung der Pauschale an den Besonderheiten des einzelnen Behandlungsfalls, d. h. an den Patientenmerkmalen (z. B. Hauptdiagnose und Nebendiagnosen, evtl. auch Alter und Geschlecht), an den vom Krankenhaus erbrachten Leistungen oder an einer Kombination aus beidem orientieren kann. Auch wenn schwere und behandlungsaufwendige Erkrankungen grundsätzlich besser vergütet werden als leichtere, so liegt das Finanzierungsrisiko bzw. Morbiditätsrisiko bei einer Fallpauschale überwiegend beim Leistungserbringer. Die Fallpauschale schafft für ihn den Anreiz, die Zahl der Patienten zu erhöhen und dabei den Aufwand je Patient zu minimieren.

Dieses Ziel kann er auf unterschiedlichen Wegen verfolgen:

- durch die Selektion von Patienten, d. h. den Versuch, möglichst viele Patienten mit gerin-

gem Behandlungsaufwand zu versorgen bzw. die Versorgung von behandlungsaufwendigen Patienten zu vermeiden
- durch die vorzeitige Entlassung von Patienten
- durch die Unterlassung von Leistungen bzw. durch eine Verschlechterung der Behandlungsqualität, wenn damit Einsparungen erzielt werden können.

Allerdings ist dies keine zwangsläufige Reaktion. Denn auf der anderen Seite schafft eine Pauschalvergütung auch den Anreiz, die internen Abläufe beim Behandlungsprozess zu optimieren und auf diese Weise Kosten zu sparen. Freilich stellen die beiden Reaktionsweisen keine Alternativen dar, sondern können auch miteinander verknüpft werden.

Ein *tagesgleicher Pflegesatz* vergütet die Krankenhausleistungen in Abhängigkeit von der Zahl der Pflegetage, also jener Tage, an denen ein Patient stationär im Krankenhaus behandelt wird. Hier wird die Verkürzung der Verweildauer bestraft und die Verlängerung der Verweildauer belohnt. Zugleich entsteht ein Anreiz, die am einzelnen Patienten je Behandlungstag erbrachten Leistungen möglichst zu reduzieren. Das Finanzierungsrisiko liegt hier weitgehend beim Finanzierungsträger. Wie in der ambulanten Versorgung auch lassen sich Fallpauschalen und tagesbezogene Pflegesätze in unterschiedlichen Varianten miteinander kombinieren.

6.4.2 Vergütungsverhandlungen und -verträge

Die Vergütung von Krankenhausleistungen unterliegt ebenso wie in der ambulanten Versorgung detaillierten gesetzlichen Vorgaben. Zu unterscheiden ist dabei zwischen der Vergütungshöhe einerseits und den Vergütungsformen (Entgeltsystem) andererseits.

Die *Höhe* der Vergütung von Krankenhausleistungen wird in zweiseitigen Pflegesatzverhandlungen von den Krankenhausträgern und den Verbänden der Krankenkassen vereinbart. Dabei weist das Verhandlungs- bzw. Vertragssystem gegenüber dem im ambulanten Sektor zwei wichtige Unterschiede auf:

- Die Verbände der Krankenkassen haben Vergütungsvereinbarungen gemeinsam und einheitlich zu treffen. Nach Kassenarten getrennte Verträge sind also nicht möglich, und entsprechend sind bei stationären Leistungen die Entgelte für alle Benutzer in einem Bundesland unabhängig von der Kassenzugehörigkeit identisch (§ 17 Abs. 1 KHG).
- Auf der Seite der Leistungserbringer ist bei den Budgetverhandlungen nicht eine Kollektivvertretung Vertragspartner der Krankenkassen, sondern das einzelne Krankenhaus bzw. der jeweilige Krankenhausträger. Dabei werden die Bewertungsrelationen für die Diagnosis Related Groups (DRGs) auf Bundesebene festgelegt und sind für alle Krankenhäuser verbindlich (s. Kap. 6.4.4).

Wenn eine Einigung zwischen den Vertragsparteien nicht zustande kommt, wird ein Schiedsstellenverfahren eingeleitet. Bei den Vergütungsverhandlungen wird die Handlungsfreiheit von Finanzierungsträgern und Leistungserbringern – wie im ambulanten Sektor auch – durch staatliche Rahmenvorgaben (Budgets, Beitragssatzstabilität) eingeschränkt. Die zuständigen Landesbehörden haben die Rechtmäßigkeit der Verträge im Rahmen der staatlichen Aufsichtsfunktion zu prüfen und können abgeschlossenen Verträgen die Genehmigung verweigern.

6.4.3 Entwicklung der Krankenhausvergütung

Seit den 1990er Jahren und insbesondere seit dem Jahr 2000 unterliegt das Entgeltsystem einem tief greifenden Wandel. Zum Verständnis dieses Wandels soll daher ein kurzer Rückblick auf die jüngeren Entwicklungen in der Krankenhausvergütung geworfen werden.

Selbstkostendeckungsprinzip

Mit dem 1972 verabschiedeten Krankenhausfinanzierungsgesetz (KHG) wurde das Selbstkostendeckungsprinzip als Grundsatz für die Vergütung von Krankenhausleistungen festgeschrieben: Gemäß der damaligen Fassung des KHG mussten die Pflegesätze «auf der Grundlage der Selbstkosten eines sparsam wirtschaftenden leistungsfähigen Krankenhauses und einer Kosten- und Leistungsrechnung eine wirtschaftliche Betriebsführung ermöglichen und die medizinisch und wirtschaftlich rationelle Versorgung durch die Krankenhäuser sichern» (§ 17 Abs. 1 KHG).

Die Vergütung von Krankenhäusern erfolgte seit 1972 nach tagesgleichen vollpauschalierten Pflegesätzen (dazu und zum Folgenden z. B. Wanek 1994: 145ff.; Simon 2000a: 69ff.). Dies bedeutet, dass der Finanzierungsträger dem Krankenhaus für jeden Behandlungstag einen Pauschalbetrag erstattete, der für jeden Patienten und für jede Abteilung unabhängig vom jeweiligen Behandlungsaufwand des Patienten gleich war.

Die Erstattung der Selbstkosten durch einen tagesgleichen, vollpauschalierten Pflegesatz schuf – wie erwähnt – einen Anreiz zur Verlängerung der Verweildauer, denn mit jedem stationären Behandlungstag konnte das Krankenhaus seine Einnahmen erhöhen. Zudem konnte es auf diese Weise die in der Regel besonders hohen Behandlungskosten in den ersten Tagen des Krankenhausaufenthalts durch möglichst viele nachfolgende Tage mit niedrigeren Kosten (über) kompensieren. Außerdem konnte eine hohe Bettenauslastung die Ausgangsposition des Krankenhauses bei der Bedarfsplanung und bei den Budgetverhandlungen verbessern.

Schon bald nach seiner Einführung wurden das Selbstkostendeckungsprinzip und die Vergütung mit tagesgleichen Pflegesätzen von Experten aus Wissenschaft und Politik als unwirtschaftlich kritisiert, denn es begründet ein Interesse der Krankenhäuser an einer über das Maß des medizinisch Notwendigen hinaus gehenden Verlängerung der Verweildauer und läuft so den Kostendämpfungsbestrebungen der Politik zuwider. Deshalb entwickelte z. B. das Bundesministerium für Gesundheit (BMG), unterstützt von der politikberatenden Wissenschaft, recht frühzeitig Vorschläge für eine grundlegende Reform des Vergütungssystems, deren Umsetzung allerdings erst mit dem GSG eingeleitet wurde (Simon 2000a).

Bis 1984 wurden die Betriebskosten den Krankenhäusern im Nachhinein erstattet (retrospektive Selbstkostendeckung). Die Krankenkassen leisteten im laufenden Jahr Abschlagszahlungen in Form des vollpauschalierten tagesgleichen Pflegesatzes, dessen Höhe die zuständige Landesbehörde auf der Grundlage einer Pflegesatzvereinbarung zwischen dem Krankenhausträger und den Landesverbänden der Krankenkassen festsetzte. Das Krankenhausneuordnungsgesetz von 1984 (KHNG) und die auf seiner Grundlage mit Wirkung zum 1.1.1986 veränderte Bundespflegesatzverordnung (BPflV) setzten an die Stelle dieses Verfahrens eine *prospektive* Selbstkostendeckung: Nunmehr schlossen die Verbände der Krankenkassen und die Krankenhausträger im Vorhinein für das kommende Jahr eine Budgetvereinbarung, der eine bestimmte Bettenbelegung und damit ein bestimmtes Pflegetagevolumen zu Grunde lag. Dividiert durch die vorauskalkulierten Pflegetage ergab sich der tagesgleiche Pflegesatz des Krankenhauses für das jeweilige Jahr.

Das Prinzip der prospektiven Selbstkostendeckung wurde 1984 mit der Einführung eines flexiblen Budgets verknüpft, das für das einzelne Krankenhaus nunmehr Gewinn- und Verlustmöglichkeiten zuließ: Wich die tatsächliche Belegung von der kalkulierten ab, ersetzte die Kasse 75 Prozent der Mindereinnahmen des Krankenhauses, während Mehreinnahmen zu 75 Prozent an die Kasse abgeführt werden mussten. Auf diese Weise wollte der Gesetzgeber die Anreize zur wirtschaftlichen Betriebsführung und zur Verkürzung der Verweildauer verstärken.

Budgetierung und Einführung pauschalierter, leistungsbezogener Entgelte: das GSG 1993 und die Bundespflegesatzverordnung 1995

Allerdings gelang dies nicht in dem erhofften Ausmaß. Daher wurde mit dem GSG eine weitreichende Reform des Vergütungssystems eingeleitet, die das Ziel verfolgte, die Entgelte entsprechend dem realen Behandlungsaufwand zu differenzieren, für die Krankenhäuser einen Anreiz zur Ausgabenbegrenzung zu schaffen, den Krankenhauswettbewerb zu stärken und die Transparenz des Leistungsgeschehens zu erhöhen. Bei dem nun geschaffenen Vergütungssystem handelte es sich um ein Mischsystem aus fortbestehenden tagesbezogenen Pflegesätzen und neu eingeführten leistungsbezogenen Pauschalentgelten. Es wurde zum 1.1.1996 für alle Krankenhäuser verbindlich eingeführt und beinhaltete folgende Komponenten:

1. Sonderentgelte für chirurgische Eingriffe und aufwendige diagnostische Maßnahmen, in deren Vollzug üblicherweise aufeinander folgende Leistungen anfallen, die zu Leistungskomplexen zusammengefasst werden. Diese Leistungskomplexe sollten nun nach dem jeweils erforderlichen Aufwand vergütet werden.
2. Fallpauschalen, die – nach einer Hauptdiagnose und einer Hauptleistung differenziert – die gesamten Leistungen des Krankenhauses für die Behandlung eines Patienten vergüten sollten
3. abteilungsspezifische Pflegesätze, die nach Versorgungsstatus und nach Abteilungen differenziert werden
4. einen Basispflegesatz, der für alle Abteilungen des Krankenhauses gleich ist und die nichtmedizinischen und nichtpflegerischen Kosten eines Krankenhauses (z. B. für Verwaltung, Unterkunft und Verpflegung) vergütet.

Die Fallpauschalen und Sonderentgelte vergüteten die betreffenden Krankenhausleistungen nunmehr pauschal, also unabhängig von der Verweildauer und dem individuellem Behandlungsbedarf des Patienten. Die Abteilungspflegesätze und der Basispflegesatz wurden aufgrund der krankenhausspezifischen Kosten kalkuliert, die Fallpauschalen und Sonderentgelte extern vorgegeben – zunächst vom BMG, dann durch eine Vereinbarung zwischen den KV-Spitzenverbänden, dem PKV-Verband und der DKG. Allerdings erfassten sie nur etwa 25 Prozent der stationären Behandlungskosten. Etwa drei Viertel der Behandlungskosten wurden nach wie vor mit tagesbezogenen Pflegesätzen vergütet, auch wenn deren Höhe teilweise stärker entsprechend dem jeweiligen Versorgungsaufwand differenziert wurde. In Bezug auf diese mit tagesbezogenen Pflegesätzen vergüteten Leistungen blieben die skizzierten Anreize unverändert. Hingegen entstand für den Bereich der Fallpauschalen und Sonderentgelte nunmehr ein Anreiz zur Kostensenkung.

Daher wurde für die meisten der mit Fallpauschalen vergüteten Diagnosen eine Grenzverweildauer eingeführt, bei deren Überschreitung die Krankenhäuser den jeweils geltenden Abteilungspflegesatz geltend machen konnten. Auf diese Weise sollte ihr Risiko bei besonders behandlungsaufwendigen Patienten und der Anreiz zu ihrer vorzeitigen Entlassung verringert werden. Zugleich sollten die Krankenhäuser nicht mehr Anspruch auf Deckung der «voraussichtlichen Selbstkosten», sondern nur noch Anspruch auf «leistungsgerechte Erlöse» haben (§ 4 KHG 1993). Dabei wurden die Ausgaben jedes Krankenhauses nach Maßgabe der Grundlohnsummenentwicklung budgetiert. Allerdings wurde die Budgetierung durch eine Vielzahl von Ausnahmeregelungen durchlöchert (Simon 2000a).

Die für die Umsetzung der Vergütungsreform maßgebliche BPflV 1995 sah eine Steuerung auf drei Ebenen vor:

- Auf Bundesebene werden die Bewertungsrelationen (Relativgewichte) für Sonderentgelte und Fallpauschalen – ähnlich dem EBM für die vertragsärztlichen Leistungen – einheitlich festgelegt. Erfolgte diese Festlegung bis 1997 per Rechtsverordnung durch das BMG, so beschließen seit 1998 darüber die DKG und die Spitzenverbände der Krankenkassen gemeinsam (§ 17 Abs. 2a KHG; § 15 Abs. 1 u. 3 BPflV). Für den Fall einer Nichteinigung ist ein Schiedsstellenentscheid vorgesehen.

- Auf Landesebene werden die Bewertungsrelationen mit einem landesweit einheitlichen Punktwert (Landesbasisfallwert) versehen und somit die Preise für die jeweiligen Sonderentgelte und Fallpauschalen gebildet. Dabei sollte als Maßstab nicht mehr das einzelne Krankenhaus, sondern der Durchschnitt der Ist-Kosten aller Krankenhäuser des jeweiligen Landes für eine bestimmte Krankheitsart zugrunde gelegt werden.
- Bei den Vergütungsverhandlungen auf Krankenhausebene wurde den Vertragsparteien die Möglichkeit eingeräumt, individuelle Zu- und Abschläge zu den Sonderentgelten und Fallpauschalen zu vereinbaren. Durch definierte Ausnahmetatbestände konnten die Krankenhäuser Ausnahmen vom Budget und damit vom Grundsatz der Beitragssatzstabilität einfordern. Dadurch bestand die Möglichkeit einer Wiedereinführung des Selbstkostendeckungsprinzips durch die Hintertür.

Bewertung der Vergütungsreform

Die Reform des Entgeltsystems im stationären Sektor stieß insbesondere bei den Krankenkassen und auch bei vielen Experten in Gesundheitspolitik und Gesundheitsökonomie auf große Zustimmung. Allerdings wurde auch deutliche Kritik laut, die sich je nach gesundheitspolitischem Standpunkt auf unterschiedliche Bestimmungen des neuen Entgeltsystems richtete.

Sie verwies zum einen auf die Gefahren, die von pauschalierten Vergütungsformen und Budgets für eine bedarfsgerechte Versorgung ausgehen. Generell sei problematisch, dass ein Anreiz zur Kostensenkung geschaffen werde, ohne gleichzeitig Mechanismen für die Qualitätssicherung von Leistungen zu implementieren. Dies verleite zur vorzeitigen Entlassung oder Verlegung von Patienten, zur Reduzierung des Umfangs und der Qualität von Leistungen, sofern damit eine Kostensenkung der Behandlung verbunden sei, und zur Verschiebung von Behandlungen, in manchen Fällen sogar zur Weigerung, Patienten aufzunehmen. Insbesondere der geringe Differenzierungsgrad des Fallklassifikationssystems schaffe für die Krankenhäuser den Anreiz zur Selektion solcher Patientengruppen, bei denen die zu erwartenden Behandlungskosten unter den Pauschalentgelten liegen würden. Damit verbunden seien ungerechtfertigte finanzielle Vor- oder Nachteile für einzelne Krankenhäuser. Die Reform sehe keine effektiven Mechanismen vor, mit denen diesen Anreizen entgegengewirkt werden könne. Schließlich wurde auch darauf hingewiesen, dass Fallpauschalen und Sonderentgelte bei den Krankenhäusern eine Tendenz zur Spezialisierung auf Leistungen freisetzen würde, bei denen ihre Kosten besonders deutlich unter der gezahlten Pauschale liegen. Dies betraf vor allem solche Leistungen, die sich leicht standardisieren lassen und deren Erbringung in großer Zahl hohe Rationalisierungsgewinne verspricht. Diese Entwicklung stelle eine Gefahr dar für eine flächendeckende und wohnortnahe stationäre Versorgung (z. B. Pfaff/Wassener 1995).

Vielfach richtete sich die Kritik aber auch nicht gegen die Anreize zur Patientenselektion und Rationierung von Leistungen, sondern es wurde im Gegenteil bemängelt, dass der Grundsatz der leistungsorientierten Vergütung nicht mit der erforderlichen Konsequenz umgesetzt worden sei. Bei der Kalkulation der Bewertungsrelationen von Fallpauschalen und Sonderentgelten wurden die Ist-Leistungen und Ist-Kosten für die jeweiligen Fallgruppen zugrunde gelegt. Damit würden bestehende Unwirtschaftlichkeiten also zementiert und die Preise tendenziell zu hoch angesetzt. Ohnehin sei die Reichweite der Reform von vornherein beschränkt, weil die Pflegesätze nach wie vor auf Grundlage der krankenhausspezifischen Kosten kalkuliert werden. Außerdem werde die Bedeutung des Krankenhausvergleichs und damit des Krankenhauswettbewerbs durch die landesweite Festlegung der Preise für Fallpauschalen und Sonderentgelte geschwächt.

6.4.4 Die Einführung von Diagnosis Related Groups

Das GKV-GRG 1999 knüpfte an die Einführung von Fallpauschalen und Sonderentgelten im GSG an und sah vor, zum 1.1.2003 ein «durchgängiges, leistungsorientiertes und pauschalierendes Vergütungssystem einzuführen» (§ 17b Abs. 1 KHG), also sämtliche Krankenhausleistungen, zunächst mit Ausnahme der Psychiatrie, auf der Grundlage diagnosebezogener Fallpauschalen (Diagnosis Related Groups – DRGs) zu vergüten. Die Ausgestaltung der DRGs orientierte sich grundsätzlich am australischen DRG-Modell («Australian Refined Diagnosis Related Groups» – AR-DRGs) und passte dieses an deutsche Verhältnisse an. Die Einführung und Ausgestaltung des DRG-Systems in Deutschland wurde nach der vorangegangenen Grundsatzentscheidung des GKV-GRG durch das 2002 verabschiedete Fallpauschalengesetz (FPG) geregelt. Das FPG enthält als Artikelgesetz die notwendigen Änderungen vor allem des SGB V und des KHG sowie das neu geschaffene und seither mehrmals modifizierte Krankenhausentgeltgesetz («Gesetz über die Entgelte für voll- und teilstationäre Krankenhausleistungen» – KHEntgG), das detaillierte Vorgaben zum DRG-System enthält. Darüber hinaus beauftragt der Gesetzgeber den GKV-Spitzenverband, die Deutsche Krankenhausgesellschaft und den Verband der Privaten Krankenversicherung mit der jährlichen Weiterentwicklung und Anpassung des DRG-Systems, «insbesondere an medizinische Entwicklungen, Kostenentwicklungen, Verweildauerverkürzungen und Leistungsverlagerungen zu und von anderen Versorgungsbereichen, und die Abrechnungsbestimmungen, soweit diese nicht im Krankenhausentgeltgesetz vorgegeben werden» (§ 17b Abs. 2 KHG). Diese Fallpauschalenvereinbarung (FPV) enthält auch den jährlich angepassten Fallpauschalenkatalog. Kommt eine solche Vereinbarung nicht zustande, kann das BMG die betreffenden Sachverhalte im Rahmen der Ersatzvornahme per Rechtsverordnung selbst regeln («Krankenhaus-Fallpauschalenverordnung» – KFPV). Davon hat das BMG auch schon Gebrauch gemacht.

Auf der Grundlage dieser Regelungen begann 2003 der Prozess einer vollständigen Umstellung des Systems der Krankenhausvergütung, die in nur wenigen Jahren, bis Ende 2010, weitgehend bewältigt wurde. Wohl noch nie zuvor wurde eine derart umfassende Entgeltreform im Krankenhaussektor binnen derart kurzer Frist konzipiert und implementiert (Schölkopf/Stapf-Finé 2002). Seit 2013 werden auch die Leistungen in psychiatrischen und psychosomatischen Kliniken schrittweise in die DRG-Vergütung einbezogen.

Merkmale des DRG-Systems

Das in diesem Prozess entwickelte deutsche DRG-System («German Diagnosis Related Groups» – G-DRGs) besteht aus zwei Grundelementen: dem Patientenklassifikationssystem, also den Kriterien für die Zuordnung einzelner Patienten zu einer bestimmten Fallgruppe, und den Bewertungsrelationen, die die relativen Kostengewichte der Fallgruppen festschreiben. Das GKV-GRG schrieb vor, dass das Patientenklassifikationssystem einerseits Komplexitäten und Komorbiditäten, also Nebenerkrankungen, abbilden soll, um eine möglichst weitgehende Kostenhomogenität der einzelnen Fallgruppen zu gewährleisten; andererseits soll es aber auch praktikabel sein, also nicht zu stark differenziert werden, um den Aufwand für die Fallgruppenzuordnung von Patienten nicht ausufern zu lassen. Zur Patientenklassifikation werden u. a. die Diagnose nach der «International Classification of Diseases» (ICD-10), der Schweregrad der Erkrankungen oder das Alter der Patienten herangezogen. Darüber hinaus werden nach einem Operationen- und Prozedurenschlüssel die durchgeführten Eingriffe und therapeutischen Maßnahmen berücksichtigt.

Hauptmerkmale einer Fallgruppe sind die Hauptdiagnose und die Nebendiagnose sowie die Hauptleistung und die Nebenleistungen. Für einen Teil der Fallgruppen werden weitere Kriterien zur Differenzierung des Behandlungsaufwands herangezogen (z. B. Alter, Geschlecht, Entlassungsart etc.). Für die Pflege und Weiterentwicklung des DRG-Systems ist das gemeinsam von Krankenkassen und DKG getragene, 2001 gegründete Institut für das Entgeltsystem im Krankenhaus (InEK) verantwortlich. Das InEK legt auch die zu vergütenden Fallgruppen fest. Deren Zahl hat sich seit der Einführung des DRG-Systems deutlich erhöht. Im Jahr 2013 gab es 1187 DRG-Fallpauschalen und 155 Zusatzentgelte. Diese Zusatzentgelte beziehen sich auf Leistungen, die noch nicht von den DRG-Fallpauschalen erfasst werden und für die das einzelne Krankenhaus für einen Übergangszeitraum fall- oder tagesbezogene Entgelte mit den Krankenkassen vereinbaren kann. Das DRG-Patientenklassifikationssystem ist damit deutlich differenzierter als das 1996 in Kraft getretene Fallpauschalensystem. Um eine möglichst einheitliche Anwendung des neuen Systems zu gewährleisten und die Gefahr von Manipulationen bei der Kodierung von Patienten zu begrenzen, geben Kodierrichtlinien vor, in welcher Weise die Diagnoseklassifikation und die Klassifikation von Behandlungsleistungen zu erfolgen hat.

Nicht nur der Fallpauschalenkatalog, sondern auch die Bewertungsrelationen sowie die Abrechnungsregeln werden für alle DRGs auf Bundesebene von der DKG und den Spitzenverbänden der Krankenkassen bestimmt. Kalkulationsgrundlage für die Bewertungsrelationen sind die durchschnittlichen Ist-Leistungen und Ist-Kosten der Krankenhäuser für die jeweilige Fallgruppe, die auf der Grundlage der Daten ausgewählter Krankenhäuser ermittelt werden. Die Zahl dieser «Kalkulationskrankenhäuser» wechselt jährlich; für die Ermittlung der Bewertungsrelationen des Jahres 2013 waren es 241. Das GKV-GRG 1999 sieht vor, dass die Bewertungsrelationen als «Relativgewichte auf eine Bezugsleistung» (§ 17b KHG) zu definieren sind. Demzufolge wird für eine bestimmte Leistung eine Punktzahl festgelegt und werden die Punktzahlen für alle übrigen Fallgruppen entsprechend ihrem Leistungsaufwand in Relation zu dieser Leistung gesetzt. Auf Landesebene werden diese Punktzahlen mit einem einheitlichen Basisfallwert (Punktwert) in Form eines Euro-Betrags multipliziert. Das Produkt aus Punktzahl und Punktwert ergibt den Preis für die Fallpauschale. Wie in anderen Bereichen auch müssen die Vereinbarungen in der Summe gewährleisten, dass der Aufwand nicht zu Beitragssatzerhöhungen führt, es sei denn, die notwendige medizinische Versorgung ist auf anderem Wege nicht zu gewährleisten. Die Leistungsbeschreibungen und -kalkulationen sowie deren regelmäßige Überprüfung zählen zu den Aufgaben des InEK.

Gemäß der «Vereinbarung zum Fallpauschalensystem für Krankenhäuser für das Jahr 2013» (FPV 2013) werden die Fallpauschalen von dem Krankenhaus, das die Leistung erbringt, nach dem jeweils am Tag der stationären Aufnahme geltenden Fallpauschalenkatalog abgerechnet; wird ein Patient verlegt, rechnet jedes an der Versorgung beteiligte Krankenhaus jeweils eine Fallpauschale ab (§ 1 Abs. 1 FPV 2013). Jede Fallpauschale ist auf der Basis einer mittleren Verweildauer kalkuliert und gilt für eine bestimmte Mindest- bzw. Maximalzahl von Behandlungstagen (Grenzverweildauer). Wird die obere Grenzverweildauer überschritten, so erhält das Krankenhaus für jeden weiteren Behandlungstag zusätzlich zur Fallpauschale eine tagesbezogene Vergütung. Deren Höhe «wird ermittelt, indem die für diesen Fall im Fallpauschalen-Katalog ausgewiesene Bewertungsrelation mit dem Basisfallwert multipliziert wird» (§ 1 Abs. 2 FPV 2013). Dementsprechend fällt bei teuren Behandlungen mit einer hohen Fallpauschale das tagesbezogene Entgelt höher aus als bei weniger aufwendigen Behandlungen mit einer niedrigeren Fallpauschale. Wird hingegen die untere Grenzverweildauer unterschritten, so wird die Fallpauschale entsprechend gekürzt (§ 1 Abs. 3 FPV 2013). Bei der Verlegung eines Patienten in ein anderes Krankenhaus vor Erreichen der mittleren Verweildauer muss für jeden Tag, mit dem die mittlere Verweildauer unterschritten wird, ein Abschlag auf die Fallpauschale berechnet werden (§ 3 FPV 2013). Wenn ein Krankenhaus einen Patienten nach vorheriger Entlassung innerhalb der oberen Grenzverweildauer mit derselben Basis-DRG wieder aufnimmt, muss es die Falldaten zu einem Fall zusammenfassen und eine Neueinstufung in eine Fallpauschale vornehmen (§ 2 Abs. 1 FPV 2013). Dies gilt auch, wenn die erneute Aufnahme innerhalb von dreißig Tagen nach der Erstaufnahme erfolgt (§ 2 Abs. 2 FPV 2013).

Mit diesen Bestimmungen sollen die Möglichkeiten der Krankenhäuser, mittels eines Fall-Splittings mehrere Fallpauschalen abzurechnen, beschränkt werden.

Weitere Entgeltformen

Neben den Fallpauschalen und Zusatzentgelten umfasst das DRG-System noch eine Reihe anderer Vergütungsformen, die besonderen Bedingungen der Leistungserbringung Rechnung tragen sollen. Dazu zählen u. a. folgende Entgeltformen:

- Sonstige Entgelte: Sie kommen z. B. für Leistungen in Frage, die noch nicht nach Fallpauschalen vergütet werden, oder für neue Untersuchungs- und Behandlungsmethoden, deren Kosten wegen fehlender Erfahrungen noch nicht zuverlässig geschätzt werden können (§ 6 Abs. 1 u. 2 KHEntgG). Krankenhäuser oder Krankenhausabteilungen können auch wegen der Besonderheiten ihrer Versorgungssituation (z. B. eines hohen Anteils Schwerkranker) von der Anwendung der DRGs ausgenommen werden (§ 6 Abs. 1 KHEntgG; § 17b Abs. KHG).
- Sicherstellungszuschläge: Sie sind zu vereinbaren, wenn ein Krankenhaus Leistungen vorhalten muss, die für die Versorgung der Bevölkerung zwar notwendig sind, aufgrund der geringen Fallzahlen aber zu den DRG-Preisen nicht kostendeckend erbracht werden können (§ 5 Abs. 2 KHEntgG; s. Kap. 6.4.5).
- Entgelte für teilstationäre Leistungen: Teilstationäre Leistungen werden nicht nach DRGs vergütet, sondern müssen krankenhausindividuell, entweder fall- oder tagesbezogen, vereinbart werden (§ 6 Abs. 1 FPV).
- Entgelte für nachstationäre Leistungen: Wenn die Summe aus stationären Belegungstagen sowie vor- und nachstationären Behandlungstagen die Grenzverweildauer überschreitet, kann zusätzlich zur Fallpauschale noch ein Entgelt für nachstationäre Leistungen berechnet werden (§ 8 Abs. 2 KHEntgG).
- Zu- und Abschläge: Sie werden in unterschiedlichen Zusammenhängen fällig. Sie sind u. a. für die Teilnahme an Maßnahmen der Qualitätssicherung, für die Teilnahme an der Notfallversorgung oder für die besonderen Aufgaben von Zentren und Schwerpunkten zu vereinbaren (§ 17b Abs. 1 KHG).

Die Umstellung auf das DRG-System

Das Fallpauschalengesetz sah eine schrittweise Umstellung auf das DRG-System vor. In den Jahren 2003 und 2004 wurde eine «budgetneutrale» Phase eingeführt, in der die DRGs auf der Grundlage der krankenhausspezifischen Selbstkosten berechnet wurden. Die Patienten wurden also bereits zu einheitlichen Fallgruppen zusammengefasst und die Leistungen dementsprechend abgerechnet, die Fallgruppen aber noch nicht mit einer Fallpauschale einheitlich vergütet. In diesem Zeitraum wurde wie bisher auf der Grundlage der Selbstkosten zwischen dem Krankenhausträger und den Krankenkassen ein Budget vereinbart, das sich aus den fallgruppenspezifischen Selbstkosten des Krankenhauses und den vorauskalkulierten Behandlungsfallzahlen ergab. Wurde die der Budgetvereinbarung zugrunde gelegte Fallzahl erreicht, so hatte das Krankenhaus sein Budget erlöst. Mehr- oder Mindererlöse, die sich aus einer gegenüber der Vorauskalkulation höheren oder geringeren Fallzahl des Krankenhauses ergaben, wurden in 2003 und 2004 zu einem Großteil ausgeglichen, um wirtschaftliche Nachteile für die betreffenden Einrichtungen zu vermeiden. Insofern wurde den Krankenhäusern in diesem Zeitraum ein Erlösbudget garantiert. Diese budgetneutrale Phase sollte den Krankenhäusern helfen, sich «unter geschützten Bedingungen» (Bundestagsdrucksache 14/6893: 39) auf den neuen Vergütungsmodus einzustellen. Die Umstellung auf das neue System erfolgte seit dem 1.1.2003 auf freiwilliger Grundlage und wurde mit dem 1.1.2004 verbindlich.

Daran schloss sich eine «Konvergenzphase» an, in deren Verlauf der krankenhausindividuelle Basisfallwert schrittweise an den seit 2005 erstmals festgelegten landesweit einheitlichen Basisfallwert angepasst wurde. Die sich aus der Differenz zwischen krankenhausindividuellem und landeseinheitlichem Basisfallwert ergebenden Unterschiede in der Vergütung wurden also nach und nach abgebaut, um den Krankenhäusern einen «sanfteren» Übergang in das DRG-System zu ermöglichen. Zugleich wurden für Krankenhäuser mit überdurchschnittlichen Kosten die Budgetminderungen begrenzt («Kappungsgrenze»). Ursprünglich sollte diese Konvergenzphase bereits 2007 abgeschlossen sein, aber angesichts der absehbar gravierenden Umverteilungen zwischen den Krankenhäusern wurde sie mit dem am 1.1.2005 in Kraft tretenden 2. Fallpauschalenänderungsgesetz (BGBl. I: 3429) um zwei Jahre und mit der Krankenhausfinanzierungsreform 2008 um eine weiteres Jahr, also bis 2010, verlängert.

Die Preise für Krankenhausleistungen sollen sich künftig nicht allein an der Grundlohnentwicklung und damit an den Einnahmen der Krankenkassen orientieren, sondern auch die Kostenentwicklung berücksichtigen. Zu diesem Zweck sieht das KHRG 2008 die Einführung eines vom Statistischen Bundesamt jährlich zu ermittelnden bundesweiten Orientierungswerts vor, der mit Hilfe eines Kostenindex die Kostenstrukturen und -entwicklungen im Krankenhausbereich erfasst.

Zugleich begann mit dem Eintritt in die Konvergenzphase eine neue Verhandlungssystematik: Nun müssen sich die Verhandlungsparteien zunächst auf Art und Menge der im folgenden Jahr voraussichtlich zu erbringenden vollstationären Leistungen verständigen. Anschließend erfolgt unter Berücksichtigung der Vergütungsbestimmungen eine Verhandlung über das DRG-Erlösvolumen. Dessen Höhe ist nicht durch die ansonsten geltende Bindung des krankhausindividuellen Budgets an den Grundsatz der Beitragssatzstabilität begrenzt.

Während die Anpassung der krankenhausindividuellen an die landesweiten Basisfallwerte abgeschlossen ist, weichen die Landesbasisfallwerte zum Teil noch deutlich voneinander ab (**Tab. 6-8**). Bis 2015 sollen diese Unterschiede nach und nach verringert werden, so dass dann – zwar nicht ein von den Krankenkassen und dem BMG favorisierter *bundeseinheitlicher* Basisfallwert, aber doch – ein Basisfallwert*korridor* geschaffen sein soll, innerhalb dessen sich die Landesbasisfallwerte bewegen.

Flankierende Qualitätssicherungsmaßnahmen

Da die DRGs einen Anreiz zur Kostensenkung schaffen und dies wiederum auf dem Wege der Selektion «einfacher» Patienten, vorzeitiger Entlassungen und Verlegungen oder möglicherweise auch – unter Inkaufnahme von Qualitätsmängeln – durch das Unterlassen von Leistungen erzielt werden kann, ist den beteiligten Akteuren in den zurückliegenden Jahren eine Reihe von Maßnahmen zur Qualitätssicherung von Krankenhausleistungen auferlegt worden, die dieser Tendenz begegnen sollen:

- Der Gemeinsame Bundesausschuss (G-BA) legt fest, welche Leistungen zur Qualitätssicherung Krankenhäuser durchzuführen haben. Er definiert «die grundsätzlichen

Tabelle 6-8: Abrechenbare Landesbasisfallwerte im Jahr 2012.

Bundesland	Landesbasisfallwert (€)
Baden-Württemberg	3 035
Bayern	3 036
Berlin	2 955
Brandenburg	2 935
Bremen	3 051
Hamburg	3 033
Hessen	3 005
Mecklenburg-Vorpommern	2 942
Niedersachsen	2 949
Nordrhein-Westfalen	2 961
Rheinland-Pfalz	3 176
Saarland	3 095
Sachsen	2 943
Sachsen-Anhalt	2 950
Schleswig-Holstein	2 931
Thüringen	2 939
nachrichtlich: Bund	2 993

Quelle: vdek 2013: 31.

Anforderungen an ein einrichtungsinternes Qualitätsmanagement» sowie «Kriterien für die indikationsbezogene Notwendigkeit und Qualität der durchgeführten diagnostischen und therapeutischen Leistungen» (§ 137 Abs.1 SGB V). Dies schließt auch bundesweit geltende Mindestanforderungen für die Struktur-, Prozess- und Ergebnisqualität von Leistungen zugelassener Krankenhäuser ein.

- Der G-BA erstellt einen Katalog planbarer Leistungen, bei denen im besonderen Maße ein Zusammenhang zwischen Quantität und Qualität besteht, und definiert bestimmte Mindestmengen (z. B. Operationszahlen pro Jahr) je Krankenhaus oder Arzt (§ 137 Abs. 3 Nr. 2 SGB V). Werden diese Mindestmengen nicht erreicht, darf das betreffende Krankenhaus diese Leistungen i. d. R. nicht mehr erbringen.
- Die Krankenhäuser werden verpflichtet, alle zwei Jahre einen strukturierten Qualitätsbericht zu veröffentlichen, der u. a. Angaben über den Stand der Qualitätssicherung, über Art und Anzahl der erbrachten Leistungen sowie über die Umsetzung der Mindestmengenregelungen enthalten muss (§ 137 Abs. 3 Nr. 4 SGB V).
- Die Prüfrechte des MDK werden ausgeweitet: Er ist nun berechtigt, die Daten von Krankenhäusern stichprobenartig darauf hin zu untersuchen, ob Fehlbelegungen vorliegen und die Krankenhausfälle ordnungsgemäß abgerechnet worden sind; außerdem werden Krankenhäuser, die den geforderten Qualitätsbericht nicht fristgerecht vorlegen, jährlich überprüft (§ 17c Abs. 2 KHG).

Steuerungsziele der Entgeltreform

Das neue Entgeltsystem mit der Perspektive einer Einführung von Festpreisen soll das Leistungsgeschehen im Krankenhaus transparenter machen, den Wettbewerb der Krankenhäuser intensivieren, die Wirtschaftlichkeit der Krankenhausversorgung fördern und Kapazitäten reduzieren (Baum/Tuschen 2000; Bruckenberger 2002; Neubauer 2002). Denjenigen Krankenhäusern, deren Selbstkosten unter dem DRG-Erlös liegen, werden höhere Vergütungen für den einzelnen Behandlungsfall und somit – bei unveränderter Zahl und unverändertem Profil der Behandlungsfälle – auch höhere Budgets als zuvor zugewiesen werden, Krankenhäusern mit überdurchschnittlichen Selbstkosten niedrigere. Es gibt also Gewinner und Verlierer der DRG-Einführung.

Über die Vergütung von Krankenhausleistungen durch Festpreise, die auf der Grundlage der *durchschnittlichen* Ist-Kosten der Kalkulationskrankenhäuser ermittelt werden, soll ein Kapazitätsabbau im Krankenhausbereich erfolgen: Es werden wirtschaftliche Anreize geschaffen, nicht kostendeckend erbrachte Leistungen einzustellen bzw. deren Kosten unter den erstatteten Preis zu senken und solche Leistungen auszuweiten, die besonders kostengünstig erbracht werden können. Entsprechend sollen die Krankenhauslandschaft und die internen Strukturen des Krankenhauses in Bewegung geraten (z. B. Neubauer 2002; Strehlau-Schwoll 2002). Im Ergebnis soll dieser Prozess zu einer stärker am tatsächlichen Versorgungsbedarf orientierten Entwicklung der Leistungsstrukturen und Leistungskapazitäten und damit zu einem effizienteren Ressourceneinsatz führen.

Damit ähneln die Ziele der DRG-Einführung im Grunde jenen, die mit der Reform der Krankenhausvergütung im GSG verfolgt worden waren. Von dieser unterscheidet sich das DRG-Konzept vor allem dadurch, dass es sich bei ihm um ein *umfassendes* Fallpauschalensystem handelt und es die anvisierten Ziele mit einer weitaus größeren Konsequenz verfolgt.

DRGs in der Psychiatrie und Psychosomatik

2012 beschloss der Bundestag mit den Stimmen der konservativ-liberalen Mehrheit die schrittweise Einführung von DRGs auch für die Leistungen psychiatrischer und psychosomatischer Krankenhäuser («Gesetz zur Einführung eines pauschalierenden Entgeltsystems für psychiatrische und psychosomatische Einrichtungen» – PsychEntgG). Die Leistungen in diesen Einrichtungen waren zuvor nicht in das DRG-System einbezogen worden, vor allem weil die Meinung vorherrschte, dass die Verläufe bei psychiatrischen und psychosomatischen Krankheiten zu unterschiedlich seien, um sich in Pauschalen abbilden zu lassen. Somit wurden diese Leistungen zunächst weiterhin überwiegend auf der Grundlage von abteilungsspezifischen sowie von Basispflegesätzen vergütet.

Das neue Entgeltsystem in der Psychiatrie und Psychosomatik beruht auf tagesbezogenen Entgelten (§ 17d KHG). Im Jahr 2013 enthielt der Entgeltkatalog 135 pauschalierte Entgelte für voll- und teilstationäre Leistungen sowie weitere 75 Zusatzentgelte. Die Einführung des neuen Entgeltsystems soll dem PsychEntgG zufolge schrittweise erfolgen. Sie begann 2013 mit einer auf vier Jahre befristeten budgetneutralen Phase. Hier rechnen die Krankenhäuser zwar nach den neuen Pauschalentgelten ab, jedoch werden dabei nicht die durchschnittlichen Ist-Kosten der Krankenhäuser, sondern die Ist-Kosten des jeweiligen Krankenhauses zugrunde gelegt. Die Entwicklung des Krankenhausbudgets richtet sich hier nach den sonst geltenden Veränderungskriterien. Diese Phase soll den Krankenhäusern Zeit geben, sich auf die neuen Vergütungsbedingungen einzustellen. Dabei ist die Teilnahme an der Abrechnung nach DRGs in den Jahren 2013 und 2014 freiwillig. An die budgetneutrale Phase schließt sich eine fünfjährige Konvergenzphase an, in der die Vergütung stufenweise auf die neuen Pauschalen umgestellt werden soll. Dieses Vorgehen lehnt sich offenkundig an das bei der DRG-Einführung im somatischen Bereich praktizierte Verfahren an.

Die Anwendung von DRGs auf psychiatrische und psychosomatische Krankheiten stieß auf zum Teil heftige Kritik. Sie bezog sich vor allem auf die erwähnten Besonderheiten der betreffenden Krankheitsverläufe. Darüber hinaus äußerten insbesondere Patientenverbände die Befürchtung, dass unter den neuen Vergütungsanreizen die Qualität der Versorgung leiden könnte.

6.4.5 Steuerungsprobleme der Vergütungsreform

Erklärtes Ziel der Vergütungsreform im Krankenhaussektor ist es, das Versorgungsgeschehen transparent zu machen und die Versorgungseffizienz zu verbessern. Allerdings ist das DRG-System auch von diversen Widersprüchen, Ungereimtheiten und ungeklärten Problemen gekennzeichnet. Die nachfolgend genannten Aspekte sollen hier besonders betont werden.

Steuerungsproblem 1: Verhältnis von Krankenhausplanung und Krankenhausfinanzierung

Wenn es in der Logik eines umfassenden Fallpauschalensystems nach dem Vorbild der DRGs liegt, dass unrentable Krankenhäuser und Abteilungen schließen müssen, so wirft dies die Frage nach der zukünftigen Rolle der staatlichen Krankenhausplanung bzw. nach dem Verhältnis von staatlicher Krankenhausplanung und Kapazitätssteuerung über den Preis auf (z. B. Sell 2002; Spangenberg/Beivers 2009). Die Länder sehen eine Kapazitätssteuerung über ein DRG-Preissystem insofern mit Sorge, als darin die Gefahr einer Aushöhlung ihrer Planungshoheit angelegt ist. Mit Hilfe ihrer Veto-Position im Bundesrat konnten sie bei den die DRG-Einführung begleitenden ordnungspolitischen Reformen im Krankenhaussektor ihren Einfluss auf die Kapazitätssteuerung bei stationären Einrichtungen auch unter dem neuen Entgeltsystem sichern:

- Grundsätzlich sieht das neue Entgeltsystem vor, dass Krankenhäusern so genannte Sicherstellungszuschläge auf die Fallpauschalen gewährt werden können, wenn dies für die Aufrechterhaltung einer wohnortnahen Versorgung erforderlich ist (§ 17b Abs. 1 SGB V). Für die Krankenkassen gehen damit Mehrausgaben im Vergleich zu den landes- bzw. bundeseinheitlichen Preisen einher. Dies betrifft insbesondere die Versorgung bevölkerungsarmer Regionen durch kleinere Krankenhäuser, die aufgrund ihres Versorgungsauftrages ein breites Spektrum an Leistungen vorhalten müssen, nur ein geringes Maß an Spezialisierung aufweisen und daher vor großen Schwierigkeiten stehen, die Leistungen zu den landesweit einheitlichen DRG-Preisen kostendeckend zu erbringen. Das FPG sah in der zunächst vom Bundestag verabschiedeten Fassung die Vereinbarung bundeseinheitlicher Maßstäbe vor, die regeln sollten, wann eine Vorhaltung von Einrichtungen notwendig ist, der zufolge solche Sicherstellungszuschläge zu bewilligen sind (Bundesratsdrucksache 3/02: 4). Die Bundesländer setzten im weiteren Gesetzgebungsverfahren jedoch durch, dass diese bundeseinheitlichen Maßstäbe lediglich Empfehlungscharakter erhielten und nunmehr nur dann verbindlich sind, wenn die zuständige Landesbehörde keine abweichenden oder ergänzenden Bestimmungen erlässt (Bundesratsdrucksache 170/02: Anlage, 2; § 17b Abs. 1 SGB V). Die Länder können also die Voraussetzungen für die Gewährung von Sicherstellungszuschlägen in eigener Verantwortung festlegen. Ob diese Voraussetzungen im Einzelfall gegeben sind, prüfen die örtlichen Vertragsparteien, also die Landesverbände der Krankenkassen und der jeweilige Krankenhausträger. Wenn eine Einigung nicht zustande kommt, entscheidet darüber die zuständige Landesbehörde. Unabhängig davon wird die Höhe des Sicherstellungszuschlags von den zuständigen Vertragsparteien vor Ort ausgehandelt.
- Auf Antrag der Krankenhäuser kann die für die Krankenhausplanung zuständige Landesbehörde von der erwähnten Mindestmengenregelung abweichen und den Krankenhäusern auch dann die Erbringung entsprechender Leistungen gestatten, wenn sie diese Mengen nicht erreichen.

Damit ist es den Ländern gelungen, sich das Letztentscheidungsrecht über die Vorhaltung der Kapazitäten zu bewahren. Die staatlichen Steuerungskompetenzen stellen somit gleichsam ein übergeordnetes Sicherungssystem für eine im Kern stark am Preismechanismus ausgerichtete Kapazitätssteuerung dar. Insofern bleibt es letztlich beim Primat der Krankenhausplanung gegenüber der Krankenhausfinanzierung. Ob dieser Primat auch in der Praxis zur Geltung kommt, hängt freilich vom politischen Willen der Länder ab, von ihren Kompetenzen auch Gebrauch zu machen und sich in der Krankenhausplanung am Grundsatz der bedarfsgerechten Versorgung zu orientieren.

In jedem Fall wird durch die Einführung der DRGs auch die bisherige Krankenhausplanung unter Anpassungsdruck geraten (z. B. Müller/Offermanns 2009; Spangenberg/Beivers 2009; Kortevoß/Krafft 2009; Metzner 2009).

Steuerungsproblem 2: DRG-Preissystem und Versorgungsqualität

Budgets und Fallpauschalen können dazu beitragen, medizinisch nicht notwendige Leistungen zu reduzieren und Behandlungsabläufe zu rationalisieren. Ob eine solche Reaktion eintritt, hängt allerdings von der subjektiven Bereitschaft auf Seiten der Leistungserbringer und von der Attraktivität alternativer Handlungsstrategien ab. Einen Automatismus, dass Effektivität und Effizienz der Versorgung mit den veränderten finanziellen Anreizen für die Versorgung steigen, gibt es nicht. Grundsätzlich stehen den Leistungserbringern immer auch Möglichkeiten offen, sich finanzielle Vorteile auf Kosten der Behandlungsqualität oder auf dem Wege der Patientenselektion zu verschaffen. Die Gefahren, die in dieser Hinsicht vom DRG-System ausgehen, unterscheiden sich nicht grundlegend von denjenigen, die auch für andere Formen pauschalierter Vergütungssysteme typisch sind. Es schafft einen Anreiz, die Behandlungskosten zu senken – womöglich auch unter Inkaufnahme von Qualitätsmängeln, z. B. durch eine vorzeitige Entlassung von Patienten, durch eine Selektion einfacher Patienten, durch das Unterlassen von Leistungen oder durch einen über das vertretbare Maß hinausgehenden Personalabbau.

Ein hoher Differenzierungsgrad des Patientenklassifikationssystems kann diese Anreize zwar mildern, aber nicht beseitigen, denn auch in diesem Fall tritt innerhalb einer Fallpauschale eine hohe Varianz der Behandlungskosten auf und schafft entsprechende Anreize zur Patientenselektion bzw. zur Kostenverlagerung. Auch der im Vergleich zur ersten Generation von Fallpauschalen hohe Differenzierungsgrad des DRG-Systems wird dieser Tendenz kaum entgegenwirken können. So ist auch innerhalb einer Fallpauschale die Bandbreite der Verweildauer sehr hoch (Tuschen/Rau/Braun 2002). Überdies ist die Senkung der Behandlungskosten ein universell und unabhängig vom Differenzierungsgrad wirkender Anreiz von Fallpauschalen.

Möglich werden diese Mechanismen auch deshalb, weil die Vergütung mit Fallpauschalen unabhängig von der Leistungsqualität erfolgt. Insofern wird das DRG-System dem selbst gesteckten Anspruch, die Leistungstransparenz zu erhöhen und eine leistungsgerechte Vergütung zu gewährleisten, nicht gerecht. Da das DRG-Preissystem nicht die Qualität von Leistungen berücksichtigt und selbst Anreize zur Qualitätsminderung beinhaltet, müssen Maßnahmen der Qualitätssicherung gleichsam von außen an die Leistungserbringer herangetragen werden und dabei den spontan wirkenden Anreizen des Vergütungssystems entgegenwirken (z. B. Lüngen/Lauterbach 2002; Freytag 2002). Dies führt zu einer Zunahme bürokratischer Kontrolle und dürfte unerwünschten Reaktionen der Krankenhäuser nur unzureichend entgegenwirken.

Vor diesem Hintergrund ist darauf aufmerksam zu machen, dass DRGs nicht notwendig mit einem Preissystem verbunden sein müssen, sondern ausschließlich als Patientenklassifikationsinstrument eingesetzt werden können. In dieser Eigenschaft könnten sie – als eine Art Informationssystem – dazu dienen, die Entwicklung von Morbidität, Leistungsmenge, Leistungsqualität und Versorgungsbedarf zu beobachten. Auf der Grundlage der durch das Patientenklassifikationssystem abgebildeten Entwicklungen könnten Maßnahmen zur Qualitätsverbesserung und zum effektiveren Ressourceneinsatz ergriffen werden (Schräder/Dudey 2001: 291ff.; Simon 2002).

Schließlich schafft das DRG-System einen Anreiz, die Zahl solcher Leistungen zu erhöhen, die das Krankenhaus zu unterdurchschnittlichen Kosten erbringen kann. Dies betrifft insbesondere Operationen, denn hier führt die weitere Erhöhung der Fallzahl häufig zu einer Kostensenkung je Behandlungsfall bzw. je Eingriff («economies of scale»). Dieser Anreiz kann dazu führen, dass Krankenhäuser auch unnötige Operationen durchführen. Es gibt zahlreiche Hinweise darauf, dass dies in deutschen Krankenhäusern in der Tat in erheblichem Umfang geschieht (Klauber/Geraedts/Friedrich et al. 2013). Die in den letzten Jahren stark gestiegenen Fallzahlen (s. Kap. 6.1.1) lassen sich nur zum Teil durch die gesellschaftliche Alterung oder den medizinischen Fortschritt erklären (Lux/Steinbach/Wasem et al. 2013; Felder/Mennicken/Meyer 2013). Besonders stark ist der Anstieg der Fallzahlen auf solchen Feldern, auf denen sich hohe Gewinne erzielen lassen (ebd.). So liegt Deutschland bei der Zahl eingesetzter künstlicher Hüft- und Kniegelenke im europäischen Vergleich an der Spitze. Die Zahl der Wirbelsäulenoperationen bei AOK-Versicherten ist zwischen 2005 und 2010 auf mehr als das Doppelte gestiegen (Schäfer/Pritzkuleit/Hannemann et al. 2013), die Zahl der Eingriffe bei Herzschrittmachern zwischen 2008 und 2010 um rund 25 Prozent (Fürstenberg/Schiffhorst 2013). Darüber hinaus gibt es bei zahlreichen Leistungen erhebliche, medizinisch nicht erklärbare regionale Fallzahlenunterschiede. Die Orientierung der Krankenhäuser an einer Gewinnmaximierung durch Erhöhung der Fallzahlen berührt nicht nur die Qualität der erbrachten Leistung, sondern auch und vor allem die Qualität der Indikationsstellung (Augurzky/Felder/Wasem 2013: 181ff.).

Unterschiedliche Bewertungen der Vergütungsreform

Der Prozess der Einführung des DRG-Systems wird von den beteiligten Akteuren überwiegend positiv bewertet (z. B. Baum 2009; Stackelberg 2009). Ausgehend von unterschiedlichen Interessen zeigen sich Bund und Länder, Krankenkassen und Krankenhausträger mit dem bisher geschaffenen System im Wesentlichen zufrieden, wenngleich wichtige Konflikte um die Ausgestaltung des DRG-Systems nicht ausgeräumt sind. Dazu zählt u. a. die Frage, ob die DRG-Preise künftig Festpreise oder Höchstpreise sein sollen und in welcher Weise Veränderungen in der Kostenstruktur und in der Leistungserbringung (Verweildauer, medizinischer Fortschritt) bei der Preisanpassung zu berücksichtigen sind. Insbesondere Krankenhausträger und Krankenkassen vertreten hier konträre Positionen (DKG 2007; Stackelberg 2009).

Tiefer gehende Meinungsverschiedenheiten existieren aber im Hinblick auf den ordnungspolitischen Rahmen der Krankenhausversorgung. Hier bestehen die oben erwähnten Interessenkonstellationen und damit verbundene Unterschiede in den Handlungsstrategien der Akteure fort. Im Mittelpunkt stehen die zukünftige Rolle und Ausgestaltung der Krankenhausplanung sowie die Kontrahierungspflicht der Krankenkassen mit den Plankrankenhäusern.

Auswirkungen des DRG-Systems

Hinweise auf die Auswirkungen des DRG-Systems auf die Krankenversorgung geben insbesondere Antworten von an der Krankenhausversorgung beteiligten Akteuren auf eine einschlägige Befragung des BMG (BMG 2009c) sowie erste wissenschaftliche Untersuchungen über Versorgungsqualität und Arbeitsbedingungen unter dem Einfluss der DRGs (Braun/Buhr/Klinke et al. 2009). Die Akteure der Krankenhausversorgung stimmen weitgehend darüber überein, dass die DRG-Einführung zu vielfältigen Veränderungen in den Strukturen und Prozessen der Krankenhausversorgung geführt hat (Rau/Roeder/Hensen 2009a u. 2009b). Auch meinen die meisten Beobachter eine Erhöhung die Effizienzsteigerung in der Krankenversorgung zu erkennen. Allerdings weichen die Einschätzungen auch in vielerlei Hinsicht voneinander ab – ein Umstand, in dem sich vor allem die unterschiedlichen Akteursinteressen und -perspektiven in der Krankenhausversorgung widerspiegeln. So beklagen Krankenhausträger und Ärzteorganisationen einen erheblichen Anstieg des Kodier- und Dokumentationsaufwands sowie deutlich häufigere Nachfragen der Krankenkassen und Überprüfungen des MDK (BMG 2009c). Krankenkassen wiederum bemängeln in erster Linie den hohen Differenzierungsgrad der Pauschalen, der das System in die Nähe einer Einzelleistungsvergütung rücke (BMG 2009c: 5).

Wissenschaftliche Untersuchungen weisen darauf hin, dass die DRG-Vergütung eine Reihe von problematischen, unerwünschten Wirkungen mit sich bringt (Braun/Buhr/Klinke et al. 2009 u. 2010). Demzufolge veranlasst der Kostendruck die Krankenhausträger zu primär kurzfristig orientierten Personaleinsparungen und führt häufig nicht zu sinnvollen, qualitätsneutralen Rationalisierungsmaßnahmen. Mit dem Personalabbau geht eine starke Erhöhung der Arbeitsdichte einher, insbesondere für das Pflegepersonal. Die DRG-Einführung hat auf diese Weise den Exodus der Pflege eher beschleunigt als verhindert. Die Verschlechterung der Arbeitsbedingungen hat wiederum negative Auswirkungen auf die Versorgungsqualität: Vor allem leiden die persönliche, emotionale Zuwendung und die Ganzheitlichkeit der Versorgung, es lassen sich z. B. aber auch Verschlechterungen beim Überleitungsmanagement feststellen.

Ärzte und Pflegepersonal nehmen in wachsendem Maße Konflikte zwischen Versorgungsqualität und Kostendruck wahr. Dies bleibt offenkundig auch nicht ohne Auswirkung auf Werthaltungen und Einstellungen in den Gesundheitsberufen. So lässt sich im Zeitverlauf eine rückläufige Zustimmung zum Primat des medizinischen Notwendigen feststellen. Auch gibt es Anhaltspunkte dafür, dass in der tatsächlichen Versorgung Rationierung anzutreffen ist. So gaben in einer Befragung nur neun Prozent der Ärzte an, dass in ihrem Verantwortungsbereich keine Rationierung stattfindet (Braun/Buhr/Klinke et al. 2009). Aus der Patientenperspektive stellt sich zunehmend die Frage, ob sich ärztliche Entscheidungen unter den neuen Vergütungsanreizen nicht primär an den wirtschaftlichen Eigeninteressen von Ärzten und Krankenhäusern und weniger am Wohl der Patienten orientieren.

Darüber hinaus wird auch auf wachsende Belastungen für Patienten hingewiesen. Sie entstehen z. B. durch eine steigende Zahl präoperativer Krankenhausbesuche, bei der Durchführung gesonderter Leistungen ohne stationären Aufenthalt oder resultieren v. a. für chronisch kranke, multimorbide und alte Menschen sowie deren familiäres und häusliches Umfeld – aus einer frühzeitigen oder verfrühten Entlassung aus dem Krankenhaus (BMG 2009c). Zudem entsteht ein erhöhter Bedarf an nachstationären Hilfen in den Bereichen Rehabilitation und Physiotherapie (Braun/Buhr/Klinke et al. 2010). Rehabilitationseinrichtungen sehen sich immer häufiger mit dem Problem konfrontiert, dass frühzeitig aus dem Akutkrankenhaus entlassene Patienten für die Frührehabilitation noch nicht mobilisierbar sind, noch akutmedizinisch versorgt oder sogar in die Akutklinik zurückverlegt werden müssen (BMG 2009c: 30; von Eiff/Schüring/Niehues et al. 2011).

6.5 Charakteristika des Regulierungssystems in der stationären Versorgung

Auch für den Krankenhaussektor – wie für die anderen Sektoren des deutschen Gesundheitswesens – gilt, dass bei der Regulierung des Systems staatliche, korporatistische und marktbezogene Regulierungsformen auf je eigene Weise miteinander verknüpft werden. Allerdings weist die Regulierung der stationären Krankenversorgung gegenüber derjenigen anderer Versorgungssektoren eine Reihe von Besonderheiten auf. Auf eine einfache Formel gebracht, lässt sich konstatieren, dass hier der Staat eine besonders große Rolle spielt. Diese starke Stellung ergibt sich vor allem aus dem Sicherstellungsauftrag der Länder für die Krankenhausversorgung. Der Staat (d. h. hier die Länder) kann damit unmittelbar auf die Kapazitätssteuerung Einfluss nehmen und ist wegen der Zustimmungspflicht des Bundesrates zu krankenhausrelevanten Bundesgesetzen zugleich ein «institutioneller Vetospieler» (Tsebelis 2002) in der Krankenhauspolitik. Insofern gehen die Machtbefugnisse der Länder in der Krankenhausversorgung deutlich über jene der Kassenärztlichen Vereinigungen in der vertragsärztlichen Versorgung hinaus. Da zudem die Gebietskörperschaften selbst ein knappes Drittel der Krankenhäuser und beinahe die Hälfte der Krankenhausbetten betreiben, ist der Staat auch als Partei in der Vertragspolitik der gemeinsamen Selbstverwaltung vertreten, und dies durchaus stark.

Mit der herausgehobenen Rolle der Länder geht eine Begrenzung der Steuerungskapazitäten des Bundes einher: Zwar ist dieser für Regelungen zur Krankenhausfinanzierung zuständig, er kann hier jedoch gegen den Widerstand der Ländermehrheit keine Reformen durchsetzen. Die Länder wiederum folgen in ihrer Haltung zu einschlägigen Reformvorhaben ihrem wohlverstandenen Eigeninteresse, das häufig nicht, wie z. B. die Meinungsverschiedenheiten über die Krankenhausplanung und die Krankenhausfinanzierung zeigen, mit dem des Bundes zusammenfällt. Auch kongruente Mehrheitsverhältnisse in Bundestag und Bundesrat, die zudem nicht allzu häufig anzutreffen sind, stellen also keine hinreichende Voraussetzung für die Durchsetzung von Vorhaben des Bundes dar.

Auch mit Blick auf die vertragspolitischen Kompetenzen in der gemeinsamen Selbstverwaltung von Krankenkassen und Krankenhäusern existieren deutliche Unterschiede zur vertragsärztlichen Versorgung. Das KHG schreibt den Krankenkassen eine einheitliche Berechnung der Vergütungen im Krankenhaussektor vor (§ 17 Abs. 1 KHG). Nach Kassen oder Kassenarten unterschiedliche Versorgungs- und Vergütungsverträge sind hier anders als in der vertragsärztlichen Versorgung also nicht möglich. Die Pflicht zu einheitlichen Vergütungsbestimmungen schließt – ebenfalls im Unterschied zur vertragsärztlichen Versorgung – sogar die private Krankenversicherung ein. Die Eigentümlichkeiten bei der Regulierung der Krankenhausversorgung betreffen aber nicht nur die vertragspolitische Position der Kostenträger, sondern auch die der Leistungserbringer, denn Partner von Versorgungsverträgen ist hier nicht ein Kollektivakteur, etwa die Landeskrankenhausgesellschaft, sondern das *einzelne* Krankenhaus. Insofern haben wir es in der Krankenhausversorgung mit einer semikorporatistischen Steuerung zu tun (Lehmbruch 1988). Daraus den Schluss zu ziehen, das einzelne Krankenhaus sei gegenüber den Finanzierungsträgern in einer sehr schwachen Position, wäre allerdings voreilig, denn es ist durch die Aufnahme in den Landeskrankenhausplan und der damit verknüpften Kontrahierungspflicht für die Kassen stark geschützt. Zwar hat sich der vom Gesetzgeber und von den Kassen ausgehende Druck zur Ausgabenbegrenzung insbesondere seit den 1990er Jahren deutlich verstärkt. Jedoch haben die Länder es in der Vergangenheit auch verstanden, Ausnahmeregelungen durchzusetzen, die es dem einzelnen Krankenhaus gestatten, Besonderheiten ihrer

Einrichtung in den Vergütungsverhandlungen geltend zu machen und auf diese Weise den Kostendruck zu mildern. Bei der DRG-Einführung kam dies z. B. in der Durchsetzung von Sicherstellungszuschlägen für Krankenhäuser zum Ausdruck, welche die Länder für die regionale Versorgung als unverzichtbar ansehen. Aufgrund der Veto-Position der Länder waren auch Bestrebungen des Bundes und der Krankenkassen zur Einführung von Selektivverträgen im Krankenhaussektor – anders als in der vertragsärztlichen Versorgung – bisher nicht erfolgreich.

Die Zuweisung des Sicherstellungsauftrags an die Länder und die Positionierung des *einzelnen* Krankenhauses als Vertragspartner bringen es mit sich, dass die Krankenhausgesellschaften als Kollektivvertretung der Krankenhäuser nicht jene Bedeutung haben wie KVen und KBV in der vertragsärztlichen Versorgung. Zudem sind die Krankenhausgesellschaften – ebenso wie allerdings auch die KVen – durch eine ausgeprägte Interessenheterogenität gekennzeichnet, die in erster Linie durch die Trägervielfalt und durch die spezifischen Versorgungsaufgaben und Abteilungsstrukturen der Krankenhäuser begründet ist. Diese Interessenheterogenität ist unter dem erhöhten Kostendruck in den letzten Jahren noch einmal gewachsen.

Allerdings befindet sich die stationäre Versorgung seit Jahren in einem dynamischen Wandel, der sowohl die Position einzelner Akteure als auch die Gesamtkonfiguration des Systems verändert. So hat der Bund in der Vergangenheit die Kompetenzen für Krankenkassenverbände und Krankenhausgesellschaften deutlich gestärkt. Mit der gleichzeitigen Ausweitung der schiedsstellenfähigen Regelungstatbestände (z. B. §§ 112 Abs. 3, 113 u. 114 SGB V; § 18a Abs. 1 u. 6 KHG) gewannen die Krankenhausgesellschaften an Verpflichtungsfähigkeit gegenüber den zugelassenen Krankenhäusern und näherten sich die Regulierungsformen im stationären Sektor denen in der vertragsärztlichen Versorgung an. Diesen Prozess, der bereits in den 1980er Jahren einsetzte, kann man als «Korporatisierung» bezeichnen (Döhler/Manow-Borgwardt 1992a; Döhler/Manow 1997). Er erhielt einen weiteren Schub durch die Einbeziehung der stationären Versorgung in das jahrzehntelang auf den ambulanten Sektor beschränkte Verhandlungsregime des vormaligen Bundesausschusses der Ärzte und Krankenkassen, nämlich zunächst durch die Einrichtung eines Ausschusses Krankenhaus durch das GKV-GRG im Jahr 2000 und in der Schaffung des Gemeinsamen Bundesausschusses (G-BA) durch das GMG im Jahr 2004. Hier werden nun auch für den stationären Sektor durch die gemeinsame Selbstverwaltung eine Vielzahl von bundeseinheitlichen, für die Krankenhäuser verbindlichen Richtlinien und Rahmenregelungen getroffen. Somit ist auf Bundesebene eine «transsektorale Verhandlungsmaschinerie» entstanden (Döhler 2002: 33). Hinzu kommen Pflichten der DKG zum Abschluss von Rahmenvereinbarungen und -empfehlungen mit dem GKV-Spitzenverband und der KBV zu einer Reihe von Regelungsfeldern, etwa die Vereinbarung eines Katalogs ambulant durchführbarer Operationen (§ 115b Abs. 1 SGB V) oder Rahmenempfehlungen zum Inhalt der dreiseitigen Verträge, die die Vertragsparteien auf Landesebene zur Gewährleistung eines nahtlosen Übergangs zwischen ambulanter und stationärer Behandlung abzuschließen haben (§ 115 Abs. 5 SGB V).

Der Trend zur Kompetenzzuweisung an Kassenverbände und Krankenhausgesellschaften vor allem auf Bundesebene setzte sich mit der DRG-Einführung fort. Hervorzuheben sind hier insbesondere die erwähnten Kompetenzen zur Festlegung des Fallpauschalenkatalogs und der Relativgewichte auf Bundes- sowie des Basisfallwerts auf Landesebene. Die Krankenhausgesellschaften, insbesondere die DKG als Dachverband, haben so mittlerweile eine Vielzahl von Steuerungskompetenzen erhalten, die auch die KBV bzw. KVen wahrnehmen, üben diese Funktionen im Unterschied zu diesen aber nicht als Körperschaften öffentlichen Rechts, sondern als privatrechtliche Vereine aus. Die

Einbeziehung des stationären Sektors in den Geltungsbereich der G-BA-Regelungen sowie die Etablierung bundeseinheitlicher Vergütungsregelungen markieren zugleich eine Tendenz zur Zentralisierung des Steuerungsregimes im Krankenhaussektor, dem das Bestreben zugrunde liegt, für den anvisierten Wettbewerb bundeseinheitliche Ausgangsbedingungen – ein «level playing field» – zu schaffen (Gerlinger 2008). Der Spielraum für spezifische Vereinbarungen auf Landesebene oder mit dem einzelnen Krankenhaus wird damit geringer.

6.6 Qualität und Qualitätsmängel

Bei der Beurteilung der Versorgungsqualität treten zunächst positive Aspekte in den Vordergrund: die im internationalen Vergleich hohe Krankenhaus- und Bettendichte (OECD 2013) ermöglicht eine wohnortnahe Versorgung mit Krankenhausleistungen; die großzügige Ausstattung mit medizin-technischem Gerät bietet Gewähr dafür, dass moderne technische Diagnose- und Therapieverfahren verfügbar sind und Versorgungsmängel, sofern sie anzutreffen sind, zumindest kaum auf die Unterausstattung mit einschlägigen Anlagegütern zurückgeführt werden können. Dennoch: Der Befund des SVR, dem zufolge vergleichsweise hohe Ausgaben im Gesundheitswesen nur mittelmäßige Behandlungsergebnisse nach sich ziehen, schließt die Krankenhausversorgung mit ein. Folgende Probleme und Ursachenkomplexe lassen sich unterscheiden (SVR 2002a, Bd. II u. III; SVR 2012: 137ff.):

1. Ebenso wie in der ambulanten Versorgung ist die Qualitätssicherung auch im stationären Sektor nach wie vor unterentwickelt. Die Krankenhäuser bringen kaum aussagekräftige Daten über ihre Behandlungsergebnisse hervor, so dass insbesondere ein Vergleich im Hinblick auf die Leistungsfähigkeit der Einrichtungen stationärer Akutbehandlung nur punktuell möglich ist. Auch die strukturierten Qualitätsberichte der Krankenhäuser haben hier keinen substanziellen Fortschritt gebracht. Aussagen über die Qualität von Behandlungen ergeben sich vor allem aus der Kombination aggregierter Daten zu Morbidität und Mortalität einerseits und Behandlungsverfahren andererseits sowie aus einer Reihe von Fallstudien, die im Rahmen der Versorgungsforschung durchgeführt worden sind.
2. Für einige epidemiologisch überaus bedeutsame Versorgungsbereiche lässt sich zeigen, dass international anerkannte Qualitätsstandards und Behandlungsleitlinien oftmals nur

unzureichend befolgt werden. So erhält z. B. beim Brustkrebs wahrscheinlich nur etwa jede zweite Patientin eine leitliniengerechte Therapie, die optimale Ergebnisse bringen könnte (Kreienberg 2001). Vor allem fehlendes Wissen und fehlendes Problembewusstsein sind für solche Defizite verantwortlich.

3. In Teilbereichen der medizinischen Versorgung kommt es zu einem intensiven – und zudem kostspieligen – Technikeinsatz, ohne dass hinreichend Nutzennachweise für derartige Verfahren vorlägen. Dies gilt etwa für die hohe Zahl an Linksherz-Katheteruntersuchungen und Ballondilatationen (z. B. Dissmann/de Ridder 2002). Hier spielen sowohl materielle Interessen auf Seiten der Ärzte und der Hersteller medizintechnischer Geräte und Hilfsmittel eine Rolle, aber auch die Beharrungskraft gewachsener Behandlungstraditionen, insbesondere die starke Orientierung von Ärzten auf den Einsatz von Medizintechnik.
4. Darüber hinaus haben Versorgungsmängel auch ihre Ursache in der mehrfach erwähnten Abschottung des Krankenhauses von der ambulanten, aber auch von der rehabilitativen Versorgung und der Pflege. Die Integration von ambulanter und stationärer Versorgung kommt trotz zahlreicher gesetzlicher Bestimmungen nur mühsam voran (s. Kap. 10.2)
5. Schließlich bleiben auch die erwähnten ökonomischen Restriktionen und Anreize nicht ohne Auswirkungen auf die Krankenhausversorgung. Verschiedene Untersuchungen zeigen, dass die Akteure sich anreizgerecht verhalten und dies problematische Auswirkungen auf die Krankenversorgung nach sich zieht. Sowohl die vom BMG geförderte Begleitforschung zur Einführung von Fallpauschalen und Sonderentgelten (Asmuth 1999) und die Befragung des BMG zu den Auswirkungen der DRG-Vergütung als auch wissenschaftliche Untersuchungen (Simon 2001; Strech/Danis/Löb et al. 2009; Braun-Buhr/Klinke et al. 2010) zeigen, dass Ärzte und Krankenhausleitungen sich in Anpassung an Budgets und Fallpauschalen bei der Behandlung bzw. beim Umgang mit Patienten verstärkt an ökonomischen Nutzenerwägungen ausrichten. Dies äußert sich u. a. in der verfrühten Entlassung von Patienten, in der Weigerung, Patienten aufzunehmen, in der Verschiebung von Operationen, in Mängeln beim Überleitungsmanagement (Simon 2001; Rau/Roeder/Hensen 2009a; Braun/Buhr/Klinke et al.2010). Auch gibt es Hinweise auf die Vorenthaltung notwendiger oder sinnvoller Leistungen in der Krankenhausversorgung (Strech/Danis/Löb et al. 2009; Braun/Buhr/Klinke et al. 2010). Darüber hinaus führt die Personalknappheit in den Krankenhäusern bei einer gleichzeitigen Intensivierung des Technikeinsatzes dazu, dass die persönliche Zuwendung des Betreuungspersonals zum Patienten hinter dem notwendigen Maß zurückbleibt. Ergebnisse von Befragungen und wissenschaftlichen Untersuchungen geben zahlreiche Hinweise darauf, dass Budgetierung und Pauschalvergütung zu Verschlechterungen in der Krankenhausversorgung geführt haben. Zudem wirft das durch die DRG-Vergütung gestiegene Interesse von Krankenhäusern und Krankenhausabteilungen an einer Fallzahlensteigerung die Frage nach der Qualität der Indikationsstellung bei elektiven Eingriffen auf.

7. Arzneimittelversorgung

7.1 Arzneimittelmarkt und -versorgung

Arzneimittel sind Stoffe oder Zubereitungen von Stoffen, die als Mittel zur Heilung oder Verhütung von Krankheiten, für ärztliche Diagnosen sowie zur Erkennung, Wiederherstellung, Besserung oder Beeinflussung von Körperfunktionen eingesetzt werden (§ 2 Abs. 1 Arzneimittelgesetz – AMG). Sie sind zu unverzichtbaren Instrumenten diagnostischen und therapeutischen Handelns geworden und aus dem medizinischen Alltag nicht mehr wegzudenken. Die Therapie mit Arzneimitteln ist die am häufigsten eingesetzte Interventionsform bei der Behandlung von Krankheiten. In Deutschland wird im Durchschnitt bei jedem Arztbesuch ein Medikament verordnet.

Die Verfügbarkeit von Arzneimitteln hat einen erheblichen Einfluss auf den Umgang sowohl des Arztes als auch des Patienten mit Krankheit und auf die Arzt-Patient-Beziehung selbst. Aus Sicht des Arztes ist die Verordnung eines Medikaments eine schnelle und wenig aufwendige Therapieform, die ihm selbst normalerweise keine Kosten verursacht. Sie signalisiert dem Patienten, dass er aufgrund seines medizinischen Sachverstands tätig wird, um seine Beschwerden zu heilen oder zu lindern. Darüber hinaus begründet sie beim Patienten die Hoffnung auf eine baldige Besserung seines Gesundheitszustands. Die Verordnung eines Medikaments entspricht daher in vielen Fällen den Erwartungen des Patienten selbst, auch wenn dies wohl nicht so häufig der Fall ist wie oftmals vermutet. So gaben bei einer Befragung von 1320 GKV-Versicherten, denen in den vorangegangenen drei Monaten ein Medikament verordnet worden war, nur 48 Prozent der Frauen und 39 Prozent der Männer an, eine solche Verordnung von vornherein erwartet zu haben (Zok 2002). Ungeachtet dessen ist eine großzügige Verordnung von Medikamenten in den Händen des Arztes häufig ein Instrument zur Patientenbindung. Insbesondere dort, wo die Arzneimitteltherapie andere Therapieformen, etwa chirurgische Eingriffe, substituieren kann, wird sie von den Patienten oftmals als vergleichsweise wenig belastend empfunden.

Bedeutsam für den Rückgriff auf ein Medikament ist aber auch ein anderer Gesichtspunkt: Die Einnahme von Medikamenten erlaubt in den meisten Fällen eine Beibehaltung bisheriger Lebensgewohnheiten und beeinträchtigt den Lebensalltag in vielen Fällen kaum. Gleichzeitig erleichtert die Möglichkeit einer Arzneimitteltherapie es dem Arzt, dem Patienten einen solchen Wandel nicht nahe zu legen bzw. zuzumuten. Zugleich trägt er damit aber auch dem Umstand Rechnung, dass er auf die in den Lebens-, Arbeits- und Umweltbedingungen wurzelnden Ursachen für Erkrankungen nicht wirksam Einfluss nehmen kann. Beide Seiten können in diesem Fall gut damit leben, dass eben jene Bedingungen unverändert fortbestehen. Die Verordnung eines Arzneimittels ist insofern nicht selten Ausdruck einer naturwissenschaftlichen und individualisierenden Umdefinition von Krankheit (und deren Ursachen).

7.1.1 Umfang und Art der Verordnungen

Im Jahr 2011 verordneten Ärzte den GKV-Patienten insgesamt rund 625 Millionen Arzneimittelpackungen (Schwabe 2012a: 3). Das waren im Durchschnitt 9,0 Packungen je Versichertem (Coca/Schröder 2012a: 968). Die Verordnungen entsprachen einem Volumen von 36,2 Milliarden definierten Tagesdosen (Defined Daily Doses – DDD), also 520 definierten Tagesdosen je Versichertem (Schwabe 2012a: 6; Coca/Schröder 2012a: 965). Eine definierte Tagesdosis ist die Dosis eines Medikaments, die für die Behandlung während eines Tages im Durchschnitt ausreicht. Jeder Versicherte konnte im Durchschnitt also während des gesamten Jahres 2011 mit Arzneimitteln dauerhaft therapiert werden. Im internationalen Vergleich ist Deutschland beim Arzneimittelverbrauch eher im Mittelfeld anzusiedeln, allerdings weichen manche Indikationsgruppen auch deutlich davon ab (OECD 2013).

Beim Arzneimittelverbrauch gibt es erhebliche Unterschiede nach Alter und Geschlecht. Erwartungsgemäß nimmt der Verbrauch mit dem Alter deutlich zu: Wurden im Jahr 2011 den 20- bis unter 25-Jährigen 69 DDD (0,2 Tagesdosen pro Tag) verordnet, so waren es bei den 80- bis unter 85-Jährigen – der Altersgruppe mit dem höchsten Verordnungsvolumen – 1575 DDD (4,3 Tagesdosen pro Tag) (Coca/Schröder 2012a: 968). Auf die GKV-Versicherten mit einem Lebensalter ab 65 Jahre entfielen im Jahr 2011 44 Prozent des gesamten GKV-Umsatzes und 56 Prozent des gesamten DDD-Volumens an Fertigarzneimitteln, sie stellten aber nur 22 Prozent der GKV-Population (ebd.). Dabei ist der durchschnittliche Arzneimittelverbrauch in den Altersstufen von 15 bis 59 Jahren und ab 75 Jahren bei Frauen höher als bei Männern; in den Altersstufen bis 14 Jahren und zwischen 60 bis unter 75 Jahren liegen hingegen die männlichen Versicherten vorne (ebd.: 974f.).

Frauen konsumieren im Durchschnitt weit häufiger Medikamente als Männer. Einer in der zweiten Hälfte der 1990er Jahre durchgeführten Umfrage zufolge nehmen 29 Prozent aller Männer und 40 Prozent aller Frauen täglich oder fast täglich ein Arzneimittel ein (StBA 1998: 405). Im Jahr 2011 wurden jeder Frau im Durchschnitt 563 DDD verordnet, jedem Mann hingegen nur 471 DDD (Coca/Schröder 2012a: 974). Diese Differenz ist in geringerem Maße auf geschlechtsspezifische Unterschiede bei der Verordnungsmenge pro Kopf und Arztbesuch zurückzuführen als auf die weitaus häufigeren Arztbesuche von Frauen (vgl. dazu z. B.: Maschewsky-Schneider 1997; Kuhlmann/Kolip 1998; Hurrelmann/Kolip 2002). Einer Erhebung aus dem Jahr 2005 zufolge suchten 68,2 Prozent der Frauen, aber nur 53,4 Prozent der Männer in den letzten drei Monaten einen Arzt auf (Coca/Schröder 2012a: 975). Allerdings haben sich die Mehrverordnungen für Frauen in den letzten Jahren verringert. Dies ist in erster Linie auf den Rückgang bei der Verordnung nicht verschreibungspflichtiger Arzneimittel, die weit häufiger Frauen verordnet werden, und bei der Verordnung von Sexualhormonen zurückzuführen. Neben geschlechtsspezifischen Arzneimittelgruppen (Sexualhormone, Gynäkologika etc.) erhalten Frauen vor allem Psychopharmaka und Analgetika (Schmerzmittel) weit häufiger als Männer (ebd.: 965, 968ff.). Die 3000 meistverordneten Arzneimittel machten 2011 90,3 Prozent der gesamten GKV-Arzneimittelausgaben aus (Coca/Schröder 2012b: 1005). Auf die vierzig am häufigsten verordneten Arzneimittelgruppen (s. auch Tab. 7-1) entfielen 94,9 Prozent aller Verordnungen, 71,3 Prozent der Nettokosten und 93,8 Prozent der DDD (Schwabe 2012a: 4f.).

7.1.2 Arzneimittelausgaben

Die gesamten Arzneimittelausgaben im deutschen Gesundheitswesen – also sowohl die durch öffentliche und durch Krankenhausapotheken im Rahmen der GKV und der PKV als auch die im Rahmen der Selbstmedikation abgegebenen Arzneimittel – beliefen sich im Jahr

Tabelle 7-1: Die verordnungsstärksten Arzneimittelgruppen 2011.

Rang, Indikationsgruppe	Verordnungen (Mio.)	Nettokosten (Mio. €)
1 Angiotensinhemmstoffe	52,6	2 002,5
2 Antiphlogistika/Antirheumatika	39,0	564,6
3 Betarezeptorenblocker	38,5	562,3
4 Antibiotika	38,2	614,8
5 Analgetika	37,5	1 406,9
6 Antidiabetika	29,6	1 741,9
7 Ulkustherapeutika	29,0	742,3
8 Antiasthmatika	25,2	1 484,0
9 Psycholeptika	24,3	1 163,4
10 Psychoanaleptika	23,4	1 084,8
11 Schilddrüsentherapeutika	22,8	298,2
12 Diuretika	21,4	337,8
13 Lipidsenker	18,8	603,3
14 Calciumantagonisten	18,1	251,4
15 Antithrombotische Mittel	17,5	784,2
16 Ophthalmika	15,6	456,1
17 Husten- und Erkältungspräparate	14,3	131,2
18 Sexualhormone	11,1	335,0
19 Rhinologika	10,7	80,5
20 Herztherapeutika	9,9	269,7
21 Antiepileptika	9,3	762,5
22 Corticosteroide (dermatologisch)	8,8	137,8
23 Corticosteroide (systemisch)	8,3	139,8
24 Spasmolytika	7,9	91,2
25 Urologika	7,0	323,9
26 Gichtmittel	6,5	82,8
27 Antiparkinsonmittel	5,6	481,2
28 Antihypertonika	4,5	254,9
29 Antimykotika (topisch)	4,3	81,7
30 Muskelrelaxanzien	4,3	126,7

Nettokosten = Bruttoumsatz minus gesetzliche Hersteller- und Apothekenabschläge.
Quelle: Schwabe 2012a: 4.

2011 auf 39,35 Milliarden Euro (**Tab. 7-2**). Die GKV-Ausgaben für Arzneimittel aus Apotheken erreichten im Jahr 2011 ein Volumen von 29,0 Milliarden Euro. Dies entsprach 17,2 Prozent der GKV-Leistungsausgaben (**Tab. 7-3**) und 426 Euro je Versichertem (Coca/Schröder 2012a: 972). Damit waren die Ausgaben für Arzneimittel 2011 nach der stationären Versorgung (35,5 %) und noch vor der ambulanten Behandlung (16,4 %) die finanziell zweitwichtigste Leistungsart in der GKV (BMG 2012c). Dabei ist zu beachten, dass in der GKV-Leistungsartenstatistik nur die Arzneimittel in der ambulanten Versorgung gesondert ausgewiesen werden, während die im Rahmen der Krankenhausversorgung verordneten Arzneimittel als Bestandteil der Ausgaben für stationäre Versorgung erscheinen. Wenn hier von der Arzneimittelverordnung in der GKV die Rede ist, so ist damit die Verordnung im Bereich der ambulanten Versorgung gemeint. Zwischen 1983 und 1992 waren die Arzneimittelausgaben deutlich stärker gestiegen als die GKV-Leistungsausgaben insgesamt. Nach einem vorübergehenden Rückgang ihres Anteils wiesen sie zwischen 1998 und 2009 wieder deutlich überdurchschnittliche Wachstumsraten auf. Dass der Anteil 2010 und 2011 erneut – im Jahr 2011 sogar deutlich – sank, ist vor allem auf die Wirkung der Rabattverträge zurückzuführen, die zu Preissenkungen bei den Festbeträgen führten

Tabelle 7-3: Ausgaben für Arzneimittel aus Apotheken in der GKV 1970 bis 2011.

Jahr	Mrd. €	% der Leistungsausgaben
1970	2,16	17,7
1975	4,55	15,3
1980	6,43	14,6
1985	8,49	15,3
1990	11,17	16,3
1995	16,38	14,0
2000	19,41	16,0
2003	23,40	17,8
2004	21,13	16,1
2005	24,67	18,3
2006	25,10	18,1
2007	27,04	18,7
2008	28,39	18,8
2009	30,00	18,7
2010	30,18	18,3
2011	28,98	17,2

Bis 1990 nur alte Bundesländer, ab 1995 einschließlich neue Bundesländer.
Quelle: BMG 1991: 174ff.; BMG 2005; BMG 2012c; eigene Berechnungen.

Tabelle 7-2: Der Arzneimittelmarkt in Deutschland 2011 (zu Endverbraucherpreisen).

	Mrd. €	%
Rezeptpflichtige Arzneimittel	33,53	86
Rezeptfreie Arzneimittel in der Apotheke	1,32	14
davon		
– verordnete rezeptfreie Arzneimittel	1,21	3
– Selbstmedikation	4,39	11
Apothekenmarkt gesamt	39,14	99
außerhalb der Apotheke ohne Discounter	0,21	1
Gesamt	**39,35**	**100**

Quelle: BAH 2012: 4.

(Coca/Schröder 2012c: 174; s. Kap. 7.3.2). Der im Vergleich zum BIP – und zu den Gesundheitsausgaben insgesamt – überproportionale Anstieg der Arzneimittelausgaben seit den 1990er Jahren ist keine Besonderheit des deutschen Gesundheitssystems, sondern ein auch in vielen anderen Ländern zu beobachtender Trend (ÖBiG 2001; OECD 2013).

Dabei konzentriert sich der Großteil der Arzneimittelausgaben auf eine kleine Gruppe von Versicherten: So entfallen bei der Krankenkasse Barmer GEK, bezogen auf die Versicherten, denen Arzneimittel verordnet wurden, auf 1 Prozent der Versicherten 30 Prozent der Ausgaben, auf 4,4 Prozent der Versicherten 50 Prozent und auf 20 Prozent der Versicherten 80 Prozent der Ausgaben (Glaeske/Schicktanz 2012: 59ff.; s. auch: Coca/Schröder 2012c: 212).

Komponenten der Ausgabenentwicklung

Bei der Analyse der Ausgabenentwicklung für Arzneimittel wird unterschieden, ob und inwieweit die Veränderungen auf

- eine Veränderung der Verordnungsmenge (Mengenkomponente)
- eine Veränderung der Preise für die verordneten Arzneimittel nach der Markteinführung (Preiskomponente) oder
- Veränderungen in Art und relativem Gewicht der verordneten Arzneimittel (Strukturkomponente)

zurückzuführen sind. Aus **Tabelle 7-4** (s. S. 252) geht hervor, dass die Anzahl der jährlichen Verordnungen zwischen 1992 und 2003 fast durchgängig und insgesamt sehr deutlich zurückgegangen ist, nämlich um mehr als ein Drittel. Seit 2004 ist wieder ein Anstieg zu verzeichnen, der insgesamt aber eher geringfügig ausfällt. Gleichzeitig erhöhten sich die durchschnittlichen Verordnungskosten kräftig und lagen mit 47,51 Euro im Jahr 2011 fast dreimal so hoch wie 1992, während der Gesamtumsatz von Fertigarzneimitteln im GKV-Bereich sich in diesem Zeitraum um beinahe 75 Prozent erhöhte. Diese Entwicklung ist aber nicht auf Preiserhöhungen für die bereits auf dem Markt befindlichen Präparate zurückzuführen – für diese sind die Preise vielmehr relativ stabil geblieben –, sondern auf die verstärkte Verordnung neuer und deutlich teurerer Arzneimittel. Der Anstieg der GKV-Arzneimittelausgaben geht also überwiegend auf die Strukturkomponente zurück (SVR 2006, Bd. II: 226ff.). Dass zwar der durchschnittliche Wert je Verordnung angestiegen ist, aber die Preiskomponente für die Erklärung des steigenden GKV-Arzneimittelumsatzes keine Rolle spielt, ist nur scheinbar ein Widerspruch. Denn die Preiskomponente misst lediglich die Preisentwicklung *nach* der Markteinführung von Medikamenten, der steigende Wert je Verordnung ist aber gerade auf hohe Preise *bei* der Markteinführung von Medikamenten zurückzuführen. Die seit Beginn der 1990er Jahre zu verzeichnende Preisstabilität auf dem Bestandsmarkt ist vor allem eine Folge der Festbetragsregelungen (s. Kap. 7.3.2).

Das Gewicht des Patentmarktes am gesamten Arzneimittelumsatz ist in den zurückliegenden Jahren fast kontinuierlich gestiegen: Belief er sich im Jahr 1993 noch auf elf Prozent, so machte er 2011 bereits 48 Prozent (14,1 Milliarden Euro) aus (Schwabe 2012c: 10f.; Coca/Schröder 2012c: 197). Dabei entfiel auf die fünfzig umsatzstärksten Präparate allein rund die Hälfte des Umsatzes an patentgeschützten Arzneimittel (ebd.: 16). Der Anstieg des Umsatzanteils von Patentarzneimitteln ging einher mit einem Rückgang ihres Versorgungsanteils am Gesamtmarkt, der 2011 nur noch elf Prozent betrug (ebd.: 11).

Dass die deutschen Arzneimittelpreise sowohl bei patentgeschützten Präparaten als auch bei Generika im internationalen Vergleich sehr hoch sind, ist weitgehend unbestritten (Walter/Batista/Brennig et al. 2008: 2ff.; Danzon/Furukawa 2008; Garattini/Cornago/de Compadri et al. 2007; Simoens 2007), auch wenn die Ergebnisse einschlägiger Studien in Abhängigkeit von der angewandten Methodik gelegentlich Unterschiede aufweisen. So gehen Schneider/

Tabelle 7-4: Preis-, Mengen- und Strukturentwicklung im GKV-Fertigarzneimittelmarkt 1992 bis 2011.

Jahr	Wert je Verordnung		Verordnungen		Umsatz		Strukt.[1]
	€	Änd. (%)	Mio.	Änd. (%)	Mio. €	Änd. (%)	Änd. (%)
1992	16,12		1 064		17 138		
1993	15,98	-0,9	944	-11,2	15 085	-12,0	2,7
1994	17,24	7,9	915	-3,1	15 781	4,8	9,0
1995	17,38	0,8	973	6,3	16 909	7,1	0,7
1996	18,86	8,6	939	-3,5	17 720	4,8	8,7
1997	20,91	10,8	834	-11,3	17 425	-1,7	11,3
1998	22,65	8,3	807	-3,2	18 265	4,8	8,1
1999	24,03	6,1	783	-3,0	18 802	2,9	5,6
2000	25,80	7,4	749	-4,3	19 333	2,8	6,7
2001[2]	28,02		760		21 298		
2002	29,80	6,3	761	0,2	22 689	6,5	6,6
2003	32,21	8,1	749	-1,6	24 121	6,3	9,1
2004	37,99	18	570	-23,9	21 663	-10,2	23,0
2005	39,86	4,9	591	3,6	23 561	8,7	5,2
2006	41,30	3,6	574	-3,0	23 692	0,6	6,1
2007	42,61	3,2	594	1,5	25 306	4,8	4,5
2008	43,87	3,0	608	2,4	26 677	5,4	4,5
2009	45,51	3,7	626	3,0	28 499	6,8	3,2
2010	47,46	4,3	626	0,0	29 725	4,3	4,2
2011	47,51	0,1	625	-0,1	29 716	-0,0	2,4

1 Strukturkomponente.
2 ab 2001 mit neuem Warenkorb.
Quelle: für 1992: Nink/Schröder 2003: 857; Coca/Schröder 2012c: 194.

Hofmann/Biene-Dietrich et al. (1999) von einem im internationalen Vergleich durchschnittlichen Preisniveau auf dem deutschen Arzneimittelmarkt aus. Allerdings spiegelt die angewendete Berechnungsmethode die Zusammensetzung der verglichenen Arzneimittelmärkte nicht angemessen wider – mit dem Ergebnis, dass das Preisniveau in Deutschland unterzeichnet wird (SVR 2002b). Die hohen Arzneimittelpreise führen dazu, dass Deutschland trotz eines im internationalen Vergleich eher durchschnittlichen Arzneimittelverbrauchs (OECD 2013) bei den Pro-Kopf-Ausgaben nur von wenigen Ländern übertroffen wird: In der EU lag Deutschland im Jahr 2011 mit rund 633 US-Dollar (in Kaufkraftparitäten) hinter Griechenland (673 US-Dollar), Irland (648 US-Dollar) und Frankreich (641 US-Dollar) an vierter Stelle (OECD 2013).

7.1.3 Arzneimittelherstellung

In Deutschland gab es 2011 899 Pharma-Unternehmen mit insgesamt gut 105 000 Beschäftigten (BPI 2012a: 6, 9). Der Konzentrationsgrad in der Pharma-Industrie ist eher gering.

Fast 95 Prozent der Hersteller beschäftigten weniger als 500 Personen (ebd.: 7). Dennoch entfällt auf nur wenige Unternehmen ein sehr großer Teil des Arzneimittelumsatzes: Im GKV-Markt erreichten 2011 die 50 umsatzstärksten pharmazeutischen Anbieter beim Umsatz mit GKV-Fertigarzneimitteln einen Marktanteil von 80,6 Prozent und bei den Verordnungen von 76,2 Prozent (Coca/Schröder 2012c: 214f.). Auf bestimmten Teilmärkten für einzelne Indikationsgruppe ist der Konzentrationsgrad bisweilen sehr hoch. Der Patentschutz verschafft einzelnen Anbietern hier nicht selten sogar eine monopolähnliche Stellung. Zudem erlangen einzelne Arzneimittelhersteller durch ihre Verbindung mit großen multinational operierenden Chemiekonzernen eine besondere Marktmacht. Neben den pharmazeutischen Unternehmen stellen niedergelassene Apotheken und Krankenhausapotheken Rezepturen in kleineren Mengen her.

Der Wert der in Deutschland 2011 hergestellten pharmazeutischen Erzeugnisse belief sich auf 26,9 Milliarden Euro zu Herstellerabgabepreisen (BPI 2012a: 8). Ihr Gewicht erlangt die pharmazeutische Industrie aber nicht allein aus ihrer aktuellen volkswirtschaftlichen Bedeutung, sondern vor allem weil sie wegen ihrer hohen Forschungsintensität als zukunftsträchtige und innovative Branche gilt (DIW 2004). Zudem zeichnet sie sich durch eine hohe Produktivität und ein dynamisches Wachstum aus (BPI 2012a: 8; VFA 2013).

Auch wenn die nationalstaatlich unterschiedlichen Regelungen für den Marktzutritt den internationalen Handel mit Pharmazeutika immer noch erschweren, ist der Arzneimittelmarkt durch einen hohen Internationalisierungsgrad gekennzeichnet. So belief sich das Exportvolumen für pharmazeutische Erzeugnisse im Jahr 2011 auf 50,4 Milliarden Euro, das Importvolumen auf 37,6 Milliarden Euro (BPI 2012a: 10). Insbesondere im EU-Raum hat die weitgehende Harmonisierung der Zulassungsanforderungen (s. Kap. 7.2.1) im Zuge der Schaffung eines europäischen Binnenmarktes große Fortschritte gemacht.

Die Pharma-Unternehmen verfügen über einflussreiche Interessenverbände mit einer großen Nähe zu politischen Entscheidungsträgern. Die wichtigsten dieser Verbände sind der Bundesverband der Pharmazeutischen Industrie (BPI) und der Verband Forschender Arzneimittelhersteller (VFA). Der BPI fungierte bis zur ersten Hälfte der 1990er Jahre als Dachverband der Pharma-Unternehmen. Auf Grund interner Interessenkonflikte verließen vor allem die großen und forschungsintensiven, als multinationale Konzerne auftretenden Arzneimittelhersteller den BPI und bildeten den VFA. Der BPI organisiert seit der Spaltung rund 260 überwiegend mittelständische Unternehmen (BPI 2012b: 6), unter denen sich zahlreiche Generika-Hersteller befinden. Der VFA hat lediglich 44 Mitglieder, bei denen es sich aber fast ausnahmslos um große und multinational operierende Unternehmen handelt (VFA 2013). Neben diesen beiden Verbänden ist noch der Bundesfachverband der Arzneimittel-Hersteller (BAH), der vor allem die auf den Selbstmedikationsmarkt orientierten Unternehmen vertritt, von erheblicher Bedeutung.

7.2 Arzneimittelzulassung und -distribution

7.2.1 Arzneimittelzulassung

Die Arzneimittelzulassung wird in Deutschland vom Staat reguliert. Dieses Merkmal teilt Deutschland mit anderen wohlhabenden Staaten, wobei die Anforderungen und Verfahren in den einzelnen Ländern sehr unterschiedlich ausfallen (Rosian/Vogler/Habl 2000; Feick 2000a u. 2000b; ÖBiG 2001). Alle Regelungen sehen sich der Schwierigkeit gegenüber, dass Pharma-Unternehmen weltweit mit legalen und illegalen Mitteln (Angell 2005) versuchen, ihre Forschung als größer und bedeutender, die Kosten hierfür als höher und ihre Produkte als wirksamer erscheinen zu lassen, als sie wirklich sind.

Die Zulassung und das Inverkehrbringen von Arzneimitteln sind in Deutschland im Arzneimittelgesetz (AMG) geregelt. Das AMG schreibt vor, dass Fertigarzneimittel der Zulassung durch das Bundesinstitut für Arzneimittel und Medizinprodukte (BfArM) bedürfen, einer staatlichen Behörde, die 1994 aus dem ehemaligen Bundesgesundheitsamt (BGA) hervorgegangen ist. Die Anerkennung und Zulassung eines Präparats als Arzneimittel ist bislang notwendige und hinreichende Voraussetzung für seine Finanzierung durch die GKV. Im Zulassungsverfahren müssen die Antragsteller die Wirksamkeit, die Unbedenklichkeit und die pharmazeutische Qualität des Arzneimittels («drei Hürden») nachweisen:

- Die Wirksamkeit ist dann gegeben, wenn das Arzneimittel einen positiven Einfluss auf den Gesundheitszustand bzw. die Krankheitssymptome nimmt.
- Die Unbedenklichkeit liegt dann vor, wenn der gesundheitliche Nutzen und die schädlichen Nebenwirkungen (unerwünschten Arzneimittelwirkungen) in einem vertretbaren Verhältnis zueinander stehen.
- Die pharmazeutische Qualität bezieht sich auf die «Beschaffenheit eines Arzneimittels, die nach Identität, Gehalt, Reinheit, sonstigen chemischen, physikalischen, biologischen Eigenschaften oder durch das Herstellungsverfahren bestimmt wird» (§ 4 Abs. 15 AMG).

Darüber hinaus muss der Hersteller bei Kombinationspräparaten den spezifischen Nutzen einer Kombination unterschiedlicher Wirkstoffe nachweisen, wobei zu begründen ist, «dass jeder arzneilich wirksame Bestandteil einen Beitrag zur positiven Beurteilung der Wirksamkeit des Arzneimittels leistet» (§ 22 Abs. 3a AMG). Diese Anforderungen gehen auf die 1976 vorgenommene und 1978 in Kraft getretene Novellierung des AMG zurück. Mit ihr wurde das Zulassungsrecht verschärft und wurden erstmals Anforderungen formuliert, die etwa in den angelsächsischen Staaten bereits seit Jahrzehnten galten. Zuvor war ein Zulassungsverfahren vor dem Marktzutritt überhaupt nicht vorgesehen, sondern wurden Arzneimittel lediglich amtlich registriert (Westphal 1982). Allerdings muss die *Zulassungspraxis* nicht immer mit dem modernisierten *Zulassungsrecht* übereinstimmen. So wenden Kritiker ein, dass manche Zulassungsentscheidungen des BfArM gerade angesichts des rigideren Zulassungsrechts kaum nachvollziehbar seien (z. B. Glaeske 2003: 21ff.).

Zwar erwecken die AMG-Bestimmungen zunächst den Eindruck recht rigider Vorschriften, aber de facto sind die Zulassungsanforderungen nicht übermäßig hoch. Hervorzuheben ist vor allem, dass die amtliche Zulassung nur die prinzipielle Wirksamkeit bescheinigt. Die subjektive Verbesserung des Gesundheitszustands in einer geringen Zahl von Fällen reicht bereits für einen solchen Nachweis aus. Bedenkt man, dass auch Placebos – also Präparate, die keinen Wirkstoff enthalten, aber dennoch eine therapeutische Wirkung haben können, indem sie die autosuggestive Kraft des Patienten mobilisieren – als Medikamente zugelassen sind, so wird deutlich, dass eine solche Anforderung keine hohe Hürde darstellt. Umgekehrt bedeutet dies, dass das BfArM einem Arzneimittel den Marktzutritt in der Regel nur dann verweigern kann, wenn es seinerseits dem Hersteller nachweist, dass das fragliche Medikament unwirksam ist. De facto liegt hier also eine Beweislastumkehr vor, die es den zuständigen Behörden erschwert, einem Arzneimittel die Zulassung wegen Unwirksamkeit zu verweigern. Die Beschränkung der Genehmigungskriterien auf die Qualität, Wirksamkeit und Unbedenklichkeit des Arzneimittels bedeutet zugleich, dass der therapeutische Zusatznutzen eines neuen Medikaments gegenüber vorhandenen Medikamenten bei der Zulassung keine Rolle spielt (z. B. SVR 2002b: 59ff.; SVR 2006, Bd. II: 253ff.; dazu bereits: Friedrich/Hehn/Rosenbrock 1977). Vorschläge, die Zulassung vom Nachweis eines Zusatznutzens abhängig zu machen, konnten sich in der Politik bislang nicht durchsetzen.

Zudem beschränkt sich das BfArM im Zulassungsverfahren weitgehend auf die Prüfung der Herstellerunterlagen und führt keine eigenen Untersuchungen durch. Dabei sind die klinischen Prüfungen in vielen Fällen nicht oder nicht angemessen auf die Praxis der Krankenversorgung zugeschnitten, denn zum einen ist die Zahl der Versuchspersonen recht klein und die Dauer der Prüfung eher kurz, zum anderen orientiert sich die Auswahl der Probanden zumeist an dem Ziel, die Wirksamkeit des Medikaments möglichst frei von «störenden» Einflüssen überprüfen zu können. Gerade diese Einflüsse sind im Versorgungsalltag aber eher die Regel als die Ausnahme. Männer mittleren Alters sind in diesen klinischen Prüfungen überrepräsentiert, Frauen, ältere Menschen und Kinder unterrepräsentiert, und zwar häufig selbst dann, «wenn das betreffende Arzneimittel auch und vorzugsweise in solchen Populationen angewendet werden soll» (Glaeske 2003: 20).

Stellen bereits die Anforderungen des AMG keine sonderlich hohe Hürde für den Marktzutritt dar, so ist mit dem Arzneimittelrecht noch ein weiteres Problem verbunden. Mit der Novellierung des AMG erhielten alle nach dem alten Recht registrierten Medikamente eine pauschale Zulassung («fiktive Zulassung»). Sie sollten bis 1990 in so genannten Nachzulassungsverfahren nach den neuen Kriterien überprüft und ggf. vom Markt genommen werden. Allerdings verlief diese Überprüfung außerordentlich schleppend und war auch 25 Jahre nach der Verabschiedung des AMG noch nicht abgeschlossen: Mitte 2001 besaß nur etwa die Hälfte der im Verkehr befindlichen Arzneimittel eine Zulassung nach dem «neuen» AMG. Nachdem die Europäische Kommission aus diesem Grund ein Vertragsverletzungsverfahren gegen die Bundesrepublik Deutschland eingeleitet hatte, verpflichtete sich die Bundesregierung, das Nachzulassungsverfahren für alte Arzneimittel zu straffen und bis 2005 abzuschließen.

Die skizzierte Zulassungspraxis bei Arzneimitteln hat erstens dazu geführt, dass die Zahl der zugelassenen Arzneimittel in Deutschland mit rund 48 000 (Schwabe 2012b: 131) außerordentlich hoch und der Arzneimittelmarkt entsprechend intransparent ist. Deutschland wird bei der Zahl der zugelassenen Arzneimittel nur von den USA übertroffen, andere vergleichbare Länder, wie z. B. Schweden oder Frankreich, kommen mit deutlich weniger Arzneimitteln aus (Nink/Schröder 2003: 882). Zu berücksichtigen ist dabei allerdings, dass in Deutschland im Unterschied zu vielen anderen Ländern zum einen bestimmte Heilwässer, Stärkungsmittel etc. zu den Arzneimitteln gerechnet werden, zum anderen nicht nur einzelne Wirkstoffe, sondern auch jede Dosierungsstärke und Darreichungsform bei der Zählung berücksichtigt wird. Aber auch wenn man dies in Rechnung stellt, bleibt die Zahl der auf dem deutschen Markt zugelassenen Arzneimittel sehr hoch. Zweitens ist der deutsche Arzneimittelmarkt durch eine große Zahl umstrittener Medikamente gekennzeichnet, also Präparaten, deren Wirksamkeit nicht in kontrollierten Studien nachgewiesen ist.

In den vergangenen Jahrzehnten und insbesondere seit den 1990er Jahren hat die EU für die Arzneimittelzulassung eine stark wachsende Bedeutung erlangt (Permanand/Mossialos 2004). Hintergrund sind Bestrebungen der Europäischen Kommission und des Europäischen Rats, Wachstumshemmnisse für die pharmazeutische Industrie durch die Schaffung eines europäischen Arzneimittelmarkts zu beseitigen. Die Einführung einer europaweiten Zulassung von Arzneimitteln gilt ihnen dafür als eine wichtige Voraussetzung. In den Mitgliedstaaten der EU sind drei unterschiedliche Wege für die Zulassung möglich:

- das zentrale Zulassungsverfahren
- das dezentrale Zulassungsverfahren
- das nationale Zulassungsverfahren.

Beim *zentralen Zulassungsverfahren* wird einem Arzneimittel die Zulassung für den gesamten EU-Raum erteilt. Zwingend vorgeschrieben ist es

- grundsätzlich für innovative, biotechnologische Präparate
- seit 2004 für neue Wirkstoffe zur Behandlung von Krebserkrankungen, neurogenerativen Erkrankungen, Diabetes und Aids
- seit 2008 für neue Wirkstoffe zur Behandlung von Immunschwächen, Autoimmunerkrankungen und Viruserkrankungen.

Für andere Medikamente, die auch als innovativ eingestuft werden, kann dieses Verfahren gewählt werden. Beim zentralen Zulassungsverfahren muss die Zulassung bei der «Europäischen Arzneimittel-Agentur» («European Medicines Agency» – EMA) in London beantragt werden (Europäisches Parlament/Europäischer Rat 2004a). In der EMA ist ein Evaluierungskomitee dafür zuständig, Empfehlungen über die Zulassung auszuarbeiten. Es setzt sich aus jeweils zwei Vertretern der nationalen Zulassungsbehörden zusammen. Die EMA leitet die Empfehlung des Evaluierungskomitees an die Europäische Kommission weiter, die auf dieser Grundlage über die Zulassung entscheidet. Hat ein Arzneimittel dieses Verfahren erfolgreich durchlaufen, ist es automatisch in allen EU-Mitgliedstaaten zugelassen. Das zentrale Zulassungsverfahren hat seit seinem Inkrafttreten stark an Bedeutung gewonnen.

Das *dezentrale Zulassungsverfahren* müssen alle anderen Arzneimittel durchlaufen, für die in mehr als einem Mitgliedstaat die Zulassung beantragt wird. Die Zulassung erfolgt durch die EU-Mitgliedstaaten. Jedoch handeln diese auf der Grundlage eines gemeinsamen Verfahrens, das auf der wechselseitigen Anerkennung von Zulassungskriterien und -entscheidungen durch alle EU-Mitgliedstaaten beruht. Bei diesem Verfahren werden Zulassungsanträge in einem Referenzmitgliedstaat und in den anderen Mitgliedstaaten gestellt, in denen eine Zulassung angestrebt wird. Die Zulassungsbehörde des Referenzmitgliedstaats entscheidet über die Erstzulassung des Medikaments. Bei einer positiven Entscheidung hat der Hersteller einen Anspruch auf Anerkennung dieser Entscheidungen auch durch die zuständigen Behörden der anderen Mitgliedstaaten. Zwar dürfen sie eine Anerkennung der Erstzulassung nur in begründeten Ausnahmefällen verweigern, dennoch kommen derartige Ablehnungen recht häufig vor. Dies hat oft damit zu tun, dass die wirtschaftlichen Interessen der heimischen Pharmaunternehmen für das Handeln der Zulassungsbehörden von großer Bedeutung sind. Sehen sie diese durch die Erstzulassung eines Medikaments in einem anderen Mitgliedstaat gefährdet, ist die – sachlich oft unbegründete – Berufung auf Ausnahmetatbestände ein gern eingeschlagener Weg, um befürchtete ökonomische Nachteile von der heimischen Pharmaindustrie abzuwenden. Wenn ein EU-Mitgliedstaat einem im Rahmen des dezentralen Zulassungsverfahrens in einem anderen Mitgliedstaat bereits zugelassenen Medikament den Marktzutritt verweigert, kann das betreffende Unternehmen versuchen, die Zulassung über ein europäisches Schiedsverfahren unter Beteiligung der EMA zu erreichen. Die in diesem Schiedsverfahren getroffene Entscheidung ist dann für alle Beteiligten bindend. Beim dezentralen Anerkennungsverfahren spielen also Entscheidungen auf europäischer Ebene eine deutlich geringere Rolle als beim zentralen Verfahren.

Das *nationale Zulassungsverfahren* findet bei allen Arzneimitteln Anwendung, die nicht zwingend unter das dezentrale Zulassungsverfahren fallen und nur in einem Mitgliedstaat vertrieben werden sollen. Mit der Einführung des zentralen bzw. dezentralen Zulassungsverfahrens für den internationalen Vertrieb von Arzneimitteln verliert es aber stark an Bedeutung.

Der Trend zur Europäisierung der Arzneimittelzulassung setzte sich auch zu Beginn dieses Jahrhunderts weiter fort. Im Jahr 2004 nahmen Europäisches Parlament und Europäischer Rat wichtige Veränderungen am europäischen Zulassungsverfahren vor (Europäisches Parlament/Europäischer Rat 2004a). Sie beschlossen ein beschleunigtes Zulassungsverfahren für solche Arzneimittel, an denen wegen ihrer Bedeutung für die öffentliche Gesundheit und wegen ihres innovativen Charakters ein besonderes Interesse besteht. Zudem wurde die Praxis der Dauerzulassung eines Medikaments geändert: Musste die Zulassung bisher alle fünf Jahre erneuert werden, so war nun lediglich eine einmalige Überprüfung fünf Jahre nach der Erstzulassung erforderlich.

Die Etablierung europäischer Zulassungsverfahren setzt die nationalstaatlichen Zulassungsbehörden unter einen erheblichen Anpassungsdruck (Schmucker 2005). Beim zentralen Zulassungsverfahren hängt ihre Rolle davon ab, ob sie in einem Verfahren von der EMA zum Berichterstatter ernannt wird; beim dezentralen Verfahren davon, ob die Arzneimittelhersteller sie als Referenzbehörde für die Erstzulassung auswählen. Die Entscheidung von Herstellern für eine bestimmte Behörde ist abhängig von ihrer wahrgenommenen Effizienz. Mit dieser neuen Konstellation geraten die Zulassungsbehörden unter einen erheblichen Konkurrenzdruck. In dem Maße, wie einzelne Behörden in dieser Konkurrenz ins Hintertreffen geraten, sinkt ihr Einfluss auf die Arzneimittelzulassung in dem vormals autonom regulierten Zuständigkeitsgebiet. Außerdem hängen auch ihr Ansehen, ihre finanzielle Situation und damit in der Perspektive auch ihr Fortbestand von der Auftragslage ab. Um Nachteile in der Konkurrenz zu vermeiden, wächst der Druck, Zulassungsverfahren rasch und aus Sicht der Auftraggeber erfolgreich durchzuführen.

Vor dem Hintergrund dieser Entwicklung geriet die Zulassungspraxis des BfArM zunehmend in die Kritik (z. B. Taskforce 2004; Wissenschaftsrat 2004). Diese Kritik bezog sich auf folgende Aspekte:

- Das Zulassungsverfahren sei mit 26 Monaten viel zu lang – vorgesehen sind laut AMG sieben Monate.
- Der Anteil des BfArM an den europäischen Zulassungsverfahren sei viel zu gering, denn Deutschland ist in der EU zwar der größte Arzneimittelmarkt, lag aber in der Zulassungsstatistik nur auf dem fünften Platz.
- Die Kooperation mit den Antragstellern sei unzureichend. Insbesondere das Verbot zum Kontakt mit den Antragstellern vor der Einreichung eines Antrags führe dazu, dass diese nicht angemessen beraten würden.

Angesichts seiner zeitweilig drohenden Ersetzung durch eine Deutsche Arzneimittelagentur (DAMA) hat das BfArM in den letzten Jahren seine Bemühungen um eine Anpassung seiner Strukturen und Verfahren bei der Arzneimittelzulassung erheblich verstärkt.

7.2.2 Beobachtung von Arzneimittelrisiken

Der therapeutische Wert eines Medikaments kann üblicherweise erst nach langjährigen Erfahrungen mit seinem Nutzen und seinen Risiken bestimmt werden, denn in klinischen Prüfungen können aufgrund der relativ geringen Zahl der daran teilnehmenden Probanden unerwünschte Nebenwirkungen unerkannt bleiben, die bei bevölkerungsweiter Anwendung eines Medikaments eine unvertretbar hohe Zahl von Menschen schädigen. Daher ist die kontinuierliche, systematische Beobachtung der erwünschten und unerwünschten

Wirkungen eines Medikaments («Arzneimittelvigilanz») nach der Markteinführung ein unverzichtbares Instrument der Qualitätssicherung in der Arzneimittelversorgung (Glaeske/Greiser/Hart 1993). In Deutschland existiert ein solches Instrumentarium jedoch nicht. Vielmehr findet sich hier ein System der Spontanerfassung von einzelnen Verdachtsfällen, die dem BfArM von Ärzten oder Arzneimittelherstellern angezeigt werden. Zwar gehen dort jährlich etwa 20 000 Verdachtsmeldungen ein (Kiewel 2002: 176; BfArM 2012; **Abb. 7-5**, s. S. 283), vermutlich wird damit aber nur ein kleiner Teil der unerwünschten Arzneimittelwirkungen bekannt (z. B. Göttler/Munter/Hasford et al. 1999). Des Weiteren ist die Arzneimittelkommission der deutschen Ärzteschaft von Bedeutung. Sie gibt im Auftrag der Bundesärztekammer u. a. Stellungnahmen zur Herstellung und Verwendung von Arzneimitteln ab. Außerdem erfasst, dokumentiert und bewertet sie unerwünschte Arzneimittelwirkungen, die ihr die Ärzte mitzuteilen haben. Insgesamt weist das deutsche Spontanerfassungssystem erhebliche Mängel bei der systematischen Erfassung von Inzidenz, Prävalenz und Schwere unerwünschter Arzneimittelwirkungen sowie von Kausalzusammenhängen zwischen Arzneimittelkonsum und unerwünschten Nebenwirkungen auf. Dies zu ermöglichen würde den Aufbau umfassender Datenbanken erfordern, die in anderen Ländern bereits existieren.

7.2.3 Arzneimitteldistribution

Die Arzneimitteldistribution ist in Deutschland sehr restriktiv geregelt. Grundsätzlich wird zwischen verschreibungspflichtigen, apothekenpflichtigen und frei verkäuflichen Arzneimitteln unterschieden; verschreibungspflichtige und apothekenpflichtige Medikamente dürfen nur in Apotheken abgegeben werden (§§ 43, 48, 49 AMG). Frei verkäufliche Arzneimittel (Heilwässer, bestimmte Mund- und Rachentherapeutika, Multivitamine, pflanzliche Mittel u.ä.) sind von der Verschreibungs- und Apothekenpflicht freigestellt und können z. B. in Drogerie- und Verbrauchermärkten sowie in Reformhäusern abgegeben werden (§ 44 AMG). Zur Freigabe bestimmter Arzneimittel für den Verkehr außerhalb der Apotheken bedarf es einer Rechtsverordnung des BMG (§ 45 AMG).

Die wichtigsten Auslieferer von Fertigarzneimitteln sind Apotheken, die für weite Bereiche des Arzneimittelvertriebs ein Monopol innehaben. Am Jahresende 2011 gab es in Deutschland 21 238 niedergelassene (öffentliche) Apotheken, darunter 3661 Filialapotheken (ABDA/BAK/DAV 2012: 38). Niedergelassene Apotheken unterliegen nach dem Apothekergesetz (ApoG) einem Fremdbesitzverbot (§ 2 ApoG). Dies bedeutet, dass es nur einem *Apotheker* gestattet ist, eine Apotheke zu besitzen und zu betreiben. Bis Ende 2003 galt für Apotheker auch ein Mehrbesitzverbot: Jedem Apotheker war also das Eigentum an nur *einer* Apotheke gestattet. Die Gründung von Filialen oder gar die Bildung von Apothekenketten war damit verboten. Dieses Mehrbesitzverbot wurde mit dem GMG vorsichtig gelockert (§ 2 ApoG). Nunmehr ist es dem Besitzer einer Hauptapotheke gestattet, bis zu drei Filialen zu gründen (§§ 1 u. 2 ApoG). Ein Apotheker muss dafür eine Erlaubnis beantragen, die an restriktive Voraussetzungen gebunden ist. Dazu zählt u. a., dass

- die Filialen in demselben Landkreis oder in derselben kreisfreien Stadt bzw. in benachbarten Landkreisen oder kreisfreien Städten liegen
- der Filialbetreiber persönlich eine Hauptapotheke führt und
- für jede Filiale ein Apotheker als Verantwortlicher benannt wird, der denselben Verpflichtungen unterliegt wie ein Apothekenleiter (§ 2 Abs. 4 und 5 ApoG).

Bei der Apothekendichte liegt Deutschland im europäischen Vergleich im Mittelfeld. 2011 kam im Bundesdurchschnitt eine Apotheke auf rund 3800 Einwohner (ABDA/BAK/DAV 2012: 38). Dabei existiert ein beträchtliches regionales Gefälle: Im Saarland versorgte eine Apotheke gut

3000 Einwohner, in Brandenburg gut 4300 Einwohner (ebd.; StBA 2012a: 26). Generell ist die Apothekendichte in den neuen Bundesländern deutlich niedriger als im Westen, ohne dass es deshalb zu Versorgungsengpässen kommen würde.

Seit 2004 ist in Deutschland auch der Versandhandel mit Arzneimitteln grundsätzlich gestattet (§ 11a ApoG). Allerdings ist die Aufnahme des Versandhandels an restriktive Voraussetzungen geknüpft. Dazu zählt u. a., dass der Versandhandel

- nur einem Apotheker gestattet werden kann
- nur zusätzlich zum normalen Betrieb aus einer öffentlichen Apotheke erfolgen darf
- den für den sonstigen Apothekenbetrieb üblichen Vorschriften zu folgen hat.

Dieser Gesetzesänderung war eine längere Diskussion über eine Aufhebung des Versandhandelsverbots für Arzneimittel vorausgegangen, die in engem Zusammenhang mit den Kostendämpfungsbemühungen in der GKV stand. Befürworter eines Versandhandels, nicht zuletzt die Krankenkassen, verwiesen auf die mit seiner Einführung möglichen Einsparungen in der Arzneimittelversorgung (vgl. hierzu z. B. Nink/Schröder 2003: 888). Solche Einsparungen sind auch in der Tat zu erwarten, allerdings ist bei einschlägigen Berechnungen zu berücksichtigen, dass Apotheken auch Funktionen wahrnehmen (z. B. den Notdienst), die über die Arzneimittelpreise de facto in einer Mischkalkulation mit finanziert werden. Bei einer weiter gehenden Liberalisierung des Arzneimittelvertriebs wäre also zu klären, von wem derartige Aufgaben künftig wahrzunehmen und wie diese zu honorieren wären. Die Gegner eines Versandhandels, allen voran die Apotheker und ihre Verbände, machten geltend, dass bei einer Einführung des Versandhandelns die Qualität der Arzneimittelversorgung leiden würde. Freilich war für diese Positionsbestimmung in erster Linie die Furcht vor einer aufkommenden Konkurrenz und damit einhergehenden Einkommenseinbußen handlungsleitend.

Ende des Jahres 2011 hatten von den 21 238 Apotheken insgesamt 3015 Apotheken eine Versandhandelserlaubnis, von denen nur «1 bis 2 Prozent Versandhandel in marktrelevantem Umfang» betrieben (ABDA/BAK/DAV 2012: 39). Knapp drei Prozent des Apothekenumsatzes entfielen 2011 auf den Versandhandel (ebd.).

Anders als in manchen anderen Ländern ist Ärzten in Deutschland die Direktabgabe von Arzneimitteln verboten (Dispensierverbot). Zwar können sie Maßnahmen der Direktmedikation (z. B. Injektionen) durchführen, dürfen Medikamente aber sonst nur als Ärztemuster abgeben, die sie in geringen und geregelten Mengen von den Herstellern bekommen. Die Apotheken beziehen den Großteil der Arzneimittel nicht direkt vom Hersteller, sondern über den Großhandel, der im Unterschied zur Apothekenlandschaft und zur pharmazeutischen Industrie außerordentlich stark konzentriert ist: Die fünf größten Unternehmen verfügen über einen Marktanteil von mehr als 80 Prozent.

Krankenhausapotheken

Krankenhäuser können ihre Arzneimittelversorgung über öffentliche Apotheken oder über eigene Krankenhausapotheken organisieren. Deren Zahl ist stark rückläufig: 2011 gab es noch 413 Krankenhausapotheken, 20 Jahre zuvor waren es noch 665 gewesen (ABDA/BAK/DAV 2012: 39; StBA 2013h). Das Vertriebsvolumen ist im Vergleich zu dem der öffentlichen Apotheken recht gering: Im Jahr 2011 beliefen sich die gesamten Kosten der Krankenhäuser für Arzneimittel, also einschließlich der von Krankenhäusern aus öffentlichen Apotheken bezogenen Arzneimittel, auf gut 3,3 Milliarden Euro (StBA 2013g: 10). Seit 2004 ist es den Krankenhausapotheken erlaubt, sich an der ambulanten Versorgung zu beteiligen. Dies ist dann möglich, wenn das betreffende Krankenhaus vom Zulassungsausschuss (für die vertragsärztliche Versorgung) dazu ermächtigt wird bzw. vertraglich (etwa im Rahmen von

Verträgen zur integrierten Versorgung) dazu berechtigt ist. Darüber hinaus sind Krankenhäuser und Krankenhausapotheken für die Arzneimittelhersteller auch deshalb wichtige Absatzmärkte, weil die hier eingesetzten Medikamente nach der Entlassung aus dem Krankenhaus häufig auch von den niedergelassenen Ärzten weiter verordnet werden.

7.2.4 Patentschutz, Originalpräparate, Generika

Neu zugelassene Arzneimittel verfügen über einen Patentschutz von 20 Jahren. Dieser Zeitraum gilt vom Zeitpunkt der Patentanmeldung an, nicht von dem der Marktzulassung. Da im Allgemeinen eine frühzeitige Patentanmeldung – bereits während des Entwicklungsprozesses – notwendig und das Zulassungsverfahren häufig sehr langwierig ist, kann die effektive Patentlaufzeit erheblich kürzer ausfallen. Vor diesem Hintergrund hat die EU eine Ergänzung nationalstaatlicher Regelungen vorgenommen und garantiert jedem Arzneimittel einen 15-jährigen Patentschutz ab dem Zeitpunkt der Marktzulassung.

Arzneimittel lassen sich unterscheiden nach patentgeschützten Arzneimitteln und Generika. Generika sind Nachahmerpräparate, die nach dem Ablauf des Patentschutzes für das Originalmedikament von anderen Unternehmen auf dem Markt angeboten werden können. Die Preise für Generika liegen in aller Regel unter denen des Originalpräparats, weil mit dem Auslaufen des Patentschutzes der Wettbewerb zwischen unterschiedlichen Anbietern eines Wirkstoffs möglich ist und die Anbieter von Generika in der Regel nur auf dem Wege der Preisunterbietung eine Marktchance haben. Diese ist ihnen auch durchaus möglich, weil sie keine Forschungsaufwendungen zu tragen haben. Zudem sind für die Zulassung keine klinischen Studien erforderlich, sondern erfolgt diese als bezugnehmende Zulassung, also unter Hinweis auf das bereits beim Originalpräparat durchgeführte Verfahren. In den vergangenen zwei Jahrzehnten vollzog sich ein deutlicher Trend hin zur Verordnung von Nachahmerpräparaten (**Abb. 7-1**). Im Jahr 2011 belief sich der Verordnungsanteil von Generika am Gesamtmarkt auf 72,9 Prozent, der Umsatzanteil auf 35,3 Prozent (Schwabe 2012a: 17ff.). Der Anstieg des Umsatzanteils fiel in den vergangenen Jahrzehnten insgesamt allerdings deutlich schwächer aus als der Anstieg des Verordnungsanteils von Generika (Abb. 7-1). Diese Diskrepanz verweist auf die erheblichen Preissteigerungen bei den patentgeschützten Arzneimitteln.

Der Anteil der Generikaverordnungen am generikafähigen Markt hat sich in den vergangenen Jahren deutlich erhöht. 2011 lag der entsprechende Verordnungsanteil bei 86,8 Prozent (1991: 60,3 %), der Umsatzanteil bei 72,6 Prozent (1991: 44,3 %), ist damit seit 2009 aller-

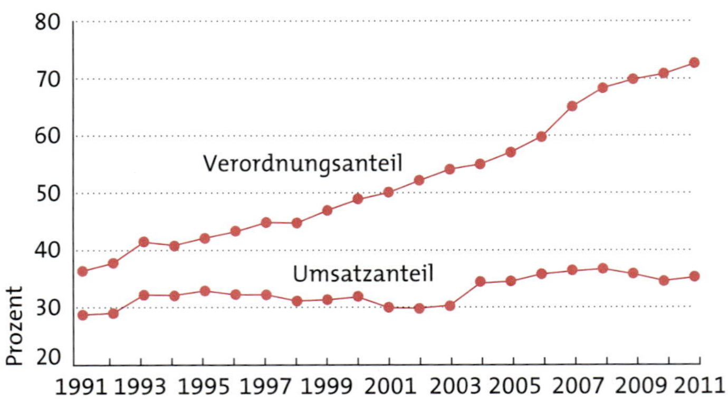

ab 2001 mit neuem Warenkorb. Quelle: Schwabe 2012a: 19.

Abbildung 7-1: Umsatz- und Verordnungsanteil von Generika am gesamten GKV-Arzneimittelmarkt 1991 bis 2011.

dings wieder um mehr als fünf Prozentpunkte gesunken (Schwabe 2012a: 17f.). Das durch Generika realisierbare Einsparpotential wird also besser ausgeschöpft als in der Vergangenheit. Auch ist in Deutschland der Anteil der Generikaverordnungen am Gesamtarzneimittelmarkt höher als in den meisten anderen EU-Ländern. Die verstärkte Verordnung von Generika entspricht einem internationalen Trend und ist in erster Linie eine Folge der in den nationalstaatlichen Gesundheitssystemen verfolgten Kostendämpfungspolitik (ÖBiG 2001; ÖBiG 2010: 10ff.; Godman/Shrank/Wettermark et al. 2010). In Deutschland waren es vor allem die Einführung der Arzneimittelbudgets und die mit ihr verstärkten Bemühungen der Kassen um eine wirtschaftlichere Arzneimittelverordnung, die die Vertragsärzte veranlassten, häufiger auf Generika zurückzugreifen. Wegen der im internationalen Vergleich weiterhin hohen Preise für Generika werden trotz des hohen Generika-Anteils an den Verordnungen die Einsparpotentiale in Deutschland bei weitem nicht ausgeschöpft.

7.3 Preis- und Mengensteuerung in der Arzneimittelversorgung

Wie andere Leistungsarten der GKV steht auch der Arzneimittelsektor seit Mitte der 1980er Jahre unter den Vorzeichen der Kostendämpfungspolitik. Grundsätzlich sind sehr unterschiedliche Ebenen und Ansatzpunkte für die Begrenzung der Arzneimittelausgaben möglich. Für die Gesundheitspolitik in Deutschland ist kennzeichnend, dass sie dabei auf einen komplexen Mix von Steuerungsinstrumenten setzt. Das Ziel der Kostendämpfung kann grundsätzlich auf unterschiedlichen Wegen verfolgt werden (**Tab. 7-5**, s. S. 262).

7.3.1 Verordnungsfähigkeit von Arzneimitteln in der GKV

Zu den wichtigsten Steuerungsinstrumenten in der Arzneimittelversorgung zählt die Einschränkung der zu Lasten der Krankenkassen verordnungsfähigen Arzneimittel. Sie setzt unterhalb der Ebene der Arzneimittelzulassung an und versucht Steuerungseffekte dadurch zu erzielen, dass sie den Krankenkassen die Finanzierung bestimmter – grundsätzlich verfügbaren – Arzneimittel untersagt. Sie kann sowohl als Instrument der Kostendämpfung als auch als Instrument der Qualitätssicherung dienen. Seit den 1980er Jahren hat der Gesetzgeber diverse Einschränkungen der Verordnungsfähigkeit verfügt.

Seit dem 1.1.1983 sind Bagatellarzneimittel, also Medikamente gegen als geringfügig eingestufte Gesundheitsstörungen, für Versicherte über 18 Jahre von der Verordnungsfähigkeit durch die GKV (§ 34 Abs. 1 SGB V) ausgeschlossen. Dabei handelt es sich um Erkältungs- und Grippemittel, Mund- und Rachentherapeutika, Abführmittel und Mittel gegen Reisekrankheit.

Darüber hinaus wurde 1989 eine so genannte Negativliste in das SGB V aufgenommen, die zusätzlich unwirtschaftliche Arzneimittel von der Verordnung zu Lasten der Kassen aus-

Tabelle 7-5: Instrumente der Kostendämpfung im Arzneimittelsektor.

Steuerungsinstrument[1]	primäre Wirkungsebene		Steuerungswirkung	
	Preis	Menge	direkt	indirekt
staatliche Preisfestsetzungen	x		x	
staatliche Preisstopps und -senkungen	x		x	x
Festbeträge	x		x[2]	x[2]
Rabattverträge	x			x
Arzneimittelbudgets		x		x
Positiv- und Negativlisten		x		x
Ausschluss aus Positivliste		x		x
Rezeptfreistellung von Arzneimitteln		x		x
Zuzahlungen		x		x
Zuzahlungsermäßigung bzw. -befreiung[3]	x			x
Förderung von Generika	x			x

1 Zur Funktionsweise der jeweiligen Steuerungsmaßnahmen s. u.
2 Die Steuerungswirkung von Festbeträgen kann mit guten Gründen sowohl als «direkt» als auch als «indirekt» charakterisiert werden. Direkt wirken sie insofern, als sie die Erstattungsgrenze für bestimmte Arzneimittel durch die Finanzierungsträger definieren. Indirekt wirken sie insofern, als die Preisbildung letztlich weiterhin den Unternehmen überlassen bleibt und die Erstattungsgrenze sowohl unter- als auch überschritten werden kann.
3 Für den Fall der Inanspruchnahme preisgünstiger Präparate.
Quelle: Eigene Darstellung auf der Grundlage von ÖBiG 2001: 11.

schließt (§ 34 Abs. 3 SGB V). Dies betrifft Arzneimittel,

- die für das Therapieziel nicht erforderliche Bestandteile enthalten
- deren Wirksamkeit wegen der Vielzahl der enthaltenen Wirkstoffe nicht sicher beurteilt werden kann oder
- deren Wirksamkeit nicht nachgewiesen ist.

Die Negativliste wird durch eine Rechtsverordnung des BMG im Einvernehmen mit dem Bundeswirtschaftsministerium und mit Zustimmung des Bundesrats erstellt – erstmals geschah dies 1991 – und in unregelmäßigen Abständen aktualisiert. Für die Realisierung von Einsparungen ist sie allerdings von eher geringer Bedeutung, weil ein großer Teil der betreffenden Arzneimittel schon seit längerer Zeit vom Markt verschwunden ist. Darüber hinaus wurden durch das GMG mit Wirkung von 2004 an auch nicht verschreibungspflichtige Arzneimittel aus dem GKV-Leistungskatalog weitgehend ausgegrenzt (§ 34 Abs. 1 SGB V).

Eine weit größere Aufmerksamkeit als diese Maßnahmen zog in der gesundheitspolitischen Diskussion die Positivliste auf sich. Sie soll ausschließlich jene Medikamente umfassen, die als wirksam gelten können. Nur noch diese sollen zu Lasten der GKV verordnet werden können; umstrittene Arzneimittel oder Arzneimittel mit geringfügigem therapeutischem Nutzen würden hingegen von der Erstattungsfähigkeit durch die Krankenkassen ausgeschlossen. Eine Positivliste könnte somit die Markttransparenz erhöhen und die Qualität der Arzneimittelversorgung verbessern. Inwieweit sie auch Einsparungen mit sich bringen würde, ist umstritten (Schwabe 2001: 2; SVR 2002b: 41f.). Es sind aber auch weniger die möglichen Einspareffekte, sondern vor allem die erwarteten Verbesserungen der Versorgungsqualität, mit denen die Befürworter, zu denen vor allem die Krankenkassen zählen, die Einführung dieses Instruments begründen. In der Ärzteschaft und vor allem in der Pharmaindustrie stößt die Positivliste auf heftigen Widerstand, der in erster Linie auf die von ihr berührten Interessen zurückzuführen ist. Die Ärzteschaft sieht ihre professionelle Autonomie und die Pharmaindustrie ihre Gewinne bedroht, wenn das Spektrum der verordnungsfähigen Medikamente durch den Gesetzgeber eingeschränkt wird. Das zur Legitimation von ihnen vielfach verwendete Argument, eine Positivliste führe zur Minderung der Versorgungsqualität bzw. zu Rationierungen, lässt sich vor dem Hintergrund der Erfahrungen mit den in nahezu allen anderen europäischen Ländern eingeführten Positivlisten (Schneider/Beckmann/Biene-Dietrich et al. 1998: 66ff.) nicht aufrechterhalten.

Die legislative Geschichte der Positivliste ist durchaus wechselvoll. Erstmals sah – auf Initiative der SPD – das GSG 1992 ihre Einführung vor, jedoch hob die konservativ-liberale Bundestagsmehrheit diese Bestimmung 1995 wieder auf, noch bevor sie umgesetzt werden konnte. Das GKV-GRG 1999 nahm sie erneut in das Sozialgesetzbuch auf (§ 33a SGB V). In diese Liste sollten diejenigen Arzneimittel aufgenommen werden, «die für eine zweckmäßige, ausreichende und notwendige Behandlung, Prävention oder Diagnose von Krankheiten oder erheblichen Gesundheitsstörungen geeignet sind; Voraussetzung für diese Eignung ist ein mehr als geringfügiger therapeutischer Nutzen» (§ 33a Abs. 7 SGB V). Allerdings ging die Bildung der Positivliste nur sehr schleppend voran. Die zu ihrer Vorbereitung eingerichtete «Kommission für die Arzneimittelverordnung» übergab erst im Frühjahr 2002 dem BMG eine entsprechende Vorschlagsliste. Im Herbst 2002 brachte die Bundesregierung schließlich einen Gesetzentwurf zur Einführung einer Positivliste in den Bundestag ein. Die CDU/CSU-Fraktion im Bundestag setzte aber bei den Verhandlungen über das GKV-Modernisierungsgesetz (GMG) im Herbst 2003 einen Verzicht auf die Positivliste durch.

Das GMG beinhaltete weit reichende Entscheidungen für die Verordnungsfähigkeit von Arzneimitteln in der GKV. Zudem wurde das «Institut für Qualität und Wirtschaftlichkeit im Gesundheitswesen» gegründet (§ 35b SGB V), zu dessen wichtigsten Aufgaben die Nutzenbewertung von Arzneimitteln zählt (s. Kap. 10.1.4).

7.3.2 Bildung der Arzneimittelpreise

Ein wichtiges Instrument der Kostendämpfung in der Arzneimittelpolitik ist die öffentliche – zumeist staatliche – Regulierung der Arzneimittelpreise, die in allen EU-Ländern anzutreffen ist (ÖBiG 2001). Auch Deutschland, wo der Staat seine einschlägigen Bemühungen seit dem Ende der 1980er Jahre deutlich verstärkt hat, macht hier keine Ausnahme. Allerdings spielt hier die unmittelbar staatliche Regulierung der Arzneimittelpreise eine im internationalen Vergleich nach wie vor nur geringe Rolle. Folgende Grundmerkmale sind für das System der Preisbildung bei verschreibungspflichtigen Arzneimitteln charakteristisch:

- Die unmittelbar staatliche Preissteuerung bezieht sich nicht auf die Herstellerabgabepreise, sondern lediglich auf die Festsetzung der Großhandels- und der Apothekerzuschläge auf die jeweiligen Einkaufspreise («Preisbindung der zweiten Hand»).
- Die direkte Steuerung der Endverbraucherpreise beschränkt sich weitgehend auf Arzneimittel ohne Patentschutz.
- Bei den Endverbraucherpreisen für diese Produkte wiederum interveniert der Staat nicht selbst, sondern erfolgt die Preisfestsetzung bzw. die Festsetzung einer Erstattungsgrenze auf dem Wege der korporatistischen Steuerung. Die dafür notwendigen Kompetenzen delegiert der Staat an die Spitzenverbände der Krankenkassen.

- Darüber hinaus haben seit 2004 Preisverhandlungen zwischen den Krankenkassen und den Arzneimittelherstellern an Bedeutung gewonnen: Bei den Generika können einzelne Krankenkassen mit einzelnen Arzneimittelherstellern Rabattverträge abschließen; für innovative patentgeschützte Arzneimittel sind seit 2011 Preisverhandlungen zwischen dem GKV-Spitzenverband und dem betreffenden Pharma-Unternehmen vorgesehen (s. u.).

Die «Preisbindung der zweiten Hand» erfolgt durch die staatliche Festsetzung von Handelsspannen für den Arzneimittelgroßhandel und von Zuschlägen für die Apotheken beim Verkauf von Medikamenten. Dies geschieht mittels der Arzneimittelpreisverordnung (AMPreisV), die der Bundeswirtschaftsminister im Einvernehmen mit dem Bundesgesundheitsminister und mit Zustimmung des Bundesrates erlässt. Mit diesen Zuschlägen sind einheitliche Apothekenabgabepreise für Arzneimittel, sofern sie nicht Gegenstand von Rabattverträgen sind (s. u.), gewährleistet. Dies bedeutet zugleich, dass bei den Arzneimitteln ein Preiswettbewerb zwischen den Apotheken nicht möglich ist.

Nach der Arzneimittelpreisverordnung erhält der Großhandel seit 2012 einen Festzuschlag von 0,70 Euro je Arzneimittel und einen proportionalen Zuschlag von maximal 3,15 Prozent vom Herstellerabgabepreis, der auf 37,80 Euro begrenzt ist (§ 2 Abs. 1 AMPreisV). Zuvor war die Großhandelsspanne in Abhängigkeit von der Höhe des Herstellerabgabepreises degressiv gestaffelt, und zwar in Stufen von 15 bis 6 Prozent bis zu einer maximalen Höhe von 72,00 Euro. Die Zuschläge für die Apotheken wurden im GMG mit Wirkung vom 1.1.2004 grundlegend neu geregelt. Hing die Apothekervergütung zuvor ausschließlich prozentual vom Preis des abgegebenen Arzneimittels ab, so gilt seitdem eine Kombination aus prozentualer und pauschaler Vergütung: Die Apotheker erhalten einen Aufschlag von drei Prozent auf den Herstellerabgabepreis sowie einen weiteren Pauschalzuschlag von 8,10 Euro (seit 2013: 8,35 Euro) je abgegebenem Medikament (§ 3 Abs. 1 AMPreisV), den man als Vergütung für die Dienstleistung, insbesondere für die Beratungsleistung der Apotheken verstehen kann. Die stärkere Ausrichtung an einer pauschalen Vergütung verfolgt vor allem das Ziel, den Apothekern die mit dem vorherigen Preisbildungssystem verbundenen Anreize zur Abgabe teurer Medikamente zu nehmen. Insgesamt entfielen im Jahr 2011 von 100 Euro Fertigarzneimittelumsatz in der GKV 55,40 Euro auf den Hersteller, 3,10 Euro auf die Distribution, 14,00 Euro auf die Apotheke, 16,00 Euro auf die Mehrwertsteuer und 11,50 Euro auf gesetzliche Abschläge (**Abb. 7-2**).

Häufig wird die Forderung erhoben, auf die Erhebung der vollen Mehrwertsteuer auf Arzneimittel zu verzichten. Eine Absenkung der Mehrwert auf sieben Prozent würde Einsparungen von knapp 3,0 Milliarden Euro bringen; dies entspricht knapp 0,3 Beitragssatzpunkten) (Coca/Schröder 2012c: 208). Allerdings würde ein solcher Schritt die GKV nur dann wirklich entlasten, wenn den Arzneimittelherstellern die Möglichkeit zur autonomen Preisfestsetzung bei patentgeschützten Medikamenten genommen würde. Im Übrigen würde eine Mehrwertsteuersenkung nur die Verlagerung von Kosten bzw. Einnahmen von einem öffentlichen Haushalt (Bund) in einen anderen (GKV) bedeuten.

Jenseits der «Preisbindung der zweiten Hand» existieren aber noch weitere Instrumente für die Steuerung der Arzneimittelpreise, die bei Generika und bei Originalpräparaten jeweils eigenen Regeln folgt.

Preissteuerung bei Generika I: Festbeträge

Das wichtigste Instrument zur Regulierung von Endverbraucherpreisen im Arzneimittelsektor sind die mit dem GRG 1989 eingeführten Festbeträge (§ 35 SGB V). Festbeträge sind eine Form der indirekten Preissteuerung. Ein Festbetrag ist jener Höchstbetrag, bis zu dem die Krankenkassen die Kosten eines Arzneimittels übernehmen. Übersteigt der Preis eines Medikaments den Festbetrag, so muss der Patient die Differenz – zusätzlich zu dem ohnehin zu entrichtenden Zuzahlungsbetrag – privat tragen. Da Patienten ein solches teureres Medikament zumindest dann kaum nachfragen würden, wenn ein vergleichbares oder identisches Präparat angeboten wird, das den Grenzbetrag nicht überschreitet, wirken die Festbeträge für die Arzneimittelhersteller gleichsam als Höchstpreise. Genau davon erhoffen sich v.a. politische Entscheidungsträger und Krankenkassen einen Beitrag zur Kostendämpfung im Arzneimittelsektor. In der Tat liegen nur bei einem sehr kleinen Teil der verordneten Festbetragsarzneimittel die Endverbraucherpreise über dem Festbetrag.

Festbeträge werden in einem zweistufigen Verfahren festgelegt. Zunächst bestimmt der Gemeinsame Bundesausschuss (G-BA), für welche Gruppen von Arzneimitteln Festbeträge gebildet werden. Das SGB V schreibt grundsätzlich vor, dass in diesen Gruppen jeweils Arzneimittel mit

- identischen Wirkstoffen (Stufe 1)
- pharmakologisch-therapeutisch vergleichbaren Wirkstoffen (Stufe 2) und
- therapeutisch vergleichbarer Wirkung (Stufe 3)

zusammengefasst werden sollen (§ 35 Abs. 1 SGB V). In einem zweiten Schritt setzt der GKV-Spitzenverband die jeweiligen Festbeträge fest. Sie sind so zu gestalten, dass sie eine ausreichende, zweckmäßige und wirtschaftliche sowie in der Qualität gesicherte Versorgung gewährleisten (§ 35 Abs. 5 SGB V). Sie sollen einen wirksamen Preiswettbewerb auslösen und Wirtschaftlichkeitsreserven ausschöpfen. Festbeträge sollen mindestens jährlich überprüft und in angemessenen Zeitabständen an die veränderte Marktsituation angepasst werden. Anfang 2013 gab es insgesamt 426 Festbetragsgruppen (GKV-Spitzenverband 2013: 51).

Waren 1989 zunächst nur diejenigen Arzneimittel von der Festbetragsregelung ausgenommen worden, die einen wirklichen therapeutischen Fortschritt darstellten, also Arzneimittel mit neuartigem Wirkstoff bzw. Wirkprinzip oder mit einer Verbesserung bereits bekannter Wirkprinzipien, so befreite das 7. SGB V-Änderungsgesetz ab 1996 *alle* Arzneimittel mit patentgeschützten Wirkstoffen und einer Zulassung nach dem 31.12.1995 von der Festbetragsregelung. Somit unterlagen auch die patentgeschützten Arzneimittel ohne therapeutischen Fortschritt keinerlei Preissteuerung mehr. Erst das GMG (2003) hob diese generelle Befreiung auf.

Aufteilung des Arzneimittelumsatzes

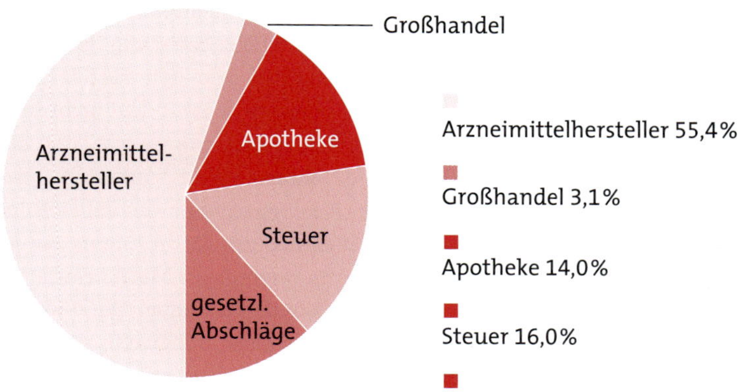

Quelle: Coca/Schröder 2012c: 208.

Abbildung 7-2: Verteilung des GKV-Fertigarzneimittelumsatzes nach Distributionsstufen im Jahr 2011.

Nach einem zwischenzeitigen Rückgang ist die Bedeutung der Festbetragsarzneimittel am gesamten GKV-Fertigarzneimittelmarkt seit 2003 wieder gewachsen: Ende 2011 belief sich sein Anteil an den Verordnungen in der GKV auf 78 Prozent (2003: 72 %) und am GKV-Bruttoumsatz auf 41 Prozent (2003: 34 %) (Nink/Schröder 2004: 154; Coca/Schröder 2012c: 176).

Auswirkungen der Festbeträge

Die Festbeträge haben seit ihrer Einführung 1989 eine deutlich preisstabilisierende Wirkung auf dem Arzneimittelmarkt. Wenn oben festgestellt wurde, dass die Arzneimittelpreise seit dem Ende der 1980er Jahre weitestgehend stabil geblieben sind, so ist dies vor allem eine Folge der Festbetragsregelungen. Dies zeigt der Vergleich der Preisentwicklung in den beiden Marktsegmenten: Im Festbetragsmarkt sanken die Arzneimittelpreise zwischen 1989 und 2003 um fast ein Drittel, während sie im selben Zeitraum im Nichtfestbetragsmarkt um 27 Prozent stiegen (Nink/Schröder 2004: 153f.). Der GKV-Spitzenverband beziffert die auf die Festbetragsregelungen zurückgehenden Einsparungen auf jährlich rund 5,2 Milliarden Euro (GKV-Spitzenverband 2011: 65). Es ist allerdings darauf hinzuweisen, dass die entgangenen Gewinne bei den Festbetragsarzneimitteln die Pharma-Unternehmen zu besonders starken Preisanhebungen im Nichtfestbetragsmarkt veranlasst haben mögen. Somit dürfte die Nichteinbeziehung patentgeschützter Arzneimittel in die Festbetragsregelung die Wirkung der Preisregulierung auf dem Gesamtmarkt eingeschränkt haben.

Die Festbetragsregelungen sind seit ihrer Einführung immer wieder Gegenstand rechtlicher Auseinandersetzungen. Umstritten ist vor allem, ob das Entscheidungsrecht der Kassen über die Höhe der Festbeträge gegen das europäische Wettbewerbsrecht verstößt, wie die Arzneimittelhersteller und das Bundeskartellamt meinen. In diesem Zusammenhang ist von wesentlicher Bedeutung, ob die Krankenkassen als Unternehmen im Sinne des EU-Wettbewerbsrechts und die Festbeträge damit als kartellartige Preisabsprachen einzustufen sind (s. Kap. 11.5.1).

Allerdings hat die Rechtsprechung in diesen Fragen bis auf weiteres Klarheit geschaffen. Zum einen hat das Bundesverfassungsgericht in seiner Entscheidung vom 17. Dezember 2002 die Festbetragsregelungen für verfassungsgemäß erklärt (hierzu: Kraftberger 2003), zum anderen hat der Europäische Gerichtshof (EuGH) im März 2004 die wettbewerbsrechtliche Zulässigkeit der Festbetragsregelungen festgestellt, da es sich bei den Krankenkassen nicht um Unternehmen im Sinne des europäischen Marktrechts handele und die Festsetzung der Festbeträge durch die Krankenkassen daher auch nicht als wettbewerbswidrige Preisabsprache bzw. als Missbrauch einer marktbeherrschenden Stellung anzusehen sei (EuGH 2004).

Fehlsteuerungen: Anreiz zur Entwicklung teurer Analogpräparate

Bis zum Jahr 2010 hatten in Deutschland die Arzneimittelhersteller bei patentgeschützten Arzneimitteln das Monopol zur Preisfestsetzung inne. Weder der Staat noch die Akteure der gemeinsamen Selbstverwaltung konnten Einfluss auf die Preise patentgeschützter Arzneimittel nehmen. Das Nebeneinander von Festbeträgen für Generika und freier Preisgestaltung für patentgeschützte Arzneimittel hatte Auswirkungen nicht nur auf die Arzneimittelpreise, sondern auch auf das Arzneimittelangebot. Die bis Ende 2003 generelle Befreiung patentgeschützter Arzneimittel von den Festbeträgen schuf im Zusammenwirken mit dem nicht sehr strengen deutschen Zulassungsrecht für die Pharma-Unternehmen einen starken Anreiz, so genannte Analogpräparate zu entwickeln. Dabei handelt es sich um Medikamente mit in aller Regel nur geringfügigen Molekülvariationen gegenüber bereits bekannten Wirkstoffen. Wegen ihrer Ähnlichkeit mit bereits auf dem Markt befindlichen Medikamenten werden sie auch «Me-too-Präparate» genannt. Diese Arz-

Tabelle 7-6: Durchschnittlicher Wert einer Arzneimittelverordnung nach Arzneimittelgruppen im Jahr 2003.

Arzneimittelgruppe	Preis (€)
Patentgeschützte Arzneimittel mit neuartigem Wirkstoff/Wirkprinzip	194,96
Patentgeschützte Arzneimittel mit Verbesserungen bereits bekannter Wirkprinzipien	124,70
Patentgeschützte Me-too-Präparate	79,73
alle Arzneimittel	32,21
Originalpräparate im generikafähigen Markt	26,46
Generika	23,31

Quelle: Eigene Zusammenstellung nach Nink/Schröder 2004: 156, 161.

neimittel fallen unter den Patentschutz, obwohl sie in den meisten Fällen keinen oder einen nur geringen therapeutischen Zusatznutzen haben. Für die Zulassung zum Arzneimittelmarkt und die Aufnahme in den GKV-Leistungskatalog spielte dies aber keine Rolle, denn deren Erteilung hing lediglich davon ab, ob ein Wirkstoff seine Wirksamkeit, Unbedenklichkeit und Qualität nachweisen konnte.

Unternehmen sind an der Entwicklung derartiger Arzneimittel interessiert, weil diese wegen des Patentschutzes bis Ende 2003 nicht unter die Festbetragsregelungen fielen und sich daher erheblich höhere Preise erzielen ließen. Wie stark der Anreiz für die Entwicklung patentgeschützter Me-too-Präparate ist, zeigt ein Preisvergleich des Arzneiverordnungs-Reports. Demzufolge war der Preis für ein patentgeschütztes Me-too-Präparat mit 79,73 Euro – im Jahr 2003 – fast viereinhalbmal so hoch wie der durchschnittliche Preis für ein Generikum mit 18,03 Euro (**Tab. 7-6**). Hinzu kommt, dass die Entwicklungskosten für derartige Arzneimittel sowie die mit ihrer Markteinführung verbundenen Risiken relativ gering sind. Bei der Entwicklung von Me-too-Präparaten handelt es sich in erster Linie um eine Strategie zur Umgehung der Festbetragsregelungen bzw., wenn man so will, um eine Strategie der verdeckten Preiserhöhung. Zwar können wirklich innovative patentgeschützte Arzneimittel einen im Durchschnitt deutlich höheren Preis erzielen als patentgeschützte Me-too-Präparate (vgl. Tab. 7-6), so dass sich bei einem Markterfolg die Chance bietet, die hohen Forschungs- und Entwicklungskosten zu amortisieren. Dennoch ist diese Aussicht aus den genannten Gründen für viele Unternehmen nicht Anreiz genug, ihre Anstrengungen auf wirkliche Innovationen zu konzentrieren.

So wundert es nicht, dass es sich bis zum Jahr 2000 fast durchgängig bei etwa der Hälfte der neu zugelassenen Arzneimittel um derartige Analogpräparate handelte (**Abb. 7-3**, s. S. 268) Dies zeigt zugleich, dass die therapeutische Qualität von Arzneimitteln mit neuen Wirkstoffen eine große Spannbreite aufweist. Für die Gesellschaft bedeutet dies, dass aus betriebswirtschaftlichen Gründen Ressourcen in die Entwicklung von Arzneimitteln gelenkt werden, die keinen oder nur einen geringen Zusatznutzen mit sich bringen; für die GKV und die Patienten, dass trotz fehlenden oder nur geringen Zusatznutzens höhere Ausgaben entstehen. Erst seit dem Jahr 2001 ging der Anteil der Analogpräparate an den neu zugelassenen Arzneimitteln deutlich zurück, allerdings bei beträchtlichen jährlichen Schwankungen (Abb. 7-3).

Vor diesem Hintergrund hob der Gesetzgeber im GMG mit Wirkung vom 1.1.2004 an die bisherige generelle Befreiung patentgeschützter Arzneimittel von den Festbetragsregelungen wieder auf. Allerdings unterliegen patentgeschützte Arzneimittel dann nicht der Bildung von Festbeträgen, wenn sie eine therapeutische Verbesserung mit sich bringen. Dazu zählt das SGB V auch ausdrücklich die Verringerung von Nebenwirkungen (§ 35 Abs. 1a SGB V).

Jenseits der «Preisbindung der zweiten Hand» existieren noch weitere Instrumente für die

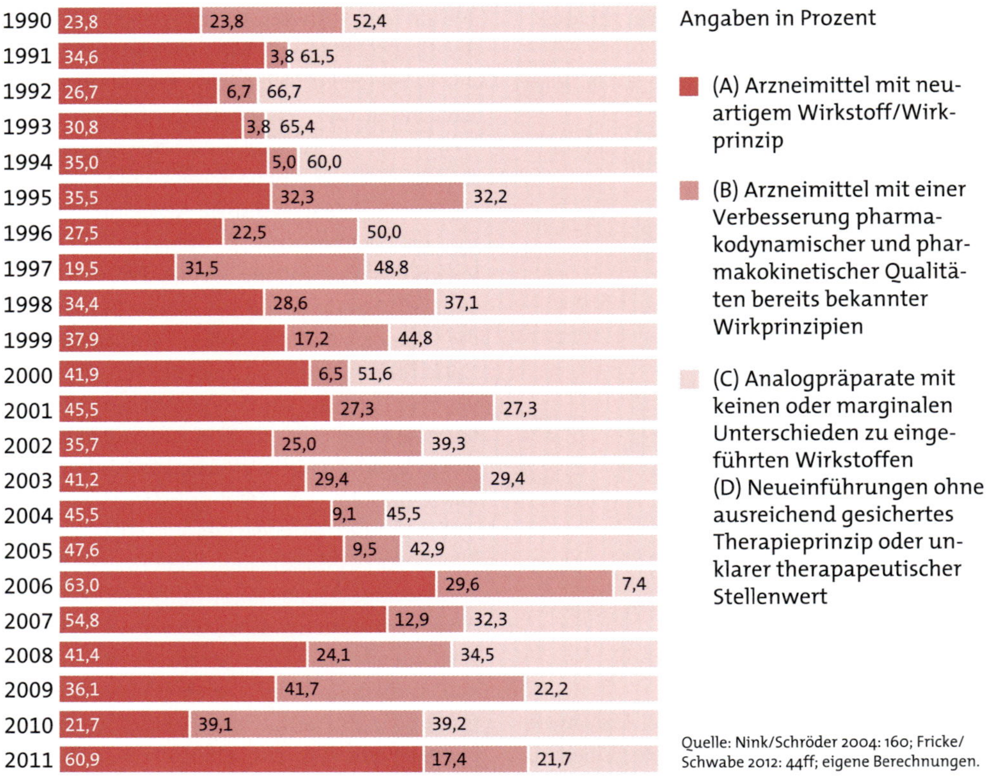

Abbildung 7-3: Bewertung von Arzneimitteln mit neuen Wirkstoffen 1986 bis 2011 in Deutschland (in % aller Arzneimittel mit neu zugelassenen Wirkstoffen).

Steuerung der Arzneimittelpreise, die bei Generika und bei Originalpräparaten jeweils eigenen Regeln folgt.

Preissteuerung bei Generika II: Rabattverträge

Festbeträge haben beträchtliche Einsparungen ermöglicht. Zugleich schöpfen sie aber die bestehenden Einsparmöglichkeiten nicht hinreichend aus, eben weil es sich um Festbeträge handelt, sie also für die Arzneimittelhersteller keinen Anreize schaffen, die Arzneimittelpreise unter die Erstattungsgrenze zu senken. An diesem Problem setzt das Steuerungsinstrument der Rabattverträge an. Mit Wirkung vom 1.1.2003 an erhielten die Krankenkassen mit dem Beitragssicherungsgesetz (BGBl. I: 4637) erstmals die Möglichkeit, Rabattverträge im Bereich der Festbetragsarzneimittel abzuschließen (§ 130a Abs. 8 SGB V). Diese Möglichkeiten wurden durch das Arzneimittelversorgungs-Wirtschaftlichkeitsgesetz 2006 (AVWG) erweitert (BGBl. I: 984). Der Einführung von Rabattverträgen lag die Erwartung zugrunde, dass die Arzneimittelhersteller ein Interesse daran haben, einzelnen Krankenkassen für einzelne Wirkstoffe Rabatte zu gewähren, wenn sie im Gegenzug ein exklusives Belieferungsrecht bei dieser Krankenkasse erhalten. Die Arzneimittelhersteller konnten sich also auch bei niedrigeren Preisen einen Anstieg des Gewinns erhoffen, weil Konkurrenten von der Versorgung der Patienten der betreffenden Kasse ausgeschlossen wurden.

Zunächst entfalteten die neuen Bestimmungen aber nur eine geringe Wirkung. Dies lag vor allem daran, dass die Apotheker weiterhin wirkstoffidentische, nicht rabattierte Arzneimittel abgeben konnten. Sie waren also nicht verpflichtet, an den Versicherten einer bestimmten Krankenkasse auch das Medikament abzugeben, für das diese einen Rabattvertrag abgeschlossen hatte. Die Arzneimittelhersteller hatten daher keine Sicherheit über den tatsächlichen Lieferumfang für die betreffende Krankenkasse und waren daher, wenn überhaupt, nur zur Gewährung geringer Rabatte bereit. Dies änderte sich mit dem GKV-WSG. Mit ihm wurden die Apotheker seit dem 1.4.2007 verpflichtet, das rabattierte Arzneimittel der betreffenden Krankenkasse abzugeben, sofern der Arzt eine Substitution durch einen entsprechenden Vermerk auf dem Rezept nicht ausgeschlossen hat (Aut-idem-Regelung) (§ 129 Abs. 1 SGB V).

Seitdem haben Rabattverträge erheblich an Bedeutung gewonnen (Bundestagsdrucksache 16/9284, Coca/Schröder 2012c: 178ff.). Ende 2011 gab es insgesamt 33 355 Rabattprodukte (Coca/Schröder 2012c: 183). Damit wurden beinahe die Hälfte aller verordneten Arzneimittel und 61 Prozent aller Arzneimittelverordnungen im Jahr 2011 durch Rabattverträge erfasst. Im Jahr 2011 beliefen sich die dadurch erzielten Einsparungen der Krankenkassen auf rund 1,6 Milliarden Euro, also rund elf Prozent des Umsatzes im generikafähigen Markt (Coca/Schröder 2012c: 183f.) und 5,5 Prozent der gesamten GKV-Arzneimittelausgaben. In der Regel führen die Krankenkassen wirkstoffbezogene Ausschreibungen durch; vor allem einige Ersatzkassen schreiben auch so genannte Portfolioverträge mit großen Vertragspartnern, aus. Auf diese Weise können sie die Wahrscheinlichkeit, dass Engpässe bei der Lieferung von Medikamenten auftreten, verringern – ein des Öfteren bei kleineren Herstellern auftretendes Problem (ebd.: 182).

Das 2010 verabschiedete «Gesetz zur Neuordnung des Arzneimittelmarktes» (Arzneimittelmarkt-Neuordnungsgesetz – AMNOG) (BGBl. I: 2262) nahm an dieser Regelung wieder eine Modifikation vor. Es räumte den Patienten nun das Recht ein, anstelle des rabattierten Arzneimittels ein wirkstoffgleiches Arzneimittel in gleicher Darreichungsform, Dosierung und Packungsgröße verfügen zu erhalten, wenn sie die Preisdifferenz zum Rabattarzneimittel selbst tragen. Damit wollte der Gesetzgeber auf die Kritik an aufgetretenen Arzneimittelunverträglichkeiten reagieren. Die Krankenkassen äußerten sich kritisch zu dieser Änderung. Sie hatten zwar keinen unmittelbaren Ausgabenanstieg infolge dieser Regelung zu erwarten, befürchteten aber, dass mit ihr die Rabattverträge an Wirksamkeit verlieren würden, weil sie bei den Arzneimittelherstellern die Unsicherheit über die zu erwartende Absatzmenge erhöhen und damit deren Kompromissbereitschaft bei der Gewährung von Rabatten verringern würde (Coca/Schröder 2012c: 180f.). Diese Befürchtungen haben sich bisher allerdings nicht bestätigt, weil nur sehr wenige Versicherte die Mehrkostenregelung in Anspruch nehmen: In der ersten Jahreshälfte 2012 verzeichneten die Krankenkassen insgesamt nur 803 entsprechende Rezepte (ebd.: 181).

Die Rabattverträge werden von den beteiligten Akteuren unterschiedlich bewertet. Die Krankenkassen beurteilen sie sehr positiv, vor allem wegen der erzielten Einsparungen (GKV-Spitzenverband 2011; AOK-Bundesverband 2011b). Ärzte, Apotheker und nicht selten auch Verbraucherverbände wenden ein, dass Patienten bei der Einnahme eines rabattierten anstatt des bisher verordneten Arzneimittels gelegentlich über Unverträglichkeiten berichten, obwohl beide denselben Wirkstoff beinhalten. Um die Patientenakzeptanz von Rabattarzneimitteln zu erhöhen, hat der Gesetzgeber den Krankenkassen die Möglichkeit eingeräumt, Rabattarzneimittel von der Zuzahlung zu befreien, wenn diese Medikamente nicht schon unter Bezugnahme auf die Festbetragsregelungen von der Zuzahlung ausgenommen sind (s. Kap. 7.3.5). Darüber hinaus wenden die Verbände der pharmazeutischen Industrie auch ein, dass durch Rabattverträge kleinere

Generika-Hersteller vom Markt verdrängt werden könnten.

Die Rabattverhandlungen und -verträge waren immer wieder Gegenstand rechtlicher Auseinandersetzungen. Wiederholt beschritten Unternehmen, die bei Vertragsverhandlungen leer ausgegangen waren, den Klageweg. Dabei blieb umstritten, ob die Rabattverträge dem Sozial- oder dem Zivilrecht unterliegen. Das «Gesetz zur Weiterentwicklung der Organisationsstrukturen in der gesetzlichen Krankenversicherung (GKV-OrgWG)» (BGBl. I: 2426) aus dem Jahr 2008 beendete diese Auseinandersetzung zunächst, indem es die Zuständigkeit für die Rabattverträge den Sozialgerichten zuwies. Gleichzeitig sah sich die Bundesregierung mit dem Vorwurf konfrontiert, dass die Rabattverträge der gesetzlichen Krankenkassen dem europäischen Vergaberecht widersprächen. Daher drohte ein von der Europäischen Kommission initiiertes Vertragsverletzungsverfahren vor dem Europäischen Gerichtshof. Vor diesem Hintergrund stellte sie im GKV-OrgWG klar, dass für die Rabattverträge die Bestimmungen des Gesetzes gegen Wettbewerbsbeschränkungen zum Vergaberecht Anwendung finden.

Das am 1.1.2011 in Kraft getretene AMNOG ging in ordnungspolitischer Hinsicht noch deutlich über das GKV-OrgWG hinaus: Die Krankenkassen wurden nun zentralen Bestimmungen des Wettbewerbs- und Kartellrechts (v. a. dem Verbot des Missbrauchs einer marktbeherrschenden Stellung und dem Kartellverbot) unterworfen (§ 69 SGB V). Dies gilt für alle Einzelverträge, die Krankenkassen mit Leistungsanbietern schließen, jedoch nicht für Kollektivverträge und Entscheidungen des G-BA, zu denen diese gesetzlich verpflichtet sind (Schmucker 2011). Auf diese Weise wollten die Koalitionsfraktionen nach eigenem Bekunden gewährleisten, dass «es auf der Nachfrager-, aber auch auf der Anbieterseite zu keinen unerwünschten, der wirtschaftlichen Versorgung abträglichen Wettbewerbsbeschränkungen kommt (Kartellabsprachen und Oligopolbildung)» (Bundestagsdrucksache 17/2413: 26). Hintergrund dieser Änderung war die vor allem bei den Rabattverträgen anzutreffende Praxis von Krankenkassen, sich zum Abschluss von Verträgen zusammenzutun. Dies war auf den Protest von Arzneimittelherstellern gestoßen. Mit den Veränderungen des AMNOG verlieren sozialrechtliche gegenüber privatrechtlichen Normen bei der Regulierung der Krankenkassen weiter an Bedeutung (Schmucker 2011).

Preissteuerung bei patentgeschützten Arzneimitteln

Bis Ende 2010 unterlagen patentgeschützte Arzneimittel – seit 2003 mit Ausnahme solcher, die keinen Zusatznutzen gegenüber bereits auf dem Markt befindlichen Arzneimitteln aufweisen – keinerlei Preissteuerung durch den Staat oder die Krankenkassen. Die Festlegung der Preise für die betreffenden Arzneimittel lag ausschließlich in der Hand der Hersteller – ein Verfahren, dass in der EU außer in Deutschland nur noch in Dänemark und Malta anzutreffen war. Die meisten anderen Gesundheitssysteme bedienen sich entweder einer direkten staatlichen Preisfestsetzung oder Preisverhandlungen zwischen Kostenträgern und Arzneimittelherstellern (z. B. Greß/Niebuhr/Wasem 2005: Zentner/Busse 2010).

Das GKV-WSG reagierte auf den starken Preisanstieg bei patentgeschützten Präparaten, indem es 2007 einen Erstattungshöchstbetrag für patentgeschützte Arzneimittel einführte. Dies betraf aber nur solche Medikamente, deren Kosteneffektivität nicht nachgewiesen war oder für die es eine therapeutische Alternativen gab. Der Erstattungshöchstbetrag ist der maximale Betrag, den die Krankenkassen für das betreffende Medikament erstatten dürfen. Er wird vom GKV-Spitzenverband nach einer Kosten-Nutzen-Bewertung durch das IQWiG festgesetzt. Dabei hat der GKV-Spitzenverband u. a. die Entwicklungskosten des Medikaments zu berücksichtigen. Die Differenz zwischen dem Erstattungshöchstbetrag und dem Abgabepreis hat der Patient selbst zu tragen.

Das Preisfestsetzungsmonopol der Arzneimittelhersteller für patentgeschützte Arzneimittel war damit aber nicht angetastet. Bereits seit vielen Jahren war dieses Privileg Gegenstand heftiger Kritik. Gerade von den Parteien der schwarz-gelben Koalition war es aber immer wieder verteidigt worden. Allerdings änderte sich die Situation zu Beginn des Jahres 2010, als der starke Anstieg der Arzneimittelausgaben und die Einführung eines Zusatzbeitrags durch eine Reihe von Krankenkassen das FDP-geführte BMG unter Druck setzten, Maßnahmen zur Begrenzung der Ausgaben gerade für die häufig extrem teuren patentgeschützten Arzneimittel zu ergreifen. Sich auf eine Reform der Einnahmeseite zu beschränken, die mit dem GKV-Finanzierungsgesetz durchgeführt werden sollte, war nicht mehr durchzuhalten.

Vor diesem Hintergrund verabschiedete die Koalitionsmehrheit im Bundestag Ende 2010 das AMNOG, das erhebliche Änderungen an der Preisbildung für patentgeschützte Arzneimittel vornimmt. Das AMNOG sieht vor, dass der G-BA den Nutzen eines neuen Wirkstoffes – einschließlich seines Nutzens gegenüber einer zweckmäßigen Vergleichstherapie – bewertet (§ 35a Abs. 1 SGB V). Die Arzneimittelhersteller müssen die dafür erforderlichen Unterlagen einreichen. Der G-BA nimmt daraufhin innerhalb von drei Monaten eine eigene Beurteilung («frühe Nutzenbewertung») vor (§ 35a Abs. 3 SGB V). Wenn kein Zusatznutzen vorliegt, wird der Preis für das Medikament nach dem Festbetragsverfahren durch die Krankenkassen festgelegt (§ 35a Abs. 4 SGB V) und orientiert sich damit an den Preisen für vergleichbare Medikamente. Wenn ein Zusatznutzen festgestellt wird, treten Arzneimittelhersteller und Krankenkassen in Preisverhandlungen (Rabattverhandlungen) ein, die ein Jahr nach der Markteinführung des Medikaments abgeschlossen sein müssen. Ist dies nicht geschehen, setzt eine unabhängige Schiedsstelle den Preis für dieses Medikament fest. Der G-BA kann die Nutzenbewertung auch auf bereits auf dem Markt befindliche Arzneimittel ausdehnen. Dabei soll er vorrangig solche Wirkstoffe in den Blick nehmen, die für die Versorgung von Bedeutung sind oder die im Wettbewerb mit Wirkstoffen stehen, für die bereits eine Nutzenbewertung vorgenommen wurde (§ 35a Abs. 6 SGB V).

Ausgenommen von diesem Verfahren sind die so genannten «Orphan-Drugs», also Medikamente zur Behandlung seltener und lebensbedrohlicher oder schwerwiegender Erkrankungen. Wenn bei diesen Arzneimitteln im Zulassungsverfahren der bloße Wirksamkeitsnachweis erbracht wird, gilt hier auch automatisch der Zusatznutzen als gegeben. Allerdings erhielt der G-BA das Recht, von den Arzneimittelherstellern Studien zur Bewertung der Zweckmäßigkeit des Medikaments einzufordern. Werden solche Studien nicht erbracht, so sind auch diese Orphan-Drugs automatisch von der Erstattung zu Lasten der GKV ausgeschlossen. Mit dieser Regelung wollte man dem Anreiz für Arzneimittelhersteller begegnen, möglichst viele Medikamente als Orphan-Drugs zu definieren, um auf diese Weise eine langwierige Nutzenbewertung zu umgehen und die Preise für diese Medikamente frei festsetzen zu können. Außerdem wäre es anderenfalls dem G-BA schwer gefallen, einem Medikament die Erstattungsfähigkeit zu versagen, weil es dann dessen Unzweckmäßigkeit hätte nachweisen müssen – ein nahezu aussichtsloses Unterfangen.

Die Reform der Arzneimittelpreisbildung wurde höchst kontrovers beurteilt. Die Regierungsparteien hielten sich zugute, erstmals einen Eingriff in die freie Preisbildung bei patentgeschützten Arzneimitteln durchgesetzt zu haben. Allerdings wiesen Kritiker darauf hin, dass die Reform nicht weit genug ginge, denn sie gestatte den Arzneimittelherstellern, den Preis für ein neues Medikament im ersten Jahr nach der Zulassung nach wie vor selbst festzulegen. Angesichts der bevorstehenden Preisverhandlungen würden sie diesen Preis besonders hoch ansetzen. Dieser würde dann zum Bezugspunkt der Rabattverhandlungen werden. Auf diese Weise würden Pharma-Unternehmen in die Lage versetzt, eine Reduzierung des zuvor kalkulierten Gewinns zu vermeiden. So würden die Preisverhandlungen allenfalls die vorausgegangenen Preisanhebungen lediglich kompensieren und damit nicht zu Einspareffekten führen.

7.3.3 Steuerung des ärztlichen Verordnungsverhaltens: von Budgets zu Richtgrößen und Zielvereinbarungen

Kostendämpfungsstrategien in der Arzneimittelversorgung setzen nicht nur bei der Preissteuerung, sondern auch bei der Mengensteuerung an. Das wichtigste Instrument der Mengensteuerung während der 1990er Jahre waren Budgets, die sich – wie in anderen Bereichen auch – an der Entwicklung der Grundlohnsumme und damit am Grundsatz der Beitragssatzstabilität orientierten. Von 1993 bis 2001 waren die GKV-Ausgaben für Arzneimittel (einschließlich der Heil- und Hilfsmittel) ohne Unterbrechung budgetiert. Die Höhe der Obergrenze für die von den Vertragsärzten veranlassten Arzneimittelausgaben wurde jährlich von den Landesverbänden der Krankenkassen und den KVen vereinbart. Bei der jeweiligen Anpassung des Arzneimittelbudgets waren zu berücksichtigen (§ 84 Abs. 1 SGB V):

- Veränderungen der Zahl und der Altersstruktur der Versicherten
- Veränderungen der Preise der Arznei-, Verband- und Heilmittel
- Veränderungen der gesetzlichen Leistungspflicht der Krankenkassen
- bestehende Wirtschaftlichkeitsreserven und Innovationen.

Wurde das Arzneimittelbudget von den niedergelassenen Ärzten im Zuständigkeitsbereich einer KV überschritten, so war die ärztliche Gesamtvergütung in der jeweiligen KV um den Fehlbetrag zu verringern (§ 84 Abs. 1 SGB V). Dies bedeutete, dass sich die Haftungspflicht bei Budgetüberschreitungen nicht auf die unwirtschaftlich verordnenden Ärzte beschränkte, sondern sich auf die Gesamtheit der Vertragsärzte in einer Versorgungsregion erstreckte («Kollektivregress»). Bei einer Unterschreitung der Budgets konnten die Vertragsparteien vereinbaren, den betreffenden Betrag für eine Verbesserung der Versorgungsqualität zu verwenden. Dabei galt die ärztliche Haftung nur für eine Budgetüberschreitung von bis zu fünf Prozent, der darüber hinausgehende Betrag sollte zu Lasten der Krankenkassen gehen.

Die Arzneimittelbudgets und der Kollektivregress wurden von den beteiligten Akteuren unterschiedlich beurteilt. Bei den Vertragsärzten stießen diese Regelungen stets auf entschiedene Ablehnung, weil sie darin eine Gefahr für ihre Einkommen und eine Einschränkung ihrer Therapiefreiheit sahen. Der Kollektivregress war ihnen auch ein Dorn im Auge, weil mit ihm Mediziner, die ihre Budgets einhielten, für ihre verordnungsfreudigeren Kollegen mit in Haftung genommen würden. Allerdings ist es trotz wiederholter Budgetüberschreitungen nie zu einem Vollzug des Kollektivregresses gekommen. Die Kassen sahen demgegenüber in Budgets und im Kollektivregress eine effektive Möglichkeit, die Arzneimittelausgaben zu begrenzen. Sie verwiesen darauf, dass ohne derartige Regelungen die Ärzte dazu neigten, Diagnostik und Therapie ohne medizinische Begründung auszuweiten. Den Behauptungen der Ärzteschaft, die Budgets seien für eine ausreichende Versorgung zu knapp bemessen, hielten sie die nach wie vor existierenden Unwirtschaftlichkeiten in der Arzneimittelversorgung entgegen. Sie verwiesen in diesem Zusammenhang auf regionale Verordnungsunterschiede sowie auf nicht genutzte Einsparpotentiale (s. Kap. 7.5), die sie vor allem im Verzicht auf die Verordnung therapeutisch umstrittener Arzneimittel und in der Substitution von Analogpräparaten durch kostengünstige und dabei therapeutisch gleichwertige Generika sahen.

Neben Budgets sind arztindividuelle Richtgrößen ein wichtiges Instrument der Mengensteuerung (§ 84 Abs. 6 SGB V). Richtgrößen sind Beträge, die dem Arzt für die Arzneimitteltherapie eines Patienten vorgegeben werden und die er im Durchschnitt aller Patienten nicht überschreiten darf. Sie werden nach Arztgruppen sowie nach Regionen differenziert; außerdem sollen auch das Alter und die Krankheitsarten berücksichtigt werden. Allerdings handelt es sich bei Richtgrößen zunächst nur um Orientierungswerte, die eine Steuerungswirkung erst in Zusammenhang mit Wirtschaftlichkeitsprüfungen entfalten können. Die Richtgrößen sind Bezugsgrößen für die allgemeinen Bestimmungen über die Wirtschaftlichkeitsprüfungen in der vertragsärztlichen Versorgung.

Zum 1.1.2002 hob die Regierungskoalition mit dem Arzneimittelbudget-Ablösungsgesetz (ABAG) (BGBl. I: 3773) die Arzneimittelbudgets und die Androhung des Kollektivregresses auf. Dies war in erster Linie eine Reaktion auf wachsende Proteste der Vertragsärzte. Stattdessen haben die Landesverbände der Krankenkassen und die KVen, nunmehr getrennt für den Arzneimittel- und den Heilmittelbereich, auf der Grundlage einer Rahmenvereinbarung des GKV-Spitzenverbandes und der KBV jährlich arztindividuelle Richtgrößen zu vereinbaren (§ 84 Abs. 1 SGB V). Diese Richtgrößen sind jährlich unter Berücksichtigung folgender Kriterien anzupassen:

- Veränderungen der Zahl und Altersstruktur der Versicherten,
- Veränderungen der Preise der Arzneimittel,
- Veränderungen der gesetzlichen Leistungspflicht der Krankenkassen,
- der wirtschaftliche und qualitätsgesicherte Einsatz innovativer Arzneimittel,
- Veränderungen des Verordnungsumfanges von Arzneimitteln aufgrund von Verlagerungen zwischen den Leistungsbereichen,
- die Ausschöpfung von Wirtschaftlichkeitsreserven.

Die Krankenkassen haben in diesem Zusammenhang monatlich für jede KV die Entwicklung der Arzneimittelausgaben zu erfassen. Bei einer Überschreitung müssen die regionalen Vertragsparteien den Ursachen nachgehen und Maßnahmen ergreifen, die eine Einhaltung der Ausgabenvolumina möglichst sicherstellen. Die zu vereinbarenden Ausgabenvolumina stellen also im Unterschied zu den Budgets keine strikten Ausgabenobergrenzen mehr dar. Des Weiteren soll sich die gemeinsame Selbstverwaltung aus Ärzten und Krankenkassen auf Bundes- und auf regionaler Ebene auf die Definition von Versorgungs- und Wirtschaftlichkeitszielen sowie auf dazu gehörige Umsetzungsmaßnahmen verständigen (§ 84 Abs. 2 SGB V). Dazu zählen z. B. die Umstellung der Versorgung, wo möglich, auf preisgünstige Generika und der Verzicht auf die Verordnung teurer Arzneimittelinnovationen, wenn ihr therapeutischer Zusatznutzen nicht nachgewiesen oder nur gering ist.

Seit der Abschaffung der Budgets sind die Richtgrößen das einzige – wenn auch schwach – sanktionsbewehrte Instrument der Mengensteuerung. Die einschlägigen Bestimmungen wurden mit dem ABAG konkretisiert. Die Richtgrößen sollen demzufolge auf der Grundlage von bundesweiten Rahmenvorgaben von den Spitzenverbänden der Krankenkassen und den Landesverbänden der KVen für die einzelnen Arztgruppen vereinbart werden (§ 84 Abs. 6 SGB V). Dabei ist langfristig vorgesehen, sie nach Altersstufen und Krankheitsarten der Patienten zu differenzieren. Bei einer Überschreitung dieser Grenze um mehr als 15 Prozent sollen die betreffenden Ärzte beraten und für sie gegebenenfalls Kontrollen verfügt werden, bei einer Überschreitung um mehr als 25 Prozent sollen sie finanziell zur Verantwortung gezogen werden (§ 106 Abs. 5a SGB V). Regressmaßnahmen greifen aber erst dann, wenn die Überschreitungen nicht durch Praxisbesonderheiten begründet werden können. Wenn sie den wirtschaftlichen Bestand der Praxis gefährden, können sie dem Arzt erlassen oder gestundet werden. Insgesamt waren dies im Vergleich zu den bisherigen Budgets «weichere» Bestimmungen, die – wie sich rasch zeigen sollte – keine wirksame Handhabe gegen weitere Ausgabensteigerungen boten.

7.3.4 Abgabe importierter Arzneimittel

Eine seit langem diskutierte Option zur Verringerung der Arzneimittelausgaben ist die Erhöhung des Importanteils an den abgegebenen Arzneimitteln. Hierbei wird zwischen Re-Importen und Parallelimporten unterschieden. Re-Importe sind Importe solcher Arzneimittel, die in Deutschland hergestellt, exportiert worden sind und nun wieder importiert werden sollen. Die Einsparungen, die auf diese Weise erzielt werden können, beruhen auf den großen Preisunterschieden zwischen den nationalen Arzneimittelmärkten. Um in Niedrigpreisländern konkurrenzfähig zu sein, müssen deutsche Arzneimittelhersteller einen Teil ihrer Präparate dort zu weit niedrigeren Preisen anbieten als auf dem deutschen Markt. Zum Teil könnten Apotheken diese Präparate in Deutschland zu niedrigeren Preisen an die Patienten abgeben, wenn der Pharmagroßhandel sie aus den betreffenden Ländern direkt wieder importieren würde anstatt sie auf den nationalen Vertriebswegen, also direkt beim Hersteller, zu erwerben. Parallelimporte sind Importe von Arzneimitteln aus solchen Ländern, die im Ausland – zumeist zu deutlich geringeren Kosten – hergestellt worden sind. Hier können sich Einsparungen aus den zumeist erheblich niedrigeren Herstellungskosten ergeben.

Mit dem GKV-GRG 1999 wurde die Verpflichtung der Apotheken zur Abgabe preisgünstiger Importarzneimittel wieder in das Sozialgesetzbuch aufgenommen (§ 129 Abs. 1 SGB V). Das GMG schränkte mit Wirkung vom 1.1.2004 die Pflicht zur Abgabe preisgünstiger Importe erneut ein: Sie gilt seither nur noch für solche Arzneimittel, deren Abgabepreis um 15 Prozent oder 15 Euro niedriger ist als der Preis des vom Arzt verordneten Arzneimittels (§ 129 Abs. 1 SGB V). Dem Rahmenvertrag zwischen GKV-Spitzenverband und dem Deutschen Apothekerverband zufolge (§ 129 Abs. 2 SGB V) sind die Apotheken verpflichtet, fünf Prozent ihres Umsatzes mit Importarzneimitteln zu bestreiten.

7.3.5 Zuzahlungen und Selbstmedikation

Zuzahlungen

Neben diesen Maßnahmen, die auf das Verordnungsverhalten des Arztes zielen, spielen Zuzahlungen als Instrumente zur Steuerung der Arzneimittelnachfrage durch die Patienten eine große Rolle in der Kostendämpfungspolitik. Seit den 1990er Jahren wurden die Zuzahlungen in mehreren Stufen kräftig angehoben. Von besonderer Bedeutung waren hier neben den Bestimmungen des Gesundheitsstrukturgesetzes (GSG) die durchgreifende Erhöhung und Dynamisierung von Zuzahlungen, die im Zuge der «dritten Stufe» der Gesundheitsreform in den Jahren 1996 und 1997 vorgenommen wurden (s. Kap. 10.6.2). Einen zwischenzeitigen Höhepunkt erreichte das Zuzahlungsvolumen im Jahr 1998, als diese Zuzahlungserhöhungen in vollem Umfang wirksam wurden. Zwar nahm die rot-grüne Koalition einen großen Teil der von der konservativ-liberalen Koalition durchgesetzten Anhebungen mit Wirkung zum 1.1.1999 wieder zurück, aber ungeachtet dessen lag das Zuzahlungsniveau zu Beginn dieses Jahrhunderts erheblich über dem der beginnenden 1990er Jahre (**Abb. 7-4**). Zudem hob das GMG mit Wirkung vom 1.1.2004 die Zuzahlungen zu Arzneimitteln wieder kräftig an und beseitigte zudem die generelle Zuzahlungsbefreiung für sozial Schwache, so dass seitdem nur noch Kinder und Jugendliche unter 18 Jahren von Zuzahlungen vollständig ausgenommen sind. Daher wundert es nicht, dass das Zuzahlungsvolumen in der GKV-Arzneimittelversorgung ab 2004 zunächst stark anstieg. 2011 lag es bei rund 2,0 Milliarden Euro und belief sich damit auf 6,7 Prozent der GKV-Ausgaben für Fertigarzneimittel (Coca/Schröder 2012c: 211). Nach einem vorübergehenden Rückgang des Zuzahlungsvolumens zwischen 2007 und 2009 ist seit 2010 wieder ein Anstieg zu verzeichnen. Dabei haben sich die den Krankenkassen in den letzten Jahren gesetzlich eröffneten Möglichkeiten zur Absenkung oder Aufhebung von Zuzah-

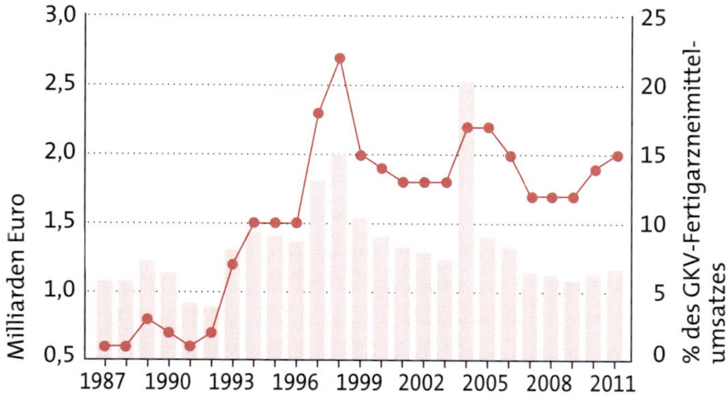

Quelle: Nink/Schröder 2003: 885; Nink/Schröder 2004: 139; Coca/Schröder 2012c: 211.

Abbildung 7-4: Zuzahlungen von GKV-Versicherten zu Fertigarzneimitteln 1987–2011.

lungen dämpfend auf das Zuzahlungsvolumen ausgewirkt. Dabei handelt es sich um folgende Optionen:

- Der GKV-Spitzenverband kann Versicherte von Zuzahlungen befreien, wenn der Abgabepreis eines Arzneimittels um mindestens dreißig Prozent unter dem Festbetrag liegt (§ 31 Abs. 3 SGB V).
- Krankenkassen können die Zuzahlung bei der Abgabe von Rabattarzneimitteln aufheben oder mindestens um die Hälfte reduzieren, wenn daraus Einsparungen zu erwarten sind (§ 31 Abs. 3 SGB V).
- Krankenkassen können bei der Einschreibung von Versicherten in einen Wahltarif für neue Versorgungsformen jenseits der Regelversorgung (z. B. hausarztzentrierte Versorgung, integrierte Versorgung) Zuzahlungsermäßigungen vorsehen (§ 53 Abs. 3 SGB V).

Ende 2011 waren mehr als 7252 Arzneimittel (einschließlich unterschiedlicher Packungsgrößen und Darreichungsformen) mit insgesamt 184 Wirkstoffen zuzahlungsfrei (Coca/Schröder 2012c: 212). Von allen Verordnungen zu Lasten der GKV im Jahr 2011 waren 47 Prozent von Zuzahlungen befreit; dies ist ein deutlicher Anstieg seit 2004 (29 %), allerdings ein Rückgang seit 2009 (54 %) (ebd.: 211).

Der Anteil der insgesamt privat getragenen Arzneimittelausgaben liegt erheblich höher, wenn man die Selbstmedikation (4,4 Milliarden Euro; s. u.) und den vermutlich zunehmenden, in seiner Größenordnung allerdings nicht zuverlässig abschätzbaren Umsatz mit solchen Medikamenten berücksichtigt, die Kassenpatienten von Ärzten auf Privatrezept verordnet werden. Addiert man die Zuzahlungen von GKV-Versicherten und die von ihnen schätzungsweise getragenen Kosten der Selbstmedikation, so dürften sie etwa 15 Prozent der Arzneimittelkosten direkt finanzieren.

Zuzahlungen sind, wie oben bereits dargelegt (s. Kap. 4.1.3), durch den Widerspruch zwischen Steuerungswirkung und Sozialverträglichkeit gekennzeichnet. Sollen sie sozialverträglich sein, dann müssen sie niedrig ausfallen, entfalten in diesem Fall aber keine Steuerungswirkung. Sollen sie eine Steuerungswirkung entfalten, so müssen sie finanziell deutlich spürbar sein, sind dann aber kaum sozialverträglich, weil sie sozial Schwächere weit stärker treffen als Besserverdienende – auch wenn dieser Effekt durch die Überforderungsklauseln teilweise aufgefangen werden kann.

Außerdem muss generell in Zweifel gezogen werden, dass Zuzahlungen – wie gelegentlich behauptet – dem Patienten einen Anreiz bieten, sich als souveräner Konsument auf dem Arzneimittelmarkt zu bewegen und seine Nachfrage an Effizienzkriterien auszurichten. Erstens ist der Patient in der Regel nicht darüber informiert, ob preiswertere und/oder wirksamere Medikamente zur Verfügung stehen, und zumeist auch nicht in der Lage, sich derartige Informationen zu beschaffen. Zweitens liegt die Entscheidung über die Arzneimittelverordnung in der Hand des Arztes und hat der Patient auf sie im Allgemeinen keinen oder nur einen geringen Einfluss. Es spricht daher vieles dafür, dass individuelle Zuzahlungen zu Arzneimitteln eine Finanzierungs-, aber keine Steuerungswirkung haben.

Selbstmedikation

Als Selbstmedikation bezeichnet man die auf eigene Initiative – also ohne ärztliche Verordnung – erfolgende und ausschließlich privat finanzierte Nachfrage nach rezeptfreien Arzneimitteln. Seit den 1980er Jahren hat die Selbstmedikation stark an Bedeutung gewonnen und stieg auf 4,4 Milliarden Euro im Jahr 2011 (Tab. 7-2). 2011 betrug der Selbstmedikationsanteil 41 Prozent an allen abgegebenen Arzneimittelpackungen (BAH 2012: 4). Unterschiedliche Faktoren tragen zu dieser Entwicklung bei:

- der erwähnte Ausschluss von Arzneimitteln von der Erstattung durch die GKV
- der Umstand, dass die erhöhten Zuzahlungen manchen Patienten veranlassen, preiswerte rezeptfreie Medikamente ohne vorherige Konsultation des Arztes und die damit verbundenen Wartezeiten direkt in der Apotheke zu erwerben
- das gestiegene Gesundheitsbewusstsein, das seinen Ausdruck in der verstärkten Nachfrage nach alternativen Heilmethoden (z. B. Marstedt 2002) und in diesem Zusammenhang auch nach nicht rezeptpflichtigen, nicht verordnungsfähigen und häufig auch nicht apothekenpflichtigen Präparaten findet
- das angesichts der Arzneimittelbudgets restriktivere Verordnungsverhalten vieler Ärzte.

7.3.6 Der Gemeinsame Bundesausschuss

Art und Umfang des Arzneimittelverbrauchs werden in erster Linie durch das ärztliche Verordnungsverhalten bestimmt. Dabei unterliegt die Arzneimitteltherapie wie alle anderen Leistungen auch den Rahmenbestimmungen des Sozialgesetzbuches: Sie muss ausreichend, zweckmäßig und wirtschaftlich sein und darf das Maß des Notwendigen nicht überschreiten (s. Kap. 4.1.2). Diese Generalnormen werden durch die Arzneimittelrichtlinien des Gemeinsamen Bundesausschusses (G-BA) konkretisiert, deren Bestimmungen von den Vertragsärzten, den Kassenärztlichen Vereinigungen und den Krankenkassen zu beachten sind (s. Kap. 4.1.4). Die Arzneimittelrichtlinien enthalten zum einen Ausschlussbestimmungen oder Verordnungseinschränkungen für bestimmte Arzneimittelgruppen und Therapieverfahren, zum anderen Grundsätze für das Verordnungsverhalten der Vertragsärzte. Der Vertragsarzt soll z. B.

- neben oder anstelle der Arzneitherapie auch andere therapeutische Maßnahmen in Erwägung ziehen
- bei der Verordnungsmenge Wirtschaftlichkeitsgrundsätze beachten und
- bei seiner Verordnungsentscheidung auch den Preis des Arzneimittels berücksichtigen.

Bei den Arzneimittelrichtlinien sind insbesondere die Verordnungsausschlüsse und -einschränkungen immer wieder Gegenstand rechtlicher Beanstandungen. Wiederholt haben die Gerichte einschlägigen Klagen von Pharma-Unternehmen stattgegeben und damit Richtlinien des G-BA außer Kraft gesetzt.

Daneben nimmt der G-BA im Rahmen seiner Kompetenz, den Nutzen und die Wirtschaftlichkeit von Untersuchungs- und Behandlungsmethoden zu bewerten und auf dieser Grundlage gemäß dem Wirtschaftlichkeitsgebot des SGB V über ihre Aufnahme in den GKV-Leistungskatalog zu entscheiden, erheblichen Einfluss auf die Erstattungsfähigkeit von Medikamenten. Dieser Weg stellt im Übrigen einen Anknüpfungspunkt dar, um über die Zulassungsbestimmungen des AMG hinaus eine «vierte Hürde» für die Erstattungsfähigkeit von Arzneimitteln zu errichten (SVR 2002b: 59ff.). In diesem Zusammenhang wurde dem Vorgängergremium des G-BA, dem Bundesausschuss der Ärzte und Krankenkassen, mit dem Arzneimittelausgaben-Begrenzungsgesetz (AABG) im Jahr 2002 die Kompetenz eingeräumt, für bestimmte Arzneimittel mit pharmakologisch vergleichbaren Wirkstoffen oder therapeutisch vergleichbarer Wirkung den therapeutischen Nutzen im Verhältnis zum jeweiligen Abgabepreis und damit die Wirtschaftlichkeit der Verordnung zu bewerten (§ 92 Abs. 2 SGB V). Allerdings ist der G-BA nur unter sehr eng definierten Bedingungen berechtigt, aufgrund dieser Bewertung Verordnungseinschränkungen oder -ausschlüsse vorzunehmen. Primär dient sie dazu, dem Arzt eine Hilfestellung bei der Auswahl einer zweckmäßigen und wirtschaftlichen Arzneimitteltherapie zu geben (§ 92 Abs. 2 SGB V).

Mit dem GMG sind dem G-BA neue Kompetenzen bei der Arzneimittelbewertung zugewiesen worden. Seit dem 1.1.2004 kann er dem neu gegründeten Institut für Qualität und Wirtschaftlichkeit im Gesundheitswesen (IQWiG) Arbeitsaufträge erteilen (§ 139a SGB V – s. auch Kap. 5.1), zu denen auch die Bewertung des Nutzens von Arzneimitteln zählt (§ 35b SGB V). Mit dem Inkrafttreten des GKV-WSG im Jahr 2007 ist die Befugnis des IQWIG auf eine Kosten-Nutzen-Bewertung von Arzneimitteln ausgeweitet worden. Diese Aufträge können sich auf patentgeschützte Arzneimittel, über deren Verordnungsfähigkeit zu Lasten der GKV entschieden werden soll, ebenso erstrecken wie auf alle anderen Arzneimittel. Darüber hinaus soll das Institut einheitliche Kriterien für die Nutzenbewertung von Arzneimitteln bestimmen. Das IQWiG gibt auf der Grundlage seiner Bewertung Empfehlungen ab (§ 35b Abs. 2 SGB V), die der G-BA bei seiner Beschlussfassung über die Arzneimittelrichtlinien zu berücksichtigen hat (§ 139b Abs. 4 SGB V). Allerdings wurde dieses Institut auf Drängen von CDU/CSU nicht als unabhängige Einrichtung etabliert, sondern eng an den G-BA und damit auch an die dort vertretenen Partialinteressen angebunden (s. Kap. 10.1.4).

7.3.7 Weitere Kostendämpfungsmaßnahmen

Neben den genannten Maßnahmen hat der Gesetzgeber in den letzten Jahren eine Vielzahl weiterer Bestimmungen zur Kostendämpfung ergriffen. Hintergrund war der mehrere Jahre überproportionale Anstieg der Arzneimittelausgaben in der GKV. Hier sollen vor allem diejenigen Bestimmungen erwähnt werden, die heute noch in Kraft oder für das aktuelle Geschehen in der GKV-Arzneimittelversorgung von besonderer Bedeutung sind.

Das im Jahr 2002 verabschiedete Arzneimittelausgaben-Begrenzungsgesetz (AABG) (BGBl. I: 684) enthielt u. a. folgende Regelungen:

- Der gesetzlich vorgeschriebene Rabatt, den die Apotheken den Kassen als Großabnehmern von Arzneimitteln gewähren müssen, wurde von fünf auf sechs Prozent erhöht.
- Die Arzneimittelfestbeträge wurden per Rechtsverordnung des BMG abgesenkt.
- Der Bundesausschuss der Ärzte und Krankenkassen erhielt die Kompetenz, für Arzneimittel mit vergleichbaren Wirkstoffen oder vergleichbarer therapeutischer Wirkung eine Bewertung des Kosten-Nutzen-Verhältnisses vorzunehmen und auf dieser Grundlage Verordnungsempfehlungen auszusprechen.
- Den Krankenhäusern wurde auferlegt, in ihren Entlassungsberichten künftig die Wirkstoffe der erfolgten Medikation zu vermerken und preisgünstige Alternativvorschläge für die ambulante Therapie zu unterbreiten.

Trotz dieser Interventionen zeigte sich wiederum recht bald, dass die Arzneimittelausgaben auch im Jahr 2002 deutlich über denen des Vorjahres liegen würden. Daher bezogen die nach den Bundestagswahlen von der rot-grünen Regierungskoalition auf den Weg gebrachten «Vorschaltgesetze» – das Beitragssicherungsgesetz 2002 (BGBl. I: 4637) und das 12. SGB V-Änderungsgesetz 2003 (BGBl. I: 844) –, die das bei den Krankenkassen aufgetretene Defizit kurzfristig begrenzen sollten, den Arzneimittelsektor aufs Neue in die Kostendämpfungsbemühungen ein. Die neuen Regelungen schrieben den Apotheken, den pharmazeutischen Unternehmen und dem Pharmagroßhandel vor, die den Krankenkassen einzuräumenden Rabatte auf die Arzneimittelpreise zu erhöhen bzw. ihnen neue Rabatte zu gewähren.

Das am 1.1.2004 in Kraft getretene GMG sah erneut eine Vielzahl von Maßnahmen zur Arzneimittelversorgung vor, bei denen das Ziel der Kostendämpfung im Mittelpunkt steht. Dazu zählen insbesondere (s. o. in diesem Kapitel):

- die Ausgrenzung von nicht verschreibungspflichtigen Arzneimitteln aus der Erstattungspflicht der Krankenkassen
- die Novellierung der Arzneimittelpreisverordnung
- die Lockerung des Versandhandelsverbots für Arzneimittel
- die Lockerung des Mehrbesitzverbots bei Apotheken
- die Einbeziehung von patentgeschützten Arzneimitteln, die keinen therapeutischen Fortschritt darstellen, in die Festbetragsregelung
- die Gründung des «Instituts für Qualität und Wirtschaftlichkeit im Gesundheitswesen».

Darüber hinaus wurden sowohl Arzneimittelhersteller als auch Apotheken durch neue Rabattbestimmungen – allerdings in eng begrenztem Umfang – in die Kostendämpfungsbemühungen einbezogen. Dies geschah durch

- die auf das Jahr 2004 befristete Anhebung des Herstellerrabatts für verschreibungspflichtige Arzneimittel des Nichtfestbetragsbereichs von 6 auf 16 Prozent (§ 130a Abs. 1a SGB V)
- die Festsetzung des Rabatts, den die Krankenkassen von den Apotheken erhalten, auf zwei Euro je verschreibungspflichtigem Fertigarzneimittel bzw. fünf Prozent des Arzneimittelabgabepreises (§ 130 Abs. 1 SGB V).

Die Positivliste der erstattungsfähigen Arzneimittel, die noch im ersten, von der SPD und Bündnis 90/Die Grünen allein in den Bundestag eingebrachten Entwurf zu einem Gesundheitssystemmodernisierungsgesetz enthalten war (Bundestagsdrucksache 15/1170), wurde hingegen – auf Druck der CDU/CSU – nicht in das Gesetz aufgenommen.

Wiederholt griff der Gesetzgeber seitdem in die Gestaltung der Endverbraucherpreise ein. So sah das «Gesetz zur Verbesserung der Wirtschaftlichkeit in der Arzneimittelversorgung (Arzneimittelversorgungs-Wirtschaftlichkeitsgesetz – AVWG)» 2006 (BGBl. I: 984) einen Herstellerrabatt in Höhe von zehn Prozent des Herstellerabgabepreises vor. Das GKV-Wettbewerbsstärkungsgesetz 2007 (GKV-WSG) führte einen Apothekenzuschlag ein (§ 130 SGB V), der seitdem mehrmals geändert wurde und sich seit 2011 auf 2,05 Euro je Medikament beläuft. Der Apothekenabschlag wurde damit begründet, dass der Gesetzgeber den Apotheken den Sicherstellungsauftrag für die Arzneimittelversorgung für 2009 übertragen hat und diese bei der Abgabe von Arzneimitteln keinen Zahlungsausfall zu befürchten haben. Auch die konservativ-liberale Koalition bediente sich solcher und ähnlicher Steuerungsinstrumente. So sah das 2010 verabschiedete «Gesetz zur Änderung krankenversicherungsrechtlicher und anderer Vorschriften» (BGBl. I: 983) eine Reihe von Bestimmungen vor, die zu Sofortbremsung des Ausgabenanstiegs im Arzneimittelsektor führen sollten:

- Der Zwangsrabatt, den Arzneimittelhersteller den Krankenkassen gewähren müssen, wurde von 6 auf 16 Prozent erhöht.
- Diese Bestimmung wurde mit einem dreijährigen Preismoratorium (bis 2013) auf der Basis der am 1.8.2009 geltenden Preise

verknüpft, um zu verhindern, dass die Arzneimittelhersteller mit einer Anhebung der Preise die Wirkung des erhöhten Zwangsrabatts kompensieren.
- Erstmals kam auch die private Krankenversicherung in den Genuss dieser Preisabschläge. Der PKV-Verband hatte darauf gedrungen, um seine auch in diesem Leistungssegment stark steigenden Ausgaben begrenzen zu können.

7.4 Charakteristika des Regulierungssystems in der Arzneimittelversorgung

Die Arzneimittelversorgung ist durch ein Nebeneinander unterschiedlicher Regulierungsformen gekennzeichnet, die sich je nach Steuerungsgegenstand – von der Zulassung und dem Vertrieb über die Preisbildung bis hin zur Regelung der Verordnungsfähigkeit – erheblich voneinander unterscheiden. Welche Merkmale und Besonderheiten weist das Regulierungssystem des Arzneimittelsektors im Vergleich zu dem der ambulanten und der stationären Versorgung auf? Drei Aspekte sollen hier hervorgehoben werden:

- Die korporatistische Regulierung ist traditionell eher schwach ausgeprägt, gewinnt aber – allerdings unter weitgehendem Ausschluss der Leistungsanbieter (Apotheken, Großhandel, Arzneimittelhersteller) – in den letzten Jahren durch einen Kompetenzzuwachs des G-BA und des GKV-Spitzenverbands spürbar an Bedeutung.
- Der Staat reglementiert in Teilbereichen (Arzneimittelvertrieb, Preisbildung der zweiten Hand) die Arzneimittelversorgung recht stark, interveniert aber auf zentralen Regulierungsfeldern (Erstattungsfähigkeit von Arzneimitteln durch die GKV, Einflussnahme auf die Endverbraucherpreise) kaum oder gar nicht.
- Privatwirtschaftliche Regulierungsformen spielen im Arzneimittelsektor nach wie vor eine vergleichsweise große Rolle, allerdings sind Handlungsspielräume von Leistungsanbietern, nicht zuletzt von Arzneimittelherstellern, in den letzten Jahren begrenzt worden.

Die relativ *schwach ausgeprägte korporatistische* Regulierung äußert sich in der fast vollständig fehlenden (Pharma-Großhandel) oder nur schwachen (Apotheken, pharmazeutische Unternehmen) Einbindung der pharmazeutischen Leistungsanbieter bzw. Vertriebsagenturen in ein Kollektivvertragssystem. Zwar haben die Spitzenverbände der Krankenkassen und «die für die Wahrnehmung der wirtschaftlichen Interessen gebildete maßgebliche Spitzenorganisation der Apotheken» (§ 129 Abs. 2 SGB V) einen Rahmenvertrag über die Arzneimittelversorgung abzuschließen, jedoch ist der Regelungsbereich dieses Vertrages weitgehend unbedeutend, bezieht er sich doch lediglich auf die Modalitäten der Arzneimittelabgabe (Abgabe eines preisgünstigen Medikaments, Festsetzung der Importquote, Abgabe von wirtschaftlichen Einzelmengen) und auf die Angabe des Apothekenabgabepreises auf der Arzneimittelpackung (§ 129 Abs. 1 SGB V). Dieser Rahmenvertrag kann seiner Bedeutung nach daher nicht mit den Rahmenvereinbarungen in der ambulanten und stationären Versorgung verglichen werden. Zudem mangelt es der als Vertragspartner der Krankenkassen auftretenden Spitzenorganisation insofern an Verpflichtungsfähigkeit gegenüber den einzelnen Apotheken, als der Rahmenvertrag für diese nur dann bindend ist, wenn sie einem Mitgliedsverband der Spitzenorganisation angehören und dessen Satzung vorsieht, dass der Rahmenvertrag für die dem Verband angehörenden Apotheken Rechtswirkung hat (§ 129 Abs. 3 SGB V).

Noch schwächer als bei den Apotheken fällt die Einbindung der pharmazeutischen Unternehmen und ihrer Verbände in ein kollektivvertragliches Steuerungssystem aus. Hier sieht das SGB V lediglich vor, dass die Spitzenverbände der Krankenkassen und «die für die Wahrnehmung der wirtschaftlichen Interessen gebildeten maßgeblichen Spitzenorganisationen der pharmazeutischen Unternehmer auf Bundesebene (...) einen Vertrag über die Arzneimittelversorgung» in der GKV schließen *können* (§ 131 Abs. 1 SGB V). Auch ein solcher Rahmenvertrag würde sich nur auf vergleichsweise unbedeutende Versorgungsaspekte erstrecken (§ 131 Abs. 2 SGB V). Mit dem im Dezember 2002 verabschiedeten Beitragssicherungsgesetz ist es den Krankenkassen oder ihren Verbänden gestattet, mit pharmazeutischen Unternehmen über die gesetzlich erhöhten Abschläge hinaus Rabatte für die Arzneimittel zu vereinbaren (§ 130a Abs. 8 SGB V). Allerdings ist diese Kompetenzzuweisung nicht Ausdruck eines Versuchs, auch die Pharma-Unternehmen in ein System korporatistischer Regulierung einzubinden, sondern zielt darauf, die individualvertraglichen Handlungskompetenzen der Krankenkassen bei der Ausschöpfung von Einsparpotentialen zu stärken. Nach wie vor sind die pharmazeutischen Unternehmen oder ihre Verbände nicht in die Entscheidungsstrukturen der GKV eingebunden und – von den mit dem AMNOG eingeführten Preisverhandlungen über neue Wirkstoffe abgesehen – kein obligatorischer Vertragspartner der Krankenkassen.

Ungeachtet dessen findet auch im Arzneimittelsektor korporatistische Steuerung statt – allerdings unter Ausschluss von Apotheken und Pharma-Unternehmen, nämlich durch den Gemeinsamen Bundesausschuss und – im Sinne eines unilateralen, also nur auf die Krankenkassen beschränkten Korporatismus (man könnte auch sagen: eines «Semi-Korporatismus» (Lehmbruch 1988) – durch den GKV-Spitzenverband. Der G-BA legt die Festbetragsgruppen fest, trifft mit der Bewertung von Untersuchungs- und Behandlungsmethoden verbindliche Entscheidungen über die Erstattungsfähigkeit von Arzneimitteln durch die Krankenkassen und entscheidet auf der Grundlage einer Kosten-Nutzen-Bewertung durch das IQWiG mittlerweile auch über die Preise patentgeschützter, als nicht innovativ eingestufter Arzneimittel. Der GKV-Spitzenverband legt nicht nur die Festbeträge selbst fest, sondern führt nun auch Preisverhandlungen mit den Arzneimittelherstellern im Bereich der patentgeschützten Arzneimittel. Insofern haben korporatistische Regulierungselemente im Arzneimittelsektor in den letzten Jahren erheblich an Bedeutung gewonnen. Der vormals sehr geringe Einfluss der Krankenkassen auf dieses Versorgungssegment ist in den letzten Jahren deutlich gestärkt worden.

Staatliches Handeln in Bezug auf die Arzneimittelversorgung folgt je nach Handlungsfeld höchst unterschiedlichen Mustern. Beim Arzneimittelvertrieb und bei der Preisbildung der zweiten Hand reglementiert der Staat sehr stark. Hingegen spielen Interventionen zur Einschränkung der Verordnungsfähigkeit von Arzneimitteln bisher eine eher geringe Rolle. Schließlich verzichtet der Staat ganz auf eine direkte Steuerung der Herstellerabgabepreise und überlässt dies dem GKV-Spitzenverband (Generika) bzw. den Preisverhandlungen zwischen GKV-Spitzenverband und Arzneimittelherstellern (patentgeschützte Arzneimittel). Allerdings griff der Gesetzgeber wiederholt durch die Einführung zeitlich befristeter Preisabschläge für Hersteller und Apotheken oder durch Preismoratorien in die Gestaltung der Endverbraucherpreise ein.

Dementsprechend ist die Arzneimittelversorgung in Deutschland durch eine vergleichsweise *große Rolle gewinnwirtschaftlicher Steuerungselemente* gekennzeichnet – dies gilt nicht nur im Vergleich zu anderen Sektoren der GKV, sondern auch im Vergleich zu anderen Steuerungssystemen der Arzneimittelversorgung in der EU (ÖBiG 2001; Kiewel/Rostalski 2000). Allerdings hat in diesem Versorgungssegment in der Vergangenheit der Preiswettbewerb kaum eine Rolle gespielt. Dies hat sich durch die Reformen des letzten Jahrzehnts erheblich gewandelt. Im Generika-Markt hat vor allem die Anwendung der Rabattverträge den Preiswettbewerb zwischen den Arzneimittelherstellern, aber auch zwischen den Krankenkassen ermöglicht und erheblich intensiviert. Im Patentmarkt, auf den immerhin rund zwei Drittel des GKV-Arzneimittelumsatzes entfallen, spielt er hingegen nach wie vor kaum eine Rolle. Hier dominiert weiterhin die Preisfestsetzung durch private Unternehmen, aber immerhin wurde das vorherige Preismonopol der Pharma-Hersteller beseitigt.

7.5 Qualität und Qualitätsmängel

Für eine qualitativ hochwertige Arzneimittelversorgung bedarf es vielfältiger struktureller und subjektiver Voraussetzungen:

- der Arzt muss in der Lage sein, die richtige Indikation zu stellen
- es muss ein übersichtliches Angebot an wirksamen, sicheren und möglichst auch preisgünstigen Arzneimitteln geben, die auch in Endpunktstudien ihren therapeutischen Nutzen nachgewiesen haben
- die ärztlichen Verordnungsentscheidungen müssen der Krankheit und der Person des Kranken angemessen sein
- der Zugang zur Arzneimittelversorgung darf sozial oder finanziell nicht diskriminiert werden.

Das Wissen über die Qualität der Arzneimittelversorgung ist insgesamt höchst lückenhaft, denn es mangelt an einer kontinuierlichen, systematischen, patienten- und arztbezogenen Beobachtung und Bewertung von erwünschten und unerwünschten Wirkungen in der Arzneimitteltherapie (z. B. Glaeske 2000; Kiewel 2002). Informationen über die Qualität der Arzneimittelversorgung stammen zum einen aus aggregierten Daten von Kassen, KVen und Arzneimittelherstellern, zum anderen aus empirischen Untersuchungen über die Therapie einzelner Krankheiten und Patientengruppen sowie über den Einsatz bestimmter Medikamente.

Die vorliegenden Daten geben deutliche Hinweise darauf, dass die Qualität des Arzneimittelangebots und der Arzneimittelversorgung in Deutschland durch einige gravierende Mängel gekennzeichnet ist, wobei sich in einigen Bereichen allerdings auch deutliche Verbesserungen der Versorgungssituation abzeichnen (Fricke/Schwabe 2012).

Dabei ist zu berücksichtigen, dass wegen der Mängel bei der Nachmarktkontrolle vermutlich eine Vielzahl unerwünschter Wirkungen einstweilen im Dunkeln bleibt.

Mängel in der Arzneimittelversorgung

Geht man den oben genannten Voraussetzungen für eine hochwertige Arzneimittelversorgung nach, so sind in Deutschland in Bezug auf alle vier genannten Aspekte erhebliche Unzulänglichkeiten auszumachen (SVR 2002b; Glaeske 1999: 138ff.). Bereits bei der *Indikationsstellung* zeigt sich, dass Ärzte in einer Vielzahl von Fällen das Vorhandensein von Erkrankungen nicht erkennen (SVR 2002a, Bd. III). Dies betrifft insbesondere Bluthochdruck, Diabetes sowie psychische und psychosomatische Erkrankungen. Es bedarf keiner näheren Erläuterung, dass ohne korrekte Diagnose auch die Arzneimitteltherapie kaum angemessen sein kann.

Im Hinblick auf das *Arzneimittelangebot* erweist sich – wie erwähnt – die aufgrund der Zulassungspraxis hohe Zahl von therapeutisch umstrittenen Arzneimitteln und die damit einhergehende Intransparenz des Arzneimittelmarktes als ein Hindernis für eine hochwertige Arzneimitteltherapie. Im Jahr 2009 gab es zu Lasten der GKV trotz eines seit vielen Jahren rückläufigen Trends immerhin noch 32 Millionen Verordnungen umstrittener Arzneimittel mit einem Umsatzvolumen von 0,8 Milliarden Euro (Schwabe 2012a: 32); dies entsprach einem Anteil von 5,1 Prozent an allen GKV-Arzneimittelverordnungen und von 2,7 Prozent am gesamten GKV-Arzneimittelumsatz. Das Fehlen einer systematischen Nachmarktkontrolle erschwert es dem Arzt, sich einen Überblick über das medizinisch jeweils indizierte Medikament zu verschaffen. Nach wie vor sind die interessengeleiteten Werbematerialien von Pharma-Unternehmen und Besuche von Pharma-Referenten die wichtigste arzneimitteltherapeutische Informationsquelle von Ärzten. Es gibt weder für Ärzte und Apotheker noch für Verbraucher eine unabhängige, bewertende Arzneimittelinformation, erst recht kein interaktives Informationssystem, in dem sich Patienten im Hinblick auf den Arzneimittelkonsum beraten lassen könnten (Glaeske 2000).

So wundert es nicht, dass *die ärztlichen Verordnungsentscheidungen* bei einem relevanten Anteil der Behandlungsfälle nicht angemessen sind – sowohl unter dem Gesichtspunkt der Arzneimittelwahl als auch der Dosierung und der Therapiedauer. Diesbezüglich gibt es deutliche Hinweise für das Vorhandensein von Überversorgung als auch von Unter- und Fehlversorgung. Sie beziehen sich vor allem auf folgende Aspekte (SVR 2002a, Bd. II: 261; SVR 2002b: 38ff.):

- Qualitätsmängel bei der medikamentösen Behandlung von Herz-Kreislauf-Krankheiten, chronischen, obstruktiven Lungenerkrankungen, zerebrovaskulären Erkrankungen, Diabetes mellitus, Demenz, Hypertonie, Migräne u. a. m.
- nicht-indizierte Leistungen und Qualitätsprobleme bei der Dauermedikation mit Tranquilizern und der Verordnung von nicht sinnvoll zusammengesetzten Kombinationspräparaten
- Unterversorgung mit Opioiden bei malignombedingten Schmerzen
- Unterversorgung mit Medikamenten bei Depression
- Qualitätsdefizite in der Versorgung von Sterbenden mit Schmerz- und anderen Arzneimitteln.

Die Qualitätsmängel in der Arzneimitteltherapie sind nicht allein auf die Intransparenz des Arzneimittelmarktes zurückzuführen, sondern auch darauf, dass Ärzte häufig nicht über die erforderlichen pharmakologischen bzw. pharmakotherapeutischen Kenntnisse verfügen (SVR 2002b: 38ff.), vor allem weil die Arzneimitteltherapie nur einen eher geringen Stellenwert in der ärztlichen Aus-, Weiter- und Fortbildung einnimmt. Weder KVen noch Kassen verfügen offenkundig über geeignete Instrumente, um die Vertragsärzte zu veranlassen, ihr Verordnungsverhalten an arzneimitteltherapeutischen Leitlinien auszurichten.

Ein besonderes Problem ist die Dauertherapie von älteren, multimorbiden Patienten mit einer Vielzahl von Präparaten. Die Wechselwirkungen bei Mehrfachtherapien steigen exponentiell mit der Zahl der eingesetzten Medikamente. Zum Teil sind diese Zusammenhänge nicht erforscht, zum Teil verfügen Ärzte nicht über entsprechende Kenntnisse – sofern sie vorliegen – oder berücksichtigen sie nicht in der Therapie. Eine weitere Problemgruppe in der Arzneimitteltherapie sind Kinder und Jugendliche. Experten kritisieren, dass bei ihnen häufig Mittel eingesetzt werden, die nur für Erwachsene erprobt und für die Verordnung bei Kindern und Jugendlichen nicht ausdrücklich zugelassen sind (Bücheler et al. 2002: 1311f.).

Auch die Abschottung von ambulanter und stationärer Versorgung bringt für die Qualität der Arzneimittelversorgung erhebliche Probleme mit sich. So zeigt eine empirische Untersuchung, dass in der stationären Versorgung etwa drei Viertel der zuvor verordneten Medikamente abgesetzt und nach der Entlassung die Therapie nicht selten im selben Umfang wieder eingesetzt werden (Frankfurter Allgemeine Zeitung vom 22.5.2002). Es ist kaum anzunehmen, dass dieses Wechselspiel unter gesundheitlichen Aspekten hilfreich ist.

Darüber hinaus kann auch die Verlagerung des Arzneimittelverbrauchs in die Selbstmedikation negative Auswirkungen auf den Gesundheitszustand mit sich bringen, denn hier erfolgt keine fachliche Kontrolle des Arzneimittelkonsums. Dies ist auch deshalb bedenklich, weil auch die umstrittenen und unwirtschaftlichen Arzneimittel der Selbstmedikation offen stehen, darunter auch diejenigen, die von der Erstattung durch die GKV ausgenommen sind. Etwa ein Drittel des Arzneimittelangebots in der Selbstmedikation ist niemals auf Qualität, Wirksamkeit und auf Unbedenklichkeit überprüft worden (Meyer 1999: 197). Die Stiftung Warentest stufte bei einer Bewertung von 1500 rezeptfreien Medikamenten immerhin vierzig Prozent der untersuchten Präparate als «wenig geeignet» ein (Stiftung Warentest 2002).

Das Zusammenwirken der genannten Faktoren führt zu gravierenden Gesundheitsgefährdungen durch die Arzneimittelversorgung. Schätzungen zufolge sind 3,25 Prozent aller Krankenhauseinweisungen auf unerwünschte Arzneimittelwirkungen zurückzuführen (Rottenkolber/Schmiedl/Rottenkolber et al. 2011). Die durchschnittlichen Behandlungskosten eines unerwünschten Arzneimittelereignisses werden auf 2250 Euro beziffert, die Gesamtkosten damit auf rund 434 Millionen Euro pro Jahr. Geht man davon aus, dass 20,1 Prozent dieser Fälle vermeidbar sind, so ergibt sich ein Einsparpotential von 87 Millionen Euro pro Jahr (Rottenkolber/Schmiedl/Rottenkolber et al. 2011; siehe auch: Thürmann/Schmitt 1998). Im Jahr 2011 registrierte das BfArM 2127 Todesfälle aufgrund unerwünschter Arzneimittelwirkungen sowie weitere 23 857 Berichte über unerwünschte Arzneimittelwirkungen (**Abb. 7-5**).

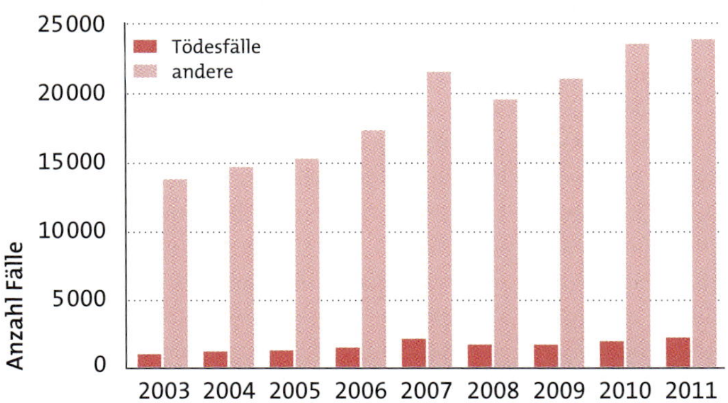

Quelle: BfArM 2012.

Abbildung 7-5: Anzahl der Berichte über unerwünschte Arzneimittelwirkungen 2003 bis 2011.

Die Zahl der tatsächlichen Todesfälle wird noch weit höher veranschlagt: Fröhlich (2000) geht von 16 000 bis 25 000 Arzneimitteltoten pro Jahr aus.

Qualitätsmängel in der Arzneimittelversorgung entstehen auch durch eine oft mangelhafte Compliance der Patienten (SVR 2002b: 51ff.). Unterschiedliche Analyse- und Erhebungsverfahren lassen den Schluss zu, dass ein erheblicher Teil der verordneten Arzneimittel nicht gemäß den ärztlichen Anweisungen bzw. den Beipackinformationen eingenommen wird (z. B. Kiewel 2002: 60ff.). Eine solche Non-Compliance kann unter medizinischen Gesichtspunkten durchaus sinnvoll sein, dürfte in vielen Fällen aber gesundheitlich unerwünschte Wirkungen nach sich ziehen und verursacht nebenbei in erheblichem Umfang zudem vermeidbare Kosten für die GKV (z. B. Volmer/Kielhorn 1998; Thürmann/Schmitt 1998). Dabei verweist auch eine mangelhafte Compliance häufig auf Unzulänglichkeiten in der ärztlichen Versorgung, zählt es doch zu den Aufgaben des Arztes, die Ängste, Bedürfnisse und Handlungsressourcen der Patienten bei der Verordnungsentscheidung zutreffend einzuschätzen und den Patienten bei der Einhaltung des Therapieplans zu unterstützen (Petermann 1998).

Als ein Hinweis auf die Existenz von Qualitätsmängeln sind auch die ausgeprägten regionalen Unterschiede in der Arzneimittelverordnung und im Arzneimittelverbrauch (Brockskothen 2002; Häussler/Höer/Hempel 2013) zu werten. So wurden im Jahr 2011 bei den Analgetika (Schmerzmitteln) in der KV-Region Bayern 7,24 DDD je Versichertem, in Mecklenburg-Vorpommern aber 11,68 DDD (+61,3 %) verordnet; bei Antibiotika zur systemischen Anwendung erhielt jeder Versicherte in Brandenburg durchschnittlich 3,5 DDD, in Nordrhein-Westfalen hingegen 6,1 DDD (+74,3 %) (Häussler/Höer/Hempel 2013: 285, 171). Diese Unterschiede lassen sich nur teilweise auf regionale Unterschiede in der Alterszusammensetzung und Morbidität zurückführen. Auch bei anderen Indikationsgruppen treten medizinisch nicht erklärbare regionale Abweichungen bei den Arzneimittelverordnungen auf. Sehr wahrscheinlich spielen hier auch Unterschiede in den Therapiegewohnheiten eine erhebliche Rolle.

Was den *sozial und finanziell undiskriminierten Zugang zu Arzneimitteln* angeht, so stellt sich die GKV widersprüchlich dar. Auf der einen Seite haben die Versicherten einen gesetzlich verankerten umfassenden Leistungsanspruch, auf der anderen Seite können Zuzahlungen den Zugang zu Arzneimitteln einschränken. Zuzahlungen wirken als ein Umverteilungsinstrument zu Lasten Kranker und sind daher auch nicht mit dem Solidarprinzip kompatibel; ebenso sollte nicht übersehen werden, dass sie in nicht wenigen Fällen eine erhebliche Belastung für die Patienten darstellen können. Allerdings gibt es keine stichhaltigen Hinweise darauf, dass sie ihretwegen auf medizinisch notwendige Medikamente verzichten würden. Nicht zuletzt die skizzierten Befreiungsregelungen tragen dazu bei, die finanziellen Belastungen der Zuzahlungen abzufedern. Man kann also davon ausgehen, dass von Zuzahlungen derzeit wenig negative Wirkungen auf die Qualität der Arzneimittelversorgung ausgehen.

Als ambivalent ist die Wirkung der den Ärzten auferlegten Verordnungsbeschränkungen zu bewerten, auch wenn diese mit der Ersetzung von Budgets durch Richtgrößen weicher geworden sind. Einerseits geht von ihnen ein Druck aus, die begrenzten Mittel möglichst rationell zu verwenden. Vor allem die Kassen haben dieses Anliegen verfolgt und KBV und KVen in den letzten Jahren dazu gedrängt, die Ärzte zu einer wirtschaftlicheren Verordnungsweise zu veranlassen. Dies hat vermutlich zum Verordnungsrückgang bei umstrittenen Arzneimitteln und zur Erhöhung des Generika-Anteils an den Verordnungen beigetragen. Dass die Festsetzung einer Ausgabenobergrenze wohl ein unverzichtbares Instrument zur Kostendämpfung ist, hat der starke Ausgabenanstieg nach der Aufhebung der Arzneimittelbudgets verdeutlicht. Andererseits schaffen derartige Begrenzungen für Ärzte einen Anreiz zur Unterversorgung, und sei es auch nur mit dem Ziel, Legitimationszwänge und Prüfungen zu vermeiden. Dabei fällt es Ärzten aufgrund der Informationsasymmetrie vergleichsweise leicht, die Nicht-Verordnung eines – möglicherweise auch notwendigen – Arzneimittels gegenüber den Patienten durchzusetzen.

Fortschritte in der Arzneimittelversorgung

Ungeachtet fortexistierender Mängel und nach wie vor ungelöster Probleme sind auch Tendenzen in Richtung auf eine Verbesserung der Arzneimittelversorgung sichtbar. Dies betrifft zunächst das Arzneimittelangebot. Auch wenn das Gewicht umstrittener Arzneimittel weiterhin beachtlich ist, sind die Verordnungs- und Umsatzzahlen in diesem Segment seit Jahren rückläufig. So sank zwischen 1991 und 2011 die Zahl der Verordnungen von 393 auf 32 Millionen und das Umsatzvolumen von 4,5 auf 0,8 Milliarden Euro (Schwabe 2012a: 32). Auch dürfte mit der absehbaren Bereinigung des Altarzneimittelmarktes die Anzahl umstrittener Präparate künftig sinken. Schließlich haben pharmazeutische Unternehmen in den zurückliegenden Jahren eine Reihe innovativer Medikamente auf den Markt gebracht, mit denen für einige chronische Erkrankungen eine Verbesserung von Behandlungsergebnissen erzielt werden kann. Dies betrifft insbesondere die Versorgung bei der koronaren Herzkrankheit, bei Diabetes, chronischen Schmerzen und Depressionen.

Darüber hinaus sind auch verstärkte Anstrengungen von Krankenkassen, KVen und Vertragsärzten zu beobachten, die Ärzte zu einer rationaleren Arzneimittelverordnung anzuhalten. In diesem Zusammenhang haben sich in vielen Fällen ärztliche Qualitätszirkel als geeignete Instrumente erwiesen (z. B. Glaeske 1999; Schubert/Köster/von Ferber 2000; Krappweis/Krappweis/Kirch 2000; von Ferber/Schubert/Köster et al. 2002; SVR 2006, Bd. II: 340ff.). Diese Qualitätszirkel sind entweder eigens auf die Pharmakotherapie bezogen oder thematisieren Fragen der Arzneimitteltherapie im Rahmen übergreifender Bemühungen zur Qualitätssicherung. Seit Mitte der 1990er Jahre haben sie sich rasch verbreitet, zunächst vor allem im Zusammenhang mit den Bemühungen zur Modernisierung der Versorgungsstrukturen durch Modellvorhaben und Strukturverträge, später z. B. auch in der hausarztzentrierten Versorgung. Auch die explizite Formulierung von Fortbildungspflichten im SGB V durch das GMG (§ 95d SGB V) beinhaltet Chancen für eine Verbesserung der Arzneimitteltherapie. Demnach ist der Vertragsarzt «verpflichtet, sich in dem Umfang fachlich fortzubilden, wie es zur Erhaltung und Fortentwicklung der zu seiner Berufsausübung in der vertragsärztlichen Versorgung erforderlichen Fachkenntnisse notwendig ist» (§ 95d Abs. 1 SGB V). Seitdem müssen die Vertragsärzte alle fünf Jahre ihrer KV gegenüber nachweisen, dass sie ihre Fortbildungspflichten erfüllt haben (§ 95d Abs. 3 SGB V). Die Fortbildungsinhalte selbst müssen wissenschaftlich auf dem neuesten Stand und unabhängig von wirtschaftlichen Interessen sein (§ 95d Abs. 1 SGB V), also auch von den Interessen der Pharma-Industrie. Allerdings dürften Ärzte auch weiterhin massiven Beeinflussungsversuchen durch die pharmazeutische Industrie unterliegen (SVR 2006, Bd. II: 285f.).

Rationalisierungspotenziale

Die erwähnten Qualitätsmängel – gleich, ob es sich um eine Über-, Unter- oder Fehlversorgung handelt – kennzeichnen auch Wirtschaftlichkeitsreserven in der Arzneimittelversorgung, denn nur Therapien, die wirksam, ausreichend und zweckmäßig sind und die das Maß des Notwendigen nicht überschreiten, können auch wirtschaftlich sein. Einsparpotenziale existieren zum einen, wenn verordnete Arzneimittel

- unwirksam sind
- weniger wirksam sind als Medikamente mit demselben oder einem niedrigeren Preis oder

Tabelle 7-7: Analyse von Einsparpotenzialen mit Arzneimittelnettokosten durch nationale und internationale Preisvergleiche im Jahr 2011.

Arzneimittelgruppe	Einsparpotenzial Nettokosten (Mio. €)	Anteil am Gesamtmarkt
Nationaler Preisvergleich		
Generika und generikafähige Stoffe	1 412,2	
Analogpräparate	2 762,6	
Umstrittene Arzneimittel	515,8	
Zwischensumme	4 690,6	
abzüglich Einnahmen aus Rabattverträgen	1 633,7	
Gesamtsumme Einsparpotenzial	**3 056,9**	**11,6 %**
Internationaler Preisvergleich		
Generika und generikafähige Stoffe	4 174,8	
Analogpräparate	1 613,5	
Umstrittene Arzneimittel	3 689,0	
Zwischensumme	9 477,3	
abzüglich Einnahmen aus Rabattverträgen	1 633,7	
Gesamtsumme Einsparpotenzial	**7 843,6**	**29,8 %**

Quelle: Schwabe 2012a: 40.

- nicht wirksamer sind als preiswertere Arzneimittel (SVR 2006, Bd. II: 222).

Der Arzneiverordnungs-Report errechnet für den GKV-Arzneimittelmarkt ein erhebliches Einsparpotenzial. Auf der Grundlage *nationaler* Preisvergleiche beläuft es sich auf 4,7 Milliarden Euro, bezogen auf die Gesamt-Nettokosten im GKV-Fertigarzneimittelmarkt von 26,3 Milliarden Euro (Schwabe 2012a: 26ff., bes. 39ff.). Im Einzelnen handelt es sich um Einsparungen bei Analogpräparaten von 2,8 Milliarden Euro, Generika von 1,4 Milliarden Euro und umstrittenen Arzneimitteln von 0,5 Milliarden Euro. Hiervon sind die durch Rabattverträge erzielten Einsparungen (1,6 Milliarden Euro) zu subtrahieren, so dass sich ein reales Einsparpotential in Hohe von 3,1 Milliarden Euro ergibt.

Auf der Grundlage *internationaler* Preisvergleiche ergibt sich ein Einsparpotenzial in Höhe von 9,5 Milliarden Euro. Hierzu tragen Generika mit 4,2 Milliarden Euro, patentgeschützte Arzneimittel mit 1,6 Milliarden Euro und Analogpräparate mit 3,7 Milliarden Euro bei. Zieht man von dieser Summe erneut die Einsparungen durch Rabattverträge ab, so verbleibt ein Einsparpotenzial von 7,8 Milliarden Euro (Tab. 7-7).

8. Rehabilitation

8.1 Begriff, Leistungen, Kostenträger

8.1.1 Behinderung, Rehabilitation, Teilhabe

Das Wort Rehabilitation geht auf das lateinische Wort «rehabilitare» («wiederherstellen», «wieder tauglich machen», «in einen Zustand zurückversetzen») zurück. Allgemein bezeichnet es die Wiedereingliederung eines Kranken oder Behinderten in das gesellschaftliche und berufliche Leben. Im deutschen Sozialrecht werden unter «Rehabilitation» alle Maßnahmen für körperlich, geistig oder seelisch behinderte oder von Behinderung bedrohte Menschen verstanden, die das Ziel verfolgen, deren «Selbstbestimmung und gleichberechtigte Teilhabe am Leben in der Gesellschaft zu fördern, Benachteiligungen zu vermeiden oder ihnen entgegenzuwirken» (§ 1 Abs. 1 SGB IX). Soweit die (drohende) Behinderung Folge einer Erkrankung ist, zielt Rehabilitation darauf, die als Folge einer Erkrankung (möglicherweise) auftretenden Einschränkungen zu vermeiden, zu beseitigen, zu verringern oder eine Verschlimmerung zu verhüten. In diesem Verständnis wird Rehabilitation weitgehend mit Tertiärprävention gleichgesetzt (s. Kap. 3.4).

Wichtiger Orientierungspunkt eines modernen Rehabilitationsverständnisses ist die von der Weltgesundheitsorganisation 2001 verabschiedete «International Classification of Functioning, Disability and Health» (ICF) (WHO 2001 u. 2005). Ihr liegt ein funktionaler Gesundheitsbegriff zugrunde. Eine Person gilt demnach als gesund, wenn

- ihre Körperfunktionen und -strukturen allgemein anerkannten Normen entsprechen
- sie jene Tätigkeiten ausüben kann, die ein Mensch ohne Gesundheitsproblem ausüben kann
- sie sich in allen ihr wichtigen Lebensbereichen so entfalten kann («Teilhabe»), wie es Menschen ohne Beeinträchtigung möglich ist.

Die ICF legt dabei ein umfassendes, bio-psycho-soziales Modell von Gesundheit, Krankheit und Behinderung zugrunde und berücksichtigt den gesamten Lebenshintergrund der Betroffenen (**Abb. 8-1**, s. S. 288). «Die Funktionsfähigkeit und Behinderung eines Menschen wird als eine dynamische Interaktion zwischen dem Gesundheitsproblem (Krankheiten, Gesundheitsstörungen, Verletzungen, Traumen usw.) und den Kontextfaktoren aufgefasst» (WHO 2005: 10f.). Die Kontextfaktoren umfassen sowohl personenbezogene Merkmale (Lebensführung, Ressourcen, persönliche Eigenschaften etc.) als auch Umweltfaktoren, die sich wiederum auf die Gegebenheiten des individuellen Umfeldes (Haushalt, Wohnung, Familie, Arbeitsplatz etc.) und auf gesellschaftliche Einflussfaktoren (soziale und ökonomische Rahmenbedingungen, Institutionen, Einstellungen etc.) beziehen (WHO 2005: 22ff.).

Für die Ansprüche auf Maßnahmen zur Rehabilitation im deutschen Sozialrecht ist die Einführung des Neunten Sozialgesetzbuchs (SGB IX – Rehabilitation und Teilhabe behinderter Menschen) im Jahre 2001 von zentraler Bedeutung. Dem SGB IX zufolge sind «Menschen (…) behindert, wenn ihre körperliche

Funktion, geistige Fähigkeit oder seelische Gesundheit mit hoher Wahrscheinlichkeit länger als sechs Monate von dem für das Lebensalter typischen Zustand abweichen und daher ihre Teilhabe am Leben in der Gesellschaft beeinträchtigt ist. Sie sind von Behinderung bedroht, wenn die Beeinträchtigung zu erwarten ist» (§ 2 Abs. 1 SGB IX). Die Verabschiedung des SGB IX sollte die mit dem gegliederten System der Rehabilitation (s. Kap. 8.1.3) einhergehende Widersprüchlichkeit und Unübersichtlichkeit des alten Rechts beseitigen (Bundestagsdrucksache 14/5074: 92) – ein angesichts der Trägervielfalt und des breiten Leistungsspektrums höchst notwendiges Unterfangen – und die Rehabilitation auf eine moderne Rechtsgrundlage stellen.

Diese – auch auf die Begrenzung sozialrechtlicher Leistungsansprüche bedachte – Definition von Behinderung bleibt zwar unter manchen Aspekten hinter dem Verständnis der ICF zurück (Fuchs 2010), jedoch nimmt das SGB IX wichtige Aspekte dieses Konzepts auf und war damit ein Markstein bei der Modernisierung der Rehabilitation in Deutschland (z. B. Wansing 2005). Hervorzuheben sind insbesondere folgende Aspekte:

- Das SGB IX orientiert sich am Ziel einer selbstbestimmten Teilhabe der Betroffenen am gesellschaftlichen Leben (§ 1 Abs. 1 SGB IX, s. o.) und geht damit deutlich über das zuvor stark auf Versorgung und Fürsorge zur Linderung von Notlagen konzentrierte Rehabilitationsverständnis hinaus.
- Es betont den Vorrang der Prävention von Behinderung (§ 3 SGB IX) und stellt daher von Behinderung bedrohte Personen mit Behinderten gleich.
- Es berücksichtigt explizit die somatischen, funktionalen und psycho-sozialen Problemlagen der Betroffenen und orientiert sich damit an einem umfassenden Verständnis von Rehabilitation.
- Es enthält Regelungen zur Verminderung der aus der Fragmentierung der Rehabilitationsträger resultierenden Orientierungsprobleme für Anspruchsberechtigte.

Mit dem Inkrafttreten der Konvention der Vereinten Nationen über die Rechte von Menschen mit Behinderungen («Übereinkommen über die Rechte von Menschen mit Behinderungen» – «UN-Behindertenrechtskonvention», BGBl. II 2008 Nr. 35: 1420) im Jahr 2008 wurde die Teilhabe von Behinderten in den Rang eines Menschenrechts gehoben. Sie verpflichtet die Unterzeichnerstaaten, Menschen mit Behinderungen den Zugang zu Rehabilitationsleistungen zu

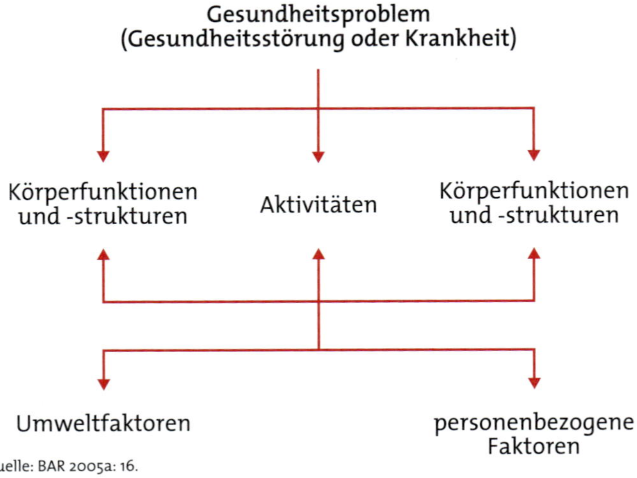

Quelle: BAR 2005a: 16.

Abbildung 8-1: Das bio-psycho-soziale Modell des ICF.

gewährleisten (Art. 25) sowie umfassende Rehabilitationsdienste und -programme zu organisieren und zu stärken (Art. 26). Die Bundesrepublik Deutschland trat dieser Konvention bei, und 2011 verabschiedete die Bundesregierung einen nationalen Aktionsplan zur Umsetzung der Konvention (BMA 2011), dem es allerdings an Verbindlichkeit und konkreten Zielvorgaben mangelt.

«Rehabilitation» wird im alltäglichen Sprachgebrauch häufig mit «Kur» gleichgesetzt, jedoch bestehen zwischen beiden erhebliche Unterschiede. Rehabilitation richtet sich, wie erwähnt, vor allem auf die Teilhabe der Betroffenen am gesellschaftlichen Leben, während Kuren primär die Stärkung der Gesundheit zum Ziel haben, sei es durch unspezifisch wirkende Faktoren (z. B. Orts- oder Milieuwechsel), sei es durch die Anwendung ortsgebundener Heilmittel (z. B. Heilquellen, klimatische Faktoren) (Brennecke 2004: 265f.).

Hauptgegenstand der Rehabilitation sind Einschränkungen aufgrund von chronischen Krankheiten, bei denen eine Wiederherstellung des vorherigen Zustands der Unversehrtheit («restitutio ad integrum») zumeist nicht möglich ist. Dies betrifft in erster Linie chronische Erkrankungen, unter denen vor allem Erkrankungen des Stütz- und Bewegungsapparats, Herz-Kreislauf-Erkrankungen, Krebserkrankungen, Stoffwechselerkrankungen und neurologische Erkrankungen sowie seelische Erkrankungen von Bedeutung sind.

Die infolge derartiger Ereignisse – zumeist Erkrankungen, zum Teil aber auch Unfallverletzungen – auftretenden Einschränkungen können vielfältige psychosoziale Auswirkungen auf die Betroffenen haben. Dazu zählen insbesondere:

- unmittelbar durch die Einschränkung hervorgerufene körperliche Belastungen und dadurch ausgelöste emotionale Störungen
- Belastungen für die sozialen Beziehungen, insbesondere in der Familie, hervorgerufen z. B. durch die Veränderung alltäglicher Abläufe oder Rolleneinschränkungen bzw. -verluste
- Einschränkungen bei der Berufstätigkeit, eventuell verbunden mit einschneidenden sozialen Folgen (z. B. Verlust des Arbeitsplatzes, Umschulung, Arbeitsplatzwechsel, Bewältigung neuer Anforderungen).

8.1.2 Leistungen und Leistungsprinzipien

Die gesundheitspolitische und ökonomische Relevanz der Rehabilitation ergibt sich aus dem Umstand, dass immerhin nahezu die Hälfte der Bevölkerung in Deutschland an mindestens einer chronischen Erkrankung leidet, knapp zwanzig Prozent an zwei oder mehr (SVR 2002a, Bd. III) und dass mehr als zehn Prozent der Bevölkerung eine Behinderung haben.

Aber auch bei chronischen Erkrankungen und schweren Behinderungen verbleiben beim Patienten – selbst in der Spätphase schwerer Erkrankungen oder bei schweren Behinderungen – in aller Regel Potenziale, die stabilisiert und erweitert werden können. Dies erfordert die gleichzeitige und gleichberechtigte Anwendung und Verzahnung von Gesundheitsförderung, Prävention, Kuration, Rehabilitation und Pflege sowie von Selbsthilfe.

Rehabilitation ist also ein weit gefasster Begriff, hinter dem sich ganz unterschiedliche Leistungen verbergen. Das SGB IX unterscheidet hierbei die folgenden Leistungsgruppen (§ 5 SGB IX):

- Leistungen der medizinischen Rehabilitation
- Leistungen zur Teilhabe am Arbeitsleben (berufliche Rehabilitation)
- Leistungen zur Teilhabe am Leben in der Gemeinschaft (soziale Rehabilitation)
- unterhaltssichernde und ergänzende Leistungen.

Welche Maßnahmen jeweils zu diesen Leistungsgruppen zählen, geht aus **Tabelle 8-1** (s. S. 290) hervor. Dabei sind nicht alle Träger für alle Leistungsgruppen verantwortlich. Die Vertei-

Tabelle 8-1: Leistungsgruppen in der Rehabilitation und dazugehörige Maßnahmen.

Leistungsgruppe	Maßnahmen
medizinische Rehabilitation	• Behandlung durch Ärzte und (unter ärztlicher Aufsicht oder auf ärztliche Anordnung) durch Angehörige anderer Heilberufe • Früherkennung und Frühförderung behinderter und von Behinderung bedrohter Kinder • Versorgung mit Arznei- und Verbandmitteln • Versorgung mit Heilmitteln einschließlich physikalischer, Sprach- und Beschäftigungstherapie • Psychotherapie als ärztliche und psychotherapeutische Behandlung • Versorgung mit Hilfsmitteln • Belastungserprobung und Arbeitstherapie • medizinische, psychologische und pädagogische Hilfen
Leistungen zur Teilhabe am Arbeitsleben (berufliche Rehabilitation)	• Hilfen zur Erhaltung oder Erlangung eines Arbeitsplatzes einschließlich Leistungen zur Aktivierung und beruflichen Eingliederung • Berufsvorbereitung einschließlich einer wegen der Behinderung erforderlichen Grundausbildung • individuelle betriebliche Qualifizierung im Rahmen unterstützter Beschäftigung • berufliche Anpassung und Weiterbildung • berufliche Ausbildung • sonstige Hilfen zur Förderung der Teilhabe am Arbeitsleben
Unterhaltssichernde und andere ergänzende Maßnahmen	• Krankengeld, Versorgungskrankengeld, Verletztengeld, Übergangsgeld, Ausbildungsgeld oder Unterhaltsbeihilfe • Beiträge und Beitragszuschüsse zur Sozialversicherung • ärztlich verordneter Rehabilitationssport in Gruppen unter ärztlicher Betreuung und Überwachung • ärztlich verordnetes Funktionstraining in Gruppen unter fachkundiger Anleitung und Überwachung • Reisekosten • Betriebs- oder Haushaltshilfe und Kinderbetreuungskosten
Leistungen zur Teilhabe am Leben in der Gemeinschaft	• Versorgung mit Hilfsmitteln • heilpädagogische Leistungen für Kinder, die noch nicht eingeschult sind • Hilfen zum Erwerb praktischer Kenntnisse und Fähigkeiten • Hilfen zur Förderung der Verständigung mit der Umwelt • Hilfen bei der Beschaffung, dem Umbau, der Ausstattung und der Erhaltung einer Wohnung • Hilfen zu selbstbestimmtem Leben in betreuten Wohnmöglichkeiten • Hilfen zur Teilhabe am gemeinschaftl./kulturellen Leben

Quelle: § 26 Abs. 2 u. 3, § 33 Abs. 3, § 44 Abs. 1, § 55 Abs. 2 SGB IX; eigene Darstellung.

Tabelle 8-2: Rehabilitationsträger und ihre Zuständigkeiten für die Leistungsgruppen der Rehabilitation.

Rehabilitationsträger	medizinische Rehabilitation	berufliche Rehabilitation	soziale Rehabilitation	unterhalts-sichernde[1]
Gesetzliche Krankenversicherung	x			x
Gesetzliche Rentenversicherung	x	x		x
Alterssicherung der Landwirte	x	x		x
Bundesagentur für Arbeit		x		x
Gesetzliche Unfallversicherung	x	x	x	x
Kriegsopfer-versorgung, -fürsorge	x	x	x	x
Öffentliche Jugendhilfe	x	x	x	
Sozialhilfe	x	x	x	

1 unterhaltssichernde und andere ergänzende Leistungen.
Quelle: Eigene Darstellung auf der Grundlage von §§ 5 u. 6 SGB IX.

lung von Zuständigkeiten wird aus **Tabelle 8-2** ersichtlich.

Für die Konzipierung und Durchführung von Rehabilitationsmaßnahmen haben Wissenschaft und Rechtsetzung eine Reihe von Grundsätzen etabliert, an denen sich die Rehabilitationspraxis orientieren sollte:

- Der Rehabilitationsbedarf sollte frühzeitig erkannt werden.
- Die Rehabilitation sollte rechtzeitig beginnen und zügig durchgeführt werden.
- Die Maßnahmen sollten sich auf die somatischen, psychischen und sozialen Dimensionen der Behinderung beziehen («umfassende Rehabilitation»), dabei den Einzelfall in den Blick nehmen («Individualisierungsprinzip») und möglichst nahtlos ineinander greifen (Kontinuität und Integration der Rehabilitation).
- Rehabilitation sollte darauf zielen, die Selbständigkeit der Betroffenen so weit wie möglich zu erhalten und ihre Chancen zur Teilhabe am sozialen und gesellschaftlichen Leben zu verbessern.
- Die Rehabilitation hat Vorrang vor anderen Formen der Hilfeleistung (»Rehabilitation vor Rente», «Rehabilitation vor Pflege»).

Die Rehabilitation ist damit ein für die soziale Sicherung zentrales Handlungsfeld.

8.1.3 Gegliedertes System der Rehabilitation

Für die Rehabilitation ist kein besonderer Sozialleistungsträger verantwortlich, vielmehr zählt sie zu den Verantwortungsbereichen, welche die einzelnen Träger im Rahmen ihrer spezifischen Aufgabenbestimmungen wahrnehmen.

Sowohl Finanzierung als auch die Leistungserbringung sind somit stark fragmentiert. Träger der Rehabilitationsleistungen sind (§ 6 Abs. 1 SGB IX):

- die gesetzlichen Krankenkassen
- die Bundesagentur für Arbeit
- die Träger der gesetzlichen Unfallversicherung
- die Träger der gesetzlichen Rentenversicherung und der Alterssicherung der Landwirte
- die Träger der Kriegsopferversorgung und die Träger der Kriegsopferfürsorge
- die Träger der öffentlichen Jugendhilfe und
- die Träger der Sozialhilfe.

Die wichtigsten Kostenträger in der Rehabilitation sind die gesetzliche Rentenversicherung, die gesetzliche Krankenversicherung, die gesetzliche Unfallversicherung und die Bundesagentur für Arbeit. Die bedeutendsten Rechtsquellen für die Leistungen zur Rehabilitation sind die einschlägigen Sozialgesetzbücher (v.a. SGB I, SGB III, SGB V, SGB VI, SGB VII, SGB IX u. SGB XII) sowie das Bundessozialhilfegesetz (BSHG) und das Bundesversorgungsgesetz (BVG). Für die Leistungen zur Rehabilitation ist das SGB IX von zentraler Bedeutung. Darüber hinaus verfolgen die jeweiligen Sozialleistungsträger entsprechend ihrem gesetzlichen Auftrag unterschiedliche Ziele. Daraus ergeben sich unterschiedliche Kreise von Anspruchsberechtigten und unterschiedliche Leistungsansprüche.

Die Zuständigkeiten für die Rehabilitation sind historisch gewachsen. Das SGB IX schreibt vor, dass sie sich nach dem Prinzip der einheitlichen Risikozuordnung richten. Demnach ist für die Rehabilitation derjenige Träger zuständig, der das finanzielle Risiko im Falle eines Scheiterns der Rehabilitation zu tragen hat. Für die wichtigsten Rehabilitationsträger bedeutet dies:

- Die gesetzliche Rentenversicherung ist zuständig, wenn die Erwerbsfähigkeit wiederhergestellt und Frühberentungen vermieden werden sollen.
- Die gesetzliche Krankenversicherung ist zuständig, wenn es gilt, insbesondere bei Nichterwerbstätigen (z. B. Schüler, Studenten) oder nicht mehr Erwerbstätigen (z. B. Altersrentner, Pensionäre) Behinderungen und Pflegebedürftigkeit zu vermeiden, zu beseitigen, zu vermindern oder eine Verschlimmerung zu verhüten.
- Die gesetzliche Unfallversicherung ist zuständig, wenn die Funktionseinschränkung Folge eines Arbeits- bzw. Wegeunfalls oder einer Berufskrankheit ist.
- Die Bundesagentur für Arbeit und zugelassene kommunale Träger sind zuständig für Leistungen zur Teilhabe am Arbeitsleben, wenn kein anderer Träger zuständig ist.

Dabei ist zu beachten, dass die GKV bei Erwerbstätigen einer nachrangigen Leistungspflicht unterliegt. Bei diesem Personenkreis wird sie also erst in den Fällen zuständig, in denen andere Träger Rehabilitationsmaßnahmen aufgrund der für sie geltenden Rechtsvorschriften nicht finanzieren.

Der Gesetzgeber weist den Rehabilitationsträgern eine Vielzahl von Aufgaben zu. So haben sie u. a.

- Art und Umfang des individuellen Rehabilitationsbedarfs festzustellen und das individuelle Rehabilitationspotential zu bewerten
- die Rehabilitationsmaßnahme einzuleiten und zu finanzieren
- sicherzustellen, dass die notwendigen Rehabilitationsangebote und -konzepte vorhanden sind und an den sich verändernden Bedarf angepasst werden
- die Betroffenen bei der Lösung von Orientierungsproblemen, die bei der Suche nach und der Inanspruchnahme von Rehabilitationsleistungen auftreten können, zu unterstützen.

Rehabilitation ist damit ein überaus komplexes Handlungsfeld, das einen hohen Koordinierungsbedarf mit sich bringt. Mit dem Inkrafttreten des SGB IX wurden die Rehabilitationsträger verpflichtet, gemeinsame örtliche Servicestellen einzurichten, um Antragstellern besseren Zugang zu Leistungen zu ermöglichen.

Im Mittelpunkt der folgenden Betrachtungen steht die medizinische Rehabilitation. Dabei ist zu beachten, dass die Datenlage zu Einrichtungen, Leistungen und Ausgaben in der medizinischen Rehabilitation noch nicht befriedigend ist, vor allem weil die Erhebungskriterien der einzelnen Träger voneinander abweichen (s. auch: Augurzky/Reichert/Scheuer 2011: 38f.). Ein vollständiges und präzises Bild über das Leistungsgeschehen in der medizinischen Rehabilitation ist derzeit also nicht möglich.

8.2 Medizinische Rehabilitation: Leitungsgeschehen und Leistungsanbieter

8.2.1 Leistungsarten und Leistungsansprüche

Der Begriff der medizinischen Rehabilitation umfasst eine Vielzahl von Maßnahmen, die über unmittelbar ärztliche bzw. medizinische Interventionen weit hinausgehen. Dem SGB IX zufolge umfassen «Leistungen zur medizinischen Rehabilitation (...) insbesondere

1. Behandlung durch Ärzte, Zahnärzte und Angehörige anderer Heilberufe, soweit deren Leistungen unter ärztlicher Aufsicht oder auf ärztliche Anordnung ausgeführt werden, einschließlich der Anleitung, eigene Heilungskräfte zu entwickeln,
2. Früherkennung und Frühförderung behinderter und von Behinderung bedrohter Kinder,
3. Arznei- und Verbandmittel,
4. Heilmittel einschließlich physikalischer, Sprach- und Beschäftigungstherapie,
5. Psychotherapie als ärztliche und psychotherapeutische Behandlung,
6. Hilfsmittel,
7. Belastungserprobung und Arbeitstherapie» (§ 26 Abs. 2 SGB IX).

Behinderte und von Behinderung bedrohte Menschen haben einen Anspruch auf derartige Leistungen, wenn sie notwendig sind, um

1. «Behinderungen einschließlich chronischer Krankheiten abzuwenden, zu beseitigen, zu mindern, auszugleichen, eine Verschlimmerung zu verhüten oder
2. Einschränkungen der Erwerbsfähigkeit und Pflegebedürftigkeit zu vermeiden, zu überwinden, zu mindern, eine Verschlimmerung zu verhüten sowie den vorzeitigen Bezug von laufenden Sozialleistungen zu vermeiden oder laufende Sozialleistungen zu mindern» (§ 26 Abs. 1 SGB IX).

In ähnlicher Weise formuliert es auch das SGB V für den Personenkreis der gesetzlich Krankenversicherten. Diese haben demzufolge Anspruch auf Leistungen zur medizinischen Rehabilitation, die notwendig sind, «um eine Behinderung oder Pflegebedürftigkeit abzuwenden, zu beseitigen, zu mindern, auszugleichen, ihre Verschlimmerung zu verhüten oder ihre Folgen zu mildern» (§ 11 Abs. 2 SGB V). Wenn sich diese Ziele mit ambulanter Krankenbehandlung allein nicht erreichen lassen, haben die Krankenkassen ambulante medizinische Rehabilitation oder – wenn auch diese nicht ausreicht – stationäre medizinische Rehabilitation zu gewähren (§ 40 Abs. 1 u. 2 SGB V). Die medizinische Rehabilitation ist Teil der Versorgungskette, die von der Gesundheitsförderung und Prävention bis hin zur Pflege und zur Palliativversorgung reicht. Sie ist in vielen Fällen Grundlage für die berufliche, schulische oder soziale Rehabilitation. Leistungen zur medizinischen Rehabilitation werden von allen Rehabilitationsträgern mit Ausnahme der Bundesagentur für Arbeit finanziert (§ 6 Abs. 1 SGB IX).

Antragstellung und Antragsprüfung

Betroffene können bei jedem Sozialleistungsträger einen Antrag auf Rehabilitation (kurz: Reha) stellen. Der Adressat des Erstantrags prüft zunächst die Zuständigkeit für den vorliegenden Fall. Ist nach seiner Auffassung ein anderer Träger für die Rehabilitation zuständig, so muss er den Antrag binnen zwei Wochen an diesen Träger weiterleiten (§ 14 Abs. 1 SGB IX). Dieser Rehabilitationsträger darf den Antrag nicht erneut weiterleiten, sondern muss ihn bearbeiten. Sollte sich nach einer Bewilligung herausstellen (z. B. auf der Grundlage eines Gutachtens über die Ursachen des Rehabilitationsbedarfs), dass auch dieser Träger nicht zuständig ist, so erstattet der dann zuständige Rehabilitationsträger dem Träger, der die Leistung finanziert hat, dessen Aufwendungen (§ 14 Abs. 4 SGB IX). Diese Bestimmungen sollen dazu führen, dass die Leistungsentscheidung der Rehabilitationsträger beschleunigt wird. Sie gehen auf Erfahrungen mit der Handhabung von Anträgen durch die Rehabilitationsträger zurück: Sie hatten sich in vielen Fällen die Finanzierungsverantwortung wechselseitig zugeschoben mit der Folge, dass die Antragsteller bisweilen lange auf die Bewilligung eines Antrags und auf die Einleitung von Rehabilitationsmaßnahmen warten mussten. In der GKV prüft der Medizinische Dienst der Krankenversicherung (MDK), ob die Voraussetzungen für eine Reha gegeben sind.

Rehabilitationsmaßnahmen können nur bewilligt werden, wenn eine Rehabilitationsbedürftigkeit vorliegt und ein Rehabilitationserfolg mit den in Rede stehenden Maßnahmen möglich ist. Dies setzt voraus, dass der Betroffene rehabilitationsfähig, also so belastbar ist, dass er aktiv an den Maßnahmen teilnehmen kann. Nur dann kann auch die erforderliche positive Rehabilitationsprognose gestellt werden. Der Rehabilitand ist zur Mitwirkung an den betreffenden Maßnahmen verpflichtet.

Die wichtigsten Bereiche der medizinischen Rehabilitation sind die Anschlussrehabilitation (AR) – gelegentlich auch noch: Anschlussheilbehandlung (AHB) – und die Heilverfahren. Der Begriff Anschlussrehabilitation bezeichnet ein Verfahren der Renten- und der Krankversicherungsträger, nach dem im Anschluss an eine stationäre Krankenhausbehandlung Rehabilitationsmaßnahmen eingeleitet und durchgeführt werden. Es bezieht sich auf solche Indikationen, bei denen aus medizinischer Sicht eine zügige, möglichst nahtlose Rehabilitation nach der stationären Akutversorgung besonders dringlich ist. Die Anschlussrehabilitation muss innerhalb von 14 Tagen nach der Entlassung beginnen und dauert in der Regel drei bis vier Wochen. Die Heilverfahren dienen der Behandlung von Erkrankungen und deren Folgen, die ohne eine Behandlung zu einer weiteren Verschlechterung, zur Chronifizierung oder zur Minderung der Erwerbsfähigkeit führen können. Details über die Leistungen zur medizinischen Rehabilitation und zu den Voraussetzungen eines

Leistungsanspruchs in der GKV regelt der Gemeinsame Bundesausschuss in einer Richtlinie.

Wichtige Handlungsfelder der medizinischen Rehabilitation sind Suchtkrankheiten sowie orthopädische und kardiologische Erkrankungen; in den letzten Jahren haben auch neurologische, onkologische und psychosomatische Erkrankungen in der Rehabilitation an Bedeutung gewonnen.

Ambulante und stationäre medizinische Rehabilitation

Leistungen zur medizinischen Rehabilitation werden überwiegend stationär erbracht. Jedoch haben ambulante Leistungen in den letzten Jahren kontinuierlich an Bedeutung gewonnen (s. Kap. 8.2.3). Dies äußert sich in einer wachsenden Zahl von Leistungsanbietern und in einer steigenden Nachfrage durch Versicherte. Stationäre Rehabilitationsmaßnahmen werden in Krankenhäusern, Rehabilitationskliniken, Schwerpunktkliniken oder Sanatorien durchgeführt, ambulante Maßnahmen in Arztpraxen, von Zusammenschlüssen ärztlicher oder nichtärztlicher Therapeuten in Praxen und durch mobile Rehabilitationsteams.

Ob sich eine ambulante oder stationäre Rehabilitation anbietet, hängt von den Besonderheiten des Einzelfalls ab. Im Allgemeinen werden diesen beiden Formen der Leistungserbringung je eigene Vorteile zugeschrieben. Demnach bestehen Vorteile der ambulanten Rehabilitation darin, dass

- die Rehabilitanden im gewohnten sozialen, beruflichen, häuslichen Umfeld verbleiben können
- die Leistungserbringung bzw. -inanspruchnahme zeitlich flexibler gestaltet werden kann
- die Rehabilitanden neuen Anforderungen unter Alltagsbedingungen und unter Einbeziehung von Kollegen oder Angehörigen begegnen und neue Verhaltensweisen einüben können
- bessere Möglichkeiten zur Vernetzung der Rehabilitationsleistungen mit anderen Angeboten des Gesundheits- und Sozialsystems (z. B. hausärztlichen Leistungen) bestehen.

Demgegenüber werden der stationären Rehabilitation folgende Vorteile zugeschrieben:

- Der Therapieverlauf kann durch die Therapeuten kontinuierlich beobachtet werden.
- Sie ermöglicht eine personelle und institutionelle Kontinuität der Betreuung.
- Die Rehabilitanden werden – auf Zeit – von möglicherweise negativen Einflüssen ihres sozialen, beruflichen, häuslichen Umfelds abgeschirmt.

Die Bundesarbeitsgemeinschaft für Rehabilitation (BAR) hat eine Reihe indikationsspezifischer Rahmenempfehlungen zur ambulanten Rehabilitation abgegeben (z. B. BAR 2005b), die auch Aussagen darüber beinhalten, unter welchen Voraussetzungen eine ambulante oder eine stationäre Rehabilitation möglich, geboten oder erforderlich ist. Demnach ist eine ambulante Rehabilitation – die Mobilität des Versicherten sowie die Sicherstellung der häuslichen Versorgung vorausgesetzt – grundsätzlich möglich, wenn sie «anstelle einer stationären Rehabilitationsmaßnahme als eigenständiges interdisziplinäres Konzept» durchgeführt wird, «zur Verkürzung einer stationären Rehabilitationsmaßnahme» dient oder «im Anschluss an eine stationäre Rehabilitationsmaßnahme unter besonderer Berücksichtigung der Teilhabe am Arbeitsleben» durchgeführt wird (BAR 2005b: 20).

Eine ambulante Rehabilitation kann nicht bewilligt werden, wenn «eine stationäre Behandlung in einer Rehabilitationsklinik (…) notwendig (ist) wegen

- der Art oder des Ausmaßes der Schädigungen oder Beeinträchtigungen der Aktivitäten, die durch ambulante Rehabilitation nicht ausreichend behandelt werden können
- stark ausgeprägter Multimorbidität, die unterschiedliche Indikationen betrifft und durch

ambulante Rehabilitation nicht ausreichend behandelt werden kann
- mangelnder psychischer Belastbarkeit
- der Notwendigkeit pflegerischer Betreuung und ständiger ärztlicher Überwachung
- der Notwendigkeit einer zeitweisen Entlastung und Distanzierung vom sozialen Umfeld» (BAR 2005b: 21f.).

8.2.2 Einrichtungen und Einrichtungsträger

Medizinische Rehabilitationsleistungen werden ambulant und stationär erbracht. Bei stationären Vorsorge- und Rehabilitationseinrichtungen handelt es sich um solche Einrichtungen, die darauf zielen,

- «eine Schwächung der Gesundheit, die in absehbarer Zeit voraussichtlich zu einer Krankheit führen würde, zu beseitigen oder einer Gefährdung der gesundheitlichen Entwicklung eines Kindes entgegenzuwirken (Vorsorge)» oder
- «den Gesundheitszustand der Patienten nach einem ärztlichen Behandlungsplan vorwiegend durch Anwendung von Heilmitteln einschließlich Krankengymnastik, Bewegungstherapie, Sprachtherapie oder Arbeits- und Beschäftigungstherapie (...) zu verbessern» (§ 107 Abs. 2 SGB V).

2011 gab es 1233 (teil-)stationäre Vorsorge- oder Rehabilitationseinrichtungen mit insgesamt 170 544 aufgestellten Betten (StBA 2012c: 10). Dies entsprach 209 Betten auf 100 000 Einwohner (1991=180, 2000=231). Zwar hat sich – im Unterschied zum Krankenhaussektor – seit dem Beginn der 1990er Jahre die Zahl der stationären Vorsorge- oder Rehabilitationseinrichtungen – wenn auch nur geringfügig – erhöht (+4,4 %), die Zahl der aufgestellten Betten sogar deutlich (+18,3 %) (**Tab. 8-3**). Allerdings ist dabei zu berücksichtigen, dass die Zahl der Einrichtungen und Betten zwischenzeitig – bis zum Beginn des Jahrhunderts – stark angestiegen war. Seit 2001 ist sie aber recht kontinuierlich und insgesamt deutlich wieder zurückgegangen.

Die Rentenversicherungsträger können – im Unterschied zu den Krankenkassen – in der medizinischen Rehabilitation eigene Einrichtungen betreiben. Ende 2011 unterhielten sie 78 Einrichtungen der medizinischen Rehabilitation mit insgesamt knapp 16 000 Betten (DRV 2012a: 15). Im gesamten Jahr 2011 standen etwa ein Viertel der durch die Rentenversicherung belegten Betten in rentenversicherungseigenen Einrichtungen. Auch die Träger der Kranken- und der Unfallversicherung führten dort Reha-Leistungen durch (DRV 2012b: 49).

Rund drei Viertel der stationären Vorsorge- und Rehabilitationseinrichtungen sind jenseits der Ballungsräume angesiedelt (Augurzky/Reichert/Scheuer 2011: 45). Diese Standortentscheidungen gehen zum einen auf die Überlegung zurück, dass die Herauslösung der Rehabilitanden aus den Zwängen und Routinen des Alltagslebens den Rehabilitationserfolg fördert und daher eine wohnortferne Rehabilitation wünschenswert sei. Zum anderen ergeben sie sich auch daraus, dass die erforderlichen Heilmittel in vielen Fällen nur ortsgebunden zur Verfügung stehen, weil ihr Vorkommen von besonderen geologischen Gegebenheiten abhängt. Im Zeichen einer zunehmenden Knappheit von qualifiziertem Personal im Gesundheitswesen und einer häufig als gering bewerteten Lebensqualität in ländlichen Regionen könnten Vorsorge- und Rehabilitationseinrichtungen in der Zukunft auf wachsende Probleme bei der Rekrutierung von Fachkräften stoßen.

Vorsorge- oder Rehabilitationseinrichtungen befinden sich traditionell überwiegend in privater Trägerschaft (**Tab. 8-4**). Im Jahr 2010 waren mehr als die Hälfte aller Einrichtungen und zwei Drittel aller aufgestellten Betten in privater Hand. Auch darin unterscheidet sich dieser Sektor von der Krankenhausversorgung. Der Anteil der privaten Betten hat seit Beginn der 1990er Jahre sogar noch zugenommen; allerdings ist auch das Gewicht der freigemeinnützigen Träger gestiegen, während die Zahl

Tabelle 8-3: Vorsorge- und Rehabilitationseinrichtungen 1991 bis 2011.

Jahr	Anzahl der Einrichtungen	Aufgestellte Betten (Anzahl)	Betten je 100 000 Einwohner
1991	1 181	144 172	189
1995	1 373	181 633	222
1996	1 494	189 888	232
1997	1 387	188 869	230
2000	1 393	189 822	231
2005	1 270	174 479	212
2006	1 255	172 717	210
2007	1 239	170 845	208
2008	1 239	171 060	208
2009	1 240	171 489	209
2010	1 237	171 724	210
2011	1 233	170 544	209
Veränderung in %			
1991/2011	+4,4	+18,3	+10,6
1997/2011	-11,1	-9,7	-9,1
2000/2011	-11,5	-10,2	-9,5
2005/2011	-2,9	-2,3	-1,4

Quelle: StBA 2012c: 10; eigene Berechnungen.

Tabelle 8-4: Vorsorge- und Rehabilitationseinrichtungen und aufgestellte Betten nach Trägerschaft 1991 bis 2011.

	1991		2011		Veränderung 1991/2011	
Vorsorge- und Rehabilitationseinrichtungen						
Öffentlich	250	(21,2 %)	233	(18,9 %)	-17	(-6,8 %)
Freigemeinnützig	224	(19,0 %)	320	(26,0 %)	+96	(+42,9 %)
Privat	707	(59,8 %)	680	(55,1 %)	-27	(-3,8 %)
Summe	**1 181**	**(100,0 %)**	**1 233**	**(100,0 %)**	**+52**	**(+4,4 %)**
Betten						
Öffentlich	32 220	(22,3 %)	30 613	(17,9 %)	-1 607	(-5,0 %)
Freigemeinnützig	21 894	(15,2 %)	26 692	(15,7 %)	+4 798	(+21,9 %)
Privat	90 058	(62,5 %)	113 239	(66,4 %)	+23 181	(+25,7 %)
Summe	**144 172**	**(100,0 %)**	**170 544**	**(100,0 %)**	**+26 372**	**(+18,3 %)**

Quelle: StBA 2012c: 13; eigene Berechnungen.

öffentlicher Einrichtungen und Betten leicht zurückging. Dabei wuchs bei den öffentlichen Trägern die Zahl der in privatrechtlicher Form befindlichen Einrichtungen in nur kurzer Zeit sehr stark an: 2002 gab es 41 öffentliche Einrichtungen in privatrechtlicher Form, 2011 bereits 78 (StBA 2012c: 13). Insofern lässt sich auch bei den Vorsorge- und Rehabilitationseinrichtungen ein Privatisierungstrend erkennen.

Mit dem Bedeutungszuwachs der ambulanten Rehabilitation haben auch ambulante Rehabilitationseinrichtungen an Bedeutung gewonnen, wenngleich ambulante Maßnahmen auch von Krankenhäusern oder stationären Reha-Zentren angeboten werden. Ambulante Reha-Einrichtungen konzentrieren sich vor allem in den Ballungsräumen, denn hier ist die Nachfrage nach wohnortnahen Angeboten wegen der regional hohen Bevölkerungsdichte besonders groß. Allerdings sind keine genauen Informationen über die Zahl dieser Einrichtungen verfügbar.

Beschäftigung und Berufsgruppen

In den Vorsorge- und Rehabilitationseinrichtungen waren 2011 knapp 119 000 Personen auf etwas mehr als 90 000 Vollzeitstellen direkt beschäftigt, darunter gut 8000 Ärzte und knapp 21 000 Pflegekräfte (**Tab. 8-5**). Hinzu kamen knapp 1200 Vollkräfte in einem nicht direkten Beschäftigungsverhältnis (StBA 2012c: 11). In

Tabelle 8-5: Personal in Vorsorge- und Rehabilitationseinrichtungen 1991 bis 2011 mit direktem Beschäftigungsverhältnis.

Jahr	Beschäftigte am 31.12.	Vollzeitäquivalente im Jahresdurchschnitt			
		insgesamt	ärztliches Personal	nichtärztliches Personal	davon Pflegedienst[1]
1991	88 700	78 074	5 926	72 148	13 103
1995	115 618	99 887	8 284	91 603	18 004
1996	117 747	102 247	8 534	93 713	19 057
1997	106 340	92 140	7 693	84 447	18 402
2000	116 588	97 846	8 299	89 547	21 010
2001	119 483	99 296	8 441	90 855	21 773
2002	119 251	98 941	8 347	90 594	21 911
2003	116 233	96 520	8 229	88 291	21 448
2004	114 226	92 944	7 995	84 949	20 831
2005	113 388	91 547	8 073	83 474	20 886
2006	113 873	90 489	8 117	82 372	20 724
2007	115 639	91 020	8 193	82 827	21 131
2008	117 775	91 853	8 242	83 611	21 175
2009	118 791	92 404	8 252	85 152	21 123
2010	119 747	92 355	8 214	84 141	21 140
2011	118 859	90 751	8 237	82 514	20 957

1 nichtärztliches Personal.
Quelle: StBA 2012c: 11; Pflegedienst: StBA 1992–2005 (FS 12/R 6.1); StBA 2006–2011 (FS 12/R 6.1).

Tabelle 8-6: Patientenbewegung in Vorsorge- und Rehabilitationseinrichtungen 1991 bis 2011.

	Behandlungsfälle		Pflegetage	Verweildauer	Bettenauslastung
Jahr	Anzahl	je 100 000 E.	Anzahl	Ø Tage	Ø in %
1991	1 473 247	1 842	45 729	31,0	86,9
1995	1 895 887	2 322	58 820	31,0	88,7
1996	1 916 531	2 340	47 839	30,2	83,2
1997	1 575 454	1 920	42 972	27,3	62,3
2000	2 046 227	2 490	52 852	25,8	76,1
2005	1 813 990	2 200	46 774	25,8	73,4
2006	1 836 681	2 230	47 011	25,6	74,6
2007	1 942 566	2 361	48 483	25,5	79,4
2008	2 009 526	2 447	50 886	25,3	81,3
2009	2 005 491	2 449	51 126	25,5	81,7
2010	1 974 731	2 415	50 219	25,4	80,1
2011	1 926 055	2 355	48 981	25,4	78,7
Veränderung (%)					
1991/2011	+30,7	+27,8	+7,1	-18,1	-8,2
1997/2011	+22,3	+22,7	+0,1	-7,0	+16,4
2000/2011	-5,9	-5,4	-7,3	-1,6	+2,6
2005/2011	+6,2	+7,0	+4,7	-1,6	+5,3

Quelle: StBA 2012c: 10; eigene Berechnungen.

diesen Zahlen sind die in den ambulanten Reha-Diensten beschäftigten Personen nicht enthalten. Im Zeitverlauf wird der tiefe Einschnitt des Jahres 1997 deutlich sichtbar, der auf die mit dem Wachstums- und Beschäftigungsförderungsgesetz vorgenommenen Einschnitte in das Leistungsrecht zurückzuführen ist (s. Kap. 8.2.4); nach einem erneuten kurzzeitigen Anstieg sind die Beschäftigungszahlen seit Beginn dieses Jahrhunderts wieder deutlich zurückgegangen (Tab. 8-5). Neben Ärzten sind in der medizinischen Rehabilitation zahlreiche andere Gesundheitsberufe tätig, insbesondere Kranken- und Gesundheitspfleger, Psychotherapeuten, Physiotherapeuten, Ergotherapeuten, Logopäden und Ernährungsberater. In manchen Kommunen oder Regionen sind Vorsorge- und Rehabilitationseinrichtungen ein bedeutender Wirtschaftsfaktor und können einen Beschäftigungsanteil von bis zu sieben Prozent erreichen (Augurzky 2011b: 45ff.).

8.2.3 Leistungserbringung und Leistungsinanspruchnahme

Über die Entwicklung der Leistungsgeschehens in der medizinischen Rehabilitation geben die Daten des Statistischen Bundesamtes, des Bundesministeriums für Gesundheit (BMG) sowie von GKV und GRV Auskunft. In den stationären Vorsorge- und Rehabilitationseinrichtungen stiegen die Behandlungsfallzahlen zwischen 1991 und 2011 beträchtlich an, nämlich von 1,473 auf 1,926 Millionen (+30,7 %) (**Tab. 8-6**).

Allerdings vollzog sich dieser Zuwachs allein in den 1990er Jahren. Zwischen 2001 und 2006 gingen die Fallzahlen recht deutlich zurück und haben sich seitdem wieder leicht erhöht, allerdings ohne das Niveau der Jahrhundertwende erreicht zu haben. Die durchschnittliche Verweildauer hat sich seit Beginn der 1990er Jahre – wie auch bei den Krankenhausbehandlungen – verkürzt von 31,0 auf 25,4 Tage; auch hier gab es seit der Jahrhundertwende nur noch geringe Veränderungen. Dementsprechend sank die Gesamtzahl der jährlichen Pflegetage im betrachteten Gesamtzeitraum nur geringfügig.

In der *gesetzlichen Krankenversicherung* gab es im Jahr 2011 insgesamt knapp 747 000 Reha-Fälle (**Tab. 8-7**). Dies war im Vergleich zum Jahr 2000 ein Rückgang um rund 57 000 Fälle (–7,1 %). Dabei kam es zu erhebliche Verschiebungen bei den Maßnahmenarten. Zum einen gewann die ambulante Rehabilitation erheblich an Bedeutung; auf sie entfielen 2011 10,6 Prozent aller Reha-Maßnahmen. Zwar werden sie erst ab 2004 erhoben, aber allein in diesem kurzen Zeitraum verdoppelte sich nahezu die Zahl ambulanter Reha-Maßnahmen. Zum anderen stieg das Gewicht der Anschlussrehabilitation (AR) deutlich an. Machten derartige Maßnahmen im Jahr 2000 noch 53 Prozent aller Rehabilitationsfälle aus, so erhöhte sich ihr Anteil im Jahr 2011 auf 82,1 Prozent (**Abb. 8-2**). Die absolute Zahl der AR-Maßnahmen stieg in diesem Zeitraum um 43,4 Prozent. Darüber hinaus verlor die medizinische Rehabilitation für Mütter und Väter drastisch an Bedeutung.

In der *gesetzlichen Rentenversicherung* wurden im Jahr 2010 insgesamt 996 000 Leistungen zur medizinischen Rehabilitation abgeschlossen. Dies waren rund 130 000 Leistungen mehr als im Jahr 2000 (Tab. 8-8). Dabei stieg die Zahl der Anträge weit stärker als die Zahl der Bewilligungen: Wurden 1991 knapp 1,3 Millionen Anträge gestellt, so waren es 2011 bereits knapp 1,7 Millionen, also fast ein Drittel mehr; hingegen wuchs die Zahl der Bewilligungen in diesem Zeitraum lediglich um rund zehn Prozent, nämlich von knapp 1,0 Millionen auf

Tabelle 8-7: Rehabilitationsmaßnahmen in der GKV 2000 bis 2011 (Fälle nach Maßnahmenart).

Jahr	stationäre Reha-Fälle			ambulante Reha-Fälle		alle Reha-Fälle	
	insgesamt	davon AR[1]	davon MV[2]	insgesamt	davon AR[1]	zusammen	davon AR[1]
2000	804 372	427 270	117 301	–	–	804 372	427 270
2001	769 595	445 403	119 067	–	–	769 595	445 403
2002	662 445	472 622	81 008	–	–	662 445	472 622
2003	728 638	494 112	72 575	–	–	728 638	494 112
2004	695 730	532 507	39 119	41 554	18 297	737 284	550 804
2005	686 327	540 564	30 992	51 752	24 459	738 079	565 023
2006	704 752	563 022	24 878	57 847	32 617	762 599	595 639
2007	700 922	555 137	22 315	62 774	36 346	763 696	591 483
2008	707 375	560 816	19 953	71 209	44 356	778 584	605 172
2009	719 672	573 001	17 223	73 333	47 418	793 005	620 419
2010	712 916	556 654	13 454	83 206	58 599	796 122	615 253
2011	668 081	559 451	9 031	78 838	53 511	746 919	612 962

1 Anschluss-Reha; 2 med. Reha Mütter/Väter.
Quelle: BMG 2002–2013 (KG 5).

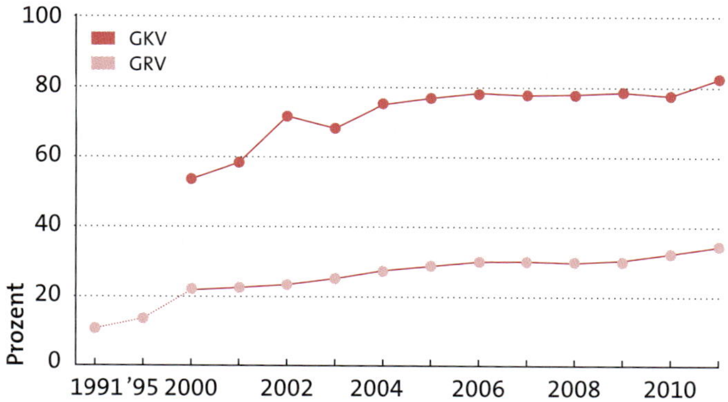

Quelle: DRV 2012d: 226M BMG 2013b; eigene Berechnungen.

Abbildung 8-2: Anteil der Anschlussrehabilitationen an allen Leistungen zur medizinischen Rehabilitation 1991 bis 2011.

knapp 1,1 Millionen. Die Bewilligungsquote sank damit von 77,6 Prozent auf 64,3 Prozent. Ein wichtiger Grund für diesen Rückgang dürfte in den seit 1997 wirksamen restriktiven Ausgabenbegrenzungen für Rehabilitationsleistungen («Reha-Budget», s. Kap. 8.2.4) liegen.

Wie in der GKV verschoben sich auch in der GRV die Gewichte zugunsten der Anschlussrehabilitation und der ambulanten Leistungen. In der GRV war 1991 noch jede zehnte abgeschlossene Leistung zur medizinischen Rehabilitation eine Anschlussrehabilitation, 2000 jede fünfte, 2011 bereits jede dritte (**Abb. 8-2**). Der Anteil ambulanter Reha-Leistungen an allen medizinischen Reha-Leistungen stieg von 3,0 Prozent in 2000 auf 12,7 Prozent im Jahr 2011 (**Tab. 8-8**, s. S. 302). In diesem Zeitraum hat sich die Zahl ambulanter Leistungen fast verfünffacht.

Unter den Diagnosehauptgruppen haben Skelett-, Muskel- und Bindegewebserkrankungen das bei weitem größte Gewicht (**Abb. 8-3**). In den zurückliegenden Jahren gewannen psychische Erkrankungen und Neubildungen erheblich an Bedeutung. Zugleich verschoben sich die Gewichte zwischen den Leistungsträgern: Mittlerweile finanziert die GRV eine deutlich größere Zahl von Leistungen als die GKV (Tab. 8-7 u. 8-8).

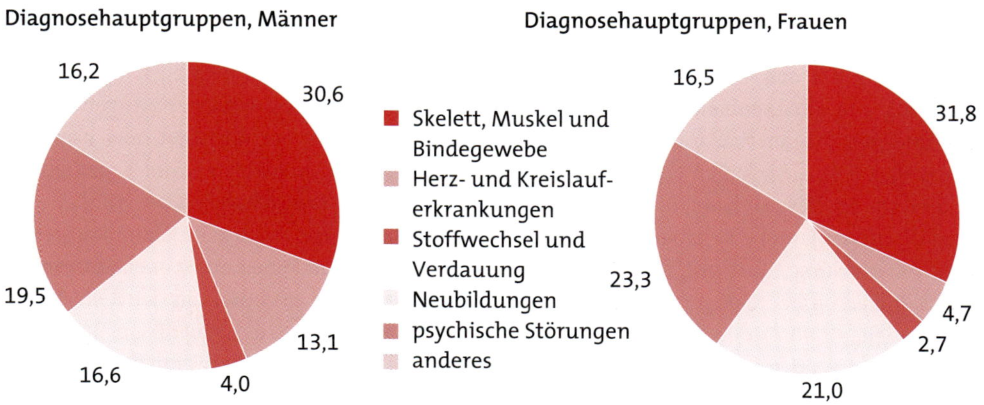

Quelle: DRV 2012d: 232, 234.

Abbildung 8-3: Stationäre medizinische Rehabilitationsleistungen in der gesetzlichen Rentenversicherung nach ausgewählten Diagnosehauptgruppen 2011.

Tabelle 8-8: Leistungen zur medizinischen Rehabilitation in der GRV 2000 bis 2011 nach Art der abgeschlossenen Leistung.

Jahr	insgesamt	darunter[1]				
		stationäre L. (einschl. AR)[2]	Entwöhnungen (einschl. amb.)[3]	Anschluss-reha.[4]	Kinder-reha.[5]	ambulante Leistungen
2000	835 878	778 789	46 508	177 681	29 908	25 257
2001	892 687	826 014	48 937	196 812	33 751	30 472
2002	894 347	813 362	51 785	205 171	36 682	41 714
2003	845 618	752 426	51 123	208 929	37 846	52 285
2004	803 159	702 122	52 536	217 165	37 276	60 557
2005	804 064	696 731	50 835	227 347	36 759	67975
2006	818 433	704 004	49 526	242 145	36 443	75850
2007[6]	903 257	771 782	56 393	268 379	37 498	92038
2008	942 622	804 006	55 963	275 756	37 568	99 820
2009	978 335	829 822	57 456	293 173	36 254	111 022
2010	996 154	837 864	56 997	318 118	34 223	122 835
2011	966 323	810 664	53 965	327 357	30 919	122 726

1 Mehrfachnennungen möglich.
2 stationäre Leistungen an Erwachsene (einschließlich Anschluß-Reha).
3 einschließlich ambulant.
4 Anschlussrehabilitation (AHB).
5 Kinderrehabilitation.
6 Sondereffekt: inkl. zusätzlich nachgemeldeter Fälle der Vorjahre (rd. 1,5 %).
Quelle: DRV 2012d: 226; eigene Berechnungen.

Der in beiden Sozialversicherungszweigen zu konstatierende Bedeutungszuwachs von Anschlussrehabilitationen ist vor allem im Zusammenhang mit den Veränderungen bei der Vergütung von Krankenhausleistungen zu sehen (Budgets, diagnosebezogene Fallpauschalen – s. Kap. 6.4). Sie schaffen einen Anreiz zur Verkürzung der Verweildauer, die zu einer früheren Überleitung in die Rehabilitation führen. Diese Entwicklung führt zugleich dazu, dass Reha-Kliniken immer häufiger auch Leistungen übernehmen, die von Krankenhäusern erbracht werden könnten oder sogar müssten. Die Leistungsinhalte der medizinischen Rehabilitation rücken also näher an die medizinische Akutversorgung heran. Die Deutsche Gesellschaft für Medizinische Rehabilitation (DEGEMED) beschreibt in einer Antwort auf einen Fragenkatalog des BMG über die Auswirkungen der DRG-Einführung u. a. diese Folgen: «Ferner lässt sich beobachten, dass die Patienten früher aus der Akutklinik entlassen werden. Naturgemäß sind dabei viele Patienten nicht gut oder gar nicht mobilisiert, da sie trotz der vom Krankenhaus angebotenen Frührehabilitation infolge der kurzen Liegedauer noch gar nicht mobilisierbar waren. Bei vielen Patienten ist das Nahtmaterial noch vorhanden und muss in der Reha-Klinik entfernt werden. Auch der medikamentöse Aufwand (…) sowie der Aufwand für Verbandsmittel ist deutlich gestiegen. Viele Patienten benötigen zu Beginn der Rehabilitation noch eine intensive medizinische und pflegerische Betreuung (…). Aufgrund der unvollständigen

Heilung können sie in den ersten Tagen nicht belastet werden. (…) Auf diese Weise kommt es zu einer deutlichen Verlagerung der Kosten vom Akutkrankenhaus auf die Reha-Klinik» (BMG 2009c: 30). Auch die REDIA-Studie über die Auswirkungen des DRG-Systems auf die medizinische Rehabilitation bestätigte diese Eindrücke (von Eiff/Schüring/Niehues 2011).

Im erwähnten Bedeutungszuwachs ambulanter Leistungen kommen die Wünsche – darin eingeschlossen möglicherweise auch internalisierte Handlungszwänge – von Patienten nach einer größeren Flexibilität bei der Leistungsinanspruchnahme zum Ausdruck. Zudem stehen ambulante Leistungen auch im Ruf, geringere Kosten als stationäre zu verursachen, und liegen insofern auch im Interesse der Kostenträger.

8.2.4 Medizinische Rehabilitation in der jüngeren Reformpolitik

Wie die anderen Versorgungsbereiche unterlag die medizinische Rehabilitation in den vergangenen Jahren vielfältigen gesetzlichen Veränderungen, in denen sich auch wichtige Trends der Gesundheitspolitik widerspiegeln. In den vergangenen zwei Jahrzehnten waren für den Bereich der GRV das Wachstums- und Beschäftigungsförderungsgesetz 1996 (WFG) (BGBl. I: 1461) und für den Bereich der GKV das Gesetz zur Entlastung der Beiträge in der gesetzlichen Krankenversicherung (Beitragsentlastungsgesetz – BeitrEntlG) 1996 (BGBl. I: 1631) von besonderer Bedeutung. Die Bestimmungen dieser Gesetze wirken im Reha-Sektor noch heute nach.

Das WFG führte im Bereich der GRV eine Deckelung der Rehabilitationsausgaben ein («Reha-Budget»); dabei wurden die Ausgaben für das erste Jahr der Budgetierung (1997) drastisch reduziert, nämlich auf das zuvor um 600 Millionen Euro verminderte Ausgabenvolumen des Jahres 1993 (§ 287b Abs. 2 SGB V). In der GKV war eine solche Deckelung, die auch für Leistungen der medizinischen Rehabilitation galt, unter Anbindung an die Grundlohnsumme bereits 1993 in Kraft getreten. Noch heute sind die Rehabilitationsausgaben in der GRV strikt budgetiert und ist in der GKV die medizinische Rehabilitation dem für alle Kassenausgaben geltenden Grundsatz der Beitragssatzstabilität unterworfen.

Darüber hinaus nahm der Gesetzgeber mit dem WFG und dem BeitrEntlG synchron tiefe Einschnitte in das Leistungsrecht der medizinischen Rehabilitation vor. Die Regeldauer für die stationäre medizinische Rehabilitation wurde von vier auf drei Wochen gekürzt (§ 15 Abs. 3 SGB VI, § 40 Abs. 3. SGB V); der Mindestabstand zwischen solchen Maßnahmen wurde von drei auf vier Jahre verlängert (§ 12 Abs. 2 SGB VI, § 40 Abs. 3 SGB V). Eine Abweichung von diesen Regelungen sollte nur möglich sein, wenn dies aus gesundheitlichen Gründen dringend geboten war. Außerdem konnte der Arbeitgeber für je fünf Tage, an denen die Arbeitsleistung eines Arbeitnehmers wegen der Teilnahme an einer Vorsorge- oder Rehabilitationsmaßnahme nicht zur Verfügung steht, die ersten zwei Tage auf den Erholungsurlaub anrechnen (§ 10 Bundesurlaubsgesetz). Personen, die dauerhaft aus dem Erwerbsleben ausgeschieden waren, verloren in der GRV ihren Anspruch auf Rehabilitationsleistungen. Nicht zuletzt wurden die Zuzahlungen für medizinische Rehabilitationsleistungen erhöht (§ 32 Abs. 1 SGB VI, § 39 Abs. 4 SGB V) und diverse Geldleistungen reduziert (§ 24 Abs. 1 SGB VI). Die GKV-Gesundheitsreform (GKV-GRG) der rot-grünen Koalition reduzierte die Zuzahlungen ab 2000 zwar wieder, jedoch lagen sie danach immer noch über dem Niveau des Jahres 1996. Im GKV-Modernisierungsgesetz 2003 (GMG) wurden die Zuzahlungen zu Leistungen zur medizinischen Rehabilitation erneut angehoben (s. Kap. 4.1.3 u. Kap. 8.3). Seitdem haben sich die Zuzahlungsbestimmungen in der medizinischen Rehabilitation nicht mehr verändert.

Seit Beginn dieses Jahrhunderts hat der Gesetzgeber auf gravierende Einschnitte in das Leistungsrecht der medizinischen Rehabilitation verzichtet, ja seitdem die Leistungsansprüche von Versicherten punktuell sogar ausgeweitet. Insbesondere das erwähnte Inkrafttreten des SGB IX im Jahr 2001 hatte mit den dort verabschiedeten Grundsätzen eine Reihe leistungsrechtlicher Implikationen:

- So beinhaltete das erwähnte SGB IX ein ausdrückliches Wunsch- und Wahlrecht für die Versicherten (§ 9 SGB IX). Demzufolge wird bei «der Entscheidung über die Leistungen und bei der Ausführung der Leistungen zur Teilhabe (...) berechtigten Wünschen der Leistungsberechtigten entsprochen» (...) und dabei «auch auf die persönliche Lebenssituation, das Alter, das Geschlecht, die Familie sowie die religiösen und weltanschaulichen Bedürfnisse der Leistungsberechtigten Rücksicht genommen» (§ 9 Abs. 1. SGB IX).
- Dieses Wahlrecht schließt auch die Entscheidung für ein Persönliches Budget ein (§ 17 Abs. 2 u. 3 SGB IX). Das Persönliche Budget «wird von den beteiligten Leistungsträgern trägerübergreifend als Komplexleistung erbracht» (§ 17 Abs. 2 SGB IX) und «in der Regel als Geldleistung ausgeführt» (§ 17 Abs. 3 SGB IX).
- Auch beinhaltet das SGB IX einen gewissen Vorrang nicht vollstationärer Leistungen, indem es vorsieht, dass «Leistungen unter Berücksichtigung der persönlichen Umstände in ambulanter, teilstationärer oder betrieblicher Form und gegebenenfalls unter Einbeziehung familienentlastender und -unterstützender Dienste erbracht» werden, «soweit die Ziele nach Prüfung des Einzelfalls mit vergleichbarer Wirksamkeit erreichbar sind» (§ 19 Abs. 2 SGB IX). Allerdings ist dieser Vorrang nicht vollstationärer Leistungen hier nicht so strikt formuliert wie im Krankenversicherungsrecht (§ 40 Abs. 1 SGB V).

Außerdem wurde die medizinische Rehabilitation mit dem GKV-Wettbewerbsstärkungsgesetz 2007 (GKV-WSG) von einer Ermessensleistung zu einer Pflichtleistung der Krankenkassen (§ 40 Abs. 1 u. 2 SGB V). Die im GKV-WSG ebenfalls vorgesehenen und 2009 in Kraft getretenen Bestimmungen zur privaten Krankenversicherung (s. Kap. 4.2.4) beinhalteten für Behinderte auch die Möglichkeit, in den Basistarif der privaten Krankenversicherung zu wechseln, allerdings nur sofern sie die allgemeinen Zugangsmöglichkeiten zur PKV erfüllen. Jedoch ist diese Möglichkeit eben auf den Basistarif beschränkt. Jenseits dieses Versicherungsmoduls besteht die systematische Diskriminierung Behinderter durch die private Krankenversicherung fort, denn die risikoäquivalente Beitragskalkulation gilt als allgemein anerkanntes Prinzip privater Versicherung, das Vorrang vor dem allgemeinen Gleichbehandlungsgrundsatz hat.

Der Gesetzgeber eröffnete den Krankenkassen auch die Möglichkeit, Rehabilitationseinrichtungen an Selektivverträgen im Rahmen der sektorenübergreifenden Versorgung zu beteiligen. So können seit dem Jahr 2000 (GKV-Gesundheitsreformgesetz – GKV-GRG) stationäre Vorsorge- und Rehabilitationseinrichtungen sowie ambulante Rehabilitationseinrichtungen oder deren Gemeinschaften Vertragspartner bei Verträgen zur integrierten Versorgung werden (§ 140b Abs. 1 SGB V). Seit 2012 können bei festgestellter Unterversorgung auch in Rehabilitationskliniken tätige Ärzte an der vertragsärztlichen Versorgung beteiligt werden. Darüber hinaus wurden die ambulanten und stationären Rehabilitationseinrichtungen vor allem in den 2000er Jahren umfassend in die Bestimmungen zur Qualitätssicherung eingebunden (s. Kap. 8.5).

Schließlich war der Gesetzgeber bemüht, für die Kostenträger die Anreize zu einer verbesserten Prävention und Rehabilitation zu stärken und dabei bestehenden Fehlsteuerungen entgegenzuwirken. So sieht das Pflege-Weiterentwicklungsgesetz 2008 (PFWG) vor, dass der Medizinische Dienst der Krankenversicherung (MDK) die Pflegekasse darüber zu unterrichten hat, «welche Maßnahmen der Prävention und der medizinischen Rehabilitation geeignet, notwendig und zumutbar sind» (§ 18 Abs. 6 SGB XI). Die Pflegekassen haben darüber unverzüglich den Antragsteller und – mit dessen Einverständnis – auch den behandelnden Arzt und den Rehabilitationsträger zu informieren.

Weiterhin verpflichtete das GKV-WSG die Krankenkassen, an die Pflegekasse einen Betrag in Höhe von 3072 Euro für solche Pflegebedürftige zu zahlen, «für die innerhalb von sechs Monaten nach Antragstellung keine notwendigen Leistungen zur medizinischen Rehabilitation erbracht worden sind» (§ 40 Abs. 3 SGB V). Diese Vorschrift soll einen finanziellen Anreiz für Krankenkassen schaffen, notwendige Reha-Leistungen wirklich zu erbringen und durch Unterlassung solcher Maßnahmen Kosten nicht in die Pflegeversicherung zu verlagern, wo sie, anders als in der GKV, die Wettbewerbsfähigkeit der Kasse nicht negativ beeinflussen. Andererseits erhalten stationäre Pflegeeinrichtungen «den Betrag von 1536 Euro, wenn der Pflegebedürftige nach der Durchführung aktivierender oder rehabilitativer Maßnahmen in eine niedrigere Pflegestufe oder von erheblicher zu nicht erheblicher Pflegebedürftigkeit zurückgestuft wurde» (§ 87a Abs. 4 SGB XI).

8.3 Finanzierung, Vergütung und Ausgaben in der medizinischen Rehabilitation

8.3.1 Finanzierung der Einrichtungen und Vergütung von Leistungen

Auf dem Gebiet der medizinischen Rehabilitation unterscheiden sich die Finanzierungs- und Vergütungsregeln z. T. erheblich von den für die Krankenbehandlung geltenden Bestimmungen. Folgende Aspekte sind dabei von besonderer Bedeutung:

- Die Investitionen von Rehabilitationseinrichtungen werden monistisch finanziert, d. h. sie werden aus den Vergütungen für die Leistungen zur medizinischen Rehabilitation gedeckt.
- Für die Vergütung von Leistungen zur medizinischen Rehabilitation macht der Gesetzgeber keine detaillierten Vorgaben. Auf diesem Handlungsfeld existiert – anders als in der akutmedizinischen Versorgung – kein bundesweit normiertes Vergütungs- und Finanzierungssystem und finden lediglich allgemeine Bestimmungen über den Vergütungsrahmen Anwendung. Für die GKV bedeutet dies, dass sich hier die Anpassung der Vergütung an der Grundlohnentwicklung orientiert, also an der Entwicklung der beitragspflichtigen Einkommen. In der GRV gibt es seit 1997 ein Budget für die gesamten Rehabilitationsausgaben («Reha-Budget» bzw. «Reha-Deckel»), das jährlich nur entsprechend dem voraussichtlichen Anstieg der Bruttoarbeitseinkommen angehoben wird. Das Budget bringt nicht nur eine Beschränkung der Leistungsmenge mit sich, sondern erlegt auch der Anhebung von Vergütungen für die erbrachten Leistungen enge Grenzen auf. Dieser Mechanismus dürfte dazu beigetragen haben, dass «in den vergangenen Jahren (…) die Kosten der medizinischen Reha-Einrichtungen stärker (stiegen) als die Vergütung je Tag bzw. je Fall» (Augurzky/Reichert/Scheuer 2011: 31). Die Vergütung

selbst erfolgt nach tagesgleichen Pflegesätzen, die allerdings auch nach Abteilungen differenziert werden können. Die Vergütungen werden zwischen den Verbänden der Kostenträger und den Einrichtungen ausgehandelt.

Zwischen Kostenträgern und Rehabilitationseinrichtungen existiert ein Dauerkonflikt über die Höhe der Vergütungen. Die Einrichtungsträger weisen immer wieder darauf hin, dass die Vergütungen zu niedrig seien, denn die wegen der kürzeren Verweildauer im Krankenhaus gestiegene Fallschwere der übergeleiteten Rehabilitanden sowie deren höheres Durchschnittsalter führten insgesamt zu einem deutlich größeren Aufwand in der medizinischen Rehabilitation (z. B. Spitzenverbände der Leistungserbringer 2008; Hibbeler 2008; Fachverband Sucht 2012). Auch könne der Investitionsbedarf der Einrichtungen mit den Vergütungen nicht gedeckt werden. Demgegenüber verweisen die Krankenkassen auf die gesetzlich vorgeschriebene Grundlohnsummenanbindung der Vergütung und die Rentenversicherungsträger auf das existierende Reha-Budget. Dessen Notwendigkeit zu prüfen kündigte die Bundesregierung zwar in ihrem Aktionsplan zur Umsetzung der UN-Konvention über die Rechte von Menschen mit Behinderungen zwar an (BMA 2011: 17, 56), jedoch hat dies bisher nicht zu einer Aufhebung oder Lockerung des Deckels geführt. Angesichts der in den vergangenen Jahren nahezu vollständigen Ausschöpfung des Budgets sowie der in der Vergangenheit und zukünftig voraussichtlich wachsenden Zahl von Reha-Anträgen ist ein solcher Schritt aber dringend geboten.

Darüber hinaus ist auch umstritten, «ob eine Vergütung nach Fallpauschalen auch für die Rehabilitation sinnvoll wäre und wenn ja, wie diese aussehen könnten» (Spyra 2010: 1851). Allerdings sind derzeit weder eine Umstellung als solche noch ihre Konturen in Sicht.

Zuzahlungen

Wie bei anderen medizinischen Leistungen müssen die Patienten auch für die medizinische Rehabilitation Zuzahlungen entrichten. Dabei weichen die bei den Reha-Trägern geltenden Regelungen in einigen Punkten voneinander ab. In der GKV müssen Rehabilitanden für jeden Kalendertag einer ambulanten oder stationären Reha-Maßnahme eine Zuzahlung in Höhe von zehn Euro leisten. Eine zeitliche Begrenzung gibt es dabei nicht. Bei einer Anschlussrehabilitation nach einer stationären Krankenhausbehandlung ist diese Zuzahlung auf einen Zeitraum von 28 Tagen begrenzt. Im selben Jahr entrichtete Zuzahlungen zur Krankenhausbehandlung (an die GKV) oder zu einer Anschlussheilbehandlung (an den Rentenversicherungsträger) werden angerechnet. In der GRV ist für jeden Kalendertag einer stationären Reha-Maßnahme, maximal für 42 Tage im Jahr, eine Zuzahlung von zehn Euro zu leisten. Handelt es sich um eine Anschlussrehabilitation, ist sie auf 14 Tage begrenzt. Dabei werden in dem betreffenden Kalenderjahr bereits geleistete Zuzahlungen zu ambulanten oder stationären Reha-Maßnahmen angerechnet. Bei ambulanten Reha-Leistungen werden in der GRV üblicherweise keine Zuzahlungen fällig. Unter bestimmten Bedingungen ist – vor allem für Geringverdiener – eine vollständige oder teilweise Befreiung möglich.

8.3.2 Ausgaben und Ausgabenentwicklung

Über die Ausgabenentwicklung geben – ebenso wie für die Leistungen – die Erhebungen des Statistischen Bundesamtes sowie der GKV und der GRV Auskunft. Die Ausgaben für Vorsorge- und Rehabilitationseinrichtungen beliefen sich im Jahr 2011 auf knapp 8,4 Milliarden Euro (**Abb. 8-4**). Dies entsprach rund 2,8 Prozent der gesamten Gesundheitsausgaben (StBA 2013a). Dabei ist eine Trennung der Ausgaben für Vorsorge und für Rehabilitationseinrichtungen nicht möglich. Im Vergleich zur Mitte der 1990er Jahre ist der Anteil der Ausgaben für Vorsorge und Rehabilitation an allen Gesundheitsausgaben auf niedrigem Niveau noch

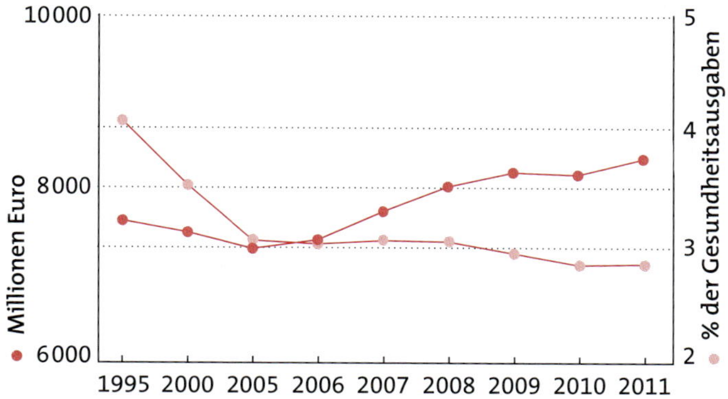

Quelle: StBA 2013b: 24; eigene Berechnungen.

Abbildung 8-4: Ausgaben für Vorsorge- und Rehabilitationseinrichtungen 1995 bis 2011.

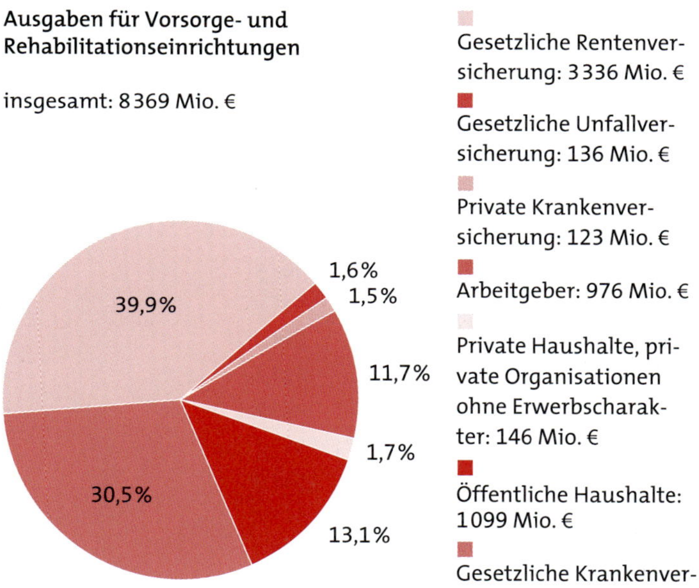

Quelle: StBA 2013a: 14; eigene Berechnungen.

Abbildung 8-5: Ausgaben für Vorsorge- und Rehabilitationseinrichtungen nach Ausgabenträgern 2011.

einmal deutlich zurückgegangen (StBA 2013b). Im Jahr 2011 lagen sie nominal nur geringfügig über denen des Jahres 1995. Der häufig der Rehabilitation zugeschriebene Bedeutungszuwachs für die Krankenversorgung schlägt sich in der Ausgabenentwicklung also nicht nieder. Die mit Abstand wichtigsten Ausgabenträger in der medizinischen Rehabilitation sind die GRV und die GKV, auf die zusammen mehr als siebzig Prozent aller Ausgaben entfielen. Daneben sind vor allem noch die Arbeitgeber und die öffentlichen Haushalte als Finanzierungsträger von Reha-Maßnahmen von Bedeutung (s. **Abb. 8-5**).

Die gesetzliche Krankenversicherung gab für Maßnahmen zur medizinischen Rehabilitation (ohne Vorsorgeleistungen) im Jahr 2011 rund 2,2 Milliarden Euro aus (**Tab. 8-9**, s. S. 308). Unter den Leistungsarten gewann die Anschlussrehabilitation seit 2000 erheblich an Bedeu-

Tabelle 8-9: Ausgaben für Leistungen der medizinischen Rehabilitation in der GKV 2011 nach Maßnahmenart.

Leistungsarten	Mio. €
ambulante Leistungen (ohne AR)	36,2
stationäre Leistungen (ohne AR)[1]	306,4
Rehabilitation für Mütter/Väter	19,7
Anschlussrehabilitation (AR)	1 750,0
persönliches Budget	5,7
Summe	2 118,0

1 ohne stationäre Anschlussrehabilitation im Rahmen der Krankenhausbehandlung.
Quelle: BMG 2012e.

tung; bei allen anderen Leistungsarten waren die Ausgaben 2011 selbst nominal niedriger als 2000 (Bauer/Frings/Imelli et al. 2012: 28). Die Aufwendungen der gesetzlichen Rentenversicherung für medizinische Rehabilitation überstiegen diejenigen der GKV im Jahr 2011 deutlich (Tab. 8-9), waren nominal allerdings kaum höher als im Jahr 1996, also unmittelbar vor dem Inkrafttreten des Wachstums- und Beschäftigungsförderungsgesetzes (**Tab. 8-10**). Bei beiden Rehabilitationsträgern spiegelt sich der Bedeutungszuwachs der Anschlussrehabilitation auch in den Ausgaben wider; zugleich sank der Anteil der Ausgaben für medizinische

Tabelle 8-10: Aufwendungen für Leistungen zur Rehabilitation in der gesetzlichen Rentenversicherung 1991 bis 2011.

Jahr	Aufwendungen[1] insgesamt	darunter (in Mio. €) medizinische Leistungen[2]	darunter (in Mio. €) Übergangsgeld für med. und sonst. Leistungen
1991	3 308,2	2 304,2	452,7
1992	3 695,6	2 576,1	467,5
1993	4 206,6	2 826,3	581,9
1994	4 591,1	2 961,2	648,9
1995	5 012,0	3 103,4	657,6
1996	5 332,3	3 074,6	695,8
1997	4 088,5	2 031,3	557,2
1998	4 087,9	2 119,2	558,0
1999	4 098,4	2 240,1	507,3
2000	4 553,1	2 570,2	530,4
2001	4 782,7	2 630,9	534,3
2002	5 019,2	2 648,6	522,5
2003	5 090,6	2 622,9	465,6
2004	4 932,8	2 483,9	403,4
2005	4 782,1	2 462,4	377,4
2006	4 726,1	2 509,4	386,8
2007	4 860,3	2 657,7	406,7
2008	5 115,9	2 821,8	424,9
2009	5 434,3	2 965,9	459,9
2010	5 559,3	3 010,8	301,8
2011	5 657,8	3 105,9	523,4

1 Bruttoaufwendungen sind Reha-Ausgaben zzgl. Erstattungen; ab 2011 ist «Persönliches Budget» in der Summe enthalten; 2 ohne Übergangsgeld. Quelle: DRV 2012d: 242.

Rehabilitation an den Gesamtausgaben der jeweiligen Träger (Augurzky/Reichert/Scheuer 2011; Bauer/Frings/Imelli et al. 2012: 29; s. auch Abb. 8-4). Die starken Restriktionen, denen die medizinische Rehabilitation allen Beteuerungen über ihren wachsenden Stellenwert zum Trotz bis heute unterliegt, haben in der GRV ihre Ursache vor allem in dem seit 1997 wirksamen Reha-Budget, das die Mengenentwicklung de facto stark begrenzt. In der GKV liegt ein wichtiger Grund in den mit dem Kassenwettbewerb einhergehenden Fehlanreizen. Die Krankenkassen sind vor allem bestrebt, ihre Ausgaben zu begrenzen, um einen Zusatzbeitrag und damit Nachteile gegenüber den Konkurrenten zu vermeiden. Rehabilitationsmaßnahmen bieten sich dafür in besonderer Weise an, weil sie von den Krankenkassen selbst bewilligt werden. Dass durch eine restriktive Bewilligungspraxis Folgekosten bei anderen Trägern und Nachteile für die betroffenen Versicherten entstehen, wird dabei billigend in Kauf genommen. Diese Interessenkonstellation führt dazu, dass die Grundsätze «Rehabilitation vor Rente» und «Rehabilitation vor Pflege» nur höchst unzureichend umgesetzt werden.

8.4 Charakteristika des Regulierungssystems in der medizinischen Rehabilitation

Die Rehabilitation ist wegen der großen Zahl der Träger und der Vielfalt der Leistungsgruppen ein hochgradig fragmentierter Sektor. Dies gilt selbst noch für den Bereich der medizinischen Rehabilitation, denn auch in diesem enger umgrenzten Handlungsfeld agieren zahlreiche, ihrem gesetzlichen Auftrag nach sehr unterschiedliche Kostenträger. So wundert es nicht, dass das Regulierungssystem gegenüber anderen Versorgungsbereichen eine Reihe von Besonderheiten aufweist. Dies fängt bereits bei der ministeriellen Zuständigkeit an: Für das SGB IX als zentralem Regelwerk der Rehabilitation ist das Bundesministerium für Arbeit und Soziales (BMA) und nicht das BMG zuständig.

Allerdings ist für die Regulierung der medizinischen Rehabilitation auch eine Reihe solcher Merkmale wesentlich, die die gesetzliche Krankenversicherung charakterisieren:

- Grundsätzlich finden die allgemeinen Bestimmungen zur GKV – ebenso wie diejenigen zur GRV – auch auf die medizinische Rehabilitation Anwendung.
- Die Regulierung erfolgt durch eine Kombination aus staatlichen Rahmenvorgaben und deren Konkretisierung durch die Selbstverwaltung der Sozialversicherungsträger bzw. durch die gemeinsame Selbstverwaltung aus Sozialversicherungsträgern und Einrichtungsträgern.
- Der Gesetzgeber orientiert sich auch bei der Regulierung der medizinischen Rehabilitation in wichtigen Punkten an den Grundsätzen kollektivvertraglicher Steuerung.

Die herausgehobene Rolle kollektivvertraglicher Regulierungsinstrumente kommt vor allem in zahlreichen Bestimmungen des SGB IX zum Ausdruck, die die Rehabilitationsträger – ähnlich wie für die Krankenkassen in der GKV – dazu verpflichten, ihre Aufgaben einheitlich und gemeinsam wahrzunehmen und zu diesem

Zweck eng zusammenzuarbeiten. So sind sie u. a. dafür verantwortlich, dass «die im Einzelfall erforderlichen Leistungen zur Teilhabe nahtlos, zügig sowie nach Gegenstand, Umfang und Ausführung einheitlich erbracht (…), (…) Abgrenzungsfragen einvernehmlich geklärt (…) (und) Begutachtungen möglichst nach einheitlichen Grundsätzen durchgeführt werden» (§ 12 Abs. 1 SGB IX). Für die Wahrnehmung dieser und anderer Aufgaben haben sie gemeinsame Empfehlungen zu verabschieden, die ihre Zusammenarbeit sichern sollen (§ 13 Abs. 1 SGB IX). Im Hinblick auf die Beziehungen zu den Leistungserbringern haben die Rehabilitationsträger darauf hinzuwirken, «dass die Verträge (mit den Leistungserbringern, R.R./T.G.) nach einheitlichen Grundsätzen abgeschlossen werden» (§ 20 Abs. 2 SGB IX). Dies gilt nicht zuletzt für den Bereich der Qualitätssicherung (s. Kap. 8.5). Außerdem können sie Rahmenverträge mit den Arbeitsgemeinschaften der Rehabilitationsdienste und -einrichtungen abschließen und gemeinsame Empfehlungen über den Inhalt der Verträge abgeben (§ 13 SGB IX). Die Rehabilitationsträger und ihre Verbände bilden zur gemeinsamen Wahrnehmung von Aufgaben regionale Arbeitsgemeinschaften (§ 12 Abs. 2 SGB IX). Auf Bundesebene ist zur Wahrnehmung dieser Kooperationsaufgaben vor allem die Bundesarbeitsgemeinschaft für Rehabilitation (BAR) von Bedeutung.

Im Bereich der GKV findet die kollektivvertragliche Regulierung der medizinischen Rehabilitation ihren Ausdruck in der Verpflichtung der Krankenkassen zum gemeinsamen und einheitlichen Handeln gegenüber den Leistungserbringern. Grundsätzlich dürfen medizinische Rehabilitationsleistungen nur von Einrichtungen bzw. Diensten erbracht werden, die über einen Versorgungsvertrag verfügen (§§ 111 Abs. 1; 111c Abs. 1 SGB V). Sowohl für ambulante als auch für stationäre Leistungen der medizinischen Rehabilitation schließen «die Landesverbände der Krankenkassen und die Ersatzkassen gemeinsam (…) mit Wirkung für ihre Mitgliedskassen einheitliche Versorgungsverträge» (§§ 111 Abs. 2; 111c Abs. 1 SGB V). Im Hinblick auf die Vergütungsvereinbarungen bilden – analog zur vertragsärztlichen und stationären akutmedizinischen Versorgung – die «Landesverbände der Krankenkassen und die Ersatzkassen gemeinsam und die für die Wahrnehmung der Interessen der Vorsorge- und Rehabilitationseinrichtungen auf Landesebene maßgeblichen Verbände» (§ 111b Abs. 1 SGB V) auf Landesebene eine Schiedsstelle. Im Hinblick auf das Leistungsrecht ist es der Gemeinsame Bundesausschuss (G-BA), der – wie für andere GKV-Leistungen auch – gesetzliche Rahmenvorgaben konkretisiert (s. Kap. 4.1.4).

Allerdings ist das kollektivvertragliche Handeln weitgehend auf die Seite der Kostenträger beschränkt. Zwar sind gesetzliche Vorgaben und die konkretisierenden Beschlüsse der Rehabilitationsträger auch für alle Leistungserbringer verbindlich. Auch sind Verbände der Leistungserbringer auf unterschiedliche Weise in solche Beschlussfassungen einbezogen. Allerdings verfügen die Leistungserbringer nicht über eine gesetzliche Kollektivvertretung, die – womöglich noch versehen mit dem Status einer Körperschaft öffentlichen Rechts – als obligatorischer Vertragspartner der Rehabilitationsträger auftreten kann. Im SGB IX firmieren die Vertretungen der Leistungserbringer häufig als «die für die Wahrnehmung der Interessen der ambulanten und stationären Rehabilitationseinrichtungen auf Bundesebene maßgeblichen Spitzenverbände» (z. B. §§ 13 Abs. 6; 19 Abs. 1 SGB IX), denen z. B. Gelegenheit zur Stellungnahme gegeben wird, mit denen ein Einvernehmen anzustreben oder gelegentlich auch eine Vereinbarung zu erzielen ist. Für die Wahrnehmung dieser Aufgaben durch die Leistungserbringer sind die «Spitzenverbände der Leistungserbringer in der medizinischen Rehabilitation» von besonderer Bedeutung. Vor allem aber werden die Versorgungsverträge zwischen den Verbänden der Krankenkassen und den *einzelnen* Leistungserbringern und nicht mit einer etwaigen Kollektivvertretung geschlossen. Insofern haben wir es in der medizinischen Rehabilitation mit einer Konstellation zu tun, die Gerhard Lehmbruch (1988) mit Blick auf den Krankenhaussektor als «halbierten Korporatismus» bezeichnet hat.

Zudem existiert – anders als in der akutmedizinischen Versorgung – für Rehabilitationsdienste und -einrichtungen keine Bedarfsplanung. Das Neunte Sozialgesetzbuch gibt lediglich vor, dass die «Rehabilitationsträger (...) gemeinsam unter Beteiligung der Bundesregierung und der Landesregierungen darauf hin(wirken), dass die fachlich und regional erforderlichen Rehabilitationsdienste und -einrichtungen in ausreichender Zahl und Qualität zur Verfügung stehen» (§ 19 Abs. 1 SGB IX). Im Bereich der GKV sind Vorsorge- und Rehabilitationseinrichtungen automatisch dann zur Versorgung zugelassen, wenn die Landesverbände der Krankenkassen und die Verbände der Ersatzkassen gemeinsam einen Versorgungsvertrag mit ihnen abschließen (§ 111 Abs. 1 SGB V). Allerdings ist darüber mit der für die Landeskrankenhausplanung zuständigen Behörde ein Einvernehmen herzustellen; Gleiches gilt für die Kündigung von Versorgungsverträgen (§ 111 Abs. 4 SGB V). Somit sind die Rehabilitationsdienste und -einrichtungen auch nicht durch einen Kontrahierungszwang der Rehabilitationsträger geschützt. Umgekehrt sind die Rehabilitationsträger auf die Einrichtungen angewiesen. Auch wenn das SGB IX diesen Begriff nicht verwendet, liegt der Sicherstellungsauftrag de facto bei den Krankenkassen und den Rentenversicherungsträgern sowie den Regierungen von Bund und Ländern, denn sie haben dafür zu sorgen, dass der Rechtsanspruch auf medizinische Rehabilitation umgesetzt wird.

8.5 Qualitätssicherung und Qualitätsmängel

Ebenso wie in der akutmedizinischen Versorgung hat auch auf dem Gebiet der Rehabilitation die Qualitätssicherung seit den 1990er Jahren erheblich an Bedeutung gewonnen (z. B. Müller-Fahrnow 1994, Dorenburg/Tiefensee 2000, Kawski/Koch 2004; Klosterhuis/Baumgarten/Beckmann et al. 2010). Auch hier liegen die Gründe für diesen Wandel in dem erweiterten Wissen über Qualität und Qualitätsmängel sowie in dem Bestreben, angesichts knapper Ressourcen und einer zukünftig vermutlich ansteigenden Morbidität den Wirkungsgrad der eingesetzten Mittel zu erhöhen.

8.5.1 Qualitätssicherung und Qualitätsmanagement

In der medizinischen Rehabilitation lassen sich eine einrichtungsübergreifende, externe Qualitätssicherung und ein einrichtungsinternes Qualitätsmanagement voneinander unterscheiden («duales System»). Die einrichtungsübergreifende externe Qualitätssicherung ist Aufgabe der Rehabilitationsträger, das interne Qualitätsmanagement Aufgabe der Rehabilitationseinrichtungen.

Das Neunte Sozialgesetzbuch schreibt grundsätzlich vor, dass Rehabilitationsträger mit Rehabilitationsdiensten und -einrichtungen, die nicht von ihnen selbst getragen werden, Verträge abschließen müssen, die u. a. Regelungen über «Qualitätsanforderungen an die Ausführung der Leistungen, das beteiligte Personal und die begleitenden Fachdienste» enthalten (§ 21 Abs. 1 SGB IX). Die Rehabilitationsträger vereinbaren «gemeinsame Empfehlungen zur Sicherung und Weiterentwicklung der Qualität der Leistungen sowie für die Durchführung vergleichender Qualitätsanalysen als Grundlage für ein effektives Qualitätsmanagement der Leistungserbringer» (§ 20 Abs. 1 SGB IX). Rehabilitationsdienste und -einrichtungen müssen über ein internes Qualitätsmanagement verfügen, «das durch zielgerichtete und systematische Verfahren und Maßnahmen die Qualität der Versorgung gewährleistet und kontinuierlich verbessert» (§ 20 Abs. 2 SGB IX). Das GKV-WSG verpflichtete «die Spitzenverbände der Rehabilitationsträger (...) im Rahmen der Bundesarbeitsgemeinschaft für Rehabilitation grundsätzliche Anforderungen an ein einrichtungsinternes Qualitätsmanagement (...) sowie ein einheitliches, unabhängiges Zertifizierungsverfahren (zu vereinbaren), mit dem die erfolgreiche Umsetzung des Qualitätsmanagements in regelmäßigen Abständen nachgewiesen wird» (§ 20 Abs. 2 u. 2a SGB IX). Die Bestimmungen des SGB IX zur Qualitätssicherung finden ihre Entsprechung im Krankenversicherungsrecht (§§ 135a, 137 und 137d SGB V).

Sowohl für die externe Qualitätssicherung als auch für das interne Qualitätsmanagement der Rehabilitationsdienste und -einrichtungen gibt es recht detaillierte gesetzliche und untergesetzliche Vorgaben. GRV und GKV wenden als größte Rehabilitationsträger eigene Programme zur externen Qualitätssicherung an: die GRV das Programm «Reha-Qualitätssicherung der Rentenversicherung», die GKV das «QS-Reha®-Verfahren» (Klosterhuis/Baumgarten/Beckmann et al. 2010; Farin/Jäckel 2011). Nachdem das Qualitätssicherungsprogramm der GKV nicht flächendeckend von den Rehabilitationsdiensten und Einrichtungen angewandt wurde, beauftragte der GKV-Spitzenverband das BQS-Institut ab 2012 mit der unabhängigen Prüfung der Qualität. Außerdem soll es für die flächendeckende Anwendung des Qualitätssicherungsverfahrens der GKV sorgen. Die Maßnahmen beinhalten u. a. die Erhebung von Daten zur Struktur-, Prozess- und Ergebnisqualität sowie die Durchführung von Stichprobenprüfungen. Das Verfahren soll dazu beitragen, die Qualität der Einrichtungen transparent und vergleichbar zu machen. Im Hinblick auf das interne Qualitätsmanagement ist für alle stationären Rehabilitationseinrichtungen seit Oktober 2012 eine Zertifizierung obligatorisch.

8.5.2 Qualität und Qualitätsmängel

Allgemein wird den Rehabilitationsdiensten und -einrichtungen eine hohe Qualität attestiert. Diese komme, so diverse Befunde, in der hohen Patientenzufriedenheit, einer hohen Struktur- und Prozessqualität der Einrichtungen sowie in den erzielten Verbesserungen des Gesundheitszustandes der Rehabilitanden zum Ausdruck (z. B. Jäckel 2010; DRV 2012b: 37ff.; DRV 2012c: 34ff.).

Allerdings ist auch darauf hingewiesen worden, dass zwischen den Einrichtungen erhebliche Qualitätsunterschiede bestehen (Klosterhuis/Baumgarten/Beckmann et al. 2010) und in der medizinischen Rehabilitation insgesamt immer noch zahlreiche Qualitätsmängel anzutreffen sind. Sie betreffen zum einen den Zugang zu und die Inanspruchnahme von Leistungen der medizinischen Rehabilitation, zum anderen die Leistungserbringung selbst. Zugang zu und Inanspruchnahme von Leistungen werden vor allem durch in den Strukturen des Gesundheitssystems wurzelnde Faktoren beeinträchtigt. Dazu zählen:

- die wegen inadäquater finanzieller Anreize für die Rehabilitationsträger z. T. unzureichende Umsetzung der Grundsätze «Reha vor Pflege» und «Reha vor Rente»
- die wegen gesetzlich verfügter Ausgabenbegrenzungen («Reha-Deckel» in der GRV, Grundlohnsummenanbindung in der GKV) restriktive Bewilligungspraxis der Reha-Träger
- die unzureichende Information von Rehabilitanden über ihr Wunsch- und Wahlrecht (z. B. Pohontsch/Raspe/Welti et al. 2011; Pohontsch/Welti/Raspe et al. 2012)
- die in manchen Fällen unzureichende Kooperation von Reha-Trägern, die zu Verzögerungen beim Leistungszugang führt.

Qualitätsmängel in der Leistungserbringung bei der Rehabilitation können unterschiedliche Ursachen haben. Dabei spielen allerdings eine besondere Rolle:

- Schnittstellenprobleme und eine insgesamt unzureichende Koordination und Kooperation bei Reha-Trägern und Leistungserbringern, die zu einer suboptimalen Qualität führen (Schott 2011)
- eine nach wie vor anzutreffende somatische Fixierung des Leistungsgeschehens und eine damit einhergehenden Vernachlässigung psychosozialer Belastungen und Ressourcen der Rehabilitanden
- ein oftmals unzureichende Verzahnung von Prävention sowie medizinischer und beruflicher Rehabilitation (Schott 2005)
- Mängel bei der bedarfsgerechten Versorgung vulnerabler Gruppen wie sozial Benachteiligter oder Migranten (Schott/Razum 2013).

Mit diesen Problemfeldern sind zugleich wichtige Herausforderungen für eine Qualitätsverbesserung in der medizinischen Rehabilitation benannt.

9. Pflegeversicherung und Versorgung bei Pflegebedürftigkeit

9.1 Pflege und Pflegebedarf

Pflege bezeichnet die umfassende Betreuung von Kranken, Behinderten und Menschen mit gesundheitlichen Beeinträchtigungen. Sie nimmt vielfältige Aufgaben wahr und ist auf allen Stufen des Versorgungsprozesses präsent. In landläufigen Vorstellungen ist Pflege primär am Endpunkt der Versorgungskette angesiedelt, also dann, wenn andere Interventionsoptionen (Prävention, Krankenbehandlung, Rehabilitation) ausgeschöpft sind. Sie ist in dieser Sichtweise auf die Hilfe bei den Verrichtungen des täglichen Lebens beschränkt. Ohne Frage ist die Versorgung solcher Personengruppen ein bedeutendes Aufgabenfeld der Pflege, und es wird mit dem demographischen Wandel aller Voraussicht nach weiter an Bedeutung gewinnen. Allerdings geht ihre Rolle weit über diesen Bereich hinaus und nimmt sie auch auf anderen Versorgungsstufen wichtige Funktionen wahr. Dies gilt zum einen in der Krankenversorgung, in der Pflege vielfach überhaupt erst Voraussetzungen dafür schafft, dass Behandlungen erfolgreich durchgeführt werden können (z. B. Evers/Schaeffer 2003):

- Sie wirkt daran mit, dass Patienten auf die Behandlung angemessen vorbereitet werden.
- Sie trägt dazu bei, dass unerwünschte Begleiterscheinungen der medizinischen Versorgung gelindert oder aufgefangen werden.
- Sie begleitet den Patienten durch sämtliche Stufen des gesundheitlichen Versorgungsprozesses und dient ihm dabei als direkter Ansprechpartner.

Zum anderen werden in modernen Pflegekonzepten auch die präventiven und gesundheitsfördernden Aufgaben der Pflege betont, die nicht nur auf den Zeitabschnitt vor dem Eintritt von Krankheit beschränkt sind, sondern auch in der Krankenversorgung, in der Rehabilitation und in der Pflege selbst wahrgenommen werden sollen (Rosenbrock 1997d; Schaeffer/Moers 2011). Auch sie gewinnen mit der Zunahme chronischer Erkrankungen an Bedeutung. Der Pflege kommen in diesem Zusammenhang besonders folgende Aufgaben zu:

- Sie kann in der Nachsorge akuter oder in der Spätphase chronischer Erkrankungen präventive und kurative Leistungen erbringen, veranlassen und koordinieren, denn sie ist auf Grund ihres engen Kontakts mit dem Patienten in der Lage, Veränderungen des Krankheitsverlaufs und des Versorgungsbedarfs zeitnah zu identifizieren.
- Der unmittelbare Zugang insbesondere der ambulanten Pflege zum Lebensalltag der Patienten prädestiniert sie dazu, das soziale Umfeld der Pflegebedürftigen in das Versorgungsgeschehen einzubinden und das Handeln anderer Akteure (z. B. Ärzte, Sozialarbeiter) zu koordinieren – eine Eigenschaft, die gerade bei gesundheitlich besonders gefährdeten Patientengruppen die Effektivität der Versorgung erhöhen kann, weil bei ihnen soziale und gesundheitliche Problemlagen in der Regel miteinander verschränkt sind.
- Sie kann somit eine Schlüsselfunktion bei der Gewährleistung einer integrierten und kontinuierlichen Versorgung einnehmen.

Pflege ist also in einen komplexen Prozess der gesundheitlichen Versorgung eingebettet. Auch wenn die praktische Umsetzung der skizzierten Aufgaben noch stark zu wünschen lässt, nimmt die Pflege doch einen zentralen Platz im Versorgungsgeschehen ein. Mit den skizzierten Anforderungen erhöht sich der Pflegebedarf in einem doppelten Sinne. Er wächst nicht nur mit der steigenden Zahl von im sozialversicherungsrechtlichen Sinne als pflegebedürftig eingestuften Personen, sondern auch im Hinblick auf die qualitativen Anforderungen, die an die Pflegeeinrichtungen gerichtet sind.

Dabei bringt die sektorale Abschottung im Gesundheitswesen auch für die Pflege – und nicht nur für die Medizin – vielfältige Probleme mit sich. Dazu zählt der erzwungene Betreuungswechsel beim Übergang zwischen den Sektoren, aber auch die Verteilung gesetzlicher Bestimmungen zur pflegerischen Versorgung auf eine Reihe von Regelwerken. Mit der Schaffung der Pflegeversicherung ist Pflegebedürftigkeit zu einem eigenständigen sozialversicherungsrechtlichen Tatbestand geworden, der einen Rechtsanspruch auf einschlägige Leistungen begründet. Wenn im Folgenden von Pflege die Rede ist, so steht dabei die soziale Absicherung des Risikos der Pflegebedürftigkeit im Mittelpunkt.

9.2 Pflegebedürftigkeit als soziales Risiko

Pflegebedürftigkeit ist in Deutschland – wie in den meisten anderen europäischen Gesellschaften – ein Problem von wachsender Bedeutung. Ihre Verbreitung lässt sich vor allem an der Zahl der Leistungsempfänger in der Pflegeversicherung ablesen. Sie belief sich Ende 2011 – private und soziale Pflegeversicherung zusammengenommen – auf 2,5 Millionen Personen (**Tab. 9-1**). In den letzten Jahren ist diese Zahl kontinuierlich gestiegen: Ende 1999 hatten nur 2,02 Millionen Personen Leistungen aus der Pflegeversicherung bezogen (StBA 2001: 6f.). Mit diesen Zahlen ist das gesamte Ausmaß der Pflegebedürftigkeit aber noch nicht erfasst. Hinzuzurechnen sind noch jene Personen, die trotz Pflegebedürftigkeit keinen Antrag auf Gewährung von Pflegeversicherungsleistungen stellen oder bei denen im Begutachtungsverfahren zwar eine Pflegebedürftigkeit festgestellt wird, deren Grad aber unterhalb des Niveaus liegt, das einen Leistungsanspruch auslöst («Pflegestufe 0» – s. Kap. 9.4.3).

Das Ausmaß der Pflegebedürftigkeit in einer Gesellschaft hängt maßgeblich von der zahlenmäßigen Besetzung der einzelnen Altersgruppen ab, denn die Quote der Pflegebedürftigen nimmt mit steigendem Lebensalter zu (Tab. 9-1). Während Ende 2011 unter den 70- bis 75-Jährigen nur knapp fünf Prozent der Personen pflegebedürftig waren, galt dies unter den 90-Jährigen und Älteren für beinahe 60 Prozent. Frauen sind häufiger pflegebedürftig als Männer. Dies liegt nicht allein an der höheren Lebenserwartung von Frauen. Vielmehr zeigt sich auch, dass die Pflegequote von Frauen in den Altersgruppen ab 75 bis 80 Jahren über derjenigen der Männer liegt und der Abstand gegenüber den Männern mit fortschreitendem Alter deutlich steigt. So waren Ende 2011 in der Altersgruppe der 85- bis 90-Jährigen 28,6 Prozent der Männer und immerhin 41,9 Prozent der Frauen pflegebedürftig. Es lässt sich nicht mit Sicherheit sagen, worauf diese Differenz zurückzuführen ist. Neben Unterschieden im Gesundheitszustand dürften lebensweltliche Einflussfaktoren dafür von Bedeutung sein, denn Frauen wohnen in höherem Alter öfter allein und sind daher eher auf Hilfe angewiesen, während bei Männern diese Hilfe häufiger von der noch lebenden Ehefrau übernommen und dann auch seltener ein Antrag auf Feststellung der Pflegebedürftigkeit gestellt wird (Statistische Ämter des Bundes und Länder 2010: 25).

Kaum ein Thema findet so große Beachtung in der Gesundheitspolitik wie die künftige Entwicklung der Pflegebedürftigkeit. Dies ist nicht verwunderlich, denn davon hängt ab, welche finanziellen Ressourcen die Pflege in den kommenden Jahrzehnten beanspruchen wird und welche Anforderungen an die Entwicklung der Pflegeinfrastruktur gerichtet werden. Die Debatte um die künftige Entwicklung nimmt wegen des Zusammenhangs von Alter und Pflegequote in erster Linie Bezug auf die gesellschaftliche Alterung. Die Zahl alter Menschen in Deutschland wird in den nächsten Jahrzehnten bekanntlich weiter wachsen, weil mit einer weiteren Erhöhung der durchschnittlichen Lebenserwartung zu rechnen ist und die geburtenstarken Jahrgänge allmählich in das höhere Lebensalter vorrücken. Die Bevölkerungsvorausberechnung des Statistischen Bundesamtes geht davon aus, dass die Zahl der Personen im Alter von 65 und mehr Jahren bis zum Jahre 2060 um bis zu 6 Millionen auf bis zu 22,9 Millionen ansteigen wird (StBA 2009a: 39ff.). Während im Jahr 2008 34 Personen im Alter von 65 und mehr Jahren 100 Personen im erwerbsfähigen Alter (20 bis unter 65 Jahre) gegenüberstehen, könnte das Verhältnis dieser Bevölkerungsgruppen im Jahr 2060 67:100 betragen (StBA 2009a: 6). Insbesondere der Anteil Hochbetagter, also der Personen im Alter von 80 und mehr Jahren, an der Gesamtbevölkerung dürfte dabei erheblich zunehmen, von gegenwärtig rund vier Millionen auf bis zu neun Millionen im Jahr 2060 (StBA 2009a: 5).

Damit wird aller Voraussicht nach auch die Zahl der Pflegebedürftigen bis zur Mitte des 21. Jahrhunderts weiter ansteigen (**Tab. 9-2**, s. S. 318). Allerdings lässt sich nicht präzise vor-

Tabelle 9-1: Pflegebedürftige in der sozialen und privaten Pflegeversicherung und Pflegequote nach Alter und Geschlecht am Jahresende 2011.

	Pflegebedürftige			Pflegequote[2]		
Altersgruppen[1]	**männlich**	**weiblich**	**insgesamt**	**männlich**	**weiblich**	**insgesamt**
0–15	40 808	26 926	67 734	0,7	0,5	0,6
15–60	143 321	125 351	268 672	0,5	0,5	0,5
60–65	44 812	40 949	85 761	1,9	1,6	1,8
65–70	58 648	55 856	114 504	3,0	2,7	2,8
70–75	112 565	126 417	238 982	4,8	4,7	4,8
75–80	133 299	203 759	337 058	8,9	10,5	9,8
80–85	151 958	332 860	484 818	16,6	22,9	20,5
85–90	113 956	408 045	522 001	28,6	41,9	38,0
90 und älter	63 796	318 115	381 911	36,9	65,2	57,8
Insgesamt	**863 163**	**1 638 278**	**2 501 441**	**2,1**	**3,9**	**3,1**

1 von … bis … unter Jahren; 2 Pflegequote: Anteil der Pflegebedürftigen an der jeweiligen Bevölkerungsgruppe.
Quelle: StBA 2013i: 9; eigene Berechnungen.

Tabelle 9-2: Prognosen über die Zahl der Pflegebedürftigen bis 2050 (in Mio.).

Autoren	2020	2030	2040	2050
Dietz (2001)[1]	–	–	–	3,17–5,88
Deutsches Institut für Wirtschaftsforschung (2001)[2]	2,94	–	–	4,73
Rürup-Kommission (2003)[1]	2,70	3,10	3,40	–
Statistische Ämter des Bundes und der Länder (2010)[2]	2,70–2,90	3,00–3,40	3,30–3,90	3,80–4,50
Beske (2012)[2]	–	–	–	4,56
Rothgang/Müller/Unger (2012)[2]	–	3,44	–	–

1 Pflegebedürftige in der sozialen Pflegeversicherung.
2 Pflegebedürftige in der sozialen und privaten Pflegeversicherung.
Quelle: Eigene Zusammenstellung.

hersagen, welches Ausmaß diese Entwicklung annehmen wird, denn die Pflegebedürftigkeit hängt neben dem Alter von einer Vielzahl weiterer Faktoren ab. Vor allem die nachfolgend genannten Aspekte sind in diesem Zusammenhang von Bedeutung.

- Zwar steigt die Pflegewahrscheinlichkeit mit fortscheitendem Alter, gleichzeitig ist in den letzten Jahren die altersgruppenspezifische Pflegequote leicht rückläufig. Wenn sich also die Altersstruktur der Gesellschaft nicht verändert hätte, wäre die Zahl der Pflegebedürftigen gesunken. Berechnet auf der Grundlage der Altersstruktur des Jahres 1999, hätte sich die Zahl der Pflegebedürftigen von 2,02 Millionen im Jahr 1999 auf 1,97 Millionen im Jahr 2007 reduziert (Statistische Ämter des Bundes und Länder 2010: 27). Sollte sich dieser Trend fortsetzen, so würde dies bedeuten, dass die Pflegebedürftigkeit nicht in gleichem Maße wächst wie die Zahl alter und hochbetagter Menschen (s. auch die Debatte über die Kompressions- und die Medikalisierungsthese, Kap. 2.2). Allerdings dürfte der Rückgang der altersgruppenspezifischen Pflegewahrscheinlichkeit wohl kaum so stark ausfallen, dass er die Zunahme der Zahl alter Menschen (über-)kompensieren kann.
- Die Pflegebedürftigkeit korreliert – wie Mortalität und Morbidität (s. Kap. 2.2) – mit der sozialen Lage. Dass dies auch in Deutschland von höchster Relevanz ist, lässt sich am Vergleich zwischen der sozialen Pflegeversicherung und der privaten Pflegeversicherung, in der Besserverdienende deutlich überrepräsentiert sind, erkennen. Ein Blick auf die Altersstruktur der Pflegebedürftigen verdeutlicht, dass der Anteil der über 80-Jährigen an allen pflegebedürftigen Personen in der sozialen Pflegeversicherung deutlich geringer ist als in der privaten Pflegeversicherung (**Tab. 9-3**). Auch Erstanträge auf Leistungen der sozialen Pflegeversicherung werden von Mitgliedern der sozialen Pflegeversicherung in einem deutlich niedrigeren Lebensalter gestellt als von Mitgliedern der privaten Pflegeversicherung. Durch eine verbesserte Prävention, die sich vor allem auf die Verminderung sozialer Ungleichheit bei der Krankheitsverteilung richtet, ließe sich der Pflegebedarf mittel- und langfristig vermutlich in beträchtlichem Umfang senken (s. Kap. 3.2).
- Darüber hinaus können auch eine verbesserte Rehabilitation und der medizinische Fortschritt zu einem Rückgang der Pflegebe-

dürftigkeit beitragen. Zusammengenommen ist ein Altern mit später eintretenden und insgesamt geringeren gesundheitlichen Beeinträchtigungen grundsätzlich möglich, und für die Vergangenheit lässt sich eine solche Entwicklung in der Tat auch nachweisen.

- Die Zahl der Leistungsberechtigten in der Pflegeversicherung hängt selbstverständlich auch davon ab, wie der Gesetzgeber den Begriff der Pflegebedürftigkeit definiert. Gegenwärtig ist dieser recht eng gefasst und schließt eine beachtliche Zahl von an sich unterstützungsbedürftigen Personen aus (s. Kap. 9.4.2). Das Bundesministerium für Gesundheit setzte 2008 einen wissenschaftlichen Beirat ein, der im Jahr 2009 Vorschläge für eine Neufassung des Pflegebedürftigkeitsbegriffs vorlegte (s. Kap. 9.4.2). Gegenwärtig ist noch nicht abzusehen, ob und wann der Gesetzgeber eine Neubestimmung des Pflegebedürftigkeitsbegriffs vornehmen und wie er ausgestaltet werden wird.

Wie sich die Pflegebedürftigkeit künftig entwickeln wird, ist Gegenstand einer Reihe von Prognosen (Tab. 9-2). Da deren Autoren unterschiedliche Annahmen zur Entwicklung der Lebenserwartung und der Pflegewahrscheinlichkeiten zugrunde legen, ist das Spektrum der Einschätzungen entsprechend weit. Dies wird besonders deutlich mit Blick auf das Jahr 2050, in dem der Maximalwert den Minimalwert um beinahe 100 Prozent oder rund 2,7 Millionen Personen übersteigt. Eine so große Streubreite wirft die Frage nach dem Sinn derart langfristiger Prognosen auf. Aber immerhin sind sich die Experten darin einig, dass von einer deutlichen Erhöhung der Pflegebedürftigkeit auszugehen ist.

Die Frage, welche Anforderungen sich künftig für die Pflegeversicherung und die Pflegeinfrastruktur ergeben, hängt aber nicht nur von der Zahl der Pflegebedürftigen ab, sondern auch von der Fähigkeit und Bereitschaft der Angehörigen und sozialer Netze, die betroffenen Personen selbst zu pflegen. Vielschichtige soziale Wandlungsprozesse deuten darauf hin, dass diese Fähigkeit und Bereitschaft weiter sinken und damit die informelle Pflege – also die Pflege, die nicht durch professionelle Anbieter erfolgt, sondern von Angehörigen, Nachbarn, ehrenamtlich Tätigen usw. geleistet wird – zugunsten professioneller Pflege weiter an Bedeutung verlieren wird. Damit werden die sich ohnehin aus der Zunahme der Pflegebedürftigkeit bereits ergebenden Anforderungen an die Pflegeversicherung und die professionelle Pflegeinfrastruktur noch weiter erhöht. Früher konnten in der Drei- oder Mehr-Generationen-Familie die Pflegebedürftigen noch im Familienverband versorgt werden. Dies geschieht jedoch immer seltener, denn bei den Lebensformen macht sich seit Jahrzehnten ein Trend zur Ein-Generationen-Familie, insbesondere zu Single-Haushalten bemerkbar. Allein zwischen 1991 und 2011 ist deren Zahl in Deutschland von 11,9 auf 16,3 Millionen gestiegen (StBA 2012e: 58). Hinzu kommt, dass mit der steigenden Erwerbstätigkeit von Frauen jener Personenkreis, dem im traditionellen Rollenver-

Tabelle 9-3: Anteil der über 80-Jährigen an allen Pflegebedürftigen in der sozialen und der privaten Pflegeversicherung Ende 2010.

Pflegebedürftige	über 80-Jährige (in %)	
	soziale Pflegeversicherung	private Pflegeversicherung
ambulant versorgt	45,5	53,3
stationär versorgt	62,2	76,2

Quelle: Eigene Zusammenstellung nach Bundestagsdrucksache 17/8332: 30.

ständnis die Pflege zumeist zugefallen ist, nicht mehr so selbstverständlich wie früher für diese Aufgaben zur Verfügung stehen wird.

Nicht zuletzt verlieren soziale Netze, die grundsätzlich eine ausgeprägte Fähigkeit zur informellen Übernahme pflegerisch-betreuender Tätigkeiten aufweisen (Blinkert/Klie 1999; Schneekloth/Wahl 2008), unter dem Einfluss gesellschaftlicher Desintegrationsprozesse für das Individuum an Bedeutung. Zwar sind die Beziehungen zwischen den Generationen in mancherlei Hinsicht durchaus enger, als gemeinhin angenommen wird (Kohli/Künemund/Motel et al. 2000), da aber auch eine Umkehr des Trends zur Individualisierung von Lebensformen nicht in Sicht ist, muss davon ausgegangen werden, dass die Nachfrage nach professioneller Pflege in Zukunft weiter steigen wird, und zwar vermutlich noch stärker als die Pflegebedürftigkeit selbst (Schmähl 1998; Schneekloth 2008; Rothgang/Müller/Unger 2012). Allerdings ist auch zu betonen, dass etwa 70 Prozent der häuslich versorgten Pflegebedürftigen immer noch von Familienangehörigen gepflegt werden (StBA 2013i). Angesichts des fortschreitenden sozialen Wandels ist die Bereitschaft zur informellen Pflege bisher also erstaunlich langsam erodiert.

Dabei ist die Pflegebereitschaft zwischen den gesellschaftlichen Gruppen durchaus unterschiedlich ausgeprägt. Studien zeigen, dass ein enger Zusammenhang zwischen sozialen Milieus und pflegekulturellen Orientierungen existiert. Während die Bereitschaft zur häuslichen Pflege im Unterschichtmilieu am häufigsten anzutreffen ist, wird im liberal-bürgerlichen Milieu die Heimpflege stärker bevorzugt (z. B. Blinkert/Klie 2004: 128ff.). Faktoren wie höheres Einkommen, hoher Bildungsabschluss und auf Selbstverwirklichung oder Emanzipation ausgerichtete Lebenseinstellungen fördern die Neigung, pflegebedürftige Angehörige nicht selbst zu betreuen (Enquete-Kommission 2002: 516). Bei der Entscheidung für ein bestimmtes Pflegearrangement erweisen sich Kostenargumente vielfach als bedeutsamer als normative Orientierungen. In unteren Sozialmilieus liegt ein besonders wichtiger Grund für die Entscheidung, die Angehörigen selbst zu pflegen, in dem Bestreben, die hohen Kosten einer Heimpflege zu vermeiden. Umgekehrt ist in bürgerlichen Milieus der mit einer häuslichen Pflege zumeist verbundene Verzicht auf bisherige oder zukünftig erwartete Vorteile («Opportunitätskosten») – wie z. B. die Aufgabe der Berufstätigkeit, der Verzicht auf Freizeit oder der Verzicht auf beruflichen Aufstieg – häufig ausschlaggebend, wenn sich die Familien für eine Pflege im Heim entscheiden.

9.3 Die Ziele der Pflegeversicherung

9.3.1 Die Absicherung von Pflegebedürftigkeit vor Einführung der Pflegeversicherung

Vor 1995 hatte Pflegebedürftigkeit – mit einigen wenigen Ausnahmen im Bereich der Unfallversicherung und der Kriegsopferversorgung – keinen sozialversicherungsrechtlichen Leistungsanspruch begründet. Dies war unter mehreren Gesichtspunkten problematisch:

- Eine wachsende Zahl von Familien musste die notwendig gewordenen professionellen Pflegeleistungen aus dem laufenden Haushaltseinkommen oder dem Privatvermögen finanzieren. Immer mehr Pflegebedürftige und ihre Angehörigen waren gezwungen, zur Finanzierung professioneller Pflege auf die Sozialhilfe zurückzugreifen. Damit mussten die Landkreise und Kommunen als Sozialhilfeträger den größten Teil der Pflegekosten tragen, wodurch deren ohnehin chronische Finanzkrise weiter verschärft wurde. Außerdem wurde die Sozialhilfe, die in der Systematik des deutschen Sozialrechts gleichsam als letztes Auffangbecken für auf anderem Wege nicht gelöste Probleme konzipiert ist (Lampert/Althammer 2007), auf diese Weise zum Regelfall für die Absicherung eines sozialen Lebensrisikos. So bezogen vor Einführung der Pflegeversicherung in Westdeutschland mehr als zwei Drittel der Bewohner stationärer Einrichtungen Hilfe zur Pflege nach dem Bundessozialhilfegesetz (BSHG) (Rothgang 1997). Im Jahr 1994, also im letzten Jahr vor der Einführung der Pflegeversicherung, betrugen die Ausgaben für die Hilfe zur Pflege insgesamt 17,7 Milliarden DM. Davon entfielen mehr als 90 Prozent, nämlich 16,1 Milliarden DM, auf die Hilfe zur Pflege in Einrichtungen.
- Für die Pflege von Familienmitgliedern war kaum eine sozialstaatliche Unterstützung verfügbar (Alber/Schölkopf 1999); kommunales, bürgerschaftliches und familiäres Engagement hatten demgegenüber ein großes Gewicht. Altenhilfe und Altenpflege im Alter war über lange Zeit eine Domäne kirchlich getragener Organisationen. Sie wurde von bürgerschaftlich engagierten Personen getragen, von denen nur ein Teil auch fachlich ausgebildet war. Darüber hinaus leisteten Gemeinden und Kreise nicht nur im Rahmen der Pflichtleistungen nach dem Bundessozialhilfegesetz, sondern auch durch freiwillige Leistungen (z. B. Investitionskostenzuschüsse) einen Beitrag zum Aufbau einer lokalen Infrastruktur zur Hilfe und Unterstützung alter Menschen. In vielen Gemeinden hatte sich eine lokale Solidaritäts- und Selbsthilfekultur entwickelt, die auf dem Engagement von lokalen Trägervereinen und auf ehrenamtlicher Mitarbeit beruhte.
- Kehrseite dieser Art von Zusammenspiel von Staat, Kommunen, Familien und bürgerschaftlichen Elementen waren vor allem ein geringes Niveau garantierter sozialer Rechte, die Zuweisung der primären Verantwortung an die Familien und eine im Vergleich zu anderen Politikfeldern (wie z. B. der Schulpolitik) nur schwach institutionalisierte Verantwortung der Kommunen. Die damit erreichten Hilfe- und Sicherungsniveaus blieben weit hinter denen anderer Versorgungszweige (insbesondere der medizinischen Versorgung) zurück.
- Die Zahl der zur Versorgung pflegebedürftiger Personen zur Verfügung stehenden Pflegekräfte und -einrichtungen war trotz eines kontinuierlichen Anstiegs seit den 1960er Jahren (Schölkopf 1999) insgesamt viel zu gering.
- Ein Teil der Pflegebedürftigen wurde in Krankenhäusern versorgt – zum Teil mangels institutioneller Alternativen, zum Teil wegen der auf diese Weise möglichen Kostenverlagerung auf die GKV. Diese Entwicklung trug in erheblichem Umfang zur Fehlbelegung von Krankenhausbetten und damit zu einem

medizinisch nicht indizierten Ausgabenanstieg im Krankenhaussektor bei.

- Wenn die Pflege durch die Angehörigen übernommen wurde, waren diese nicht selten psychisch überfordert. Da es ihnen in vielen Fällen überdies an dem erforderlichen Wissen und Sachverstand mangelte, ging von der familiären Pflege oftmals auch eine Gesundheitsgefährdung für die Pflegebedürftigen aus («gefährliche Pflege»).

Diese Problematik war seit langem bekannt und Gegenstand öffentlicher Diskussionen. Gleichzeitig zeichnete sich angesichts des demographischen und sozialen Wandels ihre weitere Verschärfung in den kommenden Jahrzehnten ab.

In den 1980er Jahren wurden unterschiedliche Konzepte für eine Absicherung der Pflegebedürftigkeit vorgelegt, zu einer gesetzlichen Regelung kam es aber nicht. Mit der Verabschiedung des 1989 in Kraft getretenen Gesundheitsreformgesetzes (GRG) entschied sich der Gesetzgeber zunächst für eine Einstiegslösung, die auch als «kleine Pflegeversicherung» bezeichnet wurde: Die GKV gewährte nun erstmals begrenzte Leistungen bei Pflegebedürftigkeit, nämlich Leistungen der häuslichen Pflege sowie Kurzzeitpflege bei Schwerpflegebedürftigkeit (§ 37 SGB V). Sie war allerdings auf solche Fälle beschränkt, in denen eine «Krankenhausbehandlung geboten, aber nicht ausführbar ist» oder in denen Krankenhausbehandlung «durch die häusliche Krankenpflege vermieden oder verkürzt wird» (§ 37 Abs. 1 SGB V; s. Kap. 9.4.5).

Der Konflikt um die Einführung einer Pflegeversicherung war damit aber nicht beendet. Im Mittelpunkt der weiteren politischen Auseinandersetzung stand die Frage nach dem Charakter der Versicherungslösung – Privatversicherung oder Sozialversicherung – sowie nach den finanziellen Auswirkungen der Einführung der Pflegeversicherung, insbesondere nach der Kostenverteilung zwischen Arbeitgebern und Arbeitnehmern.

9.3.2 Die Pflegeversicherung als nicht bedarfsdeckende Grundsicherung

Vor dem Hintergrund der skizzierten Problemkonstellation wurde 1994 – nach einer mehr als zwanzigjährigen Diskussion und heftigen Auseinandersetzungen während des Gesetzgebungsprozesses – das «Gesetz zur sozialen Absicherung des Risikos der Pflegebedürftigkeit (Pflege-Versicherungsgesetz – PflegeVG)» (BGBl. I: 1014) verabschiedet (z. B. Meyer 1996; Alber/Schölkopf 1999: 129ff.). Es trat am 1.1.1995 in Kraft und wurde als elftes Buch in das Sozialgesetzbuch integriert (SGB XI). Die Pflegeversicherung wurde damit zur «fünften Säule» der gesetzlichen Sozialversicherung – neben der Kranken-, der Renten-, der Unfall- und der Arbeitslosenversicherung. Während die Beitragszahlung bereits zum 1.1.1995 begann, wurden die Leistungen – in zwei Stufen – erst später aufgenommen, nämlich:

- die Leistungen zur ambulanten (häuslichen) Pflege am 1.4.1995 (Einführungsstufe 1)
- die Leistungen zur stationären Pflege am 1.7.1996 (Einführungsstufe 2).

Das Pflegeversicherungsgesetz definiert die «pflegerische Versorgung der Bevölkerung» als «gesamtgesellschaftliche Aufgabe» (§ 8 SGB Abs. 1 SGB XI). Freilich bedeutet dies nicht, dass die Gesellschaft den Betroffenen die entstehenden Lasten so weit wie möglich abnimmt. Im Mittelpunkt steht vielmehr die Verantwortung der Pflegebedürftigen und ihrer Angehörigen, denen die Gesellschaft bei der Wahrnehmung ihrer Verantwortung unter die Arme greift. Länder, Kommunen, Pflegeeinrichtungen und Pflegekassen sollen «die Bereitschaft zu einer humanen Pflege und Betreuung durch hauptberufliche und ehrenamtliche Pflegekräfte sowie durch Angehörige, Nachbarn und Selbsthilfegruppen» (§ 8 Abs. 2 SGB XI) unterstützen und fördern. Sie sollen, so die einleitenden Vorschriften des Gesetzes, «auf eine neue Kultur des Helfens und der mitmenschlichen Zuwendung hinwirken» (§ 8 Abs. 2 SGB XI).

Damit ist die Erwartung verbunden, dass die Übernahme von Pflegeaufgaben durch Angehörige, Nachbarn, Ehrenamtliche oder andere bürgerschaftlich Engagierte neue Formen der gesellschaftlichen Hilfe hervorbringt (Dammert 2009).

Häufig wird dieser Ansatz als Ausgangspunkt für die Entwicklung einer – positiv verstandenen – neuen Balance von staatlichen, marktförmigen, familiären und nachbarschaftlichen, freiwilligen Beiträgen und Leistungen interpretiert («Wohlfahrtspluralismus», «neuer Wohlfahrtsmix»; Röber 2008; Hämel 2012). In dieser Sichtweise kann das SGB XI vielfältige Möglichkeiten zur Entwicklung von Konzepten eröffnen, die darauf abzielen, professionelle Hilfen und Beiträge aus dem familiären Umfeld miteinander zu verbinden (Evers 1998: 7ff.). Man kann in dieser Charakterisierung der Pflegeversicherung aber auch mit guten Gründen eine beschönigende Umschreibung für die Abkehr vom Grundsatz einer solidarischen Absicherung von Lebensrisiken sehen (z. B. Priester 1993; Fuchs 1997: 321ff.; Dammert 2009).

Mit der Einführung der Pflegeversicherung verfolgte der Gesetzgeber primär folgende Ziele:

- das Risiko der Pflegebedürftigkeit eigenständig abzusichern, dabei aber die Finanzierung über Pflichtbeiträge, insbesondere die Belastung der Arbeitgeber, in engen Grenzen zu halten. Die soziale Pflegeversicherung ist als eine Grundsicherung konzipiert, die weder im häuslichen noch im stationären Bereich den gesamten Versorgungsbedarf bei Pflegebedürftigkeit abdeckt. Dies bedeutet, dass die Leistungen der Pflegeversicherung von vornherein nur ergänzenden Charakter tragen. So sieht das PflegeVG vor, dass die Pflegeversicherung mit ihren Leistungen lediglich die häusliche Pflege und die Pflegebereitschaft der Angehörigen und Nachbarn unterstützen (§ 3 SGB XI), sie aber nicht ersetzen soll. Eine am individuellen Bedarf orientierte Pflege bleibt damit auf Leistungen der Familienangehörigen oder auf Leistungen von nachbarschaftlichen oder anderen Netzwerken angewiesen. Sofern es zur professionellen Hilfe keine Alternative gibt, müssen Familieneinkommen oder -vermögen zur Kostendeckung herangezogen werden. Falls diese nicht vorhanden oder durch die Übernahme von Pflegeaufwendungen aufgezehrt sind, müssen die Betroffenen auf Hilfe zur Pflege nach dem SGB XII – ehemals Bundessozialhilfegesetz (BSHG) – zurückgreifen. Die Prinzipien der Leistungsgewährung in der sozialen Pflegeversicherung orientieren sich damit stark am Konzept der Subsidiarität und an den Merkmalen des liberalen Wohlfahrtsstaatsmodells (s. Kap. 2.1.2). Dies stellt einen Bruch mit der Tradition der Bedarfsorientierung dar, für die im deutschen Sozialrecht das Sachleistungsprinzip typisch ist, und damit auch eine Abkehr vom Solidarprinzip. Es handelt sich bei der Pflegeversicherung also – wenn man so will – um eine «Barmherzigkeit mit beschränkter Haftung» (Strünck 2000).
- Die Pflegeversicherung sollte zum einen die Abhängigkeit Pflegebedürftiger von der Sozialhilfe vermindern, zum anderen die Sozialhilfeträger von ihren hohen Ausgaben für Pflegeleistungen entlasten.
- Die Pflegeversicherung sollte zum Ausbau einer bedarfsgerechten Pflegeinfrastruktur und zur Verbesserung der Pflegequalität beitragen. Alle Pflegeeinrichtungen erhielten einen gesetzlich verankerten Rechtsanspruch auf Abschluss von Versorgungsverträgen unabhängig vom konkret vorliegenden Bedarf; dabei sollten gewinnwirtschaftliche und freigemeinnützige Träger vorrangig berücksichtigt werden.
- Das Zusammenwirken dieser Elemente sollte «einen geschlossenen Markt der zugelassenen Pflegeeinrichtungen verhindern, neuen, innovativen Leistungsanbietern den Zugang zum Pflegemarkt offen halten und so den Wettbewerb unter den Pflegeeinrichtungen fördern (…)» (Bundestagsdrucksache 12/5262: 136). Mit der Einführung der

Pflegeversicherung setzte der Gesetzgeber also auf eine Steuerung durch Markt- und Wettbewerbsmechanismen. Auf den Aufbau einer nicht gewinnwirtschaftlichen, z. B. kommunalen Infrastruktur für die Pflege wurde verzichtet. Gleichwohl ist dieses Feld hochgradig reguliert. So folgen Preise für pflegerische Dienstleistungen nicht dem Mechanismus von Angebot und Nachfrage, sondern sind das Verhandlungsergebnis zwischen Pflege- und Krankenkassen, Sozialhilfeträgern und den Trägern der Pflegeeinrichtungen. Auch auf anderen Feldern (z. B. der Qualitätssicherung) ist ein dichtes Netz von Regulierungen entstanden, weil Markt und Wettbewerb offenkundig nicht in der Lage sind, die gewünschten Wirkungen allein hervorzubringen.

9.4 Die Leistungen der Pflegeversicherung

9.4.1 Leistungsgrundsätze

Die Leistungen der Pflegeversicherung sollen den Pflegebedürftigen helfen, trotz ihres Hilfebedarfs ein möglichst selbständiges, selbstbestimmtes und menschenwürdiges Leben zu führen (§ 2 SGB XI). Sie werden einkommens- und vermögensunabhängig gewährt. Nehmen Versicherte Leistungen der Pflegeversicherung in Anspruch, so bleibt der Anspruch auf andere Leistungen (z. B. Leistungen der Krankenversicherung, Leistungen der Bundesagentur für Arbeit, Rente, Wohngeld, Sozialhilfe) davon unberührt. Die Pflege soll die Aktivierung des Pflegebedürftigen zum Ziel haben, also darauf gerichtet sein, so weit wie möglich vorhandene Fähigkeiten zu erhalten oder verlorene Fähigkeiten zurückzugewinnen (§ 28 Abs. 4 SGB XI). Dabei sollen auch die Kommunikationsbedürfnisse des Pflegebedürftigen berücksichtigt werden. Das Selbstbestimmungsrecht des Pflegebedürftigen bezieht sich zum einen auf die Wahl der Leistungsart (ambulant, teilstationär oder vollstationär; Geld- oder Sachleistung), zum anderen auf die Wahl der Einrichtung selbst.

Dabei schreibt das Pflegeversicherungsgesetz den grundsätzlichen Vorrang der häuslichen vor der stationären Pflege fest: Die Pflegebedürftigen sollen so lange wie möglich in ihrer häuslichen Umgebung verbleiben können, und zu diesem Zweck soll die familiäre und nachbarschaftliche Pflegebereitschaft in besonderer Weise unterstützt werden (§ 3 SGB XI). Auch die Leistungen der teilstationären Pflege und Kurzzeitpflege genießen Vorrang gegenüber der vollstationären Pflege. Dieser Grundsatz steht im Einklang mit den Wünschen der Mehrzahl der Betroffenen und der Angehörigen (Schneekloth/Wahl 2008: 86).

Des Weiteren haben die Pflegekassen den Grundsatz «Rehabilitation vor Pflege» zu beachten, d. h. im Einzelfall zu prüfen, «welche

Leistungen zur Rehabilitation geeignet und zumutbar sind, Pflegebedürftigkeit zu vermeiden, zu überwinden, zu mindern oder ihre Verschlimmerung zu verhüten» (§§ 5, 31 Abs. 1 SGB XI). Auch der Medizinische Dienst der Krankenversicherung (MDK) hat dies bei seiner Prüfung der Pflegebedürftigkeit zu berücksichtigen (§ 18 Abs. 1 SGB XI). Außerdem haben die Pflegekassen bei anderen Leistungsträgern darauf hinzuwirken, dass frühzeitig geeignete präventive, medizinisch-kurative und rehabilitative Maßnahmen ergriffen werden, um den Eintritt von Pflegebedürftigkeit zu vermeiden (§ 5 Abs. 1 SGB XI; s. Kap. 8.2.1).

Schließlich unterliegen die Leistungen der sozialen Pflegeversicherung grundsätzlich dem Wirtschaftlichkeitsgebot. Analog zu den Bestimmungen des SGB V sieht das SGB XI vor, dass die Leistungen «wirksam und wirtschaftlich sein» müssen und «das Maß des Notwendigen nicht übersteigen» dürfen (§ 29 Abs. 1 SGB XI).

Allerdings treten bei der Umsetzung dieser Leistungsgrundsätze bisweilen erhebliche Schwierigkeiten zu Tage. Ihrer Vermeidung sind u. a. durch die enge Definition der Pflegebedürftigkeit und durch den bloßen Grundsicherungscharakter der Pflegeversicherung von vornherein enge Grenzen gesetzt. So gilt Kommunikation nicht als eigenständige vergütungsfähige Leistung, sondern als ein selbstverständliches Qualitätsmerkmal bei der Erbringung von Pflegeleistungen. Leistungsrechtlich handelt es sich bei der Erfüllung des Kommunikationsbedürfnisses um einen Bestandteil der sozialen Betreuung, der zwar im stationären Bereich, nicht aber in der häuslichen Pflege eine Leistung der Pflegeversicherung darstellt (GKV-Spitzenverband 2008).

Die soziale Betreuung ist in der ambulanten Pflege eine Aufgabe, die das PflegeVG den Angehörigen oder anderen Bezugspersonen zuweist. Für die häusliche Pflege hat der Gesetzgeber deshalb keine Möglichkeit zur Abrechnung sozialer Betreuungsarbeit geschaffen (Klie/Krahmer 2000: § 43 Rn 15).

Auch der Grundsatz «Rehabilitation vor Pflege» wird bisher nur unzureichend umgesetzt. Der wohl wichtigste Grund dafür liegt darin, dass Rehabilitationsleistungen und Pflegeleistungen nicht aus einer Hand, sondern von den Rehabilitationsträgern (darunter den Krankenkassen) und den Pflegekassen jeweils getrennt finanziert werden. Daraus erwächst bei den Rehabilitationsträgern das Interesse, die eigenen Haushalte auf Kosten der Pflegeversicherung zu entlasten. Dies gilt insbesondere für die Krankenkassen, bei denen erhöhte Ausgaben dazu beitragen können, dass sie einen Zusatzbeitrag erheben müssen und auf diese Weise ihre Wettbewerbsposition verschlechtern. Treten Mehrausgaben bei den jeweiligen *Pflege*kassen auf, bleibt ein solcher Effekt hingegen aus, weil in der Pflegeversicherung ein vollständiger Finanzausgleich zwischen den Pflegekassen erfolgt und ein Zusatzbeitrag als Wettbewerbsparameter nicht existiert (s. Kap. 9.5.3). Der Gesetzgeber bemühte sich durch eine Reihe gesetzlicher Bestimmungen, vor allem im 2008 verabschiedeten «Gesetz zur strukturellen Weiterentwicklung der Pflegeversicherung (Pflege-Weiterentwicklungsgesetz – PfWG)» (BGBl. I: 874), darum, dieses Defizit zu beheben. So wurde die bereits bestehende Verpflichtung des MDK, im Begutachtungsverfahren Empfehlungen zur Prävention und medizinischen Rehabilitation auszusprechen, konkretisiert (§ 18 Abs. 6 SGB XI). Die Pflegekassen wurden u. a. dazu verpflichtet, mit der Einwilligung des Versicherten den zuständigen Rehabilitationsträger sowie den Hausarzt über diese Empfehlungen zu unterrichten und die entsprechenden Maßnahmen zu veranlassen (§ 31 Abs. 3 SGB XI). Außerdem sollen durch finanzielle Anreize Anstrengungen von stationären Pflegeeinrichtungen gefördert werden, mit aktivierender Pflege und Rehabilitation Verbesserungen im Gesundheitszustand der Pflegebedürftigen zu erzielen (s. Kap. 8.2.4). Trotz dieser Bemühungen bleibt es jedoch bei dem grundsätzlichen Steuerungsproblem, das aus der Trennung der Finanzierungszuständigkeiten insbesondere zwischen Pflegekassen und Krankenkassen erwächst.

9.4.2 Der Begriff der Pflegebedürftigkeit

Der Begriff der Pflegebedürftigkeit und damit die Voraussetzung für eine Leistungsgewährung werden im Pflegeversicherungsgesetz definiert: Demnach gelten solche Personen als pflegebedürftig, «die wegen einer körperlichen, geistigen oder seelischen Krankheit oder Behinderung für die gewöhnlichen und regelmäßig wiederkehrenden Verrichtungen im Ablauf des täglichen Lebens auf Dauer, voraussichtlich für mindestens sechs Monate, in erheblichem oder höherem Maße der Hilfe bedürfen» (§ 14 Abs. 1 SGB XI). Ausgangspunkt für die Pflegebedürftigkeit im sozialrechtlichen Sinn ist damit ein krankheits- oder behinderungsbedingter Hilfebedarf, der dazu führt, dass gewöhnliche Verrichtungen nicht mehr selbst ausgeübt werden können. Krankheiten oder Behinderungen im oben genannten Sinne sind:

- Verluste, Lähmungen oder andere Funktionsstörungen am Stütz- und Bewegungsapparat,
- Funktionsstörungen der inneren Organe oder der Sinnesorgane,
- Störungen des Zentralnervensystems wie Antriebs-, Gedächtnis- oder Orientierungsstörungen sowie endogene Psychosen, Neurosen oder geistige Behinderungen (§ 14 Abs. 2 SGB XI).

Die von der Pflegeversicherung finanzierte Hilfe «besteht in der Unterstützung, in der teilweisen oder vollständigen Übernahme der Verrichtungen im Ablauf des täglichen Lebens oder in Beaufsichtigung oder Anleitung mit dem Ziel der eigenständigen Übernahme dieser Verrichtungen» (§ 14 Abs. 3 SGB XI). Die «gewöhnlichen und regelmäßig wiederkehrenden Verrichtungen im Ablauf des täglichen Lebens» (§ 14 Abs. 1 SGB XI), für die Hilfe gewährt werden kann, sind in vier Bereiche unterteilt (**Tab. 9-4**), wobei die Bereiche Körperpflege, Ernährung und Mobilität der Grundpflege zugeordnet werden:

Die Grundpflege bezeichnet gemeinhin diejenige Unterstützung bei den Aktivitäten des täglichen Lebens, die nicht an eine Krankenbehandlung gebunden und unmittelbar personenbezogen ist. Auf der Grundlage des SGB XI können neben der hauswirtschaftlichen Versorgung nur diese Leistungen der Grundpflege erbracht werden. Die Grundpflege wird sozialrechtlich von der Behandlungspflege abgegrenzt. Diese umfasst die unmittelbar medi-

Tabelle 9-4: Zur Unterstützung vorgesehene Aktivitäten des täglichen Lebens nach dem Pflegeversicherungsgesetz.

Aktivitäten des täglichen Lebens	einzelne Verrichtungen
Körperpflege	Waschen, Duschen, Baden, Zahnpflege, Kämmen, Rasieren, Darm- oder Blasenentleerung
Ernährung	mundgerechtes Zubereiten oder Aufnahme der Nahrung
Mobilität	selbständiges Aufstehen und Zu-Bett-Gehen, An- und Auskleiden, Gehen, Stehen, Treppensteigen oder Verlassen und Wiederaufsuchen der Wohnung
hauswirtschaftliche Versorgung	Einkaufen, Kochen, Wohnungsreinigung, Spülen, Wechseln und Waschen der Wäsche und Kleidung oder Wohnungsheizung

Quelle: Gerlinger/Röber 2009: 28 (geringfügig modifiziert).

zinisch veranlassten Leistungen. Hierzu zählen u. a. die Wundversorgung, der Verbandwechsel, die Blutdruckmessung, die Durchführung von Injektionen und das Verabreichen von Medikamenten. Behandlungspflege kann nur vom Arzt nach dem SGB V verordnet werden, wobei das Krankenversicherungsrecht in bestimmten Fällen auch Grundpflegeleistungen ermöglicht, insbesondere wenn Krankenhausbehandlung nicht durchführbar ist oder durch häusliche Grundpflege vermieden oder verkürzt werden kann (§ 37 Abs. 1 SGB V; s. Kap. 9.4.5). In der Pflegepraxis erweist es sich als recht schwierig, die mit der Unterscheidung von Grund- und Behandlungspflege verbundenen Rechtsansprüche und Finanzierungszuständigkeiten zu handhaben.

Der zugrunde liegende Pflegebedürftigkeitsbegriff stellt einen genau beschriebenen Leistungsumfang der Grundpflege und hauswirtschaftlichen Versorgung dar, der nicht dem Anspruch einer ganzheitlichen Pflege und Betreuung gerecht werden kann. Bei der Feststellung der Pflegebedürftigkeit werden Bedarfe im Bereich der medizinischen Behandlungspflege nicht berücksichtigt.

9.4.3 Pflegestufen

Je nach Schwere der Pflegebedürftigkeit unterscheidet das Pflegeversicherungsgesetz zwischen drei Pflegestufen (§ 15 SGB XI):

- *Pflegestufe I (erheblich Pflegebedürftige):* Dies sind solche Personen, die bei der Körperpflege, bei der Ernährung oder der Mobilität mindestens einmal täglich bei wenigstens zwei Verrichtungen aus diesen Bereichen auf fremde Hilfe angewiesen sind und außerdem mehrmals wöchentlich bei der hauswirtschaftlichen Versorgung Unterstützung benötigen. Der zeitliche Aufwand für die notwendige Hilfe muss wöchentlich im Tagesdurchschnitt in der Pflegestufe I mindestens 90 Minuten betragen, von denen mehr als 45 Minuten auf die Grundpflege entfallen müssen.
- *Pflegestufe II (Schwerpflegebedürftige):* Dies sind jene Personen, die mindestens dreimal täglich zu verschiedenen Tageszeiten bei ebenfalls wenigstens zwei Verrichtungen aus einem oder mehreren Bereichen der Körperpflege, der Ernährung oder der Mobilität Hilfe benötigen. Zusätzlich muss auch hier mehrfach in der Woche Hilfe bei der hauswirtschaftlichen Versorgung erforderlich sein. In der Pflegestufe II muss sich der tagesdurchschnittliche Zeitaufwand auf mindestens drei Stunden belaufen, davon mindestens auf zwei Stunden für die Grundpflege.
- *Pflegestufe III (Schwerstpflegebedürftige):* Hierzu zählen diejenigen Personen, die bei der Körperpflege, der Ernährung und der Mobilität täglich rund um die Uhr der Hilfe bedürfen und bei denen außerdem mehrfach in der Woche Hilfe bei der hauswirtschaftlichen Versorgung erforderlich ist. Voraussetzung für die Einordnung in diese Pflegestufe ist, dass der tägliche Aufwand im Durchschnitt mindestens fünf Stunden beträgt, davon mindestens vier Stunden für die Grundpflege.

Diese gesetzliche Definition von Pflegebedürftigkeit und Pflegestufen versagt Personen mit gelegentlichem und geringfügigem Unterstützungsbedarf sowie Personen mit einem Unterstützungsbedarf von weniger als sechs Monaten einen Leistungsanspruch im Rahmen der Pflegeversicherung. Dies gilt auch für Versicherte, die Hilfe allein für die hauswirtschaftliche Versorgung benötigen. Nicht mit jedem Pflegebedarf geht also eine Pflegebedürftigkeit im Sinne des PflegeVG einher. Eine Pflegebedürftigkeit ist erst dann vorhanden, wenn die Behinderung so ausgeprägt ist, dass die Betroffenen in dem gesetzlich definierten Umfang Hilfe bei den Verrichtungen des täglichen Lebens benötigen.

Der Spitzenverband Bund der Pflegekassen hat unter Beteiligung des MDK (s. Kap. 4.1.4) Richtlinien zur näheren Abgrenzung der Merkmale der Pflegebedürftigkeit, der Pflegestufen und zum Verfahren der Feststellung der Pflegebedürftigkeit zu beschließen (§ 17 SGB XI). Diese Pflegebedürftigkeitsrichtlinien sehen u. a. vor, dass es bei der Feststellung von Pflegedürftigkeit und der Einstufung der Pflegebedürftigen nicht auf die Art und Schwere der Krankheit, sondern allein auf das Fehlen oder die Einschränkung der Fähigkeit ankommt, die erwähnten Verrichtungen des täglichen Lebens selbständig auszuführen. Die für die Einstufung maßgebliche Dauer des Hilfebedarfs bemisst sich nach dem Zeitaufwand, den ein Familienangehöriger oder eine andere nicht als Pflegekraft ausgebildete Person für die erforderlichen Leistungen der Grundpflege und für die hauswirtschaftliche Versorgung benötigt.

Der MDK prüft im Auftrag der Pflegekassen, ob die Voraussetzungen für die Feststellung der Pflegebedürftigkeit vorhanden sind und welche Pflegebedürftigkeitsstufe vorliegt (§ 18 SGB XI). Zwar sollen dabei Gutachten und Zeugnisse der behandelnden Ärzte einbezogen werden, jedoch ist es letztlich der zuständige MDK-Gutachter selbst, der das Ergebnis feststellt. Dies geschieht üblicherweise auf der Grundlage einer Untersuchung oder einer Prüfung in der Wohnung des Antragstellers. Auf Grundlage der Empfehlung des MDK-Gutachters entscheidet schließlich die Pflegekasse über die Pflegebedürftigkeit und die Einstufung des Antragstellers.

9.4.4 Leistungsformen und Leistungsumfang

Die Pflegeversicherung unterscheidet zwischen vier Formen der Leistungserbringung:

- ambulante (häusliche) Pflege,
- teilstationäre Pflege (Tages- und Nachtpflege),
- stationäre Kurzzeitpflege,
- vollstationäre Pflege.

Für jede dieser Formen gelten eigene Bedingungen der Leistungsgewährung. Die Leistungen der Pflegeversicherung sind in ihrer Höhe, nach der Form der Leistungserbringung und dem Grad der Pflegebedürftigkeit gestaffelt (**Tab. 9-5**, s. S. 329; **Tab. 9-6**, s. S 330). Grundsätzlich stellen die Leistungen Höchstbeträge dar, die nicht immer ausgeschöpft werden müssen (§ 36 Abs. 3 SGB XI).

Zwischen 1995 und 2008 sind die Geld- und Sachleistungen in der Pflegeversicherung – von einigen geringfügigen Verbesserungen v. a. für Demenzkranke abgesehen – nicht angehoben worden. Daher erlitten die Leistungen der Pflegeversicherung seit ihrer Einrichtung einen Kaufkraftverlust von etwa 15 bis 20 Prozent. Erst die Pflegeversicherungsreform 2008 nahm eine Verbesserung der Leistungen vor. Mit ihr wurden zwischen 2008 und 2012 die meisten Geld- und Sachleistungen in einem zweijährigen Rhythmus angehoben (Tab. 9-5). Darüber hinaus sah sie ab 2015 eine Anpassung der Pflegeversicherungsleistungen an die Preisentwicklung vor (Dynamisierung), die in einem dreijährigen Rhythmus erfolgen soll. Allerdings wird weder mit der stufenweisen Anhebung der Leistungen bis 2012 noch mit der Dynamisierung der Leistungen ab 2015 der zwischen 1995 und 2008 eingetretene Kaufkraftverlust der Leistungen kompensiert.

Ambulante Pflege

Leistungen der ambulanten Pflege werden dann gewährt, wenn die Pflege im Haushalt des Pflegebedürftigen oder anderer Personen erfolgt. Bei der Leistungsgewährung in der ambulanten Pflege wird zwischen Pflegesachleistung und Pflegegeld unterschieden. Eine Pflegesachleistung liegt dann vor, wenn die häusliche Pflege «durch geeignete Pflegekräfte erbracht (wird), die entweder von der Pflegekasse oder bei ambulanten Pflegeeinrichtungen, mit denen die Pflegekasse einen Versorgungsvertrag abgeschlossen hat, angestellt sind» (§ 36 Abs. 1 SGB XI). Die Höhe des bewilligten Betrages richtet sich nach der Pflegestufe. In Härtefällen, das heißt bei einem außergewöhnlich hohen Pflegeaufwand, «der das übliche Maß der Pflegestufe III weit übersteigt» (§ 36 Abs. 4 SGB XI), können weitere Pflegeeinsätze bis zu einem Ge-

Tabelle 9-5: Veränderung der Leistungen für Pflegebedürftige zwischen 2008 und 2012 in Euro (Höchstbeträge pro Monat).

Pflegestufe	Bis 30.6.2008	1.7.2008–31.12.2009	1.1.2010–31.12.2009	2012
Sachleistungsbeträge in der ambulanten Pflege (§ 36 SGB XI)				
Stufe I	384	420	440	450
Stufe II	921	980	1 040	1 100
Stufe III	1 432	1 470	1 510	1 550
Stufe III (Härtefälle)	1 918	1 918	1 918	1 918
Pflegegeld in der ambulanten Pflege (§ 37 SGB XI)				
Stufe I	205	215	225	235
Stufe II	410	420	430	440
Stufe III	665	675	685	700
Sachleistungsbeträge in der Tages- und Nachtpflege (§ 41 SGB XI)				
Stufe I	384	420	440	450
Stufe II	921	980	1 040	1 100
Stufe III	1 432	1 470	1 510	1 550
Sachleistungsbeträge in der Kurzzeitpflege (§ 42 SGB XI)				
Stufe I-III[1]	1432	1470	1510	1550
Pflegevertretung durch a. nahe Angehörige, b. sonstige Personen (§ 39 SGB XI)				
a) Stufe I–III[1]	205	215	225	235
b) Stufe I–III[1]	1432	1470	1510	1550
Sachleistungsbeträge in der stationären Pflege (§ 43 SGB XI)				
Stufe I	1023	1023	1023	1023
Stufe II	1279	1279	1279	1279
Stufe III	1432	1470	1510	1550
Stufe III (Härtefälle)	1688	1750	1825	1918
Leistungen für Menschen mit eingeschränkter Alltagskompetenz (§ 45a SGB XI)[1]				
bisher		460		
seit dem 1.7.2008 (einschließl. Personen mit Pflegestufe 0)		bis zu 2 400		

1 Höchstbeträge pro Kalenderjahr.
Quelle: Eigene Darstellung (auf der Grundlage von BMG 2012f).

Tabelle 9-6: Leistungen der Pflegeversicherung im Jahr 2013.

	Pflegestufe 0 (erheblicher allgemeiner Betreuungsbedarf)	**Pflegestufe I** (erheblich Pflegebedürftige)	**Pflegestufe II** (schwer Pflegebedürftige)	**Pflegestufe III** (Schwerstpflegebedürftige – in Härtefällen)
häusliche Pflege von rein körperlich hilfebedürftigen Menschen				
– Pflegegeld (Euro monatlich)	–	235	440	700
– Pflegesachleistung (bis zu Euro monatlich)	–	450	1100	1550 (1918)
häusliche Pflege von Versicherten mit erheblichem allgemeinem Betreuungsbedarf				
– Pflegegeld (Euro monatlich)	120	305[5]	525[6]	700
– Pflegesachleistung (bis zu Euro monatlich)	225	665[7]	1 250[8]	1 550 (1918)
Verhinderungspflege[1,2] (Pflegeaufwendungen für bis zu 4 Wochen im Kalenderjahr, bis zu Euro)				
durch nahe Angehörige				
– von rein körperlich hilfebedürftigen Menschen	–	235	440	700
– von Versicherten mit erheblichem allgemeinem Betreuungsbedarf	120	305[5]	525[6]	700
durch sonstige Personen	1 550	1 550	1 550	1 550
Kurzzeitpflege				
– Pflegeaufwendungen (bis zu Euro im Jahr)	–	1 550	1 550	1 550
Teilstationäre Tages- und Nachtpflege[3]				
– Pflegeaufwendungen (bis zu Euro im Jahr)	–	450	1 100	1 550
Ergänzende Leistungen für Versicherte mit erheblichem allgemeinem Betreuungsbedarf[4]				
– Leistungsbetrag (bis zu Euro jährlich)	1 200/ 2 400	1 200/ 2 400	1 200/ 2 400	1 200/ 2 400
Zusätzliche Leistungen für Pflegebedürftige in ambulant betreuten Wohngruppen				
– Euro monatlich	–	200	200	200

Tabelle 9-6: (Fortsetzung)

	Pflegestufe 0 (erheblicher allgemeiner Betreuungsbedarf)	Pflegestufe I (erheblich Pflegebedürftige)	Pflegestufe II (schwer Pflegebedürftige)	Pflegestufe III (Schwerstpflegebedürftige – in Härtefällen)
Vollstationäre Pflege				
– Pflegeaufwendungen pauschal, Euro monatlich	–	1 023	1 279	1 550 (1918)
Pflege in vollstationären Einrichtungen der Hilfe für behinderte Menschen				
– Pflegeaufwendungen in Höhe von	–	10 % des Heimentgelts, höchstens 256 Euro monatlich		
Pflegehilfsmittel, die zum Verbrauch bestimmt sind				
– Aufwendungen bis zu Euro monatlich	31	31	31	31
technische Pflegehilfsmittel und sonstige Pflegehilfsmittel				
– Aufwendungen bis zu Euro monatlich	100 % der Kosten, unter bestimmten Voraussetzungen ist jedoch eine Zuzahlung von 10 %, höchstens 25 Euro je Pflegehilfsmittel zu leisten. Technische Pflegehilfsmittel werden vorrangig leihweise, also unentgeltlich und somit zuzahlungsfrei zur Verfügung gestellt			
Maßnahmen zur Verbesserung des Wohnumfeldes				
– Aufwendungen in Höhe von bis zu	2 557 Euro je Maßnahme (bis zum vierfachen Betrag – also bis zu insgesamt 10 228 Euro –, wenn mehrere Pflegebedürftige zusammen wohnen)			

1 Auf Nachweis werden den nahen Angehörigen notwendige Aufwendungen (Verdienstausfall, Fahrkosten usw.) bis zu 1 550 Euro erstattet.
2 Während der Verhinderungspflege sowie der Kurzzeitpflege wird für jeweils bis zu vier Wochen je Kalenderjahr die Hälfte des bisher bezogenen (anteiligen) Pflegegeldes fortgewährt.
3 Neben dem Anspruch auf Tagespflege bleibt ein hälftiger Anspruch auf die jeweilige ambulante Pflegesachleistung oder das Pflegegeld erhalten.
4 Abhängig von der persönlichen Pflegesituation auf Grundlage der dauerhaften und regelmäßigen Schädigungen oder Fähigkeitsstörungen nach § 45a Abs. 2 Satz 1 Nr. 1 bis 13 SGB XI werden bis zu 1200 Euro (Grundbetrag) beziehungsweise bis zu 2400 Euro (erhöhter Betrag) gewährt.
5 (235+70).
6 (440+85).
7 (450+215).
8 (1100+150).
Quelle: BMG 2013c.

samtwert von 1918 Euro gewährt werden. Dabei dürfen die Pflegekassen höchstens drei Prozent aller häuslich versorgten Pflegebedürftigen der Stufe III als Härtefall anerkennen (§ 36 Abs. 4 SGB XI).

Mit dem Inkrafttreten des PfWG im Jahr 2008 erhielten Pflegebedürftige bei häuslicher Pflege im Rahmen der Pflegesachleistung (§ 36 Abs. 1 SGB XI) die Möglichkeit, Leistungen der Grundpflege und der hauswirtschaftlichen Versorgung als Sachleistung gemeinsam – wenn man so will: in einem Pool – in Anspruch zu nehmen («Poolen»). Ist dies der Fall, so können sie darüber hinaus auch häusliche Betreuungsleistungen wie z. B. allgemeine Beaufsichtigung oder niedrigschwellige Betreuungsangebote zu Lasten der Pflegeversicherung erhalten. Diese Neuregelung richtet sich an Personen, die z. B. in einer Wohngemeinschaft, in einer betreuten Wohneinheit, in einem Haus oder auch in einer Straße leben. Durch die gemeinsame Inanspruchnahme von Leistungen können Zeit- und Kostenersparnisse erzielt werden, da sich der Gesamtaufwand eines Pflegeeinsatzes verringert, wenn längere Anfahrten entfallen oder nur eine Anfahrt notwendig ist. Die frei werdenden Mittel werden in diesem Fall für Betreuungsleistungen verwendet. Die Rationalisierungseffekte einer gemeinschaftlichen Inanspruchnahme werden also durch ein in diesem Fall erweitertes Angebot an die Leistungsempfänger weitergegeben. Die Austauschbeziehungen und Zahlungsströme bei der Gewährung von Pflegesachleistungen gehen aus **Abbildung 9-1** hervor.

Pflegegeld bewilligt eine Kasse dann, wenn die ambulante Pflege durch selbst beschaffte Pflegehilfen erfolgt (§ 37 Abs. 1 SGB XI) – dies können die Angehörigen, Nachbarn oder andere Personen sein. Bei der Inanspruchnahme von Pflegegeld muss eine Pflegeeinrichtung, mit der die Kasse einen Versorgungsvertrag abgeschlossen hat, die Qualität der häuslichen Pflege in regelmäßigen Abständen überprüfen (§ 37 Abs. 3 SGB XI). Die Vergütung für diesen «Beratungseinsatz» ist von der Pflegekasse zu tragen (§ 37 Abs. 3 SGB XI). Die Pflegedienste haben mit Einverständnis des Pflegebedürftigen der zuständigen Pflegekasse die Erkenntnisse zur Qualität der Pflege und zur Notwendigkeit einer Verbesserung mitzuteilen, die sie bei dem Beratungseinsatz gewonnen haben. Dabei kann es sich z. B. um Vorschläge zur Prävention und Rehabilitation handeln. Seit dem 1.1.2009 können auch die Pflegeberater (§ 7a SGB XI; s. Kap. 9.4.6) diese Beratungsbesuche durchführen. Die Praxis der Beratungseinsätze ist durch zahlreiche Mängel gekennzeichnet. Eine Untersuchung des Bundesministeriums für Familie, Senioren, Frauen und Jugend (BMFSFJ 2001) ergab u. a., dass der Aufwand bei diesen Einsätzen möglichst gering gehalten werde, da an den Besuchen «nichts zu verdienen sei» (ebd.: 127). Außerdem empfinden Pflegebedürftige und Angehörige die Beratungsbesuche in vielen Fällen

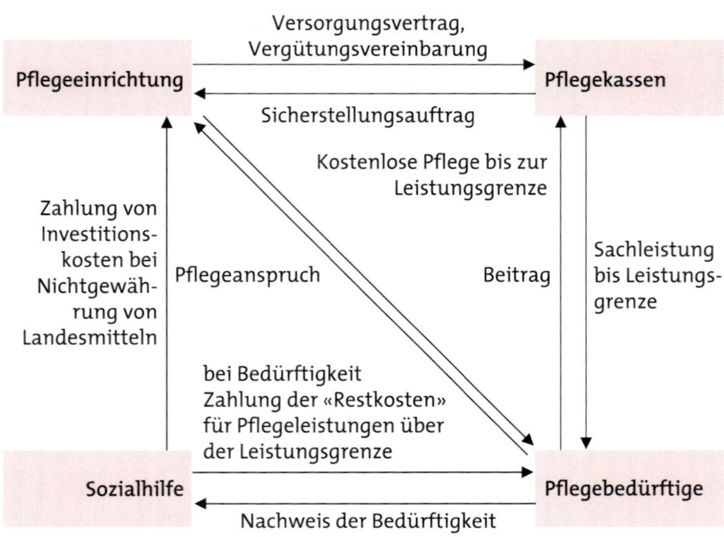

Quelle: Gerlinger/Röber 2009: 39.

Abbildung 9-1: Austauschbeziehungen und Zahlungsströme bei der Gewährung von Pflegesachleistungen

weniger als Unterstützung denn als Kontrolle und als Eingriff in die familiäre Autonomie. Hinzu kommt, dass viele Pflegedienste nur vage Vorstellungen über Aufgaben und Möglichkeiten dieser Einsätze haben.

Die Möglichkeit zur Wahl von Pflegegeld stellt aus der Perspektive des Gesetzgebers einen finanziellen Anreiz dar, um die Bereitschaft für familiäre oder nachbarschaftliche Unterstützung zu fördern. Zugleich bietet das Pflegegeld aber auch die Möglichkeit, die Ausgaben der Pflegekassen zu begrenzen, denn für alle Pflegestufen beläuft sich der betreffende Höchstbetrag nur auf etwa die Hälfte derjenigen Summe, die für die Pflegesachleistung maximal vorgesehen ist (Tab. 9-6). Pflegesachleistung und Pflegegeld können auch miteinander kombiniert werden («Kombi-Leistung» – § 38 SGB XI). Die Kombinationsleistung richtet sich primär an solche Angehörigen, die zur Übernahme von Pflegeleistungen bereit, aber nur zeitweise dazu in der Lage sind. Auch sie trägt dazu bei, Spielräume zur Kosteneinsparung auszuschöpfen.

Darüber hinaus trägt die Kasse die Aufwendungen für verbrauchte Pflegehilfsmittel (z. B. Windeln) bis zu einer Höhe von 31 Euro im Monat (§ 40 Abs. 2 SGB XI). Auch die Kosten für die Beschaffung oder Anpassung technischer Hilfsmittel werden erstattet, allerdings bei einer Zuzahlung in Höhe von zehn Prozent bis maximal 25 Euro (§ 40 Abs. 3 SGB XI). Für Maßnahmen zur Anpassung des Wohnumfeldes, die die häusliche Pflege ermöglichen oder erleichtern oder dem Pflegebedürftigen eine selbständige Lebensführung gestatten, trägt die Pflegekasse einen Zuschuss von bis zu 2557 Euro je Maßnahme und insgesamt bis zu 10 228 Euro, wenn mehrere Pflegebedürftige zusammen wohnen (Tab. 9-6). Bei der Bemessung des Zuschusses sind die Kosten der Maßnahme, ein angemessener Eigenanteil und das Einkommen des Pflegebedürftigen zu berücksichtigen (§ 40 Abs. 4 SGB XI).

Zusätzlich zu den genannten Leistungen können seit dem 1.7.2008 Leistungen für Pflegebedürftige, bei denen über die Grundpflege und die hauswirtschaftliche Versorgung hinaus ein erheblicher allgemeiner Betreuungs- und Beaufsichtigungsbedarf vorhanden ist, bewilligt werden. Dies betrifft Pflegebedürftige der Pflegestufen 0, I, II oder III «mit demenzbedingten Fähigkeitsstörungen, geistigen Behinderungen oder psychischen Erkrankungen (...), die dauerhaft zu einer erheblichen Einschränkung der Alltagskompetenz geführt haben» (§ 45a Abs. 1 SGB XI). Ihnen kann ein zusätzlicher Betreuungsbetrag von bis zu 2400 Euro pro Jahr gewährt werden. Darüber hinaus erhöhte das am 1.1.2013 in Kraft getretene «Gesetz zur Neuausrichtung der Pflegeversicherung (Pflege-Neuausrichtungs-Gesetz – PNG)» (BGBl. I: 2246) das Pflegegeld und die Pflegesachleistungen für diese Personen sowohl in der häuslichen Pflege als auch in der Verhinderungspflege durch nahe Angehörige (Tab. 9-6).

Ist eine Pflegeperson wegen Erholungsurlaubs, Krankheit oder aus anderen Gründen an der Pflege gehindert, übernimmt die Pflegekasse die Kosten einer notwendigen Ersatzpflege für bis zu vier Wochen je Kalenderjahr (§ 39 SGB XI). Voraussetzung dafür ist, dass die Pflegeperson den Pflegebedürftigen vor der erstmaligen Verhinderung mindestens zwölf Monate in seiner häuslichen Umgebung gepflegt hat. Die betreffenden Aufwendungen der Pflegekasse dürfen im Einzelfall 1550 Euro im Kalenderjahr nicht überschreiten (Tab. 9-6).

Stationäre Kurzzeitpflege

Wenn weder häusliche Pflege noch teilstationäre Pflege in ausreichendem Maße gewährleistet werden können (z. B. nach einer stationären Krankenhausbehandlung), hat der Pflegebedürftige für bis zu vier Wochen im Jahr Anspruch auf stationäre Kurzzeitpflege (§ 42 SGB XI). Auch in solchen Fällen übernimmt die Pflegekasse die einschlägigen Aufwendungen für bis zu 1550 Euro jährlich (Tab.9-6). Auch hier erfolgte zwischen 2008 und 2012 eine schrittweise Anhebung der Sachleistungsbeträge (Tab. 9-5).

Teilstationäre Pflege

Pflegebedürftige haben auch einen zeitlich unbegrenzten Anspruch auf teilstationäre Pflege (Tages- oder Nachtpflege), wenn sich die häusliche Pflege nur zeitweise sicherstellen lässt (§ 41 SGB XI). Dies wird vor allem dann in Betracht kommen, wenn Pflegepersonen einer (Teil-)Erwerbstätigkeit nachgehen oder sich der Betreuungsbedarf kurzfristig erhöht. In diesem Fall übernimmt die Pflegekasse die pflegebedingten Aufwendungen der teilstationären Pflege, die Aufwendungen für die soziale Betreuung und für die notwendigen Leistungen der medizinischen Behandlungspflege, gestaffelt nach den drei Pflegestufen, bis zu einer Höhe von 1550 Euro pro Monat.

Leistungen für Personen mit eingeschränkter Alltagskompetenz

Da der sozialrechtlich eingegrenzte Pflegebedürftigkeitsbegriff wichtige Aspekte des Pflegebedarfs, die weniger auf körperlichen Einschränkungen als auf sozialen und geistigen Defiziten beruhen, nicht in ausreichendem Maße berücksichtigt, erhalten insbesondere Personen mit besonderem Beaufsichtigungs-, Betreuungs- und Unterstützungsbedarf nicht die erforderlichen Leistungen. Das 2001 verabschiedete und 2002 in Kraft getretene «Gesetz zur Ergänzung der Leistungen bei häuslicher Pflege von Pflegebedürftigen mit erheblichem allgemeinen Betreuungsbedarf – (Pflegeleistungs-Ergänzungsgesetz – PflEG)» (BGBl. I: 3728) sah erstmals Leistungsverbesserungen für diesen Personenkreis vor, nämlich zusätzliche Leistungen in Höhe von bis zu 460 Euro pro Jahr. Diese können neben den Leistungen der ambulanten Pflege in Anspruch genommen werden und dienen der Entlastung der Pflegepersonen. Im Einzelnen handelt es sich um die Tages- und Nachtpflege, Kurzzeitpflege, besondere Angebote der allgemeinen Anleitung und Betreuung durch zugelassene ambulante Pflegedienste sowie nach Landesrecht anerkannte niedrigschwelligen Betreuungsangebote (z. B. Betreuungsgruppen, Tagesbetreuung, Kleingruppen, Einzelbetreuung durch anerkannte Helfer), die gefördert werden oder förderungsfähig sind.

Dadurch wurde der für die Begutachtung maßgebliche Pflegebegriff des PflegeVG jedoch nicht verändert, denn Personen mit diesem erheblichen Betreuungsbedarf, die die Voraussetzungen des § 14 SGB XI nicht erfüllen, erhielten bislang grundsätzlich auch keine zusätzlichen Betreuungsleistungen. Die leistungsberechtigte Personenkreis mit eingeschränkter Alltagskompetenz im Bereich der häuslichen Pflege wird anhand von 13 abschließend aufgeführten «Schädigungen und Fähigkeitsstörungen» definiert (§ 45a SGB XI). Die Feststellung des erheblichen Bedarfs an allgemeiner Beaufsichtigung und Betreuung ist integraler Bestandteil der Begutachtung nach § 18 Abs. 1 SGB XI. Der MDK stellt bei den Erst- und Wiederholungsbegutachtungen und bei Höherstufungsanträgen fest, ob ein erheblicher allgemeiner Beaufsichtigungs- und Betreuungsbedarf besteht. Das Verfahren zur Feststellung des erheblichen allgemeinen Beaufsichtigungs- und Betreuungsbedarfs ist in eigenen Richtlinien (Pflegebedürftigkeits-Richtlinien nach § 17 SGB XI, Begutachtungs-Richtlinien nach § 53a SGB XI) geregelt. Die Ergebnisse der Begutachtung im Hinblick auf einzelne Erhebungsmerkmale und Pflegestufen sind **Tabelle 9-7** zu entnehmen.

Mit dem Inkrafttreten des PfWG im Jahr 2008 wurde der Personenkreis, der zusätzliche Betreuungsleistungen in Anspruch nehmen kann, erweitert. Seitdem erhalten auch Personen, die zwar einen Grundpflegebedarf haben, jedoch nicht die Pflegestufe I erreichen (sogenannte «Pflegestufe 0»), in beschränktem Umfang Leistungen der Pflegeversicherung (Tab. 9-5). Sie haben im ambulanten Bereich seit dem 1.7.1008 Anspruch auf einen Betreuungsbetrag von bis 1200 Euro (Grundbetrag) bzw. 2400 Euro (erhöhter Betrag) je Kalenderjahr für zusätzliche Betreuungsleistungen.

Tabelle 9-7: Dauerhafte und regelmäßige Schädigungen und Fähigkeitsstörungen in Prozent der Personen mit erheblich eingeschränkter Alltagskompetenz (Angaben in %).

Erhebungsmerkmale	Pflegestufe		
	I	II	III
1. Unkontrolliertes Verlassen des Wohnbereiches	12,9	13,3	5,1
2. Verkennen oder Verursachen gefährdender Situationen	24,4	24,4	19,0
3. Unsachgemäßer Umgang mit gefährlichen Gegenständen oder potenziell gefährdenden Substanzen	23,1	18,5	11,5
4. Tätlich oder verbal aggressives Verhalten in Verkennung der Situation	15,1	17,7	14,4
5. Im situativen Kontext inadäquates Verhalten	21,9	26,5	26,5
6. Unfähigkeit, die eigenen körperlichen und seelischen Gefühle oder Bedürfnisse wahrzunehmen	46,2	60,5	73,4
7. Unfähigkeit zu einer erforderlichen Kooperation bei therapeutischen oder schützenden Maßnahmen als Folge einer therapieresistenten Depression oder Angststörung	3,4	3,7	6,1
8. Störungen der höheren Hirnfunktionen, die zu Problemen bei der Bewältigung von sozialen Alltagsleistungen geführt haben	93,6	95,1	94,4
9. Störung des Tag/Nacht-Rhythmus	19,6	34,8	48,9
10. Unfähigkeit, eigenständig den Tagesablauf zu planen und zu strukturieren	92,1	94,5	96,4
11. Verkennen von Alltagssituationen und inadäquates Reagieren in Alltagssituationen	21,9	23,9	26,1
12. Ausgeprägtes labiles oder unkontrolliert emotionales Verhalten	5,4	6,8	8,1
13. Zeitlich überwiegend Niedergeschlagenheit, Verzagtheit, Hilflosigkeit oder Hoffnungslosigkeit aufgrund einer therapieresistenten Depression	2,8	2,7	3,2

Quelle: MDS 2006.

Mit dem PNG erhalten Pflegebedürftige der Pflegestufe 0, also Personen mit erheblichem allgemeinem Betreuungsaufwand, seit dem 1.1.2013 einen Betrag von bis zu 120 Euro (Pflegegeld) bzw. 225 Euro (Pflegesachleistung) monatlich. Des Weiteren wurden die monatlichen Leistungen für Personen mit einem besonderen Beaufsichtigungs- und Betreuungsbedarf im Vergleich zu den Pflegebedürftigen mit rein körperlichen Einschränkungen in der Pflegestufe I um 70 Euro (Pflegegeld) bzw. 215 Euro (Pflegesachleistung) und in der Pflegestufe II um 85 Euro (Pflegegeld) bzw. 150 Euro (Pflegesachleistung) angehoben. Das PNG setzte also die Politik geringfügiger Leistungsverbesserungen für diese Personen fort, allerdings scheute der Gesetzgeber auch bei dieser Reform vor der längst überfälligen sozialrechtlichen Neudefinition des Pflegebedürftigkeitsbegriffs zurück. Die Unterstützung von Personen mit erhöhtem Beaufsichtigungs- und Betreuungsaufwand bleibt auch nach Inkrafttreten des PNG ungenügend.

Darüber hinaus wurden in den zurückliegenden Jahren auch die Voraussetzungen für den Ausbau niedrigschwelliger Betreuungsangebote und ehrenamtlicher Strukturen (§§ 45a, 45d SGB XI) verbessert. Das PfWG 2008 hob die entsprechende Förderung auf 25 Millionen Euro an; zusammen mit einer Kofinanzierung der Länder und Kommunen stehen hierfür jährlich fünfzig Millionen Euro zur Verfügung (Bundestagsdrucksache 16/7439: 64ff.). Diese Summe kann besonders dem Personenkreis mit eingeschränkter Alltagskompetenz zugutekommen. In die Förderung werden auch Gruppen ehrenamtlicher und sonstiger zum bürgerschaftlichen Engagement bereiter Personen einbezogen. Dabei kann es sich z. B. um Selbsthilfegruppen, -organisationen und -kontaktstellen handeln, die Pflegebedürftige und Menschen mit erheblichem allgemeinem Betreuungsbedarf versorgen oder deren Angehörige unterstützen. Die Erweiterung des Kreises der Betreuungspersonen soll auch die Pflegekräfte entlasten, deren begrenztes Zeitbudget eine zeitintensive Betreuung der Hilfebedürftigen ohnehin kaum zulässt. Die Vermittlung dieser Angebote erfolgt seither auch über die mit dem PfWG neu geschaffenen Pflegestützpunkte (s. Kap. 9.4.6).

In der Vergangenheit wurden zusätzliche Betreuungsleistungen nur in geringem Umfang abgerufen, auch weil vielerorts die notwendige Infrastruktur zur Entlastung der Pflegebedürftigen und ihrer Angehörigen noch nicht aufgebaut war. Mit der Ausweitung des berechtigten Personenkreises auf die Pflegestufe 0, der Anhebung der zur Verfügung gestellten Leistungsbeträge und der Förderung niedrigschwelliger Betreuungsangebote könnte sich dies zukünftig ändern, da nun für Pflegedienste bessere Möglichkeiten der Refinanzierung dieser Betreuungsangebote bestehen. Allerdings ist zu bemängeln, dass die Leistungsverbesserungen zu gering ausfallen, um die Situation der Pflegebedürftigen und ihrer Angehörigen nachhaltig zu verbessern.

Vollstationäre Pflege

Einen Anspruch auf vollstationäre Pflege haben Pflegebedürftige dann, «wenn häusliche oder teilstationäre Pflege nicht möglich ist oder wegen der Besonderheit des einzelnen Falles nicht in Betracht kommt» (§ 43 Abs. 1 SGB XI). Die Pflegekasse übernimmt pauschal die Aufwendungen für Pflegebedürftige der Stufe I in Höhe von 1023 Euro, der Stufe II in Höhe von 1279 Euro und der Stufe III in Höhe von 1550 Euro monatlich, in Härtefällen bis 1918 Euro (§ 43 Abs. 3 SGB XI). Die Beträge für die Pflegestufe III sowie für Härtefälle wurden – wie oben beschrieben – zwischen 2008 und 2012 stufenweise angehoben, die Pflegestufen I und II sind von dieser Anhebung allerdings ausgenommen (Tab. 9-5). Darüber hinaus sind seit 2008 in der vollstationären Pflege leistungsgerechte Vergütungszuschläge für Pflegebedürftige mit erheblichem allgemeinem Betreuungsbedarf vorgesehen (§ 87b SGB XI). Die Vergütungen in der vollstationären Pflege umfassen die pflegebedingten Aufwendungen sowie die Aufwendungen für soziale Betreuung, nicht aber für die Unterbringung und Verpflegung des Pflegebedürftigen («Hotelleistungen»). Im Unterschied zur ambulanten Pflegesachleistung schließt in der vollstationären Pflege der pflegebedingte Aufwand auch die Kosten der medizinischen Behandlungspflege ein, während diese in der ambulanten Pflege von der Krankenversicherung getragen werden. Insgesamt dürfen bei der einzelnen Pflegekasse nicht mehr als fünf Prozent aller in Pflegeheimen lebenden Pflegebedürftigen der Pflegestufe III als Härtefall anerkannt sein (§ 43 Abs. 3 SGB XI).

Das erwähnte Einfrieren der Sachleistungsbeträge in den Stufen I und II soll Anreize für eine Inanspruchnahme der häuslichen Pflege schaffen und somit einem «Heimsog» entgegenwirken. Für die Heimbewohner der Pflegestufen I und II bedeutet dies aber auch, dass für sie weiterhin die seit 1996 unveränderten Leistungsbeträge gelten und sie den steigenden Anteil der diese Beträge überschreitenden Kosten privat tragen oder diese Kosten (ergänzend) durch den Sozialhilfeträger finanziert werden müssen.

Pflege in vollstationären Einrichtungen der Hilfe für behinderte Menschen

Bei der Gründung der Pflegeversicherung waren Behinderte von den Leistungen der Pflegeversicherung weitgehend ausgeschlossen – ein Sachverhalt, der insbesondere bei Behindertenverbänden auf heftige Kritik stieß. Daraufhin beschloss der Bundestag 1996, dass Pflegebedürftige, die in stationären Einrichtungen der Behindertenhilfe betreut werden, eine Erstattung durch die Pflegeversicherung von pauschal zehn Prozent des Heimentgelts erhalten, höchstens 256 Euro monatlich (§ 43a SGB XI). Dieser Betrag fällt deshalb niedriger aus als in Pflegeeinrichtungen, weil in den Einrichtungen der Behindertenhilfe die berufliche oder soziale Eingliederung und nicht die Pflege im Vordergrund steht. Für diesen Personenkreis erfolgt eine verkürzte Begutachtung der Pflegebedürftigkeit: Es wird lediglich das Vorhandensein von Pflegebedürftigkeit festgestellt (mindestens Pflegestufe I), nicht jedoch, ob der Pflegebedarf den Umfang der Pflegestufe II oder III erreicht.

Die Bezuschussung von Pflegeleistungen in vollstationären Einrichtungen der Hilfe für Behinderte erwies sich jedoch in der praktischen Umsetzung als höchst problematisch. Zwar stellte die Einführung einer gedeckelten Teilerstattung des Heimentgelts die stationären Einrichtungen der Behindertenhilfe besser, jedoch fiel der Zuschuss für derartige Einrichtungen geringer aus als der für stationäre Pflegeeinrichtungen. Dies weckte bei den Trägern der Sozialhilfe, die die Leistungen der Eingliederungshilfe finanzieren, das Interesse, Einrichtungen der Eingliederungshilfe in vollstationäre Pflegeeinrichtungen umzuwidmen.

Leistungen für Angehörige und ehrenamtliche Pflegepersonen

Neben den Leistungen für die Pflegebedürftigen umfasst die Pflegeversicherung auch Leistungen, die sich an die Angehörigen und ehrenamtliche Pflegepersonen richten. Sie sollen deren Bereitschaft zur Übernahme von Pflegeaufgaben erhöhen.

Die Pflegekassen haben zur Verbesserung der sozialen Sicherung der Pflegepersonen Beiträge an die gesetzliche Rentenversicherung zu entrichten, wenn die Pflegeperson regelmäßig mindestens 14 Stunden wöchentlich pflegt und regelmäßig nicht mehr als 30 Stunden wöchentlich erwerbstätig ist. Die Pflegetätigkeit wird also auf die späteren Rentenansprüche der Pflegeperson angerechnet. Diese Anrechnung entfällt allerdings, wenn diese bereits eine gesetzliche Rente bezieht (§ 44 Abs. 1 u. 2 SGB XI). Pflegepersonen sind zudem in die gesetzliche Unfallversicherung einbezogen (§ 44 Abs. 1 SGB XI).

Das 2008 als Artikel 3 des Pflege-Weiterentwicklungsgesetzes (PfWG) in Kraft getretene Pflegezeitgesetz (PflegeZG) erweiterte die Optionen für die Pflege naher Angehöriger in der häuslichen Umgebung, indem es die Rahmenbedingungen für die Vereinbarkeit von Beruf und familiärer Pflege verbesserte. Nahe Angehörige sind dem Gesetzentwurf zufolge Großeltern, Eltern, Schwiegereltern, Ehegatten, Lebenspartner, Partner einer eheähnlichen Gemeinschaft, Geschwister, Kinder, Adoptiv- oder Pflegekinder und deren Kinder (Bundestagsdrucksache 16/7439: 28). Das Pflegezeitgesetz beinhaltet zwei Kernelemente:

- Erstens haben Arbeitnehmer bei einem akut auftretenden Pflegebedarf eines nahen Angehörigen das Recht, bis zu zehn Arbeitstage der Arbeit fernzubleiben («kurzzeitige Arbeitsverhinderung»), wenn es erforderlich ist, für ihn eine bedarfsgerechte Pflege zu organisieren oder eine pflegerische Versorgung sicherzustellen (§ 2 PflegeZG). Dabei sind die Verhinderung an der Arbeitsleistung und die voraussichtliche Dauer dem Arbeitgeber unverzüglich anzuzeigen. In der Zeit von der Anzeige bis zur Beendigung der kurzzeitigen Arbeitsverhinderung besteht ein Kündigungsschutz. Allerdings ist der Arbeitgeber zur Lohnfortzahlung nur dann verpflichtet, wenn sich dieses aus anderen gesetzlichen Bestimmungen oder auf Grund einer Vereinbarung ergibt.

- Zweitens haben Arbeitnehmer, die einen pflegebedürftigen nahen Angehörigen in der häuslichen Umgebung selbst pflegen, einen Anspruch auf unbezahlte vollständige oder teilweise Freistellung von der Arbeit («Pflegezeit» – § 3 PflegeZG). Die Freistellung ist auf sechs Monate je pflegebedürftigem Angehörigem beschränkt (§ 4 PflegeZG). Der Anspruch auf Pflegezeit besteht nur gegenüber Arbeitgebern, die in der Regel mindestens 15 Arbeitnehmer beschäftigen. Die beabsichtigte Freistellung ist dem Arbeitgeber spätestens zehn Arbeitstage vor Beginn der Pflegezeit schriftlich anzukündigen. Gleichzeitig ist die Dauer der Pflegezeit und bei teilweiser Freistellung die gewünschte Verteilung der Arbeitszeit anzugeben. In der Zeit von der Ankündigung bis zur Beendigung der Pflegezeit besteht Kündigungsschutz (§ 5 PflegeZG). Der Arbeitnehmer hat das Recht, auf seinen Arbeitsplatz zurückzukehren.

Gleichzeitig wurde für den Fall einer Inanspruchnahme der Pflegezeit die soziale Absicherung für die betreffende Pflegeperson verbessert:

- In der Arbeitslosenversicherung wird die Pflegezeit als Versicherungszeit berücksichtigt. Die Beiträge zur Arbeitslosenversicherung werden von der Pflegekasse übernommen.
- In der Kranken- und Pflegeversicherung zahlt die Pflegekasse einen Beitragszuschuss in Höhe des Mindestbeitrages.
- In die gesetzliche Unfallversicherung sind die Pflegepersonen kraft Gesetzes einbezogen.

Darüber hinaus sind in der Rentenversicherung, wie bisher auch, Zeiten der nicht erwerbsmäßigen Pflege Pflichtbeitragszeiten, wenn die häusliche Pflege mindestens 14 Stunden wöchentlich beträgt. Die entsprechenden Beiträge zahlt die Pflegekasse. Allerdings haben die betreffenden Pflegepersonen keinen Anspruch auf Lohnfortzahlung bei Inanspruchnahme der Pflegezeit. Dies schränkt die Bereitschaft und die Möglichkeiten von Arbeitnehmern zur Übernahme der Pflege erheblich ein.

Außerdem verpflichtete das PfWG die Pflegekassen, unentgeltlich Pflegekurse für Angehörige und ehrenamtliche Personen anzubieten. Die Pflegekurse haben zum Ziel, das soziale Engagement im Bereich der Pflege zu fördern und zu stärken (§ 45 SGB XI). Darüber hinaus sollen sie Fertigkeiten für eine eigenständige Durchführung pflegerischer Hilfen vermitteln. Neben den Pflegekassen sind vor allem Pflegedienste Anbieter von Pflegekursen.

9.4.5 Pflegeleistungen im Rahmen der gesetzlichen Krankenversicherung

Pflegeleistungen werden nicht nur auf der Grundlage des Pflegeversicherungsgesetzes zu Lasten der Pflegekassen, sondern auch im Rahmen des SGB V als häusliche Krankenpflege zu Lasten der gesetzlichen Krankenkassen gewährt. Dies ist zum einen der Fall, wenn Krankenhausbehandlung an sich geboten, aber nicht durchführbar ist, oder Krankenhausbehandlung durch häusliche Krankenpflege vermieden oder verkürzt werden kann (§ 37 Abs. 1 SGB V). In diesem Fall werden die jeweils erforderliche Grund- und Behandlungspflege sowie hauswirtschaftliche Leistungen gewährt. Der Anspruch besteht für bis zu vier Wochen je Krankheitsfall. Zum anderen kann der Arzt häusliche Behandlungspflege verordnen, «wenn sie zur Sicherung des Ziels der ärztlichen Behandlung erforderlich ist» (§ 37 Abs. 2 SGB V). In diesem Fall kann die

Krankenkasse als Satzungsleistung auch Grundpflege und hauswirtschaftliche Leistungen vorsehen – allerdings nicht dann, wenn der Patient im Sinne von SGB XI pflegebedürftig ist.

9.4.6 Pflegestützpunkte und Pflegeberatung

Der Eintritt von Pflegebedürftigkeit ist für die Pflegebedürftigen und ihre Angehörigen ein tiefer Einschnitt und stellt sie in der Regel vor vielfältige Probleme. Sie benötigen vor allem Informationen

- über ihre Leistungsansprüche und Wahlmöglichkeiten
- über das Verfahren der Antragstellung zur Gewährung von Unterstützungsleistungen
- über die Auswirkungen bestimmter Entscheidungen (z. B. für die häusliche Pflege) auf den Lebensalltag (z. B. auf zeitliche, psychische, körperliche Belastungen)
- über die vor Ort verfügbaren und für den individuellen Pflegefall geeigneten Pflegeeinrichtungen und
- über die Abstimmung unterschiedlicher Formen der Hilfeleistung.

Weil der Unterstützungsbedarf somit sehr schnell einen Umfang erreichen kann, der die Kompetenzen der Pflegebedürftigen und ihrer Angehörigen übersteigt, ist die umfassende Beratung und Begleitung von Pflegebedürftigen und ihren Angehörigen – gerade in komplexen Problemlagen – sowie die Unterstützung bei der Zusammenstellung eines individuellen Versorgungsangebots dringend erforderlich. Die Praxis wurde – und wird – diesen Anforderungen nur unzureichend gerecht. Dabei mangelt es vor allem an der Koordinierung von Beratungs- und Unterstützungsangeboten vor Ort.

Pflegestützpunkte

Angesichts dieser Defizite sah das PfWG 2008 die Einführung von Pflegestützpunkten vor. Pflegestützpunkte sollen einer «wohnortnahen Beratung, Versorgung und Betreuung der Versicherten» dienen (§ 92c Abs. 1 SGB XI) sowie – so der Entwurf zum PfWG – «auf der wohnortnahen Ebene vorhandene Versorgungsangebote so (...) vernetzen, dass eine abgestimmte Versorgung und Betreuung (...) im Rahmen eines Gesamtkonzepts ermöglicht wird" (Bundestagsdrucksache 16/7439: 37), und «die Steuerung und Weiterentwicklung des Versorgungsangebots im Sinne eines Care Managements» gewährleisten (ebd.: 46).

Zu den wichtigsten Aufgaben der Pflegestützpunkte zählen im Einzelnen (§ 92c Abs. 2 SGB XI):

- die Auskunft und Beratung der Versicherten im Hinblick auf ihre Rechte und Pflichten nach dem SGB XI sowie die Inanspruchnahme von Hilfsangeboten
- die Koordinierung aller in Betracht kommenden gesundheitsfördernden, präventiven, kurativen, rehabilitativen und sonstigen medizinischen, pflegerischen und sozialen Hilfs- und Unterstützungsangebote
- die Vernetzung aufeinander abgestimmter pflegerischer und sozialer Versorgungs- und Betreuungsangebote.

Pflegestützpunkte sollen also nicht nur auf der Einzelfallebene und in der individuellen Pflegeberatung («Case Management»), sondern auch auf der Systemebene tätig werden und dort die Voraussetzungen für eine bedarfsgerechte Versorgung schaffen und erhalten («Care Management») (**Abb. 9-2**, s. S. 340). Ihnen kommt die Funktion zu, die verschiedenen gesetzlich geregelten Beratungs- und Koordinierungsleistungen ortsnah zu bündeln.

Träger der Pflegestützpunkte sind die beteiligten Finanzierungs- und Leistungsträger (§ 92c Abs. 2 SGB XI), also in erster Linie die Pflege- und Krankenkassen, die aber Kommunen, Leistungserbringer und die private Kranken- und Pflegeversicherung einbeziehen sollen. Bei der Einrichtung von Pflegestützpunkten soll auf bereits bestehende Strukturen zurückgegriffen werden. Über die Einrichtung

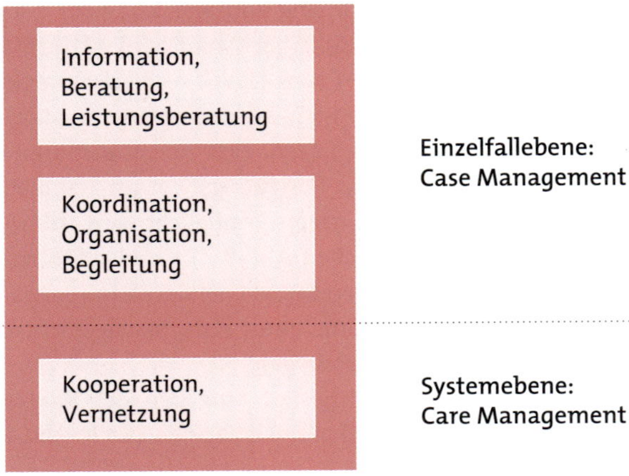

Quelle: Gerlinger/Röber 2009: 117.

Abbildung 9-2:
Handlungsebenen im Pflegestützpunkt

von Pflegestützpunkten entscheidet die zuständige oberste Landesbehörde. Das PfWG sieht also keine bundesweit verbindliche Einrichtung von Pflegestützpunkten vor.

Das PfWG ermöglichte eine Anschubfinanzierung für den Aufbau von Pflegestützpunkten aus Mitteln des beim Bundesversicherungsamt eingerichteten Ausgleichsfonds für die Pflegeversicherung. Sie belief sich auf bis zu 50 000 Euro je Stützpunkt und musste bis zum 30.6.2011 abgerufen werden (§ 92c Abs. 5 SGB XI). Für die Finanzierung des Dauerbetriebs können auf Bundesebene der Spitzenverband Bund der Pflegekassen, der Spitzenverband Bund der Krankenkassen und die überörtlichen Träger der Sozialhilfe gemeinsam und einheitlich Empfehlungen verabschieden (§ 92c Abs. 9 SGB XI). Entsprechende Verträge werden auf Landesebene geschlossen (§ 92c Abs. 8 SGB XI).

Pflegeberatung

Nach dem PfWG haben Pflegebedürftige und Versicherte, die einen Antrag auf Leistungen aus der Pflegeversicherung gestellt haben, ab dem 1.1.2009 einen Anspruch auf «individuelle Beratung und Hilfestellung durch einen Pflegeberater» (§ 7a Abs. 1 SGB XI). Die Pflegeberatung soll im Pflegestützpunkt angeboten werden. Aufgabe des Pflegeberaters ist es, das Case Management für den Pflegebedürftigen durchzuführen (Bundestagsdrucksache 16/7439: 45): Er soll

- dessen Hilfebedarf systematisch erfassen
- einen individuellen Versorgungsplan erstellen, der die im Einzelfall erforderlichen Sozialleistungen und gesundheitsfördernden, präventiven, kurativen, rehabilitativen oder sonstigen medizinischen sowie pflegerischen und sozialen Hilfen umfasst
- darauf hinwirken, dass die erforderlichen Maßnahmen durchgeführt werden, und den Versorgungsplan gegebenenfalls anpassen, wenn sich die Versorgungssituation ändert (§ 7a Abs. 1 SGB XI).

Grundsätzlich soll der Pflegeberater bei den Pflegekassen angestellt sein, jedoch können die Kassen die Durchführung der Pflegeberatung auch an Dritte delegieren. Der Pflegeberater hat keine Entscheidungsbefugnis über die Gewährung von Leistungen nach dem SGB XI oder dem SGB V, allerdings soll er bei den Finanzierungsträgern darauf hinwirken, dass die notwendigen Hilfen auch gewährt werden, und damit auch anwaltschaftliche Funktionen für den Pflegebedürftigen wahrnehmen. Um Interessenkonflikte bei der Bewertung des Hilfebedarfs und der Vermittlung von Hilfen zu vermeiden, hebt das PfWG hervor, dass «die Unabhängigkeit der Beratung» – von Leistungsanbietern und Finanzierungsträgern – sicherzustellen ist (§ 7a Abs. 1 SGB XI).

Ein Pflegeberater sollte – der Begründung zum Gesetzentwurf zufolge – für rund 100 Hilfesuchende zuständig sein (Bundestagsdrucksache 16/7439: 48). Die qualifikatorischen Voraussetzungen für die Wahrnehmung dieser Aufgabe können mit unterschiedlichen Berufsabschlüssen erfüllt sein (s. u.).

Umsetzungsprobleme

Pflegestützpunkte bieten ein großes Potential zur Koordinierung und Verbesserung von Versorgungsangeboten sowie zur Unterstützung der Pflegebedürftigen und ihrer Angehörigen. Inwiefern sie dieses Potential auf der Grundlage der geltenden gesetzlichen Bestimmungen werden entfalten können, ist aber ungewiss. Zwei Problemfelder stehen dabei im Vordergrund: zum einen die Wohnortnähe der Stützpunkte, zum anderen die Qualität und Neutralität der Beratung.

Die Wirkung der Pflegestützpunkte hängt entscheidend von ihrer *Wohnortnähe* ab, denn das unmittelbare Lebensumfeld spielt bei der Aufrechterhaltung einer selbständigen Lebensführung für ältere Menschen eine besonders große Rolle. Soll ihre Selbständigkeit auch bei wachsendem Hilfebedarf so lange wie möglich erhalten werden, sind kleinräumig angelegte Hilfestrukturen für die Betroffenen erforderlich. Daher betont auch das PfWG 2008 die Notwendigkeit einer wohnortnahen Beratung und Unterstützung (§ 92c SGB XI). Allerdings enthält das Gesetz keine Angaben über die Zahl der zu errichtenden Pflegestützpunkte oder über die Zahl der von einem Pflegestützpunkt zu betreuenden Personen. Mit den für die Anschubfinanzierung insgesamt zur Verfügung stehenden Mitteln dürfte die gesetzlich geforderte Wohnortnähe kaum zu erreichen sein. Somit ist es fraglich, ob in Deutschland tatsächlich ein Netz wohnortnaher Pflegestützpunkte entstehen wird. Vor diesem Hintergrund wird es auch darauf ankommen, die Beratung im Pflegestützpunkt mit bereits vorhandenen Beratungsstrukturen zu vernetzen.

Darüber hinaus ist es fraglich, ob die gesetzlichen Vorgaben geeignet sind, die erforderliche *Qualität* der Pflegeberatung zu gewährleisten (Röber/Hämel 2011). Dies betrifft zunächst die Qualifikation der Pflegeberater. Dem PfWG zufolge kommt für die Tätigkeit des Pflegeberaters «entsprechend qualifiziertes Personal (...) (in Frage), insbesondere Pflegefachkräfte, Sozialversicherungsfachangestellte oder Sozialarbeiter mit der jeweils erforderlichen Zusatzqualifikation» (§ 7a Abs. 3 SGB XI). Darüber hinaus müssen sie Weiterbildungen in den Modulen «Pflegefachwissen», «Case Management» und «Recht» sowie ein Pflegepraktikum absolvieren. Zugangsvoraussetzungen für die Weiterbildungen sind Kenntnisse auf den Gebieten Kommunikation und Gesprächsführung, Moderation und Verhandlungstechniken. Zwar existiert für den Pflegeberater noch kein klar definiertes Berufsbild, allerdings stellt sich die Frage, ob alle genannten Erstausbildungsberufe – z. B. Sozialversicherungsfachangestellte – auch bei entsprechender Zusatzqualifikation tatsächlich dem Qualifikationsprofil eines Case Managers entsprechen können, denn für diese Tätigkeit sind gerade pflegerelevante Kompetenzen von erheblicher Bedeutung.

Neben der Qualifikation der Pflegeberater ist deren *Neutralität* eine zentrale Voraussetzung für die Qualität der Pflegeberatung. Auch hier sind erhebliche Zweifel angebracht, ob die gesetzlichen Bestimmungen diese Voraussetzung gewährleisten können. Als Träger von Pflegestützpunkten, in denen die Beratung ja durchgeführt werden soll, kommen Pflegekassen, Pflegeeinrichtungen und Kommunen in Betracht. Jeder dieser Akteure ist aber Träger spezifischer Eigeninteressen bei der Erbringung von Pflegeleistungen. Dies stellt ihre Neutralität bei der Durchführung der Pflegeberatung in Frage.

Die Pflegekassen, die das Gesetz als Träger der Pflegeberatung vorsieht, können vor allem wegen ihrer organisatorischen Anbindung an die Krankenkassen kaum als neutral gelten. Aus dieser Anbindung erwächst für sie das Interesse und die Möglichkeit, die Schnittstellen zwischen Kranken- und Pflegeversicherung für eine Schonung der beitragssatz- und wettbewerbsrelevanten Ressourcen des Krankenversicherungshaushalts zu nutzen. Oftmals werden Leistungen, die den Haushalt der Krankenversicherung belasten könnten, nicht gewährt, obwohl sie notwendig wären. Dies wird besonders an der Schnittstelle von Behandlungspflege und Grundpflege oder auch von geriatrischer Rehabilitation und Pflege deutlich.

Der Gesetzgeber ermöglicht es auch, dass Pflegestützpunkte bei einer zugelassenen Pflegeeinrichtung errichtet werden, sofern dies nicht zu einer unzulässigen Beeinträchtigung des Wettbewerbs zwischen den Pflegeeinrichtungen führt und die Neutralität gewahrt bleibt (§ 92c Abs. 4 SGB XI). Die Leistungserbringer nehmen de facto zwar einige Case-Management-Aufgaben wahr, z. B. bei der Erstellung und Durchführung eines individuellen Hilfeplans und bei der Durchführung der Beratungsbesuche (§ 37 Abs. 3 SGB XI). Wenn es aber um die Beratung im Hinblick auf eine noch bevorstehende Wahl der Pflegebedürftigen oder ihrer Angehörigen geht, werden sie in ihrer Position als Marktteilnehmer kaum die erforderliche Neutralität wahren können. Vielmehr wird ihr Handeln darauf gerichtet sein, die eigene Position auf dem Pflegemarkt zu sichern und den eigenen Gewinn zu erhöhen.

Die Kommunen nehmen unter Interessengesichtspunkten eine Zwitterposition zwischen Pflegekassen und Pflegeeinrichtungen ein. Einerseits haben sie eine ähnliche Interessenlage wie die Pflegekassen, sind sie doch als Träger der Sozialhilfe, sofern der Pflegebedürftige darauf einen Anspruch hat, an der Finanzierung von Leistungen beteiligt. Anderseits können sie zugleich auch Träger von Pflegeeinrichtungen sein und haben als solche ähnliche Neutralitätsprobleme wie private und freigemeinnützige Leistungserbringer.

Darüber hinaus hat sich beim Aufbau von Pflegestützpunkten gezeigt, dass das Zusammenwirken unterschiedlicher Akteure erhebliche Probleme bereiten kann. «Der Implementierungsprozess von Pflegestützpunkten ist (…) dadurch geprägt, dass mit der gemeinsamen Trägerschaft von Kassen und Kommunen zwei Akteure aufeinander treffen, die unterschiedliche Strukturen, Aufgaben, Interessen und Kulturen mitbringen» (Röber/Hämel 2011: 146). Dies erweist sich in vielen Fällen als Kooperationshindernis. Zudem lassen sich lokale und Landesebenen bei beiden Akteuren nur schwer koordinieren: Pflegekassen tun sich schwer mit der Entwicklung regional differenzierter Vorgehensweisen, Kommunen mit der Entwicklung von Handlungsstrategien auf Landesebene (ebd.: 144ff.).

9.5 Die Organisation und Finanzierung der Pflegeversicherung

9.5.1 Organisation der sozialen Pflegeversicherung

Die Pflegeversicherung ist wie die Krankenversicherung eine Pflichtversicherung. Die Zuordnung der Versicherten zu einer Versicherungsform (gesetzlich oder privat) und ihre Wahlmöglichkeiten ergeben sich aus den Entscheidungen, die sie im Hinblick auf ihre Krankenversicherung getroffen haben («Pflegeversicherung folgt Krankenversicherung»). Mit dieser Grundsatzentscheidung wurde die Trennung in einen gesetzlichen und einen gewinnwirtschaftlichen Versicherungszweig auf den Bereich der Pflege übertragen. Für den versicherten Personenkreis bedeutet dies:

- Alle Pflichtmitglieder der GKV sind automatisch in der gesetzlichen Pflegeversicherung («soziale Pflegeversicherung») versichert (§ 20 Abs. 1 SGB XI). Entsprechend den für die GKV geltenden Grundsätzen sind auch in der Pflegeversicherung nicht erwerbstätige Eheleute sowie Kinder bis zum vollendeten 18. Lebensjahr (bei Schul- und Berufsausbildung bis zum vollendeten 25. Lebensjahr) beitragsfrei mitversichert (§ 25 SGB XI).
- Auch die freiwilligen GKV-Mitglieder unterliegen einer Versicherungspflicht in der sozialen Pflegeversicherung (§ 20 Abs. 3 SGB XI). Allerdings können sie auf Antrag von der Versicherungspflicht in der sozialen Pflegeversicherung befreit werden, wenn sie nachweisen, dass sie und ihre Angehörigen, die in der sozialen Pflegeversicherung im Rahmen der Familienmitversicherung versichert wären, bei einem privaten Unternehmen eine Pflegeversicherung abgeschlossen haben und demgemäß «Leistungen beanspruchen können, die nach Art und Umfang den Leistungen» der sozialen Pflegeversicherung gleichwertig sind (§ 22 Abs. 1 SGB XI). Ein solcher Antrag ist spätestens drei Monate nach Beginn der Versicherungspflicht bei der Pflegekasse zu stellen (§ 22 Abs. 2 SGB XI).
- Die privat Krankenversicherten sind verpflichtet, auch eine private Pflegeversicherung abzuschließen und aufrechtzuerhalten (§ 23 SGB XI).

Die Pflegeversicherung wurde unter dem Dach der Krankenversicherung eingerichtet (§ 46 SGB XI). In organisatorischer Hinsicht bedeutete dies, dass jede Krankenkasse eine Pflegekasse bildete (§ 46 Abs. 1 SGB XI). Eine solche Anbindung lag bereits deshalb nahe, weil es sich bei Krankheit und Pflegebedürftigkeit um verwandte Probleme handelt und die Übergänge zwischen ihnen fließend sind. Die Pflegekassen sind ebenso wie die Krankenkassen selbständige Körperschaften öffentlichen Rechts und nach dem Grundsatz der Selbstverwaltung organisiert (§ 46 Abs. 2 SGB XI). Die Bedeutung, die ihnen in ihrem Zuständigkeitsbereich zukommt, geht deutlich über die der Krankenkassen hinaus, denn anders als in der ambulanten und stationären Krankenversorgung hat der Gesetzgeber den Pflegekassen auch den Sicherstellungsauftrag für eine bedarfsgerechte Versorgung im Bereich der Pflege zugewiesen. In Erfüllung dieses Auftrags schließen sie Versorgungsverträge und Vergütungsvereinbarungen mit den Trägern von ambulanten und stationären Pflegeeinrichtungen. In ihren Entscheidungen unterliegen sie der staatlichen Aufsicht, die von den für die Krankenkassen jeweils zuständigen Stellen ausgeübt wird (§ 46 Abs. 6 SGB XI). Wie die Krankenkassen dürfen auch die Pflegekassen üblicherweise keine eigenen Einrichtungen oder Dienste betreiben.

Die organisatorische Anbindung an die Krankenkassen bedeutet, dass die Pflegekassen weder über eigenständige Organe noch über eigenes Verwaltungspersonal verfügen; vielmehr werden die jeweiligen Aufgaben und Kompetenzen von den Organen und dem Verwaltungspersonal der Krankenkasse, bei der sie eingerichtet sind, wahrgenommen (§ 46 Abs. 2 SGB XI).

9.5.2 Private Pflegeversicherung

Privat Krankenversicherte müssen bei ihrem Versicherungsunternehmen auch eine private Pflegeversicherung abschließen. Mit dieser Bestimmung verpflichtete der Gesetzgeber bei der Schaffung der Pflegeversicherung die private, d. h. gewinnwirtschaftliche Krankenversicherung erstmals darauf, sich an der Absicherung eines Lebensrisikos zu beteiligen. Die Leistungen der gewinnwirtschaftlichen Pflegeversicherung sind mit denen der sozialen Pflegeversicherung identisch; Leistungsausschlüsse und Risikoprämien sind nicht gestattet. Der Gesetzgeber macht also auch der gewinnwirtschaftlichen Pflegeversicherung strikte Vorgaben zum Leistungsumfang. Jedoch spielt dort im Unterschied zur sozialen Pflegeversicherung das Einkommen bei der Beitragsbemessung keine Rolle. Die Höhe der monatlichen Beitrage (Prämien) wird, ebenso wie in der PKV, nach dem Kapitaldeckungsverfahren kalkuliert: Die Versicherten sammeln das für die Pflegebedürftigkeit im statistischen Durchschnitt notwendige Kapital individuell an. Damit ist die Prämienfestsetzung vor allem vom Lebensalter beim Eintritt in die Pflegeversicherung abhängig. Dabei haben die privaten Versicherungsunternehmen, wie in der Krankenversicherung auch, staatliche Rahmenvorgaben zu beachten: So ist eine Staffelung der Prämien nach dem Gesundheitszustand nicht gestattet, besteht für die Krankenversicherer Kontrahierungszwang und darf die Prämie den monatlichen Höchstbeitrag in der sozialen Pflegeversicherung, der sich im Jahr 2013 auf 80,72 Euro (Kinderlose: 90,46 Euro) belief, nicht überschreiten. Beamte, die im Pflegefall einen Anspruch auf Beihilfe haben, zahlen höchstens die Hälfte dieses Höchstbetrags.

9.5.3 Finanzierung der sozialen Pflegeversicherung

Gemeinsamkeiten mit der GKV

Die Finanzierung der sozialen Pflegeversicherung lehnt sich in wichtigen Merkmalen an das aus der Krankenversicherung bekannte Verfahren an (§§ 54-61 SGB XI):

- Die Ausgaben der sozialen Pflegeversicherung werden durch die Beiträge der Mitglieder gedeckt, wobei die Pflegeversicherung – anders als seit 2004 die GKV – keinen steuerfinanzierten Bundeszuschuss erhält.
- Alle Mitglieder der sozialen Pflegeversicherung zahlen den Beitrag für die aktuell leistungsberechtigten Pflegebedürftigen (Umlageverfahren).
- Die Beitragshöhe richtet sich nach dem beitragspflichtigen Bruttoeinkommen des Mitglieds. Die Beiträge werden zu gleichen Teilen von Arbeitnehmern und Arbeitgebern entrichtet. Es wird jährlich eine Beitragsbemessungs- und eine Versicherungspflichtgrenze festgelegt, die mit der in der GKV identisch ist.

Unterschiede zur GKV

Allerdings weist die soziale Pflegeversicherung auch bemerkenswerte Unterschiede zu den in der GKV geltenden Regeln der Finanzierung und Leistungsgewährung:

- Die Leistungen orientieren sich nicht am Bedarfsprinzip, sondern stellen, wie erwähnt (s. Kap. 9.4), nur eine Grundsicherung dar und decken somit nur einen Teil der im Pflegefall entstehenden Kosten.
- Zwar folgt auch die Pflegeversicherung formal dem Grundsatz der paritätischen Finanzierung, allerdings wird bei näherem Hinsehen deutlich, dass sich dahinter eine einseitige Belastung der Arbeitnehmer verbirgt (Landenberger 1998). Denn das Pflegeversicherungsgesetz sieht als finanziellen Ausgleich für den Arbeitgeberanteil die Streichung eines Feiertags vor, so dass die Arbeitnehmer den Arbeitgeberbeitrag de facto durch unbezahlte Überstunden finanzieren. Dies ist das Ergebnis der im Prozess der Gesetzesverabschiedung aufgetretenen Interessenkonflikte (z. B. Meyer

1996). Das Arbeitgeberlager hatte eine weitere Belastung mit Sozialabgaben ebenso strikt abgelehnt wie die Mehrheit der damaligen Regierungskoalition aus CDU/CSU und FDP. Schließlich verständigte man sich mit den SPD-regierten Ländern im Bundesrat auf die erwähnte Kompensation für die Arbeitgeber. Beobachter sehen darin einen Einstieg in den Ausstieg aus dem für die Sozialversicherung in der Bundesrepublik seit 1951 konstitutiven Grundsatz der paritätischen Finanzierung (z. B. Priester 1993). Die seitherige Entwicklung der GKV bestätigt eine solche Interpretation, zahlen doch dort seit dem 1.7.2005 die Versicherten einen Sonderbeitrag in Höhe von 0,9 Prozent des Bruttoeinkommens. Darüber hinaus ist seit dem 1.1.2009 in der GKV bei der Entstehung eines Defizits auch die Zahlung eines kassenindividuellen Zusatzbeitrags durch die Versicherten vorgesehen (§ 242 SGB V; hierzu: Gerlinger/Mosebach/Schmucker 2008; Gerlinger/Simon 2011; s. Kap. 4.1.3).

- In der sozialen Pflegeversicherung erfolgte die Festsetzung des Beitragssatzes von Anfang an – anders als bis Ende 2008 in der GKV – nicht durch die Kassen, sondern durch den Gesetzgeber (§ 55 Abs. 1 SGB XI). Beitragssatzunterschiede sind in der Pflegeversicherung vom Gesetzgeber bewusst ausgeschlossen worden; der Beitragssatz ist vielmehr einheitlich für alle Pflegekassen gesetzlich bestimmt und kann auch nur einheitlich für alle Pflegekassen durch Gesetzesänderung angepasst werden. In der GKV wurde durch die Gesundheitsreform 2007 dieses Recht mit Wirkung vom 1.1.2009 ebenfalls auf den Staat übertragen. Allerdings ist hier seitdem die Erhebung eines kassenindividuellen Zusatzbeitrags möglich, der allein von den Mitgliedern zu entrichten ist und als Parameter im Kassenwettbewerb dient (s. Kap. 4.1.3). Ein derartiger Mechanismus existiert in der Pflegeversicherung nicht. Damit bundesweit ein einheitlicher Beitragssatz in der Pflegeversicherung erhoben werden kann, führt das Bundesversicherungsamt (BVA) einen kassenartenübergreifenden Finanzausgleich zwischen den Pflegekassen durch (§§ 66-68 SGB XI).
- Schließlich wurde mit dem Inkrafttreten des PNG zum 1.1.2013 das System der Beitragsfinanzierung in der sozialen Pflegeversicherung durch kapitalgedeckte Elemente ergänzt (s. u.).

Beitragssätze in der sozialen Pflegeversicherung

Der Beitragssatz in der sozialen Pflegeversicherung betrug bis zum 30.6.2008 1,7 Prozent und wurde seitdem zweimal angehoben: zum 1.7.2008 mit dem Inkrafttreten des PfWG auf 1,95 Prozent und zum 1.1.2013 mit dem Inkrafttreten des PNG auf 2,05 Prozent des Bruttoeinkommens (§ 55 Abs. 1 SGB XI). Diese Anhebungen sollen die mit diesen Gesetzen jeweils beschlossenen Leistungsverbesserungen finanzieren. Seit 2005 müssen Kinderlose einen um 0,25 Prozent-Punkte erhöhten Beitragssatz zahlen, sodass der Beitragssatz für diese Gruppe seit dem 1.1.2013 2,3 Prozent beträgt. Diese Entscheidung geht zurück auf ein im April 2001 ergangenes Grundsatzurteil des Bundesverfassungsgerichts (BVerfG), das identische Beiträge zur Pflegeversicherung für Eltern und Kinderlose für verfassungswidrig erklärte (BVerfG 1 BvR 1629/94). Da die Pflegeversicherung ein soziales Lebensrisiko abdecke, das ganz überwiegend erst in höherem Alter auftrete, und zugleich die Finanzierung so ausgestaltet sei, dass sie nur mit Hilfe der Beiträge der im erwerbsfähigen Alter befindlichen Personen funktioniere, sei nicht nur der Versicherungsbeitrag, sondern auch die Kindererziehungsleistung für das Funktionieren dieses Systems konstitutiv. Eltern, die die Kosten der Erziehungs- und Betreuungsleistungen für Kinder zu tragen hätten, würden beim gegenwärtigen Finanzierungsverfahren gegenüber kinderlosen Versicherten benachteiligt, die ihrerseits aus der künftigen Erwerbstätigkeit der Kinder einen Nutzen ziehen würden. Daher sei diese Bestimmung mit dem Grundgesetz nicht vereinbar (ebd.).

Kapitalgedeckte private Pflegezusatzversicherung

Von paradigmatischer Bedeutung könnte die Einführung einer freiwilligen privaten Pflegezusatzversicherung durch das von der schwarz-gelben Regierungsmehrheit verabschiedete PNG im Jahr 2013 sein. Für den Abschluss einer solchen Versicherung erhalten Versicherte einen steuerfinanzierten Zuschuss von fünf Euro pro Monat («Pflege-Bahr»). Um diesen Zuschuss zu erhalten, muss die durchschnittliche Monatsprämie für die private Zusatzversicherung mindestens zehn Euro betragen. Derartige Versicherungen müssen bestimmte Bedingungen erfüllen: Die Versicherer dürfen keinen Antragsteller aufgrund möglicher gesundheitlicher Risiken ablehnen. Risikozuschläge und Leistungsausschlüsse sind nicht erlaubt, allerdings können die Versicherer die Prämien in Abhängigkeit vom Alter differenzieren. Die Versicherungsleistung muss sich im Pflegefall in der Pflegestufe III auf mindestens 600 Euro monatlich belaufen, wobei ein Leistungsanspruch erst nach einer Karenzzeit von fünf Jahren besteht.

Die Einführung dieser privaten Pflegezusatzversicherung markiert in mehrfacher Hinsicht eine Abkehr von den Grundsätzen der solidarischen Beitragsfinanzierung: Die Höhe der Versicherungsprämie ist unabhängig vom Einkommen, kann – wie erwähnt – nach dem Alter differenziert werden und wird ausschließlich vom Versicherten aufgebracht.

Zudem sind nicht erwerbstätige Familienmitglieder nicht beitragsfrei mitversichert. Daher ist diese Zusatzversicherung bei Sozialverbänden, bei der Opposition und auch in der Wissenschaft auf deutliche Kritik gestoßen (z. B. Jacobs/Rothgang 2012). Daneben ist auch der Nutzen dieser Zusatzversicherung äußerst ungewiss (ebd.):

- Die gesetzlichen Mindestvorschriften zum Leistungsumfang betreffen nur die Pflegestufe III, nicht aber die Stufen I und II. Eine Mindestleistung ist in diesen Stufen also nicht garantiert.
- Die Konstruktion der kapitalgedeckten Versicherung ignoriert die erheblichen Risiken, die auf den Finanzmärkten für die Wertentwicklung der Einlagen lauern. Es ist nicht vorhersehbar, welche Leistungen mit dieser Versicherung bei einem Risikoeintritt in vierzig oder fünfzig Jahren gekauft werden können.
- Bei unerwartet hohen Ausgabensteigerungen gibt es keine Sicherheit gegen kräftige Prämiensteigerungen, die eine Zusatzversicherung zunehmend unattraktiv machen würden.
- Aufgrund des staatlichen Fördervolumens von nur 100 Millionen Euro wird nur ein kleiner Teil der Versicherten eine solche Versicherung abschließen können. Der Leistungsumfang der Zusatzversicherung dürfte in den meisten Fällen gering bleiben, auch weil viele Versicherte nicht über die für eine substanzielle Absicherung erforderlichen finanziellen Ressourcen verfügen.
- Diese Entwicklungen führen dazu, dass auch nach Abschluss der Zusatzversicherung für die meisten Versicherten erhebliche Finanzierungslücken fortbestehen.
- Somit ist gerade für Bezieher kleiner und mittlerer Einkommen der Abschluss dieser Versicherung wenig attraktiv.

Aus diesen Gründen setzt die private Pflegezusatzversicherung des PNG ein falsches Signal. Die bereitgestellte Fördersumme hätte eine größere Wirksamkeit und Verteilungsgerechtigkeit erzielen können, wenn der Gesetzgeber sie als Zuschuss der sozialen Pflegeversicherung zur Verfügung gestellt und damit dort Leistungsverbesserungen finanziert hätte. Offenkundig war der schwarz-gelben Regierungsmehrheit die Einführung einer privaten Zusatzversicherung wichtiger als eine Stärkung der künftigen Substanz der sozialen Pflegeversicherung (Jacobs/Rothgang 2013).

Finanzierung von Investitionskosten

Wie in der Krankenhausversorgung spielt auch in der Pflegeversicherung der Staat eine gewisse Rolle bei der Finanzierung der Investitionskosten. Das Pflegeversicherungsgesetz macht die Länder «für die Vorhaltung einer leistungsfähigen, zahlenmäßig ausreichenden und wirtschaftlichen pflegerischen Versorgungsstruktur» verantwortlich (§ 9 SGB XI). Daraus ergibt sich, ähnlich wie in der stationären Krankenversorgung, die Verpflichtung der Länder, die für die Gewährleistung einer bedarfsgerechten Pflegeinfrastruktur erforderlichen Investitionen zu tragen. Allerdings sind die Länder dieser Pflicht in unterschiedlichem Ausmaß und insgesamt auch nur unzureichend nachgekommen.

9.5.4 Kritik an der Konzeption der Pflegeversicherung

Die Pflegeversicherung wird häufig wegen ihres Beitrags zur Absicherung eines in seinen zu erwartenden gesellschaftlichen Dimensionen neuartigen Lebensrisikos gewürdigt, ist in Politik und Wissenschaft aber immer wieder auch Gegenstand recht deutlicher Kritik. Die Kritik bezieht sich vor allem auf die nachfolgend aufgeführten Merkmale der Pflegeversicherung.

Beschränkung auf eine Grundsicherung

Die Konzipierung der Pflegeversicherung als subsidiäre Grundsicherung belässt einen erheblichen Teil der mit Pflegebedürftigkeit verbundenen Lasten bei den Betroffenen oder den Angehörigen (s. Kap. 9.4 u. 9.9).

Unzulänglicher Pflegebedürftigkeitsbegriff

Der Pflegeversicherung liegt ein enger Begriff der Pflegebedürftigkeit zugrunde, denn er beschränkt sich auf die Verrichtungen des täglichen Lebens und lässt den allgemeinen Beaufsichtigungs- und Betreuungsbedarf von Pflegebedürftigen unberücksichtigt. Darüber hinaus versagt er dem großen Kreis von Personen mit lediglich gelegentlichem – also weniger als sechs Monate dauerndem – und einem großen Teil der Personen mit geringfügigem Unterstützungsbedarf unterhalb der Pflegestufe I ebenso einen Leistungsanspruch im Rahmen der Pflegeversicherung wie jenen, die Hilfe allein für die hauswirtschaftliche Versorgung benötigen.

Im Zentrum aber stehen der auf körperliche Beeinträchtigungen fokussierte Pflegebedürftigkeitsbegriff und das darauf gründende Verfahren der Leistungszuordnung in der Pflegeversicherung. Beides wird seit Einführung der Pflegeversicherung von zahlreichen Organisationen und Experten kritisiert: Erkrankungen, die einen erheblichen allgemeinen Betreuungsbedarf nach sich ziehen, müssten, so der Tenor, bei der Feststellung des Umfangs der Pflegebedürftigkeit berücksichtigt werden. Dies gelte auch für Aufsicht, Begleitung und Anleitung als leistungsauslösende Hilfebedarfe. Auch das BMG erkennt einen solchen Reformbedarf im Grundsatz an.

Die bisherige Gesetzgebung ging mit dem Pflegeleistungs-Ergänzungsgesetz 2001, dem Pflege-Weiterentwicklungsgesetz 2008 und dem Pflege-Neuausrichtungsgesetz 2012 nur kleine Schritte in diese Richtung (s. Kap. 9.4.4). Die darin festgeschriebenen Leistungsverbesserungen werden dem tatsächlichen Versorgungs- und Betreuungsbedarf insbesondere von Demenzkranken bei weitem nicht gerecht. Dabei liegen Konzepte für einen neuen Pflegebedürftigkeitsbegriff und für ein neues Verfahren zur Begutachtung des Pflegebedarfs seit längerem vor. In diesem Zusammenhang sind die Vorschläge des beim BMG eingerichteten Beirats zur Überprüfung des Pflegebedürftigkeitsbegriffs, den die damalige Bundesregierung bereits im Jahr 2006 eingesetzt hatte, von besonderer Bedeutung. Er sollte den Pflegebedürftigkeitsbegriff des SGB XI überprüfen und Vorschläge für einen neuen Pflegebedürftigkeitsbegriff unterbreiten sowie ein neues Begutachtungsverfahren für die Ermittlung von Pflegebedürftigkeit erarbeiten und die finanziellen Auswirkungen auf die Pflegeversicherung und andere Bereiche der soziale Sicherung untersuchen. Anfang 2009 legte der Beirat seinen Bericht vor (BMG 2009d).

Darin schlägt der Beirat vor, Pflegebedürftigkeit als gesundheitlich bedingte Beeinträchtigung der *Selbständigkeit* zu fassen, die personelle Hilfe in folgenden Bereichen erforderlich macht:

- Mobilität
- Bewältigung psychischer Anforderungen und Problemlagen
- Selbstversorgung (regelmäßige Alltagsverrichtungen)
- Bewältigung krankheits-/behandlungsbedingter Anforderungen und Belastungen sowie
- Gestaltung des Alltagslebens und soziale Kontakte.

Das Begutachtungsverfahren soll sich auf insgesamt acht Module beziehen, die bei der Ermittlung des Pflege- bzw. Hilfebedürftigkeit unterschiedlich gewichtet werden (**Tab. 9-8**, s. S. 349). Dabei sollen zur Ermittlung des Pflegebedürftigkeit in den jeweiligen Modulen Punktwerte vergeben werden:

- Punktwert 0: selbständig
- Punktwert 1: überwiegend selbständig
- Punktwert 2: überwiegend unselbständig
- Punktwert 3: unselbständig.

Die Pflegebedürftigkeit soll aufgrund einer 100-Punkte-Skala ermittelt werden. Dabei sollen folgende Pflegebedürftigkeitsgrade unterschieden werden:

P1: geringe Beeinträchtigung der Selbständigkeit – 10 bis 29 Punkte

P2: erhebliche Beeinträchtigung der Selbständigkeit – 30 bis 49 Punkte

P3: schwere Beeinträchtigung der Selbständigkeit – 50 bis 69 Punkte

P4: schwerste Beeinträchtigung der Selbständigkeit – 70 Punkte und mehr

P5: schwerste Beeinträchtigung der Selbständigkeit mit besonderer Bedarfskonstellation (je nach politischer Entscheidung, bis zu 100 Punkte).

Nach Überzeugung des Beirats bieten dieser Pflegebedürftigkeitsbegriff und das Begutachtungs-Assessment gegenüber den geltenden Regelungen eine Vielzahl von Vorteilen. So berücksichtigten sie alle wesentlichen Aspekte der Pflegebedürftigkeit; könnten die Lebenslagen von Menschen mit kognitiven Einschränkungen besser erfassen, indem sie den Bezugspunkt «Selbständigkeit» in den Mittelpunkt rücken; trügen zu einer Qualitätsverbesserung in der Pflege bei und ermöglichten eine gerechtere Zuweisung von Leistungen an Angehörige oder Betroffene.

Verzicht auf Aufwertung der Pflege

Neben dem Pflegebedürftigkeitsbegriff wird schließlich häufig der Umstand kritisiert, dass die Einführung der Pflegeversicherung auf eine umfassende Reform der Versorgungsstrukturen und auf eine Aufwertung der Pflege in der Krankenversorgung und Krankheitsprävention verzichtete.

Das PflegeVG hat die subalterne Rolle der Pflege gegenüber der Medizin im Grundsatz fortgeschrieben und damit Chancen für eine Erhöhung von Effektivität und Effizienz des Versorgungssystems vertan. Zwar vollziehen sich vor allem seit den 1980er Jahren ein Wandel des Berufsbildes und ein Prozess der Professionalisierung der Pflege. Dieser Professionalisierungsprozess hat mit der Akademisierung der Pflege, die unter anderem in der Einrichtung von pflege- und gesundheitswissenschaftlichen Studiengängen an zahlreichen Hochschulen zum Ausdruck kommt, auch Fortschritte gemacht. Allerdings kann man nach wie vor nicht von einer Autonomie der Pflege in der Gesundheitsversorgung sprechen und ist auch die Kontrolle der eigenen beruflichen Tätigkeit nur unzureichend ausgebildet (z. B. Bartholomeyczik 1997

Tabelle 9-8: Module im Begutachtungsverfahren gemäß dem Vorschlag des Beirats zur Überprüfung des Pflegebedürftigkeitsbegriffs (2009).

Modul, Beschreibung	Anteil an der Gesamtbewertung der Pflegebedürftigkeit (%)
1. **Mobilität** Fortbewegung über kurze Strecken und Lageveränderungen des Körpers	10
2. **Kognitive und kommunikative Fähigkeiten** Gedächtnis, Wahrnehmung, Denken, Urteilen, Kommunikation (geistige und verbale «Aktivitäten»)	15
3. **Verhaltensweisen und psychische Problemlage** Verhaltensweisen, die mit einer Selbstgefährdung oder mit der Gefährdung anderer verbunden sein oder andere Probleme mit sich bringen können, sowie psychische Probleme wie Ängstlichkeit, Panikattacken oder Wahnvorstellungen (Selbständigkeit im Umgang mit inneren Handlungsimpulsen und Emotionen)	
4. **Selbstversorgung** Körperpflege, sich Kleiden, Essen und Trinken sowie Verrichtungen im Zusammenhang mit Ausscheidungen	40
5. **Umgang mit krankheits-/ therapiebedingten Anforderungen und Belastungen** Aktivitäten, die auf die Bewältigung von Anforderungen und Belastungen infolge von Krankheit oder Therapiemaßnahmen zielen, z.B. Medikamenteneinnahme, Wundversorgung, Umgang mit körpernahen Hilfsmitteln oder Durchführung zeitaufwändiger Therapien innerhalb und außerhalb der häuslichen Umgebung	20
6. **Gestaltung des Alltagslebens** Einteilung von Zeit, Einhaltung eines Rhythmus' von Wachen und Schlafen, sinnvolles (bedürfnisgerechtes) Ausfüllen von verfügbarer Zeit und Pflege sozialer Beziehungen	15
7. **Außerhäusliche Aktivitäten**[1] Teilnahme an sozialen und im weitesten Sinne kulturellen Aktivitäten (einschließlich außerhäusliche Mobilität)	0
8. **Haushaltsführung**[1] hauswirtschaftliche Tätigkeiten und Regelung der für die alltägliche Lebensführung notwendigen geschäftlichen Belange (Nutzung von Dienstleistungen, Umgang mit Behörden, Geldangelegenheiten)	0

1 Die Module 7 und 8 sollen zur Ermittlung der Hilfebedürftigkeit, nicht zur Ermittlung des Pflegebedarfs herangezogen werden.
Quelle: Eigene Darstellung auf der Grundlage von BMG 2009d: 36f., 87f.

u. 2013; Bollinger/Grewe 2002; Dielmann 2002). Wesentliche Merkmale, die eine Profession auszeichnen (z. B. Schaeffer 1994: 105ff.), treffen somit auf die Pflege nach wie vor nicht zu.

9.6 Leistungserbringer, Leistungserbringung, Leistungsinanspruchnahme

9.6.1 Die Pflegeeinrichtungen

Das PflegeVG unterscheidet zwischen ambulanten und stationären Einrichtungen (§ 71 SGB XI). Ambulante Pflegeeinrichtungen (Pflegedienste) sind Einrichtungen, die «Pflegebedürftige in ihrer Wohnung pflegen und hauswirtschaftlich versorgen» (§ 71 Abs. 1 SB XI); stationäre Pflegeeinrichtungen (Pflegeheime) sind «Einrichtungen, in denen Pflegebedürftige gepflegt werden» und «ganztägig (vollstationär) oder nur tagsüber bzw. nur nachts (teilstationär) untergebracht und verpflegt werden können» (§ 71 Abs. 2 SB XI).

Pflegedienste und Pflegeheime sind wirtschaftlich selbständig und müssen «unter ständiger Verantwortung einer ausgebildeten Pflegefachkraft» stehen (§ 71 Abs. 1 u. 2 SGB XI). Die Einführung der Pflegeversicherung hat der Entwicklung der professionellen Altenpflege und -betreuung einen gewaltigen Schub verliehen und die Pflegeinfrastruktur in Deutschland einschneidend verändert (z. B. Roth 2003). Seither stellt sich der organisatorische, finanzielle und inhaltliche Rahmen für alle Anbieter neu dar. Dies gilt insbesondere für die ambulante Pflege. Hatte der privat-gewerbliche Bereich schon seit Beginn der 1980er Jahre damit begonnen, die schon immer praktizierte Pflege durch Einzelpersonen abzulösen und in eine betrieblich organisierte Form der Leistungserbringung zu verwandeln, so ging es nun um «die Diversifikation und die Findung von überbetrieblichen und vernetzten Organisationsmodellen» (Asam/Altmann 1995: 117).

Es kam zu einer außerordentlich starken Ausweitung des Angebots im ambulanten wie im stationären Bereich, der zum Teil allerdings auch Züge eines ungelenkten Wildwuchses annahm. Ende 2011 waren in Deutschland 12 349 ambulante und 12 354 stationäre Einrichtungen zugelassen. Unter den stationären Einrichtungen waren – bei Berücksichtigung von Mehrfachangeboten – rund 10 700 Einrichtungen mit vollstationären Leistungen, knapp 1700 Einrichtungen mit Leistungen der Kurzzeitpflege und knapp 2800 Einrichtungen mit teilstationären Leistungen (**Tab. 9-9**).

9.6.2 Die Träger der Pflegeeinrichtungen

Mehr als die Hälfte (51,7 %) aller Pflegeeinrichtungen wurde Ende 2011 von gewinnwirtschaftlichen, 45,0 Prozent von freigemeinnützigen und lediglich 3,3 Prozent von öffentlichen – zumeist kommunalen – Trägern betrieben (StBA 2013i: 12, 18). Dabei sind bei den Pflegeheimen die freigemeinnützigen und öffentlichen Träger stärker, die privaten bzw. gewinnwirtschaftlichen Träger schwächer vertreten als bei den ambulanten Pflegediensten. Dies verdeutlicht auch **Tabelle 9-10**. Bezieht man die Anteile der Trägerarten auf die Größe der Einrichtungen, so fällt der Anteil der gewinnwirtschaftlichen Träger etwas geringer, der von freigemeinnützigen

Tabelle 9-9: Zahl der zugelassenen Pflegeeinrichtungen nach § 109 SGB XI 1999 und 2011.

Jahr	ambulante Einrichtungen	stationäre Einrichtungen	darunter nach Art der Pflegeleistung[1]		
			vollstationär	Kurzzeit	teilstationär
1999	10 820	8 859	8 073	1 621	1 487
2011	12 349	12 354	10 706	1 673	2 767

Jeweils am 15.12.
1 Pflegeheime mit mehreren Pflegeangeboten sind hier mehrfach berücksichtigt.
Quelle: BMG 2013d.

Tabelle 9-10: Ambulante Pflegedienste und Pflegeheime 1999 und 2011 nach Trägerart.

Träger	ambulante Pflegedienste 1999	ambulante Pflegedienste 2011	Pflegeheime 1999	Pflegeheime 2011
privat	50,9	62,9	34,9	40,5
frei-gemeinnützig	47,2	35,7	56,6	54,4
öffentlich	2,0	1,4	8,5	5,1
insgesamt	100,0	100,0	100,0	100,0
absolut	**10 820**	**12 349**	**8 859**	**12 354**

Jeweils am 15.12. Quelle: StBA 2001: 9, 13; StBA 2013i: 12, 18; eigene Berechnungen.

und öffentlichen Einrichtungen etwas höher aus, denn die gewinnwirtschaftlichen Betreiber sind bei den nach Personalbestand und Patientenzahl kleineren Einrichtungen überrepräsentiert.

Mit dem skizzierten Aufschwung der professionellen Altenpflege vollzog sich eine deutliche Verschiebung im relativen Gewicht der Trägerarten, die durch einen starken Bedeutungszuwachs der gewinnwirtschaftlichen Einrichtungen gekennzeichnet ist (Tab. 9-10). Dies gilt für die stationären, besonders aber für die ambulanten Pflegeeinrichtungen. Öffentlich getragene Pflegedienste und Pflegeheime sind heute nur noch von geringer Bedeutung. Die ambulanten und stationären Pflegeeinrichtungen (Pflegedienste und Pflegeheime) werden heute jeweils zu deutlich mehr als 90 Prozent von frei-gemeinnützigen und gewinnwirtschaftlichen Trägern betrieben.

9.6.3 Beschäftigte, Beschäftigungsverhältnisse und Arbeitsbedingungen

Die professionelle Pflege hat sich mittlerweile zu einem wichtigen Wirtschaftszweig entwickelt. Die Zahl des in Pflegeeinrichtungen tätigen Personals hat sich zwischen 1993 und 2011 mehr als verdoppelt, von etwa 440 000 auf über 950 000 Personen (StBA 2013i: 13, 20). Der Anteil von Teilzeitbeschäftigten und geringfügig Beschäftigten ist in Pflegeeinrichtungen, und hier wiederum besonders in Einrichtungen der ambulanten Pflege, außerordentlich hoch (**Tab. 9-11**, s. S. 352). Derartige Beschäftigungsverhältnisse sind keineswegs auf gewinnwirtschaftliche Träger beschränkt, sondern breiten sich auch in öffentlichen und frei-gemeinnützigen Einrichtungen aus.

Generell sind bei den Pflegekräften die Fluktuation und der vorzeitige Berufsausstieg vor allem wegen der starken körperlichen und psychischen Belastungen außerordentlich hoch (DAK/BGW 2000; Hasselhorn/Müller/Tackenberg et al. 2005). Dies gilt nicht nur für Deutschland, allerdings fallen hier – wie eine internationale Studie über die Gründe für den vorzeitigen Berufsausstieg bei Pflegekräften (Nurses' Early Exit Study – NEXT-Studie) gezeigt hat – die Arbeitsbedingungen auch im europäischen Vergleich ungünstig aus (Hasselhorn/Müller/Tackenberg et al. 2005).

In Deutschland denkt demzufolge mehr als die Hälfte des Pflegepersonals in Pflegediensten und Pflegeheimen an einen Berufsausstieg, insgesamt 18,5 Prozent jeden Tag oder mehrmals in der Woche. Unter den 40-Jährigen und den examinierten Pflegekräften ist der Anteil derer, die häufig einen vorzeitigen Berufsausstieg in Erwägung ziehen, besonders hoch. Die durch-

Tabelle 9-11: Beschäftigte in ambulanten Pflegediensten und in Pflegeheimen nach Beschäftigungsverhältnis und überwiegendem Tätigkeitsbereich im Jahr 2011.

Beschäftigungsverhältnis			überwiegender Tätigkeitsbereich		
Ambulante Pflegedienste	*(Anzahl)*	(%)		*(Anzahl)*	(%)
Vollzeitbeschäftigte	79 755	27,4	Pflegedienstleitung	16 671	5,7
Teilzeitbeschäftigte, über 50 %	100 514	34,6	Grundpflege	204 795	70,4
50 % und weniger, aber nicht geringfügig beschäftigt	42 487	14,6	Hauswirtschaftliche Versorgung	38 092	13,1
geringfügig beschäftigt	61 671	21,2	Verwaltung, Geschäftsführung	14 144	4,9
Praktikanten, Schüler, Auszubildende	5 326	1,8	sonstige Bereiche	17 012	5,9
Helfer(in) im freiwilligen sozialen Jahr	460	0,2			
Zivildienstleistende	64	0,0			
Helfer(in) im Bundesfreiwilligendienst	437	0,2			
Personal insgesamt	**290 714**	**100,0**		**290 714**	**100,0**
Pflegeheime	*(Anzahl)*	(%)		*(Anzahl)*	(%)
Vollzeitbeschäftigte	212 416	32,1	Pflege und Betreuung	434 703	65,7
Teilzeitbeschäftigte, über 50 %	241 000	36,5	Soziale Betreuung	27 122	4,1
50 % und weniger, aber nicht geringfügig beschäftigt	101 863	15,4	zusätzliche Betreuung (§ 87b SGB XI)	24 549	3,7
geringfügig beschäftigt	62 371	9,4	Hauswirtschaftsbereich	113 711	17,2
Praktikanten, Schüler, Auszubildende	37 158	5,6	haustechnischer Bereich	16 051	2,4
Helfer(in) im freiwilligen sozialen Jahr	3 628	0,5	Verwaltung, Geschäftsführung	35 388	5,4
Zivildienstleistende	256	0,0	sonstige Bereiche	9 655	1,5
Helfer(in) im Bundesfreiwilligendienst	2 487	0,4			
Personal insgesamt	**661 179**	**100,0**		**661 179**	**100,0**

Am 15.12.
Quelle: StBA 2013i: 13, 20.

schnittliche Verweildauer in einer Einrichtung fällt mit etwa sechs Jahren in Deutschland sehr niedrig aus. Insgesamt sind hier nur 46 Prozent des Pflegepersonals mit ihrer Arbeit zufrieden – ebenfalls ein Wert, der im europäischen Vergleich unterdurchschnittlich ist. Als wichtige Gründe für die Unzufriedenheit wurden am häufigsten die mangelnde Vereinbarkeit von Familie und Beruf, die hohen Arbeitsbelastungen und die unzureichenden Entwicklungsmöglichkeiten in der Arbeit genannt. Die Befragten führen die schlechten Arbeitsbedingungen vor allem auf finanzielle Einsparungen und die Reduktion von Personal zurück. Andere Untersuchungen kommen zu ähnlichen Ergebnissen wie die NEXT-Studie (z. B. BAuA 2007; DBfK 2009).

Etwa die Hälfte des in ambulanten und stationären Pflegeeinrichtungen tätigen Personals sind Pflegefachkräfte. Als solche gelten Pflegekräfte mit einer zwei- bis dreijährigen Ausbildung, also (Kinder-)Krankenschwestern (-pfleger) sowie Altenpfleger/-innen oder die betreffenden Hilfsberufe (**Tab. 9-12**, s. S. 354). Für die Pflegeheime schreibt die Heimpersonalverordnung vor, dass mindestens die Hälfte der in der Betreuung eingesetzten Personen Pflegefachkräfte sein müssen. Zwar wird dieser Wert im Durchschnitt aller Pflegeheime knapp überschritten, blickt man allerdings auf die Ebene der einzelnen Einrichtungen, so zeigt sich, dass ein Teil der Pflegeheime diese Vorgabe nicht erfüllt.

In der Pflege macht sich bereits jetzt ein Fachkräftemangel bemerkbar. Die wohl wichtigste Ursache sind die erwähnten Arbeitsbedingungen. Weil das Arbeitskräftepotential in den kommenden Jahren sinken und gleichzeitig der Pflegebedarf zunehmen wird, ist mit einer Zuspitzung des Pflegemangels zu rechnen («Pflegenotstand»). Prognosen gehen davon aus, dass im Jahr 2030 bis zu 500 000 Vollzeitarbeitskräfte fehlen könnten, wenn keine gegensteuernden Maßnahmen (z. B. Stärkung der Angehörigenpflege und generell der ambulanten Pflege) ergriffen werden (Rothgang/Müller/Unger 2012).

9.6.4 Leistungsinanspruchnahme

Um Leistungen der Pflegeversicherung zu erhalten, müssen die Betroffenen oder ihre Angehörigen einen entsprechenden Antrag bei ihrer Pflegekasse stellen. Ist die Pflegebedürftigkeit und damit ein Leistungsanspruch durch den MDK festgestellt, können die Pflegebedürftigen frei zwischen den Einrichtungen und Diensten verschiedener Träger wählen (§ 2 Abs. 2 SGB XI). In der gewinnwirtschaftlichen Pflegeversicherung führt das Unternehmen «Medicproof» die Begutachtung der Pflegebedürftigkeit durch.

Ende 2011 erhielten insgesamt rund 2,5 Millionen Personen Leistungen aus der sozialen und der gewinnwirtschaftlichen Pflegeversicherung. 70 Prozent von ihnen wurden zu Hause versorgt, davon wiederum rund zwei Drittel allein durch Angehörige und rund ein Drittel durch ambulante Pflegedienste oder in Kooperation mit ihnen. Etwa 1,37 Millionen Personen erhielten Leistungen der Pflegestufe I (54,8 %), knapp 820 000 Leistungen der Pflegestufe II (32,7 %) und gut 300 000 Leistungen der Pflegestufe III (12,2 %). Fast zwei Drittel der Pflegebedürftigen waren Frauen (**Tab. 9-13**, s. S. 355). Der hohe Frauenanteil ist auf die höhere Lebenserwartung von Frauen sowie auf ihre in der Gruppe der über 75-Jährigen höhere und mit zunehmendem Alter im Vergleich zu den Männern zudem schneller steigende Pflegequote zurückzuführen, wie der Tabelle 9-1 auf Seite 317 zu entnehmen ist.

In der *sozialen* Pflegeversicherung gab es Ende 2012 rund 2,4 Millionen Leistungsempfänger – im Vergleich zu 1996 ein Anstieg um rund 850 000 oder 54,9 Prozent (**Tab. 9-14**, s. S. 355). In diesem Zeitraum nahm der Anteil der Leistungsempfänger in Stufe I stark zu (von 40,1 % auf 56,6 %), während die Anteile der Pflegestufen II (von 43,3 % auf 31,6 %) und III (von 16,6 % auf 11,8 %) deutlich zurückgingen (Tab. 9-14). Gleichzeitig stieg der Anteil der stationär versorgten Personen zwischen 1996 und 2012 von 24,9 auf 30,4 Prozent (ebd.) und sank

Tabelle 9-12: Berufsabschlüsse des Personals in ambulanten Pflegediensten und Pflegeheimen 2011.

Berufsabschluss	ambul. Pflegedienste		Pflegeheime	
	absolut	Prozent	absolut	Prozent
staatlich anerkannte(r) Altenpfleger(in)	59 736	20,5	148 568	22,5
staatlich anerkannte(r) Altenpflege-helfer(in)	11 895	4,1	34 622	5,2
Gesundheits- und Krankenpfleger(in)	80 280	27,6	55 449	8,4
Krankenpflegehelfer(in)	13 038	4,5	17 364	2,6
Gesundheits- und Kinderkranken-pfleger(in)	7 685	2,6	3 706	0,6
Heilerziehungspfleger(in), Heilerzieher(in)	1 222	0,4	2 865	0,4
Heilerziehungspflegehelfer(in)	244	0,1	523	0,1
Heilpädagogin, Heilpädagoge	95	0,0	393	0,1
Ergotherapeut(in)	453	0,2	7 616	1,2
Physiotherapeut(in), Krankengymnast(in)	236	0,1	974	0,1
sonstiger Abschluss im Bereich der nicht-ärztlichen Heilberufe	3 909	1,3	3 708	0,6
sozialpädagogischer/sozialarbeiterischer Berufsabschluss	1 447	0,5	6 893	1,0
Familienpfleger(in) mit staatlichem Abschluss	1 571	0,4	1 337	0,2
Dorfhelfer(in) mit staatlichem Abschluss	126	0,0	111	0,0
Abschluss einer pflegewissenschaftlichen Ausbildung an einer Fachhochschule oder Universität	1 080	0,8	2 870	0,4
sonstiger pflegerischer Beruf	23 457	8,1	52 922	8,0
Fachhauswirtschafter(in) für ältere Menschen	860	0,3	2 206	0,3
sonstiger hauswirtschaftlicher Berufs-abschluss	6 332	2,2	30 682	4,7
sonstiger Berufsabschluss	57 485	19,8	167 442	25,3
ohne Berufsabschluss/noch in Ausbildung	19 563	6,7	120 928	18,3
insgesamt	**290 714**	**100**	**661 179**	**100**

Am 15.12.2011.
Quelle: StBA 2013i: 14, 21; eigene Berechnungen.

Tabelle 9-13: Pflegebedürftige in der sozialen und gewinnwirtschaftlichen Pflegeversicherung nach Art der Versorgung am Jahresende 2011.

Pflegebedürftige	zu Hause vorsorgt, insgesamt	davon allein durch Angehörige[1]	mit/durch ambulante Pfl.dienste	vollstationär in Heimen versorgt	zu Hause und vollstationär
Pflegebedürftige					
Insgesamt	1 758 321	1 182 057	576 264	743 120	2 501 441
männlich (%)	38,1	41,0	32,1	26,0	34,5
weiblich (%)	61,9	59,0	67,9	74,0	65,5
Pflegestufe I	1 086 751	762 366	324 385	283 266	1 370 017
Pflegestufe II	518 786	329 912	188 874	299 404	818 190
Pflegestufe III	152 784	89 779	63 005	151 952	304 736
bisher ohne Zuordnung	–	–	–	8 498	8 498
Anteil an Pflegebedürftigen insgesamt	70,3	47,3	29,7	29,7	100,0
jeweiliger Anteil der Pflegestufe III	8,7	7,6	10,9	20,4	12,2

1 Entspricht den Empfängern/Empfängerinnen von ausschließlich Pflegegeld nach § 37 SGB XI. Empfänger(innen) von Kombinationsleistungen nach § 38 SGB XI sind dagegen in den ambulanten Pflegediensten enthalten.
2 Einschließlich Härtefälle.
Quelle: StBA 2013i: 9; eigene Berechnungen.

Tabelle 9-14: Leistungsempfänger in der sozialen Pflegeversicherung nach Pflegestufen 1996 und 2012.

	1996		2012	
ambulant				
Pflegestufe I	508 462	32,9 %[1]	1 043 065	43,5 %[1]
Pflegestufe II	507 329	32,8 %[1]	483 159	20,2 %[1]
Pflegestufe III	146 393	9,5 %[1]	140 884	5,9 %[1]
Summe	1 162 184	75,1 %[1]	1 667 108	69,6 %[1]
stationär				
Pflegestufe I	111 856	7,2 %[1]	313 280	13,1 %[1]
Pflegestufe II	162 818	10,5 %[1]	273 733	11,4 %[1]
Pflegestufe III	109 888	7,1 %[1]	142 533	5,9 %[1]
Summe	384 562	24,9 %[1]	729 546	30,4 %[1]
Gesamt	**1 546 746**	**100,0 %[1]**	**2 396 654**	**100,0 %[1]**

Jeweils zum Jahresende.
1 Prozent aller Leistungsempfänger.
Quelle: BMG 2013d u. 2013e.

Tabelle 9-15: Leistungsempfänger der sozialen Pflegeversicherung nach Art der Leistung 1996 bis 2011.

	1996[1]	2000	2005	2010	2011
Pflegegeld	60,4	50,7	47,9	44,9	44,5
Pflegesachleistung	6,8	8,5	8,5	7,7	7,0
Kombinationsleistungen	8,7	10,3	10,2	10,4	13,7
häusliche Pflege bei Verhinderung der Pflegeperson	0,4	0,3	0,7	1,9	2,4
Tages- und Nachtpflege	0,2	0,5	0,8	1,5	1,7
Kurzzeitpflege	0,4	0,4	0,6	0,7	0,7
vollstationäre Pflege	22,7	26,3	27,9	26,5	26,5
vollstationäre Pflege in Behindertenheimen	0,4	3,0	3,3	3,4	3,4
Summe	**100,0**	**100,0**	**100,0**	**100,0**	**100,0**

Jahresdurchschnitt, errechnet aus Leistungstagen.
1 Nur 2. Halbjahr wegen der Aufnahme der stationären Leistungen am 1.7.1996.
Quelle: BMG 2013f.

(bis 2011) der Anteil der Leistungsempfänger, die Pflegegeld in Anspruch nehmen, von 60,4 auf 44,5 Prozent, allerdings bei gleichzeitigem Bedeutungsgewinn der Kombinationsleistungen (**Tab. 9-15**). Diese Entwicklungen lassen sich als Hinweise auf die allmähliche Erosion der Potentiale für die informelle Pflege deuten, auch wenn der Beitrag von Angehörigen zur Deckung des Pflegebedarfs nach wie vor bemerkenswert hoch ist. In der ambulanten Pflege belief sich der Anteil der Härtefälle an den Leistungsempfängern der Pflegestufe III auf 1,6 Prozent und in der stationären Pflege auf 4,3 Prozent (BMG 2013d). Damit lag er unter dem gesetzlich vorgeschriebenen Höchstanteil von drei bzw. fünf Prozent.

In der *privaten* bzw. *gewinnwirtschaftlichen* Pflegeversicherung waren Ende des Jahres 2011 etwa 145 000 Personen als Leistungsempfänger registriert, davon rund 101 000 in der ambulanten und 44 000 in der stationären Pflege (BMG 2013d). Bemerkenswert ist, dass hier der Anteil der Leistungsempfänger in Stufe I (47,3 % gegenüber 56,6 %) deutlich geringer, in den Stufen II (35,9 % gegenüber 31,6 %) und III (14,6 % gegenüber 11,8 %) deutlich höher ausfällt als in der sozialen Pflegeversicherung.

9.6.5 Ausgaben und Ausgabenentwicklung in der sozialen Pflegeversicherung

Die Gesamtausgaben der sozialen Pflegeversicherung beliefen sich im Jahr 2012 auf 22,94 Milliarden Euro (**Tab. 9-16**, s. S. 357) davon waren 21,9 Milliarden Euro Leistungsausgaben (BMG 2013g). Gegenüber 1997, als erstmals ganzjährig ambulante und stationäre Leistungen finanziert wurden, stiegen die Gesamtaufwendungen damit um 7,8 Milliarden Euro, also um 51,5 Prozent. Gemessen am Bruttoinlandsprodukt (BIP) ist der Anteil der Ausgaben für die soziale Pflegeversicherung seitdem aber nur geringfügig angestiegen: 1997 betrug er 0,79 Prozent, im Jahr 2012 0,87 Prozent des BIP (BMG 2013g; StBA 2013d).

44,3 Prozent der Ausgaben in der sozialen Pflegeversicherung entfielen im Jahr 2011 auf die vollstationäre Pflege (**Tab. 9-17**, s. S. 358). Daneben waren vor allem die Geldleistungen in der ambulanten Pflege von großer Bedeutung (21,6 %). Zusammen machten diese beiden Leistungsbereiche damit knapp zwei Drittel aller Ausgaben aus. Der Anteil der Verwaltungsausgaben ist mit 3,2 Prozent anhaltend gering.

9.6.6 Ausblick auf die künftige Finanzierung

Die Pflegeversicherung erzielte in den Jahren 1995 und 1996 deutliche Überschüsse. Dies ist vor allem darauf zurückzuführen, dass die Beitragszahlung bereits vor der Aufnahme der Leistungsansprüche einsetzte. In den 16 Jahren zwischen 1997 und 2012 wies die soziale Pflegeversicherung achtmal ein – meistens geringfügiges – Defizit, achtmal aber auch einen Überschuss auf. Ende 2012 beliefen sich die Rücklagen der sozialen Pflegeversicherung immerhin auf gut 5,5 Milliarden Euro (BMG 2013d). Dabei ist eine Mindestreserve in Höhe von 1,5 Monatsausgaben, im Jahr 2012 etwa 2,9 Milliarden Euro, gesetzlich vorgeschrieben.

Die erwartete Zunahme der Pflegebedürftigkeit und die erwartete Erosion informeller Unterstützungssysteme haben den Gesetzgeber veranlasst, den Beitragssatz zur sozialen Pflegeversicherung 2008 um 0,25 und 2013 um 0,1 Beitragssatzpunkte anzuheben. Kontrovers wird zwischen den politischen Parteien, den Verbänden von Kapital und Arbeit sowie den Interessengruppen im Gesundheitswesen die Frage diskutiert, wie der finanzielle Mehrbedarf finanziert werden soll. Hierbei zeigen sich dieselben Konfliktlinien wie in der Debatte um die künftige Finanzierungsbasis der GKV (s. Kap. 10.4).

Tabelle 9-16: Die Finanzentwicklung der sozialen Pflegeversicherung 1995 bis 2012.

	Einnahmen	Ausgaben	Saldo	Liquide Mittel[1]
	Mrd. €	*Mrd. €*	%	*Mrd. €*
1995	8,41	4,97	+3,44	2,87
1996	12,04	10,86	+1,18	4,05
1997	15,94	15,14	+0,80	4,86
1998	16,00	15,88	+0,13	4,99
1999	16,32	16,35	−0,03	4,95
2000	16,54	16,67	−0,13	4,82
2001	16,81	16,87	−0,06	4,76
2002	16,98	17,36	−0,38	4,93
2003	16,86	17,56	−0,69	4,24
2004	16,87	17,69	−0,82	3,42
2005	17,49	17,86	−0,36	3,05
2006	18,49	18,03	+0,45	3,50
2007	18,02	18,34	−0,32	3,18
2008	19,77	19,14	+0,63	3,81
2009	21,31	20,33	+0,99	4,80
2010	21,78	21,45	+0,34	5,13
2011	22,24	21,92	+0,31	5,45
2012	23,04	22,94	+0,10	5,55[2]

1 am Jahresende.
2 Schätzung.
Quelle: BMG 2013g.

Tabelle 9-17: Ausgaben der sozialen Pflegeversicherung nach Leistungsbereichen 1997 und 2011.

Leistungsart	1997		2011	
	Mrd. €	%	Mrd. €	%
Geldleistung	4,32	28,5	4,74	21,6
Pflegesachleistung	1,77	11,7	2,98	13,6
Pflegeurlaub	0,05	0,3	0,44	2,0
Tages-/Nachtpflege	0,04	0,3	0,21	1,0
zusätzliche ambulante Betreuungsleistungen	–	–	0,33	1,5
Kurzzeitpflege	0,10	0,7	0,35	1,6
soziale Sicherung der Pflegepersonen	1,19	7,9	0,87	4,0
Pflegemittel/techn. Hilfen etc.	0,33	2,2	0,41	1,9
vollstationäre Pflege	6,41	42,3	9,71	44,3
vollstationäre Pflege in Behindertenheimen	0,13	0,9	0,26	0,9
stationäre Vergütungszuschläge	–	–	0,50	2,3
Pflegeberatung	–	–	0,08	0,4
Hälfte d. Kosten d. Medizinischen Dienstes	0,23	1,5	0,32	1,5
Verwaltungsausgaben	0,55	3,6	0,71	3,2
sonstige Ausgaben	0,01	0,1	0,00	0,0
Ausgaben insgesamt	**15,14**	**100,0**	**21,92**	**100,0**

Quelle: BMG 2013g; eigene Berechnungen.

Dass der Beitragssatz zur sozialen Pflegeversicherung bei auftretenden oder absehbaren Defiziten auch künftig angehoben werden wird, ist keine Selbstverständlichkeit. In Abhängigkeit von der politischen Großwetterlage ist es auch denkbar, dass der Gesetzgeber die Priorität auf die Vermeidung von Beitragssatzerhöhungen legt und zu diesem Zweck z. B. die Zugangsvoraussetzungen zu Versicherungsleistungen verschärft oder Leistungen kürzt. Dabei ist es bereits aus gegenwärtiger Sicht problematisch, dass die Höchst- und Pauschalbeträge in der Pflegeversicherung seit ihrer Einführung unverändert geblieben sind, obwohl sich die Kosten der Pflegeleistungen seitdem erhöht haben. Dies hat zur Folge, dass die Pflegebedürftigen für die gleiche Summe weniger Pflegeleistungen erhalten und sie oder ihre Angehörigen einen größeren Teil des Pflegebedarfs privat finanzieren müssen (s. Kap. 9.9).

Wenn die Finanzen der Pflegeversicherung gegenwärtig als recht stabil angesehen werden können, so beruht dies zu einem erheblichen Teil darauf, dass

- die Pflegesätze gedeckelt sind, erst spät und nur befristet dynamisiert wurden und prinzipiell nur ergänzenden Charakter haben (z. B. Rothgang 1997: 238ff., 268ff.; Rothgang 2009: 423ff.) und
- die Angehörigen sich in der ambulanten Pflege überwiegend für das Pflegegeld und gegen die Pflegesachleistung entscheiden (Moldenhauer 2001; Rothgang 2009).

Zudem hat insbesondere seit 2010 die positive Entwicklung auf dem Arbeitsmarkt dazu beigetragen, die Finanzen der sozialen Pflegeversicherung zu stabilisieren.

9.7 Das Regulierungssystem der sozialen Pflegeversicherung

Die Regulierung der sozialen Pflegeversicherung erfolgt – wie in der gesetzlichen Krankenversicherung – auf dem Wege gesetzlicher Rahmenvorgaben, die von den beteiligten Verbänden und Individualakteuren (v. a. Finanzierungsträger und Leistungserbringer) in der Pflegeversicherung konkretisiert werden. Im SGB XI legt der Gesetzgeber die Rechte und Pflichten der beteiligten Akteure fest. In diesem Zusammenhang delegiert er auch Regulierungskompetenzen an nachgeordnete Akteure, welche die Bedingungen der Leistungserbringung und der Leistungsvergütung konkretisieren. Der Staat übt die Rechtsaufsicht über das Handeln der gemeinsamen Selbstverwaltung, also von Leistungserbringern, von Finanzierungsträgern und ihrer Verbände, aus. Vereinbarungen und Entscheidungen der Selbstverwaltung unterliegen einem staatlichen Genehmigungsvorbehalt; zudem ist der Staat mit dem Recht zur Ersatzvornahme ausgestattet.

Die Verteilung der staatlichen Aufsicht auf Bund und Länder folgt dabei folgenden Prinzipien (§§ 46 Abs. 6, 52 Abs. 3, 53 Abs. 2 SGB XI):

- Das BMG und das Bundesversicherungsamt (BVA) beaufsichtigen die bundesunmittelbaren Pflegekassen sowie den Spitzenverband Bund der Pflegekassen. Bundesunmittelbare Pflegekassen sind solche Kassen, die in mehr als einem Bundesland tätig sind. Zumeist handelt es sich dabei um Ersatzkassen sowie um Betriebskrankenkassen und um Innungskrankenkassen.
- Die zuständigen Ministerien der Länder überwachen die landesunmittelbaren Pflegekassen sowie die Landesverbände der Pflegekassen. Landesunmittelbare Kassen sind solche Einrichtungen, deren Tätigkeit sich nur auf ein Bundesland erstreckt. Die wichtigsten landesunmittelbaren Kassen sind die Allgemeinen Ortskrankenkassen. Allerdings verbleibt bei den Pflegekassen, die in bis zu drei Bundesländern tätig sind, die Aufsicht dann bei der zuständigen Landesbehörde, wenn die betroffenen Bundesländer sich auf ein Aufsicht führendes Land verständigen (Art. 87 Abs. 2 GG).

Die Aufgaben der Pflegekassen werden von den Krankenkassen wahrgenommen (s. Kap. 4.1). Dies gilt nicht nur für die einzelne Pflegekasse, sondern auch für deren Landesverbände (§ 52 Abs. 1 SGB XI) und den Spitzenverband Bund der Pflegekassen (§ 53 SGB XI).

Sicherstellungsauftrag

Die Versicherten haben einen Rechtsanspruch darauf, dass die Leistungen der Pflegeversicherung als Sach- oder Dienstleistungen erbracht werden. Den Auftrag zur Sicherstellung der gesetzlich definierten Leistungen («Verschaffungspflicht») hat der Gesetzgeber den Pflegekassen übertragen. Sie – bzw. ihre Verbände gemeinsam und einheitlich – müssen zu diesem Zweck Versorgungsverträge mit den Trägern der Pflegeeinrichtungen oder vertretungsberechtigten Vereinigungen gleicher Träger oder mit sonstigen Leistungserbringern abschließen (§ 72 Abs. 2 SGB XI). Die Leistungserbringer sind – anders als z. B. die Kassenärztlichen Vereinigungen in der vertragsärztlichen Versorgung – also nicht Träger eines öffentlich-rechtlichen Sicherstellungsauftrags. Sie haben lediglich eine mittelbare Gewährleistungspflicht im Rahmen der mit ihnen abgeschlossenen Verträge.

Der Sicherstellungsauftrag der Pflegekassen ist mit unbestimmten Rechtsbegriffen umschrieben: Die pflegerische Versorgung muss bedarfsgerecht und gleichmäßig sein und dem allgemein anerkannten Stand der medizinisch-pflegerischen Erkenntnisse entsprechen (§ 69 SGB XI). Weiterhin umfasst der Sicherstellungsauftrag der Pflegekassen die Verpflichtung, mit allen an der pflegerischen, gesundheitlichen und sozialen Versorgung Beteiligten eng zusammenzuarbeiten und darauf hinzuwirken, dass Mängel in der pflegerischen Versorgungsstruktur beseitigt werden (§ 12 Abs. 1 SGB XI). Schließlich sollen die Pflegekassen in diesem Zusammenhang örtliche und regionale Arbeitsgemeinschaften bilden. Sie sind verpflichtet, zur Bereitstellung der erforderlichen Hilfen mit allen Beteiligten partnerschaftlich zusammenzuarbeiten und deren Handeln zu koordinieren (§ 12 Abs. 2 SGB XI).

Neben den Pflegekassen weist das Pflegeversicherungsgesetz auch anderen Akteuren wichtige Aufgaben bei der Gewährleistung der pflegerischen Versorgung zu. Die Länder sind dafür verantwortlich, dass eine leistungsfähige, zahlenmäßig ausreichende und wirtschaftliche pflegerische Versorgungsstruktur vorgehalten wird (§ 9 SGB XI). Länder, Kommunen, Pflegeeinrichtungen und Pflegekassen sind gehalten, eng zusammenzuwirken, «um eine leistungsfähige, regional gegliederte, ortsnahe und aufeinander abgestimmte ambulante und stationäre pflegerische Versorgung der Bevölkerung zu gewährleisten» (§ 8 Abs. 2 SGB XI). Die Verpflichtung zu diesen Formen partnerschaftlicher Kooperation verweist darauf, dass kein striktes hoheitliches Über- und Unterordnungsverhältnis bei der Sicherstellung von Pflegeleistungen existiert. Auch wenn sich das Koordinations- und Kooperationsgebot an alle beteiligten Akteure richtet, stehen die Pflegekassen im Zentrum des Sicherstellungsauftrags (Roth 1999: 429ff.).

Zulassung, Vertragspolitik, Wettbewerb

Leistungen im Rahmen der Pflegeversicherung dürfen nur durch zugelassene Pflegeeinrichtungen erbracht werden (§ 72 Abs. 1 SGB XI). Ambulante Pflegeleistungen können darüber hinaus auch von Einzelpersonen durchgeführt werden, mit denen die Pflegekasse einen entsprechenden Vertrag abgeschlossen hat (§ 77 SGB XI). Dies ist möglich,

- soweit und solange die Versorgung nicht durch einen zugelassenen Pflegedienst gewährleistet werden kann und
- wenn dies dem besonderen Wunsch der Pflegebedürftigen entspricht.

Letzteres kann sich z. B. als sinnvoll erweisen, wenn es um die Einrichtung von Wohngruppen sowie Wohn- und Hausgemeinschaften geht. Darüber hinaus soll die neue Regelung den Einsatz von Einzelpflegekräften für mehrere Pflegebedürftige erleichtern. Pflegebedürftige, die nah beieinander wohnen, können zu diesem Zweck ihre Leistungsansprüche aufeinander abstimmen (s. Kap. 9.4.4).

Anforderungen an Pflegeeinrichtungen

Um als Pflegeeinrichtung anerkannt zu werden, muss es sich um eine selbständig wirtschaftende Einrichtung handeln, in der – wie erwähnt – die Pflege unter ständiger Verantwortung einer ausgebildeten Pflegefachkraft erfolgt. Gemäß dem PfWG gelten als Pflegefachkraft Personen, die eine abgeschlossene Ausbildung als Gesundheits- und Krankenpfleger, Gesundheits- und Kinderkrankenpfleger oder Altenpfleger mit praktischen Berufserfahrungen von mindestens zwei Jahren innerhalb der letzten fünf Jahre oder mit Weiterbildungsmaßnahmen im Umfang von mindestens 460 Stunden vorweisen können (§ 71 Abs. 3 SGB XI). Ein Versorgungsvertrag darf nur mit solchen Einrichtungen abgeschlossen werden, welche «die Gewähr für eine leistungsfähige und wirtschaftliche pflegerische Versorgung bieten» (§ 72 Abs. 3 SGB XI). Zu diesem Zweck müssen die Leistungsanbieter u. a. ein internes Qualitätsmanagement einführen und weiterentwickeln.

In der ambulanten Versorgung sollen die Leistungen der zugelassenen Pflegeeinrichtungen die familiäre, nachbarschaftliche oder ehrenamtliche Hilfe und Pflege unterstützen, ergänzen und für eine Entlastung der Angehörigen sorgen (§ 4 SGB XI). Sie umfassen Leistungen der Grundpflege und hauswirtschaftlichen Versorgung. Ort der Leistungserbringung ist die Wohnung des Pflegebedürftigen. Ambulante Pflegeeinrichtungen müssen eine Versorgung rund um die Uhr sicherstellen, also bei Tag und Nacht sowie an Sonn- und Feiertagen. Weiterhin zählt die Durchführung der Beratungsbesuche zum Versorgungsauftrag in der ambulanten Pflege (§ 37 Abs. 2 SGB XI). Beim Beratungsbesuch sollen Probleme der täglichen Pflege erörtert und den Pflegebedürftigen oder deren Angehörigen konkrete Handlungsvorschläge zur Verbesserung der Versorgungssituation unterbreitet werden.

Die Anforderungen an stationäre Pflegeeinrichtungen unterscheiden sich teilweise von denen, die an ambulante Pflegedienste gerichtet sind, denn stationäre Pflegeeinrichtungen stellen für Pflegebedürftige den zentralen Lebensmittelpunkt in diesem Lebensabschnitt dar. Die Einrichtung hat daher nicht nur die Grundpflege und hauswirtschaftliche Versorgung (Unterkunft und Verpflegung) sicherzustellen, sondern auch die medizinische Behandlungspflege und die soziale Betreuung (§ 43 Abs. 2 SGB XI).

Abschluss von Versorgungsverträgen

Jede Pflegeeinrichtung hat Anspruch auf Abschluss eines Versorgungsvertrages mit den Pflegekassen, wenn sie die gesetzlichen Zulassungsvoraussetzungen erfüllt. Die Pflegekassen unterliegen also einem Kontrahierungszwang mit allen zugelassenen Pflegeeinrichtungen. Eine Bedarfsplanung wie in der vertragsärztlichen Versorgung (§§ 99–104 SGB V) und im Krankenhausbereich (§ 6 KHG) gibt es in der Pflegeversicherung nicht. Dem lag eine bewusste Entscheidung des Gesetzgebers zugrunde, der sich von diesem Modell einen intensivierten Wettbewerb zwischen den Leistungsanbietern versprach (Schulin 1994).

«Der Versorgungsvertrag wird zwischen dem Träger der Pflegeeinrichtung oder einer vertretungsberechtigten Vereinigung gleicher Träger und den Landesverbänden der Pflegekassen» abgeschlossen (§ 72 Abs. 2. SGB XI). Seit 2008 ist es auch möglich, für mehrere selbständig wirtschaftende Einrichtungen, die örtlich und organisatorisch miteinander verbunden sind, eine einheitliche Vereinbarung zu treffen. Beim Abschluss von Versorgungsverträgen haben die Landesverbände der Pflegekassen das Einvernehmen mit dem nach Landesrecht zuständigen örtlichen oder überörtlichen Träger der Sozialhilfe herzustellen, der jedoch nicht Vertragspartei ist. Der Versorgungsvertrag «ist für die Pflegeeinrichtung und für alle Pflegekassen im Inland unmittelbar verbindlich» (ebd.).

Einigen sich die Landesverbände der Pflegekassen und der zuständige Träger der Sozialhilfe über den Abschluss eines Versorgungsvertrages nicht, ist ein komplexes Abstimmungsverfahren (§ 81 SGB XI) durchzuführen. Da die Mehrheitsverhältnisse dazu führen konnten, dass die Träger der Sozialhilfe von den Landesverbänden der Pflegekassen überstimmt wurden, gab das 2001 verabschiedete «Gesetz zur Qualitätssicherung und zur Stärkung des Verbraucherschutzes in der Pflege» (Pflege-Qualitätssicherungsgesetzes – PQsG) (BGBl. I: 2320) den Sozialhilfeträgern die Möglichkeit, die Schiedsstelle nach § 76 SGB XI anzurufen (§ 81 Abs. 2 SGB XI). Diese Stärkung der Sozialhilfeträger ergab sich daraus, dass sie im Bedarfsfall in der Verpflichtung stehen, Investitionskosten zugelassener Pflegeeinrichtungen aus öffentlichen Mitteln zu finanzieren.

Im Versorgungsvertrag sind «Art, Inhalt und Umfang der allgemeinen Pflegeleistungen» festzulegen (§ 72 Abs. 1 SGB XI). Die Praxis beim Abschluss von Versorgungsverträgen zeigte allerdings, dass der Versorgungsauftrag nicht immer ausreichend konkretisiert wurde. Einziges Unterscheidungsmerkmal im stationären Bereich waren zumeist die Zahl der Pflegeplätze oder besondere Versorgungsinhalte für spezialisierte Einrichtungen (z. B. in Pflegeeinrichtungen für Schlaganfall- oder für AIDS-Patienten). Auch in der ambulanten Pflege sind differenzierte Leistungsbeschreibungen in den Versorgungsverträgen kaum anzutreffen. Sie unterscheiden sich hier in erster Linie durch den Einzugsbereich der jeweiligen Pflegeeinrichtung, der – seit 2008 – im Versorgungsvertrag festgelegt werden muss (§ 72 Abs. 3 SGB XI).

Die Pflegekassen und ihre Verbände haben den Grundsatz der Trägervielfalt von Pflegeeinrichtungen zu beachten, wobei Verträge vorrangig mit gewinnwirtschaftlichen und freigemeinnützigen Trägern abgeschlossen werden sollen (§ 72 Abs. 3 SGB XI). Die Pflegeeinrichtungen sind ihrerseits dazu verpflichtet, die Pflege und Versorgung der Pflegebedürftigen im Rahmen der im Versorgungsvertrag vereinbarten Inhalte und der verfügbaren Kapazitäten zu übernehmen. Diese Verpflichtung soll verhindern, dass sich Pflegeeinrichtungen nur auf «gute Risiken» mit geringem Pflegeaufwand konzentrieren.

Verweigern die Landesverbände der Pflegekassen den Abschluss eines Versorgungsvertrages, so können die betroffenen Pflegeeinrichtungen dagegen rechtlich vorgehen (§ 73 Abs. 2 SGB XI). Beide Seiten können einen Versorgungsvertrag mit einer Frist von einem Jahr kündigen, wobei eine Kündigung durch den Landesverband der Pflegekassen nur zulässig ist, wenn die Pflegeeinrichtung eine der oben genannten Anforderungen nicht mehr erfüllt und die Gründe dafür nicht nur vorübergehend bestehen (§ 74 Abs. 2 SGB XI). Eine fristlose Kündigung ist dann möglich, wenn eine Pflegeeinrichtung ihre Pflichten «derart gröblich verletzt, dass ein Festhalten an dem Vertrag nicht zumutbar ist» (§ 74 Abs. 2 SGB XI). Vor einer Kündigung ist das Einvernehmen mit dem zuständigen Träger der Sozialhilfe herzustellen (§ 74 Abs. 1 SGB XI).

Neben diesen Versorgungsverträgen werden auf Landesebene Rahmenverträge vereinbart. Sie regeln Fragen von grundsätzlicher Bedeutung und sollen dazu dienen, «eine wirksame und wirtschaftliche pflegerische Versorgung der Versicherten sicherzustellen» (§ 75 Abs. 1 SGB XI). Vertragsparteien sind die Landesverbände der Pflegekassen und die «Vereinigungen der Träger der ambulanten oder stationären Pflegeeinrichtungen im Land», die «gemeinsam und einheitlich» zu handeln haben (ebd.). Beim Abschluss der Rahmenverträge haben die Landesverbände der Pflegekassen den MDK und den PKV-Verband im Land zu beteiligen.

Zu den Inhalten der Rahmenverträge zählen

- der Inhalt der allgemeinen Pflege sowie ihre Abgrenzung zu Leistungen für Unterkunft und Verpflegung sowie zu Zusatzleistungen
- die allgemeinen Bedingungen der Pflege (z. B. Kostenübernahme, Entgeltabrechnung)
- Maßstäbe und Grundsätze für die personelle und sächliche Ausstattung der Pflegeeinrichtungen
- der Zugang des MDK zu Pflegeeinrichtungen
- Regelungen für Wirtschaftlichkeitsprüfungen (§ 75 Abs. 2 SGB XI).

Besonderheiten des Steuerungssystems

Grundsätzlich lassen sich drei Hauptformen der Steuerung von Pflegesystemen unterscheiden: bei der staatlichen Steuerung legt der Staat verbindliche Regelungen für die beteiligten Akteure fest; bei der wettbewerblichen Steuerung wird das Leistungsgeschehen über die Angebot und Nachfrage reguliert; bei der korporatistischen Steuerung macht der Staat Rahmenvorgaben und delegiert konkrete Steuerungskompetenzen an die Verbände beteiligter Akteure, vor allem an die Verbände der Finanzierungsträger und der Leistungserbringer. Das Steuerungssystem der sozialen Pflegeversicherung ist – wie auch das der GKV – durch einen komplexen Mix aus staatlichen, wettbewerblichen und korporatistischen Elementen gekennzeichnet. Allerdings weist sie Steuerung auch einige Besonderheiten auf, die sie vom GKV-System nicht unerheblich unterscheidet.

In der sozialen Pflegeversicherung war das direkte Gestaltungs- und Interventionsinstrumentarium des Staates von Anfang an umfangreicher als in der GKV. So werden die Beitragssätze per Gesetz festgelegt – in der GKV ist dies erst seit 2009 der Fall – und ist der Gesetzgeber ermächtigt, für die ambulante Pflege selbst eine verbindliche Gebührenordnung zu erlassen. Die gesetzliche Beschränkung der Leistungen auf eine Grundsicherung beinhaltet zudem einen größeren Einfluss des Staates auf Leistungsumfang und Ausgabenentwicklung als in der GKV, wo das Zusammenwirken von Bedarfsprinzip und medizinischem Fortschritt in der Tendenz eine Mengenexpansion begünstigt.

Wettbewerbselemente sind in der sozialen Pflegeversicherung sehr präsent, unterscheiden sich aber im Zuschnitt erheblich von denen in der GKV (Rothgang 2009: 133ff.). In der sozialen Pflegeversicherung stehen die Kassen nicht in Konkurrenz um Versicherte, weil Leistungsumfang und Beitragssatz kassenübergreifend identisch sind. Auch konkurrieren Leistungsanbieter nicht um Verträge mit den Pflegekassen, weil diese einem Kontrahierungszwang unterliegen. Die Wettbewerbskonzeption in der sozialen Pflegeversicherung rückt vielmehr die Beziehung von Leistungsanbietern und Leistungsempfängern in den Mittelpunkt: Die Pflegeeinrichtungen konkurrieren hier um einen Versorgungsvertrag mit den Pflegebedürftigen. Der Wettbewerb findet also «in der direkten Interaktion mit den Endverbrauchern – den Pflegebedürftigen und Angehörigen statt ...» (Rothgang 2000: 444). Er wird noch dadurch verschärft, dass jenseits der allgemeinen Zulassungsvoraussetzungen für Pflegeeinrichtungen keine Zulassungsbeschränkungen, etwa durch eine Bedarfsplanung, existieren.

Neben wettbewerblichen sind auch korporatistische Regulierungsstrukturen in der Pflegeversicherung von Bedeutung (Roth 1999): In wichtigen Bereichen werden Kompetenzen an die zuständigen Verbände auf Bundes- und Landesebene delegiert, deren Vereinbarungen für die Individualakteure (einzelne Pflegekassen, Pflegeeinrichtungen, Versicherte, Pflegebedürftige) verbindlich sind, wobei für den Fall, dass sich die Verbände der Pflegekassen und der Leistungsanbieter nicht einigen, Schiedsstellenentscheidungen oder staatliche Ersatzvornahmen vorgesehen sind. Darin ähnelt das Regulierungsregime in den Grundzügen den aus der ambulanten und stationären Krankenversorgung im Rahmen der GKV bekannten Systemen.

Allerdings verfügen die Pflegekassen in der Pflegeversicherung über eine im Vergleich zur GKV deutlich stärkere Machtposition. Dies kommt in folgenden Merkmalen zum Ausdruck:

- Die gesetzliche Zuweisung des Sicherstellungsauftrags räumt den Kassen recht große Freiheiten in der Vertragspolitik ein. Zwar verpflichtet sie der Gesetzgeber, hierbei einheitlich und gemeinsam zu handeln, jedoch sind die Spielräume bei der Wahl der Regelungsebene in vielerlei Hinsicht größer als in der ambulanten und stationären Krankenversorgung. Versorgungs- und Vergütungsverträge können sowohl auf einzelwirtschaftlicher als auch zwischen den beteiligten Verbänden auf Landesebene abgeschlossen werden. Dies unterscheidet das Vertragssystem von dem in der ambulanten und stationären Krankenversorgung. Ist ein Versorgungsvertrag aber erst einmal abgeschlossen, sind die Kündigungsbedingungen ähnlich restriktiv wie in der stationären Krankenversorgung.
- Die Zuständigkeit des MDK für die Feststellung der Pflegebedürftigkeit und die Einstufung der Pflegebedürftigen bedeutet, dass die Kassen de facto gegenüber den Leistungserbringern und den Leistungsempfängern einen großen Einfluss auf die Definition des Versorgungsbedarfs im Bereich der Pflege haben, sofern die von der sozialen Pflegeversicherung finanzierten Leistungen betroffen sind. Auch wenn die Ärzte des MDK nur ihrem ärztlichen Gewissen unterworfen sind, ist die Interessenaffinität zwischen MDK und Kassen unübersehbar. Dieser von vornherein institutionalisierte Einfluss auf die Definition des Versorgungsbedarfs unterscheidet den Bereich der Pflege ebenfalls von dem der ambulanten und stationären Krankenversorgung.
- Schließlich haben die Verbände der Pflegekassen in einigen Bereichen das Recht, verbindliche Regelungen (Richtlinien, Empfehlungen, Rahmenvereinbarungen etc.) zu treffen, ohne auf die Zustimmung der Verbände der Leistungserbringer angewiesen zu

sein. Dies gilt insbesondere für die Richtlinien zur Abgrenzung der Pflegebedürftigkeit, der Pflegestufen, für das Verfahren zur Feststellung von Pflegebedürftigkeit und für die Qualifikation der Pflegeberater.

Zwar ist auch darauf hinzuweisen, dass die Konstruktion der Pflegeversicherung auf einzelnen Handlungsfeldern eine eher schwache Position der Pflegekassen begründet. So wird ihr Einfluss auf das *gesamte* Leistungsgeschehen in der Pflege durch den bloß ergänzenden Charakter der Versicherungsleistungen offenkundig stark beschränkt, denn ein relevanter Teil des Pflegegeschehens wird deshalb durch privatrechtliche Vereinbarungen zwischen Leistungserbringern und Leistungsempfängern geregelt. Dennoch bleibt der Befund, dass die Krankenkassen über eine vergleichsweise starke Machtposition im Steuerungssystem der sozialen Pflegeversicherung verfügen.

Diese Stärke geht aber nicht allein auf die Ausstattung mit entsprechenden Handlungskompetenzen durch den Staat zurück, sondern wird auch durch die nicht sonderlich ausgeprägte Durchsetzungskraft der Interessenverbände der Pflegeeinrichtungen und der Trägerarten sowie der Berufsverbände der Pflegekräfte begünstigt. Deren geringe Durchsetzungsfähigkeit ist vor allem darauf zurückzuführen, dass

- die Pflege gegenüber der Medizin generell einen subalternen Status einnimmt
- die Fähigkeit der Pflegeverbände zur Handlungskoordinierung und Strategiebildung deutlich geringer ist als die der Ärzte- und Krankenhausverbände in der GKV
- die Konkurrenzsituation und die Interessendivergenzen zwischen den Leistungserbringern, insbesondere in der ambulanten Pflege, sehr ausgeprägt ist – eine Entwicklung, die nicht zuletzt durch den erwähnten Verzicht auf eine Bedarfsplanung begünstigt wurde.

Insgesamt weist das Regulierungsarrangement in der sozialen Pflegeversicherung eine Reihe jener Merkmale auf, die auch in der Debatte um die Zukunft des GKV-Systems vor allem von konservativer und liberaler Seite favorisiert werden und gleichsam im sozial- und gesundheitspolitischen Makrotrend liegen. Dies gilt für

- den nicht bedarfsdeckenden Charakter der Versicherungsleistungen
- die Übertragung des Sicherstellungsauftrags an die Finanzierungsträger, also die Pflegekassen
- die Möglichkeit der Pflegekassen, mit einzelnen Leistungsanbietern Vergütungs- und Versorgungsverträge abzuschließen.

Betrachtet man den Wandel in der Gesundheitspolitik seit der ersten Hälfte der 1990er Jahre, so lässt sich feststellen, dass sich das Modell der GKV-Steuerung in wichtigen Aspekten auf das in der Pflegeversicherung etablierte Modell zubewegt hat.

Fehlsteuerungen

Ein Grundproblem des ordnungspolitischen Modells der Pflegeversicherung besteht in der wettbewerblichen Orientierung auf dem «Leistungsmarkt». Das Bild eines souveränen, rational handelnden Kunden, der sich auf einem transparenten Markt bewegt, ist kaum auf den Pflegesektor übertragbar, weil in den meisten Fällen die Pflegebedürftigen aufgrund ihrer gesundheitlichen Situation und die Angehörigen aufgrund der komplexen Problemkonstellation nach einem plötzlich eingetretenen Ereignis kaum in der Lage sein werden, in dieser Weise zu agieren. Zudem sind in vielen Fällen selbst für souveräne Kunden weder Preis- noch Leistungsunterschiede zwischen Pflegeeinrichtungen transparent. Die Bemühungen, diese Informationsasymmetrie durch eine verbesserte Pflegeberatung zu verringern, sind wichtig, dürften das zugrunde liegende Problem aber nur in begrenztem Umfang lindern können.

Ein weiteres Problem besteht in der bisher überwiegend homogenen Angebotsstruktur bei ambulanten Pflegediensten. Die Angebote beziehen sich zumeist auf diejenigen pflegerischen Leistungen, die von den Pflege- oder Krankenkassen vergütet werden. Demgegenüber sind innovative Angebotsformen, wie sie besonders im Bereich der niedrigschwelligen Versorgung erforderlich wären, bisher zu wenig entwickelt worden. Anders als Theorien der Marktsteuerung in Aussicht stellen, hat sich das pflegerische Angebot bisher kaum entsprechend den unterschiedlichen Versorgungsbedarfen ausdifferenziert.

9.8 Die Vergütung von Pflegeleistungen

9.8.1 Grundsätze der Vergütung

Die zugelassenen Pflegeeinrichtungen haben Anspruch auf eine leistungsgerechte Vergütung für die allgemeinen Pflegeleistungen (§ 82 Abs. 1 SGB XI). Dies bedeutet, dass für die Pflegeleistungen prospektiv – also für einen zukünftigen Zeitabschnitt, meist ein Kalenderjahr oder mehrere – eine bestimmte Vergütung vereinbart wird. Die Höhe dieser Vergütung ist unabhängig davon, ob der einzelnen Pflegeeinrichtung real höhere Kosten für die Erbringung der Leistungen entstehen oder nicht. Es werden also nicht – wie beim Selbstkostendeckungsprinzip – retrospektiv, also im Nachhinein, die entstandenen Kosten erstattet.

Dabei muss die Vergütung dem Pflegeheim oder dem Pflegedienst «bei wirtschaftlicher Betriebsführung ermöglichen, seinen Versorgungsauftrag zu erfüllen» (§§ 84 Abs. 2, 89 Abs. 1 SGB XI). Der Begriff der Wirtschaftlichkeit beinhaltet allgemein die Anforderung an den Leistungsanbieter, ein günstiges Verhältnis zwischen Aufwand und Ertrag zu erzielen. Allerdings nimmt das SGB XI keine Konkretisierung des Wirtschaftlichkeitsbegriffs vor. Da die Eigenschaften der pflegerischen Leistungen im Wesentlichen vorgegeben sind (z. B. Leistungsbeschreibung, Zeitaufwand), läuft das Ziel der «Wirtschaftlichkeit» auf die Anforderung hinaus, qualitativ hochwertige pflegerische Leistungen mit dem geringstmöglichen Einsatz an Mitteln zu erbringen.

Generell müssen die Vergütungsvereinbarungen das Ziel der Beitragssatzstabilität beachten (§§ 70 u. 84 Abs. 2 SGB XI). Die betreffende Gesetzesbestimmung ist außerordentlich rigide gehalten. Die Pflegekassen haben in den Versorgungsverträgen mit den Leistungserbringern sicherzustellen, dass ihre Leistungsausgaben ihre Beitragseinnahmen nicht überschreiten (§ 70 Abs. 1 SGB XI). «Vereinbarungen über die Höhe der Vergütungen, die dem Grundsatz der Beitragssatzstabilität widersprechen, sind unwirksam» (§ 70 Abs. 2 SGB XI). Da die Versicherungsleistungen je Pflegefall im Gegensatz zur Krankenversicherung von vornherein gedeckelt sind, hat eine höhere Pflegevergütung aber keine Auswirkungen auf die Beitragssatzentwicklung in der sozialen Pflegeversicherung. Je höher die Pflegevergütung ausfällt, desto stärker wird der Pflegebedürftige selbst oder der Sozialhilfeträger zur Finanzierung der von der Pflegeversicherung nicht mehr abgedeckten Leistungen herangezogen. Vergütungsvereinbarungen haben also Einfluss auf die Kaufkraft der Leistungsbeträge in der sozialen Pflegeversicherung. Wenn das Leistungsrecht unverändert bleibt, führt eine Erhöhung der Vergütungen zu einer Verschiebung von Kosten auf die Leistungsempfänger oder die Sozialhilfeträger.

Eine Erhöhung der Beitragssätze kann sich in der sozialen Pflegeversicherung, konstante Einnahmen vorausgesetzt, nur ergeben durch

- eine Erhöhung der Zahl Pflegebedürftiger
- eine Verschiebung der Inanspruchnahme bei ambulanten Leistungen vom Pflegegeld hin zu den Pflegesachleistungen
- eine Verschiebung der Inanspruchnahme von den ambulanten zu den stationären Leistungen
- eine Erhöhung des durchschnittlichen Grads der Pflegebedürftigkeit
- eine Erweiterung des Leistungsspektrums.

Die Investitionsaufwendungen dürfen weder in die Berechnung der Pflegevergütung noch in die Berechnung der Entgelte für Unterkunft und Verpflegung im stationären Bereich einfließen, denn für die Finanzierung der Investitionen sind die Länder verantwortlich (§ 9 SGB XI). Ebenso wie für die Pflegeheime gilt auch für die ambulanten Pflegeeinrichtungen der Grundsatz der dualen Finanzierung (Gerlinger/Röber 2009). Da die Förderverpflichtung der Länder im SGB XI aber nicht präzise formuliert ist, hängt der Umfang ihrer Investitionsförderung von den jeweiligen Landesförderrichtlinien ab. Manche Bundesländer stellen z. B. für den ambulanten Pflegesektor keine Fördermittel zur Verfügung und andere fördern grundsätzlich nur einen Teil der Pflegeeinrichtungen. Wenn Pflegeeinrichtungen, die einen Versorgungsvertrag mit den Pflegekassen abgeschlossen haben, keine Investitionsförderung erhalten, können sie betriebsnotwendige Investitionskosten, die nicht vollständig oder gar nicht von den Ländern getragen werden, den Pflegebedürftigen gesondert in Rechnung stellen (§ 82 Abs. 3 u. 4 SGB XI). Das duale Finanzierungssystem wird mit dieser Regelung aufgeweicht, denn je nach Landesregelung kann der Pflegebedürftige zum «Ausfallbürgen» der betriebsnotwendigen Investitionskosten gemacht werden. Ist der Pflegebedürftige nicht in der Lage, diese Kosten selbst zu finanzieren, tritt der Sozialhilfeträger ein.

9.8.2 Handlungsebenen für Vergütungsvereinbarungen

Für das Verfahren zur Festlegung der ambulanten und stationären Pflegevergütung sieht der Gesetzgeber unterschiedliche Handlungsebenen vor: eine Individualebene und eine Regional- bzw. Landesebene.

Individualebene

Vergütungsvereinbarungen können zwischen dem Träger der Pflegeeinrichtung sowie den Finanzierungsträgern (Pflegekassen, sonstigen Sozialversicherungsträgern oder von ihnen gebildeten Arbeitsgemeinschaften sowie den zuständigen Trägern der Sozialhilfe) getroffen werden. Dabei ist die Vergütungsvereinbarung für jeden Pflegedienst (§ 89 Abs. 2 SGB XI) und jedes Pflegeheim (§ 85 Abs. 2 SGB XI) gesondert abzuschließen. Hier gilt sowohl für den Abschluss von Versorgungsverträgen als auch für Vergütungsvereinbarungen das Individualprinzip: Vertragspartner der Pflegekassen ist in beiden Fällen grundsätzlich der Träger der einzelnen Pflegeeinrichtung und nicht die Verbandsebene. Die Vergütungsvereinbarung selbst kommt durch eine Einigung zwischen dem Träger der Pflegeeinrichtung und der Mehrheit der Kostenträger zustande. Es sind nur solche Kostenträger an den Vergütungsverhandlungen beteiligt, auf die (oder deren Arbeitsgemeinschaften) im vorangegangenen Jahr jeweils mehr als fünf Prozent der vom Pflegedienst betreuten Pflegebedürftigen entfielen. Diese Regelung dient dazu, die Zahl der zu beteiligenden Finanzierungsträger auf ein vertretbares Maß zu reduzieren. Damit soll auch verhindert werden, dass Kostenträger mit relativ geringem Versichertenanteil die Vergütungsverhandlungen und -vereinbarungen unverhältnismäßig stark beeinflussen oder gar blockieren.

Regional- oder Landesebene

Auf Regional- oder Landesebene können so genannte Pflegesatzkommissionen gebildet werden (§ 86 SGB XI), die vereinfachte Pflegesatzverfahren für stationäre Pflegeeinrichtungen erarbeiten. Die Verfahrensvereinfachung soll erreicht werden, indem man die Zahl der beteiligten Verhandlungspartner reduziert. Parteien in der Pflegesatzkommission sind demzufolge nicht einzelne Pflegeeinrichtungen und die vor Ort betroffenen Kostenträger, sondern deren Verbände oder Vereinigungen im jeweiligen Bundesland (Gerlinger/Röber 2009). Der Kommission gehören die Landesverbände der Pflegekassen, der Verband der Privaten Krankenversicherung, die überörtlichen oder ein nach Landesrecht bestimmter Träger der Sozialhilfe sowie die Landesvereinigungen der Pflegeeinrichtungen an. Pflegesatzkommissionen können an Stelle der auf der Individualebene beteiligten Akteure Vergütungsvereinbarungen treffen, wenn die einzelnen Pflegeeinrichtungen und ihre Träger diesem Verfahren vorher ausdrücklich zugestimmt haben. Die einzelnen Pflegeeinrichtungen können also nicht gegen ihren Willen auf die in den Pflegesatzkommissionen getroffenen Vergütungsvereinbarungen verpflichtet werden.

In den Pflegesatzkommissionen kommen auf der Seite der Finanzierungsträger Entscheidungen nur zustande, wenn eine Mehrheit der Verbände erreicht ist. Da die Sozialhilfeträger in dieser Kommission nur mit einer Stimme vertreten sind, können sie leicht überstimmt werden. Die Sozialhilfeträger haben sich in einzelnen Bundesländern der Bildung einer Pflegesatzkommission erfolgreich widersetzt, weil sie befürchten, dass die Verbände der Pflegekassen dort Vergütungsentscheidungen treffen könnten, die zu ihren Lasten gehen.

Auf Landesebene kann neben der Pflegesatzkommission auch der Landespflegeausschuss beim Abschluss von Vergütungsvereinbarungen eine erhebliche Bedeutung erlangen. Er wird von den beteiligten Finanzierungsträgern und Leistungserbringern gebildet und kann Empfehlungen zur Pflegevergütung aussprechen (§ 92 Abs. 1 u. 2 SGB XI). Diese Empfehlungen sind einvernehmlich abzugeben und beim Abschluss von Vergütungsvereinbarungen «angemessen zu berücksichtigen» (§ 92 Abs. 2 SGB XI).

Schiedsstelle – Überwindung von Handlungsblockaden

Kommt eine Pflegesatzvereinbarung im stationären Bereich oder eine Vergütungsvereinbarung im ambulanten Bereich nicht innerhalb von sechs Wochen zustande, nachdem eine Vertragspartei schriftlich zu einer Verhandlung aufgefordert hat, setzt auf Antrag einer Vertragspartei die Schiedsstelle die Vergütung oder den Pflegesatz und die Entgelte für Unterkunft und Verpflegung unverzüglich fest (§§ 85 Abs. 5, 89 Abs. 3 SGB XI).

Schiedsstellen sind in jedem Bundesland gemeinsam von den Landesverbänden der Pflegekassen und den Vereinigungen der Träger der Pflegeeinrichtungen zu bilden (§ 76 Abs. 1 SGB XI). Sie entscheiden nicht nur bei strittigen Pflegesatz- oder Vergütungsverhandlungen, sondern auch dann, wenn ein Rahmenvertrag bis zum im Gesetz genannten Stichtag nicht zustande kommt (§ 75 Abs. 3 SGB XI). Bei der Zusammensetzung der Schiedsstelle gilt der Grundsatz der paritätischen Besetzung (§ 76

Abs. 2 SGB XI). Die Verbände der Pflegekassen bestellen ihre Vertreter ebenso wie die Vereinigungen der Träger der Pflegedienste und Pflegeheime. Der Schiedsstelle gehören auch je ein Vertreter des Verbandes der Privaten Krankenversicherung e.V. sowie des überörtlichen Trägers der Sozialhilfe im Land an – diese werden auf die Zahl der Vertreter der Pflegekassen nach § 76 Abs. 2 SGB XI angerechnet. Der Vorsitzende und zwei weitere unparteiische Mitglieder werden von den beteiligten Institutionen gemeinsam bestellt. Der Schiedsspruch soll einen Interessenausgleich durch ein fachlich kompetentes und von Verhandlungen unabhängiges Gremium darstellen. Allerdings kann auch die Schiedsstelle nicht immer Lösungen finden, die alle Parteien akzeptieren. In diesem Fall kann gegen die Festsetzung des Schiedsspruches bei Pflegesatz- und Vergütungsverhandlungen vor den Sozialgerichten geklagt werden (§ 85 Abs. 3 SGB XI). Allerdings hat die Klage keine aufschiebende Wirkung.

Das PfWG 2008 sah neben dem Schiedsstellenverfahren ein weiteres Verfahren zur Konfliktlösung vor. Demnach können die Parteien der Pflegesatz- und Vergütungsvereinbarungen seither gemeinsam eine Schiedsperson bestellen, welche die Pflegesätze verbindlich festlegt (§ 76 Abs. 6 SGB XI). Der Rechtsweg gegen die Entscheidung der Schiedsperson ist ausgeschlossen. Der Gesetzgeber verfolgt damit die Absicht, in «unbürokratischer» Art und Weise eine schnelle Regelung zu ermöglichen. Offensichtlich ist dies eine Reaktion auf die bisweilen problematischen und nicht immer zügigen Entscheidungen im Wege des Schiedsstellenverfahrens. Jenseits dieser übergreifenden Bestimmungen folgt die Vergütung in der ambulanten und in der stationären Pflege jeweils eigenen Regeln und Systemen (Gerlinger/Röber 2009).

9.8.3 Vergütung in der ambulanten Pflege

In der ambulanten Pflege lässt der Gesetzgeber bei der Vereinbarung der Vergütungsform eine breite Palette von Möglichkeiten zu: Die Vergütung kann «je nach Art und Umfang der Pflegeleistung, nach dem dafür erforderlichen Zeitaufwand oder unabhängig vom Zeitaufwand nach dem Inhalt des jeweiligen Pflegeeinsatzes, nach Komplexleistungen oder in Ausnahmefällen auch nach Einzelleistungen bemessen werden; sonstige Leistungen wie hauswirtschaftliche Versorgung, Behördengänge oder Fahrkosten können auch mit Pauschalen vergütet werden» (§ 89 Abs. 3 SGB XI). Unabhängig vom Vergütungssystem ist eine Differenzierung nach Kostenträgern unzulässig (§ 89 Abs. 3 SGB XI). Die Einzelleistungsvergütung, die in der ambulanten medizinischen Versorgung im Zentrum steht, spielt in der ambulanten Pflege also nur eine untergeordnete Rolle. Einzelleistungen sind für die häusliche Pflege wenig sinnvoll, da sie an sich zusammengehörige Arbeitsabläufe vergütungstechnisch auseinanderreißen würden. Dies wäre ineffizient und aus pflegefachlicher Sicht nicht wünschenswert. Zudem bergen sie die Gefahr, dass die Zahl der erbrachten Einzelleistungen unbegründet erhöht wird. Zwar ließen sich diese Argumente auch gegen eine Einzelleistungsvergütung in der ambulanten medizinischen Versorgung ins Feld führen. Dass sie hier aber nicht zu einer analogen gesetzlichen Vorgabe geführt haben, ist vor allem auf die im Vergleich zu den Pflegeberufen deutlich stärkere Machtstellung der Ärzteschaft zurückzuführen.

Das Pflegeversicherungsgesetz stattet das BMG mit der Kompetenz aus, selbst eine Gebührenordnung für ambulante Pflegeleistungen und für die hauswirtschaftliche Versorgung festzulegen (§ 90 Abs. 1 SGB XI). Wenn dies geschieht, sind dafür das Einvernehmen mit dem Bundesministerium für Familie, Senioren, Frauen und Jugend (BMFSFJ) und die Zustimmung des Bundesrates notwendig. Diese

Ermächtigung des BMG tritt von vornherein gleichberechtigt neben die Zuständigkeit von Finanzierungsträgern und Pflegeeinrichtungen und ist – anders als in der GKV – gerade nicht als Ersatzvornahmerecht konzipiert, also für den Fall, dass die zunächst von nachgeordneten Akteuren zu treffenden Regelungen rechtlich beanstandet werden oder nicht fristgerecht zustande kommen. Die staatlichen Möglichkeiten zur Einflussnahme auf die Vergütung sind in der Pflegeversicherung also vergleichsweise stark ausgeprägt. Allerdings hat das BMG von dieser Ermächtigung bisher keinen Gebrauch gemacht.

Nach einer Anlaufphase, in der zunächst Erfahrungen mit den unterschiedlichen Vergütungssystematiken gesammelt wurden, hat sich mittlerweile das Leistungskomplexsystem als Vergütungsform in der ambulanten Pflege weitgehend durchgesetzt (Bundestagsdrucksache 17/8332: 41). Das Zeitsystem wird nur vereinzelt angewandt.

Leistungsmodulsystem

Bei Leistungsmodulen oder Leistungskomplexen werden einzelne pflegerische Verrichtungen, die typischerweise zusammenfallen, zu Leistungspaketen zusammengefasst und pauschal vergütet (**Tab. 9-18**, s. S. 370). Die Leistungskomplexe sollen so gestaltet werden, dass sie dem Pflegebedürftigen eine flexible, auf seine Bedürfnisse abgestimmte Zusammenstellung der Leistungen erlauben. Die Entscheidung, welche Hilfen bei den Verrichtungen des täglichen Lebens eine Pflegeeinrichtung erbringen soll, obliegt dem Pflegebedürftigen.

Die maßgebliche Größe für die Vergütungshöhe ist der für das Modul durchschnittlich benötigte Zeitaufwand. Üblicherweise werden Leistungskomplexe mit einer Punktzahl versehen, die den Zeitaufwand wiedergibt und aus deren Multiplikation mit einem Punktwert sich der Preis für die Leistung ergibt.

Diese Kosten für ein Leistungsmodul entstehen für den Pflegebedürftigen unabhängig davon, wie viel Zeit die Pflegekraft für die Durchführung der Leistungen tatsächlich aufgewandt hat. Ebenso spielt für die Vergütung keine Rolle, ob die Erbringung aller Einzelverrichtungen dieses Moduls notwendig ist und ob auch alle tatsächlich durchgeführt werden. Ist dies nicht der Fall, so kann die Abrechnung nach Leistungsmodulen für die Leistungsanbieter bisweilen erhebliche Legitimationsschwierigkeiten mit sich bringen. Da den Leistungsmodulen pauschale Zeitwerte zugewiesen werden, fällt es den Pflegediensten bei der Anwendung dieses Vergütungssystems außerdem häufig schwer, wechselnden Bedarfen und Wünschen der Leistungsempfänger Rechnung zu tragen. Ob sich ein Leistungsmodul für die individuelle pflegerische Versorgung eignet, hängt entscheidend davon ab, ob es die Lebensrealität der häuslichen Pflege tatsächlich abbildet.

Die tatsächlich getroffenen Vereinbarungen auf der Grundlage des Leistungsmodulsystems weisen nach Vergütungshöhe, Vergütungsformen und Leistungsbeschreibungen zwischen den Ländern große Unterschiede auf. Angesichts der unterschiedlichen Leistungsabgrenzungen sind die Vergütungen häufig kaum miteinander vergleichbar.

Zeitsystem

Im Zeitsystem erfolgt die Vergütung nicht nach Art und Umfang der erbrachten Leistungen, sondern nach der von der Pflegekraft für diese Leistungen tatsächlich aufgewandten Zeit. Die Vergütung für den jeweiligen Pflegeeinsatz wird auf der Basis eines vereinbarten Stundensatzes ermittelt. Befürworter des Zeitsystems schreiben dieser Vergütungsform eine Reihe von Vorteilen zu:

1. Es soll eine individuelle, flexible Leistungserbringung ermöglichen, weil die Tätigkeiten nicht in das Korsett der Module eingepasst werden müssen. Die flexiblere Leistungsgestaltung kann sich besonders bei Pflegebedürftigen mit sehr spezifischem und hohem

Tabelle 9-18: Leistungskomplexsystem für die ambulante Pflege im Land Berlin im Jahr 2011 (Auszug).

Leistungskomplex, -art	Leistungsinhalte	Punkte[1]	absolut, €
1 Erweiterte kleine Körperpflege	1. Hilfe beim Aufsuchen oder Verlassen des Bettes 2. An-/Auskleiden 3. Teilwaschen 4. Mund- und Zahnpflege 5. Kämmen	300	12,00
2 Kleine Körperpflege	1. An-/Auskleiden 2. Teilwaschen 3. Mund- und Zahnpflege 4. Kämmen	200	8,40
3 Erweiterte große Körperpflege	1. Hilfe beim Aufsuchen oder Verlassen des Bettes 2. An-/Auskleiden 3. Waschen/Duschen/Baden 4. Rasieren 5. Mund- und Zahnpflege 6. Kämmen	450 ohne Baden 600 mit Baden	18,90 25,20
6 Hilfe bei der Nahrungsaufnahme	1. Hilfe beim Aufsuchen und Verlassen des Essenplatzes 2. Hilfe/Beaufsichtigung beim Essen und Trinken 3. Hygiene im Zusammenhang mit der Nahrungsaufnahme	250	10,50
9 Begleitung außer Haus	Begleitung bei Aktivitäten, bei denen das persönliche Erscheinen erforderlich und ein Hausbesuch nicht möglich ist (keine Spaziergänge, kulturelle Veranstaltungen)	600 (i. d. Regel 3-mal monatlich)	25,20
10 Beheizen der Wohnung	1. Beschaffung des Heizmaterials aus einem Vorrat im Haus 2. Entsorgen der Verbrennungsrückstände 3. Heizen	120	5,04
16 a. Erstbesuch	Anamnese, Pflegeplanung sowie Angebot eines Pflegevertrages	700	29,40

1 Der Punktwert betrug im Jahr 2011 0,042 Euro.
Quelle: AOK-Landesverband Berlin 2007; Bundestagsdrucksache 17/8332: 86.

Pflegebedarf als vorteilhaft erweisen, da der pauschale Zuschnitt der Leistungsmodule diese Bedarfe in der Regel nicht erfassen kann. Daher findet das Zeitsystem häufig bei solchen Pflegediensten Anwendung, die sich auf bestimmte Anforderungen spezialisieren (z. B. die Versorgung von Aids-Patienten).
2. Dem Pflegebedürftigen werden nur die tatsächlich benötigten Leistungen in Rechnung gestellt.
3. Drittens ist die Leistungsabrechnung für die Pflegebedürftigen und ihre Angehörigen leichter nachvollziehbar. Allerdings kann dies auch zu Störungen in der Beziehung zwischen Leistungserbringern und Leistungsempfängern führen, wenn die Angehörigen während des Pflegeeinsatzes mit kritischem Blick auf die Uhr die Geschwindigkeit der Verrichtungen kontrollieren.

Aus der Sicht von Kostenträgern stellt beim Zeitsystem die mangelnde Abgrenzbarkeit einzelner Leistungsarten ein Strukturproblem dar. Bei einem Pflegeeinsatz werden in vielen Fällen Leistungen erbracht, für die unterschiedliche Kostenträger verantwortlich sind. So werden die Grundpflege von der Pflegeversicherung, die medizinische Behandlungspflege von der Krankenversicherung und darüber hinausgehende Betreuungsleistungen häufig von privater Hand finanziert. Eine genaue Erfassung der für die einzelnen Leistungsarten aufgewandten Zeit erweist sich im Versorgungsalltag aber als schwierig.

Fehlsteuerungen ambulanter Vergütungssysteme

Vergütungssysteme beanspruchen, das Handeln der Leistungserbringer mit finanziellen Anreizen auf eine effiziente und qualitativ hochwertige Versorgung zu lenken. Allerdings beinhalten finanzielle Interessen von Leistungserbringern einerseits und die Versorgungsinteressen von Pflegebedürftigen andererseits unterschiedliche Handlungsorientierungen, die nicht ohne weiteres und wohl niemals vollständig zur Deckung gebracht werden können. Es ist also immer möglich, dass Leistungserbringer ihren finanziellen Interessen auch dadurch nachgehen,

- dass sie vereinbarte notwendige Leistungen nicht oder nicht in der erforderlichen Qualität erbringen oder
- dass sie auch solche Leistungen erbringen und sich vergüten lassen, die der Pflegebedürftige nicht benötigt.

Derartige Verhaltensweisen sind umso wahrscheinlicher, je größer die Informationsasymmetrie zwischen Leistungserbringer und Leistungsempfänger ist. Auch in der ambulanten Pflege sind solche Informationsasymmetrien vorhanden. Zwar lassen sich hier sowohl die Notwendigkeit von Leistungen als auch die Angemessenheit ihrer Ausführung im Großen und Ganzen leichter beurteilen als in der medizinischen Versorgung. Allerdings setzt dies auch voraus, dass die Pflegebedürftigen oder ihre Angehörigen in der Lage sind, eine solche Kontrollfunktion wahrzunehmen. Davon kann aber in sehr vielen Fällen gerade nicht ausgegangen werden. Wo dies nicht der Fall ist, sind in der ambulanten Pflege vielfältige Möglichkeiten gegeben, den pflegerischen Aufwand zu reduzieren, insbesondere wenn der ökonomische Druck für die Leistungsanbieter sehr groß ist (Slotala 2011). Dies führt immer wieder zu eklatanten Fällen von Unter- und Fehlversorgung und gelegentlich auch zu massiven Menschenrechtsverletzungen (z. B. Fussek/Loerzer 2005).

Probleme und Fehlsteuerungen können aber nicht nur aus der Informationsasymmetrie zwischen Leistungsanbietern und Leistungsempfängern erwachsen, sondern auch aus immanenten Mängeln einzelner Vergütungssysteme. So können sie beim Leistungsmodulsystem zum einen daher rühren, dass ein Leistungsmodul eine pauschale Annahme über Zeit und Gegenstand einer Pflegeleistung beinhaltet, die nicht immer mit der Realität eines Pflegeeinsatzes übereinstimmen muss.

Tabelle 9-19: Finanzierungspflichten in der stationären Pflege.

Finanzierungspflicht	Gegenstand	Kostenträger
Pflegebedingter Aufwand	• Grundpflege • medizinische Behandlungspflege • soziale Betreuung	• Pflegekassen • Pflegebedürftiger (ggf. Sozialhilfeträger)
Unterkunft und Verpflegung	• Zimmermiete • Reinigung • Speisen • Getränke	• Pflegebedürftiger (ggf. Sozialhilfeträger)
Zusatzleistungen	• besondere Serviceleistungen	• Pflegebedürftiger
Investitionskosten	• Instandhaltung	• Land • Pflegebedürftiger (ggf. Sozialhilfeträger)

Quelle: Gerlinger/Röber 2009: 89.

Zum anderen treten bei der Konstruktion von Modulen nicht selten Ungereimtheiten auf, die zu unbegründet hohen Kosten führen können – etwa wenn einzelne Verrichtungen in zwei unterschiedlichen Modulen enthalten sind und beide Module gleichzeitig abgerechnet werden. Um solche Fehler zu vermeiden, wurden bei der Weiterentwicklung des Modulsystems weitere Differenzierungen, etwa die Einführung von Abrechnungsausschlüssen, vorgenommen. Derartige Differenzierungen haben zu einer komplexen Abrechnungssystematik geführt, die besonders für die Pflegekräfte einen Zuwachs an Bürokratie bedeutet und die für die Nutzer der Dienstleistung oft kaum noch verständlich ist. Das Zeitsystem ist demgegenüber einfacher und übersichtlicher, hat allerdings den Nachteil, dass die Leistungsinhalte nicht definiert sind. Das Risiko möglicherweise auftretender Verzögerungen im Pflegeprozess tragen die Pflegebedürftigen: In einem solchen Fall müssen sie entweder auf Leistungen verzichten oder deren Kosten selbst tragen.

9.8.4 Vergütung in der stationären Pflege

Die Vergütung in der stationären Pflege setzt sich aus vier Bestandteilen zusammen: den Kosten für den pflegebedingten Aufwand, für Unterkunft und Verpflegung, für eventuelle Zusatzleistungen und für Investitionen. Diese Kostenbestandteile sind von unterschiedlichen Akteuren zu tragen (**Tab. 9-19**). Da wegen der hohen Kosten in der stationären Pflege die Pflegebedürftigen mit der Übernahme des Eigenanteils besonders häufig überfordert sind, spielen die Sozialhilfeträger hier bei der Finanzierung eine ganz erhebliche Rolle.

Vergütungsinhalte und Finanzierung

In der teil- und vollstationären Pflege werden die Leistungen mit Pflegesätzen vergütet. Die Pflegesätze sind für alle Heimbewohner nach einheitlichen Grundsätzen zu bemessen (§ 84 Abs. 3 SGB XI). Sie umfassen die Kosten für teil- und vollstationäre Pflegeleistungen, medizinische Behandlungspflege und soziale Betreuung, nicht jedoch für Unterkunft und Verpflegung (§ 84 Abs. 1 SGB XI).

Medizinische Behandlungspflege

Im Unterschied zur ambulanten Pflege vergüten die Pflegekassen in der teil- und vollstationären Pflege neben den allgemeinen Pflegeleistungen auch die Leistungen der medizinischen Behandlungspflege. Für die medizinische Behandlungspflege sind der Sache nach eigentlich die Krankenkassen zuständig. Daher war sie in der Vergangenheit stets nur befristet in den Leistungskatalog der Pflegeversicherung aufgenommen worden. Erst mit dem Inkrafttreten des PfWG zum 1.7.2008 wurde die medizinische Behandlungspflege unbefristeter Bestandteil der allgemeinen Pflegevergütung.

Hinzu kommt, dass seit dem Inkrafttreten der Pflegeversicherung die Abgrenzung der Grundpflege von der Behandlungspflege umstritten ist. Daher ist auch das Bundessozialgericht mehrfach mit diesem Problem befasst worden, u.a. mit der rechtlichen Bewertung der so genannten einfachen Behandlungspflege (Blutdruckmessen, Einreiben von Salben u. Ä.) (s. BSG Az.: B 3 Kr 23/99 R). Da die Behandlungspflege im stationären Bereich Bestandteil der allgemeinen Pflegevergütung ist, besteht auch kein Anreiz, diese Leistungen gesondert zu erfassen. Dies wäre mit Blick auf die gesetzlich geforderte leistungsgerechte Vergütung aber erforderlich; dass dies nicht geschieht, führt daher zu erheblichen Problemen bei den Vergütungsverhandlungen.

Darüber hinaus hat die nun unbefristete Aufnahme der medizinischen Behandlungspflege in die stationäre Pflegevergütung zur Konsequenz, dass die Versicherten den Anteil der Leistungen, der nicht über die Leistungsbeträge der Pflegekasse (§ 82 Abs. 1 SGB XI) gedeckt ist, selbst bezahlen müssen. Für die im Wettbewerb stehenden Krankenkassen bedeutet diese Regelung, dass sie auf Kosten der Versicherten nun dauerhaft von beitragssatzrelevanten Ausgaben entlastet werden – und dies bei einer Leistungsart, die an sich zu ihrem Aufgabenspektrum gehören würde. Dagegen wird die häusliche Behandlungspflege als «ungedeckelte» Sachleistung von der Krankenversicherung getragen (§ 37 Abs. 2 SGB V).

Soziale Betreuung

Auch die soziale Betreuung ist – im Gegensatz zur häuslichen Pflege (Klie/Krahmer 2000) – Bestandteil der allgemeinen Pflegeleistungen in der teil- und vollstationären Pflege. Die soziale Betreuung deckt diejenigen Betreuungsanteile ab, die nicht zur Grundpflege (§§ 14, 15 SGB XI) zählen, aber Bestandteil einer umfassenden Versorgung eines pflegebedürftigen Menschen sind. In den teil- und vollstationären Pflegeeinrichtungen soll die soziale Betreuung eine Funktion erfüllen, die im häuslichen Bereich den Angehörigen und sonstigen Bezugspersonen zugewiesen wird.

Mit dem Inkrafttreten des PfWG erhielten die Pflegekassen die Möglichkeit, für pflegebedürftige Heimbewohner mit erheblichem Bedarf an allgemeiner Beaufsichtigung und Betreuung Zuschläge zur Pflegevergütung zu vereinbaren (§ 87b SGB XI). Durch die Finanzierung von zusätzlichem Personal soll die Betreuung von Demenzkranken verbessert werden. Mittlerweile sollen zu diesem Zweck für jeden derartigen Heimbewohner 4,16 Prozent der Personalaufwendungen für zusätzliche Vollzeitkräfte bis zu den leistungsrechtlichen Grenzen finanziert werden (§ 87b Abs. 1 Nr. 3 SGB XI). Der Vergütungszuschlag ist von der Pflegekasse zu tragen (§ 87b Abs. 2 SGB XI). Weder die Heimbewohner noch der Träger der Sozialhilfe dürfen mit diesen Zuschlägen belastet werden.

Unterkunft und Verpflegung

Die Kosten für Unterkunft und Verpflegung müssen die Pflegebedürftigen selbst tragen. Die Leistungsinhalte der Entgelte für Unterkunft und Verpflegung werden in den Rahmenverträgen zwischen Kostenträgern und Pflegeeinrichtungen (§ 75 SGB XI) definiert. Generell sollen Unterkunft und Verpflegung sämtliche

Leistungen umfassen, die den Aufenthalt in einer Pflegeeinrichtung ermöglichen, soweit sie nicht den allgemeinen Pflegeleistungen, den Zusatzleistungen sowie den Aufwendungen für Investitionen (§ 82 Abs. 2 SGB XI) zuzuordnen sind. Mit der Verpflichtung des Pflegebedürftigen, diese Kosten – ebenso wie bei der Pflege, die zu Hause erfolgt – selbst zu tragen, folgt der Gesetzgeber nicht nur dem Grundsatz, dass ein Pflegebedürftiger für seine normalen Lebenshaltungskosten aufkommen muss, sondern will er auch verhindern, dass für die Pflegebedürftigen und ihre Angehörigen – so die Begründung zum Pflegeversicherungsgesetz – ein finanzieller Anreiz entsteht, Pflegebedürftige, die noch in ihrer Familie versorgt werden könnten, ins Heim «abzuschieben» (Bundestagsdrucksache 12/5262: 143).

Die Höhe der Leistungen für Unterkunft und Verpflegung wird von den Finanzierungsträgern und dem Träger des Pflegeheims vereinbart und muss «in einem angemessenen Verhältnis zu den Leistungen stehen» (§ 87 SGB XI). Der Gesetzgeber nimmt damit die Pflegesatzparteien in die Pflicht, neben den Pflegesätzen auch die Entgelte für Unterkunft und Verpflegung auszuhandeln. Diese Entgelte finden auch auf diejenigen Pflegebedürftigen Anwendung, die von der Sozialhilfe unabhängig sind und selbst für Unterkunft und Verpflegung aufzukommen haben. Stationär versorgte Pflegebedürftige sollen auf diese Weise davor geschützt werden, durch überhöhte Entgelte für Unterkunft und Verpflegung eventuelle Defizite des Pflegeheims aus der pflegerischen Tätigkeit ausgleichen zu müssen.

Insofern sollen die Pflegekassen in den Verhandlungen als Sachwalter der Interessen von Pflegebedürftigen tätig werden. Dabei stellt sich allerdings die Frage, über welche Möglichkeiten die Pflegebedürftigen oder ihre Angehörigen verfügen, um auf diese Verhandlungen Einfluss zu nehmen. Zwar muss seit dem Inkrafttreten des PQsG im Jahr 2002 vor Beginn einer Pflegesatzverhandlung die schriftliche Stellungnahme des Heimbeirates oder des Heimfürsprechers (§ 85 Abs. 3 SGB XI; § 7 Abs. 4 Heimgesetz – HeimG) eingeholt werden und wurden insofern bei den Entgeltverhandlungen auch Verbraucherrechte gestärkt. Jedoch ist fraglich, ob Heimbewohner auf diesem Wege ihre Interessen wirkungsvoll einbringen können, zumal sie in einem gewissen Abhängigkeitsverhältnis zum Einrichtungsträger stehen. Die Rechte der Heimbewohner könnten u. a. dadurch gestärkt werden, dass z. B. Seniorenvertretungen schon bei der Aushandlung von Verträgen selbst als weitere Vertragspartei aufgenommen werden.

Zusatzleistungen

Neben den Pflegesätzen kann das Pflegeheim mit dem Pflegebedürftigen gesondert ausgewiesene Zuschläge für Zusatzleistungen (§ 88 Abs. 1 SGB XI) vereinbaren. Dazu zählen besondere Komfortleistungen (z. B. Gourmetkost) und zusätzliche pflegerisch-betreuende Leistungen (z. B. zeitintensive Schönheitspflege). Zusatzleistungen können von den Pflegeeinrichtungen nur gewährt und berechnet werden, wenn sie den Landesverbänden der Pflegekassen und den Trägern der Sozialhilfe als Kostenträger zuvor schriftlich mitgeteilt wurden. Diese Regelung soll eine größere Transparenz über das Leistungsgeschehen herstellen und die Pflegebedürftigen vor Überforderungen schützen. Eine genaue Abgrenzung zwischen den notwendigen Leistungen und den Zusatzleistungen, die in den o. g. Rahmenverträgen (§ 75 SGB XI) erfolgen soll, kann sich im Einzelfall durchaus als schwierig erweisen, gehört doch – so die Begründung zum Pflegeversicherungsgesetz – eine auf den individuellen Pflegebedürftigen bezogene, sein Wohlbefinden fördernde geistige und kulturelle Betreuung bereits zum Maß der notwendigen pflegerischen Betreuung, die mit dem Pflegesatz abgegolten ist und daher nicht gesondert berechnet werden kann (Bundestagsdrucksache 12/5262: 147).

Pflegesätze und Pflegestufen

Die Pflegesätze in der stationären Pflege sind entsprechend dem jeweiligen Versorgungsaufwand für den Pflegebedürftigen in drei Pflegeklassen einzuteilen (§ 84 Abs. 2 SGB XI). Bei der Zuordnung der Pflegebedürftigen zu den Pflegeklassen ist die jeweilige Pflegestufe zugrunde zu legen. Grundsätzlich wird unterstellt, dass die vereinbarte Pflegeklasse der Pflegestufe des Anspruchsberechtigten entspricht. Wenn aber beim einzelnen Pflegebedürftigen nach einer gemeinsamen Beurteilung des MDK und der Pflegeheimleitung eine Abweichung festgestellt wird, kann er einer anderen Pflegeklasse zugeordnet werden und wird damit ein anderer Pflegesatz abgerechnet. Dies kann z. B. bei einem demenzkranken Heimbewohner der Pflegestufe I der Fall sein, bei dem durch einen erhöhten Bedarf an sozialer Betreuung ein Mehraufwand entsteht, der durch den Pflegesatz der Pflegestufe I nicht abgedeckt ist. Weicht der Pflegesatz von der Pflegeklasse ab, so ändert sich zwar nicht die von der Pflegekasse festgestellte Pflegestufe, sehr wohl aber hat dies Einfluss auf die vom Pflegebedürftigen zu tragenden Restkosten: Ist die Pflegeklasse, der er zugeordnet wird, und damit der Pflegesatz höher als seine Pflegestufe, muss er den entstehenden Differenzbetrag selbst tragen; ist die Pflegeklasse, der er zugeordnet wird, und damit der Pflegesatz niedriger als seine Pflegestufe, entstehen für ihn geringere Kosten.

9.9 Wirkungen der Pflegeversicherung

Welche Wirkungen hat die Pflegeversicherung im Hinblick auf die oben (s. Kap. 9.3) erläuterten Ziele erreicht?

Finanzielle Entlastung der Betroffenen

Da die soziale Pflegeversicherung lediglich eine Grundsicherung ist, müssen die Pflegebedürftigen einen erheblichen Eigenanteil an den Pflegekosten leisten. Nach Berechnungen unter Verwendung von Routinedaten der Barmer GEK belaufen sich die von der sozialen Pflegeversicherung nicht getragenen Pflegekosten vom Eintritt der Pflegebedürftigkeit bis zum Tod in der ambulanten Pflege auf insgesamt 6087 Euro je Versichertem, wobei die Spanne von 0 bis 55 605 Euro reicht. Dabei entfallen auf zehn Prozent der Pflegebedürftigen mindestens 18 232 Euro. In der stationären Pflege belaufen sich die verbleibenden Gesamtkosten auf 31 131 Euro bei einer Spanne von 0 bis 305 139 Euro. Bei zehn Prozent der Pflegebedürftigen sind mindestens 99 000 Euro durch die Pflegeversicherung nicht gedeckt. Sowohl in der ambulanten als auch in der stationären Pflege liegen die Kosten für die Frauen erheblich über denen der Männer.

Subtrahiert man von diesen verbleibenden Kosten die Hilfe zur Pflege, so ergibt sich der allein von den Versicherten zu tragende Anteil an den Pflegekosten. Sie belaufen sich im Durchschnitt der Jahre 2000 bis 2009 auf 412 Euro bei ambulanter Pflege und 3154 Euro bei stationärer Pflege pro Jahr und Pflegebedürftigem (Rothgang/Müller/Unger et al. 2012: 213f.). Dabei ist zu berücksichtigen, dass die große Mehrheit niemals Hilfe zur Pflege erhält.

Im Jahr 2010 nahmen 17 Prozent der ambulant Pflegebedürftigen eine selbst finanzierte professionelle Hilfe in Anspruch. Die durchschnittlichen Kosten betrugen 247 Euro pro Monat, wobei die Ausgaben mit der jeweiligen Pflegestufe stiegen: in Stufe I waren es 204 Euro, in Stufe II 298 Euro und in Stufe III 337 Euro. Damit waren die privat getragenen Kosten fast doppelt so hoch wie im Jahr 1998 (TNS Infratest Sozialforschung 2011: 47f.).

Herauslösung aus der Sozialhilfe und Entlastung der Sozialhilfeträger

Mit der Einführung der Pflegeversicherung wurde zunächst ein erheblicher Teil der Pflegebedürftigen aus der Abhängigkeit von der Sozialhilfe herausgelöst (**Tab. 9-20**) – eine Feststellung, die insbesondere auf die häusliche Pflege, in geringerem Maße auf die stationäre Pflege zutrifft. Allerdings ist die Zahl der Empfänger von Hilfe zur Pflege seit 1998 wieder deutlich angestiegen und lag im Jahr 2011 bei knapp 75 Prozent des Niveaus von 1994. Mit dem langjährigen Verzicht auf eine Dynamisierung der Leistungen, mit der wachsenden Zahl Pflegebedürftiger und mit der Verbreitung von Armut in der Gesellschaft wächst offenkundig wieder die Abhängigkeit von der Sozialhilfe.

Damit wurden die Haushalte der Sozialhilfeträger in erheblichem Umfang entlastet. Zwischen 1994, dem letzten Jahr vor Einführung der Pflegeversicherung, und 1997, dem ersten Jahr, in dem ganzjährig ambulante und stationäre Leistungen von der Pflegeversicherung finanziert wurden, gingen die Sozialhilfeausgaben für Hilfe zur Pflege im Bundesgebiet von 9,1 Milliarden Euro auf 3,5 Milliarden Euro zurück (Tab. 9-20). Dieser Trend setzt sich bis zum Ende der 1990er Jahre fort; seitdem steigen die Ausgaben für Hilfe zur Pflege aber wieder an.

Ausbau der Pflegeinfrastruktur

Die mit der Pflegeversicherung geschaffene Nachfrage nach professioneller Hilfe hat auf der einen Seite maßgeblich dazu beigetragen, dass die ausgeprägte Unterversorgung im Bereich ambulanter und stationärer Pflegeangebote spürbar gelindert wurde und sich die Versorgungssituation vieler Pflegebedürftiger verbessert hat. Der Verzicht darauf, parallel zur Finanzierung auch eine regionalisierte, z. B. kommunale und nicht gewinnwirtschaftliche Infrastruktur für die Pflege zu schaffen – wie sie z. B. in der Schweiz (SPITEX) existiert (Gmür/Rüfenacht 2010) –, hat freilich zu mancherlei Defiziten in der regionalen Verteilung von Pflegeeinrichtungen und in der Qualität der pflegerischen Versorgung geführt. Auch werden Versorgungsbedarfe, die von der Pflegeversicherung nicht angemessen erfasst werden – etwa die Versorgung von Demenzkranken, die Versorgung mit allgemeinen Betreuungsleistungen

Tabelle 9-20: Hilfe zur Pflege nach Ausgaben und Zahl der Leistungsempfänger 1994 bis 2011.

Jahr	Bruttoausgaben (Mrd. Euro)	Leistungsempfänger
1994	9,06	569 221
1995	8,93	578 709
1996	7,10	427 360
1997	3,50	329 125
1998	3,00	290 269
1999	2,90	310 827
2000	2,88	325 238
2001	2,90	332 739
2002	2,94	314 568
2003	3,01	324 299
2004	3,14	329 974
2005	3,12	346 637
2006	3,21	369 129
2007	3,26	375 664
2008	3,26	397 110
2009	3,33	392 192
2010	3,44	411 025
2011	3,58	423 039

Leistungsempfänger im Jahresverlauf. Mehrfachzählungen sind nur insoweit ausgeschlossen, als sie aufgrund der Meldungen erkennbar waren.
Quelle: StBA 2012d: 20, 26, 27; StBA 2013j; StBA 2013k: 8; StBA 2013l.

(«niedrigschwellige Leistungen»), die Versorgung in modernen Wohnformen für alte Menschen – nur unzureichend gedeckt. Die Pflegeeinrichtungen haben sich bei der Gestaltung ihres Angebots an der durch die Pflegeversicherung geschaffenen Nachfrage orientiert und beschränken ihre Angebote weitestgehend auf die mit den Pflege- und Krankenkassen abrechenbaren pflegerischen Leistungen. Dabei folgt gerade im häuslichen Bereich die Pflege noch überwiegend dem Leitbild der medizinisch-pflegerischen Intervention. Außerdem wird von Pflegebedürftigen und Angehörigen häufig kritisiert, dass die für die Pflege verfügbare Zeit zu knapp bemessen sei und insbesondere die psychosoziale Betreuung der Pflegebedürftigen zu kurz käme (Herdt/Rudolph/Stegmüller et al. 2000).

Die Pflegeversicherung soll eine regional abgestimmte und ortsnahe Versorgung der Bevölkerung mit pflegerischen Dienstleistungen sicherstellen und innovative Wege zur Sicherung des zukünftigen Pflegeangebots eröffnen (z. B. auch durch die Schaffung neuer Wohnkonzepte im Alter). Dies hat zur Konsequenz, dass den Kommunen, denen ansonsten im Pflegeversicherungsgesetz eher eine nachgeordnete Rolle zugewiesen wird, eine besondere Bedeutung bei der Koordinierung der Pflegeleistungen zukommt. Sie haben die Aufgabe, durch örtliche und regionale Arbeitsgemeinschaften das Handeln der beteiligten Akteure zu koordinieren (§ 12 Abs. 1 SGB XI). Die Zusammenarbeit vor Ort soll dazu führen, dass ärztliche Behandlungsleistungen, Behandlungspflege, Leistungen zur medizinischen Rehabilitation, Grundpflege und hauswirtschaftlichen Versorgung nahtlos und störungsfrei ineinandergreifen (§ 12 Abs. 2 SGB XI).

Eine solche partnerschaftliche Kooperation findet derzeit allerdings kaum statt. Insbesondere die Einbindung der Pflegekassen in eine gemeinsame Abstimmung und Beratung vor Ort gestaltet sich oft schwierig, denn die Pflegekassen bauen ihre Präsenz vor Ort ab, erheben aber gleichzeitig den Anspruch, die Versicherten und ihre Angehörigen eigenständig ausreichend und umfassend zu beraten. Mit der zentralen Rolle der Pflegekassen ging de facto eine Tendenz zum Rückzug der Kommunen aus dem Feld der Altenhilfe- und -pflege einher. Begründet wurde dies vor allem damit, dass mit dem durch die Pflegeversicherung geschaffenen Pflegemarkt und der bedarfsunabhängigen Zulassung von Pflegeeinrichtungen eine öffentliche Planung weder möglich noch notwendig sei. Insgesamt weist die Koordinierung von Pflegeleistungen vor Ort daher große Mängel auf.

Verbesserung der Pflegequalität und Entlastung von Angehörigen

Gleichzeitig hat die Pflegeversicherung in vielen Fällen die Angehörigen von finanziellen Zwängen entlastet und die psychischen Belastungen familiärer Betreuung verringert. Vor diesem Hintergrund wird sie von den Betroffenen auch außerordentlich positiv bewertet (z. B. Schneekloth/Müller 2000: 68ff.; Herdt/Rudolph/Stegmüller et al. 2000). Dies betrifft nicht nur den Umfang der Versicherungsleistungen, sondern auch die Tätigkeit der professionellen Dienste (MDS 2012), auch wenn nach wie vor eklatante Qualitätsmängel festzustellen sind (s. Kap. 9.10).

9.10 Qualität und Qualitätsmängel

Die Pflegeinfrastruktur wurde – als Folge der bedarfsunabhängigen Zulassung von Pflegeeinrichtungen – seit dem Beginn der 1990er Jahre erheblich ausgebaut. Damit hat sich der Zugang zur pflegerischen Versorgung deutlich verbessert, auch wenn – wie erwähnt – mancher Bedarf nicht befriedigend gedeckt wird. Neben der Infrastruktur dürfte sich auch die Qualität der Pflege im Vergleich zu den frühen 1990er Jahren erheblich verbessert haben. Allerdings lässt insbesondere die Ergebnisqualität in vielfältiger Hinsicht noch zu wünschen übrig. Einen Eindruck von der ambulanten und stationären Pflegequalität vermitteln die Prüfberichte des MDS nach § 118 Abs. 4 SGB XI. Der dritte Prüfbericht zeigt für den Zeitraum 2009 bis 2010, dass sowohl in der ambulanten als auch in der stationären Pflege nach wie vor gravierende Mängel festzustellen sind (MDS 2012). Damit werden zwar Berichte über eine generell defizitäre Pflege relativiert, aber für eine relevante Minderheit gravierende Mängel konstatiert. Der MDS-Bericht weist u. a. auf folgende Mängel hin:

- In den ambulanten Pflege wurden bei 13,9 Prozent der Personen, die ein Risiko in der Flüssigkeitsversorgung haben, vereinbarte Maßnahmen nicht bzw. nicht immer durchgeführt oder nicht dokumentiert. Im stationären Bereich war die Versorgung bei 4,6 Prozent der betreffenden Pflegebedürftigen nicht angemessen. Bei den Heimbewohnern mit einer selbständigen Flüssigkeitsversorgung wurden in 17,6 Prozent der Fälle Defizite festgestellt.
- Bei 21,3 Prozent der ambulanten Pflegefälle und bei 25,5 Prozent der Heimbewohner mit einer chronischen Wunde entsprach die Dekubitusprophylaxe und -therapie nicht den ärztlichen Anordnungen.
- Auch bei der Inkontinenzversorgung gibt es erhebliche Mängel. In der ambulanten Pflege wurden bei 14,0 Prozent der Pflegebedürftigen vereinbarte Leistungen nicht bzw. nicht immer erbracht oder deren Erbringung nicht dokumentiert. In der stationären Pflege erhielten 20,0 Prozent der betroffenen Heimbewohner keine sachgerechte oder ausreichende Inkontinenzversorgung.
- In der stationären Pflege wurden nur bei 76,3 Prozent der Demenzkranken geeignete Angebote für die Kommunikation, Bewegung und Wahrnehmung gemacht.
- In der ambulanten Pflege folgte bei 22,5 Prozent der Patienten mit einer Arzneimittelverordnung die Medikamentengabe nicht der ärztlichen Anordnung. In Pflegeheimen war bei 18,2 Prozent der betroffenen Bewohner die medikamentöse Versorgung nicht sachgerecht.
- In der stationären Pflege wurde nur bei 45,4 Prozent der Fälle, in denen dies erforderlich war, keine systematische Schmerzeinschätzung vorgenommen. 5,9 Prozent der betroffenen Patienten, bei denen eine Medikation vorgesehen war, erhielten die Schmerzmedikamente nicht wie vorgesehen.
- Im stationären Bereich wurde bei 21,6 Prozent der betroffenen Personen nicht regelmäßig überprüft, ob freiheitseinschränkende Maßnahmen weiterhin erforderlich sind.

Als besonderes Problem in der Pflege erweist sich darüber hinaus die soziale Betreuung in Pflegeheimen, die für die Lebensqualität der Pflegebedürftigen von zentraler Bedeutung ist. Zwar bieten fast alle Pflegeheime eine solche Betreuung an, aber in vielen Fällen ist sie nicht ausreichend auf die Struktur der Bewohner zugeschnitten. So erhalten z. B. immobile Bewohner oder Bewohner mit Demenzerkrankungen häufig keine geeigneten Angebote an sozialen Betreuungsleistungen. Das PfWG 2008 schuf zwar die Möglichkeit, in den Pflegesatzvereinbarungen Personal für diese Leistungen geltend zu machen (§ 87b SGB XI), allerdings ist fraglich, ob das Problem der sozialen Betreuung von Demenzkranken damit dauerhaft gelöst werden kann.

Auch wenn sich die Pflegeinfrastruktur in der Vergangenheit deutlich verbessert hat, sind in den kommenden Jahren weitere Anpassungen dringend erforderlich. Dies gilt insbesondere im Hinblick auf niedrigschwellige Pflegebedarfe sowie die wachsende Bedeutung von Demenzerkrankungen als Ursache der Pflegebedürftigkeit (Priester 2004; Kremer-Preiß 2011).

Ursachen für Qualitätsmängel

Als Ursachenkomplexe für die fortexistierenden Mängel in der Pflegequalität rücken folgende Gesichtspunkte in den Mittelpunkt:

1. Der dem SGB XI zugrunde liegende Begriff der Pflegebedürftigkeit bezieht sich nur auf die zur Verrichtung des täglichen Lebens nötige Hilfe, nicht hingegen auf einen allgemeinen Bedarf an Betreuung und Beaufsichtigung. Damit wird eine Reihe von Betreuungsleistungen systematisch ausgegrenzt. Insbesondere die besonderen Betreuungsbedarfe dementer, psychisch Kranker oder geistig behinderter Pflegebedürftiger werden vernachlässigt (z. B. Sonntag/Angermeyer 2000; Priester 2004).
2. Die Pflegevergütungen dürften insgesamt zu niedrig angesetzt sein. Eine wichtige Folge ist der große Mangel an verfügbarer Zeit für die Betreuung der Pflegebedürftigen, denn die niedrigen Vergütungen verstärken den Druck zur Einsparung von Personal. Dies hat zum Teil zu menschenunwürdigen Zuständen in Pflegeheimen beigetragen (Fussek/Loerzer 2005). Pflegekräfte selbst gehen davon aus, dass Personal- und Zeitmangel wichtige Ursachen für Defizite in der Pflege darstellen (Garms-Homolova/Roth 2004). Offenbar gibt es einen engen Zusammenhang zwischen der erlebten Arbeitsbelastung und dem Auftreten von Mängeln in der Pflege. Dies bedeutet nicht, dass die aufgedeckten Missstände allein eine Folge unzureichender Vergütung durch die Pflegekassen und dadurch hervorgerufenen Personalmangels sind. Manche Qualitätsverbesserungen in der Pflege sind sicherlich ohne zusätzliche Ausgaben möglich. Allerdings wird ein relevanter Teil der bestehenden Mängel ohne eine Aufstockung von Vergütungen kaum zu beheben sein. Insbesondere ist in dem bestehenden Vergütungsrahmen die Umsetzung des Grundsatzes der aktivierenden Pflege in der ambulanten und erst recht in der stationären Versorgung in vielen Fällen nicht möglich (Klie 2001). Insofern stellen das Ziel der Qualitätsverbesserung und die Praxis der rigiden Ausgabenbegrenzung widersprüchliche Handlungsorientierungen dar.
3. Bei einem nicht unerheblichen Teil der Einrichtungen stoßen die Bemühungen von Pflegekassen, MDK und Heimaufsichtsbehörden um den Aufbau einrichtungsinterner Qualitätssicherungskonzepte auf wenig Resonanz (Bundestagsdrucksache 14/5590: 64). Dafür sind nicht nur fehlende oder falsche finanzielle Handlungsanreize verantwortlich, sondern in manchen Fällen eine generell geringe Sensibilität sowie eine große Skepsis im Hinblick auf den Einsatz von Qualitätssicherungsinstrumenten. Dies führt dazu, dass Qualitätssicherung vorrangig dem Druck externer Vorgaben folgt. Externe Kontrollen sind notwendig, allerdings auch von begrenzter Wirksamkeit, wenn sie nicht von den vor Ort tätigen Akteuren unterstützt werden, denn letztlich sind sie es, die für eine hohe Qualität Sorge tragen müssen (SVR 2002a, Bd. II: 340).

Im Bereich der Pflege gibt es eine Vielzahl von Vorschriften zur Qualitätssicherung, die auf unterschiedliche Regelwerke verteilt sind. Dabei ist neben dem SGB XI das Heimgesetz von besonderer Bedeutung, das für die teil- und vollstationären Einrichtungen, nicht aber für die ambulanten Dienste gilt. Die zum Teil eklatanten Qualitätsmängel haben den Gesetzgeber seit Beginn dieses Jahrhunderts wiederholt veranlasst, neue Bestimmungen zur Verbesserung der

Pflegequalität zu verabschieden. In den Pflegeeinrichtungen hat sich vor allem die Unterausstattung mit qualifiziertem Personal als Problem erwiesen. Zwar war auch in der Vergangenheit eine Pflegefachkraftquote vorgesehen, jedoch war ungeregelt geblieben, auf welche Personalmenge sich diese Quote zu beziehen hat. Seither müssen die Rahmenverträge zwischen den Kassen und den Pflegeeinrichtungen ein Verfahren festlegen, das eine angemessene Personalbemessung sicherstellen soll. Außerdem sind Kassen und Pflegeheime verpflichtet, Leistungs- und Qualitätsvereinbarungen abzuschließen. Diese Vereinbarungen sollen u. a. Angaben zu Art und Inhalt der vom Pflegeheim zu erbringenden Leistungen, zur personellen und technischsachlichen Ausstattung des Pflegeheims, zur Qualifikation der Mitarbeiter und zur Struktur des zu betreuenden Personenkreises enthalten. Schließlich erhielt der MDK erweiterte Rechte und Pflichten bei der Kontrolle und Beratung der Pflegeeinrichtungen. Die Heimaufsichtsbehörden sollen jedes Pflegeheim mindestens einmal pro Jahr überprüfen. Zudem können die Behörden eine Überprüfung auch jederzeit unangemeldet durchführen.

Grundsätzlich sind diese verbesserten Instrumente der Qualitätssicherung allerdings mit dem Problem konfrontiert, dass sie jene Probleme bekämpfen sollen, zu deren Verschärfung gerade die obwaltenden Vergütungsanreize und der restriktive Finanzrahmen erst maßgeblich beitragen. Außerdem wird die Qualitätssicherung durch eine häufig unzureichende Koordination von MDK und Heimaufsichtsbehörden erschwert.

10. Ausgewählte Steuerungsprobleme des Krankenversorgungssystems

10.1 Qualitätssicherung im Gesundheitswesen

10.1.1 Der Begriff der «Qualität»

Was man unter «Qualität» im Gesundheitswesen versteht, ist in zahlreichen Varianten definiert worden. Zu den besonders hilfreichen Definitionen zählt die des US-amerikanischen «Institute of Medicine». Ihm zufolge ist Qualität «the degree to which health care systems, services and supplies for individuals and populations increase the likelihood for positive health outcomes and are consistent with current professional knowledge» (Lohr 1990, vol. I: 21). Daran anknüpfend lässt sich Qualitätssicherung bestimmen als «a formal and systematic exercise in identifying problems in medical care delivery, designing activities to overcome the problems, and carrying out follow-up monitoring to ensure that no new problems have been introduced and that corrective steps have been effective» (Lohr/Brook 1984: 585, zit. n. Lohr 1990, vol. I: 46).

Qualität wird gemeinhin nach den Dimensionen «Struktur», «Prozess» und «Ergebnis» bewertet (Donabedian 1966). Die *Strukturqualität* wird bestimmt von ökonomischen, politischen und institutionellen Faktoren, die die Erbringung von Leistungen beeinflussen. Dazu zählen z. B. die institutionelle Struktur des Gesundheitssystems und seine finanzielle Ausstattung, aber auch das Ausbildungsniveau der Gesundheitsprofessionen und die Verfügung über technische Instrumente.

Unter *Prozessqualität* versteht man die Gesamtheit der Interaktionen, also der Handlungen und Kommunikationen bei der Erbringung von Leistungen. Hierzu zählt insbesondere das Zusammenwirken von professionellen Helfern und Patienten.

Ergebnisqualität beschreibt die gegenwärtigen oder zukünftigen Veränderungen im Gesundheitszustand oder Gesundheitsverhalten von Personen, die als Folge der vorgenommenen Interventionen eingetreten sind. In die Größe «Gesundheitszustand» können dabei nicht nur medizinische Parameter, sondern auch soziale bzw. psychische Merkmale (z. B. Lebensqualität, Patientenzufriedenheit) einfließen.

Die Unterscheidung dieser Dimensionen verdeutlicht, dass Qualitätssicherung eine große Zahl von Maßnahmen umfasst, von denen im offiziellen Sprachgebrauch allerdings nicht alle diesem Handlungsfeld zugeordnet werden. Zur Qualitätssicherung zählen z. B. die Ordnungen zur Ausbildung von Gesundheitsberufen, Entscheidungen des Gemeinsamen Bundesausschusses über die Finanzierung von Untersuchungs- und Behandlungsmethoden durch die GKV oder Richtlinien und Leitlinien zur medizinischen Versorgung.

10.1.2 Aufstieg des Handlungsfelds «Qualitätssicherung»

Qualitätssicherung wird weitgehend übereinstimmend als eine der bedeutendsten Herausforderungen für das deutsche Gesundheitswesen angesehen (z. B. SVR 2002a, 2003, 2006 u. 2009). Sie entwickelte sich seit dem Ende der 1990er Jahre zu einem eigenständigen Handlungsfeld der Gesundheitspolitik und unterliegt seither einem Prozess der fortschreitenden Professionalisierung und Ausdifferenzierung. Der wachsende Stellenwert von Qualitätssicherung ist vor allem auf folgende Gründe zurückzuführen:

1. Seit den 1990er Jahren ist eine Vielzahl von Qualitätsmängeln in der Krankenversorgung zu Tage getreten, die das jahrzehntelang vorherrschende (Selbst-) Bild einer durchgängig hochwertigen Versorgung erschütterten. Es war insbesondere der Sachverständigenrat für die Begutachtung des Gesundheitswesens (bis 2004: Sachverständigenrat für die Konzertierte Aktion im Gesundheitswesen), der diese Mängel offenlegte und ein Nebeneinander von Unter-, Über- und Fehlversorgung konstatierte (SVR 2002a, Bd. II u. III; 2003; 2006; 2009). Die Befunde des Sachverständigenrats lassen sich auf die Formel bringen: Gerade bei der Versorgung chronisch Kranker ist die Qualität im Vergleich mit derjenigen in anderen reichen Ländern trotz hoher Kosten oftmals eher mittelmäßig und im Allgemeinen nicht so gut, wie es der Stand der medizinischen, pflegerischen oder gesundheitswissenschaftlichen Erkenntnisse zuließe und man angesichts des Ausgabenniveaus in der GKV erwarten dürfte.
2. Mit der verstärkten Ausrichtung der Gesundheitspolitik am Ziel der Kostendämpfung in der GKV wuchs bei den politischen Verantwortungsträgern auch das Interesse an einer möglichst effizienten Verwendung der eingesetzten Finanzmittel, um negative Auswirkungen auf die Versorgung und damit verbundene Legitimationsrisiken möglichst zu vermeiden.
3. Die Ausrichtung der Gesundheitspolitik auf ein System des regulierten Wettbewerbs («regulated competition») und der gesteuerten Versorgung («managed care») ließ das Thema «Qualität» in einem neuen Licht erscheinen. Auf der einen Seite schufen die eingesetzten Instrumente (Wettbewerb zwischen Krankenkassen und Leistungsanbietern; Budgets und Pauschalvergütungen für Leistungsanbieter) für Kassen und Leistungserbringer Anreize, die Kostensenkung in den Mittelpunkt zu rücken, gegebenenfalls auch auf Kosten der Versorgungsqualität – wofür ihnen die Informationsasymmetrie zu Lasten der Patienten auch vielfältige Gelegenheiten bietet (z. B. Kühn 1996). Sollten derartige versorgungspolitisch unerwünschte Reaktionen unterbunden werden, so bedurfte es einer verstärkten Regulierung (rechtliche Vorgaben, Kontrolle) des Handelns der beteiligten Akteure. Auf der anderen Seite würde – so die Erwartung – die wachsende Konkurrenz für die Leistungserbringer und Kostenträger einen Anreiz schaffen, gegenüber den Finanzierungsträgern und den Patienten eine hohe Versorgungsqualität nachzuweisen. Hohe Qualitätsstandards würden aus dieser Perspektive zu einem Instrument werden, um sich von den Konkurrenten zu unterscheiden und damit ihnen gegenüber wirtschaftliche Vorteile zu erlangen. Angesichts der absehbaren Liberalisierung der Vertragspolitik (s. Kap. 10.6) sahen sich Anbieter in stärkerem Maße dazu veranlasst, Informationen über ihre Leistungsfähigkeit hervorzubringen und sie gegenüber der Kassen und Patienten darzustellen.

10.1.3 Gründe für Qualitätsmängel

Die Gründe für Qualitätsmängel im deutschen Gesundheitswesen sind an anderer Stelle bereits erörtert worden (s. Kap. 5.5, 6.6, 7.5, 8.5 u. 9.10). Daher seien die wichtigsten von ihnen hier nur noch einmal knapp erwähnt:

- Die Abschottung der Versorgungsstrukturen führt zu einer Fragmentierung von Versorgungsverläufen.
- In der Ärzteschaft stoßen Leitlinien auf eine im internationalen Vergleich eher große Ablehnung (Koch/Gehrmann/Sawicki 2007).
- Die Aus- und Weiterbildung von Ärzten weist z. T. erhebliche Mängel auf (SVR 2002a,

Bd. II). Diagnostische und therapeutische Standards sind oft nicht bekannt und werden daher oft auch nicht angewandt; häufig haben sich bei den Leistungserbringern Handlungsroutinen eingeschliffen, die nicht mehr dem Stand der medizinischen Kenntnisse entsprechen.

- Im Versorgungsalltag dominiert nach wie vor eine naturwissenschaftlich verengte Sichtweise von Gesundheit und Krankheit, die die sozialen und psychischen Voraussetzungen von Gesundheit und Entstehungsbedingungen von Krankheit unberücksichtigt lässt und daher häufig nur an Symptomen kuriert.
- Die Vergütung der Leistungserbringer schafft finanzielle Anreize, die eine am individuellen Bedarf orientierte Behandlung oftmals nicht unterstützen (s. Kap. 5.3.5 u. 6.4.5).

10.1.4 Ebenen und Akteure der Qualitätssicherung

Die Qualitätssicherung ist in das Steuerungssystem der GKV eingebettet. Dementsprechend finden sich dessen wichtigste Strukturmerkmale auch auf diesem Handlungsfeld wieder. Zu unterscheiden sind zunächst die gesetzlichen Rahmenvorgaben des Sozialrechts sowie deren Konkretisierung bzw. Umsetzung durch die Akteure der gemeinsamen Selbstverwaltung. Darüber hinaus sind auf dem Gebiet der Qualitätssicherung auch Aktivitäten «freier» Akteure im Gesundheitswesen von Bedeutung.

Gesetzliche Rahmenvorgaben

Bei den gesetzlichen Bestimmungen zur Qualität und Qualitätssicherung handelt es sich um Generalklauseln, die keine näheren Aussagen darüber enthalten, was unter Qualität zu verstehen und auf welchem Wege sie im Einzelnen sicherzustellen ist. Das SGB V führt eine Reihe von Anforderungen auf, welche die Versorgung der Versicherten zu erfüllen hat: Sie muss «ausreichend», «zweckmäßig», «wirksam», «bedarfsgerecht», «gleichmäßig», «human» und «wirtschaftlich» sein; sie hat «dem allgemein anerkannten Stand der medizinischen Kenntnisse» zu entsprechen und darf das «Maß des Notwendigen nicht überschreiten» (§§ 2 Abs. 1 u. 2; 12 Abs. 1; 70 Abs. 1 u. 2; 72 Abs. 2 SGB V). Ähnliche Bestimmungen gelten auch für den Bereich der Pflege (§§ 4 Abs. 3; 11 Abs. 1; 28 Abs. 3; 69 SGB XI). Der Gesetzgeber weist den Leistungserbringern und den Krankenkassen die Aufgabe zu, die Einhaltung dieser Qualitätsanforderungen zu gewährleisten (§ 70 Abs. 1 SGB V).

Dem SGB V zufolge haben grundsätzlich die Leistungserbringer selbst die Pflicht, die Qualität der von ihnen erbrachten Leistungen sicherzustellen und weiterzuentwickeln (§135a SGB V). Zugelassene Leistungserbringer sind verpflichtet, «sich an einrichtungsübergreifenden Maßnahmen der Qualitätssicherung zu beteiligen, die insbesondere zum Ziel haben, die Ergebnisqualität zu verbessern» und «einrichtungsintern ein Qualitätsmanagement einzuführen und weiterzuentwickeln» (§ 135a Abs. 2 SGB V). Darüber hinaus unterliegen die Vertragsärzte seit 2004 erstmals einer expliziten sozialversicherungsrechtlich begründeten Fortbildungspflicht (§ 95d SGB V). Diese Fortbildung müssen sie gegenüber ihrer KV alle fünf Jahre nachweisen. Folgen sie dem nicht, so drohen ihnen Sanktionen bis hin zur Entziehung der Zulassung. Die Fortbildungsinhalte selbst müssen dem Stand der wissenschaftlichen Erkenntnisse entsprechen und frei von wirtschaftlichen Interessen sein.

Darüber hinaus weist das SGB V der gemeinsamen Selbstverwaltung wichtige Funktionen bei der Qualitätssicherung zu. Der den KVen zugewiesene Sicherstellungsauftrag und die den Krankenkassen und den Leistungserbringern auferlegte Pflicht, bei der Gewährleistung der Versorgung zusammenzuwirken, erstrecken sich auch auf die Qualität der Versorgung (§ 70 Abs. 1 SGB V). In diesem Zusammenhang hat die gemeinsame Selbstverwaltung die Aufgabe, die gesetzlichen Generalnormen zu konkretisieren und die Umsetzung der Qualitätsvorgaben zu gewährleisten. Von besonderer Bedeutung für die Konkretisierung der gesetzlichen Generalnormen sind der Gemeinsame Bundesausschuss (G-BA) und das Institut für Qualität und Wirtschaftlichkeit im Gesundheitswesen (IQWiG). Die Aufsicht über die Einhaltung von Qualitätsstandards durch die Ärzte obliegt vor allem den Kassenärztlichen Vereinigungen (KVen). Im Bundesmantelvertrag können der GKV-Spitzenverband und die Kassenärztliche Bundesvereinigung (KBV) Vereinbarungen zur Qualitätssicherung treffen. Mit der Aufnahme in den Bundesmantelvertrag sind diese Vereinbarungen zugleich Bestandteil der Kollektivverträge auf Landesebene.

Daneben wurde in den vergangenen Jahren eine Vielzahl von Bestimmungen in das Sozialrecht aufgenommen, die das Ziel einer Verbesserung der Versorgungsqualität verfolgen. Dazu zählen insbesondere diejenigen Regelungen, mit denen neue Versorgungsformen etabliert werden, also Modellvorhaben, Strukturverträge, Verträge zur hausarztzentrierten Versorgung, zur integrierten Versorgung und zur besonderen ambulanten Versorgung sowie strukturierte Behandlungsprogramme.

Bereits das 1955 verabschiedete «Gesetz über Kassenarztrecht» (GKAR) hatte in der Reichsversicherungsordnung (RVO) einige der oben genannten Qualitätsanforderungen festgeschrieben (§ 368e RVO), allerdings ohne seinerzeit den Begriff «Qualität» bereits verwendet zu haben. Auch wenn Fragen der Versorgungsqualität somit schon seit Jahrzehnten in den Zuständigkeitsbereich der gemeinsamen Selbstverwaltung fielen, spielten sie dort bis in die 1980er Jahre realiter nur eine geringe Rolle. Die Qualität der Versorgung war in erster Linie eine Angelegenheit der behandelnden Ärzte und der ärztlichen Selbstverwaltung. Krankenkassen verfügten als Vertragspartei nur in geringem Maße über medizinischen oder pflegerischen Sachverstand und waren daher ihren ärztlichen Verhandlungspartnern strukturell unterlegen. Allerdings haben die Krankenkassen mit dem Übergang zu einem System des regulierten Wettbewerbs und ihrem damit verbundenen Wandel vom «payer» zum «player» begonnen, dieses Defizit zu beseitigen. Diese Entwicklung findet ihren organisatorischen Ausdruck u. a. im Aufbau von Abteilungen, die mit medizinischen Versorgungsproblemen und versorgungspolitischen Handlungsstrategien befasst sind.

Seit den 1990er Jahren hat der Gesetzgeber die Regulierungsdichte im Handlungsfeld «Qualitätssicherung» erheblich erhöht. In diesem Zusammenhang schrieb er zum einen die grundsätzlichen Pflichten der Leistungsanbieter in den einzelnen Versorgungsbereichen fest und erlegte zum anderen der gemeinsamen Selbstverwaltung eine Reihe von Aufgaben auf. In der Folge wuchs auch der Umfang des untergesetzlichen Regelungswerks zur Qualitätssicherung erheblich an. Auch die seit Mitte der 1990er Jahre eröffneten Möglichkeiten zur Etablierung neuer Versorgungsformen, die zumeist auf eine Integration von Versorgungsstrukturen hinausliefen, sollten einer Verbesserung der Qualität dienen; sie führten in der Folgezeit zum Abschluss einer großen Zahl einschlägiger Versorgungsverträge (s. Kap. 10.2).

Der Gemeinsame Bundesausschuss (G-BA)

Das wichtigste Selbstverwaltungsgremium auf dem Gebiet der Qualitätssicherung ist der G-BA. Seit den 1990er Jahren hat der Gesetzgeber dessen Befugnisse – bzw. die Befugnisse seiner Vorgängerorganisation, des Bundesausschusses der Ärzte und Krankenkassen – auf dem Gebiet der Qualitätssicherung erheblich ausgeweitet. Der G-BA ist hier, wie auch auf anderen Feldern, für die Konkretisierung der gesetzlichen Rahmenbestimmungen zuständig (s. Kap. 4.1.4). Einfluss auf die Qualitätssicherung nimmt er vor allem auf folgenden Wegen:

- Er überprüft neue Untersuchungs- und Behandlungsmethoden sowie bereits zu Lasten der Krankenkassen erbrachte Leistungen im Hinblick auf ihren diagnostischen und therapeutischen Nutzen, ihre Wirtschaftlichkeit und medizinische Notwendigkeit, wobei er den jeweiligen Stand der wissenschaftlichen Erkenntnisse zu Grunde zu legen hat (§ 135 Abs. 1 u. 2 SGB V). Zu diesem Zweck kann er dem «Institut für Qualität und Wirtschaftlichkeit im Gesundheitswesen» Aufträge erteilen.

- Dabei ist zu beachten, dass sich die Bestimmungen über die Einführung diagnostischer und therapeutischer Innovationen in den Leistungskatalog zwischen ambulanter und stationärer Versorgung unterscheiden. In der ambulanten Versorgung können nur solche Leistungen zu Lasten der Krankenkassen erbracht werden, die zuvor vom G-BA geprüft und zugelassen worden sind (§ 135 Abs. 1 SGB V – «Erlaubnisvorbehalt»). In der stationären Versorgung können Leistungen zu Lasten der Krankenkassen hingegen erbracht werden, solange der G-BA sie wegen mangelnden Nutzens oder mangelnder Wirtschaftlichkeit nicht von der Erstattungspflicht der Krankenkassen ausgeschlossen hat (§ 137c Abs. 1 SGB V – «Verbotsvorbehalt»). Kommt der Gemeinsame Bundesausschuss zu dem Ergebnis, «dass der Nutzen einer Methode noch nicht hinreichend belegt ist, sie aber das Potenzial einer erforderlichen Behandlungsalternative bietet» (§ 137c Abs. 1 SGB V), kann er die Erprobung dieser Methode veranlassen (§§ 137c Abs. 1 u. 137e SGB V).
- Er erlässt Richtlinien, also verbindliche Vorgaben, zur ärztlichen Behandlung, die «Gewähr für eine ausreichende, zweckmäßige und wirtschaftliche Versorgung der Versicherten» bieten sollen (§ 92 Abs. 1 SGB V).
- In diesem Zusammenhang verabschiedet er Richtlinien zu «verpflichtenden Maßnahmen der Qualitätssicherung» (§ 137 Abs. 1 Nr. 1 SGB V) und bestimmt «Kriterien für die indikationsbezogene Notwendigkeit und Qualität der durchgeführten diagnostischen und therapeutischen Leistungen» (§ 137 Abs. 1 Nr. 2 SGB V). Dazu zählen auch «geeignete Maßnahmen zur Sicherung der Hygiene» (§ 137 Abs. 1a SGB V).
- Die Richtlinien zur Qualitätssicherung werden sektorenübergreifend erlassen, es sei denn, die betreffenden Ziele können auch mit auf einzelne Sektoren beschränkten Bestimmungen erreicht werden (§ 137 Abs. 2 SGB V).
- Er soll den Stand der Qualitätssicherung feststellen und mit seinen Beschlüssen dafür Sorge tragen, dass die Qualitätssicherung sich an einheitlichen Grundsätzen ausrichtet sowie sektoren- und berufsgruppenübergreifend ausgerichtet ist (§ 137b SGB V).
- Er beauftragt «eine fachlich unabhängige Institution, Verfahren zur Messung und Darstellung der Versorgungsqualität für die Durchführung der einrichtungsübergreifenden Qualitätssicherung (…) zu entwickeln (§ 137a Abs. 1 SGB V).
- Darüber hinaus hat er seit 2002 eine Empfehlung darüber abzugeben, für welche chronischen Krankheiten strukturierte Behandlungsprogramme (Disease Management Programme – DMP) entwickelt werden sollen (§ 137f Abs. 1 SGB V). Strukturierte Behandlungsprogramme orientieren die Versorgung an medizinischen Leitlinien und sollen eine Verbesserung der Versorgungsqualität mit sich bringen. Seit 2002 erhalten die Krankenkassen für Patienten mit bestimmten chronischen Erkrankungen, die im Rahmen strukturierter Behandlungsprogramme versorgt werden, zusätzliche Mittel aus dem kassenartenübergreifenden Risikostrukturausgleich (s. Kap. 10.3). Mit der Zuweisung von Finanzmitteln für jeden im Rahmen von DMPs versorgten Versicherten soll für die Krankenkassen ein entsprechender Anreiz entstehen, solche Programme aufzulegen.
- Auch in der stationären Versorgung spielt der G-BA eine besonders wichtige Rolle. Er beschließt hier Maßnahmen zu verschiedenen Aspekten der Qualitätssicherung (§ 137 SGB V). So ist die Abrechnungsfähigkeit zu Lasten der Krankenkassen bei solchen planbaren Leistungen eingeschränkt, bei denen ein besonderer Zusammenhang zwischen der

Häufigkeit und der Qualität der erbrachten Leistung besteht. Unterschreiten Ärzte oder Krankenhausabteilungen eine bestimmte Mindestmenge pro Jahr, so dürfen sie diese Leistungen nicht mehr zu Lasten der Krankenkassen erbringen. Der G-BA beschließt einen Katalog der betreffenden Leistungen sowie die jeweiligen Mindestmengen (§137 Abs. 3 SGB V).

- Des Weiteren legt der G-BA die Qualitätsindikatoren für die strukturierten Qualitätsberichte der Krankenhäuser fest, zu deren Erstellung die Krankenhäuser seit 2004 verpflichtet sind. Die Berichte dienen der Information für solche Patientinnen und Patienten, die ein geeignetes Krankenhaus suchen; sie werden von den Krankenkassen im Internet veröffentlicht. Die Anzahl der in diesen Berichten zu berücksichtigenden Qualitätsindikatoren wurde seit 2010 deutlich erhöht.
- Auch im Bereich der Altenpflege sind die Qualitätssicherungsbestimmungen durch verschiedene Reformen vor allem des Pflegeversicherungsgesetzes verschärft worden. Dies betrifft vor allem Vorgaben zur Strukturqualität in Pflegeheimen (z. B. Personalbemessung, Qualifikation der Mitarbeiter, technisch-sachlichen Ausstattung der Einrichtung), aber auch zur Prozessqualität in der ambulanten und stationären pflegerischen Versorgung. Auch die Kontrollrechte des MDK und der Heimaufsichtsbehörden wurden erweitert (s. Kap. 9.10).

Das «Institut für Qualität und Wirtschaftlichkeit im Gesundheitswesen»

Eine wichtige Funktion bei der Qualitätssicherung nimmt das «Institut für Qualität und Wirtschaftlichkeit im Gesundheitswesen» (IQWiG) wahr. Seine Errichtung geht auf das 2003 verabschiedete GKV-Modernisierungsgesetz (GMG) zurück. Zu seinen Aufgaben zählen u. a. (§ 139a Abs. 3 SGB V)

- die Ermittlung, Darstellung und Bewertung des aktuellen medizinischen Wissensstandes zu diagnostischen und therapeutischen Verfahren bei ausgewählten Krankheiten
- die Erarbeitung evidenzbasierter Leitlinien für die Behandlung epidemiologisch bedeutsamer Krankheiten
- die Bewertung des therapeutischen Nutzens von Arzneimitteln und
- die Abgabe von Empfehlungen zu DMPs.

Die Schaffung eines solchen Instituts war in der gesundheitspolitischen Diskussion lange Zeit heftig umstritten. Die Befürworter versprachen sich von einer solchen Einrichtung eine größere finanzielle und professionelle Unabhängigkeit bei der Definition und Bewertung von Qualität. Mit der starken Machtstellung des vormaligen Bundesausschusses der Ärzte und Krankenkassen (ab 2004: Gemeinsamer Bundesausschuss) bei der Definition von Qualität und bei der Nutzenbewertung medizinischer Interventionen war die Gefahr einer Überformung von Versorgungsentscheidungen durch handfeste Interessen der beteiligten Akteure verbunden. Von weiten Teilen der Ärzteschaft, unterstützt von CDU/CSU und FDP, wurde ein solches Institut hingegen als ein Schritt in Richtung auf eine «Staatsmedizin» abgelehnt. Dieses Urteil war wesentlich durch die Befürchtung motiviert, mit der Schaffung einer solchen Einrichtung an Einfluss auf die Definition von Versorgungsstandards zu verlieren. In der Sache freilich erscheint die Kritik als unbegründet. Die Erwartung, mit einem derartigen Institut ein höheres Maß an Unabhängigkeit bei der Bewertung therapeutischer Verfahren zu erzielen, erscheint plausibel. Auch gibt es in Großbritannien mit dem National Institute of Clinical Excellence (NICE), das als Vorbild für die deutschen Pläne diente, positive Erfahrungen (Rothgang/Niebuhr/Wasem et al. 2004).

Im Zuge der Verhandlungen über das GMG mussten SPD und Bündnis 90/Die Grünen erhebliche Abstriche an ihren anfänglichen Plänen machen. So ist das IQWiG entgegen den ursprünglichen Vorhaben eng an den G-BA – und damit an die Interessen von Ärzten und Krankenkassen – angebunden worden, denn dieser gründet das Institut und bestellt im Einvernehmen mit dem BMG seine Leitung. Vor allem kann nur er es mit Aufgaben betrauen – sieht man einmal vom BMG ab, das die Durchführung von Aufgaben direkt beim IQWiG beantragen kann. Das Monopol der Auftragserteilung birgt die Gefahr einer Beschränkung der Institutsaktivitäten auf «genehme» Themen.

Immerhin haben aber seine «Beschäftigten vor ihrer Einstellung alle Beziehungen zu Interessenverbänden, Auftragsinstituten, insbesondere der pharmazeutischen Industrie und der Medizinprodukteindustrie, einschließlich der Art und Höhe von Zuwendungen offen zu legen» (§ 139a Abs. 6). Zudem sind die Befugnisse des IQWiG seit seiner Gründung punktuell erweitert worden. So erhielt es mit dem GKV-Wettbewerbsstärkungsgesetz 2007 (GKV-WSG) die ausdrückliche Kompetenz, nicht mehr nur den Nutzen, sondern nun auch die Kosten von Arzneimitteln zu bewerten (§ 139a Abs. 3 Nr. 5 SGB V) – eine Befugnis, die bereits 2003 in den erwähnten Reformplänen der rotgrünen Regierungskoalition vorgesehen, aber im Prozess um die Verabschiedung des GMG auf Druck von CDU und CSU zurückgenommen worden war.

Krankenkassen

Seit den 1990er Jahren sind auch die Krankenkassen zu wichtigen Akteuren der Qualitätssicherung aufgestiegen. Dieser Bedeutungsgewinn kommt nicht nur in der Aufwertung des G-BA, sondern auch in der Erweiterung vertragspolitischer Kompetenzen zum Ausdruck. Insbesondere beim Abschluss von Versorgungsverträgen außerhalb der Regelversorgung (hausarztzentrierte Versorgung, Disease Management Programme, integrierte Versorgung etc.) wirken die Krankenkassen verstärkt auf die Vereinbarung von Qualitätssicherungsmaßnahmen hin. Auch die Vielzahl der Verträge zu neuen Versorgungsformen und die darin getroffenen Vereinbarungen zur Qualität der Leistungen sind ein deutlicher Indikator dafür, dass Qualitätssicherung auf der Agenda der Krankenkassen nach oben gerückt ist. Darüber hinaus hat der Medizinische Dienst der Krankenversicherung (MDK) bei der Überwachung von Versorgungseinrichtungen, insbesondere in der Pflege, durch die gesetzliche Erweiterung seiner Rechte und Pflichten eine wachsende Bedeutung erlangt.

Kassenärztliche Vereinigungen

Den Kassenärztlichen Vereinigungen (KVen) weist der Gesetzgeber ebenfalls eine wichtige Funktion bei der Qualitätssicherung zu. Die Qualität der in der vertragsärztlichen Versorgung erbrachten Leistungen wird von den KVen durch Stichproben, in Ausnahmefällen auch durch Vollerhebungen überprüft. Der G-BA legt Kriterien für Auswahl, Umfang und Verfahren der Qualitätsprüfungen fest (§ 136 Abs. 2 SGB V). Die KVen sollen also im Hinblick auf die Qualität – als Bestandteil ihres Sicherstellungsauftrags – Kontrollfunktionen gegenüber ihren Mitgliedern wahrnehmen. Ihre Befugnisse erstrecken sich auch auf belegärztliche Leistungen und auf ambulante Leistungen im Krankenhaus. Seit 2004 sind die KVen auch verpflichtet, Maßnahmen zur Förderung der Qualität zu ergreifen sowie die Ziele und Ergebnisse dieser Maßnahmen zu dokumentieren und jährlich zu veröffentlichen (§ 136 Abs. 1 SGB V). Darüber hinaus können die KVen mit den Krankenkassen auch «gesamtvertragliche Vereinbarungen schließen, in denen für bestimmte Leistungen einheitlich strukturierte und elektronisch dokumentierte besondere Leistungs-, Struktur- oder Qualitätsmerkmale festgelegt werden (…)» (§ 136 Abs. 4 SGB V). In diesem Zusammenhang können für die Erfüllung von Qualitätssicherungsmaßnahmen Vergütungszuschläge und für die Nichterfüllung bzw. bei Nichtteilnahme Vergütungsabschläge vereinbart werden. In diesen Maßnahmen kommt das Bestreben des Gesetzgebers zum Ausdruck, die Qualität auch durch finanzielle Anreize für die Leistungsanbieter zu fördern.

Ärztekammern

Auch die Ärztekammern sind ein wichtiger Akteur der Qualitätssicherung. Von besonderer Bedeutung sind die von ihnen erlassenen Aus- und Weiterbildungsordnungen für Ärzte (z. B. Schmitten/Helmich 2000). Daneben nimmt die Bundesärztekammer auch durch ihre Beteiligung an den Entscheidungen des G-BA sowie am BQS-Institut für Qualität und Patientensicherheit und am Ärztlichen Zentrum für Qualität in der Medizin (ÄZQ) Einfluss auf die Qualitätssicherung (s. u.).

Freie Akteure der Qualitätssicherung

Neben der ärztlichen Selbstverwaltung spielen die «freien» Akteure in der Qualitätssicherung eine wachsende Rolle. Dabei handelt es sich um solche Akteure, die auf dem Feld der Qualitätssicherung tätig sind, ohne eine gesetzlich definierte Aufgabe wahrzunehmen. Von besonderer Bedeutung sind das «BQS-Institut für Qualität und Patientensicherheit» (vormals BQS – Bundesgeschäftsstelle Qualitätssicherung) und das Ärztliche Zentrum für Qualität in der Medizin (ÄZQ). Das BQS-Institut für Qualität und Patientensicherheit ist eine gemeinsam von der Bundesärztekammer, der Deutschen Krankenhausgesellschaft, der Kassenärztlichen Bundesvereinigung, den Bundesverbänden der Krankenkassen und dem PKV-Verband getragene Einrichtung, die z. B. für neue Versorgungskonzepte oder Kooperationen in der medizinisch-pflegerischen Versorgung Verfahren zur Messung und Darstellung der Qualität entwickelt. In diesem Zusammenhang bietet es auch Evaluationskonzepte sowie Dienstleistungen für Zertifizierungsverfahren an. Das ÄZQ wird von der Bundesärztekammer und der Kassenärztlichen Bundesvereinigung getragen und soll beide dabei unterstützen, ihre Aufgaben bei der Qualitätssicherung ärztlicher Berufsausübung wahrzunehmen. Zu ihren wichtigsten Handlungsfeldern zählen die Entwicklung und Umsetzung nationaler Versorgungsleitlinien sowie das Qualitätsmanagement in der Medizin und der Wissenstransfer im Gesundheitswesen.

Jenseits dieser und anderer institutioneller Akteure sind selbstverständlich die Leistungserbringer selbst für die Qualitätssicherung von herausragender Bedeutung. Häufig engagieren sie sich in Qualitätszirkeln. Qualitätszirkel sind Foren professioneller Akteure, die sich über Probleme und Verbesserungsmöglichkeiten von Kommunikations- und Handlungsweisen in ihrem beruflichen Handeln verständigen (Bahrs/Gerlach/Szecsenyi 2001). Hier steht in aller Regel also nicht die Vermittlung von Wissen, sondern die Selbstbeobachtung der Leistungserbringer im Vordergrund. Qualitätszirkel verfolgen das Ziel, auf der Grundlage der professionellen, interkollegialen Selbstbeobachtung Selbstkontrolle auszuüben. Insbesondere bei der Durchführung von Modellvorhaben zur Erprobung neuer Versorgungsformen oder bei der Etablierung von Arztnetzen wurden sie zu wichtigen Bestandteilen der Versorgungsstrukturen. Häufig gehört die Teilnahme an regelmäßigen Zusammenkünften zu den vertraglichen Verpflichtungen der an diesen Versorgungsformen beteiligten Ärzte.

Gesetzliche Bestimmungen zur Qualitätssicherung in Prävention und Gesundheitsförderung

Die Anforderungen zur Qualitätssicherung betreffen nicht nur den Bereich der Krankenversorgung und Krankenpflege, sondern erstrecken sich mittlerweile auch auf Prävention und Gesundheitsförderung (s. Kap. 3.2.5). So sehen die mit dem GKV-Gesundheitsreformgesetz 1999 (GKV-GRG) grundsätzlich neu gefassten (§ 20 SGB V) und 2007 geringfügig modifizierten Bestimmungen zur nichtmedizinischen Prävention und Gesundheitsförderung (§§ 20 u. 20a–c SGB V) vor, dass die Kassen für die von ihnen zu finanzierenden Maßnahmen «gemeinsam und einheitlich unter Einbeziehung unabhängigen Sachverstandes prioritäre Handlungsfelder und Kriterien (...), insbesondere hinsichtlich Bedarf, Zielgruppen, Zugangswegen, Inhalten und Methodik» beschließen (§ 20 Abs. 1 SGB V). Auch hier findet sich der Gedanke der Qualitätssicherung wieder. Mit der Aufnahme dieser Bestimmung in das Sozialgesetzbuch hat der Gesetzgeber zugleich einen Lernprozess vollzogen. War der «alte» § 20 SGB V, der mit dem Gesundheitsreformgesetz (GRG) 1989 in Kraft getreten war, von den Krankenkassen zum Teil genutzt worden, um mit dem Ziel der Umwerbung günstiger Risiken gelegentlich auch Gesundheitsförderungsmaßnahmen von zum Teil fragwürdigem Nutzen zu finanzieren, so sollte die Fassung im GKV-GRG (1999) bzw. im GKV-WSG (2007) und die darin induzierten «Gemeinsamen und einheitlichen Handlungsfelder und Kriterien der Spitzenverbände der Krankenkassen zur Umsetzung von § 20 Abs. 1 u. 2 SGB V» sicherstellen, dass die Krankenkassen nur noch solche Maßnahmen fördern und finanzieren, die zur Zielerreichung auch geeignet sind (s. Kap. 3.1). Mit dieser strikten Anbindung öffentlich geförderter Primärprävention an wissenschaftliche Kriterien und Verfahren der Qualitätssicherung verbindet sich die Hoffnung, dass durch die Sammlung von Erfahrungen und Befunden zur Wirksamkeit das Evidenzniveau der Primärprävention zügig gesteigert werden kann.

Evidenzbasierte Medizin und Leitlinien

Bei der Bewertung des Nutzens und der Wirtschaftlichkeit von Untersuchungs- und Behandlungsmethoden erlangten die Kriterien und Standards der Evidence-based Medicine (nachweisgestützte Medizin – EbM) in den vergangenen Jahren eine wachsende Bedeutung. EbM zielt darauf, wissenschaftlich begründete Maßstäbe für eine optimale Krankenbehandlung zu entwickeln und das diagnostische und therapeutische Geschehen damit auf eine rationalere Grundlage zu stellen (z. B. Gray 1997; Sackett 1999; Perleth/Antes 2002; Ollenschläger/Bucher/Donner-Banzhoff et al. 2007). Hintergrund ist die Beobachtung, dass es im Versorgungsalltag eine große Vielzahl unterschiedlicher Behandlungsformen für ein- und dieselbe Erkrankung gibt und sich Behandlungsergebnisse gravierend voneinander unterscheiden können. Häufig entspricht die Versorgung nicht dem Stand der medizinischen Kenntnisse. Ein erheblicher Teil der erbrachten medizinischen Leistungen – Fachleute gehen von bis zu siebzig Prozent aus – kann nicht als evidenzbasiert angesehen werden. Die Folge ist, dass Ressourcen verschwendet werden und/oder die Behandlungsergebnisse suboptimal bleiben. EbM soll damit der weit verbreiteten Beliebigkeit therapeutischen Handelns entgegenwirken und helfen, ärztliches Handeln stärker an den als bewährt identifizierten Vorgehensweisen auszurichten.

Die Anwendung von EbM-Kriterien mündet häufig in die Formulierung von Behandlungsleitlinien. Sie werden üblicherweise von wissenschaftlichen medizinischen Fachgesellschaften erarbeitet (Thole/Thalau/Ollenschläger et al. 2007). Leitlinien sind symptom- oder indikationsbezogene Empfehlungen zum diagnostischen und therapeutischen Vorgehen bei bestimmten Symptomen oder Diagnosen, die für sich in Anspruch nehmen, ein dem Stand der medizinischen Kenntnisse entsprechendes Verfahren zu formulieren. Da es sich bei ihnen – wie gesagt – um Empfehlungen handelt, sind Leitlinien letztlich nicht verbindlich.

Die Leitlinienerstellung ist aber auch nicht frei von Problemen, die Anlass zu einer gewissen Skepsis bieten, ob sie den postulierten Rationalitätsanspruch erfüllen können:

- In die Entwicklung von Leitlinien fließen die Besonderheiten medizinischer Kulturen und der Versorgungsstrukturen in unterschiedlichen Gesundheitssystemen sowie die voneinander abweichenden Problemperspektiven unterschiedlicher Fachgesellschaften ein.

- Die Erstellung von Leitlinien erfolgt nicht nur unter dem Gesichtspunkt einer evidenzbasierten Medizin, sondern steht immer auch unter dem Einfluss der Auseinandersetzung um finanzielle Ressourcen und institutionelle bzw. berufsgruppenspezifische Zuständigkeiten.
- Derartige sachfremde Faktoren können insbesondere dann in die Leitlinienformulierung einfließen, wenn – wie dies durchaus häufig der Fall ist – für Untersuchungs- und Behandlungsschritte keine befriedigende Evidenz vorliegt.
- Nicht immer sind Leitlinien auf die Versorgungswirklichkeit zugeschnitten, insbesondere weil sie die Multimorbidität von Patientinnen und Patienten nicht immer gebührend berücksichtigen.

Bereits zu einzelnen Indikationen oder Symptomen liegt eine Vielzahl von Leitlinien vor, die sich zum Teil erheblich voneinander unterscheiden – je nachdem, in welchem Land und von welcher Fachgesellschaft sie erstellt worden sind. Die Qualität und Evaluation von Leitlinien wird damit selbst wieder zu einem Problem. Gerade international lässt sich oftmals kein Konsens über die Erstellung einer Leitlinie für die Behandlung bestimmter Krankheiten herstellen.

In Deutschland kommt hinzu, dass die Partizipation der Patienten an der Leitlinienerstellung stark unterentwickelt ist und ihre Problemsichten dabei kaum berücksichtigt werden. Wichtige Gründe dafür sind zum einen die ausgeprägte Expertendominanz im deutschen Gesundheitswesen, zum anderen das Fehlen einer Kultur professioneller Patientenvertretung. Angesichts der kaum überschaubaren Vielfalt von Leitlinien haben die Bundesärztekammer und die KBV mit dem «Ärztlichen Zentrum für Qualität in der Medizin» (ÄZQ) eine Clearing-Stelle eingerichtet, zu deren Aufgaben es gehört, Leitlinien zu bewerten sowie Organisationen und Institutionen im Gesundheitswesen bei der Anwendung von Leitlinien zu beraten.

Evidence-based Medicine und Leitlinien werden unter den Akteuren des Gesundheitswesens je nach Perspektive und Interesse kontrovers diskutiert. Unter der Ärzteschaft ist eine skeptische bis ablehnende Sicht auf EbM und Leitlinien nach wie vor weit verbreitet; der Anteil von Ärzten, die Leitlinien nicht zur Behandlung nutzen, ist im internationalen Vergleich hoch (Koch/Gehrmann/Sawicki 2007: 2590). EbM und Leitlinien werden als eine Art «Kochbuchmedizin» kritisiert, die es dem Arzt nicht mehr gestatte, in seinen therapeutischen Entscheidungen auf die Besonderheiten des Einzelfalls einzugehen, und als ein unbotmäßiger Eingriff in die ärztliche Autonomie wahrgenommen.

Demgegenüber betonen die Krankenkassen – und mit ihnen eine große Zahl von Wissenschaftlern –, dass EbM als ein Instrument dienen könne, um an Hand nachprüfbarer Kriterien die am besten geeigneten Untersuchungs- und Behandlungsverfahren zu identifizieren und die Qualität des medizinischen Leistungsgeschehens nachhaltig zu erhöhen. Auch bei Anwendung von EbM-Kriterien könnten die Besonderheiten des Einzelfalles angemessen berücksichtigt werden, weil eine gute Leitlinie stets den Korridor definiere, innerhalb dessen sich das diagnostische und therapeutische Handeln zu bewegen habe, und immer auch den Aspekt beinhalte, unter welchen Bedingungen von ihr abgewichen werden könne (SVR 2002a). Dazu gehört z. B., dass Leitlinien sich nicht ausschließlich an naturwissenschaftlich-statistischen Standards orientieren, sondern Krankheit auch als ein soziales Phänomen interpretieren.

10.1.5 Probleme und Widersprüche der Qualitätssicherung

Trotz einer starken Erhöhung der Regulierungsdichte stößt die Implementierung von Qualitätssicherungsmaßnahmen auf vielfältige Hindernisse. Dies ist vor allem auf folgende Ursachenkomplexe zurückzuführen:

- Die wissenschaftlichen Grundlagen für die Bewertung der Qualität von Untersuchungs- und Behandlungsmethoden – und damit für Entscheidungen über die Aufnahme von Leistungen in den Leistungskatalog sowie über den Inhalt von Richtlinien und Leitlinien – sind von unterschiedlicher Güte. Oftmals liegt nur eine schwache Evidenz vor (Schwalm/Perleth/Matthias et al. 2010). Gerade diese Fälle eröffnen der Ärzteschaft und den Krankenkassen Spielräume zur Verfolgung von Partialinteressen. Dies gilt umso mehr, als der G-BA zwar auf der Grundlage wissenschaftlicher Evidenz zu entscheiden hat, dabei aber auch einen Interessenausgleich zwischen den Beteiligten herbeiführen soll. Der Inhalt dieser Entscheidungen unterliegt also einem Aushandlungsprozess, in dem nicht allein die vorliegende Evidenz eine Rolle spielen muss, sondern in den auch die Interessen der beteiligten Akteure eingehen (Etgeton 2009: 109). «Man wird also nicht umstandslos von einer Entscheidung des G-BA – sei sie positiv oder negativ – auf eine eindeutig vorliegende Evidenz schließen können» (Gerlinger/Schmucker 2011: 27).
- Zudem hat die zunehmende Bedeutung von EbM eine ambivalente Wirkung auf die Definition des Leistungskatalogs. Einerseits bietet die Zugrundelegung der entsprechenden Kriterien die Möglichkeit, die Debatte über den Umfang des Leistungskatalogs der Krankenkassen zu rationalisieren, erwiesenermaßen unwirksame Leistungen von der Erstattungspflicht durch die Krankenkassen auszuschließen und damit einer medizinisch nicht begründeten Ausweitung des GKV-Leistungskatalogs entgegenzuwirken (Abholz/Schmacke 2000; Kunz/Neumayer 1998). Immerhin genügten Ende der 1990er Jahre lediglich vier Prozent der im ambulanten und stationären Sektor erbrachten Leistungen dem Anspruch auf belastbare Evidenz, wohingegen 45 Prozent nur einfacheren Nachweiskriterien gerecht wurden und 51 Prozent über keinerlei wissenschaftliche Evidenz verfügten (Abholz/Schmacke 2000: 11). Andererseits wird man kaum jene vier Prozent der Leistungen, deren Wirksamkeit zweifelsfrei nachgewiesen ist, zum Maßstab für die Definition eines Leistungskatalogs machen, denn ein im strengen Sinne nicht nachgewiesener Nutzen medizinischer Maßnahmen ist keineswegs gleichbedeutend mit einem nachgewiesenen Nicht-Nutzen. Eine strikte Zugrundelegung von EbM-Kriterien birgt damit die Gefahr eines «puristischen Leistungskatalog(s)» (Abholz/Schmacke 2000: 13), der auch solchen diagnostischen und therapeutischen Maßnahmen die Finanzierung durch die Krankenkassen verweigert, die in vielen Fällen wirksam sein mögen. Vor diesem Hintergrund kann EbM auch als ein Vehikel genutzt werden, um die staatlichen Vorgaben zur Konsolidierung der GKV-Finanzen zu exekutieren und zu legitimieren (Urban 2001a). In der Tat wurden in der Vergangenheit bei den Entscheidungen des Bundesausschusses Tendenzen sichtbar, die GKV-finanzierten Leistungen auf qualitätsgesicherte Verfahren für die Behandlung von Störungen zu beschränken, die unbestrittenermaßen als Krankheiten anzusehen sind (Heberlein 1999). Hinzu kommt, dass viele Behandlungsmethoden allein schon deshalb aus dem GKV-Leistungskatalog ausgeschlossen werden können, weil die geforderten strengen Standards für sie nicht erreichbar sind, ohne dass allein deshalb schon die Zweckmäßigkeit und Wirksamkeit dieser Leistungen verneint werden könnte (Wigge 2000). Dies trifft insbesondere für jene recht weiten Grauzonen ärztlichen Handelns zu, in denen die jeweils beste verfügbare Evidenz widersprüchlich ist (SVR 2002a, Bd. II: 138ff.).
- Überdies ist zu bedenken, dass die von Budgetierung und Wettbewerb geschaffenen Interessenlagen bei Ärzten und Krankenkassen als den Entscheidungsträgern über den GKV- Leistungskatalog die Neigung zu einer restriktiven Interpretation von Wirksamkeits- und Wirtschaftlichkeitskriterien

verstärken (Urban 2001a: 36ff.; Gerlinger/Schmucker 2011). Unter diesen Bedingungen sind Konstellationen denkbar, in denen Krankenkassen und Leistungserbringer bei der Nutzenbewertung von Untersuchungs- und Behandlungsmethoden an einer negativen Entscheidung oder an einer Nichtbefassung interessiert sind: die Krankenkassen, weil ihnen dann keine zusätzlichen Ausgaben entstehen; die Ärzteschaft, weil ausgeschlossene Leistungen nicht aus der Gesamtvergütung finanziert werden müssen bzw. einzelne Arztgruppen es vorziehen mögen, die in Frage stehenden Leistungen auf privatärztlicher Grundlage zu erbringen (Gerlinger/Schmucker 2011).

- Die Etablierung wettbewerblicher Steuerungsmechanismen birgt die Gefahr, dass Krankenkassen und Leistungserbringer das Erzielen wirtschaftlicher Vorteile in den Mittelpunkt ihres Handelns rücken und dabei auch Minderungen der Versorgungsqualität billigend in Kauf nehmen. Auch das Vordringen pauschaler Vergütungsformen und von Ausgabenbegrenzungsregelungen (Budgets, Regelleistungsvolumina) weist – bei den Leistungserbringern – in diese Richtung (s. Kap. 5.3 u. 6.4).
- Die Erfolgschancen von Qualitätssicherungsmaßnahmen hängen in starkem Maße davon ab, ob sie bei den Akteuren – vor allem den Leistungserbringern, aber auch den Kostenträgern – auf Akzeptanz stoßen. Es gibt aber deutliche Hinweise darauf, dass dies in Deutschland weit weniger der Fall ist als in vergleichbaren anderen Ländern (Koch/Gehrmann/Sawicki 2007: A-2590). Insbesondere Ärztinnen und Ärzte sehen – wie gezeigt – in EbM und Leitlinien häufig eine Einschränkung ihrer beruflichen Autonomie und stehen ihnen entsprechend skeptisch gegenüber. Damit – und im Übrigen nicht selten auch angesichts der fehlenden Kenntnisse über ihren Inhalt – sinken auch die Chancen, dass die Leistungserbringer derartige Standards anwenden. Dies wirft für die Durchsetzung der Qualitätssicherung erhebliche Probleme auf. Medizinische Dienstleistungen sind nur schwer extern zu kontrollieren, da es sich bei ihnen zumeist um persönliche – und professionelle – Dienstleistungen handelt. Somit eröffnet sich Leistungserbringern Raum für vielfältige Umgehungsstrategien. Wenn Qualitätssicherungsmaßnahmen auf Skepsis oder Ablehnung stoßen, neigen Organisationen dazu, sich auf die bloß formale Erfüllung von Benchmarks bzw. Beachtung von Indikatoren zu beschränken, nehmen zumeist aber kaum Veränderungen an ihrer Aktivitätsstruktur vor (Iseringhausen 2007). Zudem droht bei externer Kontrolle eine Bürokratisierungsspirale: Umgehungsstrategien von Leistungserbringern ziehen neue Vorgaben und Kontrollen nach sich, auf die die Steuerungsadressaten mit neuen Umgehungsstrategien antworten. Die Beharrungskräfte einer Professions- und Organisationskultur, die Qualitätssicherung als einen Eingriff in die ärztliche Therapiefreiheit interpretiert und ihr daher kritisch bis ablehnend gegenübersteht, setzen somit der Wirksamkeit von Top-down-Verfahren in der Qualitätssicherung spürbare Grenzen. Auch finanzielle Anreize zur Verbesserung der Versorgungsqualität sind offen für solche Umgehungsstrategien (s. o.).

10.2 Integration der Versorgungsstrukturen

10.2.1 Integrationsbedarf und Integrationsbemühungen

Der Aufbau eines integrierten Versorgungssystems zählt zu den größten Herausforderungen für das Gesundheitswesen in Deutschland (z. B. Badura/Iseringhausen 2005). Als wichtigstes Merkmal einer integrierten Versorgung kann die umfassende und koordinierte Bearbeitung aller Gesundheitsprobleme über den gesamten Versorgungsweg von der Primärversorgung bis zur Rehabilitation und Pflege gelten. Lässt sich über deren Notwendigkeit sehr schnell ein sehr breiter Konsens zwischen allen Beteiligten herstellen, so existieren zugleich aber höchst unterschiedliche Vorstellungen darüber, was unter Integration zu verstehen und in welchen institutionellen Formen sie herzustellen ist.

Die Notwendigkeit eines Auf- und Ausbaus integrierter Versorgungsformen ergibt sich aus zwei grundlegenden Entwicklungen:

- Erstens ist die moderne Medizin durch eine fortschreitende Spezialisierung gekennzeichnet. Wenn dieses Wissen für die Versorgung nutzbar gemacht werden soll, wächst in der Tendenz die Zahl der Spezialisten, die an der Versorgung eines Individuums beteiligt sind. Damit geht eine wachsende Desintegration der gesundheitlichen Versorgung einher, also eine Aufspaltung des Behandlungsverlaufs in viele einzelne Maßnahmen, die von unterschiedlichen Institutionen und Personen ergriffen werden. Im Ergebnis droht der Gesamtüberblick über die Versorgung eines Menschen verloren zu gehen. Daher bedarf es einer guten Koordination und Kooperation zwischen den beteiligten Versorgungseinrichtungen – im Idealfall einer Kontinuität über die Sektoren und Institutionen der Versorgung hinweg.
- Zweitens ergibt sich ein wachsender Integrationsbedarf aus einer «nachfrageseitigen» Veränderung: Mit dem demographischen Wandel wächst der Anteil alter und multimorbider Menschen in der Bevölkerung. In der Tendenz steigt damit auch die Zahl der an der Behandlung eines Patienten beteiligten Spezialisten. Diese Entwicklung verstärkt die skizzierten Tendenzen in der Medizin.

Integration ist somit eine – immer dringlicher werdende – zentrale Anforderung für ein qualitativ hochwertiges Gesundheitswesen. Lässt sich Versorgungsintegration als ein übergreifendes Problem moderner Gesundheitssysteme begreifen, so stellt es sich im deutschen Gesundheitswesen mit besonderer Schärfe, weil dieses wie wohl kaum ein anderes in den reichen Ländern der Welt durch eine wechselseitige, historisch gewachsene Abschottung der Versorgungsbereiche gekennzeichnet ist.

Problematisch sind vor allem die Schnittstellen über alle Stufen des Gesundheitswesens hinweg. Es existieren Versorgungsbrüche

- bei der Inanspruchnahme ambulanter hausärztlicher und ambulanter fachärztlicher Versorgung
- beim Übergang von der ambulanten zur stationären Versorgung und zurück
- beim Übergang von der akutmedizinischen zur rehabilitativen Versorgung
- beim Zusammenwirken von Medizin einerseits sowie Pflege, Sozialarbeit und anderen betreuenden Berufsgruppen andererseits.

Die Erscheinungsformen der mangelnden Integration sind unzureichende Informationsübermittlung, mangelhafte oder fehlende Absprachen über Behandlungsschritte und ein unzureichender Austausch von Fachwissen. Wie der SVR bereits 1994 konstatierte, führt die scharfe Trennung der Versorgungsbereiche zu einer «Diskontinuität der Behandlung, Betreuung und Verantwortlichkeit für den Patienten», zur «Belastung des Patienten mit unnötiger und teilweise riskanter Diagnostik», zu «Unterbrechungen der Therapie mit der damit einhergehenden Gefahr des Wirkungsverlustes», zu «Informationsdefizite(n)», zu «nicht optimal aufeinander abgestimmte(n) Behandlungen» und zu einer «unzureichende(n) oder fehlende(n) Nachsorge» (SVR 1994: Ziff. 353). Ökonomisch ist mit der Trennung der Versorgungssektoren ein «vermeidbarer Kommunikationsaufwand» und eine «unnötige parallele Vorhaltung medizintechnischer Kapazitäten» in beiden Sektoren verbunden (ebd.). Folge der Integrationsdefizite sind schlechtere Heilungschancen, höhere Sterblichkeit bei zahlreichen – insbesondere chronischen – Erkrankungen sowie für viele Kranke eine geringere Lebensqualität. Zugespitzt ließe sich sagen: Der Ort der Behandlung richtet sich in Deutschland nach den rechtlich definierten Zuständigkeiten der Versorgungseinrichtungen, nicht nach dem Versorgungsbedarf des Patienten.

Die Abschottung der Versorgungssektoren hat sich im deutschen Gesundheitswesen seit dem Ende des 19. Jahrhunderts nach und nach herausgebildet: durch die Festlegung unterschiedlicher institutioneller Zuständigkeiten für die Krankenversorgung und für die politische Steuerung der Versorgungssektoren sowie durch die Etablierung unterschiedlicher Regeln für die Vergütung von Leistungen.

Wichtiger Ausdruck und wichtige Ursache der sektoralen Abschottung ist die gesetzliche Zuweisung des ambulanten Sicherstellungsauftrags an die KVen und des stationären Sicherstellungsauftrags an die Länder. Der Gesetzeszustand, den das SGB V Ende der 1980er Jahre von der Beziehung zwischen ambulantem und stationärem Sektor zeichnete, ist der einer strikten Abschottung, die nur an einzelnen, präzise formulierten Punkten durchbrochen werden kann. Einschlägige Bestimmungen zielten nicht im eigentlichen Sinne auf eine Integration von Versorgungsabläufen, sondern formulierten Bedingungen, unter denen Vertragsärzte und Krankenhäuser im jeweils «anderen Revier wildern» durften. Die ambulanten Behandlungsmöglichkeiten am Krankenhaus waren durchweg als Ausnahme von der Regel des ambulanten Behandlungsmonopols der Vertragsärzte formuliert. Dabei band das SGB V die Zulassung stationärer Einrichtungen zur ambulanten Behandlung in den meisten Fällen an die Zustimmung der KVen (§§ 116, 118, 119 SGB V). In dem Fall, wo dies nicht zutraf – etwa bei der ambulanten Behandlung in poliklinischen Institutsambulanzen –, waren und sind Art und Umfang der ambulanten Behandlung häufig Gegenstand von Beanstandungen durch die KVen und nicht selten auch von rechtlichen Auseinandersetzungen zwischen KVen und ambulant behandelnden Krankenhäusern. Darüber hinaus gehen manche dieser Ausnahmetatbestände nicht auf das Ziel einer verbesserten Versorgungsintegration zurück, sondern sollen eine ausreichende medizinische Versorgung ermöglichen, wenn die KVen ihren Sicherstellungsauftrag nicht erfüllen können (§ 116 SGB V), oder den Notwendigkeiten von Lehre und Forschung Rechnung tragen (§ 117 SGB V).

10.2.2 Gesetzliche Regelungen zur Integration von Versorgungsstrukturen

Bis zum Ende der 1980er Jahre waren die Bestrebungen, die Durchlässigkeit der Sektorengrenzen zu erhöhen, vor allem am Widerstand der Kassenärzteschaft und der FDP gescheitert (Rosewitz/Webber 1990). Angesichts dieser Erfahrung verpflichtete der Gesetzgeber im GRG (1988) Krankenkassen, Krankenhäuser und Vertragsärzte zum Abschluss dreiseitiger Verträge, die einen nahtlosen Übergang von ambulanter und stationärer Versorgung gewährleisten sollten. Allerdings sahen sich die Akteure angesichts ihrer sehr unterschiedlichen Interessen nicht in der Lage, Rahmenempfehlungen zu diesen dreiseitigen Verträgen zu verabschieden. Erst dieses Scheitern veranlasste den Gesetzgeber dazu, die Zügel selbst stärker in die Hand zu nehmen. Zunächst räumte er mit dem GSG den Krankenhäusern ab 1993 das Recht zur vor- und nachstationären Behandlung ein. In der Folgezeit erweiterte er nach und nach die Spielräume – und später, besonders mit dem GKV-WSG 2007, auch die Pflichten – der gemeinsamen Selbstverwaltung zur Etablierung integrierter, sektorenübergreifender Versorgungsformen. Insbesondere die rot-grüne Koalition und die große Koalition unter dem sozialdemokratisch geführten Bundesgesundheitsministerium (1998-2009) brachten diesbezüglich eine Reihe von Initiativen auf den Weg. Hingegen hat sich unter der schwarz-gelben Koalition die Dynamik wieder deutlich abgeschwächt. **Tabelle 10-1** (s. S. 396) gibt einen Überblick über die seit 1993 in Kraft getretenen gesetzlichen Rahmenregelungen.

Parallel dazu wurde das vorherige Monopol der KVen auf den Abschluss entsprechender Versorgungsverträge teilweise gelockert. Die Krankenkassen können heute Verträge außerhalb der Regelversorgung in den meisten Fällen an den KVen vorbei, zumeist mit Gemeinschaften von Ärzten, abschließen (**Tab. 10-2**, s. S. 398). Außerdem wurden die Möglichkeiten zur Beteiligung der Krankenhäuser an der ambulanten Versorgung erweitert.

Im Folgenden seien die wichtigsten Formen erläutert, in denen sich eine Versorgungsintegration vollziehen kann.

Modellvorhaben

Modellvorhaben wurden mit dem 2.GKV-NOG 1997 in das SGB V aufgenommen (§§ 63–65 SGB V). Sie sollen der Verbesserung von Qualität und Wirtschaftlichkeit der Versorgung dienen und können sich auf die «Weiterentwicklung der Verfahrens-, Organisations-, Finanzierungs- und Vergütungsformen der Leistungserbringung» beziehen. Dabei können sie sich auch auf Leistungen, Maßnahmen und Verfahren jenseits des geltenden Sozialrechts erstrecken, sofern der G-BA über sie keine ablehnende Entscheidung getroffen hat. Für Modellvorhaben gilt der Grundsatz der Beitragssatzstabilität, wobei Mehraufwendungen mit nachzuweisenden Einsparungen verrechnet werden können. Per Saldo erzielte Einsparungen können an die Versicherten weitergegeben werden. Die Modellvorhaben sollen im Regelfall auf eine Laufzeit von acht Jahren beschränkt sein und sind wissenschaftlich zu begleiten. Bemerkenswert ist, dass der Gesetzgeber die Möglichkeiten der Kassen erweiterte, entsprechende Verträge gegen den Willen der jeweiligen KV-Vorstände zu vereinbaren. Demnach mussten in der zwischen 1997 und 1999 geltenden Fassung die KVen einem Vertragsentwurf dann zustimmen, wenn mindestens fünfzig Prozent der Ärzte, die die Bedingungen zum Vertragsbeitritt erfüllen, dies wünschten. Seit dem 1.1.2000 sind Verträge generell sowohl mit den KVen als auch mit einzelnen Vertragsärzten oder mit Gruppen dieser Leistungsbringer möglich. Modellvorhaben müssen sich nicht auf die sektorenübergreifende Integration, sondern können sich auch auf eine verbesserte Integration innerhalb der ambulanten Versorgung beziehen. Im Rahmen von Modellvorhaben sind vor allem regionale Praxisnetze erprobt worden.

Strukturverträge

Strukturverträge wurden ebenfalls mit dem 2. GKV-NOG in das SGB V aufgenommen. Bei Strukturverträgen geht es um die Vereinbarung neuer Versorgungs- und Vergütungsformen, die einem Hausarzt oder Verbünden von Haus- und Gebietsärzten die Verantwortung für die Qualität und Wirtschaftlichkeit der Versorgung übertragen. Auf der Seite der Vertragsärzte ist hier die jeweilige KV der obligatorische Vertragspartner, auf der Kassenseite sind es die Landesverbände der Krankenkassen und die Ersatzkassen. Damit sind Strukturverträge in das traditionelle System der vertragsärztlichen Versorgung eingebunden. Die Vertragsparteien können für die betreffenden Leistungen ein Budget vereinbaren und den beteiligten Ärzten die Budgetverantwortung zuweisen. Das Budget und die Budgetverantwortung können neben den selbst erbrachten Leistungen auch die von Vertragsärzten «veranlassten Ausgaben für Arznei-, Verband- und Heilmittel sowie weitere Leistungsbereiche» umfassen (§ 73a

Tabelle 10-1: Gesetzliche Bestimmungen zur Integration von Versorgungsstrukturen 1993 bis 2012.

Jahr[1]	Gesetzliche Maßnahme	Rechtsgrundlage
1993 (GSG)	Möglichkeit vor- und nachstationärer Behandlung durch das Krankenhaus (an maximal 3 Tagen innerhalb von 5 Tagen vor der stationären Aufnahme bzw. an 7 innerhalb von 14 Tagen nach der stationären Entlassung) nach Überweisung durch einen niedergelassenen Arzt	§ 115a SGB V
1993 (GSG)	Möglichkeit des ambulanten Operierens im Krankenhaus ohne vorherige Einweisung durch einen niedergelassenen Arzt	§ 115b SGB V
1997 (2. GKV-NOG)	Möglichkeit zur Durchführung von Modellversuchen zur Weiterentwicklung der Qualität und Wirtschaftlichkeit der Versorgung; KVen müssen einem Vertragsentwurf zustimmen, wenn mindestens 50 % der Ärzte, die die Voraussetzung zur Teilnahme erfüllen, dies wünschen	§§ 63–65 SGB V
1997 (2. GKV-NOG)	KVen und Krankenkassen können in Strukturverträgen Versorgungs- und Vergütungsstrukturen vereinbaren, die einem Hausarzt oder Verbünden von Hausärzten die Verantwortung für die Qualität und Wirtschaftlichkeit der Versorgung übertragen	§ 73a SGB V
2000 (GKV-GRG)	Reform der Beteiligung an Modellversuchen: Verträge sind sowohl mit den KVen als auch mit einzelnen Vertragsärzten oder mit Gruppen dieser Leistungsbringer möglich	§§ 63–65 SGB V
2000 (GKV-GRG)	Möglichkeit zum Abschluss von Verträgen zur integrierten (sektorenübergreifenden) Versorgung unter Beteiligung von Krankenkassen, Krankenhausträgern oder Gemeinschaften von Krankenhausträgern, Ärzten bzw. Arztgruppen und/oder KVen	§ 140a–h SGB V
2002 (GKV-RSA-Reform)	Einführung von Disease Management Programmen (DMPs) zur sektorenübergreifenden, leitlinienbasierten Behandlung bestimmter chronischer Erkrankungen	§ 137f–g SGB V
2004 (GKV-GMG)	Neuregelung zu Verträgen über die integrierte Versorgung, u. a. durch folgende Maßnahmen • die integrierte Versorgung wird grundsätzlich außerhalb des Sicherstellungsauftrags der KVen organisiert • der individualvertragliche Charakter der einschlägigen Verträge wird durch den Verzicht auf eine Rahmenvereinbarung und den Ausschluss der KVen von Vertragsabschlüssen zur integrierten Versorgung gestärkt • der Kreis der Vertragspartner der Krankenkassen wird ausgeweitet, und zwar auf einzelne Ärzte, auf Medizinische Versorgungszentren sowie auf Managementgesellschaften	§ 140a–h SGB V

→

Tabelle 10-1: (Fortsetztung)

Jahr[1]	Gesetzliche Maßnahme	Rechtsgrundlage
	• die Krankenkassen erhalten das Recht, zur Förderung der integrierten Versorgung bis zu 1 % der vertragsärztlichen Gesamtvergütung und der Vergütung für voll- und teilstationäre Leistungen einzubehalten	
2004 (GKV-GMG)	Zulassung von Medizinischen Versorgungszentren, in denen Ärzte als Angestellte oder Vertragsärzte fachübergreifend tätig sind, zur vertragsärztlichen Versorgung	§ 95 SGB V
2004 (GKV-GMG)	Einführung der hausarztzentrierten Versorgung	§ 73b SGB V
2004 (GKV-GMG)	Zulassung von Krankenhäusern zur ambulanten Behandlung seltener Erkrankungen und von Krankheiten mit besonderen Krankheitsverläufen sowie für hoch spezialisierte Leistungen	§ 116b SGB V
2004 (GKV-GMG)	Zulassung von Krankenhäusern zur ambulanten Versorgung im Rahmen von Disease Management Programmen	§ 116b SGB V
2007 (GKV-WSG)	Möglichkeit zum Abschluss von Verträgen zur besonderen ambulanten ärztlichen Versorgung (Facharztverträge)	§ 73c SGB V
2007 (GKV-WSG)	Möglichkeit der Einbeziehung der Pflegekassen und Pflegeeinrichtungen in Verträge zur integrierten Versorgung	§ 140b SGB V
2011 (AMNOG)	Möglichkeit der Einbeziehung von Arzneimittel- und Medizinprodukteherstellern in Verträge zur integrierten Versorgung	§ 140b SGB V
2012 (GKV-VStG)	Einführung einer ambulanten spezialfachärztlichen Versorgung als neuem Versorgungsbereich für die ambulante Behandlung seltener Erkrankungen und von Krankheiten mit besonderen Krankheitsverläufen sowie für hoch spezialisierte Leistungen	§ 116b SGB V

1 Jahr des Inkrafttretens.
Quelle: Eigene Darstellung.

Abs. 1 SGB V). Das Honorar kann nach Regeln verteilt werden, die von den Bestimmungen des Einheitlichen Bewertungsmaßstabs für ärztliche Leistungen (EBM) und des regionalen Honorarverteilungsmaßstabs (HVM) abweichen. Insbesondere Praxisnetze und Versorgungsformen wie Hausarztmodelle können auf der Grundlage des § 73a SGB V auf den Weg gebracht werden. Ebenso wie bei den Modellvorhaben wurden auch im Rahmen von Strukturverträgen überwiegend Vereinbarungen über regionale Praxisnetze getroffen.

Wegen der für Modellvorhaben vorgeschriebenen Rahmenbedingungen, insbesondere ihrer Befristung und Evaluierungspflicht, eignen sich die §§ 63–65 SGB V aus Kassensicht aller-

Tabelle 10-2: Formen integrierter Versorgung.

Versorgungsformen	Merkmale				
	Angebot für Krankenkassen freiwillig	Inanspruchnahme für Versicherte freiwillig	Fächer- oder berufsgruppenübergreifend	Sektorenübergreifend	Vertragsgrundlage
Praxisnetze im Rahmen von Modellvorhaben (§§ 63–65 SGB V)	X	X	X	(-)	kollektiv- und einzelvertraglich
Praxisnetze im Rahmen von Strukturverträgen (§ 73a SGB V)	X	X	X	-	nur kollektivvertraglich
Integrierte Versorgung (§ 140a-d SGB V)	X	X	X	X	nur einzelvertraglich
Disease Management Programme (§ 137f–g SGB V)	X	X	X	X	kollektiv- und einzelvertraglich
Medizinische Versorgungszentren (§ 95 SGB V)	-[1]	X	X	-	kollektiv- und einzelvertraglich
Hausarztzentrierte Versorgung (§ 73b SGB V)	-	X	-	-	kollektiv- und einzelvertraglich
Besondere ambulante ärztliche Versorgung (§ 73c SGB V)	X	X	X	-	kollektiv- und einzelvertraglich

1 Krankenkassen entscheiden nicht über die Zulassung von Medizinischen Versorgungszentren; zugelassene Einrichtungen haben einen Anspruch auf Vergütung von Kassenleistungen.
Quelle: Eigene Darstellung.

dings kaum dafür, die Versorgung systematisch an den KVen vorbei zu organisieren (Knieps 2002). Dies gilt in noch stärkerem Maße für die Strukturverträge nach § 73a SGB V, denn zum einen waren die KVen hier obligatorischer Vertragspartner, zum anderen waren und sind derartige Verträge weitgehend auf die Verbesserung von Kooperationen in der ambulanten Versorgung beschränkt (Korenke 2001: 269).

Integrierte (sektorenübergreifende) Versorgung

Gegenüber dem zuvor geltenden Recht eröffnete die GKV-Reform 1999 erheblich erweiterte Möglichkeiten zur Integration der Versorgungssektoren (§ 140a–h SGB V i. d. F. des GKV-GRG 1999). Die Krankenkassen konnten nun mit einer Vielzahl von Trägern Verträge über integrierte, sektorenübergreifende Versorgungsformen abschließen (§ 140b SGB V): mit Gemeinschaften zur vertragsärztlichen Versorgung zugelassener Ärzte, mit einzelnen sonstigen an der Versorgung teilnehmenden Leistungserbringern, mit KVen, Krankenhausträgern oder Gemeinschaften von Krankenhausträgern sowie mit Trägern von Vorsorge- und Rehabilitationseinrichtungen. Im Einzelnen machte das SGB V folgende Vorgaben für die Vertragsinhalte:

- Die Verträge regeln die Modalitäten der Integrationsversorgung sowie die Vergütung der Leistungen. Dabei müssen sich die Vertragspartner «zu einer qualitätsgesicherten, wirksamen, ausreichenden, zweckmäßigen und wirtschaftlichen Versorgung der Versicherten verpflichten» (§ 140b Abs. 3 SGB V). Die Teilnahme der Versicherten ist freiwillig (§ 140a SGB V), und sie haben im Rahmen der integrierten Versorgung einen umfassenden Leistungsanspruch gemäß den Bestimmungen des SGB V.
- Die Spitzenverbände der Krankenkassen schließen mit der KBV im Rahmen der Sicherstellung der vertragsärztlichen Versorgung eine Rahmenvereinbarung über die Grundsätze der integrierten Versorgung (§ 140d SGB V), die Bestandteil des Bundesmantelvertrags wird. Sie können eine entsprechende Vereinbarung auch mit der DKG abschließen, soweit stationäre Leistungen von der Integrationsversorgung berührt sind (§ 140e SGB V).
- Die Verträge können bei der Festlegung der Vergütung für die integrierte Versorgung vorsehen, dass die beteiligten Leistungserbringer auch die Budgetverantwortung für die gesamte oder für Teilbereiche der Integrationsversorgung übernehmen. Dabei sind die Anzahl der Versicherten, ihre Risikostruktur sowie ergänzende Morbiditätskriterien zu berücksichtigen (§ 140c SGB V).
- Die Vergütung für Patienten, die im Rahmen der integrierten Versorgung behandelt werden, wird auf KV-Ebene aus der Gesamtvergütung für die ambulante Versorgung herausgelöst (Budgetbereinigung). Die Budgetbereinigung betrifft die vertragsärztliche Gesamtvergütung und die Arznei- und Heilmittelbudgets (§ 140f SGB V) sowie – auf der Grundlage der Bundespflegesatzverordnung – die krankenhausindividuellen Budgets. Ebenso wie bei der Vergütung sind auch bei der Budgetbereinigung die Anzahl der Versicherten, ihre Risikostruktur sowie ergänzende Morbiditätskriterien zu berücksichtigen.
- In der integrierten Versorgung erzielte Einsparungen können über einen Beitragsbonus an die beteiligten Versicherten weitergegeben werden, wenn diese sich mindestens ein Jahr an dieser Versorgungsform beteiligt haben. Ein Teil der Einsparungen kann auch für die Leistungserbringer oder für die Förderung der Versorgungsform verwendet werden (§ 140g SGB V).

Damit wurde neben der Regelversorgung klassischer Prägung eine zweite Säule der Patientenversorgung in der GKV geschaffen. De iure war nun ein Nebeneinander von korporatistischer und wettbewerblicher Versorgung etabliert (Tophoven 2000: 24).

Bemerkenswert an diesen Bestimmungen ist vor allem, dass Verträge nun erstmals auch ohne Beteiligung der KBV bzw. der KVen abgeschlossen werden konnten. Gleichzeitig wurde auf der Seite der Finanzierungsträger die Kompetenz zum Abschluss entsprechender Verträge von den Verbänden auf die einzelne Krankenkasse verlagert. Manche Beobachter sahen in den Bestimmungen zur Integrationsversorgung, vergleichbar den Festbetragsregelungen im GRG und der Kassenwahlfreiheit im GSG, das Kernstück der GKV-Reform 2000 (Orlowski 2000: 191; Metzinger/Platz 2000: 244) und sprachen von einer «echten Versorgungsalternative» (Orlowski 2000: 191) oder einer «geradezu bahnbrechenden Liberalisierung des Vertragsrechts» (Korenke 2001: 269). In jedem Fall setzte der Gesetzgeber mit dem § 140a–h SGB V den Trend zur Erweiterung von Handlungsspielräumen in der Vertragspolitik und zur Aufweichung des KV-Monopols fort.

Allerdings traten die erhofften Wirkungen (zunächst) nicht ein. Die Vereinbarung von Verträgen zur integrierten Versorgung erwies sich in der Praxis als ungemein schwierig (s. u.). Vor diesem Hintergrund sah sich der Gesetzgeber zu weit reichenden Neuregelungen veranlasst, die mit dem GMG 2004 in Kraft traten (Bundestagsdrucksache 15/1525: 38ff., 129ff.; BGBl. I: 2190):

- Die integrierte Versorgung wird grundsätzlich außerhalb des Sicherstellungsauftrags der KVen, d.h. vollständig auf individual- und nicht mehr auf kollektivvertraglicher Grundlage organisiert (§ 140a Abs. 1 SGB V). Die KVen kommen somit nicht mehr als Partner für einschlägige Verträge in Frage. Dementsprechend entfällt seither eine Rahmenvereinbarung. Die Begründung des Gesetzentwurfs führte dazu aus, dass die Vertragspartner der integrierten Versorgung mit der Rahmenvereinbarung «in die Abhängigkeit Dritter [gerieten], die weithin mit der integrierten Versorgung auf unterer Ebene nicht vereinbare Interesse einbringen» (Bundestagsdrucksache 15/1525: 131).
- Gleichzeitig wurde der Kreis der Vertragspartner der Krankenkassen ausgeweitet, und zwar auf einzelne Ärzte, auf Medizinische Versorgungszentren (s. u.) sowie auf Träger, die selbst keine Leistungen erbringen, sondern als Managementgesellschaften eine Versorgung durch dazu berechtigte Leistungserbringer anbieten (§ 140b Abs. 1 SGB V). Hiermit werden Anreize zur Bildung von Organisationen geschaffen, die – gleichsam als Konsortien – sektorenübergreifende Leistungspakete anbieten. Darüber hinaus ist der Beitritt Dritter zu Verträgen zur integrierten Versorgung nur noch mit Zustimmung aller Vertragspartner möglich (§ 140b Abs. 5 SGB V).
- Darüber hinaus wurden Verträge zur integrierten Versorgung, die bis zum 31.12.2006 abgeschlossen wurden, vom – ansonsten weiter geltenden – Grundsatz der Beitragssatzstabilität ausgenommen (§ 140b Abs. 4 SGB V). Auf diese Weise wollte der Gesetzgeber dem Umstand Rechnung tragen, «dass die Vertragspartner der Krankenkassen ein unternehmerisches Risiko eingehen und der Abschluss eines Vertrages zur integrierten Versorgung in aller Regel bedingt, dass die Leistungserbringer erhebliche Investitionskosten aufzubringen haben» (Bundestagsdrucksache 15/1525: 130).
- Die Krankenkassen durften – von 2004 zunächst bis Ende 2006, dann durch das GKV-WSG verlängert bis Ende 2008 – bis zu ein Prozent (rd. 700 Millionen Euro) der jährlichen Gesamtvergütung für die vertragsärztliche Versorgung sowie der Vergütung für voll- und teilstationäre Leistungen einbehalten (§ 140d Abs. 1 SGB V), um sie für die Anschubfinanzierung integrierter Versorgungsprojekte zu verwenden. Auf diese Weise wollte der Gesetzgeber dem Umstand Rechnung tragen, dass in der Anfangsphase der Entwicklung integrierter Versorgungsmodelle erhöhte Kosten auftreten.
- Die bisher obligatorische Bereinigung der Gesamtvergütungen wurde in den Jahren von 2004 bis 2008 nur dann durchgeführt, wenn die eingesetzten Fördermittel den einbehaltenen Betrag in Höhe von einem Prozent der Gesamtvergütung überstiegen. Auf diese Weise wollte man die schwer lösbaren Probleme der Budgetbereinigung zumindest in der Startphase des Versorgungsprojekts umgehen.

Die Neuregelungen im § 140a–d SGB V zielen auf eine stärkere vertragspolitische Entflechtung von integrierter Versorgung und kollektivvertraglicher Regelversorgung. Die enge Verflechtung beider Bereiche, die mit dem GKV-GRG (2000) einhergegangen war, hatte gerade zu jener Überkomplexität geführt, an der das Zustandekommen von Verträgen zur integrierten Versorgung vielfach gescheitert war. Zugleich sollten die aus dem Grundsatz der Beitragssatzstabilität resultierenden Restriktionen überwunden werden, indem alle bis 2008 abgeschlossenen Verträge von diesem Grundsatz befreit werden.

Seither wurde der Kreis der potenziellen Partner von Verträgen zur integrierten Versorgung weiter ausgedehnt: Die Pflegeversicherung kann seit 2007 (GKV-WSG), pharmazeutische Unternehmen und Medizinproduktehersteller können seit 2011 (AMNOG) in Verträge zur integrierten Versorgung einbezogen werden (§ 140b Abs. 1 SGB V).

Allerdings gibt es weiterhin wichtige Verknüpfungspunkte zwischen integrierter Versorgung und Regelversorgung. Von Bedeutung ist insbesondere, dass die vertragsärztliche Gesamtvergütung nach wie vor um die Vergütung für die im Rahmen der integrierten Versorgung erbrachten ambulanten Leistungen bereinigt werden muss. Damit sind auch weiterhin Blockademöglichkeiten für die KVen verknüpft, weil dieses Verfahren nur unter Beteiligung der KVen möglich ist. Allerdings können die Krankenkassen im Fall einer Nichteinigung das zuständige Schiedsamt anrufen.

Disease Management Programme

Disease Management Programme (DMPs) sind strukturierte Behandlungsprogramme für ausgewählte chronische Erkrankungen, die eine hochwertige Versorgung gewährleisten sollen. Im Zentrum von DMPs steht die Anwendung evidenzbasierter Leitlinien, also symptom- oder indikationsbezogener Empfehlungen zum diagnostischen und therapeutischen Vorgehen, die den jeweils aktuellen Stand des medizinischen Wissens wiedergeben (Hart 1998). Die allgemeinen Rahmenvorgaben für DMPs sind in den Rechtsverordnungen zum Risikostrukturausgleich des Bundesministeriums für Gesundheit enthalten. Zu wichtigen Instrumenten dieser Programme zählen eine verbesserte Kooperation der beteiligten Leistungserbringer, ein kontinuierliches Qualitätsmanagement und Schulungen für Patientinnen und Patienten. Da bei DMPs der sich aus den Erkrankungen ergebende Behandlungsbedarf und nicht die sektorale Kompetenzverteilung zwischen den Leistungsanbietern Bezugspunkt für die Gestaltung der Versorgungsverläufe sein soll, sind sie häufig sektorenübergreifend konzipiert und insofern auch Instrumente für eine verbesserte Versorgungsintegration.

DMPs wurden 2002 mit dem «Gesetz zur Reform des Risikostrukturausgleichs in der Gesetzlichen Krankenversicherung» (BGBl. I: 3465) in die GKV eingeführt (§ 137 f–g SGB V). Sie sind mittlerweile für sechs Indikationen vorgesehen: koronare Herzkrankheit, Diabetes mellitus Typ 1, Diabetes mellitus Typ 2, Brustkrebs, Asthma bronchiale und chronisch-obstruktive Atemwegserkrankung. Die Vereinbarung von DMP-Verträgen kann innerhalb wie jenseits des Kollektivvertragssystems erfolgen: Die Krankenkassen schließen mit den Leistungserbringern – seien es deren Kollektivvertretungen z. B. in Gestalt der Kassenärztlichen Vereinigungen, seien es andere Verbände oder Gemeinschaften von Leistungserbringern – entsprechende Verträge, für die in der GKV verbindliche, einheitliche Rahmenregelungen für die DMPs getroffen werden. Die Krankenkassen erhalten für jeden Versicherten, der an einer dieser Krankheiten leidet und im Rahmen eines DMP versorgt wird, zusätzliche Mittel aus dem Risikostrukturausgleich. Diese Maßnahme wurde getroffen, um für die Krankenkassen einen Anreiz zu schaffen, sich um eine Verbesserung der Versorgung chronisch Kranker zu bemühen (s. Kap. 10.3.2). Mit der Einführung eines morbiditätsorientierten Risikostrukturausgleichs im Jahr 2009 wurde auch die Mittelzuweisung für DMP-Versicherte grundlegend reformiert.

Medizinische Versorgungszentren

Durch das GMG wurden mit Wirkung von 2004 an Medizinische Versorgungszentren (MVZs) als Form der integrierten Versorgung zur vertragsärztlichen Versorgung zugelassen

(§ 95 SGB V). Medizinische Versorgungszentren sind «fachübergreifende ärztlich geleitete Einrichtungen» (§ 95 Abs. 1 SGB V), in denen Angehörige unterschiedlicher ärztlicher Fachgruppen (als Selbständige oder Angestellte) in einheitlicher Trägerschaft die Versorgung übernehmen und dabei ggf. mit anderen nichtärztlichen Gesundheitsberufen und Versorgungseinrichtungen (Pflege, Physiotherapeuten etc.) kooperieren (s. Kap. 5.1.2). Sie sollen eine Versorgung aus einer Hand ermöglichen, also die angestrebte Integration von Versorgungsstrukturen vorantreiben bzw. verkörpern. Kennzeichen eines Medizinischen Versorgungszentrums ist das interdisziplinäre Angebot an Gesundheitsleistungen.

Die Grundidee besteht also darin, dass Ärzte fächerübergreifend und mit anderen Gesundheitsberufen unter einem Dach zusammenarbeiten. Weil MVZs eine verbesserte interdisziplinäre Kooperation ermöglichen, erhofft man sich von ihnen eine Verbesserung der Versorgungsqualität. Auch können Geräte, Räume und Personal vermutlich effizienter genutzt werden.

Dabei können sich diese Zentren «aller zulässigen Organisationsformen bedienen» (§ 95 Abs. 3 SGB V), die geeignet sind, eine einheitliche Trägerschaft zu begründen. Dies können sowohl Organisationsformen des öffentlichen Rechts als auch Organisationsformen privaten Rechts wie z. B. eine GmbH oder eine AG sein. Damit ist grundsätzlich die Möglichkeit für eine nachhaltige Veränderung der Versorgungslandschaft auch in gewinnwirtschaftlichen Strukturen gegeben.

Träger eines Medizinischen Versorgungszentrums können alle zugelassenen Leistungserbringer nach dem SGB V sein. Insbesondere Gemeinschaften von Ärzten und Krankenhäuser kommen dafür in Frage. Krankenkassen, Wohlfahrtsverbände, aber auch pharmazeutische Unternehmen sind von der Trägerschaft ausgeschlossen, und zwar deshalb, weil sie keine Leistungen unmittelbar am Patienten erbringen.

Hausarztzentrierte Versorgung

Eine besondere hausärztliche («hausarztzentrierte») Versorgung, deren Qualitätsmerkmale über die einfache hausärztliche Versorgung hinausgehen, ist seit 2004 vorgesehen (§ 73b SGB V). War deren Einführung im GMG noch eine Soll-Bestimmung, so sind die Krankenkassen seit 2007 (GKV-WSG) dazu verpflichtet, flächendeckend eine hausarztzentrierte Versorgung sicherzustellen und zu diesem Zweck mit besonders qualifizierten Hausärzten Verträge zu schließen (§ 73b Abs. 2 SGB V; s. Kap. 5.1.4).

Das GKV-WSG verpflichtete die Krankenkassen, bis zum 30.6.2009 Verträge zur hausarztzentrierten Versorgung «mit Gemeinschaften zu schließen, die mindestens die Hälfte der an der hausärztlichen Versorgung teilnehmenden Allgemeinärzte des Bezirks der Kassenärztlichen Vereinigung vertreten» (§ 73b Abs. 4 SGB V).

Die KVen können seitdem nur dann Partner für Verträge zur hausarztzentrierten Versorgung sein, wenn Gemeinschaften hausärztlicher Leistungserbringer sie dazu ermächtigt haben und ohne sie kein Vertrag zustande gekommen ist (§ 73b Abs. 3 u. 4 SGB V).

Besondere ambulante ärztliche Versorgung

Die Krankenkassen können ihren Versicherten seit 2004 anbieten, die Sicherstellung der ambulanten ärztlichen Versorgung zu übernehmen und zu diesem Zweck Verträge mit einzelnen oder mit Gemeinschaften von Ärzten, mit Trägern von Einrichtungen, die besondere ambulante ärztliche Versorgung anbieten (z. B. MVZ), oder mit KVen abschließen (§ 73c SGB V). Diese Verträge können sich auf die gesamte ärztliche Versorgung oder auf Teilbereiche (z. B. die Versorgung von Krebspatienten) beziehen. Ein im GKV-VStG wichtiges Ziel einschlägiger Verträge ist es, die Kooperation unterschiedlicher fachärztlicher Disziplinen zu verbessern.

Ambulante spezialfachärztliche Versorgung

Die ambulante spezialfachärztliche Versorgung ist ein neuer Versorgungsbereich, der 2012 mit dem GKV-Versorgungsstrukturgesetz (GKV-VStG) neben der hausärztlichen und der fachärztlichen Versorgung etabliert wurde (§ 116b SGB V). In diesem Versorgungssegment geht es um die Behandlung bei hochspezialisierten Leistungen, seltenen Erkrankungen und Erkrankungen mit schweren Verlaufsformen bei besonderen Krankheitsverläufen. In diesen Fällen sind spezielle Qualifikationen, eine besondere Ausstattung sowie eine Disziplinen übergreifende Kooperation der beteiligten Ärzte erforderlich.

In der Vergangenheit hatte der Gesetzgeber die Möglichkeiten der Krankenhäuser zur ambulanten Behandlung in solchen Fällen bereits erweitert (Tab. 10-1). Auch Vertragsärzte und Medizinische Versorgungszentren konnten derartige Leistungen erbringen, unterlagen dabei aber den in der vertragsärztlichen Versorgung geltenden Vergütungs- und Mengenbegrenzungsregeln. Mit der Neufassung des § 116b SGB V wurden die Bestimmungen über die Zulassung von Leistungserbringern sowie über die Erbringung und Vergütung der betreffenden Leistungen für Vertragsärzte und für Krankenhäuser in diesem Versorgungssegment vereinheitlicht (s. Kap. 5.1.5). Der Gesetzgeber beansprucht, mit diesen Neuregelungen die Kooperation zwischen den Versorgungssektoren zu verbessern; allerdings ist nicht ersichtlich, aus welchen Mechanismen sich ein solcher Effekt ergeben soll (s. Kap. 10.2.3).

Obligatorische Wahltarife

Seit 2007 sind die Krankenkassen verpflichtet, den Versicherten, die an Modellvorhaben, an der hausarztzentrierten Versorgung, an der besonderen ambulanten ärztlichen Versorgung, an Disease Management Programmen oder an der integrierten Versorgung teilnehmen, einen besonderen Tarif anzubieten. Auf diese Weise will der Gesetzgeber auch für die Versicherten einen Anreiz schaffen, sich an derartigen Versorgungsformen zu beteiligen. Die Krankenkassen können als Bonus eine Prämienzahlung oder Zuzahlungsermäßigungen vorsehen (§ 53 Abs. 3 SGB V). Dabei müssen die «Aufwendungen für jeden Wahltarif (…) jeweils aus Einnahmen, Einsparungen und Effizienzsteigerungen aus diesen Wahltarifen auf Dauer finanziert werden» (§ 53 Abs. 9 SGB V).

Für die Versicherten bleibt die Teilnahme an diesen besonderen Versorgungsformen freiwillig.

10.2.3 Implementation

Die Zwischenbilanz der Implementation integrierter Versorgungsformen stellt sich auf den einzelnen Handlungsfeldern recht unterschiedlich dar. Sicherlich ist mit ihnen Bewegung in die Versorgungslandschaft gekommen. Alles in allem sind die erzielten Fortschritte aber eher gering zu veranschlagen. Nach wie vor prägt die wechselseitige Abschottung der Sektoren weite Teile des Versorgungsgeschehens. Nur eine Minderheit von Patientinnen und Patienten wird in integrierten Versorgungsformen behandelt.

Bei der Ausgestaltung integrierter Versorgungsformen finden verschiedene Instrumente zur Steuerung ärztlichen Handelns Anwendung. Zu den wichtigsten von ihnen zählen:

- die Definition von Behandlungsleitlinien, von zumeist an medizinischen Parametern orientierten Regeln für die Weiterleitung von Patienten an andere Versorgungseinrichtungen (Hausarzt – Facharzt – Krankenhaus) und von Vorgaben für eine verbesserte Kommunikation zwischen diesen Institutionen
- Qualifikationsmaßnahmen für die beteiligten Ärzte, d. h. die regelmäßige Teilnahme an Qualitätszirkeln, Fallkonferenzen und Arbeitsgruppen sowie der Besuch von Schulungen und anderen Weiterbildungsveranstaltungen

- Regeln für die ärztliche Dokumentation, die insbesondere der Transparenz über den Behandlungsverlauf dienen sollen
- ein Qualitätsmanagement, das die Einhaltung der Behandlungs- und Dokumentationsstandards sicherstellen soll
- finanzielle Anreize für die beteiligten Ärzte, die das gewünschte Verhalten unterstützen sollen.

Die erste Generation der Praxisnetze und Hausarztmodelle

Die erste Generation der Praxisnetze und Hausarztmodelle wurde in der zweiten Hälfte der 1990er Jahre unter dem rechtlichen Dach der Modellvorhaben und der Strukturverträge eingeführt. Zwar wurden seit dem Inkrafttreten dieser Regelungen eine Reihe solcher Projekte auf den Weg gebracht, allerdings erfüllten sich gerade die Hoffnungen auf eine Qualitätsverbesserung bei ausgabenneutraler oder sogar kostengünstigerer Finanzierung bisher überwiegend nicht (hierzu und zum Folgenden z. B.: Rüschmann/Roth/Krauss 2000: 234ff., 246ff.; Bausch/Stock 2000; Häussler/Bohm 2000; Tophoven 2000; Richard 2001; Hellmann 2001: 181ff.; Roth 2002; Tophoven 2002). Zwar ließen sich vereinzelt positive Effekte feststellen – vor allem eine Verbesserung der Präsenzzeiten in der ambulanten Versorgung, gelegentlich auch eine erhöhte Zufriedenheit von Patienten und auch von Ärzten. Aber eine Veränderung von Versorgungsverläufen stellte sich meist ebenso wenig ein wie eine Verbesserung der Behandlungsqualität. Und wenn dies doch der Fall war, ließ sich angesichts der unzureichenden Datenlage oftmals kaum beurteilen, ob die Fortschritte auf die Behandlung durch Netzärzte oder auf andere Einflussfaktoren zurückzuführen waren. Nicht selten hatten Praxisnetze erhebliche Anlaufschwierigkeiten oder wurden wieder eingestellt, darunter mit dem BKK/TK-Praxisnetz in Berlin auch das bundesweit seinerzeit prestigeträchtigste. Auch Einsparungen ließen sich meist nicht nachweisen oder fielen nur gering aus, zumindest in der Anfangsphase verursachten Praxisnetze üblicherweise sogar weit höhere Kosten als die Regelversorgung. Überdies waren insbesondere Praxisnetze in ihrer konzeptionellen Reichweite ohnehin begrenzt, weil sie von den Ausgabenbegrenzungszielen der Kassen überformt und daher häufig als ein Bündnis gegen das Krankenhaus konzipiert waren: Sie beschränkten sich in ihrer großen Mehrheit auf eine Kooperation im ambulanten Bereich und verfolgten das Ziel, die Zahl der Krankenhauseinweisungen zu reduzieren, strebten also eine sektorenübergreifende Versorgung gerade *nicht* an (z. B. Tophoven 2002). Insgesamt erwiesen sich Praxisnetze somit nicht als Institutionen, von denen eine Modernisierung des gesamten Versorgungssystems ausging.

Die Bilanz indikationsbezogener Versorgungsformen, also von Modellen zur besseren Versorgung von Personen mit bestimmten chronischen Krankheiten, fiel – sofern sie überhaupt auf den Weg gebracht wurden – etwas positiver aus. Sie entsprachen insgesamt eher dem Konzept einer sektorenübergreifenden Versorgung als die erwähnten Praxisnetze, auch wenn die Vermeidung von stationären Einweisungen ebenfalls ein starkes Motiv für die Schaffung derartiger Versorgungsformen war und ist. Inwieweit sie gegenüber der Normalversorgung tatsächlich zu einer Verbesserung der Behandlungsergebnisse beitrugen, lässt sich wegen der unzureichenden Datenqualität zumeist nicht feststellen. Vorliegende Befunde gingen gelegentlich von nachgewiesenen Qualitätsverbesserungen aus (z. B. Worms/Sicker 2000); in anderen Fällen waren solche Verbesserungen aber nicht zu erkennen (Beuser 2001: 168ff.).

Verträge zur integrierten Versorgung

Ernüchterung ist nach anfangs großer Euphorie (Hildebrandt/Hesselmann 2000; Hildebrandt/Rippmann/Seipel 2000) auch im Hinblick auf die Möglichkeit zur Schaffung *integrierter Versorgungsformen* auf der Grundlage von § 140a–h SGB V (2000) bzw. § 140a–d SGB V (2004) eingetreten. Nachdem die potenziellen Integrationsakteure lange Zeit von den neuen vertragspolitischen Handlungsspielräumen kaum Gebrauch gemacht hatten (vgl. zu den wenigen Ausnahmen: Korenke 2001), ist die Zahl der betreffenden Versorgungsverträge in den letzten Jahren deutlich gestiegen. Im Jahr 2008 – bis dahin hatte die damalige Bundesgeschäftsstelle Qualitätssicherung (BQS) die Zahl der abgeschlossenen Verträge zur integrierten Versorgung (IV-Verträge) erfasst – waren 6183 Verträge gemeldet (BQS 2009: 15, 17). Für 2011 schätzte der Sachverständigenrat Gesundheit die Zahl der IV-Verträge auf 6339 und die Zahl der der teilnehmenden Versicherten auf gut 1,9 Millionen (SVR 2012: 345). Allerdings täuscht der bloße Blick auf die Zahl der Verträge und der durch sie erreichten Versicherten über die tatsächlich erreichten Fortschritte hinweg (Bogenstahl 2012: 139). Beinahe die Hälfte der IV-Verträge schloss Partner aus nur einem Sektor ein (**Tab. 10-3**). An nur drei Prozent der gemeldeten Verträge waren ambulant tätige Ärzte, Krankenhäuser und Reha-Einrichtungen in *einem* Netzwerk beteiligt (ebd.). Darüber hinaus beschränkt sich eine große Zahl von Verträgen zur integrierten Versorgung auf die ambulante Nachbehandlung von chirurgischen Eingriffen. Das zentrale – und schwer zu bewältigende – Problem der sektorenübergreifenden Versorgung chronisch Kranker ist mit diesen Verträgen bisher kaum angegangen worden. Insofern ist ein wesentliches Ziel der Anfang des Jahrhunderts auf den Weg gebrachten versorgungspolitischen Innovationen bisher nicht erreicht worden.

Tabelle 10-3: An Verträgen zur integrierten Versorgung (§ 140a–d SGB V) beteiligte Versorgungssektoren.

Vertraglich beteiligte Sektoren	%
ambulant	30
stationär	16
ambulant und stationär	18
stationär und Reha	11
ambulant und Reha	3
ambulant, stationär und Reha	3
sonstige	19
insgesamt	**100**

Quelle: Bogenstahl 2012: 139.

Disease Management Programme

Die Anbindung von DMPs an den Risikostrukturausgleich (RSA) hat im zurückliegenden Jahrzehnt zu einem deutlichen Anstieg der Zahl von Programmen und Teilnehmern geführt. Entgegen manchen Befürchtungen (z. B. Lüngen/Rath 2008) hat auch die 2009 in Kraft getretene weitgehende Entkoppelung der DMP-Einschreibungen vom Risikostrukturausgleich (s. Kap. 10.3.3) die Krankenkassen nicht zu einer Abkehr von DMPs veranlasst. Im Dezember 2012 waren beim Bundesversicherungsamt (BVA) insgesamt 10 385 DMPs zugelassen, für die fast 7,2 Millionen Einschreibungen von mehr als 6,2 Millionen Versicherten registriert waren (BVA 2013). Dabei entfielen auf die DMPs Diabetes mellitus Typ 2 allein rund 3,75 Millionen Einschreibungen und auf die DMPs Koronare Herzkrankheit rund 1,7 Millionen Einschreibungen (**Tab. 10-4**, s. S. 406).

Die Befunde über die Qualität der DMP-Versorgung vermitteln ein eher uneinheitliches Bild (Gerlinger 2013). In vielen Fällen ergeben Evaluationen, dass sich die Behandlung im Rahmen von DMPs häufiger an evidenzbasierten Leitlinien orientiert als die Behandlung von Patienten in der Regelversorgung. Insbesondere mit Blick auf die DMPs zum Diabetes mellitus Typ 2 liegen aufwendigere Evaluationen vor. Einige von ihnen zeigen, dass DMP-Patienten im Vergleich zu denen in der Regelversorgung bei einer Reihe von Prozessparametern (z. B. Durchführung von Augenuntersuchungen, Patienteninformation) und Risikofaktoren (z. B. Blutdruck, Hba1c-Wert) Verbesserungen aufweisen sowie Komplikationen und Kran-

Tabelle 10-4: Registrierte Disease Management Programme und Zahl der DMP-Einschreibungen 2012.

Indikation	laufende Verträge	Teilnehmer am DMP	eingeschriebene Versicherte[1]
Asthma bronchiale	1715	798 751	
Brustkrebs	1708	126 260	
Chronisch obstruktive Lungenerkrankung	1714	633 331	
Diabetes mellitus Typ 1	1645	155 670	
Diabetes mellitus Typ 2	1838	3 749040	
Koronare Herzkrankheit	1765	1 700 727	
Insgesamt	**10 385**	**7 163 779**	**6 228 187**

31.12.
1 in einem oder mehreren Disease Management Programmen.
Quelle: Bundesversicherungsamt 2013 (geringfügig modifiziert).

kenhauseinweisungen seltener auftreten (Graf/Ullrich/Marschall 2008; van Lente/Willenborg 2009; Stock/Drabik/Büscher et al. 2010; Leinert/Maetzel/Olthoff 2011; Miksch/Ose/Szecsenyi 2011; Stark/Schunk/Holle 2011). Andere Evaluationen kommen hingegen zu dem Ergebnis, dass ein medizinischer Nutzen nicht klar erkennbar sei (Linder/Ahrens/Köppel et al. 2011). Im Hinblick auf die Kosteneffektivität liegen valide Ergebnisse nicht vor, allerdings gibt es Hinweise darauf, dass Kosten für die Krankenhausversorgung gesenkt werden können. Auch ist zu vermuten, dass eine bessere Kommunikation und Koordination zu einer Verringerung von Doppel- und Mehrfachleistungen führt (Greiner 2005).

Auch Patientinnen und Patienten bewerten DMPs oftmals positiv. Bei einer Befragung des Wissenschaftlichen Instituts der AOK (WIdO) gaben 34,8 Prozent der DMP-Patienten an, dass sich ihr Gesundheitszustand seit dem Eintritt in das DMP verbessert habe. Auch waren DMP-Patienten häufiger mit der Versorgung zufrieden als Patienten in der Regelversorgung (Zok 2008: 6). So zeigt die WIdO-Befragung, «dass sich vor allem Patienten, die schon seit mehreren Jahren in einem DMP behandelt werden, langfristig besser versorgt fühlen und gesundheitsbewusster verhalten» (van Lente 2011: 61). In einer anderen Befragung, die sich allerdings nur auf die Versorgung von Patienten im DMP Diabetes mellitus Typ 2 bezog, nannten die Versicherten als Grund für die wahrgenommene Verbesserung der Versorgung am häufigsten Fortschritte im Bereich Information, Aufklärung und Beratung (ebd.). Auch nahmen DMP-Patienten deutlich häufiger an Diabetesschulungen teil als Patienten in der Regelversorgung (Stark/Schunk/Holle 2011: 79).

Allerdings sind Verbesserungen bei Prozessparametern nicht gleichzusetzen mit einer Optimierung der Ergebnisqualität oder einem größeren Nutzen für den Patienten. So konnten 58 Prozent der DMP-Patienten keine Verbesserung ihres Gesundheitszustands und mehr als zwei Drittel der Befragten bei zahlreichen Versorgungsaspekten (z. B. Gründlichkeit der Untersuchung, Zeitaufwand des Arztes) keine Veränderungen gegenüber der vorangegangenen Behandlung in der Regelversorgung feststellen (Zok 2008: 5). Auch bei objektiven Parametern ließen sich zwischen Patienten in DMPs und in der Regelversorgung kaum Verbesserungen feststellen.

Trotz festzustellender Behandlungsunterschiede zwischen DMPs und Regelversorgung sind auf der Grundlage bisheriger Evaluationen zumeist keine validen Aussagen über die Wirksamkeit von DMPs möglich (Beyer/Gensichen/Szecsenyi et al. 2006), denn die erhobenen Daten lassen ein zufriedenstellendes Kontrollgruppendesign nicht zu. Studien über die DMPs Diabetes mellitus Typ 2 geben ernst zu nehmende Hinweise darauf, dass bei der Teilnahme am DMP Selbstselektionsprozesse eine erhebliche Rolle spielen, die die Effekte der DMPs verzerren. So konnte gezeigt werden, dass in DMPs eingeschriebene Diabetiker jünger und gesünder sind als Diabetiker in der Regelversorgung (Häussler/Berger 2004; Häussler/Storz 2005). Vermutlich werden mit den DMPs eher solche Patienten erreicht, die gesundheitsbewusst sind und bei denen das Optimierungspotential für den Umgang mit der Krankheit vergleichsweise gering ist; hingegen weniger solche Patienten, die in besonderer Weise von der Teilnahme an einem solchen Programm profitieren könnten. Ein solcher Effekt würde bedeuten, dass die skizzierten Unterschiede in der Behandlung und in den Behandlungsergebnissen zu einer Überbewertung des Nutzens von DMPs verleiten. Ein Teil der den DMPs zugeschriebenen Vorzüge wäre in diesem Fall auf das ohnehin bessere Krankheitsmanagement der betreffenden Patienten zurückzuführen.

Die DMPs sind nicht nur in ihrer Wirksamkeit umstritten. Sie stoßen auch auf eine Reihe von Implementationsproblemen und bringen ihrerseits nicht nur erwünschte, sondern auch unerwünschte Effekte mit sich. Dies betrifft zunächst die Verknüpfung der DMPs mit dem Risikostrukturausgleich. Die mit ihrer Einführung im Jahr 2002 vorgenommene Ankoppelung hat unter den vorhandenen Anreizen zur Selektion guter Risiken überhaupt erst ein finanzielles Interesse der Krankenkassen an der Entwicklung besonderer Behandlungsprogramme für chronisch Kranke geschaffen (Greiner 2005). Gleichzeitig brachte genau diese Verknüpfung aber erhebliche Steuerungsprobleme mit sich. Denn sie schuf bei den Krankenkassen ein Interesse daran, möglichst viele ihrer Versicherten zur Einschreibung in diese Programme zu bewegen, nicht unbedingt daran, die Patientinnen und Patienten in diesen Programmen auch möglichst gut zu versorgen (z. B. Häussler/Berger 2004; Bullmann/Straub 2006). So war denn auch die Qualität mancher DMPs zumindest in den Anfangsjahren durchaus umstritten. Zudem ist die Erweiterung des RSA um das Kriterium der DMP-Einschreibung auch anfällig für Manipulationen, weil nicht mehr allein objektive Merkmale der Versicherten (z. B. Alter, Geschlecht, Einkommen) für die Ermittlung von Finanzmittelzuweisungen herangezogen werden. Mit den 2009 wirksam gewordenen Veränderungen der DMP-Finanzierung ist dieses Problem eher in den Hintergrund getreten, weil seither nur die besonderen Programm- bzw. Verwaltungskosten der DMPs im Risikostrukturausgleich berücksichtigt werden. Allerdings sind Fehlanreize damit nicht beseitigt. Nunmehr verlagert sich das Interesse der Krankenkassen darauf, eine hohe Zahl von Versicherten zu erreichen, die eine der im morbiditätsorientierten Risikostrukturausgleich berücksichtigten Krankheiten aufweisen.

Darüber hinaus resultieren Probleme bei der DMP-Konzipierung und -Einführung aus der Fragmentierung der GKV-Akteure. Die Vielzahl der beteiligten Krankenkassen, KVen und anderer Vertragspartner führte zu einer sehr großen, sachlich kaum gerechtfertigten Zahl an einschlägigen Verträgen, erhöhte die Unübersichtlichkeit des DMP-Systems und brachte überdies mit den zahlreichen aufwendigen Vertragsverhandlungen hohe Transaktionskosten mit sich.

Des Weiteren beklagen die beteiligten Akteure häufig die mit DMPs verbundene Bürokratie. Sie ergibt sich zum einen aus dem Akkreditierungsverfahren beim Bundesversicherungsamt, zum anderen aus den Dokumentationspflichten, die den beteiligten Ärzten auferlegt werden. Vor diesem Hintergrund wurden die einschlägigen Bestimmungen mehrmals geändert. Eine Entlastung brachte die 2008 vollzogene Umstellung auf eine elektronische DMP-Dokumentation mit sich; gleichwohl ist der Aufwand nach wie vor überdurchschnittlich hoch.

Schließlich gab es in den Anfangsjahren in der Ärzteschaft starke Vorbehalte gegenüber Disease Management Programmen, die sich auf die mit ihnen verbundene Standardisierung ärztlichen Handelns bezogen. Ärzte sahen darin nicht selten eine Einschränkung ihrer Therapiefreiheit und eine Art «Kochbuchmedizin», die den Besonderheiten des Einzelfalls nicht ausreichend Rechnung trage. Solche Einstellungen sind heute immer noch anzutreffen, dürften mittlerweile aber nicht mehr so stark verbreitet sein.

Medizinische Versorgungszentren

Medizinische Versorgungszentren (MVZs) haben seit 2004 erheblich an Bedeutung gewonnen. Im dritten Quartal 2011 waren 1750 derartige Einrichtungen zugelassen (KBV 2012c). In ihnen arbeiteten insgesamt 9600 Ärzte, darunter beinahe 8300 angestellte Ärzte (83,8 %) (Tab. 5-2). Die am häufigsten beteiligten Arztgruppen sind Hausärzte und Internisten. Im Durchschnitt arbeiteten 5,5 Ärzte in einem MVZ. MVZs konzentrieren sich vor allem in städtischen Ballungszentren. Nur 255 (14,6 %) von ihnen hatten ihren Sitz in ländlichen Gemeinden. Von den 1750 MVZs befanden sich 781 (41,9 %) in Trägerschaft von Vertragsärzten und 706 (37,9 %) in Trägerschaft von Krankenhäusern (KBV 2012c). Der Anteil der Krankenhäuser an den MVZ-Trägern ist in jüngster Zeit stark gestiegen. Den Krankenhäusern bietet die Beteiligung an oder die Gründung von MVZs die Möglichkeit, für einen beständigen Einweisungsstrom aus dem ambulanten Sektor zu sorgen. Zugleich kann die gemeinsame Trägerschaft von Krankenhaus und MVZ auch zu einer besseren Abstimmung der ambulanten Nachsorge stationär behandelter Patienten beitragen. Insofern können MVZs nicht nur zu einer stärkeren Integration in der ambulanten Versorgung, sondern auch zu einer verbesserten sektorenübergreifenden Kooperation führen. Allerdings birgt die einheitliche Trägerschaft von ambulanten und stationären Versorgungseinrichtungen auch Risiken: So haben krankenhausgetragene MVZs ein Interesse daran, Patienten zur stationären Versorgung in das angeschlossene Krankenhaus des Trägers einzuweisen – und zwar auch dann, wenn dieses Krankenhaus nicht das am besten geeignete ist. Allerdings zeigen die publik gewordenen Prämienzahlungen von Krankenhäusern an einweisende niedergelassene Ärzte auch, dass Krankenhäuser nicht auf selbst getragene MVZs angewiesen sind, um für einen Zustrom von Patienten zu sorgen.

Hausarztzentrierte Versorgung

Aufgrund der gesetzlichen Verpflichtung zum flächendeckenden Angebot einer hausarztzentrierten Versorgung haben entsprechende Verträge mittlerweile eine große Verbreitung gefunden. Ob sich durch diese Hausarztverträge die Versorgungsqualität tatsächlich verbessert hat, ist indes höchst unsicher (s. Kap. 5.1.4). Gerade im Hinblick auf den tatsächlichen gesundheitlichen Outcome mangelt es an validen Daten. Darüber hinaus lassen sich zahlreiche der in solchen Verträgen getroffenen Vereinbarungen – etwa kurze Wartezeiten für die Versicherten der betreffenden Krankenkasse, ausführlichere Arzt-Patienten-Gespräche – nicht oder nur schwer auf ihre Einhaltung hin überprüfen. Ganz abgesehen davon sind sie unter dem Gesichtspunkt, dass für alle Versicherten gleiche Versorgungsnormen gelten sollten, mehr als fragwürdig.

Sicher scheint hingegen zu sein, dass sich die zunächst erhofften Einsparungen kaum realisieren lassen. Hausarztverträge bringen häufig Mehrkosten mit sich,

- zum einen weil den beteiligten Ärzten Mehrleistungen (z. B. Dokumentation, Beteiligung an Qualitätszirkeln) gesondert vergütet werden

- zum anderen weil die gesetzlichen Bestimmungen (s. Kap. 5.1.4) dem Hausärzteverband in den meisten Ländern mittlerweile ein Vertragsmonopol verschafft haben und er mit Hilfe dieses Monopols und der Möglichkeit, im Falle der Nichteinigung mit den Krankenkassen die zuständige Schiedsstelle anzurufen, hohe Honorarforderungen durchsetzen konnte.

Angesichts der gegebenen Rahmenbedingungen sieht die Mehrzahl der Krankenkassen Hausarztverträge mittlerweile sehr kritisch. Zahlreiche von ihnen haben bereits geschlossene Hausarztverträge gekündigt, häufig in der Hoffnung, den Hausärzteverband damit unter Druck setzen und bessere Vertragsbedingungen aushandeln zu können. Darüber hinaus ist bei den Sozialgerichten eine Vielzahl von Verfahren zu den einschlägigen Versorgungsverträgen anhängig.

Ambulante spezialfachärztliche Versorgung

Die Effekte der Etablierung eines ambulanten spezialfachärztlichen Versorgungsbereichs dürften ab 2013 mit dem Inkrafttreten der betreffenden G-BA-Richtlinie über dessen Ausgestaltung erst nach und nach sichtbar werden. Allerdings lässt sich schon jetzt ihr potenzieller Beitrag zur besseren Verzahnung der Sektoren eher gering veranschlagen. So ist nicht erkennbar, auf welchen durch das GKV-VStG ins Werk gesetzten Mechanismen sich eine Erwartung nach einem reibungsloseren Ineinandergreifen der Sektoren gründet. Die Schaffung dieses neuen Versorgungsbereichs hat vor allem zum Ziel, den Zugang von Vertragsärzten zu den entsprechenden Leistungen zu verbessern und für sie deren Lukrativität zu erhöhen. Krankenkassen befürchten einen erheblichen Kostenanstieg, weil Mengenbegrenzungsregeln fehlen und die Bedarfsplanung hier keine Anwendung findet. Zudem sieht sich der Gesetzgeber mit dem Vorwurf konfrontiert, dass die neuen Regelungen eine sektorenübergreifende Versorgung eher behindern als fördern könnten. So wurde der Leistungskatalog nach § 116b SGB V gegenüber der vorher geltenden Rechtslage begrenzt, denn seit 2012 gehören Erkrankungen mit besonderen Krankheitsverläufen nur noch zum spezialfachärztlichen Versorgungsbereich, wenn sie schwere Verlaufsformen aufweisen. Darüber hinaus bedarf es für die Behandlung von schweren Verlaufsformen der Erkrankungen mit besonderen Krankheitsverläufen einer Überweisung durch den Vertragsarzt (§ 116b Abs. 4 SGB V), sofern der Patient nicht direkt aus der stationären Versorgung überwiesen wird. Mit diesen Bestimmungen werden die Wahlmöglichkeiten der GKV-Versicherten eingeschränkt und die Kooperationen zwischen den Sektoren eher erschwert. Im Zuschnitt des neuen § 116b SGB V kommt denn wohl auch eher die Absicht zum Ausdruck, Einkommensinteressen von Vertragsärzten Rechnung zu tragen, als die Integration von Versorgungsverläufen zu verbessern.

10.2.4 Implementationshindernisse

Die bisherigen Erfahrungen haben gezeigt, dass die Implementation dieser Versorgungsinnovationen auf eine Vielzahl von Schwierigkeiten stößt, die auf unterschiedlichen Ebenen angesiedelt sind. Folgende Aspekte sind dabei von besonderer Bedeutung:

1. Die Akteure in der GKV – sowohl Leistungserbringer als auch Kostenträger – orientieren sich stark an ihren finanziellen Eigeninteressen. Die Verbreitung von Wettbewerbsmechanismen in der GKV seit der ersten Hälfte der 1990er Jahre und der dadurch erhöhte ökonomische Handlungsdruck haben dieses Verhalten weiter verstärkt. Integration war und ist kein vorrangiges Ziel dieser Akteure, sondern gewinnt für sie erst dann bzw. insofern an Bedeutung, wenn bzw. als sie die Aussicht auf die Vermeidung von Kosten bzw. das Erzielen von Gewinnen verbessert.

In der Regel stehen ihnen für diese Zwecke aber andere, effektivere Instrumente zur Verfügung.

Ein bekanntes, besonders augenfälliges Beispiel dafür liefert die Risikoselektion durch die Krankenkassen. Bedenkt man, dass in der GKV, bezogen auf die Leistungsarten «Krankenhausbehandlung», «Krankengeld» und «Arzneimittel», die teuersten zehn Prozent der Versicherten etwa achtzig Prozent der Leistungsausgaben verursachen (Winkelhake/Miegel/Thormeier 2002), so wird deutlich, welchen finanziellen Vorteil eine Krankenkasse erlangen kann, wenn es ihr gelingt, den Anteil dieser Gruppe an ihrem Versichertenkreis möglichst gering zu halten. Auf diesem Wege können viel wirksamer Kostenvorteile gegenüber den Konkurrenten erzielt werden als etwa über die Schaffung effizienterer Versorgungsstrukturen. Kassenfunktionäre selbst räumten bereits zu Beginn des letzten Jahrzehnts eine derartige Interessenlage ein, so etwa der damalige Vorstandsvorsitzende des AOK-Bundesverbandes: «Ein spezielles Behandlungsprogramm etwa für Diabetiker anzubieten, wäre betriebswirtschaftliches Harakiri. Eine Kasse, die damit werben würde, bekäme einen riesigen Zulauf von teuren Patienten» (Tagesspiegel v. 12.3.2001; ähnlich auch: Oldiges 1999: 220). Zwar wurden diese Fehlanreize durch die Aufnahme von Morbiditätskriterien in den RSA im Jahr 2009 (s. Kap. 10.3.3) verringert, verschwunden sind sie aber nicht. Auch bei den Leistungserbringern lassen sich ähnlich gelagerte und motivierte Verhaltensweisen erkennen.

Es lässt sich beobachten, dass Wettbewerb und ökonomischer Druck die Neigung verstärken, in kurzfristigen Kosten-Nutzen-Kalkülen zu denken und nach ihnen zu handeln. Schwer haben es Gestaltungsinitiativen zur Versorgungsstruktur – ungeachtet ihres potenziellen gesundheitlichen Nutzens – insbesondere dann, wenn sie kurzfristig ökonomische Nachteile mit sich bringen. Wettbewerbsmechanismen können eben nicht nur als «Entdeckungsverfahren» (Hayek) dienen, sondern sich auch als handfeste Innovationshindernisse erweisen.

2. In engem Zusammenhang mit den jeweiligen finanziellen Interessen halten die Akteure der Krankenversorgung sehr an den bisherigen professionellen Zuständigkeiten in der Krankenversorgung fest.
3. Die Möglichkeiten, durch externe Kontrollen oder finanzielle Anreize die Leistungserbringung in die gewünschte Richtung zu lenken, sind in der Krankenversorgung begrenzt, denn der Versorgungsbedarf wird in zahllosen individuellen Behandlungsfällen durch auf ihrer professionellen Autonomie beharrende Ärzte definiert.
4. Bei der praktischen Umsetzung von Integrationsvorhaben erwachsen zahlreiche Probleme aus dem Nebeneinander kollektivvertraglicher und selektivvertraglicher Regelungen. Damit wird eine Bereinigung der vertragsärztlichen Gesamtvergütung um die selektivvertraglich vereinbarten Leistungen erforderlich. Diese Bereinigung hat sich zum einen als sehr konflikthaft und aufwendig erwiesen, zum anderen sind mit ihr die KVen bei den Verhandlungen wieder «im Boot», obwohl der Gesetzgeber sie doch von der Beteiligung an den neuen Versorgungsformen weitgehend ausschließen wollte.
5. Die Entwicklung und Vereinbarung von integrierten Versorgungskonzepten wird von anderen Problemen in den Hintergrund gedrängt. So hängt aus Sicht der Krankenhäuser ihr wirtschaftliches Überleben in erster Linie davon ab, wie es ihnen gelingt, sich auf die Reform der Krankenhausvergütung einzustellen. Zudem bezweifeln viele Krankenhäuser den wirtschaftlichen Nutzen integrierter Versorgungsmodelle (SVR 2012: 368ff.).
6. Für die Krankenkassen sind mit der Pflicht zur Ausschreibung entsprechender Versorgungsmodelle erhebliche Kosten sowie mit

der notwendigen Budgetbereinigung ein erheblicher Aufwand verbunden (ebd.: 358ff.).

7. Hinzu kommt das auch aus anderen Politikfeldern bekannte Problem, dass im Verlauf von Gesetzgebungsprozessen eine Vielzahl unterschiedlicher Akteure mit jeweils eigenen Interessen und Probleminterpretationen Einfluss auf politische Handlungsprogramme nimmt. Die dabei üblichen Kompromisse können zu einer Inkonsistenz des Steuerungsinstrumentariums führen bzw. eine solche Inkonsistenz verstärken (Braun 1997: 45ff.; für die Krankenhauspolitik: Simon 2000a).

10.3 Wettbewerb und Risikostrukturausgleich

10.3.1 Wettbewerb und Risikostrukturausgleich im Gesundheitsstrukturgesetz

Gesetzliche Regelungen

Das Gesundheitsstrukturgesetz von 1992 hatte eine Organisationsreform der GKV vorgesehen, die seitdem die Handlungskalküle der Akteure stark beeinflusst. Sie bestand aus zwei Komponenten (s. Kap. 4.1.4), nämlich der:

- Einführung der freien Kassenwahl für die Versicherten bei gleichzeitigem Kontrahierungszwang für die Kassen sowie der
- Einführung eines kassenartenübergreifenden Risikostrukturausgleichs (RSA).

Diese Reform hatte einen doppelten Hintergrund:

- Die traditionellen Zuweisungsregeln hatten Ende der 1980er bzw. zu Beginn der 1990er Jahre zu gravierenden Beitragssatzunterschieden geführt, die als sozial ungerecht empfunden wurden. Vor der Einführung der freien Kassenwahl waren die meisten Mitglieder einer bestimmten Kasse mehr oder weniger direkt zugewiesen worden. Diese Zugangs- und Zuweisungsregeln gingen auf historisch gewachsene Strukturen der GKV zurück. Eine freie Kassenwahl gab es nur für Angestellte und eine kleine Gruppe von Arbeitern. Als Folge dieser Zuordnung wiesen die Kassen unterschiedliche einnahmen- und ausgabenbezogene Risikostrukturen auf, also eine Ungleichverteilung nach Einkommen, Alter, Geschlecht, Anzahl der beitragsfrei mitversicherten Familienangehörigen und Gesundheitsstatus der Versicherten, die zu den erwähnten Beitragssatzunterschieden führte. Außerdem benachteiligte das traditionelle Kassenwahlrecht die Arbeiter gegenüber den Angestellten. Die Einführung der Wahlfreiheit auch für Arbeiter war insbesondere aus

Sicht der SPD und der Gewerkschaften daher ein bedeutendes sozialpolitisches Anliegen (z. B. Kirschner 1990; Standfest 1990).

- Aus der Sicht einer neoliberalen Gesundheitsökonomie war die Implementation der freien Kassenwahl von großer ordnungspolitischer Tragweite. Sie bedeutete für die Kassen einen Verlust ihrer bisherigen Bestandsgarantie und würde die Anreizstrukturen nachhaltig in Richtung auf Ausgabensenkung verändern (z. B. Gitter/Oberender 1987: 17ff., 31ff., 97ff.; Wissenschaftliche Arbeitsgruppe «Krankenversicherung» 1988: 96ff., bes. 103ff.; Enquete-Kommission 1990, Bd. 1: 447ff.; auch: SVR 1988: 75ff.; SVR 1990: 164ff.). Vor diesem Hintergrund war die freie Kassenwahl von vornherein ein Kernelement solcher Konzepte, die einen Ausbau von Marktmechanismen in der GKV und insbesondere einen verstärkten Wettbewerb der Krankenkassen als Instrument zur Lösung von Steuerungsproblemen anvisierten.

Bei der zweiten Reformkomponente, dem RSA, handelt es sich um ein Umverteilungsverfahren zwischen den Krankenkassenarten, das die unterschiedlichen finanziellen (und damit beitragssatzrelevanten) Risiken, die sich aus der spezifischen Zusammensetzung ihrer Versichertenklientel ergeben (Einkommen, Alter, Geschlecht und Familienlastquote sowie Bezug oder Nicht-Bezug einer Erwerbsminderungsrente), ausgleichen soll. Für jede Krankenkasse wird in Abhängigkeit von der Zusammensetzung ihres Versichertenkreises ein bestimmter Beitragsbedarf ermittelt, von dem die Einnahmen subtrahiert werden. Liegt der Beitragsbedarf über den Einnahmen, erhält die betreffende Krankenkasse Finanzmittel aus dem RSA, liegt er unter den Einnahmen, zahlt sie in den RSA ein. Kassen mit günstigerer Versichertenstruktur müssen also an Kassen mit ungünstiger Versichertenstruktur einen Teil ihrer Einnahmen abführen. Bezugspunkt sind dabei nicht die real einer Kasse entstandenen Ausgaben, sondern nur diejenigen Ausgaben, die dem Durchschnitt der GKV-Ausgaben für die Versicherten entsprechen. Man könnte auch sagen: Der RSA garantiert den Kassen entsprechend ihrer Risikozusammensetzung nur eine bestimmte Einnahmenhöhe. Wenn die Ausgaben einer Kasse ihre Einnahmen überschreiten, muss die Differenz von der Solidargemeinschaft der jeweiligen Krankenkasse getragen (also der Beitragssatz bzw. der Zusatzbeitrag erhöht) werden. Überschüsse kann die Kasse in Form von Beitragssatzsenkungen an ihre Mitglieder weitergeben. Daran muss sie interessiert sein, weil der Beitragssatz (seit 2009: der Zusatzbeitrag) als der wichtigste Parameter im Kassenwettbewerb anzusehen ist. Die Kassen haben also trotz des Finanzausgleichs einen finanziellen Anreiz, ihre Ausgaben zu senken (z. B. Wasem 1998).

Ziele und Konstruktionsfehler des Risikostrukturausgleichs

Mit dem RSA wurden folgende Ziele verfolgt: Er sollte

- vor Beginn der erweiterten Wahlfreiheit dazu beitragen, die Wettbewerbschancen der Krankenkassen anzugleichen, und damit möglichen organisatorischen Verwerfungen in der Kassenlandschaft vorbeugen
- die Gefahr der Selektion guter und der Diskriminierung schlechter Risiken durch die Kassen verringern und somit
- Anreize zu wirtschaftlichem Handeln schaffen und den Wettbewerb auf eine qualitativ hochwertige und dabei kostengünstige Versorgung lenken, so dass dieser den Versicherten wirklich zugutekommt.

Jedoch zeigte sich rasch, dass der RSA diese ihm zugedachten Aufgaben nicht würde erfüllen können, denn er wies vor allem zwei Konstruktionsfehler auf:

- Er berücksichtigte nicht das Risiko «Krankheit» und damit den Behandlungsaufwand und die Kosten, die Versicherte für ihre Krankenkasse mit sich bringen.

- Er glich die standardisierten Leistungsausgaben der Kassen nur zu etwa 92 Prozent aus, denn er berücksichtigte nicht die Befreiung der Härtefälle von Zuzahlungen und die Höhe der Verwaltungsausgaben. Beides benachteiligte die Kassen mit den «schlechten Risiken», also vor allem die Ortskrankenkassen.

Verwerfungen in der GKV

Recht bald nach der Einführung der vollständigen Wahlfreiheit zum 1.1.1997 wurde deutlich, dass die Implementierung der Organisationsreform zu neuen Verwerfungen in der Kassenlandschaft führte, die schließlich die Funktionsweise des gesamten GKV-Systems und dessen Legitimation in Frage zu stellen drohten. Dem nunmehr verstärkten Druck, die Beitragssätze niedrig zu halten, versuchten die Kassen in erster Linie durch das Umwerben «guter Risiken» Rechnung zu tragen – also gesunder, und dies heißt wiederum: besser verdienender Versicherter mit hohem formalem Bildungsabschluss mit durchschnittlich besserer Gesundheit und demzufolge auch niedrigeren Kosten in der Krankenversorgung.

Nach der Einführung der freien Kassenwahl kam es zu umfangreichen Mitgliederwanderungen. Allein im Jahr 2000 wechselten 1,2 Millionen Versicherte ihre Krankenkassen. Bei ihnen handelte es sich ganz überwiegend um junge und gesunde, und kaum um alte und kranke Personen. Die Gewinner des Kassenwettbewerbs waren vor allem Betriebskrankenkassen – insbesondere die so genannten «virtuellen» Betriebskrankenkassen, also diejenigen, die keine Bindung an einen bestimmten Betrieb haben und kaum Geschäftsstellen betreiben. Zu den Verlierern zählten vor allem die Ortskrankenkassen und – nachdem sie zunächst auf der Gewinnerseite gestanden hatten – seit 1999/2000 auch einige große Ersatzkassen. Sie blieben auf ihren «schlechten Risiken» sitzen, was erneut wachsende Beitragssatzunterschiede in der GKV zur Folge hatte, die ihrerseits gesunde Versicherte zum Wechsel veranlassten (Bundestagsdrucksache 14/5681). Für einen großen Teil der Versicherten, vor allem bei den Ortskrankenkassen und einigen großen Ersatzkassen, zeichnete sich die Notwendigkeit von Beitragssatzanhebungen ab, die das Ziel einer Begrenzung der Lohnkosten gefährdet hätten.

Ohne staatliche Eingriffe drohte ihnen ein Teufelskreis aus immer neuen Beitragssatzanhebungen und Mitgliederabwanderungen. Zu den bedenklichen Auswirkungen dieses Anreizsystems zählte auch, dass die Kassen sich angesichts der erheblichen Wettbewerbsvorteile, die eine erfolgreiche Risikoselektion versprach, nicht in der erhofften Intensität um die Schaffung effizienterer Versorgungsformen bemühten (z. B. Lauterbach/Wille 2001; Jacobs/Reschke/Cassel et al. 2001). So konnten die Krankenkassen kein Interesse daran haben, innovative Versorgungsstrukturen für chronisch Kranke aufzubauen – erst recht dann, wenn sie kostenintensiv waren – und für sie zu werben, denn sie würden Gefahr laufen, damit die teuren Patienten aus anderen Krankenkassen anzulocken.

10.3.2 Reformen des Risikostrukturausgleichs

Angesichts der Kumulation von Verwerfungen sah sich der Gesetzgeber zum Handeln veranlasst und nahm zu Beginn dieses Jahrhunderts eine Reform des Krankenkassenwahlrechts und des RSA vor.

Reform des Krankenkassenwahlrechts

In einem ersten Schritt verabschiedete der Bundestag 2001 das «Gesetz zur Neuregelung der Krankenkassenwahlrechte» (BGBl. I: 1946). Diese Reform umfasste folgende Bestimmungen:

- Die freie Kassenwahl wurde (außer bei Beitragssatzerhöhungen) bis zum 31.12.2001 ausgesetzt.

- Der bisherige Stichtag (30.9.) für den Kassenwechsel mit einer dreimonatigen Kündigungsfrist zum Jahresende wurde durch eine unterjährige zweimonatige Kündigungsfrist zum Monatsende ersetzt.
- Bei einem Kassenwechsel galt nunmehr eine obligatorische Mindestbindung von 18 Monaten an die neue Kasse, wobei das Sonderkündigungsrecht bei Beitragssatzerhöhungen fortbestand.

Reform des Risikostrukturausgleichs: Risikopool und Disease Management Programme

Noch im Jahr 2001 folgte die Verabschiedung des «Gesetzes zur Reform des Risikostrukturausgleichs in der gesetzlichen Krankenversicherung» (BGBl. I: 3465), das mit Wirkung von 2002 an umfassendere Veränderungen des Risikostrukturausgleichs vornahm. Diese Reform verfolgte das Ziel, die Morbidität der Versicherten stärker zu berücksichtigen, das Interesse der Krankenkassen an einer verbesserten Versorgung chronisch Kranker zu erhöhen und auf diese Weise bestehende Anreize zur Risikoselektion zu verringern. Im Einzelnen sah es folgende Bestimmungen vor:

- Kassen erhielten zusätzliche Mittel aus dem RSA, wenn ihre chronisch kranken Versicherten sich in Disease Management Programme (s. Kap. 10.2.2) einschrieben (§ 137f SGB V – alt).
- Bei Versicherten, deren Behandlungskosten (ohne ambulante Behandlung) 20 450 Euro pro Jahr (2003) überstiegen, wurden die diesen Schwellenwert überschreitenden Ausgaben mit Wirkung vom 1.1.2002 nur noch zu vierzig Prozent von der versichernden Kasse und zu sechzig Prozent von der Solidargemeinschaft aller Kassen getragen. Bei der Berechnung der Kosten wurden die Ausgaben für Krankenhausbehandlung, für Arznei- und Verbandmittel, Krankengeld, Sterbegeld und (ab 2003) für nichtärztliche Leistungen der ambulanten Dialyse berücksichtigt (§ 269 Abs. 1 SGB V – alt).
- Spätestens ab dem 1.1.2007 sollte der Risikostrukturausgleich vollständig am Morbiditätsstatus der Versicherten ausgerichtet werden («morbiditätsorientierter Risikostrukturausgleich» – «Morbi-RSA»). Die Morbidität sollte «auf der Grundlage von Diagnosen, Diagnosegruppen, Indikationen, Indikationsgruppen, medizinischen Leistungen oder Kombinationen dieser Merkmale» ermittelt werden (§ 268 Abs. 1 SGB V – alt).
- Zu diesem Zeitpunkt sollte außerdem der Risikopool durch einen Hochrisikopool für besonders behandlungsaufwendige Patienten ersetzt werden (§ 269 Abs. 6 SGB V – alt).

Von besonderer Bedeutung für die RSA-Reform war die Einführung von DMPs und deren Verknüpfung mit dem RSA. Weil die Morbidität der Versicherten nicht im RSA berücksichtigt wurde, hatten die Krankenkassen – wie erwähnt – kein Interesse daran, Modelle einer hochwertigen Versorgung für chronisch Kranke anzubieten, denn sie würden damit Gefahr laufen, die chronisch kranken Versicherten anderer Krankenkassen anzuziehen. Die Einbindung der DMPs in den RSA setzte genau an diesem Punkt an: Die Einschreibung eines Versicherten in ein DMP wurde von 2002 an als zusätzliches Merkmal in den RSA aufgenommen, d. h. die Krankenkassen erhielten nun für jeden in ein DMP eingeschriebenen Versicherten eine gesonderte Finanzmittelzuweisung, deren Höhe sich an den für die Behandlung der jeweiligen Erkrankung bundesdurchschnittlich notwendigen Kosten orientierte.

Die Vereinbarung von DMP-Verträgen wurde mit dieser Reform jenseits des Kollektivvertragssystems angesiedelt: Die einzelnen Krankenkassen schließen mit den Leistungserbringern – seien es deren Kollektivvertretungen z. B. in Gestalt der Kassenärztlichen Vereinigungen, seien es bestimmte Gemeinschaften von Leistungserbringern – entsprechende Verträge, für die auf der Bundesebene verbindliche, einheitliche Rahmenregelungen getroffen werden. Um die Qualität dieser Versorgungsprogramme zu gewährleisten, müssen sie dem Bundesversicherungsamt vorgelegt und von diesem akkreditiert werden (§ 137g Abs. 1 SGB V). Das Institut für Qualität und Wirtschaftlichkeit im Gesundheitswesen (IQWiG) gibt Empfehlungen zur Einführung von DMPs ab (§ 139a Abs. 3 SGB V). Eine besondere Rolle spielt bei der Entwicklung von DMPs der Gemeinsame Bundesausschuss (G-BA): Er erarbeitet Empfehlungen für die an die Programme gerichteten inhaltlichen Anforderungen (§ 137f Abs. 1 u. 2 SGB V) und leitet sie an das Bundesministerium für Gesundheit weiter, das auf dieser Grundlage eine Rechtsverordnung erlässt (G-BA 2011c). Die darin formulierten Anforderungen sind wiederum Grundlage für die zwischen Krankenkassen und Leistungserbringern zu schließenden DMP-Verträge sowie für das Verfahren zur DMP-Zulassung durch das Bundesversicherungsamt (§ 137g Abs. 1 SGB V). Für die Versicherten selbst ist die Teilnahme an einem DMP freiwillig (§ 137f Abs. 3 SGB V).

DMPs sollten auf diese Weise dazu beitragen, die Versorgung chronisch Kranker zu verbessern. Zugleich wurde mit ihnen die Erwartung verknüpft, dass sie dazu beitragen, die Finanzsituation der Kassen mit einem hohen Anteil chronisch Kranker zu konsolidieren, und so die Beitragssatzunterschiede zwischen den Kassen verringern.

Die Einführung von DMPs stellte insofern eine Verbesserung dar, als mit ihnen der Versuch unternommen wurde, das Interesse der Krankenkassen und die finanziellen Ressourcen der GKV auf eine verbesserte Versorgung für chronisch Kranke zu lenken. Allerdings waren mit ihrer Einbettung in den Kassenwettbewerb und ihrer Verknüpfung mit dem RSA auch neue Risiken für Fehlsteuerungen verbunden:

- Dass das Verhalten (Einschreibung in ein DMP) und nicht mehr wie bisher nur objektiv zuschreibbare Eigenschaften der Versicherten (Einkommen, Alter, Geschlecht, Anzahl der beitragsfrei Mitversicherten, Bezug einer Erwerbsminderungsrente) Eingang in das Ausgleichsverfahren fanden, eröffnete den Krankenkassen eine Reihe von Manipulationsmöglichkeiten. Die Verknüpfung von RSA und DMP schuf für die Krankenkassen vor allem den Anreiz, eine möglichst hohe Zahl von Versicherten zu bewegen, sich in derartige Programme einzuschreiben. Hingegen musste offen bleiben, ob sie auch ein Interesse daran haben würden, qualitativ hochwertige Programme aufzulegen und für eine verbesserte Adhärenz der eingeschriebenen Patienten zu sorgen. So sahen sich Krankenkassen auch des Öfteren mit dem Vorwurf – zumeist artikuliert von Ärzteverbänden und Selbsthilfegruppen und insofern allerdings auch nicht frei von eigenen Interessen – konfrontiert, dass DMP-Verträge hinter akzeptierte Behandlungsstandards zurückfallen würden.
- Darüber hinaus waren und sind auch Ärzte an einer hohen Einschreibquote interessiert, weil die Kassen sie in der Regel mit einer erhöhten Vergütung an dem erwarteten finanziellen Nutzen der DMPs beteiligen. Dies kann ein Interesse generieren, Patienten für das Einschreiben und den Verbleib in strukturierten Behandlungsprogrammen zu gewinnen, aber auch ein Interesse daran, unabhängig vom realen Versorgungsgeschehen den Schein einer leitliniengerechten Betreuung aufrechtzuerhalten.

Schließlich war nicht zu erwarten, dass die Einführung der DMPs den Anreiz zur Risikoselektion beseitigen würde, da sie einen großen Teil der chronisch Kranken mit einem erhöhten Behandlungsaufwand gar nicht erfassten. Daher profitierten Krankenkassen auch weiterhin von einer günstigen Risikozusammensetzung und es bestanden deutliche Unterschiede bei den Beitragssätzen der Krankenkassen fort – bis zur Einführung eines bundeseinheitlichen Beitragssatzes zum 1.1.2009.

10.3.3 Einführung eines morbiditätsorientierten Risikostrukturausgleichs

Das 2007 verabschiedete «Gesetz zur Stärkung des Wettbewerbs in der gesetzlichen Krankenversicherung» (GKV-WSG) richtete mit Wirkung zum 1.1.2009 den Gesundheitsfonds ein (s. Kap. 4.1.3). Damit waren erhebliche Veränderungen für den Risikostrukturausgleich verbunden, in deren Zentrum die Aufnahme direkter Morbiditätskriterien in den Umverteilungsmechanismus stand («Morbi-RSA»). Die Krankenkassen erhalten seither Finanzmittelzuweisungen aus dem neu geschaffenen Gesundheitsfonds. Sie setzen sich für die Pflichtleistungen der Krankenkassen aus einer Grundpauschale je Versichertem sowie risikoadjustierten Zu- und Abschlägen zusammen (**Abb. 10-1**). In die Berechnung dieser Zu- und Abschläge gehen neben bisher geltenden Kriterien – Alter, Geschlecht und Bezug einer Erwerbsminderungsrente – nun erstmals auch direkte Morbiditätsmerkmale ein. Der Gesetzgeber hatte vorgegeben, dass dafür «50 bis 80 insbesondere kostenintensive chronische Krankheiten und Krankheiten mit schwerwiegendem Verlauf» zugrunde zu legen sind (§ 268 Abs. 1 Nr. 5 SGB V).

Das Bundesversicherungsamt hat auf der Grundlage eines von seinem wissenschaftlichen Beirat verfassten Gutachtens (Wissenschaftlicher Beirat 2007) achtzig Krankheiten festgelegt, deren erhöhte Behandlungskosten in den neuen Risikostrukturausgleich eingehen. Die Morbiditätszuschläge sollen – zumindest zum Teil – die erhöhten Kosten ausgleichen, die den Krankenkassen im Durchschnitt bei der Versorgung entsprechender Versicherter entstehen. Bei der Berechnung der Grundpauschale sowie der Zu- und Abschläge handelt es sich also um standardisierte Mittelzuweisungen, die auf der Grundlage der durchschnittlichen Leistungsausgaben je Versicherten aller Krankenkassen erfolgen (§ 266 Abs. 5 SGB V). Die Einstufung der Versicherten basiert auf der Grundlage ärztlicher Diagnosen. Die Höhe der Grundpauschale sowie der Zu- und Abschläge wird vom Bundesversicherungsamt ermittelt und den Krankenkassen zugewiesen (§ 266 Abs. 5 SGB V). Sie wird nach dem jeweiligen Stand der Erkenntnisse jährlich angepasst. Da die Mittelzuweisung auch beim Morbi-RSA weiterhin

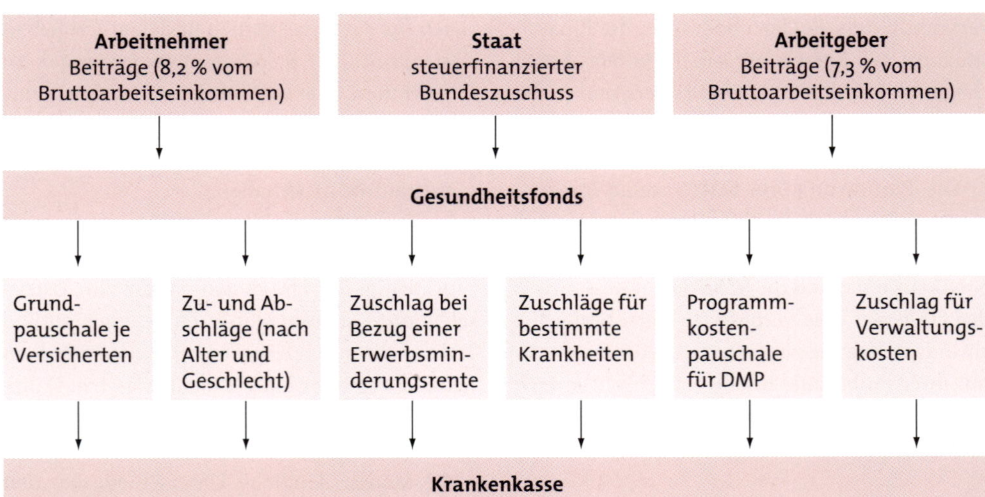

Quelle: Eigene Darstellung.

Abbildung 10-1: Funktionsweise des morbiditätsorientierten Risikostrukturausgleichs.

auf standardisierten Leistungsausgaben beruht, bleibt das Interesse der Krankenkassen an Ausgabeneinsparungen bestehen.

Krankenkassen, die eine große Zahl von Personen mit derartigen Krankheiten versichern, erhalten also einen entsprechend höheren Betrag aus dem Fonds. Auf diese Weise wollen die Regierungsparteien gleiche Ausgangsbedingungen für den Kassenwettbewerb schaffen. Für Kinder erhalten die Krankenkassen einen einheitlichen Betrag, der die durchschnittlichen Ausgaben für ihre Versorgung decken soll.

Über diese Zuweisungen für die Pflichtleistungen hinaus erhalten die Krankenkassen weitere Mittelzuweisungen

- für ihre standardisierten Aufwendungen für satzungsgemäße Mehr- und Erprobungsleistungen (mit Ausnahme der Kostenübernahme für Arzneimittel der besonderen Therapierichtungen) sowie
- für ihre standardisierten Verwaltungsausgaben (§ 270 Abs. 1 SGB V).

Diese Kosten hatte der vorherige Risikostrukturausgleich nicht berücksichtigt, weshalb dieser nur 92 Prozent der Finanzkraft erfasst hatte. Über dem Durchschnitt liegende Einnahmen waren somit nicht vollständig ausgeglichen sowie unter dem Durchschnitt liegende Einnahmen nicht vollständig kompensiert worden. Mit den Regelungen des GKV-WSG bezog sich der Ausgleich nun auf 100 Prozent der Finanzkraft.

Somit verstärkten diese Bestimmungen die Umverteilung von den einkommensstärkeren zu den einkommensschwächeren Krankenkassen. Diese Entwicklung hatte auch eine regionale Dimension, denn die Einkommen der Versicherten sind in den wohlhabenden südlichen Bundesländern überdurchschnittlich hoch. Daher setzten die Vertreter der wohlhabendsten Bundesländer (Bayern, Baden-Württemberg, Hessen) in den Verhandlungen eine Übergangsregelung – die so genannte Konvergenzklausel – durch, der zufolge die Kassen jedes dieser Länder jährlich maximal 100 Millionen Euro des erweiterten Ausgleichsbetrags an die Kassen der ärmeren Bundesländer abführen müssen. Wenn die Belastung aller in einem Land tätigen Krankenkassen diesen Schwellenwert übersteigen, werden die Mittelzuweisungen aus dem Fonds auf genau diesen Betrag reduziert (§§ 266 u. 268 Abs. 1 SGB V).

Die Einführung von Morbiditätskriterien zog weitere Veränderungen am RSA nach sich. Sie betrafen vor allem die mit der Reform von 2001 eingeführten Komponenten, deren weiterer Nutzen im Lichte des Morbi-RSA als fraglich erschien:

- Der Risikopool wurde mit Wirkung vom 1.1.2009 an aufgehoben.
- Die Finanzierung der DMPs wurde neu geordnet. Da die im Rahmen von DMPs versorgten Erkrankungen auch im Morbi-RSA berücksichtigt sind, wurde die bisher praktizierte direkte Zuweisung für in DMPs eingeschriebene Versicherte hinfällig. Nun erhalten die Krankenkassen für jeden in ein DMP eingeschriebenen Versicherten nur noch eine Programmkostenpauschale, die die standardisierten Verwaltungskosten eines Programms ausgleicht (§ 270 Abs. 1 SGB V).

Die Einführung von Morbiditätskriterien in den RSA stellt eine deutliche Verfeinerung der Anreizmechanismen in der GKV dar und trägt zu einer zielgenaueren Ressourcenallokation in der Krankenversorgung bei. Auch internationale Erfahrungen zeigen, dass Morbiditätskriterien bei der Gestaltung des Risikoausgleichs unverzichtbar sind, sollen wettbewerbsimmanente Fehlsteuerungen verringert werden. Gleichwohl bringt auch diese Ausdifferenzierung von Anreizen diverse Steuerungsprobleme mit sich und hat deshalb unter verschiedenen Gesichtspunkten auch Kritik auf sich gezogen:

- Die Beschränkung auf fünfzig bis achtzig Krankheiten ist rein sachlich nicht zu begründen, sondern vielmehr Ausdruck eines politischen Kompromisses. In der Großen Koalition trat die SPD als Befürworterin eines Morbi-RSA auf, während CDU und

CSU ihm skeptisch bis ablehnend gegenüberstanden. Schließlich trafen sich beide Seiten in der erwähnten Formel.

- Auch die Einführung des Morbi-RSA wird den Anreiz zur Risikoselektion nicht beseitigen, weil mit den berücksichtigten Krankheiten nur ein Teil der Morbiditätslast einer Krankenkasse erfasst wird. Nach wie vor werden Kassen mit ungünstigerer Risikostruktur einen Wettbewerbsnachteil haben. Auch weiterhin werden die Krankenkassen also darauf setzen, ihre Wettbewerbsposition durch Risikoselektion zu verbessern.
- Die Kostenhomogenität bei der Versorgung einzelner Krankheiten ist in vielen Fällen eher gering. So zeigte das Gutachten des Wissenschaftlichen Beirats beim Bundesversicherungsamt, der wissenschaftlich begründete Vorschläge für die Auswahl der im Morbi-RSA zu berücksichtigenden Krankheiten unterbreiten sollte, dass immerhin 15,9 Prozent der Versicherten, die an einer der achtzig besonders teuren Krankheiten litten, den Schwellenwert von 150 Prozent der durchschnittlichen Pro-Kopf-Ausgaben für alle Versicherten (2422,40 Euro pro Jahr) unterschritten, während bei 34,5 Prozent der Versicherten, die an keiner der achtzig Krankheiten litten, die Kosten über dem fraglichen Schwellenwert lagen. Dies bedeutet, dass Krankenkassen für zahlreiche Versicherte zusätzliche Finanzmittel aus dem Fonds erhalten, obwohl die betreffenden Krankheitskosten unterhalb des Schwellenwerts liegen; umgekehrt erhalten sie für andere Versicherte, deren Behandlungskosten über dem Schwellenwert liegen, keine Finanzmittel aus dem Gesundheitsfonds. Fehlsteuerungen bestehen also auch nach der Einführung eines Morbi-RSA in beträchtlichem Umfang fort. Offenkundig lassen sich gesundheitliche Versorgungsprozesse mit Hilfe ökonomischer Anreize nicht zielgenau steuern.
- Krankenkassen haben mit Einführung eines Morbi-RSA ein Interesse daran, die Zahl ihrer Versicherten, die an einer der in den RSA eingehenden Krankheiten leiden, zu erhöhen und in diesem Sinne Manipulationen vorzunehmen bzw. Ärzte zu solchen Manipulationen anzuhalten.
- Wenn Krankenkassen für die Behandlung teurer Krankheiten Zuwendungen aus dem RSA erhalten, verringert sich ihr Interesse an einer wirksamen Prävention.

10.3.4 Der morbiditätsorientierte Risikostrukturausgleich im Widerstreit der Positionen

Die Aufnahme von Morbiditätskriterien in den RSA war politisch stets umstritten, und sie ist es bis heute. Während SPD, Bündnis 90/Die Grünen und die Linke stets für eine solche Erweiterung des RSA eintraten, dominierten bei CDU/CSU und insbesondere bei der FDP diesbezüglich Skepsis oder Ablehnung. Diese Haltung kam auch in dem im Herbst 2009 geschlossenen Koalitionsvertrag zum Ausdruck, wo es zum RSA heißt: «Der Morbi-RSA wird auf das notwendige Maß reduziert, vereinfacht, unbürokratisch sowie unanfällig für Manipulationen gestaltet» (CDU/CSU/FDP 2009: 86).

Im Herbst 2010 erteilte das Bundesgesundheitsministerium (BMG) dem Wissenschaftlichen Beirat zur Weiterentwicklung des Risikostrukturausgleichs den Auftrag, den reformierten RSA zu evaluieren. Er sollte insbesondere die bisherigen Wirkungen des Morbi-RSA und die Folgen möglicher Veränderungen abschätzen. Der 2011 vorgelegte Bericht kommt auf der Grundlage des Jahresausgleichs 2009 u. a. zu folgenden Ergebnissen (Drösler/Hasford/Kurth et al. 2011):

- Die Einführung des Morbi-RSA hat gegenüber dem vorherigen Verfahren die Zielgenauigkeit der Mittelzuweisungen erhöht. Die standardisierten Leistungsausgaben werden durch den neuen RSA also besser erfasst als durch den bis 2008 geltenden Ausgleich. Die höhere Zielgenauigkeit betrifft nicht allein die achtzig in den Morbi-RSA direkt eingehenden

Krankheiten, sondern auch solche, die dort nicht berücksichtigt sind. Dies ist darauf zurückzuführen, dass Haupterkrankungen häufig mit bestimmten Nebenerkrankungen einhergehen, deren Behandlungsaufwand nun mit in die standardisierten Leistungsausgaben einfließt («Komorbiditätseffekte»).

- Trotz der erzielten Verbesserungen existiert weiterer Bedarf zur Erhöhung der Deckungsquoten, denn insbesondere schwere Erkrankungen, die mit einer hohen Sterblichkeit und Multimorbidität einhergehen, weisen erhebliche Unterdeckungen auf, während für «‹Gesunde› und Versicherte, die geringe Ausgaben verursachen, (...) umgekehrt nach wie vor spürbare Überdeckungen durch die Zuweisungen aus dem Gesundheitsfonds» (bestehen). Ein ‹Übermaß› an Morbiditätsorientierung im Risikostrukturausgleich kann daher bei dieser Datenlage nicht konstatiert werden» (ebd.: 2).
- Für die Unterdeckung bei den durchschnittlichen Leistungsausgaben für Schwerkranke ist v. a. ein Methodenfehler bei den Zuweisungen für nicht ganzjährig Versicherte (Neuversicherte, Kassenwechsler, Verstorbene) verantwortlich, also ein Einflussfaktor, der nicht mit dem neuen Ausgleichmechanismus zusammenhängt: Bei den Verstorbenen werden anders als bei den Neuversicherten und den Kassenwechslern – und im Unterschied zu internationalen Standards und zur Praxis vor 2009 – die Ausgaben nicht auf das gesamte Kalenderjahr hochgerechnet. Daher kommt es bei den Leistungsausgaben für Versterbende zu einer deutlichen Unterdeckung, zumal die bei ihrer Versorgung entstehenden Kosten besonders hoch sind.
- Mit Blick auf die Manipulationsanfälligkeit des RSA stellte der Wissenschaftliche Beirat fest, dass die Zahl der gemeldeten Erkrankungen zwischen fünf und acht Prozent pro Jahr angestiegen sei. Belege, dass dieser Zuwachs auf Manipulationen zurückzuführen sei, fand er nicht. Allerdings empfahl er eine weitere Beobachtung der Entwicklung.
- Aussagen über Auswirkungen des Morbi-RSA auf die Präventionsaktivitäten der Krankenkassen hält er angesichts des kurzen Beobachtungszeitraums für verfrüht. Auch hier sei es geboten, die Entwicklung weiter zu beobachten.

Des Weiteren befasste sich der Wissenschaftliche Beirat mit möglichen Reformen des Morbi-RSA:

- Eine mögliche Wiedereinführung des Risikopools würde die Zielgenauigkeit des RSA erhöhen, allerdings wäre der Nettoeffekt für die Krankenkassen gering, weil der Risikopool durch Kürzungen bei den risikoadjustierten Zuschlägen finanziert würde. Zudem würde sich der Verwaltungsaufwand erhöhen. Schließlich sei der Risikopool als partieller Ausgleich *realer* Ausgaben unter dem Gesichtspunkt der Anreizwirkungen grundsätzlich problematischer als der Ausgleich standardisierter Ausgaben.
- Eine Verringerung der Zahl der im RSA berücksichtigten Krankheiten, z. B. auf fünfzig oder dreißig Krankheiten, hält der Wissenschaftliche Beirat für kontraproduktiv. «Die Überdeckung für ‹gesunde› Versicherte und die Unterdeckung Multimorbider werden verschärft» (ebd.: 4) (**Abb. 10-2**).
- Eine Erhöhung der Zahl der Morbi-RSA-Krankheiten würde hingegen die Zielgenauigkeit des Ausgleichverfahrens «auf der Ebene von Individuen und Gruppen von Versicherten» weiter erhöhen und «systematische Überdeckungen bei Krankenkassen mit geringer und Unterdeckungen bei Krankenkassen mit hoher Morbidität tendenziell abbauen» (ebd.: 5). Allerdings seien die Auswirkungen auch nicht frei von Widersprüchen.

Das Gutachten des Wissenschaftlichen Beirats zeigt also, dass die Zielgenauigkeit des RSA mit der Aufnahme von achtzig Krankheiten in das Ausgleichsverfahren verbessert wurde. Trotzdem bestehen Unterdeckungen für die Versor-

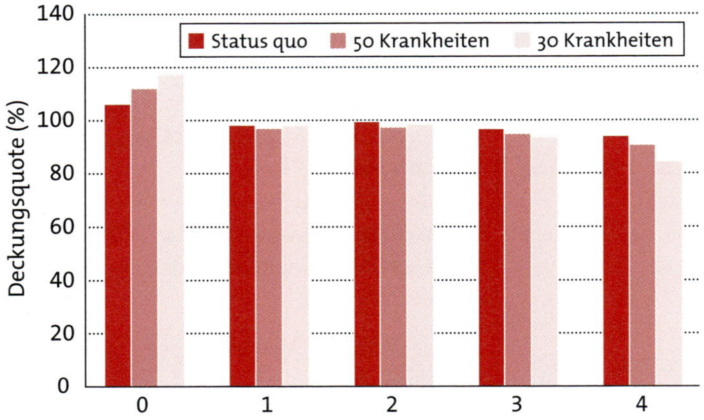

HMG = Homogenisierte Morbiditätsgruppe
(0: keine HMG, 1: eine HMG, 2: zwei HMG, 3: drei HMG, 4: vier und mehr HMG)

Das Bundesversicherungsamt definiert für die ausgewählten Krankheiten Morbiditätsgruppen, die den unterschiedlichen Schweregrad einer Krankheit berücksichtigen. Ein Zuschlag wird gemäß der Diagnose nur für die jeweils höchste vorliegende Morbiditätsgruppe einer Diagnosegruppe erwähnt.

Quelle: Drösler/Hasford/Kurth et al. 2011: 110.

Abbildung 10-2: Deckungsquoten nach der Zahl der Morbiditätszuschläge (im Status-quo-Modell) bei Reduzierung der Zahl der Erkankten.

gung Kranker und Überdeckungen für Gesunde bzw. geringfügig Erkrankte fort. Eine Erweiterung des RSA würde die Zielgenauigkeit der Zuwendungen weiter erhöhen. Das Gutachten läuft somit darauf hinaus, den Morbi-RSA eher auszudehnen als ihn einzuschränken.

Die politisch erklärte Absicht der konservativ-liberalen Bundesregierung, den Morbi-RSA zu reduzieren, ist mit den Ergebnissen dieses Gutachtens nicht kompatibel. Dass sie diese Befunde nicht zum Anlass für eine Erweiterung des RSA genommen hat, hat seinen Grund vermutlich in ihrer ordnungspolitischen Ausrichtung. Umgekehrt haben es die Befunde der Regierungskoalition aber erschwert, die ursprünglich beabsichtigte Rücknahme von Morbiditätskomponenten im RSA in Angriff zu nehmen.

10.4 Finanzierung und Finanzierbarkeit der gesetzlichen Krankenversicherung

10.4.1 Befunde zum Reformbedarf im Finanzierungssystem

Die Finanzierung und die Finanzierbarkeit der GKV sind ein gesundheitspolitisches Dauerthema und Gegenstand heftiger Kontroversen (z. B. Wille 1998; Klose/Schellschmidt 2001; SVR 2003). In Politik und Wissenschaft gibt es eine breite Übereinstimmung, dass das gegenwärtige Finanzierungssystem reformbedürftig ist. Allerdings verbergen sich hinter diesem Befund sehr unterschiedliche Problemwahrnehmungen, Interessen und Ziele. Sowohl bei der Problemdiagnose als auch bei den Problemlösungsvorschlägen lässt sich recht deutlich ein Rechts-Links-Schema erkennen:

- Konservative und Liberale verfolgen mit einer Finanzierungsreform vor allem das Ziel, die Arbeitgeberbeiträge zur GKV zu begrenzen und die Versicherten zu «mehr Eigenverantwortung» anzuhalten. Die Begrenzung der Arbeitgeberbeiträge wird mit der vermeintlichen Notwendigkeit begründet, durch eine Senkung der Lohn- bzw. Arbeitskosten die internationale Konkurrenzfähigkeit des Wirtschaftsstandorts Deutschland und deutscher Unternehmen zu stärken. Aus ihrer Sicht machen die Rahmenbedingungen der Gesundheitspolitik – der demographische Wandel und der medizinische Fortschritt – die Verfolgung dieses Ziel umso dringlicher, weil von ihnen eine starke Ausgabendynamik ausgehe, die in der ohnehin schon scharfen Konkurrenzsituation die Wettbewerbsfähigkeit Deutschlands zusätzlich gefährde. Der Ruf nach mehr Eigenverantwortung steht zum einen funktional in einem engen Zusammenhang zum Ziel der Arbeitgeberentlastung, weil eben die Versicherten bzw. die Patienten künftig einen größeren Teil der Kosten tragen sollen. Zum anderen greift er aber auch über diese Funktion hinaus und ist zugleich Ausdruck eines auf dem Subsidiaritätsgedanken fußenden und damit für Konservative und Liberale – bei allen Unterschieden im Einzelnen – charakteristischen Gesellschaftskonzepts.
- Unter den Parteien, die im weitesten Sinne dem linken Lager zuzuordnen sind, spielen bei der Definition des Reformbedarfs die Gerechtigkeitsdefizite des historisch gewachsenen Finanzierungssystems eine bedeutende Rolle. Der in Folge des demographischen Wandels und des medizinischen Fortschritts zu erwartende Ausgabenanstieg wird als weniger besorgniserregend eingeschätzt. Zum einen gilt – auch wegen diverser entgegenwirkender Faktoren – seine Größenordnung als nicht so gravierend (s. Kap. 4.1.5), zum anderen erscheinen höhere Lohnkosten angesichts der ausgeprägten Wettbewerbsfähigkeit der deutschen Wirtschaft auch als ökonomisch verkraftbar. Bei den konstatierten Gerechtigkeitsdefiziten stehen zwei Aspekte im Vordergrund. Erstens geht es darum, die Trennung in einen gesetzlichen (sozialen) (GKV) und einen privaten (gewinnwirtschaftlichen) Krankenversicherungszweig (PKV) aufzuheben, weil die Existenz einer privaten Krankenversicherung es Besserverdienenden sowie bestimmten Statusgruppen (Beamten, Selbständigen) gestattet, sich dem Solidarausgleich zu entziehen. Dies wird als ungerecht empfunden, weil Privatversicherte nicht nur über höhere Einkommen verfügen, sondern obendrein auch noch ein durchschnittlich deutlich geringeres Krankheitsrisiko als GKV-Versicherte aufweisen. Die GKV werde demgegenüber zu einem Sammelbecken schlechter Risiken, nicht nur weil ihre Mitglieder als sozial Schwächere im Vergleich zu privat Versicherten einen durchschnittlich höheren Behandlungsbedarf haben, sondern auch weil chronisch Kranke und kinderreiche Personen, sofern sie die Wahl zwischen PKV und GKV haben, sich in der Regel für die GKV entscheiden.

Zudem werden Privatpatienten bei der Behandlung von Ärzten gegenüber Kassenpatienten bevorzugt. Sie haben nicht nur kürzere Wartezeiten, sondern erhalten oft auch eine aufwändigere Behandlung. Zweitens geht es um die Erweiterung der Beitragsbemessungsgrundlagen in der GKV (bzw. in der dann geschaffenen Bürgerversicherung). Bisher werden nur die Arbeitseinkommen, nicht aber andere Einkunftsarten wie Kapital-, Zins- und Mieteinkünfte herangezogen. Eine Ausnahme stellen allerdings die freiwillig in der GKV Versicherten dar, bei deren Beitragsbemessung «die gesamte wirtschaftliche Leistungsfähigkeit des freiwilligen Mitglieds» zu berücksichtigen ist (§ 240 Abs. 1 SGB V). Die Nichtberücksichtigung anderer Einkunftsarten neben dem Arbeitseinkommen führt, so die Kritik, zu sachlich nicht vertretbaren Belastungsverzerrungen, zumal gerade diese Einkunftsarten für zahlreiche Haushalte von wachsender Bedeutung sind.

Diese Befunde verweisen auf ein weiteres Problem: dass nämlich mit dem historisch gewachsenen Finanzierungssystem die Ausgaben der GKV wohl nicht dauerhaft gedeckt werden könnten. Insofern geht es bei dieser Debatte auch um die so genannte Nachhaltigkeit der GKV-Finanzierung. Diese Auseinandersetzung ist zugleich Bestandteil und Ausdruck gesellschaftlicher Verteilungskonflikte, denn letztlich geht es hier um die Frage, wer die Kosten für die Krankenversicherung bzw. die Krankenbehandlung trägt, insbesondere darum, wie diese Kosten zwischen Arbeitgebern und abhängig Beschäftigten, sei es in ihrem Status als Versicherte oder als Patienten, aufgeteilt werden.

10.4.2 Verschiebungen in der Reformdiskussion

Die Kritik am GKV-Finanzierungssystem mündet in unterschiedliche Konzepte, die mit den Begriffen «Kopfpauschale» (auch: «Gesundheitsprämie») und «Bürgerversicherung» verbunden sind (s. Kap. 10.4.3 und 10.4.4). In diesen Konzepten kommen deutliche Verschiebungen im Reformdiskurs zur GKV-Finanzierung seit den 1990er Jahren zum Ausdruck. So unterschiedlich ihre Ausrichtung auch sein mag, so beinhalten «Kopfpauschale» und «Bürgerversicherung» unter einem Gesichtspunkt doch eine Gemeinsamkeit: Sie laufen darauf hinaus, den Stellenwert arbeitseinkommensbezogener Beiträge bei der Mittelaufbringung für die GKV zu schwächen. Dieser Gedanke spielte bis in die 1990er Jahre – wenn überhaupt – nur am Rande eine Rolle. Die seinerzeit diskutierten Reformkonzepte konzentrierten sich, sofern sie einnahmen- und nicht ausgabenbezogen waren, in unterschiedlichen Varianten auf eine direkte Privatisierung von Ausgaben für Krankenbehandlung bzw. Krankenversicherung. Zu den diskutierten Vorschlägen zählten:

- die Ausgliederung bestimmter Leistungen aus dem GKV-Katalog bis hin zur Trennung des GKV-Katalogs in (weiterhin solidarisch finanzierte) Grund- und (privat zu finanzierende) Wahlleistungen (z. B. SVR 1994), die häufig mit dem Vorschlag verknüpft wurde, die «großen» Risiken, also schwere oder gar lebensbedrohliche Erkrankungen, in einen obligatorischen Grundleistungskatalog zu übernehmen und «kleinere» Risiken der privaten Absicherung zu überlassen
- die Erhebung einer Risikosteuer bzw. von Risikozuschlägen auf gesundheitsgefährdende Konsumgüter bzw. Verhaltensweisen (z. B. Bundesärztekammer 2002; zu den Steuerungswirkungen s. Kap. 4.1.3), wie z. B. den Konsum von Tabak und Alkohol sowie das Betreiben bestimmter Risikosportarten
- die Anhebung von Zuzahlungen bis hin zur Einführung eines (durchgängigen) Selbstbehalts.

Diese und ähnliche Vorschläge sind in den letzten Jahren gegenüber Konzepten, die direkt an der Beitragsaufbringung ansetzen, nicht aus der Debatte verschwunden, werden aber doch nicht so offen und lautstark vertreten wie zuvor. Gerade die Parteien, die diese Vorschläge gewöhnlich in der Öffentlichkeit vertreten, haben sich seither mit derartigen Forderungen eher zurückgehalten. Unterschiedliche Gründe mögen dabei eine Rolle spielen:

- Die Finanzsituation der GKV hat sich angesichts der konjunkturellen Entwicklung in den letzten Jahren zumindest vorläufig spürbar verbessert, was man auch als Hinweis darauf interpretieren kann, dass die beobachtete Zurückhaltung keineswegs von Dauer sein muss.
- Erfahrungen der Vergangenheit haben gezeigt, dass die Bevölkerung sehr empfindlich auf die Erhöhung von Zuzahlungen und die Ausgliederung von Leistungen reagiert und derartige Maßnahmen somit erhebliche Risiken für die Regierungsparteien bergen.
- Die Abgrenzung von solidarisch und privat zu finanzierenden Leistungen ist sachlich schwierig und kaum zu legitimieren.
- Zudem zeigt sich, dass solche Ansätze in vielen Fällen nicht die erwünschten Steuerungswirkungen nach sich ziehen.

10.4.3 Kopfpauschale: Grundkonzept, Modellvarianten und Wirkungen

Das Konzept der Kopfpauschale erlangte in der deutschen Reformdiskussion zu Beginn dieses Jahrhunderts eine erhöhte Aufmerksamkeit. Es wurde zunächst vom Sachverständigenrat zur Begutachtung der gesamtwirtschaftlichen Lage sowie von einzelnen Wirtschaftswissenschaftlern und Gesundheitsökonomen ins Gespräch gebracht. Für die Diffusion dieses Konzepts in der (gesundheits)politischen Öffentlichkeit sorgten vor allem die von der CDU eingesetzte Kommission «Soziale Sicherheit» («Herzog-Kommission»), die CDU selbst, vor allem mit ihrem Beschluss auf dem Leipziger Parteitag 2003, und die von der rot-grünen Bundesregierung eingesetzte «Kommission für die Nachhaltigkeit in der Finanzierung der sozialen Sicherungssysteme» («Rürup-Kommission») (s. u.). Mit der Einführung eines nur von den Versicherten zu tragenden Zusatzbeitrags im Jahr 2009 und seiner seit 2011 wirksamen Modifikation durch die schwarz-gelbe Bundesregierung wurde die Kopfpauschale – wenn auch (zunächst) mit geringer Bedeutung – Bestandteil des GKV-Finanzierungssystems.

Grundkonzept

Das Konzept der Kopfpauschale sieht einen grundlegenden Umbau des GKV-Finanzierungssystems vor: An die Stelle der von Mitgliedern und Arbeitgebern zu entrichtenden einkommensabhängigen Beiträge soll eine nur von den Versicherten aufzubringende Prämie treten, deren Höhe sowohl unabhängig vom Einkommen als auch unabhängig von den Risikomerkmalen der Versicherten (z. B. Alter und Geschlecht) und von den Vorerkrankungen bei Versicherungseintritt ist (siehe hierzu und zur Kritik: Reiners 2011a u. 2011b; Gerlinger/Simon 2011). Der Arbeitgeberbeitrag wird im Konzept einer vollständig auf einer Kopfpauschale basierenden Finanzierung obsolet und soll bei Einführung eines solchen Modells den Beschäftigten in seiner dann gültigen Höhe als Lohnbestandteil ausgezahlt werden. Künftige Steigerungen der Krankenversorgungskosten wären dann von den Versicherten alleine zu tragen, soweit sie nicht über Tariferhöhungen kompensiert werden können.

Da eine Kopfpauschale die Bezieher kleinerer Einkommen überproportional belasten und viele von ihnen überfordern würde, sollen diese Gruppen einen aus Steuermitteln finanzierten Zuschuss erhalten. Der Solidarausgleich im Krankheitsfall, der in der risikounabhängigen Pauschale zum Ausdruck kommt, soll also über die Krankenversicherung erfolgen, während der Sozialausgleich – so die Diktion –, also der Ausgleich bzw. die Berücksichtigung der unterschiedlichen finanziellen Leistungsfähigkeit von Versicherten, über das Steuersystem zu organisieren wäre (z. B. SVR-Wirtschaft 2002). Zugleich wird der Kopfpauschale ordnungspolitisch eine wichtige Funktion zugeschrieben: Sie soll als Parameter in der Konkurrenz um Versicherte dienen, denn die Krankenkassen sollen die Höhe ihrer jeweiligen Kopfpauschale selbst festlegen. Da die Kopfpauschale als ein absoluter Euro-Betrag konzipiert ist, gehe von ihr ein Preissignal aus, das eindeutiger sei als die Höhe des Beitragssatzes und den Versicherten bei der Auswahl der Krankenkasse einen klaren Orientierungspunkt liefere (z. B. SVR-Wirtschaft 2010: 241).

Dabei halten die Befürworter einer Kopfpauschale an der Trennung von gesetzlicher und privater Krankenversicherung durchgängig fest. Ein wichtiges Motiv dafür ist die positive Bewertung des in der PKV angewandten Kapitaldeckungsverfahrens: Weil jede Generation die für ihre Versorgung im Alter erforderlichen Finanzmittel selbst anspare, sei die private Krankenversicherung demographieresistent und dem Umlageverfahren in der GKV überlegen, denn dort müssen die Ausgaben eines Jahres aus den laufenden Einnahmen finanziert werden (s. Kap. 4.1.3), was bei einem wachsenden Altenanteil zu einer Überforderung der Beitragszahler führe (zur Kritik z. B. Reiners 2011a u. 2011b). Wenn Konzepte zur Einführung einer Kopfpauschale das Umlageverfahren zumeist einstweilen fortschreiben, so ist dies vor allem dem Umstand geschuldet, dass dieses historisch gewachsene Verfahren – vor allem wegen der Doppelbelastung für Personen jüngeren und mittleren Alters, die nicht nur in den Sozialausgleich einzahlen, sondern auch für die eigene Versorgung im Alter vorsorgen sollen – nicht im Handumdrehen umgestellt werden kann. Viele dieser Konzepte sehen daher zumindest als Option mittel- oder langfristig eine Umstellung auf das Kapitaldeckungsverfahren vor (z. B. SVR-Wirtschaft 2002).

Modellvarianten

In den letzten Jahren sind unterschiedliche Modellvarianten für eine Kopfpauschale vorgelegt worden (z. B. SVR-Wirtschaft 2002: 285ff.; Knappe/Arnold 2002; Herzog-Kommission 2003: 16ff.; Rürup-Kommission 2003: 161ff.; CDU 2003: 20ff.; CDU 2004; CDU/CSU 2005: 25ff.).

Die Unterschiede zwischen den verschiedenen Konzepten zur Einführung einer Kopfpauschale betreffen wichtige Ausgestaltungsmerkmale, vor allem:

- die Höhe der Kopfpauschale
- den Umfang des Leistungskatalogs
- den Umfang der steuerlichen Subventionen für Geringverdiener
- die Verwendung des Arbeitgeberanteils an den GKV-Beiträgen
- die Prämienpflicht für Kinder und nicht erwerbstätige Ehegatten und
- die Modalitäten des Übergangs zum neuen Modell.

Die Merkmale einiger wichtiger Konzepte gehen aus **Tabelle 10-5** hervor. Unter den politischen Parteien sind es die CDU und die FDP, die sich Kopfpauschalenkonzepte zu Eigen gemacht haben. Die CDU nahm dabei eine Vorreiterrolle ein. Sie beschloss 2003 auf ihrem Leipziger Parteitag ein Modell, das sich eng an das kurz zuvor von der Herzog-Kommission vorgelegte Konzept anlehnte. Diesem Beschluss zufolge strebt die Union ein einkommensunabhängiges, kapitalgedecktes Finanzierungsmodell an. Der Übergang zur Kapitaldeckung soll schrittweise erfolgen. Die Union kalkuliert mit einer Kopfpauschale von 180 Euro zuzüglich weiteren zwanzig Euro je Versichertem, die als Vorsorgebeitrag für den Aufbau von Altersrückstellungen verwendet werden sollen. Diese Pauschale sollen auch nicht erwerbstätige Ehegatten entrichten. Aus diesen Mitteln könne der bisherige Leistungskatalog der gesetzlichen Krankenkassen einschließlich Zahnbehandlung und Krankengeld finanziert werden. Der bisherige Arbeitgeberbeitrag soll an die Arbeitnehmer ausbezahlt und von diesen versteuert werden. Dabei sollte der Arbeitgeberanteil – 2003 – bei 6,5 Prozent der Bruttolohn- und -gehaltssumme eingefroren werden. Kinder sind beitragsfrei

Tabelle 10-5: Konzepte zur GKV-Finanzierung auf Basis einer Kopfpauschale.

Merkmale	SVR-Wirtschaft (Jahresgutachten 2002/2003)	Herzog-Kommission	CDU 2003 (Leipziger Parteitag)
Versicherte in der GKV	Status quo, Wechsel in die PKV aber bereits möglich, wenn das Gesamteinkommen die Versicherungspflichtgrenze übersteigt	Status quo	Status quo
Mitversicherte	Kinder und Jugendliche	Kinder und nicht erwerbstätige Ehegatten	Kinder (Überweisung von 90 Euro je Kind durch die Kindergeldstelle)
Leistungsumfang	Beschränkung der GKV auf einen Grundleistungskatalog (nur Leistungen mit Bezug zu einer Krankheit; Wirksamkeit der Leistung muss nachgewiesen sein; keine Finanzierung von Zahnersatz; keine Leistungen nach Unfällen; keine Wahlleistungen)	wie GKV, dabei mehr Wahlfreiheiten: Standardschutz (nicht näher definiert), zusätzliche Leistungen oder Selbstbehalt bei reduziertem Beitrag	wie GKV, dabei mehr Wahlfreiheiten: Standardschutz (nicht näher definiert), zusätzliche Leistungen oder Selbstbehalt bei reduziertem Beitrag
Prämienhöhe für Erwachsene	rd. 200 Euro (2001)	rd. 264 Euro (ab 2013)	180 Euro + 20 Euro Vorsorgebeitrag für Altersreserven
Arbeitgeberanteil	Umwandlung in steuerbefreiten Barlohnbestandteil (zum Zeitpunkt der Systemumstellung)	Deckelung bei 6,5 % der Bruttolohn- und -gehaltssumme; davon 5,4 % steuerfreie Auszahlung an die Arbeitnehmer und 1,1 % zur Finanzierung des Krankengeldes (Versicherungspflicht)	Deckelung bei 6,5 % der Bruttolohn- und -gehaltssumme; Auszahlung an die Arbeitnehmer und Versteuerung
Belastungs grenze, staatlicher Zuschuss	nicht eindeutig; implizite Annahme: 15 % des Haushaltsbruttoeinkommens	keine Aussage	15 % des Haushaltseinkommens

→

Tabelle 10-5: (Fortsetzung)

Merkmale	SVR-Wirtschaft (Jahresgutachten 2002/2003)	Herzog-Kommission	CDU 2003 (Leipziger Parteitag)
Risikostrukturausgleich	Einführung eines morbiditätsorientierten Risikostrukturausgleichs	keine Aussage; Prüfung der Ausgestaltung nach erfolgter Umstellung auf ein Prämienmodell	keine Aussage; Prüfung der Ausgestaltung nach erfolgter Umstellung auf ein Prämienmodell
Absicherung der Altersrisiken	Übergang zur Kapitaldeckung; Portabilität individualisierter Altersrückstellungen; langfristig: risikoadjustierte Prämien möglich	Übergang zur Kapitaldeckung (Dauer: rd. 10 Jahre)	Kapitaldeckung, finanziert durch Vorsorgebeitrag; Individualisierung der Altersrückstellung
Geschäftsfelder der PKV	Vollversicherung: Status quo; Zusatzversicherung wird wegen reduziertem GKV-Katalog (s. o.) erweitert	Vollversicherung: Status quo; Zusatzversicherung (einschließlich Zahnbehandlung)	Vollversicherung: Status quo; Zusatzversicherung
Arbeitnehmerbeitrag	Prämie in Höhe von rd. 200 Euro (2001) je versichertem Erwachsenen (s. o.)	Bemessungsgrundlage für Arbeitnehmerbeitrag (bis zur Umstellung auf das Prämienmodell): alle Einkunftsarten; Absicherung der Zahnbehandlung durch Pauschalprämie (Gesamtumfang: 0,9 %-Punkte)	Prämie in Höhe von 180 Euro + 20 Euro Vorsorgebeitrag für Altersreserven (s. o.)

Quelle: Gerlinger/Simon 2011 (geringfügig modifiziert und erweitert) unter Verwendung von: SVR-Wirtschaft 2002: 285ff.; Herzog-Kommission 2003; CDU 2003.

mitversichert; ihre Krankenversorgung soll aus Steuermitteln, nämlich durch einen von der Kindergeldstelle zur Verfügung zu stellenden Betrag von neunzig Euro je Kind finanziert werden. Die Gesamtbelastung eines Haushalts soll 15 Prozent des Haushaltseinkommens nicht übersteigen. Für Personen, die diesen Schwellenwert überschreiten, ist ein steuerfinanzierter Sozialausgleich vorgesehen. Dem Beschluss zufolge reichen die zusätzlichen Steuern, die die Arbeitnehmer auf den ihnen auszuzahlenden Arbeitgeberbeitrag entrichten müssen, um die Krankenversorgung der Kinder zu finanzieren. Die zusätzlich erforderlichen Mittel für den Sozialausgleich sollen aus Steuermitteln bereitgestellt werden. Die Trennungslinien zwischen GKV und PKV sollen aufrechterhalten werden. Die CSU hingegen lehnte eine Kopfpauschale ab. Erst bei der Formulierung des Wahlprogramms für die Bundestagswahl 2005 verständigten sich die beiden Schwesterparteien auf ein gemeinsames Modell, das Elemente der Kopfpauschale und Elemente einer einkommensbezogenen Beitragsfinanzierung unter Beteiligung der Arbeitgeber miteinander verknüpfte (CDU/CSU 2005; siehe hierzu: Gerlinger/Simon 2011).

Der Beschluss des Leipziger Parteitags war innerhalb und außerhalb der CDU als tiefer Einschnitt in der sozialpolitischen Orientierung und als Ausdruck einer zunehmend an neoliberalen Konzepten ausgerichteten Politik wahrgenommen worden. Seither hat die CDU diese Forderung bewusst nicht mehr in den Vordergrund gestellt, sieht man einmal von dem allgemeinen Bekenntnis ab, die Lohnkosten von den Krankenversicherungskosten zu entkoppeln. Die auffällige öffentliche Zurückhaltung bei der Behandlung des Themas «Kopfpauschale» war die Konsequenz aus dem als enttäuschend empfundenen Ergebnis bei der Bundestagswahl 2005, für das in erster Linie die verstärkt neoliberale Ausrichtung in der Wirtschafts- und Sozialpolitik verantwortlich gemacht wurde (z. B. Wirtschaftswoche vom 25.4.2009 und 17.6.2009). Auch in den gemeinsamen Programmen von CDU und CSU zu den Bundestagswahlen 2009 und 2013 wurden die Begriffe «Kopfpauschale» und «Gesundheitsprämie» nicht erwähnt. Allerdings verfolgte die CDU, wenn auch nicht mehr unter diesem Begriff, in der Großen Koalition und in der Koalition mit der FDP das Ziel eines einkommensunabhängigen Krankenversicherungsbeitrags weiter.

Einen ganz anderen Verlauf nahm die programmatische Entwicklung bei der FDP (s. hierzu: Gerlinger/Simon 2011). Nach ihrem Gang in die Opposition plädierte sie für eine Privatisierung des Krankenversicherungsschutzes, der sozial abzufedern sei (z. B. FDP 2004). Das Konzept einer Kopfpauschale hatte sie seit seiner Einführung in die politische Diskussion stets abgelehnt (z. B. FDP 2004). Auch im Programm zur Bundestagswahl 2009 trat sie für die generelle Einführung einer privaten Krankenversicherung auf der Grundlage des Kapitaldeckungsverfahrens sowie für eine staatliche Unterstützung finanziell überforderter Personen ein (FDP 2009: 18). Zum Thema Kopfpauschale hieß es dort: «Weder die so genannte Bürgerversicherung noch die Gesundheitsprämie sind in der Lage, die (…) Probleme in den Griff zu bekommen» (FDP 2009: 18; sehr ähnlich z. B. auch: FDP 2004).

Angesichts des Eintritts in die Bundesregierung – und insbesondere der Übernahme des Bundesgesundheitsministeriums – konnte eine solche Position für die FDP kaum Richtschnur des politischen Handelns bleiben, denn bei der generellen Privatisierung der Krankenversicherung und der Einführung des Kapitaldeckungsverfahrens handelte es sich um eine kurz- und auch mittelfristig nicht durchsetzbare Forderung. Vor diesem Hintergrund machten sich die Liberalen nach dem Regierungsantritt 2009 zu den stärksten Verfechtern der Kopfpauschale. Damit würde man einen Schritt in Richtung auf die gewünschte Entkoppelung von Lohnkosten und GKV-Ausgaben gehen können, dem man später weitere Schritte, auch in Richtung auf die Etablierung des Kapitaldeckungsverfahrens, folgen lassen könnte.

Die skizzierte gesundheitspolitische Programmatik im konservativ-liberalen Lager macht auf einen bemerkenswerten Sachverhalt aufmerksam: Obwohl das Regierungsprogramm der Union die Kopfpauschale bzw. Gesundheitsprämie mit keinem Wort erwähnte und das der FDP sie ausdrücklich ablehnte, wurde sie – in Gestalt eines ausgebauten Zusatzbeitrags – zum zentralen gesundheitspolitischen Reformvorhaben der schwarz-gelben Koalition.

Wirkungen

Die Einführung einer Kopfpauschale hat zur Folge, dass alle Versicherten unabhängig von ihrem Einkommen mit einem gleich hohen Versichertenbeitrag belastet werden. Bezieher kleiner und mittlerer Einkommen werden dadurch, wie gezeigt, überproportional belastet, Bezieher höherer Einkommen erheblich entlastet. Der steuerliche Zuschuss für Geringverdiener schwächt diesen Effekt ab, kompensiert aber nicht deren Mehrbelastung im Vergleich zur einkommensbezogenen Beitragsbemessung.

Zwar dürften Besserverdienende stärker an der Aufbringung der steuerfinanzierten Subventionen beteiligt sein. Weil aber ein erheblicher Teil des gesamten Steueraufkommens aus Verbrauchssteuern besteht, bei denen der Steuersatz für alle Personen – unabhängig vom Einkommen – gleich hoch ist, fällt die Belastung Besserverdienender über die Steuerfinanzierung bei weitem nicht so stark aus, wie oft behauptet wird. Zu einem relevanten Teil hätten die Subventionsempfänger ihre Subvention also selbst zu finanzieren. So spricht nichts dafür, dass steuerfinanzierte Zuschüsse für Geringverdiener den primären Umverteilungseffekt einer Kopfpauschale kompensieren werden.

Darüber hinaus lassen sich weitere Einwände gegen eine Kopfpauschale formulieren.

- Mit einer Kopfpauschale entstehen neue Gerechtigkeitslücken. Verlierer dieses Finanzierungsmodells sind nicht nur Geringverdiener, sondern auch Bezieher mittlerer Einkommen, insbesondere jene Gruppen, deren Einkommen geringfügig oberhalb der Subventionsgrenze liegt. Denn alle Versicherten, die keine Subvention erhalten, zahlen unabhängig von ihrem Einkommen die gleiche Prämie. Eine Kopfpauschale würde die degressive Belastung der Versicherten mit Krankenversicherungskosten somit noch weit über das im aktuellen Beitragssystem anzutreffende Maß hinaus verstärken.
- Es sind aus mehreren Gründen erhebliche Zweifel an der Stabilität und Nachhaltigkeit staatlicher Transferzahlungen anzumelden. Zum einen zeigt der Blick in andere Länder, die eine Kopfpauschale anwenden (Niederlande, Schweiz), dass die Zahl der Subventionsempfänger außerordentlich hoch ist. In den Niederlanden sind dies z. B. rund siebzig Prozent der Bevölkerung. Bei einer vollständigen Umstellung auf eine Kopfpauschale wird der steuerliche Subventionsbedarf in Deutschland auf bis zu vierzig Milliarden Euro beziffert. Zum anderen setzen die makroökonomischen Rahmenbedingungen und Vorgaben deutlich restriktive Vorzeichen für die künftige Entwicklung der Staatsausgaben. Nicht nur dass die Verschuldung der öffentlichen Haushalte bereits außerordentlich hoch ist, auch die Vorgaben der Europäischen Wirtschafts- und Währungsunion, die finanziellen Belastungen durch die Finanzmarktkrise und die Verankerung einer Schuldenbremse im Grundgesetz in Verbindung mit eher mäßigen Wachstumsperspektiven setzen der Ausweitung eines steuerfinanzierten Sozialausgleichs ganz offenkundig enge Grenzen.

Der Zusatzbeitrag in der GKV als «kleine Kopfpauschale»

Das Konzept der Kopfpauschale hat mit der Einführung des Zusatzbeitrags Einzug in die Praxis der GKV-Finanzierung gehalten (s. Kap. 4.1.3). Dies ist im Rahmen einer Mischfinanzierung geschehen, die dem Zusatzbeitrag (vorerst) einen geringen («kleine Kopfpauschale»), in der Perspektive aber wachsenden Stellenwert zuweist. Auch wenn die Einbettung in eine Mischfinanzierung die Effekte dieses Finanzierungsmodus abschwächt, lässt sich verdeutlichen, dass auch der Zusatzbeitrag die gleichen Effekte mit sich bringt, die grundsätzlich für eine Kopfpauschale charakteristisch sind.

Sowohl durch die im GKV-WSG als auch – noch deutlich stärker – durch die im GKV-FinG vorgenommene Ausgestaltung des Zusatzbeitrags wird der degressive Charakter der GKV-Finanzierung weiter verstärkt. Im Folgenden soll der Zusatzbeitrag nach dem GKV-FinG näher beleuchtet werden. Der in seiner absoluten Höhe nun unbegrenzte Zusatzbeitrag – bei gleichzeitiger Deckelung der individuellen Belastung durch den durchschnittlichen Zusatzbeitrag bei zwei Prozent des Bruttoeinkommens – führt dazu, dass die Bezieher kleiner Einkommen überproportional belastet werden

(s. Kap. 4.1.3). Das Bundesversicherungsamt ging in einer Prognose davon aus, dass im Jahr 2014 ein durchschnittlicher Zusatzbeitrag in Höhe von höchstens 16 Euro je Versichertem und Monat notwendig sein würde (CDU/CSU/FDP 2010: 3). Geht man von einem Zusatzbeitrag in dieser Höhe aus, so würden Versicherte mit einem monatlichen Bruttoeinkommen von bis zu 800 Euro einen Beitragssatz von 10,2 Prozent, bei 2000 Euro 9,0 Prozent und bei einem Einkommen in Höhe der Beitragsbemessungsgrenze des Jahres 2013 (3937,50 Euro) 8,6 Prozent entrichten Bei Einkommen oberhalb der Beitragsbemessungsgrenze ginge der Beitragssatz noch einmal deutlich zurück und betrüge z. B. bei einem Einkommen von 8000 Euro nur noch 4,0 Prozent (**Tab. 10-6**). Bei einem Zusatzbeitrag von 16 Euro würden die Bezieher der Beispieleinkommen keinen Zuschuss erhalten.

Stiege der Zusatzbeitrag z. B. auf vierzig Euro an, so würde sich unter den *Pflicht*versicherten die Degression zwar abflachen, gleichzeitig ceteris paribus aber der Bedarf an staatlichen Zuschüssen steigen und sich die gesamte Finanzierungslast auf die Versichertengemeinschaft verlagern, weil eben nur die Versicherten den Zusatzbeitrag aufbringen müssen. Auch hier wird die degressive Wirkung der Kopfpauschale deutlich: Bei Beziehern höherer Einkommen fällt die Belastung mit Krankenversicherungsbeiträgen in der Tendenz geringer aus. Angesichts der Konstruktion dieses Finanzierungssystems ist die Bezeichnung des steuerfinanzierten Zuschusses zur Begrenzung der Durchschnittsbelastung als «Sozialausgleich» unzutreffend, denn die relativ höhere Belastung für niedrigere Einkommen wird nicht wirklich ausgeglichen, sondern nur geringfügig abgefedert. An der im Kern überproportionalen Belastung unterer und mittlerer Einkommen durch den Zusatzbeitrag ändert er nichts.

Noch gravierender fallen die finanziellen Folgen für diejenigen Versicherten aus, bei denen der kassenindividuelle Zusatzbeitrag über

Tabelle 10-6: Prozentuale Belastung von Versicherten mit Krankenversicherungsbeiträgen bei Zusatzbeiträgen unterschiedlicher Höhe.

	Belastung für Arbeitnehmer (in % des Bruttoarbeitseinkommens) bei einem durchschnittlichen Zusatzbeitrag in Höhe von monatlich ... Euro[1]		
Bruttoarbeitseinkommen (in Euro)	**0 Euro**	**16 Euro**	**40 Euro**
800,00	8,2	10,2	10,2
1000,00	8,2	9,8	10,2
2000,00	8,2	9,0	10,2
3000,00	8,2	8,7	9,5
3937,50[2]	8,2	8,6	9,2
4000,00	7,6	8,1	8,6
6000,00	5,1	5,4	5,7
8000,00	3,8	4,0	4,3

1 Bei einem Zusatzbeitrag in Höhe von 16 Euro (Spalte 3) wird kein staatlicher Zuschuss gezahlt. Bei einem Zusatzbeitrag in Höhe von 40 Euro (Spalte 4) erhalten nur die Bezieher eines Bruttoeinkommens in Höhe von 800 und 1000 Euro einen Zuschuss. Die für sie eintretende Belastung ist die Belastung *nach* erfolgtem Sozialausgleich.

2 Beitragsbemessungsgrenze im Jahr 2013.

Quelle: Gerlinger/Simon 2011 (geringfügig modifiziert).

dem durchschnittlichen Zusatzbeitrag liegt, wenn sie ihre Krankenkasse nicht wechseln. Denn der «Sozialausgleich» bemisst sich nur nach dem vom Bundesversicherungsamt jährlich prognostizierten durchschnittlichen Zusatzbeitrag und gleicht eine kassenindividuell höhere Belastung nicht aus.

Bereits im System der einkommensbezogenen Beitragsfinanzierung wird der Solidarcharakter dieses Finanzierungssystem durch die Existenz einer Beitragsbemessungsgrenze eingeschränkt (s. Kap. 10.4.4). Die gesetzliche Krankenversicherung in Deutschland ist auch deshalb im internationalen Vergleich der Gesundheitssysteme durch eine besonders ausgeprägte degressive Finanzierung gekennzeichnet (Wendt 2009a: 149ff.). Im Unterschied zur bisherigen Beitragsfinanzierung hat die Einführung der «kleinen Kopfpauschale» zur Folge, dass die Degression der Beitragsbelastung nicht mehr erst bei gesetzlich Versicherten mit einem Einkommen oberhalb der Beitragsbemessungsgrenze einsetzt, sondern sich auf die Pflichtversicherten in der GKV erstreckt. Sie verringert sich *unter den Pflichtversicherten* zwar in dem Maße, wie der Zusatzbeitrag steigt, allerdings um den Preis, dass die absolute Belastung (einschließlich des Bedarfs an Steuerzuschüssen) und die relative Belastung (im Vergleich zu einem hälftigen Arbeitgeberanteil) wachsen.

Dabei beinhaltet das GKV-Finanzierungsgesetz einen Automatismus, der das Gewicht des Zusatzbeitrags bei der GKV-Finanzierung steigen lassen wird, weil eine – sehr wahrscheinlich eintretende – Differenz zwischen dem Ausgabenzuwachs und den Einnahmen des Gesundheitsfonds eben über eine Anhebung des Zusatzbeitrags gedeckt werden muss. Dies ist ordnungspolitisch auch beabsichtigt, weil zum einen auf diesem Wege eine stärkere Privatisierung der Kosten erreicht werden kann und zum anderen der Zusatzbeitrag noch eindeutiger die ihm zugedachte Funktion eines Preissignals für den Kassenwettbewerb erhalten kann.

Im Hinblick auf genau diese Funktion – als Preissignal für den Kassenwettbewerb – scheint der Zusatzbeitrag in der Tat die gewünschte Wirkung zu erzielen. So haben jene Krankenkassen, die seit 2009 einen Zusatzbeitrag eingeführt haben, zum Teil erhebliche Mitgliederverluste zu verzeichnen (z. B. die DAK). Angesichts dieser Erfahrungen richtet sich das Handeln der Krankenkassen darauf, unter allen Umständen die Erhebung eines Zusatzbeitrags zu vermeiden – keineswegs nur mit erwünschten Folgen, wie die fortgesetzten Bestrebungen zur Risikoselektion oder Versuche zur Ausgabensenkung durch Verschiebung auf andere Kostenträger (z. B. beim Krankengeld) zeigen. Im Übrigen ist darauf hinzuweisen, dass die Höhe des Zusatzbeitrags keineswegs Auskunft über die reale Leistungsfähigkeit bzw. Effizienz von Krankenkassen gibt, wird doch – wegen der beschränkten Zahl der im Risikostrukturausgleich berücksichtigten Krankheiten – die Finanzlage der Krankenkassen nach wie vor stark von der Zusammensetzung der jeweiligen Versichertengemeinschaft beeinflusst (s. Kap. 10.3.3). Die Preisunterschiede zwischen den Krankenkassen werden also zu einem wesentlichen Teil durch nicht ausgeglichene Unterschiede in ihrer Risikostruktur hervorgerufen. Zudem zielt die Konstruktion «Wettbewerb durch Zusatzbeiträge» auf einen reinen Preiswettbewerb, und eben nicht auf einen Wettbewerb um geeignete Versorgungsmodelle oder andere Qualitätsparameter.

10.4.4 Bürgerversicherung: Grundkonzept, Modellvarianten und Wirkungen

Ebenso wie das Modell der Kopfpauschale erlangte auch die Bürgerversicherung zu Beginn dieses Jahrhunderts eine wachsende Aufmerksamkeit in der (gesundheits)politischen Öffentlichkeit. Unter den politischen Parteien vertreten die SPD, Bündnis 90/Die Grünen und Die Linke Konzepte für eine Bürgerversicherung, also die Einbeziehung aller Bürger in ein einheitliches Versicherungssystem. Hierzu liegen ebenfalls unterschiedliche Modellvarianten vor.

Darüber hinaus machen sich auch der Deutsche Gewerkschaftsbund (DGB 2011) und zahlreiche Sozialverbände für eine Bürgerversicherung stark.

Grundkonzept

Konzepte zur Bürgerversicherung beruhen im Kern auf zwei Reformkomponenten:

- Zum einen soll für die gesamte Bevölkerung eine Krankenversicherung zu einheitlichen Konditionen verpflichtend werden, die Privatversicherte zu denselben Bedingungen versichert wie gesetzlich Krankenversicherte. Die Versicherungspflichtgrenze und damit die exit-Option für Besserverdienende aus der GKV würde ebenso entfallen wie die Sonderzugangsrechte für Beamte und Selbständige. In der PKV würden nur noch diejenigen Personen versichert sein, die dort zuvor bereits versichert waren und auch bleiben wollen. In der Perspektive würde also die private Krankenversicherung als Krankheitsvollversicherung abgeschafft werden.
- Zum anderen sollen neben den Einkünften aus abhängiger Arbeit künftig auch andere Einkunftsarten (z. B. Einkünfte aus Vermietung und Verpachtung, Zins- und Kapitaleinkünfte, Werkverträge) bei der Beitragsbemessung berücksichtigt werden. Dabei sind für kleinere Einkünfte zumeist bestimmte Freibeträge und gelegentlich für größere Einkünfte bestimmte Höchstbeträge vorgesehen. Auf diese Weise will man die Zusatzbelastung für diese Gruppen begrenzen und zudem die Akzeptanz für ein solches Modell erhöhen.

Darüber hinaus gibt es eine große Zahl weiterer Stellschrauben zur Feinjustierung der Bürgerversicherung (s. u.). Im Kern erhoffen sich deren Verfechter eine gerechtere Verteilung der finanziellen Lasten, und zwar sowohl horizontal, also eine vergleichbare finanzielle Belastung von Haushalten mit vergleichbarer finanzieller Leistungsfähigkeit, als auch vertikal, also eine stärkere Heranziehung von Besserverdienenden und Vermögenden zur Finanzierung der Beiträge. Schließlich ist mit der Einführung einer Bürgerversicherung auch die Erwartung einer Senkung der Beitragssätze verbunden. Sie gründet sich vor allem darauf, dass die neuen GKV-Mitglieder überdurchschnittlich hohe Beiträge entrichten und gleichzeitig wegen ihres geringeren Krankheitsrisikos voraussichtlich unterdurchschnittliche Ausgaben verursachen.

Modellvarianten

Ebenso wie für die Kopfpauschale liegen auch für die Bürgerversicherung unterschiedliche Modellvarianten vor (Rürup-Kommission 2003: 174 ff.; Pfaff/Stapf-Finé 2004; Bündnis 90/Die Grünen 2004 u. 2009; SPD 2004 u. 2011; Die Linke 2006, 2010 u. 2011; Spies 2006).

Auch sie unterscheiden sich in wichtigen Merkmalen. Die Unterschiede betreffen v. a. folgende Fragen:

- Welche anderen Einkunftsarten sollen in welcher Höhe bei der Beitragsbemessung berücksichtigt werden?
- In welcher Höhe soll die Beitragsbemessungsgrenze festgesetzt werden?
- Sollen auch private Krankenversicherungsunternehmen einen Bürgerversicherungstarif anbieten können?
- Wie sollen die Finanzierungslasten auf die beteiligten Gruppen verteilt werden?
- Welche Übergangsregelungen soll es für bisher privat Krankenversicherte geben?
- Soll es einen kassenindividuellen oder einen bundeseinheitlichen Beitragssatz geben?
- Wie ist mit Zuzahlungen zu verfahren?
- Wie soll der Übergang zu einer Bürgerversicherung gestaltet werden?

Die Antworten der eine Bürgerversicherung unterstützenden Bundestagsparteien auf diese und andere Fragen gehen aus **Tabelle 10-7** (s. S. 432) hervor. Dabei werden auf den einzelnen Feldern zwischen Bündnis 90/Die Grünen, der Linkspartei und der SPD sowohl Gemeinsamkeiten als auch Unterschiede deutlich. Im

Tabelle 10-7: Konzepte zur Ausgestaltung der Bürgerversicherung.

Merkmal	Grüne	Die Linke	SPD
Versichertenkreis	alle Bürgerinnen und Bürger	alle Bürgerinnen und Bürger	alle Bürgerinnen und Bürger
Übergangsregelung für PKV-Versicherte	Aufnahme privat Versicherter in die GKV; Bewahrung ihrer zusätzlichen Leistungsansprüche und deren Gewährleistung über Zusatzversicherungen	keine, da PKV als Vollversicherung abgeschafft wird; Beschränkung der PKV auf Zusatzversicherung	Option für alle bisher privat Versicherten zum Wechsel in die Bürgerversicherung (im ersten Jahr nach deren Einführung)
Finanzierung bzw. Beitragsbemessungsgrundlage	«alle Einkunftsarten»; auch «Vermögenseinkommen, Gewinne und Mieteinkünfte»	«alle Einkommen aus unselbständiger und selbständiger Arbeit»; «alle sonstigen Einkommensarten wie Kapital-, Miet- und Pachterträge»	Bürgerbeitrag für «Einkommensanteile (...), welche sich aus selbständiger und unselbständiger Tätigkeit ergeben»; Arbeitgeberbeitrag «als ein linearer prozentualer Anteil an der gesamten Lohnsumme für bürgerversicherte Arbeitnehmer» (Abführung als Summe an den Gesundheitsfonds); Einführung eines dynamisierten Steuerbeitrags, über den auch andere Einkommensarten herangezogen werden sollen (Finanzierung über Erhöhung der Kapitalertragssteuern)
Beitragsbemessungsgrenze	Anhebung (Größenordnung nicht benannt); Einführung von «Freigrenzen» für die «zusätzlichen Einkommensarten»	wird «perspektivisch» abgeschafft (Zeitraum und Zwischenschritte nicht benannt); Beitragsbefreiung «für Kapitalerträge und Zinsen bis zum Sparerpauschbetrag»	Beibehaltung der Beitragsbemessungsgrenze und deren Fortentwicklung nach dem bisherigen Verfahren

→

Tabelle 10-7: (Fortsetzung)

Merkmal	Grüne	Die Linke	SPD
Angebot der Bürgerversicherung	gesetzliche Krankenkassen und private Krankenversicherungsunternehmen zu einheitlichen Bedingungen	nur gesetzliche Krankenkassen	gesetzliche Krankenkassen und private Krankenversicherungsunternehmen zu «exakt» den «gleichen Bedingungen»
Paritätische Finanzierung	paritätische Finanzierung «auf Erwerbseinkommen aus abhängiger Beschäftigung»; Einführung kostendeckender Beitragssätze; Abschaffung des Zusatzbeitrags	paritätische Finanzierung auf Erwerbseinkommen aus abhängiger Beschäftigung; Abschaffung von Sonder- und Zusatzbeiträgen; für Beamte, Ersetzung der Beihilfe durch «paritätische Beteiligung des Dienstherrn»	Herstellung der «tatsächlichen Parität» zwischen Arbeitgeberbeitrag und Bürgerbeitrag (s. o.); Schätzung der GKV-Ausgaben im kommenden Jahr; Abzug des Steuerbeitrags und paritätische Teilung der verbleibenden Summe; wegen unterschiedlicher Bemessungsgrundlagen (Beitragsbemessungsgrenze im Bürgerbeitrag, nicht im Arbeitgeberbeitrag) unterschiedliche Prozentsätze für Arbeitnehmer und Arbeitgeber «bei tatsächlicher Parität»
Leistungsumfang	alle «medizinisch notwendigen Leistungen»	«alle erforderlichen Leistungen» unter Einbeziehung des medizinischen Fortschritts	umfassender Leistungskatalog wie bisher; Weiterentwicklung «durch die gemeinsame Selbstverwaltung auf der Basis der evidenzbasierten Medizin»
Zuzahlungen	keine Aussage	Rücknahme von Zuzahlungen einschließlich Praxisgebühr	Analyse der Auswirkungen erhöhter Selbstbeteiligungen (z. B. bei Festzuschüssen) auf die Versorgung

→

Tabelle 10-7: (Fortsetzung)

Merkmal	Grüne	Die Linke	SPD
Zuzahlungen (Fortsetzung)			ggf. Ergreifen von Maßnahmen, um Fehlentwicklungen zu korrigieren
Modus der Beitragssatzfestsetzung	Rückkehr zur kassenindividuellen Beitragssatzfestsetzung	bundeseinheitlicher Beitragssatz	Rückkehr zur kassenindividuellen Beitragssatzfestsetzung
beitragsfrei Mitversicherte	Kinder; nicht erwerbstätige Ehegattinnen/-gatten, die «Kinder erziehen oder Pflegeleistungen erbringen»; Einführung eines Beitragssplittings «für alle anderen Ehepaare und eingetragenen Lebensgemeinschaften»	alle Personen ohne eigene Einkünfte	Fortführung der bisher geltenden Regelungen
Risikostrukturausgleich (RSA)	Beibehaltung und Aufhebung der «willkürliche(n) Begrenzung der zu berücksichtigenden Krankheiten»; Behebung möglicher Fehlanreize für die Prävention; Senkung der Gefahr von Manipulationen	Weiterentwicklung mit dem Ziel einer passgenauen Abbildung der unterschiedlichen Versichertenstrukturen	Weiterentwicklung um «bestehende Finanzierungsungleichgewichte» abzubauen

Quelle: Eigene Darstellung unter Verwendung von: Bündnis 90/Die Grünen 2009; Die Linke 2011; SPD 2011.

Hinblick auf einige Fragen haben die Parteien bisher aber auch operationale Festlegungen vermieden – sei es, weil rechtliche Unklarheiten bestehen, sei es, weil man sich wegen möglicherweise negativer Auswirkungen auf bestimmte Wählergruppen nicht angreifbar machen will. Die wichtigste Veränderung in den Positionen zur Bürgerversicherung hat 2011 die SPD vorgenommen. Sie hat auf ihrem Berliner Parteitag von der eigenständigen Beitragserhebung auf andere Einkunftsarten Abstand genommen und will statt dessen einen «dynamisierten Steuerbeitrag» einführen (SPD 2011: 16), über den andere Einkunftsarten lediglich indirekt zur GKV-Finanzierung herangezogen werden sollen.

Wirkungen

Die finanziellen Auswirkungen einer Bürgerversicherung auf einzelne Gruppen sowie auf die GKV insgesamt sind abhängig von der konkreten Ausgestaltung der Modelle. Wichtige Hinweise auf deren Effekte sowie auf die Effekte einzelner Komponenten gehen aus wissenschaftlichen Gutachten hervor, die Bündnis 90/Die Grünen und Die Linke über ihre jeweiligen Modelle in Auftrag gegeben haben (für Bündnis 90/Die Grünen: Rothgang/Arnold/Unger 2010; für Die Linke: Bartsch 2011).

Das Grundmodell der *grünen Bürgerversicherung* führt demzufolge zu einem gegenüber dem Status quo um 1,6 Beitragssatzpunkte verringerten Beitragssatz (13,2 % statt 14,8 % zum Zeitpunkt der Gutachtenerstellung). Dies entspricht einer Entlastung von rd. 16 Milliarden Euro. «Im Vergleich zum Grundmodell führen insbesondere Veränderungen der Beitragsbemessungsgrenze zu erheblichen weiteren Beitragssatzeffekten. So führt eine Anhebung der Beitragsbemessungsgrenze auf die Höhe der Rentenversicherung zu einem zusätzlichen Beitragssatzrückgang um 0,8 Beitragssatzpunkte und eine Aufhebung der Beitragsbemessungsgrenze sogar zu einem weiteren Beitragssatzrückgang um 1,3 Beitragssatzpunkte» (Rothgang/Arnold/Unger 2010: ix). In diesem Fall ließe sich der Beitragssatz also sogar von 14,8 auf 11,9 Prozent reduzieren. Außerdem ergeben sich Einsparungen für die öffentlichen Haushalte in Höhe von rd. 3,5 Milliarden Euro (ebd.: 26ff.), die aus der Umwandlung der Beihilfe in einen Arbeitgeberbeitrag resultieren.

Unter den einzelnen Reformkomponenten haben die Einbeziehung der privat Versicherten in die Bürgerversicherung, die deutliche Anhebung bzw. die Abschaffung der Beitragsbemessungsgrenze sowie die Erhebung von Beiträgen auf Vermögenseinkommen die stärksten Beitragssatzeffekte (ebd.: 17ff.).

Von diesen Entlastungen profitiert die große Mehrheit der Versicherten einschließlich der privat Versicherten. Ebenso sinkt die Belastung der Arbeitgeber, obwohl durch Abschaffung des Sonderbeitrags der Versicherten in Höhe von 0,9 Prozentpunkten die Parität der Beitragsfinanzierung wieder hergestellt wird, denn diese Mehrbelastung des Arbeitgebers (0,45 Beitragssatzpunkte) wird durch die allgemeine Beitragsentlastung (0,8 Beitragssatzpunkte) überkompensiert.

Die Bürgerversicherung trägt auch zur Stärkung sowohl der horizontalen als auch der vertikalen Gerechtigkeit bei der GKV-Finanzierung bei. Die Ungleichbehandlung nach Einkommensarten geht ebenso zurück wie die Ungleichbehandlung «nach der Verteilung der Haushaltseinkommen auf die Ehepartner» (ebd.: xii). Die größere horizontale Gerechtigkeit kommt in einer geringeren Streuung der Beitragsbelastung innerhalb der einzelnen Einkommensklassen zum Ausdruck. Entscheidend für die Stärkung der vertikalen Gerechtigkeit ist die Einbeziehung aller Bürger in die Einkommensumverteilung sowie die Aufhebung der Beitragsbemessungsgrenze (ebd.: xii, 29ff.).

In die gleiche Richtung weisende, quantitativ noch stärkere Effekte werden dem *Bürgerversicherungsmodell der Linkspartei* bescheinigt (Bartsch 2011). Demzufolge kann der Beitragssatz je nach Variante von derzeit 15,5 Prozent um vier bis fünf Beitragssatzpunkte gesenkt werden. Bei einer Anhebung der Beitragsbemessungsgrenze würde der Beitragssatz von 15,5 auf 11,7 Prozent gesenkt werden, bei ihrer Abschaffung sogar auf 10,4 Prozent (ebd.: 31ff.). In beiden Fällen würde der Beitragssatz zumindest bis 2020 etwa stabil gehalten werden können.

Auch das Bürgerversicherungsmodell der Linken trägt zu einer gleichmäßigeren Verteilung der verfügbaren Einkommen bei. Besonders deutlich und nachhaltig sinkt die Beitragsbelastung durch die Krankenversicherung für die unteren sechzig Prozent der Haushalte. Weil es sich bei ihnen überwiegend um Haushalte mit einer Konsumquote von nahezu 100 Prozent handelt, führt diese Umverteilung zu einer erheblichen und nachhaltigen Stärkung der

Binnennachfrage mit spürbaren Beschäftigungseffekten, die wiederum die Einnahmesituation der Krankenkassen stabilisieren (ebd.: 38ff.).

Modelle der Bürgerversicherung führen also zu einer erheblichen Beitragsentlastung in der GKV und zu einer gerechteren Lastenverteilung in der Bevölkerung. Allerdings ist ihre Umsetzung mit einer Reihe von Problemen und Unsicherheiten verbunden. So könnte eine sofortige Abschaffung der PKV aus rechtlichen Gründen nicht durchsetzbar sein, weil die gegenwärtig in der PKV versicherten Personen einen Vertrauensschutz genießen. Es bliebe voraussichtlich nur die Möglichkeit, für die bisherigen GKV-Mitglieder und die neu in das Erwerbsleben eintretenden Personen eine solche obligatorische Bürgerversicherung zu schaffen. Die PKV würde daher nur allmählich an Bedeutung verlieren. Es bliebe die Möglichkeit, den privat Versicherten eine Option zum Wechsel in die GKV einzuräumen. Von dieser Möglichkeit würden aber wohl vor allem die «schlechten» Risiken Gebrauch machen. Dieser Mechanismus könnte die Entlastungseffekte für die GKV bei einer Aufhebung der Versicherungspflichtgrenze verringern.

Unsicher ist auch, ob eine Aufhebung der Beitragsbemessungsgrenze einer rechtlichen Anfechtung standhält. So ist nach einem Urteil des Bundesverfassungsgerichts bei der Bemessung von Versicherungsbeiträgen der Zusammenhang zwischen dem versicherten Risiko und der Höhe des Versicherungsbeitrags zu wahren. Hier könnte ein Problem z. B. dann entstehen, wenn Einkommensmillionäre Beiträge in einer Höhe entrichten müssen, die die Kosten für die Behandlung einer vernünftigerweise einzukalkulierenden Krankheit übersteigt. Was man also aus verteilungspolitischer Perspektive mit guten Gründen als wünschenswert ansehen kann, könnte rechtlich auf Hindernisse stoßen. Eine Anhebung der Beitragsbemessungsgrenze auf das Niveau der Rentenversicherung wäre rechtlich wohl kein Problem, eine Aufhebung möglicherweise aber schon. In dieser Frage wäre man wohl auch dann auf der sicheren Seite, wenn man den Versicherungsbeitrag in eine Steuer verwandeln würde.

Selbst wenn aufgrund dieser Probleme die Beitragssatzeffekte nicht ganz so stark ausfallen sollten wie zunächst angenommen, würde dies die normativen Argumente, die auf der Erwartung einer größeren Verteilungsgerechtigkeit basieren, nicht entkräften können.

10.4.5 Kapitaldeckungsverfahren statt Umlageverfahren?

In der Gesundheitspolitik wird seit vielen Jahren über das geeignete Finanzierungsverfahren für die GKV diskutiert. Hierbei geht es insbesondere um die Frage, ob das Umlageverfahren fortbestehen oder durch ein Kapitaldeckungsverfahren ersetzt werden soll.

Beim *Umlageverfahren* werden die innerhalb einer Periode anfallenden Leistungsausgaben durch die in derselben Periode erhobenen Beiträge der Versichertengemeinschaft gedeckt (s. Kap. 4.1.3). In jeder Periode gibt es Nettozahler und Nettoempfänger. Bei eingetretenen oder absehbaren Unterdeckungen müssen die Versicherungsbeiträge oder eventuelle Steuerzuschüsse angehoben werden. Das Umlageverfahren findet üblicherweise in sozialen Versicherungen Anwendung, wie z. B. in der GKV. Beim *Kapitaldeckungsverfahren* werden durch Aufschläge auf das versicherungsmathematisch berechnete Risiko Rücklagen gebildet, die auf dem Kapitalmarkt angelegt werden, um einen späteren Anstieg der Beiträge zu dämpfen oder Belastungsspitzen zu reduzieren. Der gebildete Fonds wird ab einem vereinbarten Zeitpunkt zur Dämpfung des Beitragsanstiegs aufgelöst. Das Kapitaldeckungsverfahren kann individuell oder kollektiv (z. B. auf einen bestimmten Altersjahrgang) angewendet werden.

Das in der GKV traditionell praktizierte Umlageverfahren wird mit zwei Kernargumenten kritisiert:

- Die Koppelung der Beitragszahlungen an die Entwicklung der Erwerbseinkommen unter Beteiligung der Arbeitgeber führe zu einem

Anstieg der Arbeitskosten, der die Konkurrenzfähigkeit deutscher Unternehmen auf dem Weltmarkt und damit die Sicherheit der Arbeitsplätze in Deutschland gefährde. Die demographische Entwicklung verschärfe dieses Problem, weil sie dazu führe, dass immer weniger erwerbstätige Beitragszahler immer mehr Leistungsempfänger finanzieren müssten und die Beitragslasten schließlich nicht mehr finanzierbar seien.
- Genau aus diesem Grund verletze das Umlageverfahren auch das Prinzip der Generationengerechtigkeit in der GKV. Die erwähnte Scherenentwicklung bei den Zahlen der Leistungsempfänger und der Beitragszahler bringe unweigerlich eine Beitragserhöhung für die beitragspflichtigen Erwerbstätigen mit sich, ohne dass dieser deshalb im Bedarfsfall – vor allem im Alter – mehr Leistungen gegenüberstünden.

Vor diesem Hintergrund plädieren Kritiker des Umlageverfahrens für die Einführung einer Kapitaldeckung. Zum einen entkoppele die Kapitaldeckung die Beitragsentwicklung von den Lohnkosten, weil sich die Höhe der Beiträge am jeweiligen Krankheitsrisiko orientiere. Zum anderen sei das Kapitaldeckungsverfahren «demographieresistent», weil hier jedes Individuum oder jeder Jahrgang die für seine spätere Versorgung erforderlichen Mittel selbst anspare. Demographiebedingte Belastungsspitzen ließen sich auf diese Weise vermeiden. Zudem könne jeder Versicherte seinen Leistungsumfang – zumindest in bestimmten Grenzen – sowie seinen «Selbstbehalt» individuell bestimmen und damit die Höhe seiner Prämienzahlung selbst beeinflussen.

Demgegenüber lässt sich eine Reihe von Argumenten für das Festhalten am Umlageverfahren anführen:

- Das Umlageverfahren hat sich in der Vergangenheit über alle ökonomischen und politischen Krisen hinweg als sehr leistungsfähig erwiesen.
- Die Kosten für die Krankenversorgung, wie alle Sozialleistungen, können stets nur aus dem von den erwerbstätigen Generationen erwirtschafteten Wohlstand finanziert werden, wie bereits der Wirtschaftswissenschaftler Gerhard Mackenroth betonte («Mackenroth-These»). Ihm zufolge muss «aller Sozialaufwand immer aus dem Volkseinkommen der laufenden Periode gedeckt werden (…). Es gibt gar keine andere Quelle und hat nie eine andere Quelle gegeben, aus der Sozialaufwand fließen könnte, es gibt keine Ansammlung von Periode zu Periode, kein 'Sparen' im privatwirtschaftlichen Sinne (…). Volkswirtschaftlich gibt es immer nur ein Umlageverfahren» (Mackenroth 1952: 41). Auch das Kapitaldeckungsverfahren beruht auf Anwartschaften für eine Beteiligung am Volkseinkommen in jenem zukünftigen Zeitraum, in dem die Ansprüche fällig werden. Ob diese Ansprüche dann eingelöst werden können, hängt von der Leistungsfähigkeit der Volkswirtschaft zu eben diesem Zeitpunkt ab. So benötigt das Kapitaldeckungsverfahren z. B. ein ausgewogenes Verhältnis von Sparern und Entsparern, also Personen, die ihre Ansprüche einlösen wollen. Wenn aber Entsparer nicht auf eine ausreichende Anzahl von Abnehmern treffen, dann ist das gesparte Vermögen nicht mehr so viel wert wie anfangs erhofft. Genau das aber ist angesichts der demographischen Entwicklung wahrscheinlich (Reiners 2011a). Daher sieht sich das Kapitaldeckungsverfahren ebenso wie das Umlageverfahren mit dem demographischen Risiko konfrontiert und gibt nicht die Sicherheit, die es suggeriert.
- Gegen einen Wertverlust der angesammelten Vermögenswerte gibt es keine völlige Sicherheit (z. B. Schmähl 1992: 40, 44ff.). So kann der Kapitalstock z. B. durch eine beschleunigte Inflation oder durch Krisen an den Kapitalmärkten entwertet werden. Auch die Ermittlung der für adäquate Geldleistungen zu entrichtenden Prämien ist eine Rechnung mit vielen Unbekannten, wenn z. B. der an-

gesparte Kapitalstock nicht ausreicht und die in jungen Jahren eingetretenen Versicherten in höherem Alter mit Nachzahlungen konfrontiert werden.

Jenseits dieser prinzipiellen Einwände steht die Einführung des Kapitaldeckungsverfahrens vor einem höchst praktischen Problem: Die erwerbstätigen Beitragszahler haben beim Umlageverfahren in der Vergangenheit die Leistungen der Nettoempfänger finanziert und sollen nun zusätzlich für ihre eigene Absicherung in der Zukunft sorgen. Somit entsteht für sie eine deutlich erhöhte Belastung, die nur durch steuerliche Zuschüsse oder durch eine höhere Belastung älterer Jahrgänge reduziert werden kann. Umfangreiche Steuerzuschüsse dürften angesichts der makroökonomischen Rahmenbedingungen kaum finanzierbar und höhere Belastungen der Mehrzahl der Betroffenen sozial kaum zuzumuten und politisch vermutlich nicht durchsetzbar sein.

10.4.6 Ausblick

Der große Reformbedarf in der GKV-Finanzierung ist offenkundig, insbesondere unter dem Gesichtspunkt der Verteilungsgerechtigkeit, aber auch unter dem Gesichtspunkt der Sicherstellung einer nachhaltigen Finanzierung. Kopfpauschale und Bürgerversicherung geben sehr unterschiedliche Antworten auf diese Herausforderungen. Mit der Einführung des Gesundheitsfonds im Jahr 2009 gingen CDU/CSU und SPD einen Reformschritt, der eine Weiterentwicklung des Systems sowohl in die eine als auch in die andere Richtung zuließ («Y-Modell»). Die nachfolgende schwarz-gelbe Regierungskoalition baute das System mit der Reform des Zusatzbeitrags in Richtung auf eine Kopfpauschale um. Der Zusatzbeitrag («kleine Kopfpauschale») spielte zwar zunächst – zumindest bis 2013 – für die direkte Finanzierung nur eine geringe Rolle, aber mit dem GKV-Finanzierungsgesetz wurde ein Mechanismus etabliert, der ihm eine mittel- und langfristig deutlich wachsende Bedeutung zuweist. Diese Entwicklung ist nicht unumkehrbar, allerdings zeigt die Erfahrung mit vergangenen Reformen auch, dass einmal implementierte Elemente oft nur schwer wieder beseitigt werden können.

Ob dies in Angriff genommen wird, hängt stark von künftigen Regierungskonstellationen ab. Dies gilt auch für die Perspektiven einer Bürgerversicherung. Politische Mehrheiten für die Kernelemente einer Bürgerversicherung – die Herstellung gleicher Zugangsrechte und einheitlicher Versicherungsbedingungen für alle Bürgerinnen und Bürger – waren bereits zwischen 1998 und 2009 vorhanden und scheinen auch künftig möglich. Es spricht allerdings kaum etwas dafür, dass sich SPD und Bündnis 90/Die Grünen in dieser Frage mit der Linkspartei zusammentun.

Aber Veränderungen am dualen Versicherungssystem setzen nicht notwendigerweise linke Mehrheiten voraus. Es ist auch nicht ausgeschlossen, dass der Dualismus des deutschen Krankenversicherungssystems in anderen Regierungskonstellationen in Bewegung gerät. So kann gerade der CDU und der CSU, die neben der FDP in der Vergangenheit die Existenz einer gewinnwirtschaftlichen Krankenversicherung stets vehement verteidigten, die Legitimationskrise der PKV nicht gleichgültig sein, wenn sie sich negativ auf ihre Zustimmung in der Bevölkerung auswirken sollte. Dies könnte einen Druck zur Entwicklung neuer Konzepte für die Struktur des Krankenversicherungssystems erzeugen. Denkbar wäre in diesem Zusammenhang auch eine von öffentlich-rechtlichen Krankenkassen und gewinnwirtschaftlichen Versicherungsunternehmen getragene Bürgerversicherung, die nur noch einen reduzierten Leistungskatalog vorsieht. Das damit erweiterte Spektrum an privaten Zusatzversicherungen könnte den gewinnwirtschaftlichen Krankenversicherungen ein neues lukratives Geschäftsfeld eröffnen und ihnen eine Kompensation für das dann auslaufende Geschäft der Krankenvollversicherung bieten. Die Gesundheitssysteme der Niederlande und der Schweiz, in denen im Übrigen die Kopfpauschale eine erhebliche (Niederlande) oder sogar dominante Rolle (Schweiz) bei der Finanzierung der Krankenversicherung spielt (Rosenbrock/Gerlinger 2006; Okma/de Roo 2009), könnten für ein solches Reformkonzept die Blaupausen liefern. Mit einer solidarischen Bürgerversicherung hätte dies dann aber nichts mehr zu tun.

10.5 Wohnortnahe Versorgung in Stadt und Land

Die Sicherstellung einer wohnortnahen Gesundheitsversorgung ist in den letzten Jahren zu einem wichtigen Thema der Gesundheitspolitik geworden. Anlass für die öffentliche Aufmerksamkeit, die diesem Problem zuteilwird, sind nicht allein die mancherorts bereits auftretenden Versorgungsmängel, sondern auch die aufgrund des Zusammenwirkens verschiedener Trends in den kommenden Jahrzehnten drohende Verschärfung der Problemlage. Die Versorgungsmängel betreffen nicht allein die medizinische Versorgung – hier vor allem mit Hausärzten –, sondern auch die pflegerische Versorgung, auch wenn diese weit weniger im Blickpunkt der Öffentlichkeit steht. Im Folgenden soll vor allem von der medizinischen Versorgung die Rede sein.

10.5.1 Regionale Ungleichheiten bei der Vorhaltung ambulanter medizinischer Versorgungseinrichtungen

Seit Jahrzehnten steigt in Deutschland bei nur geringfügig steigenden Bevölkerungszahlen die Zahl der berufstätigen Ärzte (s. Kap. 2.5, 5.1.3 u. 6.1.4). Ende 2011 kamen in Deutschland 4,2 berufstätige Ärzte auf 1000 Einwohner (Bundesärztekammer 2012), 1991 waren es noch 3,0 gewesen (BMG 2012a: 6, 76). Absolut stieg die Zahl aller berufstätigen Ärzte zwischen 1991 und 2011 von 244 238 auf 342 063 (BMG 2012a: 76), die Zahl der Vertragsärzte zwischen 1993 und 2011 von 115 469 auf 139 538 (BMG 2012a: 79). Auch im internationalen Vergleich ist die Arztdichte in Deutschland außerordentlich hoch (OECD 2013).

Die Versorgung mit Vertragsärzten unterliegt einer Bedarfsplanung (s. Kap. 5.2). Zwar sind die zu diesem Zweck vom Gemeinsamen Bundesausschuss (G-BA) nach Arztgruppen und Gebietstypen zugrunde gelegten Verhältniszahlen nicht unbedingt ein valider Indika-

Tabelle 10-8: Soll-Ist-Vergleich – Gesamtversorgungsgrade nach Arztgruppen 2010.

Arztgruppe	absolut
Anästhesisten	158,3
Augenärzte	119,4
Chirurgen	169,2
Internisten (fachärztlich)	201,4
Frauenärzte	121,4
HNO-Ärzte	126,9
Hautärzte	131,8
Kinderärzte	129,5
Nervenärzte	129,4
Orthopäden	129,4
Psychotherapeuten	157,9
Radiologen	151,2
Urologen	131,4
Hausärzte	108,0
Gesamt	**126,5**

Quelle: Klose/Rehbein 2011: 11.

Tabelle 10-9: Soll-Ist-Vergleich – Gesamtversorgungsgrade der Hausärzte nach Kassenärztlichen Vereinigungen 2010.

KV	absolut
Baden-Württemberg	110,1
Bayern	112,0
Berlin	110,5
Brandenburg	100,4
Bremen	107,1
Hamburg	109,2
Hessen	110,0
Mecklenburg-Vorpommern	101,9
Niedersachsen	102,4
Nordrhein	111,2
Rheinland-Pfalz	108,3
Saarland	110,9
Sachsen	107,6
Sachsen-Anhalt	93,0
Schleswig-Holstein	110,5
Thüringen	103,4
Westfalen-Lippe	107,3
Gesamt	**108,0**

Quelle: Klose/Rehbein 2011: 12.

tor für eine bedarfsgerechte Versorgung, denn sie beruhen auf den Ist-Verhältnissen Anfang der 1990er Jahre und nicht auf der objektiven Ermittlung des Versorgungsbedarfs. Zudem berücksichtigen sie nicht die in der Zwischenzeit in der ambulanten Versorgung eingetretene Veränderung der Versorgungssituation (v. a. medizinischen Fortschritt, demographischen Wandel, Verkürzung der stationären Verweildauer). Ungeachtet dessen gibt der Vergleich zwischen Bedarfsplanungsdaten und tatsächlichen Verhältniszahlen einen Hinweis auf die Versorgungslage bei einzelnen Arztgruppen und in einzelnen Regionen.

Dieser Vergleich zeigt, dass bei allen Arztgruppen, die der Bedarfsplanung unterliegen, im bundesweiten Durchschnitt die Versorgungsgrade den sich aus den Bedarfsplanungsrichtlinien ergebenden Soll-Wert überschritten (**Tab. 10-8**). Besonders deutlich fiel diese Überschreitung bei den Fachärzten aus, aber auch bei Hausärzten lag der Gesamtversorgungsgrad immerhin noch bei 108,0 Prozent (**Tab. 10-9**). Von den Hausärzten abgesehen, waren bei allen Arztgruppen fast sämtliche Planungsbereiche überversorgt; nur bei den Hausärzten gab es in erheblichem Umfang noch freie Planungsbereiche (**Tab. 10-10**). Dabei gab es bundesweit selbst in der hausärztlichen Versorgung einen Überschuss von insgesamt knapp 4000 Ärzten (Klose/Rehbein 2011: 16). Selbst in diesem Versorgungssegment unterschritt nur ein Planungsbereich den kritischen Schwellenwert von 75 Prozent der Planzahlen und galt damit als unterversorgt (**Tab. 10-11**).

Vor allem in den Ballungsräumen werden die Verhältniszahlen der Bedarfsplanung erheblich überschritten, nicht selten in nachgerade eklatanter Weise. Es gibt aber auch einige ländliche Regionen, die für eine Niederlassung offenkundig sehr attraktiv sind (**Tab. 10-12**).

Darüber hinaus treten aber auch *innerhalb* von Ballungsräumen erhebliche Unterschiede in den Versorgungsgraden auf. Insbesondere solche Stadtteile, in denen der Anteil von Arbeitslosen oder Empfängern von Hartz IV bzw.

Tabelle 10-10: Anteil überversorgter Planungsbezirke nach Arztgruppen 2010.

Arztgruppe	%
Anästhesisten	98,0
Augenärzte	86,3
Chirurgen	100,0
Internisten (fachärztlich)	100,0
Frauenärzte	95,2
HNO-Ärzte	92,7
Hautärzte	92,2
Kinderärzte	94,9
Nervenärzte	94,4
Orthopäden	98,5
Psychotherapeuten	96,5
Radiologen	99,0
Urologen	99,0
Hausärzte	46,1

Quelle: Klose/Rehbein 2011: 10.

Tabelle 10-11: Planungsbezirke in der vertragsärztlichen Versorgung nach Versorgungsgrad 2010.

Versorgungsgrad (%)	absolut
unter 75	1
75 bis unter 90	19
90 bis unter 100	63
100 bis unter 110	130
110 bis unter 150	182
ab 150	0
Gesamt	395

Quelle: Klose/Rehbein 2011: 13.

Sozialhilfe hoch und der von Privatpatienten besonders niedrig ist, weisen eine erheblich geringere Arztdichte auf (Tab. 10-14, s. S. 442). Offenkundig treffen Ärzte ihre Standortentscheidungen auch unter dem Gesichtspunkt, wie sie die jeweiligen Möglichkeiten der Privatliquidation einschätzen. Dieses Verhalten wird durch den häufig sehr weiten Zuschnitt der Planungsbereiche erleichtert. So sind etwa Berlin und Hamburg jeweils *ein* Planungsbezirk. Auch wenn diese Planungsbereiche statistisch insgesamt als angemessen versorgt oder als überversorgt gelten, tritt dort in manchen Stadtteilen bei manchen Arztgruppen eine Unterversorgung auf.

Tabelle 10-12: Planungsbereiche mit den höchsten und niedrigsten Versorgungsgraden bei Hausärzten[1] nach Kassenärztlichen Vereinigungen (KV) 2010.

Planungsbereiche mit den höchsten Versorgungsgraden	Versorgungsgrad
Landkreis Starnberg (KV Bayern)	148,4
Stadtkreis Freiburg im Breisgau (KV Baden-Württemberg)	141,3
Stadtkreis München (KV Bayern)	130,5
Landkreis Garmisch-Partenkirchen (KV Bayern)	130,4
Stadtkreis Hagen (KV Westfalen-Lipp)	129,1
Planungsbereiche mit den höchsten Versorgungsgraden	**Versorgungsgrad**
Landkreis Altmarkkreis Salzwedel (KV Sachsen-Inhalt)	80,7
Landkreis Soltau-Fallingbostel (KV Niedersachsen)	80,3
Landkreis Jerichower Land (KV Sachsen-Inhalt)	79,8
Stadtkreis Dessau/Landkreis Bitterfeld (KV Sachsen-Inhalt)	79,2
Landkreis Saalkreis (KV Sachsen-Inhalt)	64,8

1 Allgemeinärzte, praktische Ärzte, nicht fachärztlich tätige Internisten ohne Kinderärzte.
Quelle: Klose/Rehbein 2011: 14.

Tabelle 10-13: Vertragsärzte im Alter von 60 Jahren und mehr am 31.12.2011.

Arztgruppe	absolut	% der jeweiligen Gruppe
Gebietsärzte	12 853	20,0
Hausärzte	15 335	27,1
alle Vertragsärzte	**28 188**	**23,2**

Quelle: KBV 2012b; eigene Berechnungen.

Tabelle 10-14: Arztdichte und Anteil von Hartz IV-Empfängern in Hamburger Stadtteilen im Jahr 2012.

Stadtteil[1]	Anteil von Hartz IV-Empfängern	niedergelassene Ärzte je 1 000 E.
Wilhelmsburg	24,3	1,32
Billstedt	23,2	1,23
Steilshoop	22,4	0,57
Jenfeld	22,2	1,26
Groß Flottbek	0,8	5,46
Blankenese	1,0	7,30
Othmarschen	1,0	2,85
Wellingsbüttel	1,3	2,38

1 Berücksichtigt wurden jeweils die vier Hamburger Stadtteile (mehr als 10 000 Einwohner) mit dem höchsten und dem geringsten Anteil von Hartz IV-Empfängern.
Quelle: Statistisches Amt für Hamburg und Schleswig Holstein (2012); eigene Zusammenstellung.

10.5.2 Ursachen von Verteilungsungleichheiten

Diese Ungleichverteilung ist Ergebnis des Zusammenwirkens unterschiedlicher Faktoren. Folgende Entwicklungen sind dabei hervorzuheben:

1. In der Vergangenheit wanderten viele Menschen jüngeren und mittleren Alters aus ländlichen Gebieten ab. Gleichzeitig rücken die geburtenstarken Jahrgänge nun in höhere Altersgruppen vor. Sinkende Bevölkerungszahlen, ein steigender Altenanteil, eine in der Folge rückläufige Geburtenrate, die Abwanderung insbesondere junger und qualifizierter Personen, ein Niedergang der ökonomischen, sozialen und kulturellen Infrastruktur führten und führen in einem Teufelskreis zu einem weiteren Bevölkerungsrückgang. Arbeit und Leben in ländlichen Regionen verloren somit für viele Menschen an Attraktivität (SVR 2012). Insbesondere fällt es schwer, junge Akademiker, und darunter eben auch Ärzte, zur Aufnahme einer Berufstätigkeit in ländlichen Regionen zu bewegen, denn sie sind in der Regel besonders sensibel für die damit einhergehenden Beschränkungen und Schwierigkeiten. Erschwerend kommt hinzu, dass es den zumeist ebenfalls hoch qualifizierten Lebenspartnern schwer fällt, wohnortnah eine adäquate Beschäftigung zu finden.
2. Dieses Problem wirkt sich auf die Versorgung mit Hausärzten umso stärker aus, als diese Berufsgruppe besonders stark vom demographischen Wandel betroffen ist. Ende

2011 waren 15 335 Hausärzte (27,1 % aller Hausärzte) 60 Jahre oder älter. Der Anteil dieser Altersgruppe ist unter den Hausärzten deutlich höher als unter den Fachärzten (**Tab. 10-13**). Im Jahr 2011 schieden 2194 Hausärzte aus der Berufstätigkeit aus, nur 1691 traten in die hausärztliche Versorgung ein (KBV 2012b).

3. Gleichzeitig ist in der Vergangenheit der Anteil der Mediziner gesunken, die sich für eine Weiterbildung zum Facharzt für Allgemeinmedizin und für eine Tätigkeit als Hausarzt entscheiden. So bezogen sich im Jahr 2011 nur 1298 (11,2 %) aller Facharztanerkennungen auf die Allgemeinmedizin (Bundesärztekammer 2012). Gerade Hausärzte sind für die Gewährleistung der Versorgung auf dem Land aber von besonderer Bedeutung. Das Interesse von Studierenden an der hausärztlichen Tätigkeit geht im Verlauf des Studiums deutlich zurück. Vermutlich spielen hierfür unterschiedliche Gründe eine Rolle: eine Ausbildungskultur in der Medizin, die den Eindruck vermittelt, Allgemeinmedizin und Hausarzttätigkeit seien weniger anspruchsvoll oder interessant als andere Disziplinen bzw. Tätigkeitsfelder; das im Vergleich zu den meisten anderen Disziplinen geringe Einkommen von Hausärzten; die besonderen beruflichen Belastungen, die eine Hausarzttätigkeit, insbesondere als Landarzt, mit sich bringt, nämlich lange Arbeitszeiten und ein nicht selten beklagtes «Einzelkämpferdasein».
4. Hausärzte erzielen im Durchschnitt geringere Einnahmen und Einkommen aus vertragsärztlicher Tätigkeit als die Angehörigen anderer Facharztgruppen. Erschwert schon dieser Sachverhalt die Rekrutierung hausärztlichen Nachwuchses, so verringert sich deren Bereitschaft, sich in ländlichen Regionen oder in sozial benachteiligten Stadtteilen niederzulassen, zusätzlich wegen der dort üblicherweise geringen Möglichkeiten, ihre Einnahmen durch privatärztliche Tätigkeit zu erhöhen; denn sowohl der Anteil von Privatpatienten als auch der von zahlungskräftigen GKV-Patienten, die am ehesten geneigt und in der Lage sind, individuelle Gesundheitsleistungen (IGeL) in Anspruch zu nehmen (s. Kap. 5.1.6), ist dort besonders gering. In der ambulanten privatärztlichen Versorgung werden die Leistungen von Ärztinnen und Ärzten mit festen Euro-Beträgen vergütet, die zudem mit einem Multiplikationsfaktor versehen werden, während in der vertragsärztlichen Versorgung die ärztliche Vergütung restriktiven Budgets und Mengenbegrenzungsregelungen unterliegt. Im Ergebnis liegen die Vergütungen für identische Leistungen in der privatärztlichen Versorgung erheblich über den Vergütungen in der vertragsärztlichen Versorgung. In den zurückliegenden Jahren hat der Anteil der Einnahmen aus privatärztlichen Tätigkeiten stark zugenommen und mittlerweile ein beträchtliches Niveau erreicht. Im Jahr 2007 entfielen immerhin 25,9 Prozent der Einnahmen je Praxisinhaber auf privatärztliche Tätigkeit (StBA 2009b: 16). Bei einzelnen Arztgruppen lagen die Anteile noch deutlich höher. So erreichten Hautärzte im Durchschnitt sogar einen Einnahmenanteil aus der Privatpraxis von 45,3 Prozent und Orthopäden von 37,7 Prozent; Allgemein- und Praktische Ärzte kamen immerhin noch auf einen Anteil von 15,8 Prozent (StBA 2009b: 16f.). 1979 hatte sich dieser Anteil im Durchschnitt aller Ärzte noch auf lediglich 13,1 Prozent belaufen (Gerlinger/Deppe 1994: 41)
5. Die vertragsärztliche Bedarfsplanung hat es nicht verstanden, eine regional ausgewogene Verteilung von Ärzten zu gewährleisten. Das Anfang der 1990er Jahre entwickelte Instrumentarium erwies sich als unzureichend. Die Orientierung der angestrebten Arzt-/Versichertenrelationen an den Ist-Verhältnissen des Jahres 1990, die Ausrichtung der Planungsbereiche an den Grenzen von Stadt- und Landkreisen, die unzureichende Berücksichtigung von demographischen und

Morbiditätskriterien sowie die Nichtberücksichtigung der Erreichbarkeit von Einrichtungen als Bedarfskriterium haben zu den skizzierten Ungleichheiten beigetragen (Greß/Stegmüller 2011). Zudem hat die Zulassungspraxis der gemeinsamen Selbstverwaltung es nicht verstanden, die Überversorgung gerade mit Fachärzten in Ballungsräumen zu vermeiden oder abzubauen. Der grundgesetzliche Auftrag zur Herstellung gleichwertiger Lebensverhältnisse wurde bei der Verteilung ambulanter Versorgungskapazitäten somit nicht erfüllt (Art. 72 Abs. 2 GG).

Ohne wirksame Interventionen dürften sich die Ungleichheiten bei der ärztlichen Versorgung weiter verschärfen, denn es ist nicht sichtbar, dass die skizzierten Trends zum Stillstand kommen, geschweige denn sich umkehren.

10.5.3 Die Maßnahmen des GKV-Versorgungsstrukturgesetzes

Das 2012 in Kraft getretene GKV-Versorgungsstrukturgesetz (GKV-VstG) versucht, auf diese Entwicklungen eine Antwort zu geben. Es beinhaltet eine Vielzahl von Maßnahmen, die an sehr unterschiedlichen Punkten ansetzen.

Reform der Bedarfsplanung

Die bisherige Bedarfsplanung (s. Kap. 5.2) wird durch folgende Maßnahmen flexibilisiert:

- Der Gemeinsame Bundesausschuss hat eine neue Bedarfsplanungsrichtlinie zu verabschieden, mit der die Planungsbereiche so gestaltet werden, dass sie einer flächendeckenden Versorgung dienen. Die Planungsbereiche müssen nicht mehr den Stadt- und Landkreisen entsprechen, und die Planungskriterien werden von Verhältniszahlen (Arzt/Versicherte) um demographische Merkmale erweitert. Diese Bedarfsplanungsrichtlinie trat zum 1.1.2013 in Kraft (s. Kap. 10.5.4)
- Die Landesausschüsse der Ärzte und Krankenkassen, die für die regionale Bedarfsplanung zuständig sind, erhalten neue Möglichkeiten, von den bundesweiten Vorgaben (Planungsbereiche, Verhältniszahlen) abzuweichen, um regionalen Besonderheiten Rechnung tragen zu können. Dazu zählen auch erweiterte Möglichkeiten zur Erteilung von Sonderbedarfszulassungen.
- Darüber hinaus wird eine Reihe institutioneller und prozeduraler Regelungen getroffen, die insbesondere den Ländern mehr Gestaltungsmöglichkeiten einräumen. Sie erhalten bei der Behandlung von Bedarfsplanungsrichtlinien im G-BA ein Mitberatungsrecht, allerdings kein Mitentscheidungsrecht (§ 92 Abs. 7e SGB V), sowie ein Mitberatungsrecht im Landesausschuss der Ärzte und Krankenkassen (§ 90 Abs. 4 SGB V).
- Die Länder können auf Landesebene ein gemeinsames Gremium zur sektorenübergreifenden Versorgung bilden (§ 90a SGB V), das allerdings nur Empfehlungen aussprechen kann und über kein eigenes Budget verfügt. Schließlich erhalten die Landesbehörden die Rechtsaufsicht über den Landesausschuss der Ärzte und Krankenkassen einschließlich eines Ersatzvornahmerechts (§ 90 Abs. 5 SGB V) sowie das Recht, dessen Beschlüsse zu beanstanden (§ 90 Abs. 6 SGB V). Dieses Beanstandungsrecht gilt auch im Hinblick auf den vom Landesausschuss aufgestellten Bedarfsplan (§ 99 Abs. 1 SGB V).

Ermöglichung neuer Versorgungskonzepte

Der Spielraum für neue Versorgungskonzepte, mit denen Ärzte bzw. die Arztpraxis entlastet werden und damit mehr Patienten versorgen können, wird erweitert:

- Mobile Versorgungskonzepte sollen ausgebaut werden können.
- Die Errichtung von Zweigpraxen soll ermöglicht werden.
- Die Delegation ärztlicher Leistungen soll erleichtert werden. Zu diesem Zweck wur-

den die Partner der Bundesmantelverträge beauftragt, eine Liste für delegationsfähige Leistungen vorzulegen.
- Die Telemedizin soll ausgebaut werden. Der Bewertungsausschuss legt fest, welche Leistungen der vertragsärztlichen Gebührenordnung telemedizinisch erbracht werden können und wie sie zu vergüten sind.

Zulassung neuer Träger zur vertragsärztlichen Versorgung

Erstmals ist es grundsätzlich möglich, dass auch andere Träger als niedergelassene Ärzte Versorgungseinrichtungen betreiben können. Wenn in einem Zulassungsbezirk Unterversorgung festgestellt ist und diese auf anderem Wege nicht beseitigt werden kann, können die KV und die betreffenden Gebietskörperschaften (Städte, Gemeinden, Landkreise) diese allerdings nur mit Zustimmung der KV-Eigeneinrichtungen betreiben.

Modifikation von Zulassungsbestimmungen

Um Anreize zu schaffen, auch in strukturschwachen oder sozial benachteiligten Gebieten tätig zu werden, sollen solche Ärzte bei der Entscheidung über die Zulassung bevorzugt behandelt werden, die:

- vorher in unterversorgten Gebieten praktizierten oder
- sich parallel an der Versorgung in unterversorgten Gebieten beteiligen

Daneben gilt eine Reihe weiterer Bestimmungen:

- Die Verlegung eines Vertragsarztsitzes soll nur noch dann möglich sein, wenn dem keine Gründe der vertragsärztlichen Versorgung entgegenstehen. Der Hintergrund dieser Maßnahme ist die verbreitete Praxis von Ärzten, in Großstädten (z. B. in Berlin oder Hamburg) ihre Praxen aus ärmeren Stadtteilen (mit einer geringen Zahl von Privatpatienten) in reichere Stadtteile (mit einer hohen Zahl von Privatpatienten) zu verlegen. Dies führt in der Praxis bisweilen dazu, dass in einzelnen Stadtteilen Versorgungsengpässe entstehen.
- Bei festgestellter Unterversorgung wird die Möglichkeit der Ermächtigung von Krankenhäusern und Ärzten in Krankenhäusern zur Teilnahme an der vertragsärztlichen Versorgung auf Ärzte in Rehabilitations- und Pflegeeinrichtungen erweitert.
- Um die partielle Überversorgung abzubauen, erhält die KV in überversorgten Gebieten ein Vorkaufsrecht für frei werdende Vertragsarztsitze. Dieses Vorkaufsrecht gilt nicht, wenn Kinder, Ehegatten oder Lebenspartner sich um die Nachbesetzung bewerben. Außerdem werden Möglichkeiten der KV erweitert, in überversorgten Gebieten den freiwilligen Verzicht auf die Zulassung finanziell zu fördern.

Finanzielle Anreize

Finanzielle Anreize sollen die Bereitschaft zur Niederlassung in unterversorgten oder von Unterversorgung bedrohten Regionen erhöhen:

- Die Abweichung der regionalen Vertragsparteien von bundesweiten Vorgaben zur Honorierung von Ärzten wird erleichtert.
- Leistungen von Ärzten in strukturschwachen Gebieten werden von Abstaffelungen ausgenommen, also von Kürzungen der Vergütung für eine Leistung, wenn ein Arzt das Regelleistungsvolumen, also die ihm zustehende Behandlungsmenge je Quartal bzw. Jahr, überschritten hat (s. Kap. 5.3.4).
- KVen und Kassen in der Region können Preiszuschläge für Leistungen von besonders förderungswürdigen Leistungserbringern in strukturschwachen Gebieten vereinbaren.
- Die KV kann bei Bedarf einen Strukturfonds einrichten, aus dem flexibel und ungebunden gezielte Maßnahmen zur Sicherstellung der Versorgung finanziert werden (z. B. die

Gewährung zinsgünstiger Kredite oder Zuschüsse zu Investitionskosten). In diesen Fonds zahlt die jeweilige KV bis zu 0,1 Prozent der jeweiligen Gesamtvergütung ein; die Krankenkassen fügen einen Betrag in gleicher Höhe hinzu. Bundesweit kann darüber ein Betrag von insgesamt mehr als 60 Millionen Euro zur Verfügung gestellt werden.

Verbesserung der Work-Life-Balance

Schließlich soll eine Reihe von Maßnahmen dazu dienen, die Work-Life-Balance für Ärzte zu verbessern und ihnen so eine Entscheidung für die Niederlassung in strukturschwachen Regionen erleichtern:

- Die Residenzpflicht für niedergelassene Ärzte wird grundsätzlich aufgehoben; allerdings darf die Notfallversorgung dabei nicht gefährdet werden.
- Ärzte können für bis zu drei Jahre einen Entlastungsassistenten einstellen.
- Eine Schwangerschaftsvertretung kann für zwölf statt wie bisher für sechs Monate beschäftigt werden.
- Der Notdienst soll sektorenübergreifend organisiert werden, um die Last dieser Aufgabe auf mehr Schultern zu verteilen.

10.5.4 Neufassung der Bedarfsplanungsrichtlinie durch den G-BA

Der Gemeinsame Bundesausschuss (G-BA) legte im Dezember 2012 in Umsetzung des GKV-VStG Ende 2012 eine neue Bedarfsplanungsrichtlinie vor (G-BA 2012a). Das neue Regelwerk trat zum 1.1.2013 in Kraft. Die neue Richtlinie sieht eine Reihe von Veränderungen gegenüber dem vorherigen Recht vor. Die neuen Regelungen sind flexibler als die alten und sollen es erlauben, entstandene «Versorgungslücken schneller zu erkennen und zu schließen» (G-BA-2012b: 1). Mit ihnen soll es gelingen, die Ärzte gleichmäßiger zu verteilen und die Zuweisung von Arztsitzen stärker am tatsächlichen Versorgungsbedarf zu orientieren.

Ausgangspunkt der neuen Bedarfsplanung ist die Überlegung, dass die hausärztliche Versorgung möglichst vor Ort gewährleistet werden muss, während «Fachärzte mit zunehmendem Spezialisierungsgrad deutlich größere Einzugsgebiete versorgen können» (ebd.). Daher sieht das neue Verfahren eine Differenzierung der Planungsbereiche vor, denen die unterschiedlichen Arztgruppen in Abhängigkeit von deren Spezialisierungsgrad zugewiesen werden. Die alleinige Orientierung des vorherigen Planungsverfahrens an den Landkreisen und den Grenzen der kreisfreien Städte wird damit zugunsten eines differenzierteren Planungsrasters aufgegeben.

Bei diesen neuen Planungsbereichen handelt es sich um a) den Mittelbereich, b) die kreisfreien Städte, Landkreise oder die Kreisregion, c) die Raumordnungsregion und d) das KV-Gebiet (§ 7):

- Der Mittelbereich entspricht dem Bereich der mittleren und großen kreisangehörigen Städte und ist damit kleiner als die zuvor zugrunde gelegten Landkreise und kreisfreien Städte.
- Die kreisfreien Städte und die Landkreise entsprechen den vorherigen Planungsbereichen.
- Die Raumordnungsregion fasst mehrere Landkreise und kreisfreie Städte zusammen. Es handelt sich um große Raumeinheiten, die häufig durch ein ökonomisches Zentrum und dessen Umland beschrieben sind. Raumordnungsregionen sind z. B. Nordthüringen oder Rhein-Main. In Deutschland gibt es 97 Raumordnungsregionen (ohne Hamburg und Berlin). Raumordnungsregionen sind also erheblich größer als Landkreise oder kreisfreie Städte.
- Das KV-Gebiet ist identisch mit den Landesgrenzen, außer in Nordrhein-Westfalen, wo es zwei KV-Bezirke gibt (Westfalen-Lippe, Nordrhein).

Die Arztgruppen werden den einzelnen Planungsbereichen und -verfahren folgendermaßen zugewiesen:

- Der Mittelbereich ist der Planungsbereich für die hausärztliche Versorgung (§ 11). Darunter fallen Fachärzte für Allgemeinmedizin, Praktische Ärzte und Ärzte ohne Gebietsbezeichnung sowie Internisten ohne Schwerpunktbezeichnung, die sich für die hausärztliche Versorgung entschieden haben.
- Die Kreise und kreisfreien Städte sind die Planungsbereiche für die fachärztliche Versorgung (§ 12). Zu dieser Kategorie zählen Augenärzte, Chirurgen, Frauenärzte, Hautärzte, HNO-Ärzte, Nervenärzte, Orthopäden, Psychotherapeuten, Urologen und auch die Kinderärzte.
- Die Raumordnungsregion ist der Planungsbereich für die spezialisierte fachärztliche Versorgung (§ 13). Diesem Planungstyp sind Anästhesisten, fachärztliche Internisten, Kinder- und Jugendpsychiater sowie Radiologen zugeordnet
- Das KV-Gebiet ist der Planungsbereich für die gesonderte fachärztliche Versorgung (§ 14). Darunter fallen Humangenetiker, Laborärzte, Neurochirurgen, Nuklearmediziner, Pathologen, Physikalische- und Rehabilitations-Mediziner, Strahlentherapeuten und Transfusionsmediziner, also zahlenmäßig jeweils kleine Arztgruppen.

Die hausärztliche Versorgung unterliegt also künftig einer feingliedrigeren Planung, die eine größere Wohnortnähe der Versorgung gewährleisten soll. Dies geht einher mit einer Zunahme der Planzahlen für Hausärzte um bundesweit rund 2500 Sitze und für Psychotherapeuten um rund 1400 Sitze. Standortwechsel werden für diese Gruppen erschwert, weil die Planungsbereiche kleiner sind. Anders bei der spezialisierten fachärztlichen Versorgung: Hier werden mit der Vergrößerung der Planungsbereiche Praxisverlegungen leichter. Mit der gesonderten fachärztlichen Versorgung werden zusätzlich zu den 14 bisher berücksichtigten Arztgruppen weitere Disziplinen in die Bedarfsplanung einbezogen. Damit will der G-BA auch bei diesen Arztgruppen eine gleichmäßigere Verteilung gewährleisten. Die diesem Verfahren unterliegenden Arztgruppen sind zahlenmäßig jeweils sehr klein.

Darüber hinaus gibt die Bedarfsplanungsrichtlinie den Landesausschüssen der Ärzte und Krankenkassen Instrumente an die Hand, die möglichst rasch eine bedarfsgerechte Versorgung im ländlichen Raum herbeiführen sollen. So können bestehende Zulassungsbeschränkungen während eines Übergangszeitraums von drei Jahren in einem neuen Planungsbereich beibehalten werden, bis alle ehemaligen Planungsbereiche, die innerhalb des neuen Planungsbereichs liegen, einen Versorgungsgrad von mindestens 100 Prozent erreicht haben (§ 65). Darüber hinaus können die Landesausschüsse der Ärzte und Krankenkassen innerhalb einer Übergangszeit von drei Jahren in bestimmten Fällen auch Planungsbereiche mit einem Versorgungsgrad zwischen 100 und 110 Prozent sperren (§ 67). Im Allgemeinen ist eine Sperrung erst bei Erreichen eines Versorgungsgrads von 110 Prozent möglich (§ 24). Hausärzte und Psychotherapeuten in ländlichen Regionen wurden von diesen Regelungen ausgenommen, um bei diesen Gruppen auch schon kurzfristig Zuwächse zu ermöglichen.

Schließlich wird auch der Demographiefaktor als Kriterium für den Versorgungsbedarf in der Richtlinie neu gefasst (§ 9). Die neue Richtlinie unterscheidet bei der Ermittlung des Leistungsbedarfs in einem Planungsbereich nun zwischen dem Bedarf der Versicherten im Alter von 65 und mehr Jahren sowie dem Bedarf der unter 65-Jährigen. Dabei wird dieser Bedarf auf die jeweiligen Arztgruppen bezogen. Der Demographiefaktor modifiziert die allgemeinen Verhältniszahlen für die jeweilige Arztgruppe. Mit diesem Verfahren will der G-BA präziser den arztgruppenspezifischen Versorgungsbedarf in einer Region erfassen.

Das neue Planungsinstrumentarium bietet in der Tat flexiblere Handlungsmöglichkeiten bei der Steuerung der vertragsärztlichen Zulassungen. Insbesondere gilt dies für die hausärztliche Versorgung, vor allem weil hier das Planungsraster feingliedriger gestaltet wurde. Inwieweit die überarbeitete Richtlinie die bestehenden Ungleichgewichte tatsächlich vermindern kann bleibt allerdings abzuwarten. Im Hinblick auf die hausärztliche Versorgung ist darauf hinzuweisen, dass sich mit einer Zunahme der Planzahlen in diesem Bereich noch nicht die Zahl der Facharztanerkennungen in der Allgemeinmedizin erhöht. Es ist also fraglich, ob überhaupt genügend Hausärzte zur Verfügung stehen werden, die die neu ausgewiesenen Stellen besetzen können – ein Problem, das allerdings nicht durch eine Bedarfsplanungsrichtlinie gelöst werden kann. In der fachärztlichen Versorgung hat sich das Planungsverfahren kaum geändert. Vor allem aber fehlt es der neuen Bedarfsplanungsrichtlinie an einem wirksamen Instrumentarium zum Abbau der Überversorgung in Ballungsräumen. Dies allerdings hätte entsprechende gesetzliche Rahmenvorgaben für die gemeinsame Selbstverwaltung erfordert, für die der politische Wille des Gesetzgebers nicht vorhanden war.

10.5.5 Weitere Maßnahmen

Ganz unabhängig vom GKV-VStG gibt es bereits seit Jahren Anstrengungen anderer Akteure, die mit eigenen Instrumenten versuchen, einer Unterversorgung entgegenzuwirken. Mittlerweile existiert eine kaum noch zu überblickende Vielfalt an Initiativen, Vorschlägen und Maßnahmen, an denen Bund, Länder, Kommunen, Krankenkassen und Kassenärztliche Vereinigungen beteiligt sind. Zum einen zielen sie darauf, formale Hürden für die ärztliche Tätigkeit in ländlichen Regionen zu beseitigen. So hat der Bundesgesetzgeber die 1992 beschlossene Altersgrenze für die vertragsärztliche Tätigkeit für Ärzte in unterversorgten Zulassungsbezirken aufgehoben und die Anstellung von Ärzten durch niedergelassene Kollegen erleichtert.

Zum anderen versuchen Kassen und Kassenärztliche Vereinigungen, aber auch Kommunen und Länder, finanzielle Anreize für die Aufnahme ärztlicher Tätigkeit in dünn besiedelten Regionen zu schaffen. Dabei gibt es unterschiedliche Ansatzpunkte. Akteure der Selbstverwaltung sowie Länder und Kommunen unterstützen des Öfteren Ärzte bei der Praxisübernahme oder -einrichtung finanziell. Einzelne Länder, so z. B. Sachsen-Anhalt, gewähren Studierenden der Medizin, die sich bereit erklären, später als Arzt im Land tätig zu sein, ein Stipendium oder ein Darlehen zur Finanzierung des Studiums. Auch einzelne Landkreise greifen zu derartigen Instrumenten. Allerdings sind solchen Aktivitäten auch enge Grenzen gesetzt. Die Haushaltssituation bei Ländern und Kommunen lässt in der Regel ein größeres finanzielles Engagement nicht zu. Eine durchgreifende Anhebung der Landarzthonorare stößt auf den Widerstand anderer Arztgruppen. Über die Wirksamkeit dieser und ähnlicher Maßnahmen ist wenig bekannt, weil es an systematischen Evaluationen mangelt. Einstweilen geschieht auf diesem Feld noch vieles nach dem Muster «trial and error».

Schließlich richten sich manche Bemühungen auf die Entwicklung neuer Organisationsformen für die medizinische Versorgung, die z. T. auch neue Formen der Arbeitsteilung zwischen den Gesundheitsberufen beinhalten. Zu bundesweiter Bekanntheit hat es das Projekt «AGnEs» («Arztentlastende, Gemeindenahe, E-Health gestützte, Systemische Intervention») gebracht. Hier geht es darum, ob und wie bislang ärztliche Tätigkeiten durch besonders qualifizierte Gesundheits- und Krankenpfleger ausgeübt werden können. Trotz positiver Evaluationen tritt die organisierte Ärzteschaft bei der Kompetenzverlagerung auf andere Berufsgruppen auf die Bremse.

10.5.6 Ausblick

Viele der genannten Maßnahmen des GKV-VStG und der Initiativen anderer Akteure erscheinen sinnvoll. Inwieweit sie tatsächlich Wirkung entfalten, wird sich vermutlich erst mittelfristig herausstellen. Allerdings sind bereits jetzt erhebliche Zweifel angebracht, ob es mit ihnen gelingen wird, die Gefahren einer Unterversorgung vor allem in ländlichen Gebieten abzuwenden. Zum einen ist zu kritisieren, dass die konservativ-liberale Regierung nicht entschieden gegen die Überversorgung in Ballungsräumen vorgeht. Dies wird vor allem daran deutlich, dass das Vorkaufsrecht der KVen für geschlossene Praxen in überversorgten Gebieten nur eine Kann-Regelung ist. Eine *Verpflichtung* der KVen für den Aufkauf solcher Praxen würde die existierende Versorgung abbauen und könnte womöglich dazu beitragen, den Strom der niederlassungswilligen Ärzte in unterversorgte oder von Unterversorgung bedrohte Regionen zu lenken. Zum anderen ist es fraglich, ob die großen Hoffnungen, die sich auf die Wirkung finanzieller Anreize richten, wirklich berechtigt sind. Angesichts der verbreiteten Skepsis im Hinblick auf Leben und Arbeit in ländlichen Regionen müssten für viele Ärzte die finanziellen Anreize schon sehr stark sein, um sie zu einer dortigen Niederlassung zu bewegen.

Bisher ist kein Königsweg für die Problemlösung in Sicht. Vielleicht gibt es ihn auch nicht und es müssen regional angepasste Wege gegangen werden. Trotz aller Schwierigkeiten liegt in der Krise aber vielleicht auch eine Chance. Unter dem Druck der Probleme haben erstens Länder und Kommunen begonnen, neue Aufgaben bei der Sicherstellung der ambulanten Versorgung wahrzunehmen, und stellt sich zweitens die Frage nach der Arbeitsteilung in der Gesundheitsversorgung mit besonderer Dringlichkeit. Insofern könnten sich bei der Suche nach angemessenen Versorgungsformen Lösungen herausbilden, die in andere Bereiche des Gesundheitswesens ausstrahlen. Der ländliche Raum könnte so auch zu einem Laboratorium für die Weiterentwicklung des deutschen Gesundheitswesens werden.

10.6 Die Regulierung des Krankenversorgungssystems zwischen Staat, Verbänden und Markt

Die Krisenjahre 1974/75, in denen der «kurze Traum immerwährender Prosperität» zu Ende ging (Lutz 1984), leiteten bekanntlich den Übergang zur Kostendämpfungspolitik in der gesetzlichen Krankenversicherung ein. Auch heute ist die Kostendämpfung ein herausragendes Ziel der Gesundheitspolitik, jedoch vollzogen sich seit der ersten Hälfte der 1990er Jahre trotz fortbestehender Reformblockaden weit reichende Veränderungen im Regulierungssystem der GKV. Seitdem haben sich nicht nur Tempo und Reichweite gesundheitspolitischer Reformen unverkennbar erhöht, sondern auch die Steuerungsinstrumente erheblich gewandelt. Diese Entwicklung wird in wissenschaftlichen Analysen mit zum Teil deutlich unterschiedlichen Akzenten (Gerlinger 2002; Döhler/Manow 1997; Manow 1999: 161ff.; Blanke 1994; Blanke/Kania 1996; Kania/Blanke 2000; Bandelow 1998; Bandelow/Schubert 1998; Hartmann 2002; Wendt 2009a; Gerlinger 2010a) und bei den gesundheitspolitischen Akteuren höchst kontrovers interpretiert.

Vor diesem Hintergrund soll hier erörtert werden, in welcher Weise sich die politische Regulierung der GKV in diesem Prozess verändert hat, insbesondere wie sich unmittelbar staatliche Intervention, gewachsene korporatistische Regulierungsformen und neu eingeführte wettbewerbliche Regulierungsinstrumente zueinander verhalten.

10.6.1 Perioden der Reformpolitik in der gesetzlichen Krankenversicherung

Im Rückblick auf die seit Mitte der 1970er Jahre verfolgte Gesundheitspolitik lassen sich zwei recht gut abgrenzbare Perioden identifizieren: eine Periode strukturkonservierender Kostendämpfungspolitik, die sich auf den Zeitraum zwischen 1975 und 1992 datieren lässt, und eine mit der Verabschiedung des Gesundheitsstrukturgesetzes 1992 einsetzende – und aktuell keineswegs abgeschlossene – Periode wettbewerbsorientierter Strukturreformen (Gerlinger 2010a).

Strukturkonservierende Kostendämpfungspolitik

Die Periode strukturkonservierender Kostendämpfungspolitik war durch folgende Kernmerkmale gekennzeichnet:

1. Die einnahmeorientierte Ausgabenpolitik: Mit ihr wurde die Beitragssatzstabilität, ohne dass dieser Begriff zunächst in den Gesetzesbestimmungen auftauchte, de facto in den Rang einer globalen Zielgröße gehoben. Die einnahmeorientierte Ausgabenpolitik setzte stark auf Empfehlungen und Appelle unter gleichzeitiger Einbindung der beteiligten Akteure, zunächst vor allem im Rahmen der Konzertierten Aktion im Gesundheitswesen (Wiesenthal 1981: bes. 76ff.). Dabei wurden Mehrausgaben nicht strikt unterbunden: Eine typische Erscheinung in jenen Jahren waren die so genannten Nachverhandlungen, in denen Leistungsanbieter und Finanzierungsträger die Vergütung nachträglich an die häufig über den prospektiven Vereinbarungen liegende Leistungsmengenentwicklung anpassten. Aber dennoch wurde der Ausgabenanstieg in der GKV spürbar gedrosselt und war die einnahmeorientierte Ausgabenpolitik – nimmt man die Ausgaben- und Beitragssatzentwicklung als Gradmesser – nicht unbedingt erfolglos (Alber 1989; Rosenbrock 1999).
2. Eine vorsichtige, aber doch spürbare Stärkung der Finanzierungsträger gegenüber den Leistungserbringern – insbesondere in der ambulanten Versorgung: Diese Stärkung erfolgte vor allem auf dem Wege der Angleichung und Zentralisierung der zwischen den Kassen bzw. Kassenarten zum Teil sehr un-

terschiedlichen Handlungskompetenzen und -bedingungen. Wichtige Maßnahmen waren:

- die Verlagerung der Vergütungsverhandlungen bei den Orts-, Innungs-, Betriebs- und landwirtschaftlichen Krankenkassen von der einzelnen Kasse auf die Ebene der Landesverbände
- die Schaffung einer gemeinsamen – also für alle Kassenarten geltenden – kassenärztlichen Gebührenordnung und
- die Einbeziehung der Ersatzkassen in den Geltungsbereich der vom Bundesausschuss der Ärzte und Krankenkassen (BAK) erlassenen Richtlinien.

Hintergrund dieser Schritte war die Überzeugung, dass das Vertragsmonopol der Kassenärztlichen Vereinigungen (KVen) und die gleichzeitige Fragmentierung der Kassenseite zu einer asymmetrischen Machtverteilung zwischen den Akteuren geführt hatte, die es der verfassten Ärzteschaft gestattete, die Kassen in einen Aufschaukelungswettbewerb um ausgabenwirksame Zugeständnisse zu treiben (z. B. Mayntz/Derlien 1979: 23ff., 37ff.).

3. Die vorsichtige Korrektur von Angebotsstrukturen bzw. von Fehlanreizen auf der Seite der Leistungsanbieter (als Überblick: Webber 1988: 193ff.; Webber 1989: 262ff.; Döhler 1990: 405ff.; Alber 1992: 87ff.; Wanek 1994: 126ff.). Handlungsleitend war hier die Erkenntnis, dass ein erheblicher Teil der Ausgabensteigerungen anbieterinduziert war. Dementsprechend richteten sich die Bemühungen darauf, die Wirkung solcher Faktoren zu begrenzen. Zu den ergriffenen Maßnahmen zählten insbesondere
   - die Einführung einer kassenärztlichen Bedarfsplanung, die den Anstieg der Arztzahlen und damit auch die arztinduzierte Nachfrage nach Gesundheitsleistungen begrenzen sollte (Deppe 1987b)
   - die Reform des Einheitlichen Bewertungsmaßstabs für die kassenärztlichen Leistungen, der die Absicht zugrunde lag, vorhandene Anreize zur Ausweitung von technisch-apparativen Leistungen zu schwächen und zu einer gerechteren Honorarverteilung unter den niedergelassenen Ärzten beizutragen (Brenner 1990)
   - die Einführung einer prospektiven Budgetierung und von flexiblen Budgets bei der Krankenhausvergütung, die Anreize zur Verkürzung der Verweildauer und zur Begrenzung von Krankenhausaufnahmen schaffen sollten (Wanek 1994: 151ff.; Simon 2000a: 106ff.)
   - Maßnahmen zur Großgeräteplanung, die darauf zielten, das Angebot medizinisch-technischer Großgeräte und mit ihnen das stark ansteigende Volumen technisch-apparativer Leistungen zu begrenzen (Bruckenberger 1990a u. 1990b; Wingenfeld 1992)
   - die Reform des Arzneimittelgesetzes, mit dessen Hilfe die Zulassung von Medikamenten stärker als in der Vergangenheit an die Kriterien der Unbedenklichkeit und therapeutischen Wirksamkeit gebunden werden sollte (Rosenbrock 1979: 62ff.; Westphal 1982).
4. Einen Trend zur Privatisierung von Krankenbehandlungskosten: Für verschiedene Leistungen wurden individuelle Zuzahlungen eingeführt bzw. sukzessive erhöht; vereinzelt wurden Leistungen auch von der Erstattungspflicht der Kassen ausgenommen (z. B. die so genannten Bagatellarzneimittel) oder der Zugang zu bestimmten Leistungen eingeschränkt.

Im Kern aber blieben unter dem Dach der einnahmeorientierten Ausgabenpolitik die bisherigen Anreizstrukturen für die Akteure unverändert. Entweder wiesen sie in Richtung auf eine Ausweitung der Leistungsmenge oder waren zumindest nicht so beschaffen, dass sie die Akteure veranlasst hätten, aus eigenem finanziellem Interesse die Erbringung, Finanzierung oder Inanspruchnahme von Leistungen auf das Maß des medizinisch Notwendigen zu beschränken.

Insofern war die strukturkonservierende Kostendämpfungspolitik durch den Widerspruch zwischen dem globalen Ziel der Beitragssatzstabilität und den finanziellen Anreizen für die Individualakteure gekennzeichnet. Auf Seiten der *Leistungserbringer* waren es die geltenden Vergütungs- und Finanzierungsformen, insbesondere das Selbstkostendeckungsprinzip in der stationären Versorgung und die Einzelleistungsvergütung im ambulanten Sektor, von denen ein starker Anreiz zur medizinisch nicht indizierten Mengenausweitung ausging. Die *Krankenkassen* genossen durch das System der weitgehend starren Mitgliederzuweisung de facto einen Bestandsschutz; ihre Konkurrenz um Mitglieder beschränkte sich auf das Segment der Pflichtversicherten mit Wahlfreiheit, also vor allem der Angestellten, und der freiwillig Versicherten. Außerdem begrenzte der ausgabenorientierte Finanzausgleich in der Krankenversicherung der Rentner, auf die mehr als vierzig Prozent der Leistungsausgaben entfielen (Enquete-Kommission 1990, Bd. 1: 430), das Kasseninteresse an einer sparsamen Verwendung der Finanzmittel (Reiners 1993: 31). Zwar waren die Finanzierungsträger auch unter diesen Bedingungen bemüht, Beitragssatzanhebungen zu vermeiden, gleichwohl blieben absehbare Erhöhungen in ihren negativen Auswirkungen auf die Kasse begrenzt und überschaubar. Auf Seiten der *Versicherten* bzw. der Patienten war das erreichte Zuzahlungsvolumen wohl zu gering, um sie in nennenswertem Umfang zu einer Reduzierung der Leistungsinanspruchnahme zu veranlassen. Zuzahlungen der GKV-Versicherten hatten Ende der 1980er bzw. Anfang der 1990er Jahre ein aus heutiger Sicht noch recht geringes Niveau (Berg 1986: 35; SVR 1989: 56, 179; Alber 1992: 60; Pfaff/Busch/Rindsfüßer 1994: bes. 205ff.; Braun 2000: 24f., 29f.). Auch private Käufe von Waren oder Dienstleistungen spielten nur eine vergleichsweise geringe Rolle, denn die Entscheidungen des damaligen Bundesausschusses der Ärzte und Krankenkassen über die Wirksamkeit von Leistungen hatten noch nicht jene Bedeutung erlangt wie die heutigen des Gemeinsamen Bundesausschusses (G-BA), und ebenso war seinerzeit der Umfang ärztlicher Angebote von Privatleistungen für Kassenpatienten nicht mit den heutigen IGeL-Angeboten vergleichbar.

Strukturreformen im Gesundheitswesen, also solche Maßnahmen, die eine «Umverteilung der Kompetenzen und Zuständigkeiten im Hinblick auf die Finanzierung, die Bereitstellung und auf die Regulierung von medizinischen Leistungen» (Webber 1988: 157) herbeiführen, blieben in jenen Jahren aus. Zwar waren weiterreichende Reformkonzeptionen durchaus vorhanden (z. B. Enquete-Kommission 1990), jedoch machten sich die Akteure des politischen Systems diese, wenn überhaupt, meist nur in abgeschwächter Form zu eigen und tat der politische Widerstand aus den Reihen der Ärzteschaft, unter den Parteien in erster Linie unterstützt durch die FDP, und der Länder ein Übriges, um Strukturreformen zu blockieren oder zu unterlaufen (Rosewitz/Webber 1990). So blieben diese Bemühungen insgesamt recht begrenzt.

Paradigmenwechsel: Übergang zu wettbewerbsorientierten Strukturreformen

In der ersten Hälfte der 1990er Jahre kam es zu einer Kumulation von Problemen sowohl in der politisch-gesellschaftlichen Umwelt des Gesundheitssystems als auch im GKV-System selbst, angesichts derer die bisher verfolgten Problemlösungen zunehmend als unzulänglich wahrgenommen wurden.

1. Die Globalisierung der Wirtschaftsbeziehungen verschärfte die Konkurrenz der Wirtschaftsstandorte – ein Wandel, der in den Interpretationsmustern angebotsorientierter Modernisierungsstrategien den Druck zu einer Begrenzung von Lohnkosten, und darin eingeschlossen eben auch der Arbeitgeberbeiträge zur GKV, erhöhte.
2. In die gleiche Richtung wirkten die auf den Einigungsboom folgende Rezession und der

parallele Anstieg der Arbeitslosenzahlen. Im Zusammenwirken mit starken Ausgabensteigerungen führten diese Faktoren 1991 und 1992 zu kräftigen Beitragssatzsteigerungen in der GKV.

3. Die Beitragssätze zwischen den Krankenkassen, insbesondere zwischen den Ortskrankenkassen und den Ersatzkassen, klafften immer weiter auseinander. Dies geriet vor allem den in der AOK versicherten Arbeitern zum Nachteil, die nicht nur im Durchschnitt ein geringeres Arbeitseinkommen erzielten, sondern von diesem geringeren Einkommen einen höheren Beitragssatz als die meisten Angestellten zu zahlen hatten und im Unterschied zu diesen auch nicht über das Recht der freien Kassenwahl verfügten.
4. Mit dem Scheitern des 1989 in Kraft getretenen und zunächst als «Jahrhundertreform» apostrophierten Gesundheitsreformgesetzes (GRG) wurden die Grenzen traditioneller Kostendämpfungspolitik immer deutlicher.

Vor diesem Hintergrund wuchs die Entschlossenheit der politischen Eliten zu strukturellen Eingriffen in das Gesundheitssystem (z. B. Wanek 1994: 299ff.; Perschke-Hartmann 1994: 203ff.). In der Folge leitete das 1992 verabschiedete GSG jenen tief greifenden Wandel ein, den der Gesetzgeber in den nachfolgenden Jahren – mit teils unterschiedlichen Akzenten – weiterverfolgte und der die Gesundheitspolitik auch gegenwärtig prägt. Im Zuge dieser Entwicklung wertete der Gesetzgeber die Beitragssatzstabilität als gesundheitspolitische Zielgröße weiter auf (Freudenberg 1995) und flankierte sie zunächst durch sektorale Budgetierungen der GKV-Ausgaben.

Paradigmenwechsel sind wohl kaum jemals mit einer vollständigen Trennschärfe zu konstatieren. Dies trifft auch auf das GSG zu. Auch vor der Verabschiedung dieses Gesetzes wurden auf einzelnen Handlungsfeldern bereits ähnlich ausgerichtete Steuerungsversuche unternommen; auch sind die Instrumente der oben skizzierten traditionellen Kostendämpfungspolitik seither nicht aus dem Repertoire der Gesundheitspolitik verschwunden. Aber mit dem GSG kam eine Reihe von Steuerungsinstrumenten zum Einsatz, die für die GKV entweder neu waren oder so ausgebaut wurden, dass sie die Anreize für die beteiligten Akteure nachhaltig veränderten. Damit unterschied es sich von vorangegangenen Gesundheitsreformen und wurde für die weitere Entwicklung der Gesundheitspolitik prägend. Insofern verkörpert das GSG in der Tat einen Paradigmenwechsel in der gesundheitspolitischen Steuerung und kann mehr als jede andere Gesundheitsreform in der Geschichte der Bundesrepublik den Anspruch erheben, tatsächlich eine «Jahrhundertreform» gewesen zu sein.

Zu den neuen, mit dem GSG eingeführten Steuerungsinstrumenten zählen insbesondere:

- Der mit der freien Kassenwahl konstituierte Kassenwettbewerb: Die Finanzierungsträger verloren nun ihre Bestandsgarantie. Der Beitragssatz wurde zum entscheidenden Wettbewerbsparameter in der Konkurrenz um Mitglieder, und jede Beitragssatzanhebung war fortan mit der Drohung des Verlusts von Marktanteilen behaftet (z. B. Stegmüller 1996).
- Die Einführung von Pauschalen bzw. Individualbudgets bei der Vergütung der Leistungserbringer: Im ambulanten Sektor orientierte sich die ärztliche Honorierung zwar nach wie vor am Grundsatz der Einzelleistungsvergütung; allerdings wurden mit den neu geschaffenen Praxisbudgets bzw. Regelleistungsvolumina arztindividuelle Punktzahlobergrenzen definiert, die den Trend zur Mengenexpansion spürbar beschränkten (Gerlinger 1997b). Parallel dazu wurde mit der Ordinationsgebühr ein Teil bisher einzeln abrechenbarer Leistungen nunmehr pauschal abgegolten. Im stationären Sektor fanden mit den im GSG vorgesehenen Fallpauschalen und Sonderentgelten erstmals von der Verweildauer unabhängige Pauschalvergütungen

Anwendung. Zwar erfassten sie zunächst nur etwa 25 Prozent der Krankenhausleistungen, jedoch schrieb das mit der 1999 verabschiedeten GKV-Gesundheitsreform 2000 (GKV-GRG) reformierte Krankenhausfinanzierungsgesetz (KHG) «ein durchgängiges, leistungsorientiertes und pauschalierendes Vergütungssystem» (§ 17b Abs. 1 KHG) auf der Grundlage diagnosebezogener Fallpauschalen vor, das alle Krankenhausleistungen umfassen sollte und dessen Einführung 2010 abgeschlossen wurde (s. Kap. 6.4.4).

- Mit dieser Neuausrichtung der Vergütungssysteme verlagerte sich im ambulanten wie im stationären Sektor das Finanzierungsrisiko der Krankenbehandlung zu einem erheblichen Teil auf die *individuellen* Leistungsanbieter. Dabei sind mit Pauschalentgelten und Budgets unterschiedlich akzentuierte Handlungslogiken verknüpft. Pauschalen bringen eine Umkehrung der finanziellen Anreize zur Leistungserbringung mit sich: Nicht mehr auf dem Wege der Mengenexpansion, sondern – bezogen auf den einzelnen Behandlungsfall – dem der Leistungsminimierung können die Leistungsanbieter ihre Einkommen erhöhen (z. B. Reinhardt/Sandier/Schneider 1986; Abholz 1992a u. 1992b), denn diese ergeben sich nun aus der Differenz zwischen der prospektiv fixierten Vergütung und den entstandenen Behandlungskosten. Budgets definieren im Unterschied dazu eine Ausgabenobergrenze (je Arzt bzw. je Krankenhaus) für die von den Kassen finanzierte Leistungsmenge und begrenzen daher den Trend zur Mengenexpansion. Der finanzielle Anreiz zur Minimierung (d. h. zur Vorenthaltung oder zeitlichen bzw. institutionellen Verschiebung) von Leistungen entsteht hier erst dann, wenn die Budgetgrenze erreicht ist oder aus Sicht des Leistungserbringers überschritten zu werden droht.
- Ein Schub in Richtung Privatisierung von Krankenbehandlungskosten: Dieser Schub wurde zunächst mit der «dritten Stufe» der Gesundheitsreform vollzogen, insbesondere mit dem Beitragsentlastungsgesetz 1996 sowie dem 1. und 2. GKV-Neuordnungsgesetz 1997. Damit führte der Gesetzgeber Kernelemente der privaten Krankenversicherung in die GKV ein und ging weit über die bisherige Praxis der – sukzessiven und insgesamt eher moderaten – Anhebung von Zuzahlungen hinaus. Zwar konnten diese Maßnahmen keine nachhaltige Wirkung entfalten, weil die rot-grüne Bundesregierung sie unmittelbar nach ihrem Amtsantritt weitgehend rückgängig machte. Allerdings brachte das 2003 verabschiedete GKV-Modernisierungsgesetz (GMG) einen erneuten Schub bei den Zuzahlungen mit sich, weil mit der Praxisgebühr ein neuer Zuzahlungstatbestand eingeführt wurde und die Zuzahlungshöhe für andere Leistungen auf zehn Prozent der Kosten, mindestens fünf und maximal zehn Euro je Leistung bzw. Verordnung, angehoben wurde.
- Auf konservativ-liberaler Seite lagen der durchgreifenden Privatisierung von Behandlungskosten verschiedene Motive zugrunde: zum einen war sie Ausdruck des ordnungspolitischen Leitbilds des eigenverantwortlichen Individuums (Ewert 2013); zum anderen war sie als ein Instrument gedacht, mit dessen Hilfe Wachstumspotentiale des Gesundheitssektors erschlossen und Beschäftigungsimpulse erzielt werden sollten (vom «Kostenfaktor» zur «Zukunftsbranche»). Denn die private Bezahlung von Leistungen sollte dem Versorgungssystem nun jene kaufkräftige Nachfrage zuführen, die ihm durch die Anbindung der GKV-Ausgaben an die Einkommen aus abhängiger Arbeit bisher vorenthalten worden war (SVR 1996 u. 1997; siehe auch: Henke 2003). Die Privatisierungspolitik wiederum bedeutete zugleich eine Wiederannäherung an die Interessen der Ärzteschaft, denn diese erhoffte sich davon eine Erhöhung ihrer Einnahmen, die aus ihrer Sicht durch die Anbindung solidarisch finanzierter Behandlungskosten an die Arbeitskosten begrenzt wurde.

Gemeinsam ist diesen Steuerungsinstrumenten, dass sie für Individualakteure einen Anreiz schaffen, sich auf der Basis ihrer eigenen finanziellen Interessen am Ziel der Ausgaben- und Mengenbegrenzung zu orientieren. Auf diese Weise soll eine Kohärenz zwischen gesundheitspolitischem Globalziel und individuellen Handlungsrationalitäten hergestellt werden. Damit verbunden ist eine neue Dimension der ökonomischen Überformung therapeutischer Entscheidungen. Begleitet wurde diese Entwicklung von einer weiteren Stärkung der Finanzierungsträger, deren vertragspolitische Handlungsspielräume gegenüber den Leistungserbringern vor allem im ambulanten Sektor, aber auch im stationären Sektor, später auch im Arzneimittelsektor (z. B. Rabattverträge) und im Hilfsmittelsektor (z. B. Ausschreibungen) ausgeweitet wurden.

Der mit dem GSG eingeleitete Paradigmenwechsel führte in der Folge zu einem komplexen und tief greifenden Umbau des Regulierungssystems – ein Umbau, der sich seither als inkrementeller, aber in der Gesamtschau doch deutlich identifizierbarer Wandel vollzieht. Im Zentrum dieses Wandels steht die Etablierung einer Wettbewerbsordnung in der GKV, genauer eines regulierten Wettbewerbs («managed competition» oder «regulated competition»), der zu einer auf das Ziel der Kosteneffizienz gesteuerten Versorgung («managed care») führen soll. War der Wettbewerb zunächst auf die Krankenkassen beschränkt, die mit dem Inkrafttreten der freien Kassenwahl in Konkurrenz um Versicherte eintraten, so wurde er in den Folgejahren nach und nach auf die Beziehungen zwischen Krankenkassen und Leistungsanbietern («Vertragsmarkt») ausgeweitet.

Das wichtigste Instrument zur Implementierung dieses Wettbewerbs war die Einführung von Einzelverträgen, für die das bisher kollektivvertraglich ausgerichtete Regulierungssystem nach und nach geöffnet wurde. Aus Sicht der Krankenkassen, aber auch aus Sicht des Gesetzgebers behinderte dies die Entwicklung innovativer Versorgungsangebote und damit die angestrebte Effizienzsteigerung in der medizinischen Versorgung. Vertragsmonopole und Kontrahierungszwänge verloren nun an Bedeutung; es bildete sich ein Nebeneinander von einzelvertraglicher und kollektivvertraglicher Regulierung heraus. Dies betraf vor allem den ambulanten Sektor, zum Teil auch den stationären Sektor, später auch die Arzneimittel und die Hilfsmittelversorgung.

Somit ging der Gesetzgeber dazu über, die Optionen der Krankenkassen beim Abschluss von Versorgungsverträgen nach und nach gezielt zu erweitern (Gerlinger 2002). Seitdem wendet er sich mit seinen Steuerungsbemühungen immer häufiger direkt an die Individualakteure auf der Mikroebene der Vertragspolitik. Zum einen erhielten die Krankenkassen als *Einzel*kassen neue Möglichkeiten zum Abschluss von Versorgungsverträgen und sind damit nicht mehr so eng an Vereinbarungen im Rahmen ihres Kassenverbandes angewiesen. Zum anderen können sie auf einer wachsenden Zahl von Handlungsfeldern Verträge mit einzelnen oder Gemeinschaften von Ärzten schließen und müssen sich hier nicht mehr mit der KV einigen. Deutlich wird dies vor allem auf dem Feld der vertragsärztlichen Versorgung in den erwähnten Möglichkeiten der Kassen, die KVen beim Abschluss von Verträgen über besondere Versorgungsvorhaben zu umgehen. Heute können Krankenkassen Verträge zur integrierten Versorgung und zur hausarztzentrierten Versorgung, über Disease Management Programme und über Modellvorhaben sowie Verträge zur besonderen ambulanten ärztlichen Versorgung ohne Zustimmung der KVen abschließen. Sie machen von dieser Möglichkeit auch in wachsendem Maße Gebrauch. Zwar wird der überwältigende Teil des ambulanten Leistungsgeschehens in der GKV nach wie vor in Kollektivverträgen mit den KVen geregelt, aber der Trend zu einem Bedeutungszuwachs solcher Regelungen wurde doch unübersehbar. Im Krankenhaussektor existiert zwar der Kontrahierungszwang mit den Plankrankenhäusern fort, aber auch hier können Krankenhäuser über Verträge zur integrierten Versorgung oder

Disease Management Programme in Einzelverträge eingebunden werden. Im Arzneimittelsektor haben Einzelverträge durch Rabattverträge bei der Versorgung mit Generika und im Hilfsmittelsektor mit der Einführung eines Zwangs zur Ausschreibung ebenfalls an Bedeutung gewonnen. In dem Maße, wie die Handlungsmöglichkeiten der Individualakteure wuchsen, verloren die Kollektivverträge auf der Meso-Ebene für die Steuerung der Krankenversorgung an Bedeutung.

Mit diesem Umbau von Handlungsoptionen sollen die Krankenkassen in die Lage versetzt werden, die erwünschte Modernisierung von Versorgungsstrukturen auf den Weg zu bringen und Verbesserungen von Wirtschaftlichkeit und Qualität gegenüber den Leistungsanbietern durchzusetzen. Darin wird zugleich deutlich, dass der Gesetzgeber den Krankenkassen bei der Erschließung von Rationalisierungsreserven in der GKV eine Schlüsselrolle zuweist (vom «payer» zum «player»).

10.6.2 Gesundheitspolitik im Wechsel der Regierungskoalitionen

Für Reformen in der gesetzlichen Krankenversicherung ist primär der Bund zuständig. Aus diesem Grund ist die parteipolitische Zusammensetzung der Bundesregierung für die Ausrichtung der Gesundheitspolitik von erheblicher Bedeutung. Allerdings unterliegen Reformen auch zahlreichen anderen Einflüssen. Zum einen bedürfen sie in vielen Fällen der Zustimmung durch den Bundesrat. Auf diesem Wege können die Interessen der Länder in die Gestaltung der Gesundheitspolitik eingehen, möglicherweise auch die Positionen der Oppositionsparteien, sofern die von ihnen regierten Länder im Bundesrat über die Mehrheit verfügen und über den Bundesrat Oppositionspolitik betreiben. Zum anderen üben die Verbände der Leistungsanbieter, aber auch die der Krankenkassen einen erheblichen Einfluss auf die Politik aus. Schließlich werden politische Entscheidungsträger in der Regel auch die öffentliche Meinung berücksichtigen und in Rechnung stellen, welchen Einfluss bestimmte Reforminhalte auf ihre Zustimmung durch die Wähler oder einzelne Wählergruppen haben. Wenn im Folgenden von Gesundheitspolitik im Wechsel der Regierungskoalitionen die Rede ist, so ist also zu beachten, dass politische Absichten von Regierungsparteien durch zahlreiche Einflussfaktoren gebrochen werden und kaum jemals in reiner Form zur politischen Durchsetzung, geschweige denn zur praktischen Umsetzung gelangen.

Die konservativ-liberale Koalition 1994–1998

Das GSG war in einer großen Sachkoalition von CDU/CSU und SPD verabschiedet worden (z. B. Reiners 1993; Perschke-Hartmann 1994; Manow 1994). Die FDP war zwar Koalitionspartner der Union im Bund, hatte aber im Reformprozess kaum Einfluss ausüben können, so dass zahlreiche FDP-Abgeordnete dem Gesetzentwurf im Bundestag ihre Zustimmung verweigerten. In der darauf folgenden Legislaturperiode (1994–1998) bestand die FDP darauf, dass ein neuerliches Zusammengehen mit der Opposition gegen ihren Willen unterbleiben würde. In der Gesundheitspolitik ging es nun um die so genannte «dritte Stufe der Gesundheitsreform». Nach längeren Diskussionen wurden in den Jahren 1996 und 1997 weit reichende Maßnahmen zur Privatisierung der Behandlungskosten verabschiedet. Dazu zählten u. a.:

- die Ausgliederung des Zahnersatzes für alle damals unter 18-Jährigen aus der Erstattungspflicht der Krankenkassen, also die vollständige Ausgliederung einer relevanten Leistungsart für einen wachsenden Teil der Bevölkerung
- die Einführung der Kostenerstattung an Stelle des Sachleistungsprinzips für kieferorthopädische Behandlung und den Zahnersatz
- eine kräftige Anhebung und Dynamisierung sämtlicher Zuzahlungen

- neue Handlungsmöglichkeiten der Krankenkassen zur Einführung von Selbstbehalten, Beitragsrückerstattungen und Kostenerstattung.

Diese Maßnahmen der «dritten Stufe» der Gesundheitsreform waren zwischen Regierung und Opposition heftig umstritten. Darüber hinaus ging die konservativ-liberale Koalition erste, sehr vorsichtige Schritte zur Modernisierung von Versorgungsstrukturen, indem sie in der vertragsärztlichen Versorgung Möglichkeiten zur Einführung von Modellvorhaben und Strukturverträgen eröffnete.

Rot-grüne Koalition 1998–2005

Das gesundheitspolitische Leitbild von SPD und Grünen unterschied sich in verschiedener Hinsicht von jenem der vorherigen konservativ-liberalen Koalition. Hier stand nicht die weitere Verlagerung von Behandlungskosten auf Versicherte bzw. Patienten im Mittelpunkt, sondern das Bemühen, die Versorgungsstrukturen zu modernisieren sowie Vertragsbeziehungen und Handlungsanreize für die Akteure zu verändern, um Wirtschaftlichkeitspotentiale in der GKV zu erschließen. Damit sollte es ermöglicht werden, die Beitragssatzstabilität und das Festhalten an einem einheitlichen, alles medizinisch Notwendige umfassenden GKV-Leistungskatalog – zwei zentrale Ziele der Koalition – miteinander zu verknüpfen. Diese Ausrichtung beinhaltete im Verhältnis zur Gesundheitspolitik der Vorgängerregierung sowohl Kontinuitätselemente als auch neue Akzente (Gerlinger 2003). Kontinuität existierte vor allem im Hinblick auf den Vorrang der Ausgabenbegrenzung und das Ziel der Beitragssatzstabilität. Dabei fasste das GKV-GRG 2000 diesen Grundsatz sogar noch schärfer, als dies in den gesundheitspolitischen Reformen der Ära Kohl geschehen war. Kontinuität lässt sich aber auch im Hinblick auf wichtige Steuerungsinstrumente feststellen. Ebenso wie der konservativ-liberalen Koalition galten auch der rot-grünen Regierung die 1997 in Kraft getretene freie Kassenwahl der Versicherten und der damit institutionalisierte Kassenwettbewerb als unverzichtbare Instrumente für die Gewährleistung einer kostengünstigen und qualitativ hochwertigen Versorgung. Ebenso hielt sie auch an den Ausgabenbegrenzungen für Ärzte und Krankenhäuser fest. Insbesondere die Reform der Krankenhausvergütung stellt eine Fortführung des mit dem GSG eingeschlagenen Weges dar.

Ein neuer Akzent bestand im deutlich erhöhten Stellenwert der Modernisierung von Versorgungsstrukturen. Die vorangegangene konservativ-liberale Koalition hatte dieses Ziel nur sehr zaghaft verfolgt. Die rot-grüne Bundesregierung ergriff nun auf verschiedenen Feldern die Initiative, vor allem mit dem Ziel, eine integrierte, sektorenübergreifende Versorgung zu fördern und die Koordinationsfunktion des Hausarztes zu stärken (s. Kap. 10.2.2 u. 10.2.3). Dies sollte durch die erwähnte Erweiterung von Einzelvertragsoptionen für die Krankenkassen sowie durch die Stärkung ihres Einflusses auf die ärztliche Honorarverteilung erreicht werden. Mit dieser Liberalisierung des Vertragsrechts forcierte die rot-grüne Koalition den Trend zu einem Machtzuwachs der Kassenseite gegenüber den Leistungsanbietern. Auf diese Weise sollten die Krankenkassen in die Lage versetzt werden, mehr Einfluss auf die Bedingungen der Leistungserbringung zu nehmen.

Daneben sind bei der rot-grünen Gesundheitspolitik verstärkte Bemühungen zu beobachten, die Versorgungsqualität durch die gesetzliche Formulierung von Pflichten bzw. die gesetzliche Schaffung zielführender Handlungsanreize und Handlungskompetenzen zu verbessern. Dazu zählen vor allem die gesetzliche Verpflichtung der Leistungsanbieter zum Aufbau eines internen Qualitätsmanagements (s. Kap. 10.1), der gegenüber früheren Bemühungen ernsthaftere Versuch, die Integration von ambulanter und stationärer Versorgung voranzubringen (s. Kap. 10.2.2), die weitere Stärkung der hausärztlichen Versorgung (s. Kap. 5.1.4), die Wiederaufwertung von

Primärprävention und Gesundheitsförderung als Aufgaben der Krankenkassen (s. Kap. 3.1) und die zunächst vorgesehene Einführung einer Positivliste der erstattungsfähigen Arzneimittel (s. Kap. 7.3.1). Nicht nur das GKV-GRG 1999, sondern auch das in der Großen Koalition im Jahr 2003 verabschiedete GKV-Modernisierungsgesetz (GMG) steht in dieser Entwicklungslinie.

Neue Akzente rot-grüner Gesundheitspolitik bestanden daneben zunächst auch in der Stärkung von Solidarelementen, die in der weitgehenden Rücknahme jener Maßnahmen zur Kostenprivatisierung sichtbar wird («Solidaritätsstärkungsgesetz» 1998), die in der Spätphase der konservativ-liberalen Koalition eingeführt worden waren. Hier vollzogen SPD und Bündnis 90/Die Grünen in ihrer zweiten Legislaturperiode (2002–2005) eine Kehrtwende (s. Kap. 4.1.3), nahm doch das GMG mit der Einführung der Praxisgebühr, der z. T. deutlichen Anhebung von Zuzahlungen und mit der Einführung eines allein von den Versicherten zu tragenden Sonderbeitrags in Höhe von 0,9 Prozentpunkten einen tiefen Einschnitt vor. Die Zuzahlungserhöhungen und Leistungsausgrenzungen sowie die Abkehr von der paritätischen Finanzierung der GKV-Beiträge bedeuteten für Versicherte und Patienten eine erhebliche Erhöhung der finanziellen Lasten.

Zwar war es vor allem die Union – auf deren Zustimmung die rot-grüne Koalition wegen der Mehrheitsverhältnisse im Bundesrat angewiesen war –, die sich für diese Forderungen stark machte. Allerdings hatte bereits der erste, 2003 allein von Rot-Grün vorgelegte Gesetzentwurf weit reichende Privatisierungsschritte vorgesehen (Bundestagsdrucksache 15/1170). Es wäre also unzutreffend, diese Bestimmungen des GSG allein auf den Einfluss der Union zurückzuführen. Die mit dem GMG vorgenommene Belastung der Versicherten bzw. Patienten und Entlastung von Arbeitgebern war auch Ausdruck der bei SPD und Grünen in dieser Zeit dominierenden Ausrichtung der Sozialpolitik auf Arbeitgeberinteressen, wie sie auch in den Hartz-Reformen jener Jahre zum Ausdruck kam.

Große Koalition 2005–2009

Im Hinblick auf die Gestaltung der Versorgungsstrukturen hielt die Große Koalition, in der das Bundesgesundheitsministerium weiterhin von der SPD geführt wurde, an der Politik der rot-grünen Bundesregierung im Kern fest. Insbesondere wurden die Bemühungen zur Schaffung integrierter Versorgungsformen jenseits der Regelversorgung fortgesetzt – durch die Schaffung neuer Pflichten, Anreize und Handlungsspielräume für die beteiligten Akteure, vor allem für die Krankenkassen, aber auch die Versicherten. Mit den Pflichten der Krankenkassen zum Angebot neuer Versorgungsformen – in Verbindung mit dem obligatorischen Angebot von Wahltarifen für die Versicherten – und mit der Einführung freiwilliger Wahltarife der Krankenkassen (Beitragsrückerstattung, Selbstbehalt, Kostenerstattung etc.) erweiterten sich die Wettbewerbsfelder der Krankenkassen. Dabei sollte die Einführung eines – in seiner Reichweite allerdings begrenzten – morbiditätsorientierten Risikostrukturausgleichs bestehende Anreize für die Kassen zur Risikoselektion reduzieren (s. Kap. 10.3.3).

Daneben rückte die Reform der GKV-Finanzierung in den Mittelpunkt der Aufmerksamkeit. Mit dem GKV-Wettbewerbsstärkungsgesetz wurde der Gesundheitsfonds eingeführt und die bisherige Beitragssatzhoheit der Krankenkassen zugunsten der Festlegung eines bundeseinheitlichen Beitragssatzes durch die Bundesregierung beseitigt (s. Kap. 4.1.3). Dessen Einführung setzte – entgegen weit verbreiteten Urteilen – dem Kassenwettbewerb keineswegs ein Ende, sondern verlagerte ihn lediglich auf den Zusatzbeitrag. Dieser wurde nun zum wichtigsten Parameter der Kassenkonkurrenz. Das Krankenkassenhandeln richtet sich seit 2009 zuvörderst darauf, die Einführung eines Zusatzbeitrags zu vermeiden bzw. ihn möglichst niedrig zu halten.

Die Entscheidung des Gesetzgebers für die Einführung des Zusatzbeitrags war in mehrfacher Hinsicht von Bedeutung:

- Da er – im Fall eines auftretenden Defizits – nur von den Versicherten zu tragen sein würde, beinhaltete er eine weitere Umverteilung zugunsten der Arbeitgeber.
- Er dient seither als neuer Parameter für den Kassenwettbewerb.
- Da er auch als Pauschale erhoben werden konnte, ließ sich in ihm zugleich – als kleine Kopfpauschale – ein erster Schritt in Richtung auf die Einführung eines von Konservativen und Liberalen angestrebten Umbaus der GKV-Finanzierung in Richtung auf ein Kopfpauschalensystem sehen.

Zwar verzichtete die Große Koalition – nach den Maßnahmen des GMG – auf eine erneute Erhöhung der Zuzahlungen, allerdings stellten die Einführung des Zusatzbeitrags und die Einführung einer Kassenoption für Wahltarife (Beitragsrückerstattung, Selbstbehalt) Schritte in Richtung auf eine weitere Privatisierung der Krankenversicherungskosten und auf eine Annäherung an die Modalitäten der privaten Krankenversicherung dar. Zugleich wurden in der privaten Krankenversicherung mit der dortigen Einführung eines Basistarifs Solidarelemente gestärkt.

Unmittelbar änderte sich mit dem GKV-WSG an der Aufbringung der Finanzmittel und der Lastenverteilung in der GKV wenig, sieht man einmal von der – auch angesichts der Auswirkungen der Finanzmarktkrise – deutlichen Anhebung des erstmals 2004 eingeführten steuerfinanzierten Bundeszuschusses ab. Somit blieb unter der Großen Koalition die mit dem GMG verbundene Mehrbelastung von Versicherten bzw. Patienten unkorrigiert.

Schwarz-gelbe Koalition 2009–2013

Die schwarz-gelbe Koalition bekannte sich wiederholt und ostentativ zur Stärkung des Wettbewerbs in der GKV. Jedoch zeigte sie sich in der Praxis sehr zurückhaltend, wenn es um die weitere Einbeziehung von Leistungsanbietern in den Wettbewerb ging. So kam zwischen 2009 und 2013 der langjährige Trend zu einer Ausweitung von Einzelvertragsoptionen der Krankenkassen gegenüber den Leistungsanbietern in der GKV weitgehend zum Stillstand. Die Wettbewerbspolitik in der GKV erhielt unter Schwarz-Gelb einen anderen Akzent. Sie unternahm nun Schritte in Richtung auf eine privatrechtliche Organisation der Krankenversicherung. Dies wird vor allem sichtbar in der erweiterten Anwendung des Wettbewerbs- und Kartellrechts auf die Krankenkassen (s. Kap. 7.3.2). Hier schwangen zwar auch Klientelinteressen mit, denn die Anwendung des Wettbewerbs- und Kartellrechts würde ja dazu führen, die Nachfragemacht der Krankenkassen in den Vertragsverhandlungen mit Leistungsanbietern (z. B. bei Rabattverträgen im Generikabereich) einzuschränken. Aber die Bedeutung dieser Reformen geht weit über diesen Aspekt hinaus, denn mit der Zuweisung von Zuständigkeiten an die Zivilgerichte und die Kartellbehörden werden Krankenkassen auf den betreffenden Handlungsfeldern wie Unternehmen behandelt und wird die GKV ordnungspolitisch partiell aus ihrer sozialrechtlichen Regulierung herausgelöst.

Darüber hinaus war die schwarz-gelbe Koalition auf eine erneute Stärkung der Leistungsanbieter, vor allem der Ärzteschaft, gegenüber den Krankenkassen bedacht. Dies wurde z. B. deutlich bei der Entscheidung über die vertragsärztliche Honorarverteilung oder bei der Einführung einer spezialfachärztlichen ambulanten Behandlung. Zudem erleichterte sie Besserverdienenden wieder die Wechselmöglichkeiten von der GKV in die PKV (s. Kap. 4.2.1). Es ist wohl nicht abwegig, hinter diesen Maßnahmen klientelpolitische Motive zu vermuten. Allerdings ergriff die schwarz-gelbe Bundesregierung auch Maßnahmen, die nicht dem Bild einer ausschließlich der eigenen Klientel verpflichteten Politik entsprachen. Dazu zählte insbesondere die Einführung von Preisverhandlungen für patentgeschützte Arzneimittel (s. Kap. 7.3.2). Auch ließ sie den Basistarif in der privaten Krankenversicherung unangetastet.

Die wohl am tiefsten einschneidenden Veränderungen nahm die schwarz-gelbe Koalition bei der Reform der GKV-Finanzierung vor (Gerlinger/Urban 2010; Gerlinger/Simon 2011). Dabei verzichtete sie auf kurzfristig wirksame Erhöhungen des privaten Finanzierungsanteils z. B. durch die Erhöhung von Zuzahlungen oder eine Kürzung des Leistungskatalogs – vermutlich wegen der damit verbundenen Legitimationsrisiken. Die Aufhebung der Praxisgebühr zum 1.1.2013 und die mit der Verbreitung von Rabattverträgen verbundene Reduzierung der Zuzahlungen zu Arzneimitteln führten sogar zu einem Gesamtrückgang des Zuzahlungsvolumens für GKV-Leistungen. Stattdessen setzte die konservativ-liberale Gesundheitspolitik auf strukturelle Maßnahmen, die ihre Wirkung erst mittel- oder langfristig entfalten würden. Dies gilt insbesondere für das «Einfrieren» des Arbeitgeberbeitrags und die Neugestaltung des Zusatzbeitrags als eines nunmehr in der Höhe unbegrenzten und nur noch pauschal zu erhebenden Beitrags – Maßnahmen, deren Umverteilungspotenzial aufgrund der günstigen Konjunkturentwicklung einstweilen verborgen blieb. Möglicherweise erweist sich auch die Einführung von Kapitaldeckungselementen in der sozialen Pflegeversicherung als ein unmittelbar zwar bestenfalls unwirksames, langfristig aber strukturell bedeutsames Instrument.

Kontinuität und Wandel in der Gesundheitspolitik

Die Zusammensetzung der Regierungskoalitionen auf Bundesebene war für die Ausrichtung der Gesundheitspolitik zwar von Bedeutung, aber Kehrtwenden sind nach den Regierungswechseln 1998, 2005 und auch 2009 ausgeblieben, auch wenn insbesondere die schwarz-gelbe Koalition mit ihren Finanzierungsreformen in der gesetzlichen Kranken- und sozialen Pflegeversicherung Veränderungen einleitete, die sich auf mittlere und lange Sicht als grundlegende Weichenstellungen erweisen können.

Das konstatierte recht hohe Maß an Kontinuität in der Gesundheitspolitik hat vielfältige Gründe. Zu erinnern ist hier zunächst an die oben genannten Faktoren:

- der starke, parteipolitische Differenzen nivellierende Einfluss der Verbände
- die mit der Bildung von Koalitionsregierungen und der föderalen Ordnung üblicherweise einhergehenden Kompromisszwänge
- die Komplexität des Gesundheitssystems
- die große Sensibilität der Bevölkerung und der politischen Öffentlichkeit zumindest für wichtige Teilaspekte der Gesundheitspolitik.

Daneben liegen Gründe für diese Kontinuität auf wesentlichen Feldern der Gesundheitspolitik aber auch in einer recht weitgehenden Übereinstimmung zwischen denjenigen Parteien, die seit den 1990er Jahren auf Bundesebene an der Regierung beteiligt waren. Sie erstreckt sich auf zentrale Ziele (Beitragssatzstabilität, Effizienzsteigerung) und Steuerungsinstrumente der Gesundheitspolitik (Wettbewerb, Vergütungsreform im Krankenhaus), also auf Kernelemente des Paradigmenwechsels der frühen 1990er Jahre. Davon auszunehmen ist am ehesten die FDP insofern, als sie – in ihrer Programmatik – die explizite Forderung nach einer vollständigen Privatisierung der Krankenversicherung erhebt (Gerlinger/Simon 2011).

Ungeachtet dessen war und ist die Gesundheitspolitik geprägt von manchen parteipolitischen Unterschieden und punktuell auch von heftigen Kontroversen. Besonders umstritten war – zumindest zeitweise – das Maß der individuellen Beteiligung von Patienten an den Behandlungskosten. Allerdings ist die Bedeutung dieses Themas angesichts der Entspannung auf dem Arbeitsmarkt und der damit verbundenen Konsolidierung der Krankenkassenhaushalte – einstweilen – in den Hintergrund getreten. Im Zentrum gesundheitspolitischer Kontroversen stehen nach wie vor die Zukunft des dualen

Systems der Krankenversicherung und der Modus der GKV-Finanzierung – jene Konfliktfelder also, die mit den Begriffen «Bürgerversicherung» und «Kopfpauschale» umschrieben werden.

Darüber hinaus lassen sich Unterschiede zwischen SPD und Bündnis 90/Die Grünen einerseits, CDU/CSU und FDP andererseits aber auch bei der Ausrichtung der Wettbewerbskonzeptionen erkennen. Eine ausgeprägte Wettbewerbsrhetorik ist zwar in den programmatischen Aussagen aller Parteien, von der Linken einmal abgesehen, anzutreffen. Allerdings betonen SPD und Bündnis 90/Die Grünen stärker die Einbeziehung auch von Leistungsanbietern in eine Wettbewerbsordnung und damit die Notwendigkeit entsprechender vertragspolitischer Handlungsfreiheiten für die Krankenkassen, während Konservative und Liberale die Möglichkeiten einer Differenzierung von Leistungsangeboten und Versicherungstarifen gegenüber den Versicherten in den Mittelpunkt rücken. Die Etablierung und Ausweitung von Selektivverträgen als zentralem Instrument zur Herstellung eines Anbieterwettbewerbs auf dem «Vertragsmarkt» erfolgte vor allem in den Jahren 2000 bis 2009, also zu Zeiten der rot-grünen Koalition bzw. – während der großen Koalition – eines sozialdemokratisch geführten Gesundheitsministeriums. Die schwarz-gelbe Koalition hat zwischen 2009 und 2013 diesen Weg nicht weiter beschritten. Nicht die Verschärfung des Wettbewerbs unter den Leistungserbringern um Verträge mit den Krankenkassen und eine entsprechende Erweiterung der vertragspolitischen Handlungsoptionen für die Krankenkassen stand nun länger im Mittelpunkt, vielmehr ging die konservativ-liberale Bundesregierung Schritte in Richtung auf eine privatrechtliche Organisation der gesetzlichen Krankenversicherung, vor allem durch die Aufwertung des Kartellrechts und der Kartellbehörden bei der vertragspolitischen Regulierung der Krankenkassen. Die für die meisten Politikfelder sonst typischen ordnungspolitischen Differenzen zwischen den politischen Parteien finden sich im Hinblick auf den Wettbewerb unter Leistungsanbietern unter beinahe umgekehrten Vorzeichen wieder: Die Anwendung dieses Steuerungsinstruments war in der Vergangenheit eher ein Anliegen von Rot-Grün, während Konservative und Liberale sich diesbezüglich doch große Zurückhaltung auferlegten. Insofern lässt sich hier von einem Parteienparadox sprechen.

10.6.3 Transformation des GKV-Regulierungssystems

Der Umbau der GKV in Richtung auf ein reguliertes Wettbewerbssystem zieht einen komplexen Umbau des gesamten Regulierungssystems nach sich.

Ausweitung staatlicher Intervention

Dieser Umbau geht zunächst einher mit einer Ausweitung staatlicher Intervention in der GKV. Diese Entwicklung kommt auf unterschiedlichen Handlungsfeldern zum Ausdruck:

1. Der Staat bedient sich bei seinen Steuerungsbemühungen zunehmend einer vielgestaltigen und detaillierten prozeduralen Regulierung. Durch die Veränderung von Verfahrens- und Entscheidungsregeln, das Setzen finanzieller Anreize und sogar die Auflösung und Schaffung von Institutionen verändert der Staat die Interessenlage einzelner Akteure und ihr Handlungsrepertoire. Auf diese Weise kann er die Wahrscheinlichkeit erhöhen, dass in den betreffenden GKV-Gremien Entscheidungen fallen, die mit den staatlichen Zielsetzungen übereinstimmen. Der Staat betätigt sich insofern als Architekt der politischen Ordnung in der Gesundheitspolitik (Döhler 1995). Dies betrifft insbesondere die Institutionen der gemeinsamen Selbstverwaltung der Ärzte und Krankenkassen.

2. Der Staat setzt der gesetzlichen Krankenversicherung einen zunehmend restriktiven

Finanzrahmen. Dies wurde zunächst insbesondere in der Budgetierung der Ausgaben und in der seit drei Jahrzehnten fortwährend schärferen Fassung des Grundsatzes der Beitragssatzstabilität deutlich. Die mit der Gesundheitsreform 2007 getroffene Entscheidung, den Krankenkassen das Recht zur autonomen Beitragssatzfestsetzung zu nehmen und dieses Recht nunmehr ganz dem Staat zu übertragen, ist mit Blick auf die realen Handlungsspielräume der Krankenkassen der Endpunkt einer langen Entwicklung.

3. Der Gesetzgeber überzieht die gesetzliche Krankenversicherung und ihre Akteure mit einem immer dichteren Netz gesetzlicher Vorschriften. Dabei handelt es sich überwiegend um solche Bestimmungen, die die Modalitäten der Marktkonstitution regeln, also die Rechte und Pflichten der Akteure in einem zunehmend von finanziellen Anreizen geprägten Handlungssystem präzisieren und die Grenzen ihres Handlungsraums definieren. Diese Regelungen sollen sicherstellen, dass ihr Handeln in der neuen Wettbewerbsordnung mit den politischen Zielen der Marktschaffung kompatibel ist: die Beitragssätze sollen stabil bleiben, die Versicherten alle notwendigen medizinischen Leistungen erhalten sowie die Effizienz und die Qualität der Versorgung möglichst erhöht werden. Wahrgenommene Fehlanreize sollen auf diese Weise korrigiert und antizipierbare Fehlanreize vermieden werden. Solche Fehlanreize können z. B. darin bestehen, dass Krankenkassen sich auf die Selektion guter Risiken konzentrieren, Ärzte auf medizinisch notwendige Leistungen verzichten oder Krankenhäuser Patienten vorzeitig entlassen. Diese Notwendigkeit, den Prozess der Marktschaffung durch staatliche Re-Regulierung zu begleiten (z. B. Vogel 1996; Majone 1997; Lütz/Czada 2000), schließt neben der Rechtsetzung auch die staatliche Aufsicht ein. Diese Absicht – nämlich zu verhindern, dass Leistungsanbieter dem Anreiz zur Kostensenkung auch unter Inkaufnahme von Qualitätsmängeln und Rationierungen folgen – wird insbesondere deutlich in der rechtlichen Aufwertung der Qualitätssicherung. Bis zum Inkrafttreten des Gesundheitsstrukturgesetzes fehlten Vorschriften zur Qualitätssicherung im Krankenversicherungsrecht nahezu völlig. Seitdem fanden derartige Bestimmungen nach und nach Eingang in die Gesetzgebung und verdichteten sich zu einem engmaschigen Vorschriftennetz, das durch ein noch weit umfangreicheres konkretisierendes Regelwerk der gemeinsamen Selbstverwaltung ergänzt wird.

Transformation des Korporatismus

Die Liberalisierung der Vertragspolitik und die Ausweitung staatlicher Intervention gehen mit einem entsprechenden Bedeutungsverlust korporatistischer Regulierung einher. Korporatistische Regulierungsfunktionen auf der Meso-Ebene werden zunehmend auf die Mikro-Ebene verschoben, wo Ärzte und Krankenkassen Steuerungsaufgaben als nach Maßgabe der geschaffenen Anreizstrukturen egoistisch-rational handelnde Wirtschaftssubjekte wahrnehmen. Zudem macht sich die Zunahme staatlicher Intervention für die auf der Makro- und der Meso-Ebene fortbestehenden korporatistischen Verhandlungssysteme als eine Einschränkung von Handlungsspielräumen bemerkbar. Insofern findet sich der auf anderen Feldern der Sozialpolitik identifizierte Trend einer Erosion des Korporatismus (z. B. Winter 2004; Trampusch 2006) auch im Gesundheitswesen wieder.

Mit Blick auf die GKV von einem Ende des Korporatismus zu sprechen oder ein solches Ende nahe zu legen (z. B. Kania/Blanke 2000), wäre indes unzutreffend, zumindest voreilig. Vielmehr lässt sich konstatieren, dass staatliche Gesundheitspolitik auch nach dem Übergang zu wettbewerbszentrierten Strukturreformen an korporatistischen Regulierungsstrukturen festhält. Nach wie vor werden gezielt Handlungskompetenzen an paritätisch aus Vertretern der Krankenkassen und der Ärzteschaft zusammengesetzte, zentralisierte verbandliche Steuerungsgremien delegiert, die unter staatlichen Rahmenvorgaben auf dem Verhandlungsweg kollektiv verbindliche Beschlüsse zur Regelung von Problemfeldern fassen (Gerlinger 2002). Dies wird besonders deutlich in der Entwicklung des Gemeinsamen Bundesausschusses (G-BA), dem wichtigsten Steuerungsgremium der gemeinsamen Selbstverwaltung, das paritätisch mit Vertretern von Krankenkassen und Ärzteschaft sowie mit drei unparteiischen Mitgliedern sowie nicht stimmberechtigten Patientenvertretern besetzt ist. Dieses Gremium erfuhr im Zuge des skizzierten gesundheitspolitischen Wandels der 1990er Jahre einen neuerlichen Bedeutungszuwachs (Urban 2001a). Der G-BA ist mittlerweile mit einem umfassenden Auftrag zum Erlass verbindlicher Richtlinien für nahezu alle Bereiche der ärztlichen Behandlung ausgestattet. Zudem hat er sämtliche Leistungen, die zu Lasten der Krankenkassen verordnet werden oder verordnet werden sollen, im Hinblick auf ihren Nutzen und ihre Wirtschaftlichkeit zu bewerten. Damit entscheidet er letztlich über den konkreten Umfang des Leistungskatalogs der gesetzlichen Krankenversicherung. Zu Beginn dieses Jahrhunderts wurde der Wirkungskreis dieses Gremiums, der bis dahin auf den ambulanten Sektor beschränkt war, auf die gesamte medizinische Versorgung ausgeweitet, so dass wir es mittlerweile mit einer «transsektoralen Verhandlungsmaschinerie» zu tun haben (Döhler 2002: 33). Zudem wurden im stationären Sektor, in dem korporatistische Regulierungsformen in der Vergangenheit eine deutlich geringere Rolle spielten als in der ambulanten Versorgung, den Landeskrankenhausgesellschaften und der Deutschen Krankenhausgesellschaft in den letzten Jahren wiederholt wichtige kollektiv-verbindliche Entscheidungen übertragen. Auf Bundesebene ist vor allem von Bedeutung, dass die Deutsche Krankenhausgesellschaft damit beauftragt ist, gemeinsam mit den Spitzenverbänden der gesetzlichen Krankenkassen die bundeseinheitlichen Bewertungsrelationen von stationären Leistungen festzulegen und an aktuelle Entwicklungen anzupassen. Diese Aufgabe ist für die Etablierung eines sachgerechten Vergütungssystems, das damit auf eine völlig neue Grundlage gestellt werden könnte, von grundlegender Bedeutung.

Diese Beharrungskraft – ja man müsste sogar sagen: diese partielle Aufwertung – zentralisierter korporatistischer Arrangements mutet in einem von wettbewerblichem Umbau geprägten Politikfeld zunächst befremdlich an. Dass eine Marktschaffung ein hohes Maß an politischer (Re-)Regulierung erfordert, ist oben bereits erläutert worden. Erklärungsbedürftig ist in diesem Zusammenhang aber, warum der Gesetzgeber weiterhin wichtige Regulierungskompetenzen an zentralisierte korporatistische Gremien delegiert und damit nicht die staatlichen Exekutivorgane – Ministerien und die ihnen zugeordneten Behörden – beauftragt. Folgende Gründe sollen hier hervorgehoben werden:

1. Die Erfüllung zahlreicher Steuerungsaufgaben erfordert ein hohes Maß an Expertenwissen, das in vielen Fällen in den beteiligten Verbänden, nicht aber in den zuständigen Ministerialbürokratien oder in den Parteien vorhanden ist. Dies gilt etwa für die Feststellung des Nutzens und der Wirtschaftlichkeit medizinischer Leistungen, für die Definition von Qualitätsstandards in der medizinischen Versorgung, für die ökonomische Bewertung medizinischer Leistungen und für ökonomische Aspekte von Versorgungsprozessen. Insofern ist der Staat bei der Feinsteuerung des Gesundheitswesens auf das in den Verbänden akkumulierte Wissen angewiesen.

2. In Deutschland wie in anderen entwickelten kapitalistischen Staaten gehört der Anspruch auf eine angemessene medizinische Versorgung zum Kernbestand der Wohlfahrtskultur (Freeman/Moran 2000; Ullrich 2000; Wendt 2003). Restriktionen bei der öffentlichen Finanzierung gesundheitlicher Leistungen bergen daher für die betreffenden Regierungen

erhebliche Legitimationsrisiken. Durch die Delegation entsprechender Entscheidungskompetenzen an Gremien wie den erwähnten Gemeinsamen Bundesausschuss lassen sich derartige Legitimationsrisiken verringern, denn diese Gremien agieren zumeist jenseits des Scheinwerferlichts der Öffentlichkeit und sind generell ihnen gegenüber unempfindlicher als Parteien, Regierungen und Parlamente. So stand die Aufwertung des Bundesausschusses bei der Überprüfung und Definition des Leistungskatalogs im Jahr 1997 in einem unmittelbaren Zusammenhang mit den zuvor gescheiterten Bemühungen der konservativ-liberalen Koalition, einige Leistungen der Krankenkassen aus der paritätischen Finanzierung auszugliedern (Urban 2001a). Hinzu kommt, dass die Entscheidungen in derartigen Gremien zumeist unter Verweis auf vorliegende wissenschaftliche Evidenzen getroffen werden. Die Mobilisierung der Ressource Wissenschaft erleichtert es, Entscheidungen über Leistungsausgliederungen zu legitimieren und sie nicht als politische Entscheidungen erscheinen zu lassen (Weingart 2001).

Die Entwicklung des Korporatismus im Gesundheitswesen ist also vielschichtiger, als es die Rede von seinem Niedergang oder Ende wahrnimmt. Vielmehr wird er mit dem skizzierten Paradigmenwechsel einem vielgestaltigen Umbau unterzogen: Er unterliegt *erstens* auf der Meso-Ebene einem Erosionsprozess und wird hier in seiner Steuerungsfunktion zunehmend durch Wettbewerbsbeziehungen auf der Mikro-Ebene ersetzt, er wird *zweitens* zunehmend zentralisiert, *drittens* als zentralisierter Korporatismus mit einer wachsenden Zahl von Aufgaben betraut und dabei zunehmend engeren staatlichen Vorgaben unterworfen («mehr Aufgaben, weniger Spielräume») und dabei *viertens* weitgehend auf die Funktion der Ausformulierung von Regelungen innerhalb des staatlich gesetzten Rahmens beschränkt. Diese Entwicklung lässt sich als Wandel in Richtung auf einen staatlich domestizierten Wettbewerbskorporatismus kennzeichnen (Rhodes 1998; Urban 2001a). Mit Blick auf den Zeitraum bis Mitte der 1990er Jahre konnten Döhler und Manow noch mit guten Gründen feststellen, der Staat versuche das Ziel der Kostendämpfung in erster Linie mit Hilfe einer Korporatisierung der Regulierungsstrukturen zu erreichen (Döhler/Manow 1997). Genau dies trifft für die Zeit nach dem GSG 1992 jedoch so nicht mehr zu. Seitdem schreibt er diese Funktion dem Wettbewerb zu, während dem Korporatismus primär die Aufgabe zukommt, diesen wettbewerblichen Umbau des Gesundheitswesens im Detail zu gestalten.

Beharrungskraft und Überlebensfähigkeit des Korporatismus im Gesundheitswesen

Offenkundig weisen korporatistische Arrangements in der GKV also eine im Vergleich zu anderen Zweigen der sozialen Sicherung recht ausgeprägte Beharrungskraft auf. Ein wichtiger Grund dafür liegt vermutlich in dem Umstand, dass das Gesundheitswesen im Unterschied zu anderen sozialen Sicherungssystemen nicht allein monetäre Umverteilungsprozesse, sondern auch persönliche Dienstleistungen organisiert. Dies geschieht zudem auf einem Feld, der Medizin, das sich dynamisch weiterentwickelt und beständig ausdifferenziert. Für die effiziente Steuerung dieses Dienstleistungssystems ist ganz offenkundig ein hohes Maß an Expertenwissen unabdingbar – und zwar eines Wissens, das im Unterschied zu vielen anderen Feldern der Sozialpolitik – etwa der Bewertung finanzieller Auswirkungen von Rentenreformen – für die Eliten des politischen Systems kaum mobilisierbar ist.

Allerdings sollte daraus nicht eine zeitlich unbegrenzte Bestandsgarantie für korporatistische Arrangements im Gesundheitswesen abgeleitet werden. Denn seit Beginn dieses Jahrzehnts hat der Gesetzgeber – namentlich die rot-grüne Koalition bzw. die SPD – mehrmals den Versuch unternommen, den Einfluss der im G-BA vertretenen Verbände der Krankenkassen und der Ärzteschaft auf die Überprüfung des Nutzens und der Wirtschaftlichkeit medizinischer Leistungen zurückzudrängen. Hintergrund ist der an die Verbände gerichtete Vorwurf, sich bei einschlägigen Entscheidungen nicht nur von wissenschaftlichen Erkenntnissen, sondern auch stark von eigenen Interessen leiten zu lassen. In diesem Fall wären die Entscheidungen des G-BA nicht nur unter sachlichen Gesichtspunkten – also dem Ziel einer effizienten Versorgung – suboptimal, sondern würden auch die Funktion der Legitimationsbeschaffung für die Gewährung und Vorenthaltung von Leistungen nur unzureichend erfüllen.

Das Ziel einer Zurückdrängung verbandlichen Einflusses auf derartige Entscheidungen verfolgte der Gesetzgeber bei der Gesundheitsreform 2004 mittels der Gründung eines Instituts für Qualität und Wirtschaftlichkeit im Gesundheitswesen und in der Gesundheitsreform 2007 durch die Schwächung der Verbandskompetenzen bei der Bestellung der G-BA-Mitglieder. Die ursprünglichen Absichten wurden im Reformprozess zwar abgeschwächt, aber dennoch stärkten beide Reformgesetze unter dem Strich den verbandsunabhängigen Einfluss auf die Definition von Nutzen und Wirtschaftlichkeit medizinischer Leistungen: in dem einen Fall den Einfluss wissenschaftlicher Expertise, in dem anderen Fall den Einfluss der staatlichen Exekutive in Gestalt des Bundesministeriums für Gesundheit.

Für die Zukunft korporatistischer Regulierung lässt sich daraus schließen, dass Entscheidungen über Nutzen und Wirtschaftlichkeit medizinischer Leistungen grundsätzlich auch ohne Beteiligung der betroffenen Verbände getroffen werden können. Auch das Angewiesensein des Staates auf medizinisches bzw. versorgungsbezogenes Expertenwissen ist also nicht unbedingt eine Garantie für die dauerhafte Existenz korporatistischer Arrangements im Gesundheitswesen.

Fragmentierung von Interessen und Akteursbeziehungen

Diese Neuausrichtung staatlicher Handlungsstrategien löste weit reichende Veränderungen in den Interessenlagen der Akteure, in ihrem Selbstverständnis und in ihren Beziehungen zueinander aus. Es lassen sich folgende Dimensionen dieses Wandels unterscheiden.

Erstens ergibt sich ein Wandel im *Verhältnis zwischen Staat und Verbänden*. Generell gewinnt der Staat gegenüber den Verbänden in der Gesundheitspolitik an Strategiefähigkeit. Eine wichtige Voraussetzung dieses Autonomiegewinns besteht im Ausbau gesundheitspolitischen Expertenwissens in den Parteien. (Manow 1994; siehe auch: Trampusch 2004). Klientelistische Bindungen zwischen Parteien und einzelnen Interessengruppen im Gesundheitswesen verschwinden zwar nicht, aber sie verlieren aus der Perspektive der Interessengruppen an Verlässlichkeit. Angesichts des politikfeldinternen und -externen Problemdrucks wächst bei den konzeptiven Eliten insbesondere in den Parteien die Bereitschaft, auch solche Maßnahmen zu treffen, die den Interessen ihrer Klientel zuwiderlaufen. Insgesamt wird die Distanz zwischen den politischen Akteuren und den Verbänden im Gesundheitswesen größer.

Dabei wirkt sich der gesundheitspolitische Paradigmenwechsel auf wichtige Akteursgruppen höchst unterschiedlich aus. Den *Krankenkassen* kommt aus der Perspektive des Gesetzgebers – wie erwähnt – eine Schlüsselrolle bei der Erreichung der staatlicherseits anvisierten Ziele zu. Die Ergänzung der Wettbewerbsanreize um eine inkrementelle Erweiterung ihrer Möglichkeiten zum Abschluss von Individualverträgen verbessert ihre Verhandlungspositionen gegenüber den Leistungsanbietern, insbesondere gegenüber der Vertragsärzteschaft bzw. den KVen. Der Gesetzgeber führt also eine allmähliche Kräfteverschiebung in der gemeinsamen Selbstverwaltung zugunsten der Krankenkassen ein. Bei den Kassen selbst vollzieht sich mit den neuen Umweltbedingungen ein Wandel ihres Selbstverständnisses. Sie agieren im Spannungsfeld unterschiedlicher Referenzsysteme (Bode 2003), denn sie müssen nicht mehr nur Aufgaben einer Sozialverwaltung wahrnehmen, sondern zugleich Versorgungsstrukturen gestalten und sich als Marktakteure bewähren (Alexander/Rath 2001; Niedermeier 2001). Sie erhalten ihre neuen Handlungsspielräume nicht mehr in der Perspektive, sie als Solidargemeinschaft der GKV-Träger, sondern als – zwar in einen öffentlich-rechtlichen Rahmen eingebettete, aber im Kern eben doch – konkurrierende, rational handelnde Wirtschaftssubjekte zu nutzen. Die *Kassenärztlichen Vereinigungen* müssen hingegen eine deutliche Schwächung ihrer Position hinnehmen. Ihr Sicherstellungsauftrag für die ambulante Versorgung von Kassenpatienten wird nach und nach ausgehöhlt; gleichzeitig erschwert die Budgetierung der vertragsärztlichen Gesamtvergütung die Durchsetzung von Honorarsteigerungen. Das Verhältnis der Vertragsärzteschaft zu den Akteuren staatlicher Gesundheitspolitik hat sich in Folge dieser Entwicklung drastisch verschlechtert, sieht man einmal von der Zeit der schwarz-gelben Koalition ab.

Zweitens vollzieht sich auf der Seite der Steuerungsadressaten im Gesundheitswesen eine *Binnendifferenzierung von Interessen*. Die *Krankenkassen* müssen sich nun als Individualakteure im Wettbewerb behaupten. Daher verstärkt sich bei ihnen die Neigung, ihre Handlungsstrategien und zunehmend auch ihre gesundheitspolitischen Positionsbestimmungen nach Maßgabe ihrer einzelwirtschaftlichen Interessen zu formulieren. Da sich ihre Ausgangsbedingungen im Wettbewerb erheblich voneinander unterscheiden, führt diese Entwicklung zu einer Fragmentierung der Kassenlandschaft. Sie kommt insbesondere in der Haltung zu einem Kernproblem der Wettbewerbsordnung zum Ausdruck, der Frage nach der Reichweite des Risikostrukturausgleichs. Auf Seiten der *Vertragsärzteschaft* führte das Zusammenwirken von budgetierter Gesamtvergütung und steigenden Arztzahlen dazu, dass die Einkommen der Ärzte hinter deren Erwartungen und Gerechtigkeitsvorstellungen zurückblieben. Da die Gesamtvergütung budgetiert ist, können Einkommenssteigerungen aus der vertragsärztlichen Versorgung nur auf Kosten anderer Ärzte erzielt werden. Daher kommt es zu einer erheblichen Verschärfung innerärztlicher Verteilungskonflikte, wobei die Konfliktlinien entlang der Grenzen zwischen den Fachgruppen verlaufen. Das Verhältnis der Arztgruppen zueinander, insbesondere das Verhältnis zwischen Hausärzten und Fachärzten, ist daher von tiefen Zerwürfnissen geprägt. Die Verteilungskonflikte spitzten sich seit den 1990er Jahren derart zu, dass einzelne Arztgruppen mit dem Austritt aus den KVen drohten. Insgesamt weicht das Bild einer weitgehend homogenen Ärzteschaft zunehmend dem einer fortschreitenden, vielschichtigen Fragmentierung der Interessenlagen. Sowohl bei den Krankenkassen als auch bei den Vertragsärzten untergräbt die neue Gemengelage der finanziellen Handlungsanreize jene Homogenität von Interessen, deren Schaffung oder Bewahrung eine zentrale Voraussetzung für die Funktionsfähigkeit korporatistischer Steuerung ist.

Drittens geraten die *Beziehungen zwischen den Verbänden und ihren Mitgliedern* in eine tiefe Krise, weil die Verbände zunehmend die Fähigkeit verlieren, die sich differenzierenden Interessen ihrer Mitglieder zu aggregieren und nach außen – gegenüber der Politik, den Vertragspartnern und der Öffentlichkeit – zu artikulieren und durchzusetzen. Die im Jahr 2013 rund 130 *Krankenkassen* verteilen sich auf sechs Kassenarten (Ortskrankenkassen, Ersatzkassen etc.), die – bis zur Gesundheitsreform 2007 – auf Bundesebene zu Spitzenverbänden zusammengefasst waren. Die vom Kassenwettbewerb hervorgebrachten Interessenlagen der Kassen liegen teilweise quer zur Kassenartenzugehörigkeit, insbesondere in der Frage des Risikostrukturausgleichs. Noch weit schärfer stellt sich das Problem der Interessenaggregation und -artikulation für die *Kassenärztlichen Vereinigungen*. Deren Vorstände sind immer weniger in der Lage, zwischen den vom Gesetzgeber und von den Krankenkassen formulierten Handlungsanforderungen einerseits und den Interessen ihrer Mitglieder andererseits zu vermitteln. Die KV-Vorstände bewegen sich, so könnte man sagen, im Widerspruch zwischen Einflusslogik und Mitgliedschaftslogik. Vor diesem Hintergrund ist das Verhältnis der Mitglieder zu ihren Vorständen vielfach von Entfremdung und Misstrauen geprägt (Brechtel 2001; Birkelbach 2003). Hinzu kommt, dass die KVen angesichts restriktiver gesetzlicher und vertraglicher Vorgaben gezwungen sind, ihre Aufsichts- und Kontrollfunktion (z. B. Wirtschaftlichkeits- und Qualitätsprüfungen) gegenüber ihren Mitgliedern stärker hervorzukehren. Da die Konfliktlinien zwischen den niedergelassenen Ärzten entlang der Fachgruppenzugehörigkeit verlaufen, profitieren aber nicht die freien Verbände von der Krise der KVen – also jene Verbände, die, wie der Hartmannbund oder der NAV-Virchowbund, Ärzte fachgruppenübergreifend organisieren. Nutznießer sind vielmehr die ärztlichen Fachverbände wie der Hausärzteverband, weil sie eher in der Lage sind, die Interessen ihrer vergleichsweise homogenen Mitgliedschaft zu aggregieren. Sie erhalten nicht nur erheblichen Zulauf, sondern artikulieren die Interessen ihrer Mitglieder mit großem Nachdruck in der Ärzteschaft und gegenüber der Politik.

Viertens führt der gesundheitspolitische Strategiewechsel zu einer *Pluralisierung von Akteuren* im Gesundheitswesen – und zwar von Akteuren als Adressaten staatlicher Regulierung und als Subjekte der Vertragspolitik. Diese Pluralisierung wird durch die Erosion mesokorporatistischer Arrangements bzw. die Erweiterung individualvertraglicher Handlungsspielräume für Krankenkassen herbeigeführt. Auf Seiten der Ärzteschaft sind es vor allem die erwähnten ärztlichen Fachverbände – allen voran der Hausärzteverband –, die bei Vereinbarungen über besondere Versorgungsformen als Vertragspartner der Krankenkassen an Bedeutung gewinnen. Als solche treten sie nun explizit in Konkurrenz zu den KVen. Dabei bleibt diese Konkurrenz nicht auf die besonderen Versorgungsformen, also einen – noch – vergleichsweise kleinen Teil der vertragsärztlichen Versorgung beschränkt. Vielmehr haben sich bereits handfeste Konflikte um die Kompetenz zum Vertragsabschluss mit den Krankenkassen auch für den Bereich der Regelversorgung entwickelt, wie etwa die Forderung des Deutschen Hausärzteverbandes nach einem umfassenden eigenen Verhandlungs- und Vertragsmandat gegenüber den Krankenkassen zeigt. Daneben spielen auch örtliche oder regionale Zusammenschlüsse von innovationsbereiten Ärzten, die etwa bei der Erprobung von Modellvorhaben zu Vertragspartnern werden, eine wachsende Rolle. Die KVen befinden sich auf Teilgebieten der medizinischen Versorgung als Vertragspartner der Krankenkassen also bereits in Konkurrenz zu anderen ärztlichen Leistungsanbietern. Auf Seiten der Finanzierungsträger ist es die erwähnte Erweiterung von Handlungsspielräumen der *Einzel*kassen, die zu einer Pluralisierung von Akteuren führt.

Fünftens vollzieht sich ein *Wandel des Selbstverständnisses* der Akteure. Die Krankenkassen sind bestrebt, die Rolle eines «players» auf einem regulierten Gesundheitsmarkt anzunehmen. Ihr Selbstverständnis wandelt sich in Richtung auf das von Versicherungsunternehmen, die bei Anbietern Versorgungsleistungen einkaufen und dafür vollständige Handlungsfreiheit benötigen, ihren Kunden – den Versicherten – auf die individuellen Bedürfnisse zugeschnittene Versorgungs- und Versicherungsangebote unterbreiten und dabei auf dem Gesundheitsmarkt mit anderen Krankenkassen konkurrieren.

Auch bei den *Kassenärztlichen Vereinigungen* kristallisiert sich ein verändertes Rollenverständnis heraus, wenngleich hier die Entwicklung krisenhafter verläuft als auf Kassenseite. Sie gerieten in der Folge des skizzierten Wandels in eine tiefe Identitätskrise. Vor diesem Hintergrund führte die KBV 2006 eine repräsentative Befragung ihrer Mitglieder durch, die u. a. Aufschluss über die Vorstellungen für die künftigen Aufgaben der Organisation geben soll. Es zeichnet sich ab, dass die KVen als Reaktion auf den Umbruch des Regulierungssystems neben ihren öffentlich-rechtlichen Aufgaben künftig vor allem Dienstleistungsfunktionen für ihre Mitglieder wahrnehmen mit dem Ziel, diese bei der Entwicklung von Versorgungsmodellen und beim Abschluss von Versorgungsverträgen mit Krankenkassen zu unterstützen. Der skizzierte Wandel des Selbstverständnisses von Akteuren schließt auch die Einstellung zu Strukturmerkmalen der gesetzlichen Krankenversicherung ein.

Diversifizierung von Interessenvermittlungsstrategien

Für die Verbände der Finanzierungsträger und der Leistungserbringer verändern sich mit dem Wandel des Regulierungssystems in gravierender Weise die Bedingungen und Strukturen der Interessenvermittlung. Sie antworten darauf mit einem Wandel ihrer Handlungsorientierungen, die sich am besten als eine Diversifizierung von Interessenvermittlungsstrategien charakterisieren lässt (Gerlinger 2009a).

Mesokorporatistische Verhandlungssysteme verlieren als Arenen und Medien einer erfolgreichen Interessenvermittlung aus Sicht der Akteure stark an Bedeutung. Die Krankenkassen sind vor allem an einer rechtlichen Erweiterung ihrer *individuellen* Handlungsoptionen gegenüber Leistungserbringern und Versicherten interessiert, denn sie müssen im Wettbewerb eben als *Individual*akteure bestehen. Sie sehen sich durch fortbestehende Kollektivverträge in ein Korsett gezwängt, das sie daran hindert, eigene Wettbewerbsstrategien umzusetzen. Sie sind vor allem daran interessiert, das – in weiten Teilen noch vorhandene – Vertragsmonopol der KVen zu beseitigen und mit Ärzten Selektivverträge abschließen zu können. In der Vertragspolitik gegenüber den Leistungsanbietern bedarf es vielfach der für weite Teile der Vertragspolitik gesetzlich festgeschriebenen Pflicht, «gemeinsam und einheitlich» zu handeln, um die Kassen noch zum Abschluss von Kollektivvereinbarungen mit den Leistungsanbietern zu bewegen. Zudem sind viele Krankenkassen bestrebt, gegenüber den Versicherten ihre Leistungsangebote und Tarife – unter Anwendung von Prinzipien der privaten Krankenversicherung – zu differenzieren. Dafür hat die Gesundheitsreform 2007 neue Handlungsmöglichkeiten geschaffen, indem sie den Krankenkassen das Recht zum Angebot von Selbstbehalt- und Beitragsrückerstattungstarifen einräumte.

Auch aus Sicht der Vertragsärzteschaft verliert die Einbindung in ein öffentlich-rechtlich präformiertes Kollektivvertragssystem erheblich an Attraktivität. Die Enttäuschung über die Vergütung vertragsärztlicher Leistungen richtet sich nicht nur gegen die KVen, sondern zunehmend gegen das GKV-System insgesamt. Vom jahrzehntelangen Garanten hoher Einkommen hat sich die GKV – vor allem wegen der Anbindung der GKV-Ausgaben an die Lohnkosten – in ihren Augen in eine Einkommensbremse verwandelt. Auch wenn die Vertragsärzteschaft nach einer Erhebung der Kassenärztlichen Bundesvereinigung mehrheitlich am System einer öffentlich-rechtlichen Vertragsärzteschaft festhalten möchte, sind Erosionstendenzen in den KVen unübersehbar. So strebt der Hausärzteverband ein eigenes Verhandlungsmandat mit den Krankenkassen an («Hausärzte-KV»), denn er erhofft sich von eigenen Vertragsabschlüssen mit den Kassen angesichts der ubiquitären gesundheitspolitischen Präferenzen für eine Stärkung der hausärztlichen Versorgung eine Besserstellung seiner Mitglieder. Bei zahlreichen Fachärzten, die sich zwischen der politisch geförderten hausärztlichen Versorgung und der Förderung von ambulanten Behandlungsmöglichkeiten im Krankenhaus zerrieben sehen, wächst ebenfalls die Neigung, das schützende Dach der KVen zu verlassen und sich auf Einzelverträge mit den Kassen einzulassen (Gerlinger 2002). Austrittswillige Ärzte schließen sich in sogenannten Medi-Verbünden zusammen und versuchen seit geraumer Zeit, in den KVen Mehrheiten für den Ausstieg aus dem Kollektivvertragssystem zu organisieren. Außerdem versuchen Ärzte immer häufiger, die finanziellen Restriktionen in der gesetzlichen Krankenversicherung durch eine vermehrte Erbringung so genannter «Individueller Gesundheitsleistungen» (IGeL), also privatärztlicher Leistungen für GKV-Patienten, zu umgehen. Die Einführung von Wettbewerbsmechanismen und die finanziellen Restriktionen in der gesetzlichen Krankenversicherung setzen sowohl bei den Krankenkassen als auch in der Vertragsärzteschaft offenkundig eine Kettenreaktion frei, in deren Verlauf die historisch gewachsenen Strukturmerkmale der GKV – die solidarische Absicherung der Krankheitskosten ungeachtet des individuellen Behandlungsbedarfs und das Kollektivvertragssystem – an Rückhalt verlieren.

Auch die Handlungsspielräume in den zentralisierten makrokorporatistischen Arrangements, insbesondere im Gemeinsamen Bundesausschuss, verringern sich zusehends. Krankenkassen und Vertragsärzteschaft sind allerdings noch insofern an der Aufrechterhaltung ihrer Kompetenzen interessiert, als die im G-BA getroffenen Entscheidungen über Behandlungsrichtlinien und die Aufnahme von Leistungen in den GKV-Katalog sowohl die professionelle Autonomie von Ärzten und die innerärztliche Honorarverteilung als auch Handlungsstrategien von Krankenkassen im Wettbewerb berühren. Daher widersetzen sich sowohl die Spitzenverbände der Krankenkassen als auch die KBV heftig den staatlichen Bestrebungen zur Einengung ihrer Handlungsspielräume in den makrokorporatistischen Gremien. Je größer die Beschränkungen korporatistischer Arrangements ausfallen, desto stärker halten die Akteure der gemeinsamen Selbstverwaltung offenkundig an den verbliebenen Institutionen und ihren Regelungskompetenzen fest. Besonders deutlich wurde dies beim Versuch des Gesetzgebers, den Einfluss der Spitzenverbände der Krankenkassen und der KBV auf den Gemeinsamen Bundesausschuss zurückzudrängen und diesen stärker der Kontrolle durch das Bundesministerium für Gesundheit zu unterwerfen.

Mit den skizzierten Veränderungen verstärkt sich aus der Perspektive der beteiligten Verbände die Dringlichkeit lobbyistischer Einflussnahme auf politische Entscheidungsträger, gleichzeitig werden deren Erfolgsaussichten aber auch ungewisser. Eine Abschließung des politischen Zentrums von den Verbänden – ein wichtiges Kennzeichen des Reformprozesses rund um die Verabschiedung des Gesundheitsstrukturgesetzes im Jahre 1992 (Perschke-Hartmann 1994) – wiederholte sich in dieser Form seither zwar nicht. Aber trotz ihrer formellen und informellen Beteiligung an der Ausarbeitung von Reformen können die Interessenverbände nicht davon ausgehen, dass ihre Positionen im politischen Prozess Berücksichtigung finden, ja nicht einmal davon, dass sie noch Zugang zum politischen Machtzentrum erhalten. Der Staat verdeutlicht, dass er nicht auf eine Abstimmung mit Verbänden angewiesen ist.

Zwar setzen die Verbände weiterhin auch auf Versuche lobbyistischer Einflussnahme. Der bevorzugte Einflusskanal ist dabei das persönliche Gespräch mit politischen Entscheidungsträgern. Die Bilanz dieser Aktivitäten ist allerdings widersprüchlich. Krankenkassen und insbesondere Leistungsanbieter, aber auch die private Krankenversicherung mussten und müssen die Erfahrung machen, dass beinahe jede größere Gesundheitsreform Bestimmungen enthält, die auch ihren Interessen zuwiderlaufen. Dabei folgt die Sequenz dieser Reformprozesse einem häufig zu beobachtenden Muster: Die Arbeits- und Referentenentwürfe für Gesundheitsreformgesetze enthalten zumeist deutlich größere Belastungen für die beteiligten Interessengruppen als das letztlich in Kraft getretene Regelwerk. Bei manchen Bestimmungen bleiben deren Interventionen erfolglos, andere können abgeschwächt werden, bei wiederum anderen gelingt sogar eine vollständige Rücknahme. Insofern sind Versuche lobbyistischer Einflussnahme durchaus erfolgreich, können jedoch die Grundrichtung der Reformprozesse in vielen Fällen lediglich abschwächen, nicht aber umkehren. Trotz manchen Erfolgs lobbyistischer Interventionen zeigt die Bilanz zahlreicher Gesundheitsreformen, dass sie für die betroffenen Interessengruppen zumeist größere Belastungen mit sich bringen als das zuvor geltende Recht. Zwar ist die Gesundheitspolitik der schwarz-gelben Koalition in besonderem Maße durch klientelistische Interessenpolitik geprägt, aber auch das FDP-geführte Bundesgesundheitsministerium bewegte sich mit einzelnen Reformvorhaben im Widerspruch zu Interessen ihrer Klientel, wie vermutlich das Arzneimittelmarkt-Neuordnungsgesetz (AMNOG) am deutlichsten zeigt.

Da die auf dem Wege korporatistischer Verhandlungen erschließbaren Verteilungsspielräume geringer werden und lobbyistische Einflussnahme zwar nicht erfolglos ist, jedoch die Grundrichtung politischer Entscheidung kaum beeinflussen kann, greifen die Akteure im Gesundheitswesen vermehrt zu ergänzenden Strategien der Interessendurchsetzung. Im Zentrum steht dabei das Bestreben, in der Öffentlichkeit Aufmerksamkeit für die eigenen Belange zu erzeugen und Unterstützung für die eigenen Forderungen zu mobilisieren. Dies schließt die Bereitschaft zur Konfrontation und zum Konflikt mit den politischen Entscheidungsträgern ein. Derartige Formen der Interessenvermittlung verhalten sich zu korporatistischer und lobbyistischer Interessenvermittlung nicht substitutiv, sondern komplementär, erhalten aber im Arsenal der Verbände ein deutlich größeres Gewicht als in der Vergangenheit. Die Formen der Interessenvertretung, die dabei eingesetzt werden, unterscheiden sich in Abhängigkeit von den jeweiligen Machtressourcen der Akteure.

Die Ärzteschaft ist dabei die Interessengruppe mit den bei weitem größten Handlungsressourcen. Ärzte haben zum einen durch ihre Berufsausübung täglich millionenfachen Zugang zu individuellen Patienten und deren Angehörigen und können über den persönlichen Kontakt auf sie einwirken. Zum anderen verfügen Ärzte über das größte Drohpotential aller Akteure, denn sie können – auch wenn die Anwendung dieses Instruments mit Risiken behaftet ist – medizinische Leistungen verweigern und damit erheblichen Druck auf den Gesetzgeber ausüben. Bundes- und landesweite Protesttage mit Praxisschließungen, Demonstrationen, Informationsveranstaltungen und Kundgebungen, an denen sich Tausende von Ärzten beteiligen, haben in den letzten Jahren einen festen Platz in der deutschen Protestkultur erlangt.

Andere Akteure verfügen über ein derartiges Drohpotential zwar nicht, verstärken aber ebenfalls ihre Bemühungen, durch die direkte Ansprache der Öffentlichkeit Einfluss auf gesundheitspolitische Entscheidungen zu nehmen. Insbesondere Krankenkassen verfügen über gute Zugangswege zur Öffentlichkeit, denn sie können in ihren Mitgliederzeitschriften, die in zweistelliger Millionenhöhe erscheinen, ihre Argumente zur Gesundheitspolitik, wie bei der Auseinandersetzung um die Gesundheitsreform 2007 geschehen, in nahezu jedem Haushalt platzieren. Die Krankenkassen haben auch nicht davor zurückgeschreckt, in einer bundesweiten Anzeigenkampagne Stellung gegen die Regierungspläne zur Gesundheitsreform 2007 zu beziehen – ein Vorgang, der zu einem heftigen Konflikt mit dem Bundesministerium für Gesundheit führte. Aber auch andere Akteure bemühen sich mit den Instrumenten der unspezifischen Sympathiewerbung intensiv um die Unterstützung und das Wohlwollen der Öffentlichkeit – wie etwa die vom Verband der Forschenden Arzneimittelhersteller (VFA) in Bild- und Printmedien geschaltete Anzeigenkampagne «Forschung ist die beste Medizin» zeigt.

Der Staat setzt mit dem skizzierten gesundheitspolitischen Paradigmenwechsel auf die disziplinierende Kraft finanzieller Anreize und egoistisch-rationalen Handelns. Allerdings zeigt die jüngere Entwicklung der Gesundheitspolitik, dass sich damit die Konfliktpotentiale zwischen den Akteuren verstärkten, ohne dass synchron Mechanismen der Konfliktregulierung ausgebaut wurden. Für das recht hohe Integrationspotential korporatistischer Arrangements stellen die neuen Regulierungsmechanismen offenkundig kein funktionales Äquivalent bereit.

10.6.4 Ausblick

Es spricht vieles dafür, dass in den kommenden Jahren wettbewerbliche Instrumente bei der Steuerung der gesetzlichen Krankenversicherung weiter an Bedeutung gewinnen werden. Rapide, einschneidende Veränderungen im Regulierungssystem der gesetzlichen Krankenversicherung scheinen wegen der erwähnten Einflussfaktoren auf die Gesundheitspolitik unwahrscheinlich. Eher dürfte sich ein solcher Wandel – wie seit der Verabschiedung des Gesundheitsstrukturgesetzes – auf inkrementellem Wege vollziehen. Dabei ist davon auszugehen, dass der Ausbau von Wettbewerbselementen auch weiterhin von einer intensiven staatlichen Re-Regulierungstätigkeit begleitet wird. Deren wesentliches Motiv liegt darin, negative Rückkopplungseffekte für die politischen Entscheidungsträger, die aus unerwünschten Wirkungen wettbewerblicher Regulierung erwachsen können, zu vermeiden. Diese Re-Regulierungsaktivitäten gehen auf die Erfahrung zurück, dass sowohl unter Leistungserbringern als auch unter den Krankenkassen die egoistisch-rationale Umgehung gesetzlicher Regelungen unter gleichzeitiger Verletzung von Gemeinwohlbelangen (z. B. Risikoselektion, implizite Rationierung, private Abrechnung von Kassenleistungen; Rückzug von Versorgungseinrichtungen aus der Fläche) weit verbreitet ist. Möglicherweise wirkt diese Erfahrung auch als Hindernis für die Anwendung wettbewerblich-selektivvertraglicher Regulierungsinstrumente in der vertragsärztlichen Regelversorgung und in der Krankenhausversorgung, denn es ist kein tragfähiges Konzept in Sicht, das für den Fall einer durchgreifenden Liberalisierung tiefgreifende Verwerfungen in der Krankenversorgung und damit Legitimationsrisiken für die politisch Verantwortlichen vermeiden könnte. Freilich ist damit nicht gesagt, dass eine solche Liberalisierung ausgeschlossen ist.

In welchem Verhältnis bei einer Fortsetzung staatlicher Re-Regulierung die sozialrechtliche und die kartellrechtliche Einhegung des Wettbewerbs stehen werden, wird ganz erheblich von der Zusammensetzung künftiger Regierungskoalitionen auf Bundesebene abhängen. Würde der unter Schwarz-Gelb bereits forcierte Weg in Richtung auf eine stärkere privatrechtliche Organisation der gesetzlichen Krankenversicherung weiter verfolgt, so würde dies die Wahrscheinlichkeit erhöhen, dass der Europäische Gerichtshof bei künftigen Rechtsstreitigkeiten die Krankenkassen als Unternehmen einstuft und damit alle Handlungsfelder der Krankenkassen dem europäischen Wettbewerbs- und Kartellrecht unterwirft (Gerlinger/Urban 2006; Fritzsche 2012; s. Kap. 11.5.1).

11. Europäische Integration und deutsche Gesundheitspolitik

11.1 Grundzüge des europäischen Integrationsprozesses

Soweit bisher von gesundheitspolitischen Regelungen die Rede war, ging es fast immer um Politik im nationalstaatlichen Rahmen. Tatsächlich ist der Nationalstaat auch die bislang vorherrschende Entscheidungsebene in Fragen der Gesundheitspolitik. Gleichwohl würde die Vorstellung einer uneingeschränkten nationalstaatlichen Autonomie auf diesem Politikfeld die Wirklichkeit verzerren. Zahlreiche Politikfelder, die vormals in ausschließlich nationalstaatlicher Zuständigkeit lagen, werden zunehmend in einen transnationalen Kontext eingebunden. Auch in der Gesundheitspolitik macht sich eine solche Entwicklung bemerkbar. Hier gewinnt für Deutschland und die anderen Mitgliedstaaten der Europäischen Union (EU) insbesondere der europäische Integrationsprozess an Bedeutung.

Die Europäische Union umfasste Ende 2013 28 Mitgliedstaaten mit mehr als 500 Millionen Einwohnern und einem Bruttoinlandsprodukt (BIP) von rund 13 Milliarden Euro. Damit ist sie der größte einheitliche Wirtschaftsraum in der Welt. Politisch-institutionell ist die EU ein eigentümliches politisches Gebilde, das sich als ein «Mehrebenensystem» charakterisieren lässt (z. B. Benz 2003). Das Institutionengefüge ist demzufolge durch einen vertikalen Aufbau und ein System übereinander geschichteter Handlungssysteme gekennzeichnet; es handelt sich um eine föderale «Struktur staatlichen Handelns in mehreren Ebenen» (Pierson/Leibfried 1998: 16). In der EU verfügen also sowohl supranationale Institutionen (v. a. Europäischer Rat, Europäische Kommission, Europäisches Parlament, Europäischer Gerichtshof) als auch nationalstaatliche Institutionen (nationale Parlamente und Regierungen) über Entscheidungskompetenzen und vollzieht sich die Politikentwicklung in der Interaktion dieser Ebenen. Die nationalstaatliche Autonomie ist in diesem Mehrebenensystem nicht verschwunden, aber auf zahlreichen Feldern durchaus beschränkt (Pierson/Leibfried 1998; Jachtenfuchs/Kohler-Koch 2003; Wallace/Pollack/Young 2010; Hix/Hoyland 2011). Auch die Gesundheitspolitik ist in dieses Mehrebenensystem eingebunden.

Entwicklung der europäischen Integration

Die europäische Integration geht zurück auf die 1950er Jahre. Der wichtigste Integrationsschritt bestand in der Unterzeichnung der Römischen Verträge, mit denen 1957 die Europäische Wirtschaftsgemeinschaft (EWG) gegründet wurde. Explizit sozial- oder gesundheitspolitische Regelungen spielten in den Gründungsdokumenten nur eine marginale Rolle. Erwähnenswert sind in erster Linie Maßnahmen zum Schutz der Wanderarbeitnehmer in der Gemeinschaft, also solcher Personen, die als Arbeitnehmer in einem anderen Mitgliedstaat der Gemeinschaft erwerbstätig waren. Zudem erhielt die Europäische Kommission das Recht, Forschung und Kooperation der Mitgliedsstaaten auf dem Gebiet von Gesundheitsschutz und Arbeitssicherheit zu unterstützen. Bereits hier deutete sich an, dass sich die Integration vorwiegend auf der ökonomischen, weniger auf der politischen Ebene vollziehen würde (z. B. Platzer 1994: 50f.).

Nach einer längeren Phase der Stagnation («Eurosklerose») erhielt der europäische Integrationsprozess in den 1980er Jahren neuen Schwung, der in folgenden Entwicklungen zum Ausdruck kam:

- Die EU wurde schrittweise um neue Mitgliedstaaten erweitert: Während die damalige Europäische Wirtschaftsgemeinschaft 1957 lediglich von sechs Ländern (Belgien, Bundesrepublik Deutschland, Dänemark, Frankreich, Luxemburg, Niederlande) gegründet wurde, ist die Zahl der EU-Mitglieder mittlerweile auf 28 gestiegen. Die wichtigsten Schritte stellten die Süderweiterungen (1981/1986), die Norderweiterungen (1973/1995) und die Osterweiterungen (2004/2007) der EU dar.
- Zum 1.1.1993 wurde ein europäischer Binnenmarkt geschaffen. Seitdem herrscht auf diesem Markt ein freier Verkehr von Waren, Dienstleistungen, Kapital und Arbeitskräften («vier Freiheiten»). Davon erhofften sich die Mitgliedstaaten neue Wachstumsimpulse und eine Verbesserung der europäischen Position im globalen Standortwettbewerb, vor allem in der Konkurrenz mit den Vereinigten Staaten und Japan. Der Prozess der ökonomischen Integration wurde mit der Schaffung einer europäischen Wirtschafts- und Währungsunion (WWU) fortgesetzt, die in die Einführung einer gemeinsamen Währung am 1.1.2002 mündete. Im Jahr 2013 gehörten 17 EU-Mitgliedstaaten zur «Euro-Zone».
- Die Erweiterung der EU und die Schaffung eines gemeinsamen Marktes wurde begleitet vom schrittweisen Auf- und Ausbau politischer Gestaltungskompetenzen auf EU-Ebene («Vertiefung»). Wichtige Marksteine auf diesem Weg waren die Verabschiedung einer Einheitlichen Europäischen Akte (1986) sowie die Neuformulierung des EWG-Vertrages auf den Regierungskonferenzen von Maastricht (1993), Amsterdam (1997), Nizza (2000) und Lissabon (2007). Dieser Auf- und Ausbau politischer Gestaltungskompetenzen betraf auch einige Aspekte der Gesundheitspolitik (s. Kap. 11.2).

Vorrang der «negativen Integration»

Allerdings ist die europäische Integration bis in die Gegenwart im Kern ein ökonomisches Projekt, d. h. die Integration besteht vor allem in der Beseitigung bisheriger Hindernisse für einen gemeinsamen Markt («negative Integration»). Demgegenüber hinkt die Entwicklung politischer Gemeinsamkeiten auf EU-Ebene («positive Integration», s. Kap. 11.2) nach wie vor stark hinterher (Scharpf 2000 u. 2003). Dabei zielt ein erheblicher Teil dieser europaweiten Regelungen darauf, in den Mitgliedstaaten – soweit möglich – einheitliche Rahmenbedingungen für den Wettbewerb im europäischen Binnenmarkt («level playing field») herzustellen («Marktschaffung»; s. Falkner 2003: 480ff.).

Insbesondere auf dem Gebiet der Sozialpolitik – und darin eingeschlossen der Gesundheitspolitik – sind die Kompetenzen der EU nur schwach ausgeprägt. Dieses Missverhältnis zwischen ökonomischer und (sozial-) politischer Integration hat für die Mitgliedstaaten weit reichende Folgen. Da Waren und Dienstleistungen sich auf einem gemeinsamen Markt zu bewähren haben, wächst für die Unternehmen der Kostendruck und damit auch der Druck für die nationalen Regierungen, entsprechend günstige Standortbedingungen bereitzustellen, um Kapital und Arbeitsplätze im Land zu halten oder anzuziehen. Daher war unter Gewerkschaften und Linksparteien in Europa die Befürchtung weit verbreitet, dass die Dominanz des Modus einer negativen Integration in der Sozialpolitik ein «race to the bottom», also den Versuch, sich beim Abbau von Sozialleistungen wechselseitig zu unterbieten («Sozial-Dumping»), begünstigen würde. In der Tat war und ist die soziale Sicherung – die Arbeitsmarktpolitik eingeschlossen – in den EU-Mitgliedstaaten Gegenstand vielfältiger

Leistungskürzungen und De-Regulierungsbestrebungen. Auch wenn die betreffenden Ziele und Handlungsstrategien in den Mitgliedstaaten – abhängig von der parteipolitischen Zusammensetzung von Regierungen, spezifischen nationalstaatlichen Traditionen sowie Kräfte- und Interessenkonstellationen («Pfadabhängigkeit») – manche Unterschiede aufweisen und auf zum Teil erhebliche Widerstände stoßen, ist der Kürzungs- und De-Regulierungsdruck allenthalben spürbar (z. B. Pierson 2000; Mahoney 2000; Brooks/Manza 2007; Thelen 2012) und macht sich auch in der Gesundheitspolitik deutlich bemerkbar.

Politisches System und politische Institutionen der EU

Grundsätzlich darf die EU nur auf solchen Gebieten tätig werden, auf denen die Mitgliedstaaten ihr zur Erreichung der Gemeinschaftsziele entsprechende Kompetenzen übertragen haben (Art. 5 Abs. 1 EUV – «Prinzip der begrenzten Einzelermächtigung»). Sie darf von diesen Kompetenzen nur in dem Maße Gebrauch machen, wie dies zur Erreichung dieser Gemeinschaftsziele erforderlich ist. Darüber hinaus gilt für alle Gemeinschaftsaktivitäten das Subsidiaritätsprinzip: Die EU darf demzufolge nur dann und insoweit tätig werden, als die betreffenden Ziele durch das Handeln auf supranationaler Ebene besser verwirklicht werden können als durch das Handeln auf einzelstaatlicher Ebene (Art. 5 Abs. 2 u. 3 EUV).

Die Organe der EU erlassen sowohl verbindliche als auch unverbindliche Rechtsakte. Unter den verbindlichen Rechtsakten sind Verordnungen und Richtlinien von besonderer Bedeutung. *Verordnungen* gelten unmittelbar in jedem Mitgliedstaat und müssen nicht in nationales Recht übertragen werden. Wenn die Mitgliedstaaten dies dennoch tun, sind Veränderungen an der Verordnung nicht zulässig. Im Unterschied zu Verordnungen verpflichten *Richtlinien* die Mitgliedstaaten lediglich zur Verwirklichung eines bestimmten Ziels. Dabei kann der Mitgliedstaat über die Mittel der Umsetzung einer EU-Richtlinie selbst entscheiden. Bei Richtlinien verfügt der Mitgliedstaat also über einen gewissen Spielraum. Enthält die Richtlinie aber konkrete Vorgaben, so müssen sich diese auch im nationalstaatlichen Rechtsakt wiederfinden. Im Allgemeinen bedarf es in Deutschland zur Umsetzung einer EU-Richtlinie eines Gesetzes oder einer Rechtsverordnung – sofern der betreffende Sachverhalt nicht bereits durch einen nationalstaatlichen Rechtsakt im Sinne der fraglichen Richtlinie geregelt ist.

Grundsätzlich gilt in der EU der Anwendungsvorrang (die «Suprematie») des europäischen Rechts vor jedem nationalen Recht, einschließlich des Verfassungsrechts. Dies betrifft natürlich nur diejenigen Handlungsfelder, auf die das EU-Recht Anwendung findet, also z. B. nicht die Außen- oder die Sicherheitspolitik der Mitgliedstaaten. Die wichtigsten Institutionen der EU sind der Europäische Rat bzw. der Ministerrat, die Europäische Kommission, das Europäische Parlament (EP) und der Europäische Gerichtshof (EuGH).

Der *Europäische Rat* ist das wichtigste Entscheidungsorgan der EU. Er setzt sich zusammen aus den Regierungs- bzw. Staatschefs der Mitgliedstaaten und entscheidet über die Grundlinien der europäischen Politik, ist aber nicht direkt am Rechtsetzungsprozess in der EU beteiligt. Der Europäische Rat tagt in der Regel zweimal pro Jahr; der Vorsitz wechselt halbjährlich zwischen den Mitgliedstaaten.

Der *Ministerrat* (offiziell: «Rat der Europäischen Union») setzt sich aus den für das jeweilige Politikfeld zuständigen Fachministern der nationalen Regierungen zusammen. Er ist das wichtigste Organ der Rechtsetzung in der EU und repräsentiert im europäischen Rechtsetzungsprozess die Mitgliedstaaten. Jedes Land ist hier mit einem Minister vertreten. Der Ministerrat tagt zumeist in unregelmäßigen Abständen; seine Kompetenzen sind auf das entsprechende Politikfeld beschränkt. Je nach Politikfeld finden unterschiedliche Abstimmungsverfahren Anwendung: für manche

Entscheidungen ist Einstimmigkeit erforderlich, bei anderen eine einfache oder eine qualifizierte Mehrheit. Während bei einer einfachen Mehrheit jeder Mitgliedstaat unabhängig von der Bevölkerungszahl über eine Stimme verfügt, werden bei einer qualifizierten Mehrheit die Stimmen eines jeden Landes auf der Basis der Bevölkerungszahl gewichtet. Für die meisten Politikfelder, so auch für die unterschiedlichen Teilbereiche der Gesundheitspolitik, bedarf es für einen Beschluss einer *qualifizierten Mehrheit*. Für einen Übergangszeitraum bis 2014 (bzw. bis maximal 2017, wenn dies ein Mitgliedstaat wünscht) wird ein auf dem Gipfel von Nizza beschlossenes Verfahren angewendet. Demnach schwanken die Stimmenzahlen der Mitgliedstaaten zwischen 3 und 29 Stimmen. Eine qualifizierte Mehrheit ist dann erreicht, wenn mindestens die Hälfte der Mitgliedstaaten einem Rechtsakt zustimmt und diese Staaten gleichzeitig 72 Prozent der Ratsstimmen repräsentieren. Wenn ein Mitgliedstaat dies beantragt, muss diese Mehrheit zugleich mindestens 62 Prozent der EU-Bevölkerung vertreten. Dieses komplizierte Verfahren soll gewährleisten, dass weder wenige große gegen viele kleine noch viele kleine gegen wenige große Mitgliedstaaten Entscheidungen durchsetzen können und zugleich die EU handlungsfähig ist. Ab 2014 (spätestens ab 2017) gilt das auf dem Gipfel von Lissabon 2007 beschlossene Prinzip der *doppelten Mehrheit*. Demzufolge ist eine qualifizierte Mehrheit dann erreicht, wenn 55 Prozent der Mitgliedstaaten, die mindestens 65 Prozent der EU-Bevölkerung repräsentieren, einem Beschlussvorschlag zustimmen.

Die *Europäische Kommission* nimmt eine zentrale Stellung sowohl im Gesetzgebungsprozess als auch in der Exekutive ein. Bei ihr handelt es sich um ein supranationales und von den Mitgliedstaaten unabhängiges Organ der EU. Jeder Mitgliedstaat ist in der Kommission mit einem Kommissar vertreten. Die Kommissare haben nur der Union, nicht ihrem jeweiligen Herkunftsland zu dienen. In der Legislative verfügt die Kommission über ein beinahe alleiniges Initiativrecht, also das Recht, dem Ministerrat und dem EP Rechtsakte (Richtlinien, Verordnungen, Entscheidungen) vorzuschlagen. Sie wird häufig als «Hüterin der EU-Verträge» bezeichnet, d. h. sie überwacht die Einhaltung des europäischen Rechts und soll gegen vermutete Vertragsverletzungen vorgehen und so für die Umsetzung der beschlossenen Rechtsakte und Programme sorgen. Der Vorsitzende der Kommission wird vom Ministerrat ernannt.

Das *Europäische Parlament (EP)* ist neben dem Ministerrat das zweite Gesetzgebungsorgan in der EU. Es wird alle fünf Jahre direkt von den Bürgern der Mitgliedstaaten gewählt. Die Zahl der Abgeordneten eines Mitgliedstaates richtet sich im Grundsatz nach der Bevölkerungszahl. Dabei sind kleinere Staaten überproportional vertreten, u. a. um auch ihnen eine angemessene Repräsentation ihres nationalstaatlichen Parteienspektrums zu ermöglichen.

Die Kompetenzen des Europäischen Parlaments sind im Verlauf des europäischen Integrationsprozesses ausgeweitet worden. Seine Beteiligung am Gesetzgebungsverfahren fällt je nach Politikfeld unterschiedlich aus. Das mittlerweile wichtigste Verfahren ist das ordentliche Gesetzgebungsverfahren, bei dem das Europäische Parlament in vollem Umfang mitbestimmen und einen Rechtsakt auch verhindern kann. Treten Meinungsverschiedenheiten zwischen dem Ministerrat und dem EP auf, wird ein Vermittlungsverfahren eingeleitet. Dieses Verfahren ermöglicht es dem EP, bei Rechtsakten einen Kompromiss mit der Position des Ministerrats herbeizuführen. Insofern hat es die Rolle des EP erheblich gestärkt. Das ordentliche Gesetzgebungsverfahren gilt mittlerweile überall dort, wo der Ministerrat mit qualifizierter Mehrheit entscheidet. Dies betrifft eine Vielzahl von Politikfeldern, darunter auch den Gesundheitsschutz und den Verbraucherschutz. Vom ordentlichen Gesetzgebungsverfahren werden die besonderen Gesetzgebungsverfahren, nämlich das Zustimmungsverfahren und das Konsultationsverfahren, unterschieden. Das Zustimmungsverfahren ermöglicht es dem Parlament, bestimmte Rechtsakte des Ministerrats zu befürworten oder abzulehnen. Jedoch kann es den Vorschlag des Rats nicht ändern. Beim Konsultationsverfahren kann das EP zu einem Vorschlag der Kommission Stellung nehmen.

Der entscheidende Unterschied zur Stellung nationalstaatlicher Parlamente besteht darin, dass das EP in seiner autonomen Rechtsetzungsbefugnis eingeschränkt ist. Rechtsetzungsakte sind in der EU ohne Zustimmung des Ministerrats nicht möglich. Darüber hinaus hat das Europäische Parlament in den meisten Fällen nicht einmal ein Initiativrecht für einen solchen Rechtsetzungsakt; vielmehr liegt dieses Recht in der Regel bei der Europäischen Kommission. Damit bleibt seine Bedeutung für den europäischen Gesetzgebungsprozess nach wie vor deutlich hinter den für parlamentarische Demokratien geltenden Standards zurück. Daher wird von vielen Seiten ein Demokratiedefizit des europäischen Integrationsprozesses beklagt.

Der *Europäische Gerichtshof (EuGH)* ist das höchste Gericht der Europäischen Union. Er setzt sich zusammen aus je einem Richter pro Mitgliedstaat, die von den nationalen Regierungen für die Dauer von sechs Jahren ernannt werden. Außerdem wird der EuGH von neun weiteren Generalanwälten unterstützt. Der EuGH entscheidet in allen strittigen Rechtsfragen der europäischen Integration; insbesondere befasst er sich mit Vertragsverletzungsverfahren, die gegen einzelne Akteure eingeleitet werden. Vertragsverletzungsverfahren können von der Europäischen Kommission und allen natürlichen und juristischen Personen angestrengt werden. EuGH-Entscheidungen sind rechtsverbindlich und unmittelbar wirksam («Direktwirkung»). In seinen Entscheidungen hat er sich – auch auf dem Gebiet der Gesundheitspolitik (s. Kap. 11.3 u. Kap. 11.5.1) – häufig als ein «Motor der Integration» erwiesen, der der Schaffung des Binnenmarktes den Vorzug gegenüber Maßnahmen zur Begrenzung von Marktmechanismen gab, insbesondere gegenüber Versuchen zur sozialpolitischen Gestaltung der EU (z. B. Höpner/Schäfer 2008).

11.2 Supranationale und nationalstaatliche Kompetenzen in der Gesundheitspolitik

Die Europäische Union ist oben als ein Mehrebenensystem charakterisiert worden, in dem sich auf den einzelnen Politikfeldern die Gestaltungschancen und -kompetenzen auf die EU-Institutionen und die Nationalstaaten verteilen und in vielfältiger Weise miteinander verflochten sind. Im Zuge der erwähnten Vertiefung der europäischen Integration sind auch die gesundheitspolitischen Handlungskompetenzen und -pflichten der EU-Institutionen sukzessive erweitert worden.

Die Zuständigkeiten der Institutionen und Handlungsebenen in der EU sind im «Vertrag über die Europäische Union» (EUV) und im «Vertrag über die Arbeitsweise der Europäischen Union» (AEUV), der eine Reform des zuvor geltenden «Vertrags zur Gründung der Europäischen Gemeinschaft» («EG-Vertrag») darstellt, festgeschrieben. Der EUV enthält grundsätzliche Bestimmungen über die EU und ihre Organe, der AEUV weit detailliertere Regelungen über Ziele, Instrumente und Verfahrensweisen im politischen System der EU und auf einzelnen Politikfeldern. Beide Verträge bilden die primärrechtliche Grundlage des europäischen Integrationsprozesses. Die Staats- und Regierungschefs der Mitgliedstaaten einigten sich auf dem Gipfel von Lissabon 2007 auf dieses Vertragswerk, nachdem zuvor die Verabschiedung einer europäischen Verfassung durch Referenden in Frankreich und Irland gescheitert war. 2009 traten diese Verträge in Kraft. Die unmittelbar auf die Gesundheit bezogenen Aufgaben, Zuständigkeiten und Verfahrensweisen sind in Art. 168 AEUV aufgeführt.

Kompetenzen der Europäischen Union

Der AEUV weist demnach der Gemeinschaft grundsätzlich die Aufgabe zu, «bei der Festlegung und Durchführung aller Unionspolitiken und -maßnahmen (...) ein hohes Gesundheitsschutzniveau» sicherzustellen (Art. 168 Abs. 1 AEUV). Der Gesundheitsschutz lässt sich somit als eine «Querschnittsaufgabe» der Gemeinschaft charakterisieren, die auf allen Politikfeldern verwirklicht werden muss. Des Weiteren sieht der AEUV vor, dass «die Tätigkeit der Union (...) auf die Verbesserung der Gesundheit der Bevölkerung, die Verhütung von Humankrankheiten und die Beseitigung von Ursachen für die Gefährdung der körperlichen und geistigen Gesundheit gerichtet» ist (Art. 168 Abs. 1 AEUV). Folgende Aufgaben werden explizit als Handlungsfelder der EU erwähnt:

- «die Bekämpfung der weit verbreiteten schweren Krankheiten» (Art. 168 Abs. 1 AEUV)
- «die Erforschung der Ursachen, der Übertragung und der Verhütung dieser Krankheiten sowie Gesundheitsinformation und -erziehung» (Art. 168 Abs. 1 AEUV)
- «die Beobachtung, frühzeitige Meldung und Bekämpfung schwerwiegender grenzüberschreitender Gesundheitsgefahren» (Art. 168 Abs. 1 AEUV)
- die «Verringerung drogenkonsumbedingter Gesundheitsschäden einschließlich der Informations- und Vorbeugungsmaßnahmen» (Art. 168 Abs. 1 AEUV)
- die Förderung der «Zusammenarbeit zwischen den Mitgliedstaaten, die darauf abzielt, die Komplementarität ihrer Gesundheitsdienste in den Grenzgebieten zu verbessern» (Art. 168 Abs. 2 AEUV).

Art. 168 AEUV nennt allerdings nur wenige eng umgrenzte Bereiche, auf denen die EU über eine eigenständige Rechtsetzungsbefugnis – nach dem ordentlichen Gesetzgebungsverfahren – verfügt:

- «Maßnahmen zur Festlegung hoher Qualitäts- und Sicherheitsstandards für Organe und Substanzen menschlichen Ursprungs sowie für Blut und Blutderivate » (Art. 168 Abs. 4 AEUV)
- «Maßnahmen in den Bereichen Veterinärwesen und Pflanzenschutz, die unmittelbar den

Schutz der Gesundheit der Bevölkerung zum Ziel haben » (Art. 168 Abs. 4 AEUV)
- «Maßnahmen zur Festlegung hoher Qualitäts- und Sicherheitsstandards für Arzneimittel und Medizinprodukte» (Art. 168 Abs. 4 AEUV).

Darüber hinaus können «das Europäische Parlament und der Rat (...) gemäß dem ordentlichen Gesetzgebungsverfahren (...) auch Fördermaßnahmen zum Schutz und zur Verbesserung der menschlichen Gesundheit sowie insbesondere zur Bekämpfung der weit verbreiteten schweren grenzüberschreitenden Krankheiten, Maßnahmen zur Beobachtung, frühzeitigen Meldung und Bekämpfung schwerwiegender grenzüberschreitender Gesundheitsgefahren sowie Maßnahmen, die unmittelbar den Schutz der Gesundheit der Bevölkerung vor Tabakkonsum und Alkoholmissbrauch zum Ziel haben, erlassen» (Art. 168 Abs. 5 AEUV).

Neben diesen allgemeinen Aufgabenbestimmungen werden der EU auf einzelnen präventionspolitisch bedeutsamen Feldern explizite Regelungskompetenzen zugewiesen, nämlich

- dem Gesundheitsschutz in der Arbeitsumwelt (Art. 153 Abs. 1 u. 2 AEUV) und
- dem Verbraucherschutz, zu dessen wesentlichen Zielen auch der Schutz der Gesundheit gehört (Art. 169 AEUV).

Die EU kann auf beiden Feldern nach dem ordentlichen Gesetzgebungsverfahren durch Richtlinien supranationale Mindeststandards festsetzen, die von den Mitgliedstaaten nicht unterschritten werden dürfen. Die betreffenden Richtlinien werden vom zuständigen Ministerrat, also durch die Gemeinschaft der Mitgliedstaaten erlassen. Da für eine Entscheidungsfindung lediglich eine qualifizierte Mehrheit notwendig ist, können einzelne von ihnen überstimmt und damit zu Maßnahmen gezwungen werden, die sie eigentlich missbilligen oder nicht für notwendig halten. Die Europäische Kommission überwacht die Umsetzung dieser Vorschriften durch die Mitgliedstaaten. Werden Richtlinien rechtlich nicht angemessen oder nicht fristgerecht umgesetzt, so drohen den betreffenden Mitgliedstaaten Sanktionen, zumeist in Form von Geldstrafen. Da es sich bei den Richtlinien um Mindeststandards handelt, können die Mitgliedstaaten für ihr Hoheitsgebiet schärfere Bestimmungen erlassen, allerdings dürfen sie diese dann nicht zum Anlass nehmen, den freien Verkehr von Waren und Dienstleistungen auf dem europäischen Binnenmarkt zu behindern. Außerdem schränkt der AEUV die Reichweite der Maßnahmen zum Gesundheitsschutz in der Arbeitsumwelt ein: Sie «berühren nicht die anerkannte Befugnis der Mitgliedstaaten, die Grundprinzipien ihres Systems der sozialen Sicherheit festzulegen, und dürfen das finanzielle Gleichgewicht dieser Systeme nicht erheblich beeinträchtigen» (Art. 153 Abs. 4 AEUV).

Begrenzung der EU-Kompetenzen

Aus den genannten Aufgabenbestimmungen erwächst aber nicht jenes Maß an Gestaltungskompetenzen, das sich auf den ersten Blick vermuten ließe. Denn zugleich begrenzt der AEUV die Zuständigkeit der EU auf dem Gebiet der Gesundheitspolitik in vielfältiger Weise:

1. Bei den in Art. 168 AEUV genannten Aufgaben wird die Rolle der EU darauf beschränkt, die Politik der Mitgliedstaaten zu ergänzen (Art. 168 Abs. 1 AEUV) sowie ihre Zusammenarbeit zu fördern und die Tätigkeit der Mitgliedstaaten, falls erforderlich, zu unterstützen (Art. 168 Abs. 2 AEUV). Dabei hat die ergänzende, koordinierende oder unterstützende Tätigkeit der EU «unter Ausschluss jeglicher Harmonisierung der Rechtsvorschriften der Mitgliedstaaten» (Art. 168 Abs. 5 AEUV) zu erfolgen. Die Mitgliedstaaten behalten also ihre primäre Zuständigkeit und Verantwortung auf diesen Feldern.
2. Grundsätzlich gilt für alle Gemeinschaftsaktivitäten das Subsidiaritätsprinzip (s. o.).

Dies betrifft auch jene Felder, auf denen die EU über explizite Rechtsetzungskompetenzen verfügt, also den Arbeitsschutz und den gesundheitsbezogenen Verbraucherschutz. Ob europaweite Regelungen zu einzelnen gesundheitsrelevanten Problemfeldern (z. B. der Regelung von Arbeitszeiten) unter dem Gesichtspunkt des Subsidiaritätsprinzips jeweils zulässig sind, ist Gegenstand beständiger politischer Auseinandersetzungen zwischen den Mitgliedstaaten – ebenso wie die Frage, wie detailliert derartige Bestimmungen sein sollen und wie hoch das Schutzniveau anzusetzen ist. Dabei lässt sich das Handeln der Regierungen in vielen Fällen nicht von gesundheitlichen Erwägungen leiten, sondern von der Frage, wie sich in Frage stehende Schutzbestimmungen auf die eigene Wirtschaft auswirken.

3. Außerdem schränkt der AEUV die Reichweite der Maßnahmen zum Gesundheitsschutz in der Arbeitsumwelt ein: Sie «berühren nicht die anerkannte Befugnis der Mitgliedstaaten, die Grundprinzipien ihres Systems der sozialen Sicherheit festzulegen, und dürfen das finanzielle Gleichgewicht dieser Systeme nicht erheblich beeinträchtigen» (Art. 153 Abs. 4 AEUV).
4. Aus den erwähnten Zuständigkeiten für den Gesundheitsschutz erwächst für die EU keine Kompetenz für die Organisation und Finanzierung der gesundheitlichen Versorgung – weder im Bereich der Prävention noch im Bereich der Krankenversorgung. Vielmehr sieht der AEUV ausdrücklich vor, dass «bei der Tätigkeit der Union (…) die Verantwortung der Mitgliedstaaten für die Festlegung ihrer Gesundheitspolitik sowie für die Organisation des Gesundheitswesens und die medizinische Versorgung gewahrt (wird). Die Verantwortung der Mitgliedstaaten umfasst die Verwaltung des Gesundheitswesens und der medizinischen Versorgung sowie die Zuweisung der dafür bereitgestellten Mittel» (Art. 168 Abs. 7 AEUV). Die Kompetenz zur Gestaltung des Gesundheitssystems liegt damit nach wie vor bei den Mitgliedstaaten. Dies betrifft:
   - die Organisation der Prävention, einschließlich ihrer institutionellen Gestaltung
   - die Organisation des Krankenversorgungssystems einschließlich der institutionellen Gliederung und der Arbeitsteilung zwischen den Berufsgruppen
   - die Verteilung von Kompetenzen bei der Steuerung der Gesundheitssysteme
   - Art und Umfang der sozialen Sicherung im Falle von Krankheit und Pflegebedürftigkeit (also die Finanzierung von Leistungen und der Leistungsumfang).

Beharrungskraft nationalstaatlicher Unterschiede

Zwar ist diese Kompetenz der Mitgliedstaaten zur Gestaltung der Gesundheitssysteme nicht gleichzusetzen mit einer uneingeschränkten Handlungsfreiheit. Denn der Europäische Gerichtshof (EuGH) hat in mehreren Urteilen klargestellt, dass die Mitgliedstaaten bei der Wahrnehmung ihrer Zuständigkeit die Grundsätze des freien Verkehrs von Waren, Dienstleistungen, Kapital und Personen zu beachten haben (z. B. McKee/Mossialos/Baeten 2002; Jacobs/Wasem 2003; Schmucker 2003; Greer 2009). Die Grundsätze des Binnenmarktes finden also grundsätzlich auch auf das Gesundheitswesen Anwendung und schränken insofern die Gestaltungsfreiheit der Mitgliedstaaten ein (s. Kap. 11.4). Insgesamt betrachtet ist Gesundheitspolitik in Europa aber auch zu Beginn dieses Jahrzehnts immer noch ganz überwiegend eine Angelegenheit nationalstaatlicher Politik. Das weitgehende Fehlen europäischer Kompetenzen bei der Gestaltung der Gesundheitssysteme kann man als sektorspezifischen Ausdruck des erwähnten Vorrangs einer negativen Integration interpretieren (Scharpf 2003). Harmonisierungs- und Europäisierungsbestrebungen blieben stets schwach, und wenn sie sichtbar wurden, scheiterten sie in der Regel recht bald am starken Widerstand einer Mehrzahl von Mitgliedstaaten. Dies hat eine Reihe ökonomischer, institutioneller und politischer Ursachen:

- Es existiert ein erhebliches ökonomisches Gefälle zwischen den Mitgliedstaaten, das wiederum große Unterschiede im Niveau der Absicherung des Krankheitsrisikos zur Folge hat. Zudem weisen die Mitgliedstaaten unterschiedliche Traditionen in der Sozialpolitik auf.
- Die nationalstaatlichen institutionellen Arrangements im Politikfeld Gesundheit sind Ausdruck national spezifischer Kräfteverhältnisse zwischen den beteiligten Akteuren und konstituieren bei ihnen Interessen, die ihrerseits zumeist eine große Beharrungskraft entwickeln.
- Die Frage nach der sozialen Sicherung im Krankheitsfall berührt die Zuständigkeit der Nationalstaaten und ist im Hinblick auf die Entwicklung der öffentlichen Finanzen der Arbeitskosten von erheblicher Bedeutung.
- Die Gesundheitspolitik eignet sich in besonderer Weise dafür, staatliche Sozialleistungen gegen Bürgerakzeptanz und Wählerstimmen zwischen Regierungen und Bevölkerungen politisch zu tauschen (Urban 2003).

Angesichts dieser Restriktionen wundert es nicht, dass in der EU keine wirklich relevanten Tendenzen einer Harmonisierung der institutionellen Arrangements im gesundheitspolitischen Feld zu beobachten sind. So ist denn auch die 1992 verabschiedete Empfehlung des Europäischen Rates zur Konvergenz der sozialen Sicherungssysteme (Europäischer Rat 1992) in den Mitgliedstaaten ohne praktische Auswirkung geblieben.

Zwar lässt sich in der nationalstaatlichen Gesundheitspolitik seit den 1990er Jahren eine größere Bereitschaft der Gesetzgeber erkennen, auch solche Merkmale in das Gesundheitssystem zu übernehmen, die dem eigenen Systemtyp fremd sind, und lassen sich somit bei der Entwicklung der Gesundheitssysteme auch gewisse Konvergenztendenzen erkennen (s. Kap. 2.1.2). Jedoch sind diese nicht auf eine Etablierung transnationaler Regelungskompetenzen zurückzuführen, sondern in erster Linie eine Antwort auf gemeinsame wirtschafts- und finanzpolitische Rahmenbedingungen, auf vergleichbare gesundheitliche Problemlagen und vielfach ähnlich gelagerte Defizite der jeweiligen Versorgungssysteme (Freeman/Moran 2000; Wendt 2009a). Unbeschadet solcher Konvergenztendenzen existiert eine große Vielfalt von Gesundheitssystemen mit gravierenden Unterschieden im Hinblick auf die Versorgungs-, die Finanzierungs- und die Regulierungsstrukturen (z. B. Freeman 2000; Gerlinger 2009b; Blank/Burau 2010; Marmor/Freeman/Okma 2009; Marmor/Wendt 2011; Rothgang/Cacace/Frisina et al. 2010). Diese Vielfalt im Hinblick sowohl auf Modelle wie auch auf Entwicklungsstadien hat sich mit der Osterweiterung der EU noch einmal erheblich erhöht.

11.3 Mechanismen europäischer Einflussnahme auf die Gesundheitspolitik der EU-Mitgliedstaaten

Obwohl die einschlägigen supranationalen Kompetenzen insgesamt nur schwach ausgeprägt sind, hat die EU-Ebene für die Gesundheitspolitik der Mitgliedstaaten eine wachsende Bedeutung erlangt und sind Tendenzen zu einer Europäisierung des Politikfeldes «Gesundheit» mittlerweile unübersehbar. Dabei vollzieht sich nicht ein einseitiger Souveränitätstransfer von den Mitgliedstaaten auf die europäische Ebene; vielmehr erfolgt der Bedeutungszuwachs der EU mit einer Zunahme von Wechselwirkungen zwischen europäischer und mitgliedstaatlicher Ebene. Dem liegen unterschiedliche Mechanismen zugrunde (**Tab. 11-1**). Hier sollen zunächst die nachfolgend genannten Aspekte betont werden.

Anpassung an den ökonomischen Kontext der Integration

Die Gesundheitspolitik der Mitgliedstaaten wird durch die Kontextbedingungen des europäischen Integrationsprozesses beeinflusst. Die verstärkte Konkurrenz der Unternehmen und Wirtschaftsstandorte im Binnenmarkt sowie die Vorgaben für den «Europäischen Stabilitäts- und Wachstumspakt» und die «Europäische Wirtschafts- und Währungsunion» (z. B. die Begrenzung der jährlichen Neuverschuldung auf 3 % und der Gesamtverschuldung auf 60 % des BIP) erzeugen einen beständigen Druck zur Ausgabenbegrenzung bei der sozialen Sicherung. Diese Entwicklung macht sich in der Gesundheitspolitik durch Leistungsausgrenzungen und die Erhöhung von Direktzahlungen sowie durch Bemühungen um eine Effizienzsteigerung in der Krankenversorgung bemerkbar. Der einschlägige Druck hat sich seit dem Ausbruch der Finanz- und Wirtschaftskrise insbesondere für die hoch verschuldeten EU-Mitgliedstaaten deutlich erhöht (s. u.).

Wahrnehmung primärrechtlicher Gestaltungskompetenzen

In einigen Teilbereichen der Gesundheitspolitik vollzieht sich die Europäisierung über die absichtsvolle Wahrnehmung und Ausfüllung der den EU-Institutionen im europäischen Vertragswerk zugewiesenen Kompetenzen (s. Kap. 11.2). Insbesondere die Europäische Kommission treibt diese Entwicklung voran. In vielen Fällen wird sie dabei von den Mitgliedstaaten unterstützt, die einschlägige Entscheidungen im Europäischen Rat oder im Ministerrat der EU treffen. Folgende Handlungsfelder und -kanäle sind hier von Bedeutung:

- die Wahrnehmung von Kompetenzen im Bereich der Prävention, sowohl bei der Rechtsetzung als auch durch eine europaweite Koordination und Unterstützung der Mitgliedstaaten (s. Kap. 11.4)
- die Etablierung eines neuen Regulierungsmodus in der Gesundheitspolitik, nämlich der Offenen Methode der Koordinierung (OMK) (s. Kap. 11.5)
- der Versuch zur Schaffung eines europäischen Gesundheitsmarktes durch europaweite Rechtsetzung (s. Kap. 11.5).

In der Wahrnehmung – und häufig: der weiten Interpretation – dieser Zuständigkeiten kommt auch das Bestreben der Europäischen Kommission zum Ausdruck, das eigene Aktionsfeld auf das Gebiet der Gesundheitspolitik auszuweiten.

Nicht beabsichtigte Folgen des Integrationsprozesses

Der Bedeutungszuwachs Europas im Politikfeld Gesundheit beruht zu einem gewichtigen Teil auf nicht beabsichtigten – gleichwohl von vielen nicht unerwünschten – Folgen der europäischen Marktintegration. Hintergrund dieser Entwicklung sind Widersprüche zwischen europäischem Wettbewerbsrecht und dem Sozialrecht der Mitgliedstaaten, denn in zahlreichen Fällen stellen sozialrechtliche Bestimmungen

Tabelle 11-1: Mechanismen der Europäisierung nationalstaatlicher Gesundheitspolitik.

Wirkungsart	Beispiele
Kontextsteuerung	• Druck auf die sozialen Sicherungssysteme durch intensivierte Standortkonkurrenz • Europäischer Stabilitäts- und Wachstumspakt • Europäische Wirtschafts- und Währungsunion • Europäischer Fiskalpakt
Koordinierung/Unterstützung der Mitgliedstaaten	• Aktionsprogramme zur Gesundheit • Bekämpfung grenzüberschreitender Gesundheitsgefahren (z.B. Schweinegrippe) • Austausch in europäischen Agenturen
positive Integration[1] (europaweite Regulierung mit dem Ziel der Korrektur unerwünschter Marktmechanismen bzw. der Vermeidung unerwünschter Marktfolgen)	• Gesundheitsschutz in der Arbeitsumwelt • gesundheitsbezogener Verbraucherschutz
Marktschaffung[1] (europaweite Gestaltung von Rahmenbedingungen mit dem Ziel der Schaffung eines gemeinsamen Marktes)	• soziale Sicherung von «Wanderarbeitnehmern» • Europäische Arzneimittelzulassung (EMEA)
negative Integration[1] – intendiert (Beseitigung von Hindernissen mit dem Ziel der Schaffung eines gemeinsamen Marktes)	• wechselseitige Anerkennung von Berufsabschlüssen • Richtlinie zur Patientenmobilität in Europa
negative Integration[1] – nicht intendiert (Beseitigung von Hindernissen für einen gemeinsamen Markt als Folge der Suprematie europäischen Rechts)	• Anwendung des europäischen Marktrechts auf die Gesundheitssysteme der Mitgliedstaaten durch den EuGH (z. B. Wettbewerbsrecht, Subventionsrecht, Vergaberecht)
freiwillige Orientierung der Mitgliedstaaten an bewährten Verfahren (best practices) (soft law)	• Offene Methode der Koordinierung (OMK)
Informationsaustausch/wechselseitige Lernprozesse	• Austausch in europäischen Agenturen (z. B. «Europäische Agentur für Sicherheit und Gesundheitsschutz»)
Auflagen oder direkte Eingriffe (unter Beteiligung der Europäischen Kommission) zur Erreichung wettbewerbs- und finanzpolitischer Ziele	Maßnahmen auf der Grundlage des «Europäischen Stabilitätsmechanismus» bzw. des «Europäischen Fiskalpakts», z. B. • Vorgaben zur Reduzierung von Gesundheitsausgaben • Maßnahmen zur Effizienzsteigerung in der Krankenversorgung

1 Die Unterscheidung von positiver Integration, negativer Integration und Marktschaffung ist nicht immer trennscharf. So erfolgt eine Marktschaffung häufig sowohl durch die Beseitigung nationalstaatlicher Schranken (negative Integration) als auch durch eine gleichzeitige europaweite Regulierung des gemeinsamen Marktes (positive Integration). Kriterium für die in der Tabelle vorgenommene Zuordnung von Beispielen zu einer bestimmten Wirkungsart ist die primär mit der jeweiligen Maßnahme verbundene Absicht.
Quelle: Eigene Darstellung.

eine Einschränkung des freien Waren- und Dienstleistungsverkehrs sowie anderer Elemente des europäischen Wettbewerbsrechts dar. Dies ist etwa der Fall, wenn Krankenkassen in Deutschland Kollektivverträge nur mit bestimmten Leistungsanbietern bzw. deren Verbänden abschließen dürfen (z. B. den Kassenärztlichen Vereinigungen) und damit andere Anbieter von der Leistungserbringung ausgeschlossen werden. In einem solchen Fall tritt das Problem auf, ob diese Einschränkung des freien Marktzutritts gerechtfertigt ist oder nicht. Bei derartigen Rechtsstreitigkeiten zwischen den unmittelbar Beteiligten (Patienten, Leistungserbringern und Kostenträgern) oder zwischen der Europäischen Kommission und einzelnen Mitgliedstaaten entscheidet der EuGH, ob und inwieweit das Wettbewerbsrecht im Einzelfall Anwendung findet. Da die Urteile des EuGH auf diese Weise das europäische Primär- und Sekundärrecht konkretisieren («Richterrecht») und unmittelbar verbindlich sind, erlangt der EuGH für den europäischen Integrationsprozess eine zentrale Bedeutung. Dabei lässt sich in den vergangenen Jahren beobachten, dass das europäische Marktrecht zunehmend auf das nationale Sozialrecht, auch das Gesundheitsschutz- und das Krankenversorgungsrecht, übergreift. Dieser Prozess vollzieht sich häufig gegen den Willen der Mitgliedstaaten (Greer 2006). Der zugrunde liegende Mechanismus geht aus **Abbildung 11-1** hervor.

Europäischer Stabilitätsmechanismus

Darüber hinaus ist die Europäische Kommission seit 2010 an direkten Eingriffen in die Gesundheitssysteme und die Gesundheitspolitik einzelner EU-Mitgliedstaaten beteiligt. Den Hintergrund dieser Interventionen bildet die 2008 einsetzende internationale Finanzmarkt- und Wirtschaftskrise. In deren Verlauf wurden in der EU Krisenbewältigungsstrategien entwickelt, die 2012 in die Etablierung eines so genannten «Europäischen Stabilitätsmechanismus» (ESM) mündeten. Diejenigen besonders

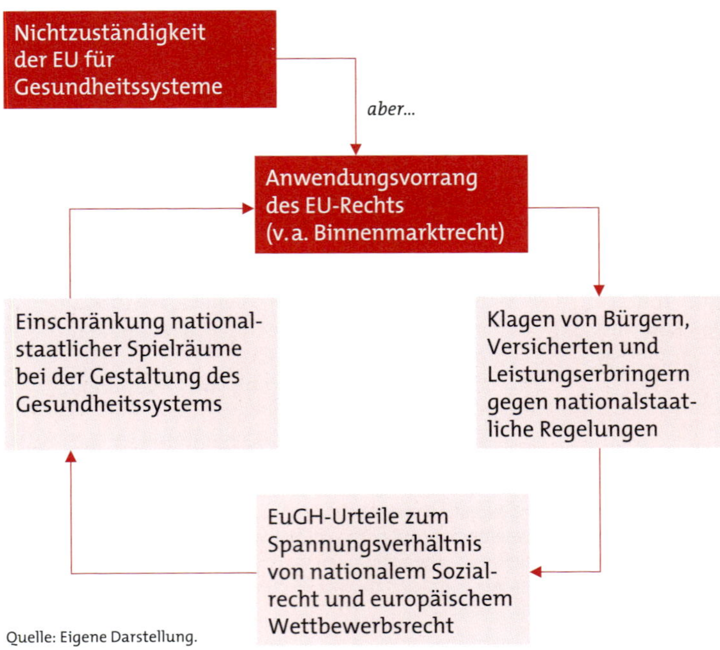

Quelle: Eigene Darstellung.

Abbildung 11-1: Mechanismus der Einflussnahme europäischen Wettbewerbsrechts auf nationalstaatliches Sozialrecht.

hoch verschuldeten EU-Mitgliedstaaten, die nicht mehr in der Lage sind, ihre Schulden über die internationalen Kapitalmärkte zu refinanzieren, können demzufolge Kredite und Kreditausfallbürgschaften in Anspruch nehmen, die bei der Europäischen Kommission zu beantragen sind und über deren Vergabe der Europäische Rat entscheidet («Rettungsschirm»). Im Gegenzug müssen sie rigide Auflagen der Europäischen Kommission, der EZB und des ebenfalls an der Kreditvergabe bzw. an Bürgschaften beteiligten Internationalen Währungsfonds (IWF) erfüllen («Troika»). Diese Auflagen beinhalten eine Vielzahl von Maßnahmen, darunter einschneidende Kürzungen bei den Staatsausgaben, die in so genannten «Memorandums of Understanding» festgelegt werden. Die betroffenen Staaten unterliegen strengen Berichtspflichten und werden bei der Umsetzung der vereinbarten Maßnahmen von der «Troika» kontrolliert.

Der ESM beruht auf einem völkerrechtlichen Vertrag zwischen den beteiligten Staaten der Euro-Zone. Der AEUV sieht lediglich in allgemeiner Form folgende, im Jahr 2011 neu eingefügte Bestimmung vor: «Die Mitgliedstaaten, deren Währung der Euro ist, können einen Stabilitätsmechanismus einrichten, der aktiviert wird, wenn dies unabdingbar ist, um die Stabilität des Euro-Währungsgebiets insgesamt zu wahren. Die Gewährung aller erforderlichen Finanzhilfen im Rahmen des Mechanismus wird strengen Auflagen unterliegen» (Art. 136 Abs. 3 AEUV). Bisher haben Griechenland, Irland, Portugal, Malta und Zypern dieses Verfahren in Anspruch genommen. Kürzungen bei den Ausgaben für die soziale Sicherung, Ausgaben für Prävention und Krankenversorgung eingeschlossen, waren wichtige Bestandteile der von der «Troika» auferlegten Maßnahmen (Schmucker 2013). Auf der Grundlage des «Europäischen Stabilitätsmechanismus» können supranationale Akteure in der EU somit weit reichende Eingriffe in die sozialen Sicherungssysteme einschließlich der Gesundheitssysteme der Mitgliedstaaten vornehmen. Er verschafft den europäischen Gremien gesundheitspolitische Gestaltungsmöglichkeiten auf der nationalstaatlichen Ebene, zu denen sie gemäß Art. 168 Abs. 7 AEUV (s. Kap. 11.2) nicht befugt sind.

Darüber hinaus verfolgen auch andere hoch verschuldete EU-Mitgliedstaaten, die (noch) nicht unter den «Rettungsschirm» geschlüpft sind (z. B. Spanien u. Italien), eine rigide Austeritätspolitik und nehmen in diesem Rahmen erhebliche Leistungskürzungen und Zuzahlungserhöhungen in ihren Gesundheitssystemen vor. In den betroffenen Ländern haben diese Maßnahmen deutlich spürbare negative Auswirkungen auf die gesundheitliche Versorgung und zum Teil auch bereits auf die öffentliche Gesundheit selbst (Mladovsky/Srivastava/Cylus et al. 2012; Karanikolos/Mladovsky/Cylus et al. 2013; Kondilis/Giannakopoulos/Gavana et al. 2013; GVG 2013). Offenkundig steht die Austeritätspolitik in den betroffenen Ländern im Widerspruch zu den Erfordernissen eines verbesserten Zugangs der Bevölkerung zu Gesundheitsleistungen sowie zu Bekenntnissen der Europäischen Kommission und des Europäischen Rates, zu solch einem verbesserten Zugang beitragen zu wollen (z. B. Europäische Kommission 2001, 2007 u. 2011; s. Kap. 11.5.2).

Europäischer Fiskalpakt

Schließlich wurden die supranationalen Kompetenzen in der EU mit dem 2013 in Kraft getretenen «Europäischen Fiskalpakt» («Vertrag über Stabilität, Koordinierung und Steuerung in der Wirtschafts- und Währungsunion» – SKS-Vertrag) vereinbart. Auch der SKS-Vertrag ist ein völkerrechtlicher Vertrag, der nur für die Unterzeichnerstaaten gilt. Der AEUV wird mit dem SKS-Vertrag gleichsam für die Mitgliedstaaten ergänzt. Dabei bedient sich der SKS-Vertrag der im AEUV festgelegten Strukturen und Verfahren. Inhaltlich stellt der «Europäische Fiskalpakt» eine noch rigidere Variante des «Europäischen Stabilitäts- und Wachstumspakts» dar. Er beinhaltet u. a. folgende Bestimmungen:

- Er bekräftigt die Stabilitätskriterien des «Europäischen Stabilitäts- und Wachstumspakts» (Art. 3 SKS-Vertrag) (s. o.).
- Die Haushalte der Unterzeichnerstaaten sollen zumindest ausgeglichen sein oder einen Überschuss aufweisen («Schuldenbremse»). Die Unterzeichnerstaaten verpflichten sich, eine entsprechende Rechtsvorschrift in ihre jeweilige Verfassung zu übernehmen (Art. 3 SKS-Vertrag).
- Weicht ein Staat erheblich von den mittelfristigen Zielen ab, greift ein automatischer Korrekturmechanismus, der die Verpflichtung des betreffenden Staates einschließt, Maßnahmen zur Korrektur der Abweichungen einzuleiten (Art. 3 SKS-Vertrag).
- Die Unterzeichnerstaaten verpflichten sich zum Schuldenabbau und zur Ausgabensenkung, bis die von der Europäischen Kommission für jeden Mitgliedstaat vorgesehenen Grenzen erreicht sind (Art. 4 SKS-Vertrag). Sollten sie eine Neuaufnahme von Schulden planen, müssen sie dies vorab der Europäischen Kommission melden (Art. 6 SKS-Vertrag).
- Die Unterzeichnerstaaten müssen kontinuierlich über die Erreichung der Ziele berichten und werden von der Europäischen Kommission und dem Europäischen Rat überwacht. Bei einer Verletzung der Fiskalpaktregeln müssen sie darlegen, wie sie ihr Defizit dauerhaft senken wollen (Art. 5 SKS-Vertrag).
- Weist ein Staat ein übermäßiges Defizit auf, greifen automatische Sanktionen, es sei denn, dass der Europäische Rat sich mit qualifizierter Mehrheit dagegen ausspricht (Art. 7 SKS-Vertrag).
- In strittigen Fragen kann der EuGH angerufen werden und ist dessen Urteil für alle Beteiligten verbindlich (Art. 8 SKS-Vertrag).
- Die Unterzeichnerstaaten verpflichten sich, «in allen für das reibungslose Funktionieren des Euro-Währungsgebiets wesentlichen Bereichen die notwendigen Schritte und Maßnahmen» einzuleiten, um die Wettbewerbsfähigkeit zu verbessern, die Beschäftigung zu erhöhen und die Stabilität der öffentlichen Finanzen zu gewährleisten (Art. 9 SKS-Vertrag).

Darüber hinaus ist die Unterzeichnung des SKS-Vertrags eine Voraussetzung, um finanzielle Hilfen gemäß dem ESM zu erhalten.

Mit der Etablierung des «Europäischen Fiskalpakts» werden die Unterzeichnerstaaten noch stärker als bisher auf die Haushaltskonsolidierung eingeschworen. Die Europäische Kommission und der Europäische Rat erhalten durch die beschriebenen Mechanismen noch mehr Möglichkeiten, auf die nationalstaatliche Politik einzuwirken. Dies schließt auch einen wachsenden Einfluss auf die Sozial- und Gesundheitspolitik der Unterzeichnerstaaten ein.

11.4 Prävention und öffentliche Gesundheit

Im Hinblick auf die Prävention und die Verbesserung der öffentlichen Gesundheit ist zu unterscheiden zwischen den Handlungsfeldern, auf denen die EU über explizite Regelungskompetenzen verfügt, und jenen, auf denen sie lediglich koordinierend oder unterstützend tätig werden darf (s. Kap. 11.2).

Wahrnehmung von Regulierungskompetenzen durch die EU: das Beispiel des Gesundheitsschutzes am Arbeitsplatz

Unter den gesundheitsrelevanten Politikbereichen mit direkten EU-weiten Rechtsetzungskompetenzen ist der Gesundheitsschutz am Arbeitsplatz von besonderer Bedeutung (Gerlinger 2000; Hervey 2002). Die EU-Institutionen haben hier von ihren Gestaltungsmöglichkeiten umfassend Gebrauch gemacht und seit Ende der 1980er Jahre zu einer Vielzahl von Problembereichen des arbeitsbezogenen Gesundheitsschutzes Mindeststandards verabschiedet. Insbesondere die Ende der 1980er Jahre und Anfang der 1990er Jahre verabschiedeten Richtlinien orientierten sich am höchsten Schutzniveau innerhalb der Union und basierten auf einem innovativen, modernen und umfassenden Zugang zum Arbeitsschutz. Dies gilt vor allem für das Grundsatzdokument des europäischen Arbeitsschutzes, die 1989 verabschiedete so genannte Rahmenrichtlinie (Gerlinger 2000).

- Sie formuliert uneingeschränkt verbindliche Schutzpflichten des Arbeitgebers
- beruht auf dem Grundsatz der Risikovermeidung
- schreibt eine Bewertung der vom jeweiligen Arbeitsplatz ausgehenden Gesundheitsrisiken verbindlich vor
- berücksichtigt die Wechselwirkung physischer, psychischer, sozialer und arbeitsorganisatorischer Aspekte des Gesundheitsschutzes
- fordert eine am Stand der Technik orientierte Dynamisierung des Schutzhandelns und
- stärkt die Rolle der Beschäftigten im betrieblichen Arbeitsschutz.

Die hohe Regulierungsdichte und das hohe Schutzniveau dieser anfänglichen Arbeitsschutzpolitik stehen in deutlichem Kontrast zum Deregulierungstrend, der sich in weiten Bereichen der Sozialpolitik und der Arbeitsbeziehungen vollzog. Allerdings setzte zur Mitte der 1990er Jahre auch in der Arbeitsschutzpolitik eine Trendwende ein. Sie verlor nun deutlich an Dynamik und Innovationskraft, die Verabschiedung einzelner Richtlinien wurde verzögert und vorgesehene Verbesserungen bereits geltender Regelwerke blieben teilweise auf der Strecke. In den meisten Mitgliedstaaten verstärkten sich die Widerstände gegen eine Fortsetzung des bisherigen Kurses in der europäischen Arbeitsschutzpolitik. Verschiedene von einzelnen Mitgliedstaaten und den europäischen Unternehmerverbänden getragene Initiativen auf europäischer Ebene verfolgten ausdrücklich das Ziel, das in den vorangegangen Jahren erreichte Regulierungsniveau wieder zurückzuführen. Die EU-Kommission verzichtete – nicht zuletzt auf Druck zahlreicher Mitgliedstaaten – mit der Verabschiedung des vierten Aktionsprogramms weitgehend auf rechtliche Fortschritte im Arbeitsschutz und setzte vor allem auf eine Konsolidierung des Erreichten.

Trotz der auf europäischer Bühne unternommenen Vorstöße zu einer partiellen Rücknahme von Arbeitsschutzbestimmungen blieben das in den Jahren 1989 und 1990 geschaffene arbeitsschutzpolitische Vertragswerk und sein innovativer Kern letztlich unangetastet. Obwohl die betriebliche Umsetzung des europäischen Rechts auf vielfältige Hindernisse stößt, haben die Regelungen in einer Vielzahl von Mitgliedstaaten dazu beigetragen, die Arbeitsschutzpraxis zu modernisieren und den Arbeitsschutz insgesamt zu verbessern (Gerlinger 2000; Walters 2002). Diese Fortschritte wären z. B. in Deutschland auf nationalstaatlicher Ebene allein kaum durchsetzbar gewesen (s. oben, Kap. 3.2.4).

Koordinierungs- und Unterstützungstätigkeit der EU

Gestützt auf die erwähnten Kompetenzen im Bereich der Krankheitsverhütung, hat die EU zwischen 1993 und 2002 insgesamt acht gesundheitspolitische Aktionsprogramme aufgelegt (Weingärtner 2000; Topan 2003: 250f.). Im Mittelpunkt standen dabei die Unterstützung der Mitgliedstaaten bei der Erforschung spezifischer Krankheiten und ihrer Bekämpfung sowie die Unterstützung bei Maßnahmen der Gesundheitserziehung und -information. Zu den krankheitsbezogenen Themen, denen die EU besondere Aufmerksamkeit widmete, zählten:

- die Bekämpfung von Krebserkrankungen
- die Bekämpfung von Aids
- die Suchtprävention
- die Bekämpfung seltener Erkrankungen
- die Bekämpfung umweltbedingter Krankheiten.

Diese Aktivitäten wurden 2003 abgelöst durch mittelfristige, umfassendere Gesundheitsaktionsprogramme. Das erste Aktionsprogramm (2003–2008) setzte sich insbesondere eine Verbesserung der Gesundheitsinformationen, schnelle und koordinierte Reaktionen auf Gesundheitsgefahren sowie eine Stärkung von Prävention und Gesundheitsförderung und deren Integration in andere Politikfelder zum Ziel. Das daran anschließende «Aktionsprogramm der Gemeinschaft im Bereich der Gesundheit (2008-2013)» (Europäisches Parlament/Europäische Union 2007) verfolgte drei Kernziele:

- die Verbesserung des Gesundheitsschutzes der Bürger
- die Stärkung der Gesundheitsförderung, einschließlich des Abbaus von Ungleichheiten in der Gesundheitsversorgung
- die Erstellung und Verbreitung von Informationen und Wissen über Gesundheitsfragen.

Bei der *Verbesserung des Gesundheitsschutzes* sollte die Fähigkeit der EU und der Mitgliedstaaten zur Bekämpfung von Gesundheitsgefahren (z. B. durch Notfallpläne) gestärkt werden. Außerdem sollten Maßnahmen zur Erhöhung der Patientensicherheit, zur Vermeidung von Verletzungen und Unfällen sowie zur Einführung von Risikobewertungen durchgeführt werden. Auf dem Gebiet der *Gesundheitsförderung* ging es um die Beeinflussung gesundheitsrelevanter Faktoren (z. B. Ernährung, Alkohol-, Tabak- und Drogenkonsum, aber auch sozialer und umweltbezogener Faktoren) und um die Vermeidung damit assoziierter (Volks-) Krankheiten. Ein Ziel war die Erhöhung der Zahl gesunder Lebensjahre bei gleichzeitiger Reduktion gesundheitlicher Ungleichheiten. Bei der Verbreitung von *Gesundheitsinformationen* standen die Verbesserung von Informationen für die Bürger sowie des Wissensaustauschs unter Experten über Themen wie Geschlechter- und Kindergesundheit sowie seltene Erkrankungen im Mittelpunkt.

Mittlerweile hat die Europäische Kommission einen Vorschlag für ein drittes Aktionsprogramm im Bereich der Gesundheit für den Zeitraum von 2014 bis 2020 unterbreitet (Europäische Kommission 2011). Den Plänen der EU-Kommission zufolge sollen dabei folgende Aktivitäten im Mittelpunkt stehen:

- Die Kommission will die Mitgliedstaaten dabei unterstützen, die für die Schaffung innovativer und nachhaltiger Gesundheitssysteme erforderlichen Reformen in Angriff zu nehmen. Neben der «Behebung des Mangels an Humanressourcen und Finanzmitteln» (ebd.: 3) soll es hier vor allem darum gehen, die Übernahme von Innovationen (z. B. der Gesundheitstelematik) zu erleichtern sowie die Gesundheitsförderung im Alter zu verbessern.
- Der Zugang der Bevölkerung zu einer besseren und sichereren Gesundheitsversorgung soll verbessert werden. Als Instrumente dafür sind die Akkreditierung europäischer

Referenznetze, die zu einer effektiveren Bekämpfung seltener Krankheiten beitragen sollen, sowie die Entwicklung von Leitlinien zur Patientensicherheit und zum Einsatz von Antibiotika vorgesehen.
- Die Kommission will dazu beitragen, Gesundheitsförderung und Krankheitsprävention zu verbessern. Dies soll durch einen intensiveren Erfahrungsaustausch bei der Prävention von Tabak- und Alkoholkonsum sowie bei der Adipositas-Bekämpfung geschehen. Auf diese Weise soll die Vorbeugung chronischer Krankheiten verbessert werden.
- Die Kommission will den Mitgliedstaaten dabei helfen, ihre Fähigkeit zur Reaktion auf grenzüberschreitende Gesundheitsgefahren zu verbessern.

Die Mitgliedstaaten haben nationale Anlaufstellen zu benennen, die über dieses Aktionsprogramm und seine Ergebnisse informieren.

Die EU-Aktivitäten im Rahmen der Aktionsprogramme bestehen im Wesentlichen in der finanziellen Förderung von Forschungsaktivitäten und von praktischen Interventionen in den Mitgliedstaaten. Dabei wird ein jährlicher Arbeitsplan für die Programmdurchführung aufgestellt. Die Aktionsprogramme werden von der «Exekutivagentur für Gesundheit und Verbraucher» (EAHC) mit Sitz in Luxemburg implementiert.

Generell bekennt sich die Europäische Kommission in ihren gesundheitspolitischen Dokumenten zu einer Stärkung der präventiven Ausrichtung der Gesundheitssysteme. Die wichtigsten Handlungsfelder der bisherigen Aktionsprogramme waren:

- die stärkere Überwachung und Kontrolle von Gesundheitsgefahren
- der Ausbau der Gesundheitsberichterstattung
- wirksame und schnelle Reaktionen der EU und der Mitgliedstaaten auf Gesundheitsgefahren
- die Gesundheitsförderung durch die Berücksichtigung gesundheitsrelevanter Faktoren
- die Prävention von Krankheiten und Verletzungen
- die Erzielung von Synergien zwischen nationalen Gesundheitssystemen
- die Ausarbeitung und Verbreitung besserer und zahlreicherer Gesundheitsinformationen für Bürger, Experten und politische Entscheidungsträger.

Die Unterstützung der Mitgliedstaaten und die Förderung ihrer Zusammenarbeit durch die EU erschöpfen sich allerdings nicht in der Durchführung von Aktionsprogrammen. Darüber hinaus sind auf europäischer Ebene neue Institutionen entstanden, die u. a. dem Informationsaustausch und der Koordinierung der Aktivitäten der Mitgliedstaaten und ihrer einschlägigen Organisationen dienen. Beispiele sind das «Europäische Zentrum für Krankheitskontrolle und Prävention» (Stockholm), die «Europäische Agentur für Sicherheit und Gesundheitsschutz» am Arbeitsplatz (Bilbao) und die «Europäische Agentur für Lebensmittelsicherheit» (Pisa).

Mit der Durchführung der Aktionsprogramme und der Einrichtung derartiger Agenturen versucht die Europäische Kommission, ihren Einfluss auf dem Gebiet des Gesundheitsschutzes auszuweiten. Allerdings blieb die Reichweite der Programme allein schon wegen des geringen Finanzvolumens gering. So war das Aktionsprogramm 2008–2013 lediglich mit einer Summe von 321,5 Millionen Euro ausgestattet, für das Aktionsprogramm 2014–2020 sind insgesamt 446 Millionen Euro vorgesehen (Europäische Kommission 2011: 23). Insgesamt betrachtet, ist der Aktionsradius der EU durch die Beschränkung ihrer Gestaltungskompetenzen sowie die gemessen an den Problemdimensionen unzureichende Ausstattung mit finanziellen Ressourcen äußerst begrenzt.

11.5 Krankenversorgung

Die Kompetenz zur Gestaltung der Krankenversorgungssysteme und ihrer Finanzierung liegt, wie bereits erwähnt, bei den Mitgliedstaaten. Entsprechend gering ist die direkte Gestaltungsmacht der EU. Dennoch werden nationale Gestaltungsspielräume in unterschiedlicher Weise durch den europäischen Integrationsprozess zunehmend eingeschränkt. Dabei geht es – aus gegenwärtiger Perspektive – nicht um einen eindimensionalen Souveränitätstransfer von den Mitgliedstaaten auf die europäische Ebene; vielmehr bildet sich eine europäische Handlungsebene in der Gesundheitspolitik heraus, die allmählich aufgewertet wird.

Der Einfluss der europäischen Integration auf das System der Krankenversorgungspolitik erfolgt auf unterschiedlichen Wegen (s. Kap. 11.3). Im Folgenden sollen zwei dieser Einflusskanäle näher betrachtet werden: erstens der wachsende Einfluss des europäischen Marktrechts auf das nationalstaatliche Sozialrecht, zweitens die Anwendung eines neuartigen Regulierungsmodus in der EU, der Offenen Methode der Koordinierung (OMK), auf die Gesundheitssysteme der Mitgliedstaaten (Gerlinger/Urban 2004; Gerlinger 2010).

11.5.1 Einflussnahme europäischen Marktrechts auf nationalstaatliches Sozialrecht

Das europäische Markrecht beinhaltet eine Reihe von Regelungen, deren (mögliche) Anwendung auf das Gesundheitswesen Auswirkungen auf die Krankenversorgung selbst sowie auf deren Regulierung und Finanzierung mit sich bringt. Insbesondere folgende Bestandteile des europäischen Marktrechts sind von erheblicher Bedeutung für die Gestaltung des deutschen Gesundheitssystems:

- die vier Freiheiten des Binnenmarkts, insbesondere der freie Personen-, Dienstleistungs- und Warenverkehr
- das europäische Kartellrecht (Verbot von Preisabsprachen und des Missbrauchs einer beherrschenden Marktposition)
- das europäische Beihilferecht (die Gewährung staatlicher Subventionen für private oder öffentliche Einrichtungen)
- das europäische Vergaberecht (die Vorschriften zur Ausschreibung und Vergabe von Aufträgen durch öffentliche Einrichtungen).

Ob und inwieweit die Bestimmungen des europäischen Binnenmarktrechts auf das Gesundheitswesen Anwendung finden, wird auf der Grundlage des geltenden Primär- und Sekundärrechts der EU vom EuGH geklärt. Der EuGH kann auf folgenden Wegen angerufen werden:

- Die Europäische Kommission kann ein Vertragsverletzungsverfahren gegen einen Mitgliedstaat anstrengen. Das Verfahren durchläuft dabei verschiedene Stufen. Wenn der Mitgliedstaat einer Aufforderung der Kommission, zur beanstandeten Regelung Stellung zu nehmen oder sie zu korrigieren, nicht nachkommt, kann diese den EuGH anrufen.
- Nationale Gerichte können dem EuGH einen Rechtsstreit zur Vorabentscheidung vorlegen, in der dieser das europäische Recht verbindlich auslegt.
- Mitgliedstaaten, EU-Organe sowie natürliche und juristische Personen können gegen Maßnahmen oder Entscheidungen anderer Akteure klagen («Nichtigkeitsklage», «Anfechtungsklage»).

Die erwähnten Bestandteile des europäischen Binnenmarktrechts berühren primär die nachfolgend erläuterten Bereiche des deutschen Gesundheitswesens.

Patientenrechte bei der grenzüberschreitenden Inanspruchnahme von Leistungen

Das nationale Sozialrecht formuliert die Voraussetzungen, unter denen die Bürger bzw. die Krankenversicherten des jeweiligen Landes Zugang zu öffentlich finanzierten Gesundheitsleistungen haben. Zumeist sehen (bzw. sahen) die einschlägigen Bestimmungen vor, dass die Inanspruchnahme derartiger Leistungen – von Notfällen abgesehen – nur bei auf dem Territorium des Versicherungsstaates ansässigen Leistungserbringern möglich ist (Territorialitätsprinzip) und sich die Vergütung nach den dort geltenden Bestimmungen zu richten hat. Die Kostenübernahme bei Auslandsbehandlungen war bzw. ist gemäß der bis 2004 gültigen EG-Verordnung 1408/71 (Europäischer Rat 1971) und der seither gültigen EG-Verordnung 883/2004 (Europäisches Parlament/Europäischer Rat 2004b) dagegen nur für Wanderarbeitnehmer bzw. in dringenden Fällen oder nach vorheriger Genehmigung durch den Kostenträger des Versicherungsstaates vorgesehen. In der Vergangenheit kam es immer wieder vor, dass Kostenträger in verschiedenen Ländern ihren Versicherten die Finanzierung von im Ausland nachgefragten Leistungen verweigerten.

Die Regeln des Binnenmarktes hingegen beinhalten das Recht zur grenzüberschreitenden Inanspruchnahme von Leistungen. So verbietet das europäische Vertragswerk «Beschränkungen des freien Dienstleistungsverkehrs innerhalb der Gemeinschaft für Angehörige der Mitgliedstaaten, die in einem anderen Staat der Gemeinschaft als demjenigen des Leistungsempfängers ansässig sind» (Art. 56 AEUV). Dienstleistungen werden dabei definiert als «Leistungen, die in der Regel gegen Entgelt erbracht werden, soweit sie nicht den Vorschriften über den freien Waren- und Kapitalverkehr und über die Freizügigkeit der Personen unterliegen» (Art. 57 AEUV).

In einigen Fällen haben die Betroffenen dagegen den Rechtsweg beschritten und ihren Fall bis vor den Europäischen Gerichtshof (EuGH) gebracht. Der EuGH hat in mehreren – z. T. Aufsehen erregenden – Urteilen präzisiert (**Tab. 11-2**, s. ab S. 492), ob und unter welchen Bedingungen EU-Bürger im Ausland Gesundheitsleistungen zu Lasten ihres Kostenträgers in Anspruch nehmen können, und damit das europäische Vertragswerk konkretisiert («Richterrecht»).

In seiner Rechtsprechung hat der EuGH die Zuständigkeit der Mitgliedstaaten für die Gestaltung ihrer Gesundheitssysteme bekräftigt, zugleich aber klar gestellt, dass der Ausschluss nationalen Wettbewerbsrechts nicht auch die Anwendung des europäischen Wettbewerbsrechts auf die Gesundheitssysteme verhindere. Vielmehr gelte der freie Dienstleistungs- und Warenverkehr auch für das Gesundheitswesen, denn dessen Leistungen würden als Waren, als Dienstleistungen oder finanziellen Transfers bereitgestellt. Daher müssten die Regeln des Binnenmarktes und des Wettbewerbsrechts bei der Erbringung und Inanspruchnahme von Gesundheitsleistungen grundsätzlich beachtet werden.

Die Grundsätze des Binnenmarktes können nur in begründeten Ausnahmefällen eingeschränkt werden. Dies seien dann gegeben, wenn «zwingende Gründe des Allgemeininteresses» vorliegen. Solche Gründe könnten

- in einer erheblichen Gefährdung des finanziellen Gleichgewichts des sozialen Sicherungssystems oder
- in einer erheblichen Gefährdung der öffentlichen Gesundheit bzw. des Gesundheitsschutzes

bestehen. Insofern ist die Handlungsfreiheit der Mitgliedstaaten bei der Gestaltung ihrer Gesundheitssysteme also eingeschränkt.

Mit diesem Grundtenor hat der EuGH die Rechte der Versicherten bei der Inanspruchnahme und die Erstattungspflichten der Finanzierungsträger bei der grenzüberschreitenden Inanspruchnahme gesundheitlicher Leistungen beträchtlich erweitert (z. B. McKee/Mossialos/Baeten 2002; Jacobs/Wasem 2003; Schmucker 2003; Greer 2009). Sind die genannten Einschränkungen nicht gegeben, so müssten den Versicherten die Kosten einer im EU-Ausland erhaltenen ambulanten medizinischen Behandlung erstattet werden. Einer vorherigen Genehmigung durch den Finanzierungsträger bedürfe

Tabelle 11-2: Ausgewählte Urteile des Europäischen Gerichtshofes mit Auswirkungen auf die grenzüberschreitende Inanspruchnahme von Gesundheitsleistungen.

Gegenstand	Urteil
Rechtssache Molenaar (C-160/96) – Urteil vom 5.3.1998	
Das niederländisch-deutsche Ehepaar Molenaar, erwerbstätig in Deutschland und wohnhaft in Frankreich, war freiwillig in der gesetzlichen Krankenversicherung und in der sozialen Pflegeversicherung in Deutschland versichert. Die Pflegekasse verneinte einen Leistungsanspruch mit der Begründung, dass die Antragsteller ihren Wohnsitz in Frankreich haben. Das vom Ehepaar Molenaar daraufhin angerufene deutsche Sozialgericht legte den Fall dem EuGH zur Vorabentscheidung vor.	Der EuGH entschied, dass Versicherte der Pflegekassen auch dann Anspruch auf Leistungen der deutschen Pflegeversicherung haben, wenn sie in anderen EU-Mitgliedsländern wohnen. Dies gilt aber nur für das Pflegegeld (also für die Kostenerstattung), nicht aber für Sachleistungen. Die Pflegeversicherung fällt unter die VO 1408/71 (heute: 883/2004), nach der Leistungen bei Krankheit als Geldleistungen auch im Ausland zu erbringen sind.
Rechtssachen Kohll (C-158/96) und Decker (C-120/95) – Urteil vom 28.4.1998	
Jeweils ohne vorherige Genehmigung ihrer Krankenkasse hatten der Luxemburger Kohll für seine Tochter eine kieferorthopädische Behandlung bei einem deutschen Zahnarzt vornehmen lassen und der Niederländer Decker Brillengläser bei einem Optiker in Belgien erworben. In beiden Fällen hatten die Krankenkassen der Versicherten die Kostenübernahme verweigert.	Die nationalen Versicherungsträger haben die Kosten der Behandlung in einem anderen EU-Mitgliedsstaat zu tragen, auch wenn zuvor keine Genehmigung bei der Krankenkasse eingeholt wurde. Die Inanspruchnahme einer zahnärztlichen Behandlung sowie der Kauf einer Brille im Ausland fallen nach Ansicht des Gerichts unter den Geltungsbereich des freien Dienstleistungs- und Warenverkehrs. Die Praxis der luxemburgischen Krankenversicherung würde diesen in unzulässiger Weise behindern. Eine Einschränkung des freien Waren- und Dienstleistungsverkehrs ist nur bei einem nachweisbaren Vorliegen konkreter Ausnahmetatbestände möglich. Dies sei der Fall, wenn «zwingende Gründe des Allgemeininteresses» der Ausübung der Grundfreiheiten entgegenstehen. Diese zwingenden Gründe könnten: «eine erhebliche Gefährdung des finanziellen Gleichgewichts des Systems der sozialen Sicherheit» sowie «Gründe der öffentlichen Gesundheit bzw. des Gesundheitsschutzes» sein. Beides war in den Fällen Kohll und Decker nicht gegeben. Weil das Gericht für den Erstattungsanspruch bei Auslandsbehandlungen als Obergrenze die Tarife des Versicherungsstaates festlegte, erschien die finanzielle Grundlage der luxemburgischen Krankenversicherung nicht gefährdet. Auch die öffentliche Gesundheit war nach Ansicht des EuGH nicht bedroht, da es mittler-

Tabelle 11-2: (Fortsetzung)

Gegenstand	Urteil
	weile eine europaweite Harmonisierung hinsichtlich des Zugangs und der Ausübung der ärztlichen Tätigkeit gebe. Dies gewährleiste auch bei im Ausland wahrgenommenen ärztlichen Dienstleistungen eine hohe Qualität und einen vergleichbaren Gesundheitsschutz.
Rechtssache Geraets-Smits und Peerbooms (C-157/99) – Urteil vom 12.7.2001	
Die niederländische Parkinson-Patientin Geraets-Smits beantragte bei ihrer Krankenkasse die Kostenübernahme für eine besondere Behandlung in einer deutschen Klinik. Ihr Antrag wurde mit der Begründung abgelehnt, dass eine angemessene Behandlung der Parkinsonschen Krankheit in den Niederlanden verfügbar sei und die beantragte Behandlung keinen zusätzlichen Nutzen bieten würde. Eine strenge medizinische Indikation sei daher nicht gegeben. Ein gerichtlich bestellter Gutachter bekräftigte diese Einschätzung. Herr Peerbooms, ebenfalls aus den Niederlanden, war Komapatient. Er wurde aus den Niederlanden nach Innsbruck verlegt, um dort eine spezielle Therapie zu erhalten, die in den Niederlanden nur auf Versuchsbasis und hier nur für jüngere Patienten zur Verfügung stand. Eine Kostenübernahme wurde von der Krankenversicherung abgelehnt, weil – so die Begründung – eine angemessene Versorgung bei einer niederländischen Einrichtung, mit der ein Versorgungsvertrag bestand, möglich gewesen wäre. In diesem Verfahren vertrat der Gutachter die Auffassung, dass die Innsbrucker Therapie angemessen sei und der Patient sie in den Niederlanden nicht hätte erhalten können.	Auch eine Krankenhausbehandlung im Ausland unterliegt grundsätzlich dem freien Dienstleistungsverkehr. Allerdings ist bei einer Krankenhausbehandlung das Erfordernis einer vorherigen Genehmigung notwendig und angemessen. Dies ergibt sich aus • einer möglichen erheblichen Gefährdung des finanziellen Gleichgewichts des sozialen Sicherungssystems und • der Notwendigkeit, dass eine ausgewogene, allen zugängliche und hochwertige Krankenhausversorgung, soweit sie zur Erreichung eines hohen Gesundheitsschutzniveaus beiträgt, einer Planung bedürfe. Jedoch müssen die Voraussetzungen für die Erteilung einer derartigen Genehmigung durch zwingende Gründe gerechtfertigt sein und dem Erfordernis der Verhältnismäßigkeit genügen. Der Finanzierungsträger muss sämtliche Umstände beachten, die den jeweiligen Einzelfall auszeichnen. Die nationalen Behörden müssen nachweisen, dass eine Behandlung mit gleicher Wirksamkeit rechtzeitig in einer Einrichtung, mit der ein nationaler Finanzierungsträger einen Versorgungsvertrag hat, verfügbar ist. Für die Rechtfertigung einer Entscheidung ist es von Bedeutung, ob die Behandlung üblich ist. Dies ist dann der Fall, wenn die Behandlungsmethode international anerkannt und hinreichend erprobt ist. Rein wirtschaftliche Gründe sind für eine Ablehnung der Kostenerstattung nicht hinreichend. Die Dienstleistungsfreiheit gilt auch für Gesundheitssysteme mit Sachleistungsprinzip.

→

Tabelle 11-2: (Fortsetzung)

Gegenstand	Urteil
Rechtssache Vanbraekel u. a. (C-368/98) – Urteil vom 12.7.2001	
Die Belgierin Descamps beantragte bei ihrer Krankenkasse die Kostenübernahme für einen Eingriff in Frankreich. Dieser Antrag wurde abgelehnt, weil die Antragstellerin kein Gutachten eines inländischen Arztes vorgelegt hatte. Daraufhin unterzog sich Frau Descamps diesem Eingriff und verklagte ihre Krankenkasse auf Kostenerstattung. In dem Verfahren bescheinigte ein Sachverständiger, dass im Interesse der Gesundheit von Frau Descamps der Eingriff in Frankreich notwendig gewesen sei, weil er hier unter besseren medizinischen Bedingungen habe erfolgen können.	Wenn eine Kasse zu Unrecht die Auslandsbehandlung verweigert und der Patient deshalb die Kosten (zunächst) selbst getragen hat, hat er gegenüber seiner Krankenkasse einen Anspruch auf Kostenerstattung. Die Höhe der zu erstattenden Kosten richtet sich nach den Sätzen in dem Mitgliedsstaat, in dem die Behandlung durchgeführt wurde. Anderenfalls könnten Versicherte von einer Auslandsbehandlung abgeschreckt werden. Sind die Behandlungssätze im Versicherungsstaat höher, steht dem Patienten ein Differenzbetrag zu. Eine finanzielle Gefährdung des Systems der sozialen Sicherheit ist dadurch nicht gegeben.
Rechtssache Müller-Fauré/van-Riet (C-385/99) – Urteil vom 13.5.2003	
Frau Müller-Fauré, bei einer niederländischen Krankenkasse versichert, ließ sich in Deutschland sechs Kronen und eine Oberkieferprothese einsetzen. Ihre Krankenkasse lehnte den Antrag auf Kostenerstattung ab. Diese Entscheidung wurde von der niederländischen Aufsichtsbehörde und einem angerufenen Gericht bestätigt, denn – so die Begründung – Versicherte hätten Anspruch auf die Erstattung der Behandlungskosten nur in einem Ausnahmefall, der aber hier nicht vorliege, u. a. weil sich die Behandlung über mehrere Wochen erstreckt habe. Die Niederländerin van Riet hatte über ihren Hausarzt die Übernahme der Kosten für eine Arthroskopie in einem belgischen Krankenhaus vorab beantragt, da dieser Eingriff dort zu einem früheren Termin erfolgen könne als in den Niederlanden. Die Krankenkasse hatte diesen Antrag jedoch mit der Begründung abgelehnt, dass die Behandlung auch in den Niederlanden durchgeführt werden könne. Zwischenzeitlich hatte die Betroffene sich der Behandlung in Belgien jedoch bereits unterzogen. Ein Beschwerdeausschuss verweigerte eine Kostenübernahme, weil die erforderliche und geeignete Behandlung in den Niederlanden in einem angemessenen Zeitraum verfügbar gewesen sei.	Die Genehmigung einer Krankenhausbehandlung im Ausland kann verweigert werden, wenn der Patient die gleiche oder eine ebenso wirksame Behandlung rechtzeitig in einer Einrichtung, mit der sein Finanzierungsträger einen Versorgungsvertrag hat, erhalten kann. Die Einschränkung des freien Dienstleistungsverkehrs muss auf objektiven und nicht diskriminierenden Kriterien beruhen. Die Verfahrensregeln für die Bearbeitung von Anträgen müssen leicht zugänglich und dem Betroffenen garantieren, dass sein Antrag in angemessener Frist objektiv und unparteilich geprüft wird. Indem der EuGH den Begriff «rechtzeitig» konkretisiert, erleichtert er eine Kostenerstattung ohne vorherige Genehmigung, falls im Mitgliedstaat des Versicherten Wartelisten eine Behandlung verzögern oder gar verhindern.

Tabelle 11-2: (Fortsetzung)

Gegenstand	Urteil
Rechtssache Watts (C-372/04) – Urteil vom 16.5.2006	
Die Engländerin Watts, die an Hüftarthritis litt, beantragte die Genehmigung für eine Operation im Ausland. Sie hatte mit einer Wartezeit von einem Jahr zu rechnen, weil ein Facharzt sie als Routinefall einstufte. Ihr Antrag wurde abgelehnt, da die Betroffene innerhalb der Zielvorgaben der Regierung für den NHS und damit rechtzeitig am Wohnort behandelt werden könne. 2003 ließ sich Frau Watts wegen einer Verschlechterung ihres Gesundheitszustands ein künstliches Hüftgelenk einsetzen. Der NHS lehnte den Antrag auf Kostenerstattung ab.	Eine Krankenhausbehandlung im Ausland darf unter Berufung auf die Existenz einer Warteliste nur verweigert werden, wenn der Finanzierungsträger nachweist, dass die Wartezeit nicht den Rahmen überschreitet, der mit Blick auf den Versorgungsbedarf des Patienten vertretbar ist. Die bloße Existenz einer Warteliste reicht als Verweigerungsgrund also nicht aus. Vielmehr muss der Gesundheitszustand des betroffenen Patienten (Schmerzen, Behinderung, Krankheitsprognose etc.) objektiv medizinisch beurteilt werden. Die Pflicht zur Kostenerstattung gilt auch für einen nationalen Gesundheitsdienst, in dem die Krankenhausbehandlung kostenfrei erfolgt.

Quelle: Eigene Darstellung.

es dann nicht. Grundsätzlich sind den Patienten die Kosten zu erstatten, die auch im eigenen Land übernommen würden. Diese Pflicht erstreckt sich allerdings nur auf die unmittelbar mit der medizinischen Behandlung und dem Krankenhausaufenthalt zusammenhängenden Kosten (also z. B. nicht auf die Reisekosten oder andere Zusatzkosten). Sind die Behandlungssätze im Behandlungsstaat niedriger als im Versicherungsstaat, steht dem Patienten ein Differenzbetrag zu (Bormann/Petersen 2002: 195f).

Auch bei Krankenhausleistungen handelt es sich dem EuGH zufolge grundsätzlich um Dienstleistungen im Sinne des EG-Vertrages (Schmucker 2003). Anders als in der ambulanten Versorgung muss der Versicherte hier allerdings eine vorherige Genehmigung bei seiner Krankenversicherung einholen. Der Grund liegt in der Definition der Ausnahmetatbestände: Zusätzlich zu den oben genannten «zwingenden Gründen des Allgemeininteresses» erkannte der EuGH mit Blick auf die stationäre Versorgung einen weiteren Ausnahmetatbestand an, nämlich die Notwendigkeit der Planung.

Um den Zugang zu einer qualitativ hochwertigen Krankenhausversorgung zu ermöglichen, müssten die Zahl der Krankenhäuser, ihre geographische Verteilung und die angebotenen medizinischen Leistungen planbar sein. Die Planung trage zudem dazu bei, die Kostenentwicklung zu beherrschen und die Verschwendung finanzieller und menschlicher Ressourcen zu verhindern. «Unter diesem doppelten Blickwinkel erweist sich das Erfordernis, die Kostenübernahme für in einem anderen Mitgliedstaat gewährte Krankenhausversorgung durch das nationale System der sozialen Sicherheit einer vorherigen Genehmigung zu unterwerfen, als sowohl notwendig als auch angemessen» (EuGH 2001). Allerdings darf das System von Genehmigungen nur auf objektiven Kriterien beruhen. Insbesondere müssen die Kriterien unabhängig vom Ort der Niederlassung des Erbringers der Versorgungsleistungen sein. Die Kostenträger des Versicherungsstaates dürfen also die Kostenübernahme einer stationären Auslandsbehandlung nicht willkürlich verweigern.

In seiner Rechtsprechung zur Inanspruchnahme einer Auslandsbehandlung formulierte der EuGH den Grundsatz des «Euro Speak». Dies bedeutet, dass die nationalen Regelungen über Leistungsumfang und Versorgungsansprüche «europäisch übersetzt» werden müssen. Rechte, die ein Bürger oder ein Krankenversicherter in seinem Herkunftsland genießt, gelten auch im Land seiner Inanspruchnahme. Ein deutscher Versicherter kann in Großbritannien also direkt einen niedergelassenen Facharzt aufsuchen – ein Recht, das einem britischen NHS-Patienten verwehrt ist. Auch machte der EuGH deutlich, dass die Grundfreiheiten nicht nur für das System der Kostenerstattung, sondern auch für das Sachleistungsprinzip gelten.

Leistungen dürfen dann nicht verweigert werden, wenn die Behandlung als in ärztlichen Kreisen üblich betrachtet werden kann und die Behandlung des Versicherten medizinisch notwendig ist. Die Genehmigung darf nur dann wegen fehlender medizinischer Notwendigkeit versagt werden, wenn die gleiche oder für den Patienten ebenso wirksame Behandlung rechtzeitig in einer Einrichtung erfolgen kann, die eine vertragliche Vereinbarung mit der Krankenkasse geschlossen hat, der der Versicherte angehört.

Die Rechte zur grenzüberschreitenden Inanspruchnahme von medizinischen Leistungen könnten vielfältige Auswirkungen auf die Anbieter medizinischer Leistungen haben. So wäre es ausländischen Leistungserbringern z. B. möglich, in einen Qualitäts- und Preiswettbewerb mit deutschen Anbietern zu treten. Die praktischen Auswirkungen der EuGH-Rechtsprechung sind bisher aber nur gering. Zwar haben in Grenzregionen ansässige Krankenkassen und Leistungserbringer vereinzelt grenzüberschreitende Versorgungsprojekte auf den Weg gebracht. Auch lässt sich etwa bei zahnärztlichen Leistungen, bei denen das Preisgefälle sehr stark und gleichzeitig der privat zu tragende Kostenanteil sehr hoch ist, eine stärkere Inanspruchnahme osteuropäischer Anbieter feststellen. Insgesamt aber ist der Medizintourismus bisher unbedeutend. Die Gründe dafür sind vielfältig (z. B. Wille 2001):

- Es existieren – gerade für ältere Patientinnen und Patienten – erhebliche Sprachbarrieren.
- Viele Patientinnen und Patienten haben das Interesse an einer vertrauten Arzt-Patient-Beziehung.
- Oftmals müssten größere Entfernungen überbrückt werden. Kosten und Nutzen stehen dann häufig nicht in einem angemessenen Verhältnis.
- Die grenzüberscheitende Inanspruchnahme von Leistungen ist mit bürokratischen Hindernissen verbunden (Anträge, Schriftverkehr etc.).
- Vielfach sind Versicherte nur unzureichend über Behandlungsmöglichkeiten im Ausland informiert.

Insgesamt kann von einem europäischen Markt für gesundheitliche Dienstleistungen noch nicht die Rede sein. Am ehesten werden die Kostenträger in solchen Gesundheitssystemen Behandlungen im EU-Ausland hinnehmen müssen, die lange Wartezeiten bei elektiven Eingriffen aufweisen. Die grenzüberschreitende Inanspruchnahme von Gesundheitsleistungen ist eine Option, die vorrangig den Bürgern der wohlhabenderen Mitgliedstaaten offensteht. Da die Kostenerstattung der Leistungen nach EuGH-Rechtsprechung nur in Höhe der Erstattungssätze des Versicherungsstaates erfolgt, müssen die Patienten die Differenz zum Rechnungsbetrag selbst tragen. Damit ist dieser Weg der Auslandsbehandlung für die Bürger der ärmeren Mitgliedstaaten mit niedrigen Einkommensniveaus und schwach ausgebauten Gesundheitssystemen faktisch nicht möglich. Ungleiche Versorgungsniveaus zwischen den Mitgliedstaaten werden auf diese Weise nicht verringert. Eine Angleichung der Versorgungsqualität dürfte sich über mehrere Jahrzehnte hinziehen. Kernvoraussetzung dafür ist eine Verringerung des ökonomischen Leistungsgefälles innerhalb der EU.

Die Inanspruchnahme des Rechts auf Auslandsbehandlung wird auch in den wohlhabenden Mitgliedstaaten in Abhängigkeit von Mobilitätschancen genutzt werden, die sozial ungleich verteilt sind. Das Wissen um die Möglichkeit der Auslandsbehandlung und die zu ihrer Realisierung notwendigen Ressourcen sind eher in gebildeten und finanziell bessergestellten Schichten vorhanden. Damit besteht die Gefahr, dass gesundheitliche Ungleichheiten innerhalb der Mitgliedstaaten, die durch das Versorgungssystem bedingt sind, verstärkt werden. Die Privatisierung von Behandlungskosten in den reichen Ländern fördert den grenzüberschreitenden Medizintourismus. Dies macht sich bisher vor allem in der zahnärztlichen Versorgung bemerkbar.

Versorgungspolitisch macht die grenzüberschreitende Inanspruchnahme vor allem in den grenznahen Regionen Sinn, um einen schnellen Zugang zu ermöglichen und Doppelvorhaltungen von Einrichtungen und Geräten zu vermeiden. Zu diesem Zweck existiert eine Reihe von Modellprojekten («Euregios»), in denen sich Krankenversicherungen und Leistungserbringer – jenseits des Binnenmarktrechts – über unbürokratische Formen grenzüberschreitender Inanspruchnahme verständigen.

Die Förderung der grenzüberschreitenden Inanspruchnahme geht bislang nicht mit entsprechenden Maßnahmen der Qualitätssicherung einher. Die entsprechende Transparenz herzustellen erweist sich hier als noch weit schwieriger, als dies bereits im nationalstaatlichen Rahmen der Fall ist. Daher sind auch bei der grenzüberschreitenden Leistungserbringung eine Stärkung von Verbraucherrechten und die Definition verbindlicher Qualitätsstandards erforderlich.

Europäisches Binnenmarktrecht und das deutsche Kollektivvertragssystem

Des Weiteren erwachsen aus dem europäischen Binnenmarktrecht spezifische Risiken für das Kollektivvertragssystem als der tragenden Säule des Steuerungsregimes der gesetzlichen Krankenversicherung in Deutschland. Das europäische Wettbewerbsrecht beinhaltet neben den «vier Freiheiten» (s. Kap. 11.1) eine Reihe weiterer Bestimmungen, die für die Gesundheitssysteme in den Mitgliedstaaten von Bedeutung sind. Dazu zählen u. a.

- das Verbot von «Vereinbarungen zwischen Unternehmen, Beschlüsse(n) von Unternehmensvereinigungen und aufeinander abgestimmte(n) Verhaltensweisen, welche (...) eine Verhinderung, Einschränkung oder Verfälschung des Wettbewerbs innerhalb des Binnenmarkts bezwecken oder bewirken» (Art. 101 Abs. 1 AEUV);
- das Verbot der «missbräuchliche(n) Ausnutzung einer beherrschenden Stellung auf dem Binnenmarkt oder auf einem wesentlichen Teil desselben durch ein oder mehrere Unternehmen» (Art. 102 AEUV).

Zu solchen rechtswidrigen Vereinbarungen oder Verhaltensweisen zählen u. a. Preisabsprachen, die Festsetzung oder Erzwingung unangemessener Einkaufs- oder Verkaufspreise und die Diskriminierung bestimmter Anbieter (Art. 101 Abs. 1 u. Art. 102 AEUV). Die Wettbewerbsregeln des Binnenmarktes gelten für «Unternehmen, die mit Dienstleistungen von allgemeinem wirtschaftlichem Interesse betraut sind», allerdings nur, «soweit die Anwendung dieser Vorschriften nicht die Erfüllung der ihnen übertragenen besonderen Aufgabe rechtlich oder tatsächlich verhindert» (Art. 106 Abs. 2 AEU).

Aus diesen Bestimmungen ergibt sich offenkundig ein Spannungsverhältnis mit dem deutschen Krankenversicherungsrecht (z. B. Knispel 2001: 7ff.), denn sie werfen die Frage auf, ob die Vertragsbeziehungen zwischen den (Verbänden der) Krankenkassen und den (Verbänden der) Leistungsanbieter nicht genau jene verbotenen Vereinbarungen oder Verhaltensweisen beinhalten. Dies könnte z. B. auf die Festsetzung von Festbeträgen für Arzneimittel durch die Krankenkassen zutreffen. Mit dieser Argumentation haben Unternehmen der pharmazeutischen Industrie in der Vergangenheit den Rechtsweg beschritten.

In diesem Zusammenhang ist vor allem klärungsbedürftig, ob die Krankenkassen als Unternehmen anzusehen sind, denn nur dann würden sie unter die Bestimmungen des europäischen Wettbewerbsrechts fallen. Diese Frage ist bzw. war umso drängender, als der EuGH in seiner Rechtsprechung einen «funktionalen Unternehmensbegriff» zugrunde legt. Für den Charakter einer bestimmten Organisation sei nicht ihre Rechtsform oder die Art ihrer Finanzierung maßgeblich, sondern nur die Funktion, die sie wahrnimmt. Demzufolge ist ein Unternehmen jede Einheit, die eine wirtschaftliche Tätigkeit ausübt. Eine wirtschaftliche Tätigkeit sei jede Tätigkeit, bei der einer Leistung eine Gegenleistung gegenübersteht. Auch öffentliche Einrichtungen können demnach Unternehmen sein, nämlich wenn sie eine Tätigkeit ausüben, die auch Private durchführen können – was bei einer Krankenversicherung offenkundig der Fall ist.

Würde der EuGH z. B. Krankenkassen(verbände) als «funktionale Unternehmen» klassifizieren, könnte er auch die Kollektivverträge in der Krankenversicherung für vertragswidrig erklären, weil die Krankenkassen(verbände) dann den kartellrechtlichen Bestimmungen des europäischen Binnenmarktes unterliegen würden. Damit würden Kernelemente des gesundheitspolitischen Regulierungssystems in Deutschland in Frage gestellt (Ebsen 2000; Eichenhofer 2001; Bieback 2001 u. 2002; Bien 2004). In einem 2004 ergangenen Urteil über die Vereinbarkeit der Arzneimittelfestbeträge (s. Kap. 7.3.2) mit dem europäischen Binnenmarktrecht hat der EuGH den Unternehmenscharakter der Krankenkassen allerdings verneint (EuGH 2004). Organisationen fallen – so der EuGH – nämlich dann nicht unter den Unternehmensbegriff, wenn sie nicht ökonomisch aktiv sind. Eine nicht-ökonomische Aktivität wiederum liegt dann vor, wenn die Einrichtung

- bei der Gewährleistung der sozialen Sicherheit als öffentlicher Aufgabe mitwirkt
- eine «Aufgabe mit ausschließlich sozialem Charakter» erfüllt und
- «eine Tätigkeit ohne Gewinnzweck» ausübt, «die auf dem Grundsatz der nationalen Solidarität beruht» (EuGH 2004).

Der soziale, auf dem Grundsatz der Solidarität beruhende Charakter einer Tätigkeit zeichne sich dadurch aus, dass die Leistungen für alle Empfänger gleich sind, die Höhe der Beiträge vom Einkommen abhängt und ein Umverteilungseffekt vorhanden ist, der einen Schutz für finanziell und gesundheitlich benachteiligte Personen darstellt. Somit ist von einer Vereinbarkeit zwischen deutschem Kollektivvertragsrecht und europäischem Marktrecht zumindest so lange auszugehen, wie die Krankenkassen keine wirtschaftliche Tätigkeit ausüben, sondern eine soziale Aufgabe wahrnehmen und daher nicht als Unternehmen im Sinne des europäischen Marktrechts anzusehen sind.

Auch wenn die EuGH-Rechtsprechung bisher nicht darauf hindeutet, dass das Kollektivvertragssystem des deutschen Krankenversicherungsrechts per se als mit dem europäischen Marktrecht unvereinbar eingestuft wird, könnte sich die durch den EuGH vorgenommene Konkretisierung des Unternehmensbegriffs für die Zukunft des Kollektivvertragssystems als prekär erweisen. Sollte sich nämlich der in der deutschen Gesundheitspolitik zu beobachtende Trend einer Privatisierung von Krankheitsrisiken und einer Liberalisierung des Vertragsrechts fortsetzen, würde die Wahrscheinlichkeit wachsen, dass die europäische Rechtsprechung den sozialen Charakter der gesetzlichen Krankenkassen verneint, sie als Unternehmen im Sinne des EU-Wettbewerbsrechts klassifiziert und damit das Kollektivvertragssystem mit dem europäischen Recht für unvereinbar erklärt (vgl. hierzu Bieback 2002: 118ff.). Auch die partielle Unterstellung der Krankenkassen unter das Kartellrecht (s. Kap. 7.3.2) erhöht die Wahrscheinlichkeit eines solchen Wandels (Kingreen

2010; Kingreen/Becker 2010). Zwar bliebe – da die Gestaltung der Gesundheitssysteme in die Zuständigkeit der EU-Mitgliedstaaten fällt – in diesem Fall immer noch die Option, kollektivvertragliche durch staatliche Regelungen zu ersetzen. Allerdings wäre eine solche Entwicklung angesichts der obwaltenden Policy-Trends nicht eben wahrscheinlich.

Staatliche Beihilfen im Gesundheitswesen

Zu den Praktiken, die mit dem Binnenmarkt unvereinbar sind, zählt das europäische Vertragswerk auch «staatliche oder aus staatlichen Mitteln gewährte Beihilfen (...), die durch die Begünstigung bestimmter Unternehmen oder Produktionszweige den Wettbewerb verfälschen oder zu verfälschen drohen» (Art. 107 Abs. 1 AEUV). Die Mitgliedstaaten müssen die Kommission über die Einführung oder Umgestaltung von Beihilfen informieren (Art. 108 Abs. 3 AEUV). Die Europäische Kommission kann staatliche Beihilfen für unvereinbar mit dem Binnenmarktrecht erklären und deren Aufhebung oder Umgestaltung anordnen (Art. 108 Abs. 2 AEUV), aber auch Bereiche vom Beihilfeverbot ausnehmen (Art. 108 Abs. 4 AEUV).

Auch das Beihilferecht hat einen unmittelbaren Bezug zum Gesundheitswesen. So ist z. B. fraglich, ob die Übernahme von Defiziten öffentlicher Krankenhäuser durch deren öffentliche Träger (v. a. Kommunen, Landkreise, Länder) nicht eine ungerechtfertigte Benachteiligung privater Krankenhäuser darstellt. Mit diesem Tenor hatten die privaten Asklepios Kliniken im Jahr 2003 bei der Generaldirektion Wettbewerb der Europäischen Kommission Beschwerde gegen die Subventionspraxis in Deutschland eingelegt. Die Kommission erließ daraufhin Ende 2005 für Beihilfen an öffentliche Krankenhäuser eine so genannte Bereichsausnahme, befreite Krankenhäuser also pauschal von dieser Regelung. Fraglich aber bleibt die Bestandsdauer einer solchen Bereichsausnahme.

Im Jahr 2005 hat der EuGH außerdem ein Grundsatzurteil über die Rechtmäßigkeit staatlicher Beihilfen gefällt. Demzufolge ist eine staatliche Beihilfe rechtmäßig, wenn es um die Erbringung einer Dienstleistung von allgemeinem wirtschaftlichem Interesse geht und die Ausgleichszahlungen folgenden Kriterien entsprechen:

- Sie dienen der Erfüllung gemeinwirtschaftlicher Verpflichtungen.
- Sie sind objektiv und transparent zu berechnen.
- Sie bringen dem Empfänger keinen wirtschaftlichen Vorteil.
- Sie entsprechen den Kosten eines durchschnittlichen, gut geführten Unternehmens.

Vergabe öffentlicher Aufträge im Gesundheitswesen

Das europäische Vergaberecht umfasst Regeln und Vorschriften, die öffentliche Auftraggeber bei der Vergabe von Aufträgen zu beachten haben. Es soll die Vergabepraxis vereinheitlichen und die Diskriminierung bestimmter Bieter (z. B. ausländischer oder bestimmter privater oder öffentlicher Bieter) verhindern. Das europäische Vergaberecht beruht auf dem Primärrecht der EU («vier Freiheiten») sowie dem auf dieser Grundlage erlassenen Sekundärrecht (Vergaberichtlinien, Verordnungen). Das Vergaberecht definiert auch einen Schwellenwert für die Auftragshöhe, ab dem das Vergaberecht gilt. Dieser Schwellenwert muss alle zwei Jahre angepasst werden.

Ein wichtiger Bereich der Krankenversorgung, auf den sich das Vergaberecht auswirkt, ist der Rettungsdienst. Die Vergabepraxis bei Rettungsdiensten orientierte sich in Deutschland an gewachsenen Strukturen. Anbieter sind frei-gemeinnützige Hilfsorganisationen (z. B. Deutsches Rotes Kreuz), Kommunen oder private Unternehmen. Gängige Praxis bei der Vergabe war es, bewährte Anbieter (häufig: Hilfsorganisationen) zu bevorzugen und unbefristete Verträge zu vergeben, so dass sich de facto Monopolstrukturen herausbildeten. Die Europäische Kommission reichte 2008 beim EuGH Klage gegen die Bundesrepublik Deutschland ein, weil die Vergabe rettungsdienstlicher Aufträge intransparent sei und den Rettungsdienstsektor vom Wettbewerb abschotte. Sie verfolgte damit das Ziel, auch in diesem Bereich den Wettbewerb im Binnenmarkt herzustellen und in diesem Zusammenhang auch die Niederlassungs- und Dienstleistungsfreiheit ausländischer Rettungsdienste durchzusetzen. Im Zentrum des Konflikts steht das Submissionsmodell, also die Vergabe von Rettungsdiensten durch die öffentliche Hand an Dritte.

Gemäß dem 2010 ergangenen EuGH-Urteil seien Rettungsdienste im Submissionsmodell Verwaltungshelfer und damit Unternehmen im Sinne des EU-Rechts. Bei ihrer Durchführung handele es sich also nicht um eine Ausübung öffentlicher Gewalt. Daher liege eine öffentliche Auftragsvergabe vor und existiere eine Ausschreibungspflicht. Rettungsdienste sind ab einem Schwellenwert von 206 000 Euro (2010) europaweit auszuschreiben. Weil Rettungsdienste keine hoheitlichen Aufgaben übernähmen, sei auch eine Bereichsausnahme von den europäischen Wettbewerbsregeln nicht möglich. Allerdings sei eine Beschränkung der Ausschreibung auf eine begrenzte Zahl von Anbietern zulässig, weil bei Rettungsdiensten medizinische gegenüber Transportdiensten überwiegten und es sich damit um spezialisierte Dienste handele. Auch könnten «vergabefremde» Kriterien (z. B. soziale oder umweltbezogene Anforderungen) bei der Ausschreibung berücksichtigt werden.

11.5.2 Die Offene Methode der Koordinierung als neuer Regulierungsmodus

Ungeachtet der skizzierten Rückwirkungen des europäischen Integrationsprozesses auf die Gesundheitspolitik und die Gesundheitssysteme der Mitgliedstaaten ist der Einfluss der supranationalen Institutionen auf diesem Politikfeld nach wie vor gering. Nicht zuletzt vor diesem Hintergrund wurde im Jahr 2000 mit der Offenen Methode der Koordinierung (OMK) auf europäischer Ebene ein neuartiger Regulierungsmodus in der Gesundheitspolitik etabliert.

Merkmale der OMK

Die OMK ist ein Regulierungsmodus, der die freiwillige Kooperation und den Austausch bewährter Verfahren zwischen den EU-Mitgliedstaaten verbessern und ihnen auf diese Weise eine Hilfestellung bei der Weiterentwicklung ihrer nationalstaatlichen Politik geben soll. Die OMK, bereits in den 1990er Jahren in der Arbeitsmarktpolitik und in der Rentenpolitik angewandt, wurde für den Bereich der Gesundheitspolitik erstmals in den Schlussfolgerungen des Rates von Lissabon im Jahr 2000 definiert und umfasst vier Kernelemente (Europäischer Rat 2000):

- die Festlegung von Leitlinien für die Entwicklung einzelner Politikbereiche einschließlich eines Zeitplans für die Verwirklichung der kurz-, mittel- und langfristigen Ziele
- die Festlegung quantitativer und qualitativer Indikatoren und Benchmarks, mit deren Hilfe nationalstaatliche Praktiken vergleichbar gemacht und bewährte Verfahren identifiziert werden sollen
- die Umsetzung der europäischen Leitlinien in die Politik der Mitgliedstaaten durch Entwicklung konkreter Ziele und Erlass entsprechender Maßnahmen
- die regelmäßige Überwachung, Bewertung und gegenseitige Prüfung der getroffenen Maßnahmen und erzielten Fortschritte.

An der Umsetzung der OMK sind verschiedene Akteure beteiligt. Der Ausschuss für Sozialschutz, bestehend aus je zwei Vertretern der Mitgliedstaaten und der Europäischen Kommission, entwickelt auf der Fachebene Vorschläge für Indikatoren, Benchmarks und Leitlinien. Die Schlüsselakteure der europaweiten Koordination sind aber der Europäische Rat, die Europäische Kommission und die zuständigen EU-Ministerräte. Die Kommission ist die maßgebliche Instanz auf der Ebene der Steuerung und Moderation des Verfahrens. Sie unterbreitet die Vorschläge für Indikatoren und Leitlinien und erstellt die erforderlichen Syntheseberichte, aus denen der Grad der Zielerreichung abgelesen wird. Die EU-Ministerräte für Arbeit und Sozialfragen sowie für Wirtschaft und Finanzen beschließen über die Leitlinien und Indikatoren. Doch die entscheidende Rolle spielt der Europäische Rat, dem explizit eine stärkere Leitungs- und Koordinierungsfunktion zugewiesen wird (Europäischer Rat 2000). Er hat die Umsetzung der Strategien und Prozesse zu überwachen und gegebenenfalls korrigierend einzugreifen. Dabei sollen neben den genannten EU-Institutionen und den Mitgliedstaaten auch die regionale und die lokale Handlungsebene sowie die Sozialpartner und zivilgesellschaftliche Akteure einbezogen werden.

Die OMK zeichnet sich gegenüber den bisherigen Politikstrategien und Koordinationsversuchen durch einige Besonderheiten aus, die sie zu einem neuen Regulierungsmechanismus mit einem eigenen, supranationalen Verhandlungsregime – definierten Akteuren, spezifischen Verfahrensregeln und politischen Zielen – machen (Gerlinger/Urban 2004):

- Die politischen Interventionen, die über die OMK koordiniert werden sollen, sind jenseits der traditionellen, im EG-Vertrag festgeschriebenen Instrumente der Rechtsetzung angesiedelt. Nicht durch rechtsverbindliche Vorgaben und formelle Sanktionsregeln, sondern durch einen gemeinschaftlichen Koordinierungs- und Lernprozess («weiche Steuerung») sollen künftig politische Gemeinsamkeiten zwischen den Mitgliedstaaten gefördert werden (z. B. Radaelli 2003).
- Damit schlägt die OMK einen Mittelweg zwischen klassischen Harmonisierungsbestrebungen und bloßen Empfehlungen oder intergouvernementalen Vereinbarungen ein (z. B. Hodson/Maher 2001; de la Porte/Pochet 2002; Radaelli 2003). Die Bindungskraft der Vereinbarungen ist geringer als die traditioneller Rechtsetzung, aber größer als die bloßer Absichtserklärungen (de la Porte/Pochet 2002: 11). Dieses Verfahren lässt sich insofern als eine Regulierungsform charakterisieren, die den Übergang von einer Strategie der «Harmonisierung der Institutionen» zu einer «Harmonisierung der Politikziele» einzuleiten versucht (Gerlinger/Urban 2006). Konvergente Entwicklungsprozesse sollen über den Weg einer EU-weiten Koordinierung der Politikzielformulierung erreicht werden, ohne die Souveränität der Nationalstaaten formell in Frage zu stellen. Indem die OMK die Koordinierungs- und Leitungsfunktion der EU-Gremien stärkt und gleichzeitig die einzelstaatliche Letztentscheidungskompetenz aufrechterhält, zielt sie darauf, Entscheidungsblockaden und Politikverflechtungsfallen bei der Verfolgung gemeinsamer europäischer Ziele zu umgehen. In diesem Sinne scheint die OMK einem Integrationsmodus zu entsprechen, der sowohl «autonomieschonend» als auch «gemeinschaftsverträglich» ist (Scharpf 1999). Auch wenn die rechtliche Zuständigkeit der Mitgliedstaaten unberührt bleibt, kann – so die Erwartung – durch die Selbstverpflichtung und die Praxis der Überprüfung von Fortschritten ein Druck für die Mitgliedstaaten entstehen, als ineffizient oder suboptimal ermittelte Strukturen bei der Gestaltung von Politikfeldern im Mitgliedstaat zu verbessern.

Die Anwendung dieses Verfahrens auf die Gesundheitspolitik und dessen inhaltliche Ausrichtung sind eng verbunden mit den wirtschafts- und wettbewerbspolitischen Zielen der EU (Gerlinger/Urban 2006). Ihre Einführung im Jahr 2000 stand im Zusammenhang mit der in Lissabon ebenfalls vorgenommenen Formulierung eines neuen wettbewerbspolitischen Leitbilds für die Union, nämlich dem Ziel, den europäischen Binnenmarkt «zum wettbewerbsfähigsten und dynamischsten wissensbasierten Wirtschaftsraum der Welt zu machen» (Europäischer Rat 2000). Seit 2010 ist die OMK eingebettet in die neue Strategie «Europa 2020», mit der die Europäische Kommission und der Europäische Rat ein «intelligentes, nachhaltiges und integratives Wachstum» erreichen wollen (Europäische Kommission 2010; Europäischer Rat 2010). Für die angestrebte Dynamisierung des Wachstums spielt aus ihrer Sicht die Gesundheitspolitik eine wichtige Rolle.

Seit der Etablierung der OMK auf dem Feld der Gesundheitspolitik haben die Europäische Kommission und der Europäische Rat deren Ziele und Verfahren weiter konkretisiert. Als gemeinsame Probleme, auf die die Gesundheitspolitiken in Europa zu reagieren haben, nennt die Europäische Kommission die Alterung der Bevölkerung, die Folgen der Entwicklung neuer Technologien und Therapien in der Medizin sowie die wachsende Nachfrage der Bevölkerung nach medizinischen Leistungen und entsprechenden Angeboten im Zuge der Steigerung des Lebensstandards und des Bildungsniveaus. Die Kommission stellte fest, dass diese Entwicklungen die Frage nach den Finanzierungsmodalitäten aufwerfen und den Druck zur Kostendämpfung erhöhen. Daher sei es notwendig, «klare, transparente und wirksame Evaluierungsverfahren» zu erarbeiten (Europäische Kommission 2001: 7). Für die Gesundheitspolitik in der EU formulierte die Kommission drei Hauptziele, die es gleichzeitig zu verwirklichen gelte (ebd.):

- die Sicherung des allgemeinen Zugangs zu einer hochwertigen Gesundheitsversorgung
- die Erhöhung von Transparenz und Qualität der Gesundheitssysteme durch die Evaluation medizinischer Verfahren und die Evaluation von Versorgungsstrukturen
- die Fortsetzung der auf eine Kostendämpfung zielenden Reformen.

Aus dieser Problemanalyse und Zielbestimmung zogen Rat und Kommission die Konsequenz, dass die Gesundheitssysteme an die Erfordernisse einer dynamischen, wachstumsorientierten Ökonomie anzupassen seien. Um dieses Ziel zu erreichen, müssten die öffentlichen Finanzen nachhaltig konsolidiert und der soziale Schutz in der EU modernisiert werden. Damit erfuhren die Sozialpolitik und mit ihr die Gesundheitspolitik insofern eine strategische Aufwertung, als sie nun systematisch in eine europäische Wirtschafts- und Wachstumspolitik integriert wurden und den strategischen Umbau der europäischen Wirtschaft unterstützen sollten (Gerlinger/Urban 2006). In diesem Zusammenhang wies der Europäische Rat wiederholt darauf hin, dass eine Reform der nationalstaatlichen Gesundheitssysteme notwendig sei, um auch in Zukunft eine hochwertige medizinische Versorgung gewährleisten zu können.

Mit dem Ausbruch der Wirtschafts- und Finanzmarktkrise seit 2009 haben sich aus der Sicht der Kommission diese Anforderungen an die Gesundheitssysteme weiter verstärkt (s. Kap. 11.3), weil im Zeichen rückläufiger Einnahmen der öffentlichen Hand die Ressourcen für die Gesundheitsversorgung knapper und angesichts steigender Arbeitslosigkeit der Versorgungsbedarf größer geworden sei (European Commission 2010: 89ff.). Zugleich betont die Kommission seither noch deutlicher die ökonomische Bedeutung von Gesundheit und Gesundheitswesen: «Good health contributes to economic prosperity through improving labour market participation and productivity and increasing participation in other societal activities» (ebd.: 89f.). Der Ausschuss für Sozialschutz empfahl in einer vom zuständigen Ministerrat für Beschäftigung, Soziales, Gesundheit und Verbraucherschutz gebilligten Mitteilung, die OMK im Sozialbereich im Rahmen der Strategie «Europa 2020» fortzusetzen (Ausschuss für Sozialschutz 2011).

Stand der OMK-Umsetzung in der Gesundheitspolitik

Ungeachtet dessen hat die OMK in der Gesundheitspolitik bisher nur zähe Fortschritte gemacht. Substanzielle Auswirkungen auf die

Gestaltung der Gesundheitssysteme in den Mitgliedstaaten sind bisher ausgeblieben. Die bisherigen Erfahrungen zeigen, dass die Implementierung dieses neuen Regulierungsmechanismus mit einer Vielzahl von Problemen verknüpft ist. Bereits auf dem Gipfel in Barcelona (2002) hatte der Europäische Rat es für erforderlich erklärt, zunächst Daten und Informationen über die nationalstaatlichen Gesundheitssysteme und -politiken zusammenzutragen, bevor Indikatoren und Leitlinien erarbeitet werden können (Europäischer Rat 2002). In der Mitteilung über die Straffung der OMK (Europäische Kommission 2003) beklagte die Kommission, «dass Fragen im Zusammenhang mit Gesundheitsversorgung und Langzeitpflege im Rahmen der Zusammenarbeit im Bereich Sozialschutz noch nicht eingehend untersucht wurden» und «bei der politischen Zusammenarbeit in diesem Bereich ganz spezifische Umstände und Schwierigkeiten zu berücksichtigen» seien (ebd.: 9). Zudem stellte sie mit Blick auf die OMK fest, «dass mit jedem neu hinzukommenden Element die Gefahr größer wird, dass die Komplexität zunimmt (…), und dass die allgemeinen Botschaften nicht mehr klar transportiert werden» (Europäische Kommission 2003: 6).

Angesichts der nur schleppenden Fortschritte bei der Umsetzung der Lissabon-Strategie beschloss der Europäische Rat auf seiner Frühjahrstagung 2005 in Brüssel Maßnahmen zur Neubelebung des Lissabon-Prozesses, der auch Veränderungen beim OMK-Verfahren beinhaltete (Europäischer Rat 2005). Diese Maßnahmen zur Neubelebung folgten im Wesentlichen den vorangegangenen Vorschlägen der Europäischen Kommission zur Straffung («streamlining») des OMK-Verfahrens, mit der die einschlägigen Arbeiten auf EU-Ebene vereinfacht und optimiert werden sollten. Das neue Konzept sah einen nunmehr dreijährigen Politikzyklus vor, der mit dem Jahr 2005 begann. Die Ziele und Reformstrategien auf den einzelnen Regelungsfeldern (einschließlich der Gesundheitsversorgung) sollten für den Zeitraum von drei Jahren, also zunächst bis 2008, unverändert bleiben. Im Kern lief dieses novellierte Verfahren darauf hinaus, die Prozesse auf dem Gebiet des Sozialschutzes mit den Grundzügen der Wirtschaftspolitik und der Europäischen Beschäftigungsstrategie zu synchronisieren, und dies unter nochmaliger Aufwertung der wirtschafts- und beschäftigungspolitischen Ziele (Europäische Kommission 2003, 2004a, 2005a, 2005b, 2007 u. 2010). Im Jahr 2005 wurden die bisher getrennten Koordinierungsprozesse auf den Feldern soziale Eingliederung, Alterssicherung sowie Gesundheit und Langzeitpflege zu einer einzigen «OMK Soziales» zusammengefasst (Gerlinger 2010b). Die skizzierten Tendenzen einer Indienstnahme der Gesundheitsversorgung für die wirtschaftspolitischen Primärziele der EU wurden durch diese Integration der Teilbereiche des Sozialschutzes in einen einzigen Bericht weiter verstärkt. Bis 2011 mussten die Mitgliedstaaten dreijährige nationale Strategieberichte erstellen; 2012 wurde die Berichterstattung auf jährliche nationale Sozialberichte umgestellt.

Der erste Berichtszyklus dauerte von 2006 bis 2008, der zweite von 2009 bis 2011. Die bisherigen OMK-Berichte der Kommission zu den Feldern soziale Inklusion, Alterssicherung sowie Gesundheitsversorgung und Langzeitpflege (European Commission 2007 u. 2010), die auf den nationalen Strategieberichten aller Mitgliedstaaten beruhen, bekräftigten die großen Herausforderungen und machten darauf aufmerksam, wie groß die Unterschiede zwischen den Mitgliedstaaten im Hinblick auf die ökonomische Leistungsfähigkeit, die soziale Sicherung sowie die Struktur und Entwicklung der Gesundheitssysteme sind. Sie bezogen sich wegen der geringen Zahl der bisher entwickelten Indikatoren und Benchmarks im Wesentlichen auf die allgemeinen Ziele der OMK im Gesundheitswesen. Für zahlreiche Aspekte stehen bisher keine geeigneten Indikatoren zur Verfügung, oftmals nicht einmal geeignete Daten (Schneider/Hofmann/Köse et al. 2007; GVG 2010). Auch der Ausschuss für Sozialschutz stellte 2011 fest, dass die «Analysekapazität und die Faktenbasis der politischen Arbeit im Rahmen der sozialpolitischen OMK (…) unbedingt verbessert werden (müssen)» (Ausschuss für Sozialschutz 2011: 5).

Gründe für den schleppenden Fortgang der OMK

Der schleppende Fortgang der OMK im Gesundheitswesen ist auf unterschiedliche Gründe zurückzuführen (Gerlinger/Urban 2006).

Erstens zeigen bisherige Erfahrungen, dass mit Benchmarking- und Best-Practice-Verfahren grundsätzlich erhebliche Probleme verbunden sind, denn im Allgemeinen wachsen die Schwierigkeiten von Systemvergleichen und von Politiktransfers mit der Komplexität der jeweiligen Handlungssysteme bzw. Politikfelder (z. B. Hill 2002; Straßheim 2003). Häufig kann die Wirkung einzelner Steuerungselemente nicht präzise erfasst werden, weil diese nur aufgrund besonderer Kontextbedingungen funktionieren. Zugleich löst die Übernahme systemfremder Elemente in der Regel nicht beabsichtigte und nicht vorhergesehene Nebenwirkungen und damit vielfältige Folgeprobleme aus.

Aus demselben Grund lassen sich einzelne Elemente eines Systems nicht beliebig in einen anderen Zusammenhang übertragen. Somit erweist es sich hier als besonders schwierig, in einem Benchmarking-Verfahren zuverlässig bewährte Praxisbeispiele zu identifizieren, die sich als allgemein gültige Maßstäbe einer effektiveren und effizienteren Krankheitsprävention oder Krankenversorgung bewähren könnten.

Zweitens zeichnet sich das «Gut» Gesundheit durch eine besonders ausgeprägte soziale Komplexität aus. Gesundheit und Krankheit sind als Ergebnisvariablen von einer Vielzahl von Einflussfaktoren abhängig, die in je unterschiedlichen Kombinationen auftreten und deren Wechselwirkungen kaum zu überblicken sind. Sowohl Lebens- und Arbeitsbedingungen und individuelle Lebensweisen als auch medizinische Versorgung und Krankheitsprävention spielen dabei eine wichtige Rolle. Der Nutzen einzelner gesundheitspolitischer (bezogen auf die Gesundheit gesamter Bevölkerung oder einzelner Bevölkerungsgruppen) oder medizinischer Interventionen (bezogen auf die Gesundheit von Individuen) kann daher in vielen Fällen nicht – und wenn überhaupt, dann häufig erst nach langen Zeiträumen – beurteilt werden.

Drittens ergeben sich aus dieser spezifischen Beschaffenheit von Gesundheitssystemen besonders hohe Anforderungen an die Qualität der zugrunde gelegten Daten und Indikatoren. Es geht bei der Identifikation bewährter Praktiken darum, Strukturunterschiede und Veränderungen im Hinblick auf ihre gesundheitlichen und ökonomischen Ergebnisse zu vergleichen und zu bewerten. Doch gegenwärtig sind selbst grobe Vergleiche der Ressourcen und der Inanspruchnahme von Versorgungsleistungen in den Mitgliedstaaten der Europäischen Union aufgrund unterschiedlicher nationalstaatlicher Erhebungsmethoden und begrifflicher Abgrenzungen (Schneider 2002: 15ff.; Schneider/Hofmann/Köse et al. 2007; GVG 2010) nur mit starken Einschränkungen möglich. Noch stärker gilt dieses Problem für die Messung gesundheitlicher Ergebnisse («outcome»).

Viertens bringen die ausgeprägte Heterogenität der Finanzierungs-, Versorgungs- und Regulierungsstrukturen in den Gesundheitssystemen der Mitgliedstaaten sowie deren unterschiedlichen ökonomischen Voraussetzungen und sozialpolitischen Traditionen unterschiedliche Interessen der Mitgliedstaaten hervor. Dies erschwert bereits eine Einigung auf Indikatoren und Benchmarks für das Koordinierungsverfahren, denn über deren Definition wird die Auseinandersetzung über die Durchsetzung dieser Interessen geführt (Tidow 1999; Botzenhardt 2009). Somit erweist sich bereits die Definition von Indikatoren – und erst recht die von Benchmarks – in vielen Fällen als sehr konfliktträchtig.

Ambivalenzen der OMK

Implementierungsprobleme drohen aus Zielkonflikten, die mit den Vorgaben des Europäischen Rats und der Europäischen Kommission verbunden sein können. Das Ziel, in der Krankenversorgung ein hohes Niveau des Sozialschutzes und einen ungehinderten Zugang zu Gesundheitsleistungen zu gewährleisten, impliziert ein hohes Niveau öffentlicher Ausgaben, das aus der Perspektive der Maastrichter Stabilitätskriterien allerdings der Kostendämpfung zuwiderliefe und in dieser Logik die Wettbewerbsfähigkeit der EU schwächen würde. Umgekehrt kann die Orientierung am Ziel der Kostendämpfung eine Privatisierung von Krankenbehandlungskosten befördern, die ihrerseits ein hohes Niveau des Sozialschutzes und einen ungehinderten Zugang zu Versorgungsleistungen gefährden würde.

Wenn Zielkonflikte absehbar sind, werden die politischen Entscheidungsträger beim gesundheitspolitischen Agenda-Setting früher oder später um eine Prioritätensetzung bei der Definition gesundheitspolitischer Ziele nicht herumkommen. Die finanzielle Entwicklung der Gesundheitssysteme wird seit langem insbesondere mit Blick auf eine potenzielle Gefährdung des fiskalpolitischen Stabilitätsziels kritisch beobachtet. Dies betrifft nicht nur die staatlichen, sondern auch die als soziale Krankenversicherung organisierten Gesundheitssysteme, weil mögliche Defizite der parafiskalischen öffentlich-rechtlichen Sozialversicherungen in die Berechnung der jährlichen Defizitquoten der öffentlichen Haushalte einbezogen werden oder direkt durch staatliche Zuschüsse ausgeglichen werden. Daher dürfte die Einbindung der gesundheitspolitischen Koordinierung in die Stabilitätsvorgaben des Euro-Finanzregimes dazu beitragen, dass die konsolidierungspolitischen Ziele Vorrang vor den versorgungspolitischen erhalten (Gerlinger/Urban 2006).

Mit der Aufwertung konsolidierungspolitischer Ziele in der gesundheitspolitischen Agenda drohen sich jedoch soziale Barrieren bei der Inanspruchnahme von Leistungen zu verfestigen und die Bedingungen für die Finanzierung innovativer Versorgungsformen zu verschlechtern. Ein denkbarer Weg, der zu einer Entspannung des Konflikts zwischen konsolidierungs- und versorgungspolitischen Zielen führen könnte, bestünde in der Erschließung von Effizienzpotenzialen in den nationalen Gesundheitssystemen. Dies wäre durchaus mit den gesundheitspolitischen Koordinierungszielen auf europäischer Ebene kompatibel. Die Anwendung der OMK könnte so die Chancen zur Überwindung existierender Strukturdefizite und Innovationsblockaden erhöhen. Die systematische Sammlung und vergleichende Auswertung von Informationen über die einzelnen Gesundheitssysteme im Zuge der Erstellung der Benchmarking-Berichte könnte helfen, das Erkennen systemspezifischer Defizite zu beschleunigen, und damit die Voraussetzungen für übergreifende Lerneffekte («policy-learning») verbessern. Insbesondere über diese Informationsvermittlungsfunktion könnte die OMK mithin als «Reformbeschleuniger» wirken.

Das deutsche Gesundheitssystem böte eine Vielzahl von Ansatzpunkten für solchermaßen beschleunigte Modernisierungsbemühungen. In der Gesundheitspolitik und -wissenschaft herrscht ein breiter Konsens, dass das System der gesetzlichen Krankenversicherung in Deutschland an erheblichen Effizienz- und Qualitätsmängeln leidet (z. B. SVR 2002a). Die Erschließung solcher Rationalisierungsreserven ist grundsätzlich mit unterschiedlichen sozialpolitischen Integrationsstrategien kompatibel. Jene, die unter den Vorzeichen einer angebotsorientierten Wirtschaftspolitik primär auf eine Senkung von Sozialausgaben setzen, können darin einen Hebel zur Ausgabenbegrenzung im Gesundheitswesen sehen. Jene, die auf einen Ausbau von Sozialleistungen orientieren, können die Rationalisierung von Versorgungsstrukturen als ein Instrument begrüßen, um den Spielraum für Leistungsverbesserungen im Gesundheitswesen zu erweitern.

Perspektiven der OMK

Zum gegenwärtigen Zeitpunkt lässt noch nicht zuverlässig abschätzen, welche Bedeutung die OMK in der Gesundheitspolitik im System der europäischen Governance-Strukturen einnehmen wird. Sichtbar aber ist, dass sie im Spannungsfeld unterschiedlicher Handlungslogiken und Entwicklungstrends steht. Angesichts ihrer Einbettung in die fiskalpolitischen Vorgaben der europäischen Wirtschafts- und Währungsunion sowie deren wettbewerbspolitischer Konsequenzen ist allerdings nicht damit zu rechnen, dass aus der OMK erweiterte soziale Rechtsansprüche für Versicherte und Patienten erwachsen werden (z. B. Scharpf 2006; Schäfer 2004; Daly 2008; Leibfried/Obinger 2008). Die Europäische Kommission und der Europäische Rat stellen die OMK in der Gesundheitspolitik explizit in den Zusammenhang einer liberal geprägten Wirtschafts- und Finanzpolitik. Die OMK könnte sich so als Katalysator einer Entwicklung von Gesundheitspolitik in Europa erweisen, die unter dem Gesichtspunkt eines sozial undiskriminierten Zugangs zu Gesundheitsleistungen und auch der Schaffung eines effizienten Gesundheitssystems nicht wünschenswert ist. Sofern sich Lernprozesse vollziehen, dürften die in ihrer Folge zu ergreifenden Maßnahmen stets unter dem Vorbehalt ihrer Kompatibilität mit den makroökonomischen Rahmenbedingungen des Binnenmarktes und der europäischen Wirtschafts- und Währungsunion stehen (so auch für die OMK insgesamt z. B. Scharpf 2002; Zeitlin/Trubek 2003; Schäfer 2004). Eine Erweiterung sozialer Rechtsansprüche durch die OMK erscheint auch deshalb als unwahrscheinlich, weil sich die gesundheitspolitischen Interessen der Mitgliedstaaten in dieser Hinsicht erheblich voneinander unterscheiden und daher auf der Grundlage der Freiwilligkeit die Hürden für substanzielle Vereinbarungen außerordentlich hoch sind.

Die Kommission hat 2007 eine Mitteilung über die Vertiefung der OMK vorgelegt (Europäische Kommission 2008), die im Kern das Ziel verfolgte, dem Koordinierungsverfahren mehr Verbindlichkeit zu verleihen. So wollte sie darauf hinwirken, dass Mitgliedstaaten und Kommission «gemeinsam Anleitungen für die Umsetzung der Ziele» erarbeiten, um der OMK mehr Effektivität zu verleihen und das Fortschrittsmonitoring zu verbessern. Gleichzeitig schlug sie die Einführung quantifizierter Ziele vor. Diese sind leichter messbar und damit auch leichter überprüfbar und können daher, so die Erwartung, die Verbindlichkeit der OMK erhöhen.

Dabei legt die Europäische Kommission die ihr im europäischen Vertragsrecht zugewiesenen Zuständigkeit stets extensiv aus. So ist sie insbesondere bestrebt, die Problematik der langfristigen Finanzierbarkeit der Gesundheitspolitik in die ordnungspolitischen Prämissen der Wirtschafts- und Fiskalpolitik zu integrieren, und leitet daraus weit reichende Gestaltungskompetenzen in der Gesundheitspolitik ab (z. B. Europäische Kommission 2001 u. 2008). In ihrem Weißbuch zur Europäischen Gesundheitspolitik 2008 bis 2013 betonte die Kommission u. a., dass die Mitgliedstaaten bei der Lösung mancher Probleme in der Gesundheitspolitik allein nicht wirksam handeln könnten und daher eine Koordinierung auf der EU-Ebene erforderlich sei (Europäische Kommission 2007). Um diese Koordinierung zu ermöglichen, schlug sie eine strukturierte Zusammenarbeit als neuen Regulierungsmechanismus vor. Man kann darin und in der Festlegung quantifizierter Ziele, wie der Deutsche Bundestag in einer Entschließung feststellte (Bundestagsdrucksache 16/9412), eine Verwischung von nationalen und europäischen Zuständigkeiten in der Gesundheitspolitik und einen Versuch sehen, auf schleichendem Weg zu einer Harmonisierung der europäischen Gesundheitssysteme und der Gesundheitspolitik zu gelangen.

Schließlich hat die Europäische Kommission in den zurückliegenden Jahren verstärkt darauf gesetzt, die Institutionen der Mitgliedstaaten durch eine direkte Liberalisierung unter Druck zu setzen, die sich auch auf solche Bereiche erstreckt, die bisher – wie die Erbringung von Gesundheitsdienstleistungen – von einer Liberalisierung ganz oder teilweise ausgenommen waren (Höpner/Schäfer 2007). Den in der Gesundheitspolitik prominentesten Versuch bei der Verfolgung dieser Strategie stellte der Kommissionsvorschlag für eine Dienstleistungsrichtlinie dar. Unterstützt werden derartige Vorhaben durch die Rechtsprechung des EuGH, der zunehmend zu einer weiten Interpretation der «vier Freiheiten» des Binnenmarkts neigt, der zufolge bereits Unterschiede in den Regulierungsbestimmungen der Mitgliedstaaten als ein Hindernis für den Binnenmarkt gelten können (Scharpf 2008). Welcher Stellenwert der Offenen Methode der Koordinierung für eine wettbewerbspolitische Indienstnahme der Gesundheitspolitik im europäischen Binnenmarkt künftig zukommen wird, dürfte nicht zuletzt vom Erfolg dieser Liberalisierungsstrategie abhängen.

11.6 Auf dem Weg zu einem europäischen Gesundheitsmarkt? Die EU-Richtlinie zur Patientenmobilität

Im Zuge der erwähnten Lissabon-Strategie identifizierten der Europäische Rat und die Europäische Kommission die in zahlreichen Bereichen fortexistierenden Beschränkungen der Dienstleistungsfreiheit als ein wichtiges Wachstumshindernis im europäischen Binnenmarkt. Kritisiert wurden die Hindernisse sowohl bei der Niederlassung als auch bei der Leistungserbringung in einem anderen Mitgliedstaat. Hier gebe es «schwerfällige Genehmigungsverfahren», «übermäßig bürokratische Formalitäten» und «diskriminierende Anforderungen» (Europäische Kommission 2004b: 6). Die Diskussion mündete in den Entwurf einer Richtlinie über Dienstleistungen, die die Europäische Kommission Anfang 2004 vorlegte (ebd.). Diese Richtlinie sollte einen Rechtsrahmen für die Erbringung von Dienstleistungen im europäischen Binnenmarkt schaffen. Demzufolge sollte es möglich sein, Dienstleistungen über Ländergrenzen hinweg genauso leicht zu erbringen wie gegenwärtig innerhalb eines Mitgliedstaates.

Der Richtlinienentwurf konzentrierte sich auf zwei Kernbereiche, die Niederlassungsfreiheit und die Dienstleistungsfreiheit. Bei der Regelung der *Niederlassungsfreiheit* sollten die Anforderungen, die an die Niederlassung eines Anbieters von Dienstleistungen in einem anderen Land gestellt werden, empfindlich eingeschränkt werden. Bei der Regelung der *Dienstleistungsfreiheit* ging es um die Frage, unter welchen Bedingungen Dienstleistungen in anderen Mitgliedstaaten erbracht werden dürften. Im Zentrum der politischen Kontroverse stand dabei das von der Kommission vorgeschlagene Herkunftslandprinzip (Art. 16ff.). Dies bedeutet, dass bei der Erbringung von Dienstleistungen ausschließlich die Bestimmungen des Landes gelten sollen, in dem der Leistungserbringer ansässig ist. Den Mitgliedstaaten wäre es damit untersagt worden, Dienstleister aus anderen

Mitgliedstaaten auf die Einhaltung der in ihrem Hoheitsgebiet geltenden Bestimmungen zu verpflichten. Die betreffenden Leistungserbringer müssten im Zielland z. B. keine Niederlassung, Anschrift oder Vertretung haben, keine Genehmigung beantragen oder keiner Standesorganisation beitreten (Art. 16 Abs. 3).

Gewerkschaften und andere Akteure im deutschen Gesundheitswesen befürchteten, dass eine solche Regelung gravierende negative Auswirkungen auf die Arbeitsbedingungen der Beschäftigten (Arbeitszeiten, Entgelte) mit sich bringen und eine Gefahr für die Qualität gesundheitlicher Dienstleistungen darstellen würde. Vor diesem Hintergrund wurde die Dienstleistungsrichtlinie zum Gegenstand heftiger Konflikte.

Aufgrund der massiven Kritik wurde der Richtlinienvorschlag im Dezember 2006 in erheblich entschärfter Form verabschiedet (Europäisches Parlament/Europäischer Rat 2006): Die Richtlinie verzichtete auf das Herkunftslandprinzip und nahm darüber hinaus die Gesundheitsdienstleistungen vom Geltungsbereich der Richtlinie aus.

Daraufhin brachte die Europäische Kommission im Jahr 2008 einen neuen Versuch zur Regelung der Dienstleistungsfreiheit im Gesundheitswesen auf den Weg. Der neue Richtlinienentwurf rückte die Patientenmobilität in Europa in den Mittelpunkt; die Kommission versuchte damit, das Problem der Dienstleistungsfreiheit aus der Perspektive der Nachfrager im Gesundheitswesen anzugehen. Auch hier versuchte sie zunächst, einige der bei der Verabschiedung der Dienstleistungsrichtlinie gescheiterten Bestimmungen zur Anwendung der Binnenmarktregeln auf den Gesundheitssektor durchzusetzen. So hatte sie im ersten Richtlinienentwurf vorgesehen, dass die Wettbewerbsregeln zur alleinigen Rechtsgrundlage für die Auslandsbehandlung im Binnenmarkt werden sollten. Außerdem hatte sie für sich weit reichende Gestaltungsansprüche im Hinblick auf die Finanzierung und die Qualitätssicherung bei Auslandsbehandlungen reklamiert.

Im Rechtsetzungsprozess sind diese weitergehenden Pläne aber in weiten Teilen zurückgenommen worden. 2011 haben das Europäische Parlament und der Europäische Rat (2011) nach langen Debatten eine Richtlinie zur Patientenmobilität in Europa verabschiedet («Richtlinie über die Ausübung der Patientenrechte in der grenzüberschreitenden Gesundheitsversorgung»). In ihrem Mittelpunkt steht die Herstellung von Rechtssicherheit für Patientinnen und Patienten, die sich im EU-Ausland behandeln lassen wollen. Die Richtlinie überträgt im Wesentlichen die erwähnte Rechtsprechung des EuGH in das europäische Sekundärrecht. Demzufolge können die EU-Bürger ab 2013 selbst entscheiden, in welchem Mitgliedstaat sie sich einer Behandlung unterziehen. Dies gilt sowohl für die ambulante als auch für die stationäre Versorgung. Allerdings müssen sie bei der stationären Behandlung in bestimmten Fällen eine Vorabgenehmigung ihres Kostenträgers einholen. Dies ist etwa bei besonders kostspieligen Behandlungen der Fall oder bei Behandlungen, mit denen ein besonderes Risiko einhergeht. Die EU-Bürger haben bei der Auslandsbehandlung dieselben Rechte (z. B. Leistungskatalog, Zugang zu Fachärzten, Zugang zur Krankenhausbehandlung), die auch in ihrem Versicherungsstaat gelten. Sie müssen bei einer Auslandsbehandlung die entstandenen Kosten zunächst vorstrecken und haben Anspruch auf deren Erstattung durch ihren Kostenträger in der Höhe, die bei einer Behandlung im Inland angefallen wäre. Die Richtlinie zur Patientenmobilität lässt sich als Teil einer langfristig von der Europäischen Kommission verfolgten Strategie interpretieren, den Binnenmarkt und seine Wettbewerbsregeln auch im Gesundheitssektor durchzusetzen (Rixen 2012).

11.7 Ausblick

Die Gesundheitspolitik in der Europäischen Union ist durch vielerlei Ambivalenzen geprägt. Die Gestaltung der Gesundheitssysteme liegt nach wie vor primär in der Kompetenz der Mitgliedstaaten, allerdings ist in den zurückliegenden Jahrzehnten der Einfluss der supranationalen Ebene auf diesem Politikfeld deutlich gestiegen. Dieser Bedeutungszuwachs ging einher mit einer Stärkung von Markt- und Wettbewerbsregeln bei der Gestaltung der Gesundheitssysteme – keineswegs immer nur gegen den Willen der Mitgliedstaaten. Dabei herrscht zwischen den supranationalen EU-Institutionen und den Mitgliedstaaten ein beständiger Konflikt um die Interpretation der primärrechtlich definierten Gestaltungskompetenzen («treaty base game»). Die zwischen den Mitgliedstaaten überaus großen Unterschiede in den ökonomischen Rahmenbedingungen der Gesundheitspolitik und in den Merkmalen der Gesundheitssysteme machen es für die überschaubare Zeit unwahrscheinlich, dass es zu substanziellen Schritten in Richtung auf eine europaweite Harmonisierung kommt. Angesichts der obwaltenden Präferenzen der Mitgliedstaaten und der supranationalen EU-Institutionen ist davon auszugehen, dass Markt- und Wettbewerbsregeln in der Gesundheitspolitik in den kommenden Jahren weiter an Bedeutung gewinnen werden. Zudem dürfte vor allem mit der Einführung des «Europäischen Stabilitätsmechanismus» und des «Europäischen Fiskalpakts» der supranationale Einfluss auf die Gesundheitspolitik und die Gesundheitssysteme der EU-Mitgliedstaaten wachsen.

Literatur

Abbema, Ellis A.; van Assema, Patricia; Kok, Gerjo J.; de Leeuw; Evelyne; de Vries, Nanne K. (2004): Effect evaluation of a comprehensive community intervention aimed at reducing socioeconomic health inequalities in the Netherlands. Health Promotion International 19 (2): 141–156.

Abelshauser, Werner (1983): Wirtschaftsgeschichte der Bundesrepublik Deutschland 1945–1980, Frankfurt a.M.: Suhrkamp.

Abholz, Heinz Harald; Borgers, Dieter; Karmaus, Wilfried (Hrsg.) (1982): Risikofaktorenmedizin – Konzept und Kontroverse, Berlin/New York: de Gruyter.

Abholz, Heinz-Harald (1986): Das Besondere der Allgemeinmedizin. Jahrbuch für Kritische Medizin 11: 69–89.

Abholz, Heinz-Harald (1988): Was ist Früherkennung, was kann sie leisten? in: Grenzen der Prävention, Argument Sonderband AS 178, Hamburg: Argument-Verlag, S. 63–99.

Abholz, Heinz-Harald (1990): Die Gesundheitsuntersuchung – ein Früherkennungsprogramm als Spiegel bundesdeutscher Gesundheitspolitik. Arbeit und Sozialpolitik 44 (1): 4–10.

Abholz, Heinz-Harald (1992a): Wie soll man das bezahlen? – Ein Vergleich ärztlicher Honorierungssysteme. Arbeit und Sozialpolitik 46 (5–6): 18–25.

Abholz, Heinz-Harald (1992b): Pauschale oder Leistungskomplexhonorar. Arbeit und Sozialpolitik 46 (11/12): 43–46.

Abholz, Heinz-Harald (1994): Grenzen medizinischer Prävention, in: Rosenbrock et al. (Hrsg.): Präventionspolitik, S. 54–82.

Abholz, Heinz-Harald (1998a): Das Primärarzt-System, in: Knoche/Hungeling (Hrsg.): Soziale und ökologische Gesundheitspolitik, S. 253–263.

Abholz, Heinz-Harald (1998b), Individuelle Gesundheitsleistungen (IGEL) – der verkannte Sprengsatz für GKV und ärztliche Profession. Arbeit und Sozialpolitik 52 (3–4): 42–45.

Abholz, Heinz-Harald; Borgers, Dieter; Krusewitz, Knut (1981): Chronische Bronchitis. Von der medizinischen Intervention zur Umweltkontrolle, in: Prävention, Argument-Sonderband AS 64, Berlin: Argument-Verlag, S. 52–78.

Abholz, Heinz-Harald; Kochen, Michael M. (2006): Was ist Allgemeinmedizin?, in: Kochen (Hrsg.): Allgemeinmedizin und Familienmedizin, S. 11–14.

Abholz, Heinz-Harald; Schmacke, Norbert (2000): Ist mehr Rationalität mittels «bestvorliegender Evidenz» ausreichend für die Gestaltung vertragsärztlicher Versorgung? Arbeit und Sozialpolitik 54 (5–6): 10–15.

Ahlers, Elke; Brussig, Martin (2005): Gefährdungsbeurteilung in der betrieblichen Praxis. WSI-Mitteilungen 58 (9): 517–523.

Alber, Jens (1989): Die Steuerung des Gesundheitswesens in vergleichender Perspektive. Journal für Sozialforschung 29 (3): 259–284.

Alber, Jens (1992): Das Gesundheitswesen der Bundesrepublik Deutschland. Entwicklung, Struktur und Funktionsweise, Frankfurt a.M./New York: Campus.

Alber, Jens (2005): Wer ist das schwache Geschlecht? Zur Sterblichkeit von Männern und Frauen innerhalb und außerhalb der Ehe. Leviathan 33 (1): 3–39.

Alber, Jens; Bernardi-Schenkluhn, Brigitte (1992): Westeuropäische Gesundheitssysteme im Vergleich. Bundesrepublik Deutschland, Schweiz, Frankreich, Italien, Großbritannien, Frankfurt a.M./New York: Campus.

Alber, Jens; Schölkopf, Martin (1999): Seniorenpolitik. Die soziale Lage älterer Menschen in Deutschland und Europa, Amsterdam: Verlag Fakultas.

Aldrich, Howard E.; Pfeffer, Jeffrey (1976): Environments of Organizations. Annual Review of Sociology 2 (1): 79–105.

Altvater, Elmar; Hoffmann, Jürgen; Semmler, Willi (1980): Vom Wirtschaftswunder zur Wirtschaftskrise. Ökonomie und Politik in der Bundesrepublik, 2 Bde., 2. Aufl., Berlin: Olle und Wolter.

Amelung, Volker; Sydow, Jörg; Windeler, Arnold (Hrsg.) (2009): Vernetzung im Gesundheitswesen. Wettbewerb und Kooperation, Stuttgart: Kohlhammer.

Angell, Marcia (2005): Der Pharma Bluff. Wie innovativ die Pillenindustrie wirklich ist, Bonn/Bad Homburg: KomPart Verlag.

Antonovsky, Aaron (1987): Unraveling the Mystery of Health. How People Manage Stress and Stay Well, San Francisco: Jossey-Bass.

Antonovsky, Aaron (1991): Meine Odyssee als Streßforscher. Jahrbuch für Kritische Medizin 17: 112–130.

AOK-Bundesverband (2011a): Zahl des Monats: 131,34 Euro, in: AOK-Medienservice 03/11. http://www.aok-bv.de/imperia/md/aokbv/presse/medienservice/politik/ams-politik_0311_web.pdf (Abruf: 20.07.2011).

AOK-Bundesverband (2011b): Erfolgsgeschichte AOK-Arzneimittelrabattverträge. Berlin: AOK. http://www.aok-gesundheitspartner.de/imperia/md/aokbv/politik/faq_aok_rabattvertreage_210611.pdf (Abruf: 28.06.2012).

AOK-Bundesverband (Hrsg.) (2005): Europa für die Versicherten gestalten, Bonn: Kompart Verlagsgesellschaft

AOK-Landesverband Berlin (2007): Anlage 1 zur Vereinbarung gem. § 89 SGB XI über die Vergütung ambulanter Pflegeleistungen: Leistungskomplexsystem auf der Grundlage des Rahmenvertrages gem. § 75 Abs. 1 und 2 SGB XI in der jeweils gültigen Fassung, Ms.

Arbeitsgemeinschaft der Obersten Landesgesundheitsbehörden (AOLG) (2007): 80. Gesundheitsministerkonferenz (2007). Sonderkonferenz am 8. März (2007) in Stuttgart, TOP 1: Zukunft der Krankenhausversorgung. http://www.gmkonline.de/_beschluesse/80-GMK_Sonder-GMK_2007-03-08_TOP1.pdf (Abruf: 15.07.2012).

Arbeitsgruppe Alternative Wirtschaftspolitik (2011): Memorandum (2011): Strategien gegen Schuldenbremse, Exportwahn und Eurochaos, Köln: Papyrossa Verlag.

Arden, Hartmut (2012): Umweltpolitik, Wiesbaden: VS Verlag für Sozialwissenschaften.

Arnold, Michael; Klauber, Jürgen; Schellschmidt, Henner (Hrsg.) (2002): Krankenhaus-Report 2001. Schwerpunkt: Personal, Stuttgart/New York: Schattauer.

Arnold, Michael; Klauber, Jürgen; Schellschmidt, Henner (Hrsg.) (2003): Krankenhaus-Report 2002. Schwerpunkt: Krankenhaus im Wettbewerb, Stuttgart/New York: Schattauer.

Arnold, Michael; Litsch, Martin; Schellschmidt, Henner (Hrsg.) (2001): Krankenhaus-Report 2000. Schwerpunkt: Vergütungsreform mit DRGs, Stuttgart/New York: Schattauer.

Arnold, Michael; Litsch, Martin; Schwartz, Friedrich W. (Hrsg.) (2000): Krankenhaus-Report '99. Schwerpunkt: Versorgung chronisch Kranker, Stuttgart/New York: Schattauer.

Asmuth, Margaret (1999): Begleitforschung zur Bundespflegesatzverordnung 1995. Abschlußbericht, Düsseldorf: Deutsches Krankenhaus-Institut.

Augurzky, Boris; Felder, Stefan; Wasem, Jürgen (2013): Mengensteuerung über das G-DRG-Preissystem, in: Klauber et al. (Hrsg.), Krankenhaus-Report 2013, S. 175–187.

Augurzky, Boris; Gülker, Rosemarie; Krolop, Sebastian; Schmidt, Christoph M.; Schmidt, Hartmut; Schmitz, Hendrik et al. (2011): Krankenhaus Rating Report 2011 – Die fetten Jahre sind vorbei, RWI Materialien 67, Essen: RWI.

Augurzky, Boris; Reichert, Arndt Rüdiger; Scheuer, Markus (2011): Faktenbuch Medizinische Rehabilitation 2011, Essen: RWI.

Ausschuss für Sozialschutz (2011): Die Zukunft der offenen Methode der Koordinierung (OMK) im Sozialbereich – Billigung der Stellungnahme des Ausschusses für Sozialschutz, Brüssel, den 23. Mai 2011 (31.05), 10405/11. http://register.consilium.europa.eu/pdf/de/11/st10/st10405.de11.pdf (Abruf: 20.05.2013).

Babitsch, Birgit (2005): Soziale Ungleichheit, Geschlecht und Gesundheit, Bern u. a.: Verlag Hans Huber.

Bäcker, Gerhard; Naegele, Gerhard; Bispinck, Reinhard; Hofemann, Klaus; Neubauer, Jennifer (2010): Sozialpolitik und soziale Lage in Deutschland, 2 Bde., 5., durchges. Aufl., Wiesbaden: VS Verlag für Sozialwissenschaften.

Badura, Bernhard (Hrsg.) (1981): Soziale Unterstützung und chronische Krankheit. Zum Stand sozialepidemiologischer Forschung, Frankfurt a. M.: Suhrkamp.

Badura, Bernhard (1987): Leben mit dem Herzinfarkt. Eine sozialepidemiologische Studie, Berlin: Springer.

Badura, Bernhard (1993): Gesundheitsförderung durch Arbeits- und Organisationsgestaltung – Die Sicht des Gesundheitswissenschaftlers, in: Pelikan et al. (Hrsg.): Gesundheitsförderung durch Organisationsentwicklung, S. 20–33.

Badura, Bernhard; Iseringhausen, Olaf (Hrsg.) (2005): Wege aus der Krise der Versorgungsorganisation, Bern: Verlag Hans Huber.

Badura, Bernhard; Schröder, Helmut; Klose, Joachim; Macco, Katrin (Hrsg.) (2010): Fehlzeiten-Report 2010, Berlin/Heidelberg/New York: Springer.

Badura, Bernhard; Walter, Uta; Hehlmann, Thomas (2010): Betriebliche Gesundheitspolitik. Der Weg zur gesunden Organisation, 2. Aufl., Heidelberg/Dordrecht/New York.

Bagnara, Sebastiano; Misiti, Raffaello; Wintersberger, Helmut (Eds.) (1985): Work and Health in the 1980s. Experiences of Direct Workers' Participation in Occupational Health, Berlin: edition sigma.

Bahrs, Ottmahr; Gerlach, Ferdinand M.; Szecsenyi, Joachim (2001): Ärztliche Qualitätszirkel, Leitfaden für den Arzt in Praxis und Klinik, 4. überarb. und erw. Aufl., Köln: Deutscher Ärzteverlag.

Bambra, Clare; Eikemo, Terje A. (2009): Welfare state regimes, unemployment and health: a comparative study of the relationship between unemployment and self-reported health in 23 European countries. Journal of Epidemiology and Community Health 63 (2): 92–98.

Bandelow, Nils C. (1998): Gesundheitspolitik. Der Staat in der Hand einzelner Interessengruppen? Probleme, Erklärungen, Reformen, Opladen: Leske + Budrich.

Bandelow, Nils/Schade, Mathieu (2009): Konsens im Dissens? Konflikte in der Gesundheitsreform der Großen Koalition, in: Schroeder/Paquet (Hrsg.): Gesundheitsreform 2007, S. 58–76.

Bandelow, Nils C.; Schubert, Klaus (1998): Wechselnde Strategien und kontinuierlicher Abbau des solidarischen Ausgleichs. Eine gesundheitspolitische Bilanz der Ära Kohl, in: Wewer (Hrsg.): Bilanz der Ära Kohl, S. 113–127.

Bandura, Albert (1977): Self-Efficacy: Toward a Unifying Theory of Behavioral Change. Psychological Review 84 (2): 191–215.

Bandura, Albert (1997): Self-Efficacy. The Exercise of Control, New York: W.H. Freeman and Company.

Bär, Gesine; Buhtz, Martina; Gerth, Heike (2004): Der Stadtteil als Ort und Gesundheitsförderung – Erfahrungen und Befunde aus stadtteilbezogenen Projekten, in: Rosenbrock et al. (Hrsg.): Primärprävention im Kontext sozialer Ungleichheit, S. 233–294.

Bardehle, Doris; Annuß, Rolf (2012): Gesundheitsberichterstattung, in: Hurrelmann/Razum (Hrsg.): Handbuch Gesundheitswissenschaften, S. 403–440.

Baric, Leo; Conrad, Günter (2000): Gesundheitsförderung in Settings. Konzept, Methodik und Rechenschaftspflichtigkeit zur praktischen Anwendung des Settingansatzes der Gesundheitsförderung: Gamburg.

Barlösius, Eva (2011): Soziologie des Essens. Eine sozial- und kulturwissenschaftliche Einführung in die Ernährungsforschung, 2., völlig überarb. u. erw. Aufl., Weinheim, München: Juventa.

Barth, Jürgen; Bengel, Jürgen (1998): Prävention durch Angst? Stand der Furchtappellforschung, Köln: Bundeszentrale für gesundheitliche Aufklärung.

Bartholomeyczik, Sabine (1997): Professionalisierung der Pflege – zwischen Abhängigkeit und Omnipotenz. Verhaltenstherapie und psychosoziale Praxis 29 (1): 5–13.

Bartholomeyczik, Sabine (2013): Voller Widersprüche. Eine Bilanz zur Entwicklung der Pflege in Deutschland. Dr. med. Mabuse 38 (203): 46–49.

Bartsch, Klaus (2012): Eine Simulationsstudie zu den Entwicklungen der Beitragssätze zu gesetzlichen Kranken- und Pflegeversicherung. Gutachten nach dem Konzept einer solidarischen Bürgerinnen- und Bürgerversicherung der Fraktion Die Linke im Bundestag – Langfassung –, Berlin: Die Linke im Bundestag.

Bauer, Claus; Frings, Kerstin; Imelli, Birgit; Stegmüller, Klaus (2012): Entwicklungskonzept Hessische Heilbäder und Kurorte, Teil 1: Situations- und Potenzialanalyse. Hessen Agentur, Report Nr. 830, Wiesbaden: Hessen Agentur.

Bauer, Ullrich (2005): Das Präventionsdilemma. Schulische Kompetenzförderung im Spiegel sozialer Polarisierung, Wiesbaden: VS Verlag für Sozialwissenschaften.

Baum, Georg: Zwischenbilanz aus Sicht der DKG, in: Rau et al. (Hrsg.): Auswirkungen der DRG-Einführung in Deutschland, S. 25–28.

Baum, Georg; Tuschen, Karl-Heinz (2000): Die Chancen nutzen, führen & wirtschaften im Krankenhaus 17 (5): 449–460.

Bausch, Frank; Stock, Johannes (2000): Arztnetze: Team ist Trumpf. Gesundheit und Gesellschaft 3 (3): 22–28.

Beck, David (2011): Zeitgemäße Gesundheitspolitik in Kleinst- und Kleinbetrieben, Berlin: edition sigma.

Beck, Winfried (2003): Nicht standesgemäß. Beiträge zur demokratischen Medizin, Frankfurt a. M. 2003: VAS.

Becker, Ulrich (2003): Prävention in Recht und Politik der Europäischen Gemeinschaften. Zeitschrift für Sozialreform 49 (3): 355–369.

Beckmann, Ulrike; Klosterhuis, Here; Mitschele, Anke (2005): Qualitätsentwicklung durch Qualitätssicherung – Erfahrungen aus zehn Jahren Qualitätssicherung der Rehabilitation. Die Angestelltenversicherung 52 (9): 431–438.

Beermann, Beate; Brenscheidt, Franz; Siefer, Anke (2007): Arbeitsbedingungen in Deutschland, in: Bundesanstalt für Arbeitsschutz und Arbeitsmedizin (BAuA) (Hrsg.): Gesundheitsschutz in Zahlen, Dortmund/Berlin/Dresden: BAuA, S. 28–45 (http://www.baua.de/de/Publikationen/Fachbeitraege/GIZ2005.pdf?__blob=publicationFile&v=4) (Abruf 28.03.2011).

Begenau, Jutta; Schubert, Cornelius; Vogd, Werner (2005): Medizinsoziologie der ärztlichen Praxis. Szenarien – Fälle – Theorien, Bern u. a.: Verlag Hans Huber.

Begenau, Jutta; Schubert, Cornelius; Vogd, Werner (2010): Die Arzt-Patient-Beziehung, Stuttgart: Kohlhammer.

Behaghel, Katrin (1994): Kostendämpfung und ärztliche Interessenvertretung. Ein Verbandssystem unter Streß, Frankfurt a. M./New York: Campus.

Bengel, Jürgen; Koch, Uwe (Hrsg.) (2000): Grundlagen der Rehabilitationswissenschaften - Themen, Strategien und Methoden der Rehabilitationsforschung, Berlin: Springer.

Bengel, Jürgen; Strittmatter, Regine; Willmann, Hildegard (1998): Was erhält Menschen gesund? Antonovskys Modell der Salutogenese – Diskussionsstand und Stellenwert, Köln: BZgA.

Bengel, Jürgen; Wölflick, D. (1991): Das Health-Belief-Modell als Planungshilfe für präventive Maßnahmen? Zeitschrift für Präventivmedizin und Gesundheitsförderung 3 (4): 103–110.

Benz, Arthur (2003): Mehrebenenverflechtung in der Europäischen Union, in: Jachtenfuchs/Kohler-Koch (Hrsg.): Europäische Integration, S. 317–351.

Benz, Arthur (2008): Der moderne Staat. Grundlagen der politologischen Analyse, 2., überarb. u. erw. Aufl. München, Wien: Oldenbourg.

Benz, Arthur; Seibel, Wolfgang (1997): Theorieentwicklung in der Politikwissenschaft: Eine Zwischenbilanz, baden-Baden: Nomos.

Berg, Heinz (1986): Bilanz der Kostendämpfungspolitik im Gesundheitswesen 1977–1984, St. Augustin: Asgard.

Berkman, Lisa F.; Syme, S. Leonard (1979): Social Networks, Host Resistance and Mortality. A Nine-Year Follow-up Study of Alameda County Residents. Amercian Journal of Epidemiology 109 (2): 186–204.

Bertelsmann Stiftung; Hans-Böckler-Stiftung (Hrsg.) (2004): Zukunftsfähige betriebliche Gesundheitspolitik. Vorschläge der Expertenkommission. Gütersloh: Verlag Bertelsmann Stiftung.

Beske, Fritz (2002): Politische Entscheidungen zu Lasten der gesetzlichen Krankenversicherung. Pressemitteilung des Fritz Beske Instituts für Gesundheits-System- Forschung vom 12.6.2002, Kiel: Fritz Beske Institut.

Beske, Fritz (2012): Bevölkerungsentwicklung im Gesundheitswesen detailliert gerechnet: Ab 2020 wird es kritisch. Pressemitteilung zur Pressekonferenz des IGSF am 06. Dezember 2012 in Berlin – Langfassung. http://www.igsf.de/PM-lang-123.pdf (Abruf: 26.02.2013).

Beuser, Arndt (2001): Diabetikerbehandlung in einer Allgemeinarztpraxis, vor und nach Implementierung der KV-Diabetes-Verträge. Zeitschrift für Allgemeinmedizin 77 (4): 168–174.

Beyer, Martin; Gensichen, Jochen; Szecsenyi, Joachim; Wensing, Michel; Gerlach, Ferdinand M. (2006): Wirksamkeit von Disease-Management-Programmen in Deutschland – Probleme der medizinischen Evaluationsforschung anhand eines Studienprotokolls. Zeitschrift für ärztliche Fortbildung und Qualität im Gesundheitswesen 100: 355–363.

Bieback, Karl-Jürgen (2001): Die Stellung der Sozialleistungserbringer im Marktrecht der EG. Beiträge zum Recht der sozialen Dienste und Einrichtungen 49: 1–39.

Bieback, Karl-Jürgen (2002): Der rechtliche Rahmen einer gesetzlichen Reform der GKV, in: Paetow et al. (Hrsg.): Therapien für ein krankes Gesundheitswesen, S. 118–134.

Birkelbach, Klaus (2003): Ärzteverbände im Urteil ihrer Mitglieder. Eine empirische Untersuchung der Zufriedenheit von Ärztinnen und Ärzten mit ihren Verbänden in den Jahren 1992 und 1998/99, Zeitschrift für Soziologie 32 (2): 156–177.

Blank, Robert H.; Burau, Viola (2010): Comparative Health Policy, 3rd ed. Basingstoke/New York: Palgrave Macmillan.

Blanke, Bernhard (Hrsg.) (1994): Krankheit und Gemeinwohl. Gesundheitspolitik zwischen Staat, Sozialversicherung und Medizin, Opladen: Leske + Budrich.

Blanke, Bernhard; Kania, Helga (1996): Die Ökonomisierung der Gesundheitspolitik. Von der Globalsteuerung zum Wettbewerbskonzept im Gesundheitswesen. Leviathan 24 (4): 512–538.

Blättner, Beate; Heckenhahn, Markus; Georgy, Sascha; Grewe, Henny A.; Kupski, Sebastian (2010): Wohngebiete mit hitzeabhängigen Risiken ermitteln. Soziodemografisches und klimatisches Mapping in Stadt und Landkreis zur Vorbereitung von Präventionsmaßnahmen gegen Hitzemorbidität. Bundesgesundheitsblatt – Gesundheitsforschung – Gesundheitsschutz 53 (1): 75–81.

Blättner, Beate/Waller, Heiko (2011): Gesundheitswissenschaft. Eine Einführung in Grundlagen, Theorie und Anwendung, 5., vollst. überarb. und erw. Aufl., Stuttgart: Kohlhammer.

Blinkert, Baldo; Klie, Thomas (1999): Pflege im sozialen Wandel. Die Situation von Pflegebedürftigen nach Einführung der Pflegeversicherung, Hannover: Vincentz Network.

Blinkert, Baldo; Klie, Thomas (2004): Solidarität in Gefahr? Pflegebereitschaft und Pflegebedarfentwicklung im demographischen und sozialen Wandel, Hannover: Vincentz Network.

Blohmke, Maria; Ferber, Christian von; Kisker, Karl Peter; Schaefer, Hans (Hrsg.) (1976): Handbuch der Sozialmedizin, Bd. III: Sozialmedizin in der Praxis, Stuttgart: Enke.

Bochow, Michael (2000): The Response of Gay German Men to HIV. The National Gay Press Surveys, 1987–96, in: Rosenbrock/Wright (Eds.): Partnership and Pragmatism, S. 129–142.

Bochow, Michael; Schmidt, Axel J.; Grote, Stefanie (2010): Schwule Männer und HIV/Aids: Lebensstile, Szene Sex (2007), Aids Forum DAH, Berlin: Deutsche Aids-Hilfe.

Böcken, Jan (2008): Hausarztmodelle im Spannungsfeld zwischen ordnungspolitischem Anspruch und Versorgungsrealität, in: Böcken, Jan/Braun, Bernard/Amhof, Robert (Hrsg.): Gesundheitsmonitor (2008). Gesundheitsversorgung und Gestaltungsoptionen aus der Perspektive der Bevölkerung, Gütersloh, S. 105–121.

Böcken, Jan; Braun, Bernard; Schnee, Melanie (Hrsg.) (2002): Gesundheitsmonitor 2002: Die ambulante Versorgung aus Sicht von Bevölkerung und Ärzteschaft, Gütersloh: Verlag Bertelsmann Stiftung.

Böcken, Jan; Braun, Bernard; Schnee, Melanie; Amhof, Robert (Hrsg.) (2005): Gesundheitsmonitor 2005: Die ambulante Versorgung aus Sicht von Bevölkerung und Ärzteschaft, Gütersloh: Bertelsmann-Verlag.

Böcken, Jan; Butzlaff, Martin; Esche, Andreas (Hrsg.) (2001): Reformen im Gesundheitswesen. Ergebnisse der internationalen Recherche, 2., überarb. Aufl., Gütersloh: Verlag Bertelsmann Stiftung.

Böckmann, Roman (2011): Quo vadis PKV?, Wiesbaden: Verlag für Sozialwissenschaften.

Bode, Ingo (2010a): Die Malaise der Krankenhäuser. Leviathan 38 (2): 189–211.

Bode, Ingo (2010b): Toward Disorganized Governance in Public Service Provision? The Case of German Sickness Funds. International Journal of Public Administration 33 (2): 61–72.

Bödeker, Wolfgang (2012): Lohnt sich Betriebliche Gesundheitsförderung? Ökonomische Indikatoren und Effizienzanalysen, in: Faller (Hrsg.): Lehrbuch Betriebliche Gesundheitsförderung, S. 180–186.

Bogenstahl, Christoph (2012): Management von Netzwerken. Eine Analyse der Gestaltung interorganisationaler Leistungsaustauschbeziehungen, Wiesbaden: Springer GablerBöhlke, Nils; Gerlinger, Thomas; Mosebach, Kai; Schmucker, Rolf; Schulten, Thorsten (Hrsg.) (2009): Privatisierung von Krankenhäusern. Erfahrungen und Perspektiven aus Sicht der Beschäftigten, Hamburg: VSA.

Böhm, Katharina; Schmid, Achim; Götze, Ralf; Landwehr, Claudia; Rothgang, Heinz (2012): Classifying OECD Healthcare Systems: A Deductive Approach, Bremen: TranState Working Papers.

Bollinger, Heinrich; Grewe, Annette (2002): Die akademisierte Pflege in Deutschland zu Beginn des 21. Jahrhunderts – Entwicklungsbarrieren und Entwicklungspfade, Jahrbuch für Kritische Medizin 37: 43–59.

Bonfadelli, Heinz; Friemel, Thomas (2006): Kommunikationskampagnen im Gesundheitsbereich. Grundlagen und Anwendungen, Konstanz: UVK Verlag.

Borck, Cornelius (Hrsg.) (1996): Anatomien medizinischen Wissens. Medizin – Macht – Moleküle, Frankfurt a. M.: Fischer Taschenbuch Verlag.

Borgers, Dieter (1991): Probleme und Ziele einer epidemiologisch orientierten Gesundheitsberichterstattung, in: Das Risiko zu erkranken, Argument-Sonderband AS 193, Hamburg: Argument, S. 84–101.

Borgetto, Bernhard; von Troschke, Jürgen (Hrsg.) (2001): Entwicklungsperspektiven der gesundheitsbezogenen Selbsthilfe im deutschen Gesundheitswesen, Freiburg: Deutsche Koordinierungsstelle für Gesundheitswissenschaften.

Borscheid, Peter; Drees, Anette (Hrsg.) (1988): Versicherungsstatistik Deutschlands 1750–1985, St. Katharinen: Scripta Mercaturae Verlag.

Botzenhardt, Friederike (2009), Offene Methode der Koordinierung für Gesundheit und Langzeitpflege – sind quantifizierte Ziele der richtige Weg?, in: Devetzi/Platzer (Hrsg.): Offene Methode der Koordinierung und europäisches Sozialmodell, S. 251–263.

Bourdieu, Pierre (1982): Die feinen Unterschiede. Kritik der gesellschaftlichen Urteilskraft, Frankfurt a. M.: Suhrkamp.

Braun, Bernard (2000): Rationierung und Vertrauensverlust im Gesundheitswesen – Folgen eines fahrlässigen Umgangs mit budgetierten Mitteln?, St. Augustin: Asgard.

Braun, Bernard (2002): Häufigkeit und Auswirkungen von Leistungsrationierungen im Gesundheitswesen, in: Böcken et al. (Hrsg.): Gesundheitsmonitor 2002, S. 97–111.

Braun, Bernard; Buhr, Petra; Klinke, Sebastian; Müller, Rolf; Rosenbrock, Rolf (2009): Einfluss der DRGs auf Arbeitsbedingungen und Versorgungsqualität, in: Rau et al. (Hrsg.): Auswirkungen der DRG-Einführung in Deutschland, S. 61–73.

Braun, Bernard; Buhr, Petra; Klinke, Sebastian; Müller, Rolf; Rosenbrock, Rolf (2010): Pauschalpatienten, Kurzlieger und Draufzahler – Auswirkungen der DRGs auf Versorgungsqualität und Arbeitsbedingungen im Krankenhaus, Bern: Verlag Hans Huber.

Braun, Bernard; Klenk, Tanja; Kluth, Winfried; Nullmeier, Frank; Welti, Felix (2008): Modernisierung der Sozialversicherungswahlen, Baden-Baden: Nomos.

Braun, Bernard; Kühn, Hagen; Reiners, Hartmut (1999): Das Märchen von der Kostenexplosion. Populäre Irrtümer zur Gesundheitspolitik, Frankfurt a. M.: Fischer Taschenbuch.

Braun, Bernard; Müller, Rainer (1993): Gesundheitspolitik als erzwungener Strukturwandel – Das Beispiel der ambulanten Versorgung in der ehemaligen DDR, in: Deppe et al. (Hrsg.): Gesundheitssystem im Umbruch, S. 55–95.

Braun, Dietmar (1997): Handlungstheoretische Grundlagen in der empirisch-analytischen Politikwissenschaft. Eine kritische Übersicht, in: Benz/Seibel (Hrsg.): Theorieentwicklung in der Politikwissenschaft, S. 45–73.

Brechtel, Thomas (2001): Ärztliche Interessenpolitik und Gesundheitsreform: Die Zufriedenheit niedergelassener Ärzte mit ihren Berufsverbänden vor und nach dem Gesundheitsstrukturgesetz (GSG). Zeitschrift für Gesundheitswissenschaften 9 (3): 273–288.

Breyer, Friedrich; Zweifel, Peter S.; Kifmann, Mathias (2005): Gesundheitsökonomik, 5. Aufl., Berlin et al.: Springer.

Brockskothen, Michaela (2002): Arzneimittelkosten: Das Rezept zum Sparen. Gesundheit und Gesellschaft 5 (11): 34–39.

Brooks, Clem; Manza, Jeff (2007): Why Welfare States Persist. The Importance of Public Opinion in Democracies. Chicago: University of Chicago Press.

Bruckenberger, Ernst (1990a): Abstimmung medizinisch- technischer Großgeräte in der BRD, Teil 1. Das Krankenhaus 82 (6–7): 274–283.

Bruckenberger, Ernst (1990b): Abstimmung medizinisch- technischer Großgeräte in der BRD, Teil 2. Das Krankenhaus 82 (8): 324–331.

Bruckenberger, Ernst (2002): Die Folgen des Fallpauschalengesetzes für die Krankenhausplanung (Fassung vom 23.01.2002). http://www.bruckenberger.de.

Brulle, Robert J.; Pellow, David N. (2006): Environmental Justice: Human Health and Environmental Inequalities. Annual Revue of Public Health 27: 103–124.

Bücheler, Reinhild; Schwab, Matthias; Mörike, Klaus; Kalchthaler, Bernhard; Mohr, Hartmut; Schröder, Helmut et al. (2002): Off label prescribing to children in primary care in Germany: retrospective cohort study. British Medical Journal 324: 1311–1312.

Bullmann, Catharina; Straub, Christoph (2006): DMP zwischen Anspruch und Wirklichkeit. Eigentlich sollte alles besser werden. Zeitschrift für Evidenz, Fortbildung und Qualität im Gesundheitswesen 100 (1): 32–35.

Bundesanstalt für Arbeitsschutz (Hrsg.) (1991): Epidemiologie in der Arbeitsmedizin, Bremerhaven: Wirtschaftsverlag NW.

Bundesanstalt für Arbeitsschutz und Arbeitsmedizin (2007): Arbeitswelt im Wandel. Zahlen – Daten – Fakten, Ausgabe 2007, Dortmund: BAuA.

Bundesarbeitsgemeinschaft für Rehabilitation (BAR) (Hrsg.) (2005a): Rehabilitation und Teilhabe. Wegweiser für Ärzte und andere Fachkräfte der Rehabilitation, 3., völlig neu bearb. Aufl., Köln: Deutscher Ärzte-Verlag.

Bundesarbeitsgemeinschaft für Rehabilitation (BAR) (Hrsg.) (2005b): Rahmenempfehlungen zur ambulanten kardiologischen Rehabilitation, Frankfurt a. M.: BAR.

Bundesärztekammer (2002): Tätigkeitsbericht '02, Köln: Bundesärztekammer.

Bundesärztekammer (2012): Ergebnisse der Ärztestatistik zum 31. Dezember 2011. Alle Diagramme und Tabellen. http://www.bundesaerztekammer.de/page.asp?his=0.3.10275 (Abruf: 30.11.2012).

Bundesausschuss der Ärzte und Krankenkassen (2002): Richtlinien des Bundesausschusses der Ärzte und Krankenkassen über die Bedarfsplanung sowie die Maßstäbe zur Feststellung von Überversorgung und Unterversorgung in der vertragsärztlichen Versorgung (Bedarfsplanungs-Richtlinien-Ärzte) in der Fassung vom 9. März 1993, zuletzt geändert am 17. April 2002. http://www.kbv.de.

Bundesgeschäftsstelle Qualitätssicherung (BQS) (2009): Gemeinsame Registrierungsstelle zur Unterstützung der Umsetzung des § 140d SGB V. Entwicklung der integrierten Versorgung in der Bundesrepublik Deutschland 2004 – (2008) – Bericht gemäß § 140d SGB V auf der Grundlage der Meldungen von Verträgen zur integrierten Versorgung, Düsseldorf: BQS.

Bundesinstitut für Arzneimittel und Medizinprodukte (BfArM) (2012): Eingänge zu UAW-Berichten. Sachstand BfArM: 71. Routinesitzung, Bonn, 23.11.2012. http://www.bfarm.de/SharedDocs/1_Downloads/DE/Pharmakovigilanz/gremien/RoutinesitzungPar63AMG/71Sitzung/pkt-2-1.pdf;jsessionid=266A42ED737C3189E4B8F2D134E222D6.1_cid322?__blob=publicationFile (Abruf: 17.02.2013).

Bundesministerium für Arbeit und Sozialordnung (BMA) (1962): Arbeits- und Sozialstatistik. Hauptergebnisse 1962, Bonn: BMA.

Bundesministerium für Arbeit und Sozialordnung (BMA) (1991): Arbeits- und Sozialstatistik. Hauptergebnisse 1991, Bonn: BMA.

Bundesministerium für Arbeit und Sozialordnung (BMA) (Hrsg.) (1992): Prävention im Betrieb, Bonn: BMA.

Bundesministerium für Arbeit und Sozialordnung (BMA) (1994): Arbeits- und Sozialstatistik. Hauptergebnisse 1994, Bonn: BMA.

Bundesministerium für Arbeit und Soziales (BMA) (2011): Unser Weg in eine inklusive Gesellschaft. Der Nationale Aktionsplan der Bundesregierung zur Umsetzung der UN-Behindertenrechtskonvention, Berlin: BMA.

Bundesministerium für Gesundheit (BMG) (1991): Daten des Gesundheitswesens – Ausgabe 1991, Baden-Baden: Nomos.

Bundesministerium für Gesundheit (BMG) (1999): Daten des Gesundheitswesens – Ausgabe 1999, Baden-Baden: Nomos.

Bundesministerium für Gesundheit (BMG) (2002): Statistisches Taschenbuch Gesundheit, Berlin: BMG.

Bundesministerium für Gesundheit (BMG) (2002–2013): Ergebnisse der Statistik KG 5, Vorsorge- und Rehabilitationsmaßnahmen, Berlin: BMG.

Bundesministerium für Gesundheit (BMG) (Hrsg.) (2003): gesundheitsziele.de. Forum zur Entwicklung und Umsetzung von Gesundheitszielen in Deutschland. Bericht, Bonn, Berlin: BMG.

Bundesministerium für Gesundheit (BMG) (2005): Statistisches Taschenbuch Gesundheit, Berlin: BMG.

Bundesministerium für Gesundheit (2007): gesundheitsziele.de. Maßnahmen des Bundesministeriums für Gesundheit zur Umsetzung der nationalen Gesundheitsziele, Berlin: BMG.

Bundesministerium für Gesundheit (BMG) (2009a): Gesetzliche Krankenversicherung: Endgültige Rechnungsergebnisse 2008, Stand: 7. Juli 2009. http://www.bmg.bund.de/fileadmin/redaktion/pdf_statistiken/krankenversicherung/kj-2008-endgueltige-rechnungsergebnisse.pdf (Abruf: 24.09.2011).

Bundesministerium für Gesundheit (BMG) (2009b): Gesetzliche Krankenversicherung: Mitglieder, mitversicherte Angehörige und Krankenstand Jahresdurchschnitte 1998 bis 2008 (Ergebnisse der GKV-Statistik KM1/13), Stand: 8. Dezember 2009. http://www.bmg.bund.de/fileadmin/redaktion/pdf_statis

tiken/krankenversicherung/KM1JD2004-pdf-5112.pdf (Abruf: 24.09.2011).

Bundesministerium für Gesundheit (BMG) (2009c): Auswertung des BMG-Fragenkatalogs zu den Erfahrungen mit der DRG-Einführung. http://www.gkind.de/downloads/drg-ag-2007/Gkind%20Internetdownloads%202007_3/Auswertung%20des%20BMG-Fragenkataloges%20zu%202009_Langfassung.pdf (Abruf: 04.12.2012).

Bundesministerium für Gesundheit (BMG) (2009d): Bericht des Beirats zur Überprüfung des Pflegebedürftigkeitsbegriffs, Berlin: BMG.

Bundesministerium für Gesundheit (BMG) (2012a): Daten des Gesundheitswesens 2012, Berlin: BMG.

Bundesministerium für Gesundheit (BMG 2012b): Gesetzliche Krankenversicherung: Mitglieder, mitversicherte Angehörige und Krankenstand, Jahresdurchschnitt 2011 (Ergebnisse der GKV-Statistik KM1/13), Stand: 23. April 2012. http://www.bmg.bund.de/fileadmin/dateien/Downloads/Statistiken/GKV/Mitglieder__Versicherte/KM1_Jahresdurchschnitt_2011.pdf.

Bundesministerium für Gesundheit (BMG) (2012c): Gesetzliche Krankenversicherung – Kennzahlen und Faustformeln – (Stand: September 2012). http://www.bmg.bund.de; fileadmin; dateien; Downloads; Statistiken/GKV/Kennzahlen_Daten/Kennzahlen_und_Faustformeln_GKV_2001-2012_130320.pdf (Abruf: 05.01.2013).

Bundesministerium für Gesundheit (BMG) (2012d): Gesetzliche Krankenversicherung Vorläufige Rechnungsergebnisse 1.–4. Quartal 2011, Stand: 21. März 2012. http://www.bmg.bund.de/fileadmin/dateien/Downloads/Statistiken/GKV/Finanzergebnisse/KV_45_1-4_Quartal_2011_neu.pdf.

Bundesministerium für Gesundheit (BMG) (2012e): Gesetzliche Krankenversicherung: Endgültige Rechnungsergebnisse 2011, Stand: 16. Juli 2012, mit den Änderungen vom 12. Juli 2012. http://www.bmg.bund.de/fileadmin/dateien/Downloads/Statistiken/GKV/Finanzergebnisse/Rechnungsergebnisse_KJ1_2011.pdf (Abruf: 03.01.2013).

Bundesministerium für Gesundheit (BMG) (2012f): Zahlen und Fakten zur Pflegeversicherung (04/12). http://www.bmg.bund.de/fileadmin/dateien/Downloads/Statistiken/Pflegeversicherung/Zahlen_und_Fakten/2012_04_Zahlen_und_Fakten_Pflegeversicherung.pdf (Abruf: 02.05.2012).

Bundesministerium für Gesundheit (BMG) (2013a): Gesetzliche Krankenversicherung Mitglieder, mitversicherte Angehörige und Krankenstand Monatswerte Januar bis Dezember 2012, Stand: 2. Januar 2013. http://www.bmg.bund.de/fileadmin/dateien/Downloads/Statistiken/GKV/Mitglieder_Versicherte/KM1_Januar_Dezember_2012.pdf (Abruf: 08.03.2013).

Bundesministerium für Gesundheit (BMG) (2013b): Ergebnisse der Statistik KG 5: Vorsorge- und Rehabilitationsmaßnahmen der Gesetzlichen Krankenversicherungen, Stand: 20. Februar 2013. http://www.bmg.bund.de/fileadmin/dateien/Downloads/Statistiken/GKV/Geschaeftsergebnisse/130222_Geschaeftsergebnissen_der_GKV_KG5_2011.pdf (Abruf: 08.03.2013).

Bundesministerium für Gesundheit (BMG) (2013c): Pflegeversicherung im Überblick. Leistungsansprüche der Versicherten im Jahr 2013 an die Pflegeversicherung im Überblick. http://www.bmg.bund.de/fileadmin/dateien/Downloads/Statistiken/Pflegeversicherung/Zahlen_und_Fakten/Leistungen_der_Pflegeversicherung_im_UEberblick.pdf (Abruf: 05.03.2013).

Bundesministerium für Gesundheit (BMG) (2013d): Zahlen und Fakten zur Pflegeversicherung, Stand: 13.05.2013. http://www.bmg.bund.de/fileadmin/dateien/Downloads/Statistiken/Pflegeversicherung/Zahlen_und_Fakten/Zahlen_und_Fakten_05_2013.pdf (Abruf: 19.05.2013).

Bundesministerium für Gesundheit (BMG) (2013e): Leistungsempfänger der sozialen Pflegeversicherung am Jahresende nach Pflegestufen. http://www.bmg.bund.de/fileadmin/dateien/Downloads/Statistiken/Pflegeversicherung/Leistungsempfaenger_Pflegestufen/04-Leistungsempfaenger-der-sozialen-PV-nach-Pflegestufen_Stand_Juni2013.pdf (Abruf: 26.06.2013).

Bundesministerium für Gesundheit (BMG) (2013f): Leistungsempfänger der sozialen Pflegeversicherung im Jahresdurchschnitt nach Leistungsarten. http://www.bmg.bund.de/fileadmin/dateien/Downloads/Statistiken/Pflegeversicherung/Leistungsempfaenger_Leistungsarten/06-Leistungsempfaenger-der-sozialen-PV-nach-Leistungsarten_120621.pdf (Abruf: 16.03.2013).

Bundesministerium für Gesundheit (BMG) (2013g): Die Finanzentwicklung der sozialen Pflegeversicherung. Ist-Ergebnisse ohne Rechnungsabgrenzung. http://www.bmg.bund.de/fileadmin/dateien/Downloads/Statistiken/Pflegeversicherung/Finanzentwicklung_Pflegeversicherung_xls/03-Finanzentwicklung-der-sozialen-Pflegeversicherung_120621.pdf (Abruf: 16.03.2013).

Bundesministerium für Jugend, Familie und Gesundheit (BMJFG) (1980): Daten des Gesundheitswesens – Ausgabe 1980, Stuttgart: Kohlhammer.

Bundesratsdrucksache 3/02: Gesetzesbeschluss des Deutschen Bundestages: Gesetz zur Einführung des diagnose-orientierten Fallpauschalensystems für Krankenhäuser (Fallpauschalengesetz – FPG). Drucksache vom 11.01.2002).

Bundesratsdrucksache 170/02: Beschluss des Deutschen Bundestages: Gesetz zur Einführung des diagnose-orientierten Fallpauschalensystems für Krankenhäuser (Fallpauschalengesetz – FPG). Drucksache vom 28.01.02.

Bundestagsdrucksache 12/5262: Gesetzentwurf der Fraktionen der CDU/CSU und FDP: Entwurf eines Gesetzes zur sozialen Absicherung des Risikos der Pflegebedürftigkeit (Pflege-Versicherungsgesetz – PflegeVG) . Drucksache vom 24.06.1993.

Bundestagsdrucksache 14/5074: Gesetzentwurf der Fraktionen der SPD und BÜNDNIS 90/DIE GRÜNEN Entwurf eines Sozialgesetzbuchs – Neuntes Buch – (SGB IX) Rehabilitation und Teilhabe behinderter Menschen. Drucksache vom 16.01.2001.

Bundestagsdrucksache 14/5590: Unterrichtung durch die Bundesregierung: Zweiter Bericht über die Entwicklung der Pflegeversicherung. Drucksache vom 15.03.2001.

Bundestagsdrucksache 14/5681: Bericht der Bundesregierung über die Untersuchung zu den Wirkungen des Risikostrukturausgleichs in der gesetzlichen Krankenversicherung. Drucksache vom 28.03.2001.

Bundestagsdrucksache 14/6893: Gesetzentwurf der Fraktionen SPD und BÜNDNIS 90/DIE GRÜNEN: Entwurf eines Gesetzes zur Einführung des diagnose-orientierten Fallpauschalensystems für Krankenhäuser (Fallpauschalengesetz – FPG). Drucksache vom 11.09.2001.

Bundestagsdrucksache 15/1170: Gesetzentwurf der Fraktionen SPD und BÜNDNIS 90/DIE GRÜNEN: Entwurf eines Gesetzes zur Modernisierung des Gesundheitssystems (Gesundheitssystemmodernisierungsgesetz – GMG). Drucksache vom 06.06.2003.

Bundestagsdrucksache 15/1525: Gesetzentwurf der Fraktionen SPD, CDU/CSU und BÜNDNIS 90/DIE GRÜNEN Entwurf eines Gesetzes zur Modernisierung der gesetzlichen Krankenversicherung (GKV-Modernisierungsgesetz – GMG). Drucksache vom 08.09.2003.

Bundestagsdrucksache 15/4833: Gesetzentwurf der Fraktionen SPD und BÜNDNIS 90/DIE GRÜNEN: Entwurf eines Gesetzes zur Stärkung der gesundheitlichen Prävention. Drucksache vom 15.02.2005.

Bundestagsdrucksache 16/3100: Gesetzentwurf der Fraktionen der CDU/CSU und SPD: Entwurf eines Gesetzes zur Stärkung des Wettbewerbs in der gesetzlichen Krankenversicherung (GKV-Wettbewerbsstärkungsgesetz – GKV-WSG). Drucksache vom 24.10.2006.

Bundestagsdrucksache 16/7439: Gesetzentwurf der Bundesregierung: Entwurf eines Gesetzes zur strukturellen Weiterentwicklung der Pflegeversicherung (Pflege-Weiterentwicklungsgesetz). Drucksache vom 07.12.2007.

Bundestagsdrucksache 16/9284: Unterrichtung durch die Bundesregierung: Bericht über die Auswirkungen von Rabattvereinbarungen für Arzneimittel, insbesondere auf die Wirksamkeit der Festbetragsregelung. Drucksache vom 27.05.2008.

Bundestagsdrucksache 16/9412: Beschlussempfehlung und Bericht des Ausschusses für Gesundheit (14. Ausschuss) zu der Unterrichtung durch die Bundesregierung – Drucksache 16/7575 Nr. 1.5 – Weißbuch «Gemeinsam für die Gesundheit: Ein strategischer Ansatz der EU für 2008–2013» (inkl. 14689/07 ADD 1 bis 14689/07 ADD 3) KOM(2007) 630 endg.; Ratsdok. 14689/07. Drucksache vom 03.06.2008.

Bundestagsdrucksache 16/11595: Unterrichtung durch die Bundesregierung: Deutsche Anpassungsstrategie an den Klimawandel. Drucksache vom 19.12.2008.

Bundestagsdrucksache 16/12860: Unterrichtung durch die Bundesregierung Bericht über die Lebenssituation junger Menschen und die Leistungen der Kinder- und Jugendhilfe in Deutschland – 13. Kinder- und Jugendbericht – und Stellungnahme der Bundesregierung. Drucksache vom 30.04.2009.

Bundestagsdrucksache 17/2413: Gesetzentwurf der Fraktionen der CDU/CSU und FDP: Entwurf eines Gesetzes zur Neuordnung des Arzneimittelmarktes in der gesetzlichen Krankenversicherung (Arzneimittelmarktneuordnungsgesetz – AMNOG). Drucksache vom 06.07.2010.

Bundestagsdrucksache 17/6906: Gesetzentwurf der Bundesregierung: Entwurf eines Gesetzes zur Verbesserung der Versorgungsstrukturen in der gesetzlichen Krankenversicherung (GKV-Versorgungsstrukturgesetz – GKV-VStG). Drucksache vom 05.09.2011.

Bundestagsdrucksache 17/8332: Unterrichtung durch die Bundesregierung: Fünfter Bericht über die Entwicklung der Pflegeversicherung und den Stand der pflegerischen Versorgung in der Bundesrepublik Deutschland. Drucksache vom 12.01.2012.

Bundestagsdrucksache 17/13080: Gesetzentwurf der Fraktionen der CDU/CSU und FDP: Entwurf eines Gesetzes zur Förderung der Prävention. Drucksache vom 16.04.2013.

Bundesverband der Arzneimittel-Hersteller (BAH) (2012): Der Arzneimittelmarkt in Deutschland in Zahlen. Verordnungsmarkt und Selbstmedikation, Bonn: BAH.

Bundesverband der Betriebskrankenkassen (BKK-Bundesverband) (2012): Gesundheitsreport 2012: Gesundheit fördern – Krankheit versorgen – mit Krankheit leben, Essen: BKK Bundesverband

Bundesverband der Pharmazeutischen Industrie e.V. (BPI) (2012a): Pharma-Daten 2012, Berlin: BPI.

Bundesverband der Pharmazeutischen Industrie e.V. (BPI) (2012b): Geschäftsbericht 2012, Berlin: BPI.

Bundesvereinigung Deutscher Apothekerverbände (ABDA); Bundesapothekerkammer (BAK); Deutscher Apothekerverband e.V. (DAV) (2012): Jahresbericht 2011/2012, Berlin: ABDA.

Bundesversicherungsamt (BVA) (2013): Disease Management Programme (DMP), Berlin: BVA.

Bundeszentrale für gesundheitliche Aufklärung (BZgA) (Hrsg.) (2010): Kriterien guter Praxis in der Gesundheitsförderung bei sozial Benachteiligten, 4. Aufl., Köln: BZgA.

Bundeszentrale für gesundheitliche Aufklärung (BZgA) (Hrsg.) (2011): Gesundes Aufwachsen für alle! Anregungen und Handlungshinweise für die Gesundheitsförderung bei sozial benachteiligten Kindern, Jugendlichen und ihren Familien, Köln: BZgA.

Bundeszentrale für gesundheitliche Aufklärung (BZgA); Robert Koch-Institut (RKI) (Hrsg.) (2008): Erkennen – Bewerten – Handeln. Zur Gesundheit von Kindern und Jugendlichen in Deutschland, Köln/Berlin: BZgA/RKI.

Bündnis 90/Die Grünen (2004): 23. Ordentliche Bundesdelegiertenkonferenz, 2./3. Oktober 2004, Beschluss: Leistungsfähig – solidarisch – modern. Die grüne Bürgerversicherung, Kiel http://www.gruene.de/cms/files/dokbin/44/44364.die_gruene_buerger versicherung.pdf.

Bündnis 90/Die Grünen (2009): Antrag der Abgeordneten Birgitt Bender et al. und der Fraktion BÜNDNIS 90/Die Grünen: Für eine solidarische und nachhaltige Finanzierung des Gesundheitswesens. Deutscher Bundestag: Drucksache 17/258 vom 16.12.2009.

CDU (2003): Beschluss des 17. Parteitages der CDU Deutschlands 2003 «Deutschland fair ändern». http://www.cdu.de/doc/pdfc/deutschlandfairaendern.pdf (Abruf: 17.05.2011).

CDU (2004): Beschluss C 33 des 18. Parteitages der CDU Deutschlands: Reform der gesetzlichen Krankenversicherung – Solidarisches Gesundheitsprämienmodell. http://www.cdu.de/doc/pdfc/12_06_04_Beschl uss__Duesseldorf_GKV.pdf (Abruf: 18.05.2011).

CDU/CSU (2005): Regierungsprogramm 2005–2009. Deutschlands Chancen nutzen. Wachstum. Arbeit. Sicherheit, Berlin.

CDU; CSU; FDP (2009): Wachstum, Bildung. Zusammenhalt. Der Koalitionsvertrag zwischen CDU, CSU und FDP, Berlin: Ts.

CDU, CSU, FDP (2010): Für ein gerechtes, soziales, stabiles, wettbewerbliches und transparentes Gesundheitssystem. Eckpunktepapier vom 06.07.2010, Berlin: Ts.

Coca, Valentina; Schröder, Helmut (2012a): Arzneimittelverordnungen nach Alter und Geschlecht, in: Schwabe/Paffrath (Hrsg.): Arzneiverordnungs-Report 2012, S. 965–979.

Coca, Valentina; Schröder, Helmut (2012b): Ergänzende statistische Übersicht, in: Schwabe/Paffrath (Hrsg.): Arzneiverordnungs-Report 2012, S. 983–1086.

Coca, Valentina; Schröder, Helmut (2012c): Ökonomische Aspekte des deutschen Arzneimittelmarktes 2011, in: Schwabe/Paffrath (Hrsg.): Arzneiverordnungs-Report 2012, S. 167–221.

Cohen, Sheldon; Underwood, Lynn G.; Gottlieb, Benjamin H. (Eds.) (2000): Social Support Measurement and Interventions: A Guide for Health and Social Scientists, New York: Oxford University Press.

Commission on Social Determinants of Health (CSDH) der WHO (2008): Closing the Gap in a Generation. Health equity through action on the social determinants of health, Genf: WHO.

Conrad, Günter; Kickbusch, Ilona (1988): Die Ottawa-Konferenz, in: Grenzen der Prävention, Argument-Sonderband AS 178, Hamburg: Argument, S. 142–150.

Conrad, Peter; Geene, Raimund (2009): Politikantizipation durch Netzwerkbildung? Ein Beitrag zur Innovationsfähigkeit in der Gesundheitspolitik am Beispiel der Gesundheitsförderung bei sozial Benachteiligten, in: Amelung et al. (Hrsg.): Vernetzung im Gesundheitswesen, S. 117–136.

Crawford, Robert (1979): Gesundheitsgefährdendes Verhalten: Zur Ideologie und Politik des Selbstverschuldens, in: Argument-Sonderband AS 30, Berlin: Argument-Verlag, S. 6–29.

Czada, Roland; Lütz, Susanne (Hrsg.) (2000): Die politische Konstitution von Märkten, Wiesbaden: Westdeutscher Verlag.

Czada, Roland; Wollmann, Hellmut (Hrsg.) (2000): Von der Bonner zur Berliner Republik. 10 Jahre Deutsche Einheit, Wiesbaden: Westdeutscher Verlag.

Daele, Wolfgang van den; Neidhardt, Friedhelm (1996a): Regierung durch Diskussion – Über Versuche, mit Argumenten Politik zu machen, in: van den Daele/Neidhardt (Hrsg.): Kommunikation und Entscheidung, S. 9–50.

Daele, Wolfgang van den; Neidhardt, Friedhelm (Hrsg.) (1996b): Kommunikation und Entscheidung: Politische Funktionen öffentlicher Meinungsbildung und diskursiver Verfahren (WZB-Jahrbuch 1996), Berlin: edition sigma.

Deutsche Angestellten Krankenkasse (DAK); Berufsgenossenschaft für Gesundheitsdienst und Wohlfahrtspflege (BGW) (2000): DAK-BGW-Krankenpflegereport 2000. Arbeitsbedingungen und Gesundheit von Pflegekräften in der Bundesrepublik, Hamburg: DAK/BGW.

Daly, Mary (2008): Whither EU Social Policy? An Account and Assessment of Developments in the Lisbon Social Inclusion Process. Journal of Social Policy 37 (1): 1–19.

Dammert, Matthias (2009): Angehörige im Visier der Sozialpolitik. Wie zukunftsfähig ist die subsidiäre Logik der deutschen Pflegeversicherung?, Wiesbaden: VS Verlag für Sozialwissenschaften.

Danzon, Patricia M.; Furukawa, Michael (2008): International Prices and Availability of Pharmaceuticals in 2005. Health Affairs 27 (1): 221–233.

David, Paul A. (1985): Clio and the Economics of QWERTY. American Economic Review 75 (2): 332–337.

Deppe, Hans-Ulrich (1987a): Krankheit ist ohne Politik nicht heilbar. Zur Kritik der Gesundheitspolitik, Frankfurt a. M.: Suhrkamp.

Deppe, Hans-Ulrich (1987b): Zulassungssperre: Ärzte in den Fesseln der Standespolitik, in: Deppe et al. (Hrsg.): Medizin und Gesellschaft, Jahrbuch 1, S. 37–67.

Deppe, Hans-Ulrich (1993): Gesundheitspolitik im Kontext der deutschen Vereinigung und europäischen Integration, in: Deppe et al. (Hrsg.): Gesundheitssystem im Umbruch, S. 9–37.

Deppe, Hans-Ulrich; Friedrich, Hannes; Müller, Rainer (Hrsg.) (1987): Medizin und Gesellschaft, Jahrbuch 1: Ärztliches Behandlungsmonopol und ambulanter Sicherstellungsauftrag, Frankfurt a. M./New York: Campus.

Deppe, Hans-Ulrich; Friedrich, Hannes; Müller, Rainer (Hrsg.) (1993): Gesundheitssystem im Umbruch: Von der DDR zur BRD, Frankfurt a. M./New York: Campus.

Deppe, Hans-Ulrich; Regus, Michael (Hrsg.) (1975): Seminar: Medizin, Gesellschaft, Geschichte. Beiträge zur Entwicklungsgeschichte der Medizinsoziologie, Frankfurt a. M.: Suhrkamp.

Deppe, Hans-Ulrich; Rosenbrock, Rolf (1980): Gesundheitssystem und ökonomische Interessen. Jahrbuch für Kritische Medizin 5: 43–50.

Deutsche Forschungsgemeinschaft (DFG) (1995): Deutsche Forschungsgemeinschaft: Gesundheitssystemforschung in Deutschland. Denkschrift, Weinheim: VCH Verlagsgesellschaft.

Deutsche Gesetzliche Unfallversicherung – Spitzenverband (DGUV) (2012): Geschäfts- und Rechnungsergebnisse der gewerblichen Berufsgenossenschaften und Unfallversicherungsträger der öffentlichen Hand (2011), Berlin: DGUV. http://www.dguv.de/inhalt/zahlen/documents/gur_2011.pdf (Abruf: 12.05.2013).

Deutsche Krankenhausgesellschaft (DKG) (2007): Konzept für die Ausgestaltung des ordnungspolitischen Rahmens ab dem Jahr (2009), Berlin: DKG.

Deutsche Krankenhausgesellschaft (DKG) (2009): Für eine hochwertige und flächendeckende Patientenversorgung, innovative Medizin und moderne Arbeitsplätze in Krankenhäusern. Positionen der Deutschen Krankenhausgesellschaft (DKG) für die 17. Legislaturperiode des Deutschen Bundestags; Berlin: DKG.

Deutsche Krankenhausgesellschaft (DKG) (2012): Bestandsaufnahme zur Krankenhausplanung und Investitionsfinanzierung in den Bundesländern – Stand: Juli 2012 –. http://www.dkgev.de/dkg.php/cat/159/aid/9644/title/Bestandsaufnahme_zur_Kranken hausplanung_und_Investitionsfinanzierung_in_den_Bundeslaendern (Abruf: 10.12.2012).

Deutsche Rentenversicherung (DRV) (2012a): Statistik der Deutschen Rentenversicherung: Rehabilitation 2011, Berlin: Deutsche Rentenversicherung.

Deutsche Rentenversicherung (DRV) (2012b): Reha-Bericht 2012. Die medizinische und berufliche Rehabilitation der Rentenversicherung im Licht der Statistik, Berlin: Deutsche Rentenversicherung.

Deutsche Rentenversicherung (DRV) (2012c): Reha-Bericht, Update 2012. Die medizinische und berufliche Rehabilitation der Rentenversicherung im Licht der Statistik, Berlin: Deutsche Rentenversicherung.

Deutsche Rentenversicherung (DRV) (2012d): Rentenversicherung in Zeitreihen. Ausgabe 2012. DRV-Schriften, Bd. 22, Berlin: Deutsche Rentenversicherung.

Deutscher Berufsverband für Pflegeberufe (DBfK) (2009): Wie sieht es im Pflegealltag wirklich aus? – Fakten zum Pflegekollaps. Ausgewählte Ergebnisse der DBfK-Meinungsumfrage 2008/09, Berlin: DBfK

Deutscher Gewerkschaftsbund (DGB) (2011): Reform-Kommission «Für ein solidarisches Gesundheitssystem der Zukunft»: Bürgerversicherung statt Kopfpauschale. Gemeinsame Erklärung für ein solidarisches Gesundheitssystem der Zukunft, 2., durchges. Aufl. http://www.dgb.de/presse/ +co++5e0d6 b18-0370-11e0-4e95-00188b4dc422 (Abruf: 10.12.2011)

Deutsches Institut für Wirtschaftsforschung (DIW) (2004): Die pharmazeutische Industrie im gesamtwirtschaftlichen Kontext: Ausstrahlung auf Produktion und Beschäftigung in den Zulieferbereichen. Forschungsprojekt im Auftrag des Verbandes Forschender Arzneimittelhersteller. DIW. http://www.vfa.de (Abruf: 15.08.2005).

Devetzi, Stamatia; Platzer, Hans W. (Hrsg.) (2009): Offene Methode der Koordinierung und europäisches Sozialmodell. Interdisziplinäre Perspektiven, Stuttgart: ibidem-Verlag.

Diabetes Prevention Program Research Group (2002): Reduction in the Incidence of Type 2 Diabetes with Lifestyle Intervention or Metformin. New England Journal of Medicine 346 (6): 393–402.

Dielmann, Gerd (2002): Zur Diskussion um eine Reform der Ausbildung in den Pflegeberufen. Jahrbuch für Kritische Medizin: 60–79.

Dierks, Marie-Luise; Buser, Kurt; Busack, Ines; Walter, Ulla (2002): Aufsuchende Beratung – Ein Konzept zur Primärprävention von Neurodermitis bei Kleinkindern, in: Walter et al. (Hrsg.): Prävention durch Krankenkassen, S. 111–120.

Dietz, Berthold (2001): Kosten steigen schneller als erwartet. Entwicklung des Pflegebedarfs bis 2050. Soziale Sicherheit 50 (1): 2–9.

Dingeldey, Irene; Rothgang, Heinz (Eds.) (2009): Governance of Welfare State Reform. A Cross National and Cross Sectoral Comparison of Policy and Politics. Cheltenham: Edward Elgar Publishing.

Döhler, Marian (1990): Gesundheitspolitik nach der «Wende». Policy-Netzwerke und ordnungspolitischer Strategiewechsel in Großbritannien, den USA und der Bundesrepublik Deutschland, Berlin: edition sigma.

Döhler, Marian (1995): The State as Architect of Political Order: Policy Dynamics in German Health Care. Governance 8 (3): 380–404.

Döhler, Marian (1997): Die Regulierung von Professionsgrenzen. Struktur und Entwicklungsdynamik von Gesundheitsberufen im internationalen Vergleich, Frankfurt a. M./New York: Campus.

Döhler, Marian (2002). Gesundheitspolitik in der Verhandlungsdemokratie, in: Gellner/Schön (Hrsg.): Paradigmenwechsel in der Gesundheitspolitik?, S. 25–40.

Döhler, Marian; Manow, Philip (1995): Staatliche Reformpolitik und die Rolle der Verbände im Gesundheitssektor, in: Mayntz/Scharpf (Hrsg.): Gesellschaftliche Selbstregelung und politische Steuerung, S. 140–168.

Döhler, Marian; Manow, Philip (1997): Strukturbildung von Politikfeldern. Das Beispiel bundesdeutscher Gesundheitspolitik seit den fünfziger Jahren, Opladen: Leske + Budrich.

Döhler, Marian; Manow-Borgwardt, Philip (1992a): Korporatisierung als gesundheitspolitische Strategie. Staatswissenschaften und Staatspraxis 3 (1): 64–106.

Döhler, Marian; Manow-Borgwardt, Philip (1992b): Gesundheitspolitische Steuerung zwischen Hierarchie und Verhandlung. Politische Vierteljahresschrift 33 (4): 571–596.

Doll, Richard (1988): Möglichkeiten der Prävention. Das Potential für die Verbesserung der Gesundheit, in: Grenzen der Prävention, Argument-Sonderband AS 178, Hamburg: Argument, S. 6–30.

Donabedian, Avedis (1966): Evaluating the Quality of Medical Care. The Milbank Memorial Fund Quarterly 44 (3): 166–206.

Donabedian, Avedis (1980): Explorations in quality assessment and monitoring: The definition of quality and approaches to its assessment, Ann Arbor: Health Administration Press.

Dorenburg, Ulrich; Tiefensee, Jutta (2000): Qualitätssicherung in der medizinischen Rehabilitation, in: Bengel, Jürgen; Koch, Uwe (Hrsg.): Grundlagen der Rehabilitationswissenschaften - Themen, Strategien und Methoden der Rehabilitationsforschung, Berlin: Springer, S. 197–213.

Drewes, Jochen; Sweers, Holger (Hrsg.) (2010): Strukturelle Prävention und Gesundheitsförderung im Kontext von HIV, Aids Forum DAH, Berlin: Deutsche Aids Hilfe.

Drösler, Saskia; Hasford, Joerg; Kurth, Bärbel-Maria; Schaefer, Marion; Wasem, Jürgen; Wille, Eberhard (2011): Evaluationsbericht zum Jahresausgleich (2009) im Risikostrukturausgleich. http://www.bmg.bund.de/fileadmin/dateien/Publikationen/Gesundheit/Forschungsberichte/Evaluationsbericht_zum_Jahresausgleich.pdf (Abruf: 06.08.2012)

Ebsen, Ingwer (2000): Öffentlich-rechtliches Handeln von Krankenkassen als Gegenstand des Wettbewerbsrechts? Probleme materialrechtlicher und kompetenzrechtlicher Koordinierung. Zeitschrift für Sozialreform 46 (4): 298–314.

Eckart, Karl; Jenkis, Helmut (Hrsg.) (2001): Föderalismus in Deutschland. Berlin: Duncker& Humblot.

Eichenhofer, Eberhard (2001): Richtlinien der gesetzlichen Krankenversicherung und Gemeinschaftsrecht. Neue Zeitschrift für Sozialrecht 10 (1): 1–7.

Eiff, Wilfried von; Schüring, Stefan; Niehues, Christopher (2011): REDIA. Auswirkungen der DRG-Einführung auf die medizinische Rehabilitation. Ergebnisse einer prospektiven medizin-ökonomischen Langzeitstudie 2003 bis 2011, 2. Aufl., Münster: LIT-Verlag.

Eisen, Roland; Mager, Hans-Christian (Hrsg.) (1999): Pflegebedürftigkeit und Pflegesicherung in ausgewählten Ländern, Opladen: Leske + Budrich.

Elkeles, Thomas; Mielck, Andreas (1997): Entwicklung eines Modells zur Erklärung gesundheitlicher Ungleichheit. Das Gesundheitswesen 59 (3): 137–143.

Elkeles, Thomas; Niehoff, Jens-Uwe; Rosenbrock, Rolf; Schneider, Frank (Hrsg.) (1991): Prävention und Prophylaxe. Theorie und Praxis eines gesundheitspolitischen Grundmotivs in zwei deutschen Staaten 1949–1990, Berlin: edition sigma.

Emmons, Karen M. (2001): Behavioral and Social Science Contributions to the Health of Adults in the United States, in: Smedley/Syme (Eds.): Promoting Health, S. 254–321.

Enquete-Kommission (1990): Strukturreform der gesetzlichen Krankenversicherung, 2 Bde., Bonn: Deutscher Bundestag.

Enquete-Kommission (2002): Herausforderungen unserer älter werdenden Gesellschaft an den Einzelnen und die Politik, Berlin: Deutscher Bundestag.

Erlinghagen, Marcel; Pihl, Christian (2004): Der Hausarzt als Lotse im System der ambulanten Gesundheitsversorgung? Empirische Analysen zum Einfluss der individuellen Hausarztbindung auf die Zahl der Arztbesuche (Ruhr-Universität Bochum, Diskussionspapiere aus der Fakultät für Sozialwissenschaft – 04–4). Bochum.

Esping-Andersen, Gøsta (1990): The Three Worlds of Welfare Capitalism, Cambridge: Polity Press.

Esping-Andersen, Gøsta (Ed.) (1996): Welfare States in Transition. National Adaptations in Global Economies, London: Sage.

Etgeton, Stefan (2009): Patientenbeteiligung in den Strukturen des Gemeinsamen Bundesausschusses. Bundesgesundheitsblatt – Gesundheitsforschung – Gesundheitsschutz: 52 (1): 104–110.

Europäische Kommission (2001): Die Zukunft des Gesundheitswesens und der Altenpflege: Zugänglichkeit, Qualität und langfristige Finanzierbarkeit sichern. KOM(2001)723 endg.

Europäische Kommission (2003): Stärkung der sozialen Dimension der Lissabonner Strategie: Straffung der offenen Koordinierung im Bereich Sozialschutz. KOM(2003)261 endg./2.

Europäische Kommission (2004a): Modernisierung des Sozialschutzes für die Entwicklung einer hochwertigen, zugänglichen und zukunftsfähigen Gesundheitsversorgung und Langzeitpflege: Unterstützung der einzelstaatlichen Strategien durch die «offene Koordinierungsmethode». KOM(2004)304 endg.

Europäische Kommission (2004b): Vorschlag für eine Richtlinie des Europäischen Parlaments und des Rates über Dienstleistungen im Binnenmarkt. KOM (2004)2 endg./2.

Europäische Kommission (2005a): Integrierte Leitlinien für Wachstum und Beschäftigung (2005–2008). KOM (2005)141 endg.

Europäische Kommission (2005b): Zusammenarbeit für Wachstum und Arbeitsplätze. Ein Neubeginn für die Strategie von Lissabon. KOM(2005)24 endg.

Europäische Kommission (2007): Weißbuch – Gemeinsam für die Gesundheit: Ein strategischer Ansatz der EU von 2008 bis 2013. KOM(2007)630 endg.

Europäische Kommission (2008): Ein erneuertes Engagement für ein soziales Europa. Verstärkung der offenen Koordinierungsmethode für Sozialschutz und soziale Eingliederung. KOM(2008)418 endg.

Europäische Kommission (2010): Mitteilung der Kommission: EUROPA 2020. Eine Strategie für intelligentes, nachhaltiges und integratives Wachstum. Brüssel, den 3.3.2010, KOM(2010) 2020 endg http://www.esf.de/portal/generator/15418/property= data /2011__01__04__europa__2020-stra tegie.pdf (Abruf: 20.05.2013).

Europäische Kommission (2011): Vorschlag für eine Verordnung des Europäischen Parlaments und des Rates über das Programm «Gesundheit für Wachstum», das dritte mehrjährige EU-Aktionsprogramm im Bereich der Gesundheit, für den Zeitraum 2014–2020 [KOM(2011) 709 endg.

Europäischer Gerichtshof (EuGH) (2001): Urteil des Gerichtshofes vom 12. Juli 2001 Dienstleistungsfreiheit – Artikel 59 EG-Vertrag (nach Änderung jetzt Artikel 49 EG) und 60 EG-Vertrag (jetzt Artikel 50 EG) – Krankenversicherung – Sachleistungssystem – Vertragliche Vereinbarung zwischen Krankenkasse und Leistungserbringer – In einem anderen Mitgliedstaat entstandene Kosten für Krankenhauspflege – Vorherige Genehmigung – Kriterien – Rechtfertigungsgründe in der Rechtssache C-157/99, Brüssel. http://curia.eu.int (Abruf: 10.06.2004).

Europäischer Gerichtshof (EuGH) (2004): Urteil des Gerichtshofes vom 16. März 2004 «Wettbewerb – Unternehmen – Krankenkassen – Kartelle – Auslegung der Artikel 81 EG, 82 EG und 86 EG – Entscheidungen von Zusammenschlüssen von Krankenkassen, mit denen Höchstbeträge für die Kostenübernahme für Arzneimittel festgesetzt werden» in den verbundenen Rechtssachen C-264/01, C-306/01, C-354/01 und C-355/01, Brüssel. http://curia.eu.int (Abruf: 10.06.2004).

Europäischer Rat (1971): Verordnung (EWG) Nr. 1408/71 des Rates vom 14. Juni 1971 zur Anwendung der Systeme der sozialen Sicherheit auf Arbeitnehmer und deren Familien, die innerhalb der Gemeinschaft zu- und abwandern. ABl.EG Nr. L 149/2 vom 05.07.1971.

Europäischer Rat (1992): Empfehlung (EG) 92/442/EWG des Rates vom 27.Juli 1992 über die Annäherung der Ziele und der Politik im Bereich des sozialen Schutzes. ABl.EG Nr. L 245/49 vom 26.08.1992.

Europäischer Rat (2000): Schlussfolgerungen des Vorsitzes. Europäischer Rat vom 23. und 24. März 2000. Lissabon. http://ue.eu.int/ueDocs/cms_Data/docs/pressData/de/ec/00100-r1.d0.htm (Abruf: 03.04.2004).

Europäischer Rat (2002): Schlussfolgerungen des Vorsitzes. Europäischer Rat vom 15. und 16. März, Barcelona. http://ue.eu.int/ueDocs/cms_Data/docs/pressData/de/ec/71067.pdf (Abruf: 03.04.2004). Europäischer Rat (2005): Schlussfolgerungen des Vorsitzes. Europäischer Rat vom 22. und 23. März. Brüssel. http://ue.eu.int/ueDocs/cms_Data/docs/pressData/de/ec/.pdf (Abruf: 12.02.2006).

Europäischer Rat (2010): Tagung am 25./26. März 2010, Schlussfolgerungen. Brüssel, den 26. März 2010. http://www.consilium.europa.eu/uedocs/cms_data/docs/pressdata/de/ec/113618.pdf (Abruf: 20.05.2013).

Europäisches Parlament/Europäischer Rat (2004a): Verordnung (EG) Nr. 726/2004 des europäischen Parlaments und des Rates vom 31. März 2004 zur Festlegung von Gemeinschaftsverfahren für die Genehmigung und Überwachung von Human- und Tierarzneimitteln und zur Errichtung einer Europäischen Arzneimittel-Agentur. ABl.EG Nr. L 136/1 vom 30.04.2004.

Europäisches Parlament/Europäischer Rat (2004b): Verordnung (EG) Nr. 883/2004 des Europäischen Parlaments und des Rates vom 29. April 2004 zur Koordinierung der Systeme der sozialen Sicherheit. ABl.EU Nr. L 166/1 vom 30.04.2004.

Europäisches Parlament/Europäischer Rat (2006): Richtlinie 2006/123/EG des Europäischen Parlaments und des Rates vom 12.12.2006 über Dienstleistungen im Binnenmarkt. ABl. EU L 376/36 vom 27.12.2006.

Europäisches Parlament/Europäischer Rat (2007): Beschluss Nr. 1350/2007/EG des Europäischen Parlaments und des Rates vom 23. Oktober (2007) über ein zweites Aktionsprogramm der Gemeinschaft im Bereich der Gesundheit (2008–2013). ABl.EG, L 301/3 vom 20.11.2007.

Europäisches Parlament/Europäischer Rat (2011): Richtlinie 2011/24/EU des Europäischen Parlaments und des Rates vom 9.3.2011 über die Ausübung der Patientenrechte in der grenzüberschreitenden Gesundheitsversorgung. ABl.EU L 88/45 vom 04.04.2011.

European Commission (2007): Joint Report on Social Protection and Social Inclusion. Social Inclusion, Pensions, Healthcare and Long Term care, Luxemburg.

European Commission (2010): Joint Report on Social Protection and Social Inclusion, Luxemburg: European Commission.

European Foundation (2010): European Working Conditions Survey – Mapping the Results. http://www.eurofound.europa.eu/surveys/smt/ewcs/results.htm (Abruf 28.03.2011).

Evans, Richard J. (1990): Tod in Hamburg. Stadt, Gesellschaft und Politik in den Cholera-Jahren 1830–1910, Reinbek: Rowohlt.

Evans, Robert G.; Barer, Morris L.; Marmor, Theodore R. (Eds.) (1994): Why are Some People Healthy and Others Not? Berlin, New York: de Gruyter.

Evers, Adalbert (1997): Geld oder Dienste? Zur Wahl und Verwendung von Geldleistungen im Rahmen der Pflegeversicherung. WSI-Mitteilungen 50 (7): 510–518.

Evers, Michael; Schaeffer, Doris (2003): Die Rolle der Pflege in der integrierten Versorgung, in: Tophoven/Lieschke (Hrsg.): Integrierte Versorgung, S. 193–213.

Ewert, Benjamin (2013): Vom Patienten zum Konsumenten? Nutzerbeteiligung und Nutzeridentitäten im Gesundheitswesen, Wiesbaden: Springer VS.

Faber, Ulrike; Glaeske, Gerd; Puteanus, Udo; Schubert, Ingrid (Hrsg.) (1999): Wechselwirkungen. Beiträge zu Pharmazie und Politik, Frankfurt a. M.: Mabuse.

Fachverband Sucht e.V. (2012): Fachverband Sucht e.V. fordert bedarfsgerechte Finanzierung der medizinischen Rehabilitationsleistungen. http://www.sucht.de/tl_files/pdf/stellungnahmen/Stellungnahme_FVS_Reha-Budget_Stand-Maerz%2012.pdf (Abruf: 30.12.2012).

Falk, Katrin; Heusinger, Josefine; Khan-Zvorničanin, Meggi; Kammerer, Kerstin; Kümpers, Susanne; Zander, Michael (2011): Alt, arm, pflegebedürftig. Selbstbestimmungs- und Teilhabechancen im benachteiligten Quartier, Berlin: edition sigma.

Falkner, Gerda (2003): Wohlfahrtsstaat und europäische Integration: Theorie und Praxis, in: Jachtenfuchs/Kohler-Koch (Hrsg.): Europäische Integration, S. 479–511.

Faller, Gudrun (Hrsg.) (2012): Lehrbuch Betriebliche Gesundheitsförderung, 2., vollst. überarb. und erw. Aufl., Bern u. a.: Verlag Hans Huber.

Farin, Erik; Jäckel, Wilfried H. (2011): Qualitätssicherung und Qualitätsmanagement in der medizinischen Rehabilitation. Bundesgesundheitsblatt – Gesundheitsforschung – Gesundheitsschutz 54 (2): 176–184.

FDP (2004): Privater Krankenversicherungsschutz mit sozialer Absicherung für alle – die auf Wettbewerb begründete liberale Alternative. Beschluss des 55. Ord. Bundesparteitages der FDP, Dresden, 5.–6.06.2004. http://55.parteitag.fdp.de/webcom/show_article.php?wc_c=405&wc_id=7&wc_p=1 (Abruf: 19.09.2010).

FDP (2009): Die Mitte stärken. Deutschlandprogramm (2009). Programm der Freien Demokratischen Partei zur Bundestagswahl (2009), beschlossen auf dem Bundesparteitag vom 15.-17. Mai (2009) in Hannover. http://www.deutschlandprogramm.de/webcom/show_article.php/_c-1213/_nr-4/i.html (Abruf: 11.09.2010).

Fehr, Rainer; Hornberg, Claudia; Wichmann, Heinz-Erich (2012): Umwelt und Gesundheit, in: Hurrelmann/Razum (Hrsg.): Handbuch Gesundheitswissenschaften, S. 573–608.

Feick, Jürgen (2000a): Marktzugangsregulierung: Nationale Regulierung, europäische Integration und internationale Harmonisierung in der Arzneimittelzulassung, in: Czada/Lütz (Hrsg.): Die politische Konstitution von Märkten, S. 228–249.

Feick, Jürgen (2000b): Wissen, Expertise und regulative Politik: Das Beispiel der Arzneimittelkontrolle, in: Werle/Schimank (Hrsg): Gesellschaftliche Komplexität und kollektive Handlungsfähigkeit, S. 208–239.

Felder, Stefan; Mennicken, Roman; Meyer, Stefan (2013): Die Mengenentwicklung in der stationären Versorgung und Erklärungsansätze, in: Klauber et al. (Hrsg.): Krankenhaus-Report 2013, S. 95–109.

Ferber, Christian von; Uwe E. Reinhardt; Hans Schaefer; Theo Thiemeyer (Hrsg.) (1985): Kosten und Effizienz im Gesundheitswesen. Gedenkschrift für Ulrich Geißler, München: R. Oldenbourg Verlag.

Ferber, Liselotte von; Schubert, Ingrid; Köster, Ingrid; Ihle, Peter (2002): Pharmakotherapie für Hausärzte – ja, aber wie? Die Ersatzkasse 82 (7): 267–271.

Flügel, Axel (2012): Public Health und Geschichte. Historischer Kontext, politische und soziale Implikationen der öffentlichen Gesundheitspflege im 19. Jahrhundert, Weinheim und Basel: Beltz Juventa.

Frankenberg, Günter (1994): Deutschland: Der verlegene Triumph des Pragmatismus, in: Kirp/Bayer (Hrsg.): Strategien gegen Aids, S. 134–172.

Frankfurter Allgemeine Zeitung vom 22.05.2002 und 30.03.2010.

Freeman, Richard (2000): The Politics of Health in Europe, Manchester: Manchester University Press.

Freeman, Richard; Moran, Michael (2000): Reforming Health Care in Europe. West European Politics 23 (2): 35–58.

Frerich, Johannes; Frey, Martin (1993): Handbuch der Geschichte der Sozialpolitik in Deutschland, Bd. 1:

Von der vorindustriellen Zeit bis zum Ende des Dritten Reiches, München, Wien: R. Oldenbourg Verlag.

Freudenberg, Ulrich (1995): Beitragssatzstabilität in der gesetzlichen Krankenversicherung. Zur rechtlichen Relevanz einer politischen Zielvorgabe, Baden-Baden: Nomos.

Frevert, Ute (1984): Krankheit als politisches Problem 1770–1880. Soziale Unterschichten in Preußen zwischen medizinischer Polizei und staatlicher Sozialversicherung, Göttingen: Vandenhoeck & Ruprecht.

Freytag, Antje (2001): DRGs, die Qualität von Krankenhausleistungen und Vertragsfreiheiten für Krankenkassen: Ein vernachlässigter Zusammenhang. Arbeit und Sozialpolitik 55 (5–6): 14–21.

Fricke, Uwe; Schwabe, Ulrich (2012): Neue Arzneimittel 2011, in: Schwabe/Paffrath (Hrsg.): Arzneiverordnungs-Report 2012, S. 43–126.

Friczewski, Franz (1996): Gesundheit und Motivation der Mitarbeiter als Produkt betrieblicher Organisation. Ein systemischer Ansatz (Wissenschaftszentrum Berlin für Sozialforschung, Arbeitsgruppe Public Health, Discussion Paper P96–211), Berlin: WZB.

Friedrich, Volker; Hehn, Adam; Rosenbrock, Rolf (1977): Neunmal teurer als Gold. Die Arzneimittelversorgung in der Bundesrepublik, Reinbek: Rowohlt Taschenbuch Verlag.

Friedrich-Ebert-Stiftung (Hrsg.) (2001): Neue Antworten sind gefragt: Versorgt uns die Medizin noch bedarfsgerecht?, Bonn: Friedrich-Ebert-Stiftung.

Fries, James F. (1987): An Introduction to the Compression of Morbidity. Gerontologica perspecta 1 (1): 5–8.

Fries, James F. (1989): The Compression of Morbidity: Near or Far? The Milbank Quarterly 67 (2): 208–232.

Fries, James F. (2003): Measuring and Monitoring Success in Compressing Morbidity. Annals of Internal Medicine 139 (5): 455–459.

Fries, James F.; Green, Lawrence W.; Levine, Sol (1989): Health Promotion and the Compression of Morbidity. The Lancet 333 (8636): 481–483.

Fritzsche, Jörg (2012): Folgen einer umfassenden «entsprechenden» Anwendung des Kartellverbots auf die Tätigkeit gesetzlicher Krankenkassen. Rechtsgutachten, erstattet im Auftrag des AOK-Bundesverbands. Download unter: http://www.aok-bv.de/imperia/md/aokbv/politik/wettbewerb/gwb_novelle_gutachten_fritzsche_langfassung_250612.pdf (Abruf: 16.01.2013).

Frölich, J.C. (2001): Lipobay – ein neuer Arzneimittelskandal? (Interview). http://yavivo.lifeline.de/cgi-bin/printVersion.cgi (Abruf: 11.06.2002).

Frumkin, Howard; Hess, Jeremy; Luber, George; Malilay, Josephine; McGeehin, Michael (2008): Climate Change. The Public Health Response. American Journal of Public Health 98 (3): 435–445.

Fuchs, Harry (2009): Vernetzung und Integration im Gesundheitswesen am Beispiel der medizinischen Rehabilitation, St. Augustin: Asgard-Verlag.

Fülgraff, Georges (1994): Das Dilemma der Umweltpolitik – eine Bilanz, in: Schmidt/Spelthahn (Hrsg.): Umweltpolitik in der Defensive, S. 13–24.

Fürstenberg, Torsten; Schiffhorst, Guido (2013): Mengenentwicklung und deren Determinanten in ausgewählten Bereichen der Kardiologie, in: Klauber et al. (Hrsg.): Krankenhaus-Report 2013, S. 135–156.

Fussek, Claus; Loerzer, Sven (2005): Alt und abgeschoben. Der Pflegenotstand und die Würde des Menschen, Freiburg u. a.: Herder.

Gäfgen, Gérard (Hrsg.) (1986): Ökonomie des Gesundheitswesens, Berlin: Duncker & Humblot.

Gäfgen, Gérard (Hrsg.) (1988): Neokorporatismus und Gesundheitswesen, Baden-Baden: Nomos.

Garattini, Livio; Cornago, Dante; Compadri, Paola de (2007): Pricing and reimbursement of in-patent drugs in seven European countries: A comparative analysis. Health Policy 82 (2): 330–339.

Garms-Hormolova, Vjenka; Roth, Günter (2004): Vorkommen, Ursachen und Vermeidung von Pflegemängeln. Forschungsbericht im Auftrag der Enquetekommission «Situation und Zukunft der Pflege in Nordrhein-Westfalen» des Landtags von Nordrhein-Westfalen. http://www.landtag.nrw.de/portal/WWW/GB_I/I.1/EK/EKALT/13_EK3/Gutachten/Pflegemaengel_NRW.pdf (Abruf: 14.06.2009).

Gawatz, Reinhard (1993): Gesundheitskonzepte: Ihre Bedeutung im Zusammenhang von sozialer Lage und Gesundheit, in: Gawatz/Novak (Hrsg.): Soziale Konstruktionen von Gesundheit, S. 155–168.

Gawatz, Reinhard; Novak, Peter (Hrsg.) (1993): Soziale Konstruktionen von Gesundheit. Wissenschaftliche und alltagspraktische Gesundheitskonzepte, Ulm: Universitätsverlag Ulm.

Geene, Raimund; Rosenbrock, Rolf (2011): Der Setting-Ansatz in der Gesundheitsförderung mit Kindern und Jugendlichen, in: BZgA (Hrsg.): Gesundes Aufwachsen für alle, S. 46–75.

Geißler, Heinrich; Bökenheide, Torsten; Geißler-Gruber, Brigitta; Rinninsland, Gudrun; Schlünkes, Holger (2003): Der Anerkennende Erfahrungsaustausch. Das neue Instrument für die Führung. Von der Fehlzeitenverwaltung zum Produktivitätsmanagement. Frankfurt: Campus.

Gellner, Winand; Schön, Markus (Hrsg.) (2002): Paradigmenwechsel in der Gesundheitspolitik? Baden-Baden: Nomos.

Gemeinsamer Bundesausschuss (G-BA) (2011a): Wer gilt als schwerwiegend chronisch krank und kann seine Zuzahlungen auf ein Prozent des Bruttoeinkommens reduzieren? http://www.g-ba.de/institution/sys/faq/12/ (Abruf: 31.10.2011).

Gemeinsamer Bundesausschuss (G-BA) (2011b): Richtlinie des Gemeinsamen Bundesausschusses über die

Bedarfsplanung sowie die Maßstäbe zur Feststellung von Überversorgung und Unterversorgung in der vertragsärztlichen Versorgung (Bedarfsplanungs-Richtlinie). http://www.g-ba.de/institution/themenschwerpunkte/bedarfsplanung/richtlinien (Abruf: 23.12.2011).

Gemeinsamer Bundesausschuss (G-BA) (2011c): Strukturierte Behandlungsprogramme für chronisch kranke Menschen. http://www.g-ba.de/informationen/richtlinien/dmp/#50/ (Abruf: 16.12.2011).

Gemeinsamer Bundesausschuss (G-BA) (2012a): Richtlinie des Gemeinsamen Bundesausschusses über die Bedarfsplanung sowie die Maßstäbe zur Feststellung von Überversorgung und Unterversorgung in der vertragsärztlichen Versorgung. http://www.g-ba.de/downloads/62-492-728/BPL-RL_2013-05-16.pdf (Abruf: 12.02.2013).

Gemeinsamer Bundesausschuss (G-BA) (2012b): Zielgenau, flexibel, fristgerecht: G-BA reformiert ambulante ärztliche Bedarfsplanung. Pressemitteilung Nr. 35/2012 vom 20. Dezember 2012. http://www.g-ba.de/downloads/34-215-466/35-2012-12-20-Neufassung-BDPL.pdf (Abruf: 12.02.2013).

Georg, Arno (1991): Nutzung von Daten der Sozialversicherungsträger zur epidemiologischen Erforschung arbeitsbedingter Erkrankungen, in: Bundesanstalt für Arbeitsschutz (Hrsg.): Epidemiologie in der Arbeitsmedizin, S. 45–52.

Gerhardus. Ansgar; Breckenkamp, Jürgen; Razum, Oliver; Schmacke, Norbert; Wenzel, Helmut (Hrsg.) (2010): Evidence-based Public Health. Bessere Gesundheitsversorgung durch geprüfte Informationen, Bern u. a.: Verlag Hans Huber.

Gerlinger, Thomas (1997a): Wettbewerbsordnung und Honorarpolitik. Die Neugestaltung der kassenärztlichen Vergütung zwischen Gesundheitsstrukturgesetz und «dritter Stufe» der Gesundheitsreform, Frankfurt: Mabuse-Verlag.

Gerlinger, Thomas (1997b): Punktlandungsübungen im Hamsterrad. Über Handlungsanreize und Steuerungswirkungen der kassenärztlichen Vergütungsreform. Jahrbuch für Kritische Medizin 28: 99–124.

Gerlinger, Thomas (2000): Arbeitsschutz und europäische Integration. Europäische Arbeitsschutzrichtlinien und nationalstaatliche Arbeitsschutzpolitik in Großbritannien und Deutschland, Opladen: Leske + Budrich.

Gerlinger, Thomas (2001): Die Gesetzliche Krankenversicherung vor dem Systemwechsel? Gesundheitspolitik am Scheideweg. Blätter für deutsche und internationale Politik 46 (3): 345–354.

Gerlinger, Thomas (2002): Zwischen Korporatismus und Wettbewerb: Gesundheitspolitische Steuerung im Wandel (Wissenschaftszentrum Berlin für Sozialforschung, Arbeitsgruppe Public Health, Discussion Paper P02- 204), Berlin: WZB.

Gerlinger, Thomas (2003): Gesundheitspolitik unter SPD und BÜNDNIS 90/DIE GRÜNEN – eine Zwischenbilanz zu Beginn der 2. Legislaturperiode, in: Jahrbuch für Kritische Medizin 37: 119–145.

Gerlinger, Thomas (2004): Privatisierung – Liberalisierung – Re-Regulierung. Konturen des Umbaus des Gesundheitssystems. WSI-Mitteilungen 57 (9): 501–506.

Gerlinger, Thomas (2008): Wettbewerbsinduzierte Unitarisierung – Der Wandel der Bund-Länder-Beziehungen in der Gesundheitspolitik, in: Scheller/Schmid (Hrsg.): Föderale Politikgestaltung im deutschen Bundesstaat, S. 242–263.

Gerlinger, Thomas (2009a): Der Wandel der Interessenvermittlung in der Gesundheitspolitik, in: Willems et al. (Hrsg.): Interessenvermittlung in Politikfeldern, S. 33–51.

Gerlinger, Thomas (2009b): Competitive transformation and the state regulation of health insurance systems. Germany, Switzerland and the Netherlands compared, in: Dingeldey/Rothgang (Eds.): Governance of Welfare State Reform, S. 145–175.

Gerlinger, Thomas (2010a): Health Care Reform in Germany. German Policy Studies 6 (1): 107–142.

Gerlinger, Thomas (2010b): Die Offene Methode der Koordinierung in der Gesundheitspolitik. Implementationsprobleme und Entwicklungsperspektiven eines neuen Regulationsmodus, in: Gerlinger et al. (Hrsg.): Gesundheitsdienstleistungen im europäischen Binnenmarkt, S. 143–173.

Gerlinger, Thomas (2012): Strukturentscheidungen zwischen politischer und finanzieller Verantwortung. Die Aufwertung der Länder bei der Steuerung ambulanter Versorgungskapazitäten durch das GKV-Versorgungsstrukturgesetz. Vierteljahresschrift für Sozialrecht 30 (5): 341–352.

Gerlinger, Thomas (2013): Disease-Management-Programme für Brustkrebs und koronare Herzkrankheit, in: Nittel/Seltrecht (Hrsg.): Krankheit: Lernen im Ausnahmezustand?, S. 35–43.

Gerlinger, Thomas; Deppe, Hans-Ulrich (1994): Zur Einkommensentwicklung bei niedergelassenen Ärzten, Frankfurt a. M.: VAS.

Gerlinger, Thomas; Kümpers, Susanne; Lenhardt, Uwe; Wright, Michael T. (Hrsg.) (2010): Politik für Gesundheit. Fest- und Streitschriften zum 65. Geburtstag von Rolf Rosenbrock, Bern u. a.: Verlag Hans Huber.

Gerlinger, Thomas; Lenhardt, Uwe; Stegmüller, Klaus (2002): Kontroversen über den Leistungskatalog der Gesetzlichen Krankenversicherung, in: Deppe/Burkhardt (Hrsg.): Solidarische Gesundheitspolitik, S. 87–103.

Gerlinger, Thomas; Mosebach, Kai; Schmucker, Rolf (2008): Mehr Staat, mehr Wettbewerb: Gesundheitsfonds ante portas. Blätter für deutsche und internationale Politik 53 (10): 107–116.

Gerlinger, Thomas; Mosebach, Kai; Schmucker, Rolf (Hrsg.) (2010): Gesundheitsdienstleistungen im europäischen Binnenmarkt, Frankfurt a. M.: Peter Lang.

Gerlinger, Thomas; Röber, Michaela (2009): Die Pflegeversicherung, Bern u. a.: Verlag Hans Huber.

Gerlinger, Thomas; Simon, Michael (2011): Zur Kritik der Kopfpauschale (Gesundheitsprämie). Jahrbuch für Kritische Medizin und Gesundheitswissenschaften 47: 29–48.

Gerlinger, Thomas; Stegmüller, Klaus (1999): Binnendifferenzierung ärztlicher Interessen und kassenärztliche Standespolitik, in: Schmacke (Hrsg.): Gesundheit und Demokratie, S. 285–298.

Gerlinger, Thomas; Urban, Hans-Jürgen (2004): Auf neuen Wegen zu neuen Zielen? Die Offene Methode der Koordinierung und die Zukunft der Gesundheitspolitik in Europa, in: Kaelble/Schmid (Hrsg.): Das europäische Sozialmodell, S. 263–288.

Gerlinger, Thomas; Urban, Hans-Jürgen (2006): Gesundheitspolitik in Europa. Über die Europäisierung und Ökonomisierung eines wohlfahrtsstaatlichen Politikfeldes, in: Wendt/Wolf (Hrsg.): Soziologie der Gesundheit, S. 342–363.

Gerlinger, Thomas; Urban, Hans-Jürgen (2010): Auf dem Weg zum Systemwechsel: Gesundheitspolitik schwarz-gelb, in: Blätter für deutsche und internationale Politik 55 (1): 55–63.

Gerste, Bettina (2003): Veränderungen der Trägerschaft von Krankenhäusern seit 1992, in: Arnold et al. (Hrsg.): Krankenhaus-Report 2002, S. 295–312.

Gesellschaft für Versicherungswissenschaft und -gestaltung e.V. (GVG) (2002): gesundheitsziele.de. Gesundheitsziele für Deutschland: Entwicklung, Ausrichtung, Konzepte, Berlin: Akademische Verlagsgesellschaft.

Gesellschaft für Versicherungswissenschaft und -gestaltung e.V. (GVG) (Hrsg.) (2005): gesundheitsziele.de - Impulse, Wirkungen und Erfahrungen, Berlin: AKA.

Gesellschaft für Versicherungswissenschaft und -gestaltung e.V. (GVG) (Hrsg.) (2007): Gesundheitsziele im Föderalismus: Programme der Länder und des Bundes, Bonn: Nanos-Verlag.

Gesellschaft für Versicherungswissenschaft und -gestaltung e.V. (GVG) (Hrsg.) (2010): EU-Gesundheitspolitik im nicht harmonisierten Bereich. Aktuelle Entwicklungen der Offenen Methode der Koordinierung, Bonn: Nanos-Verlag.

Gesellschaft für Versicherungswissenschaft und -gestaltung e.V. (GVG) (Hrsg.) (2011): Gesundheitsinformationen in Deutschland. Eine Übersicht zu Anforderungen, Angeboten und Herausforderungen, Köln: GVG.

Gesellschaft für Versicherungswissenschaft und -gestaltung e.V. (GVG) (Hrsg.) (2013): 14. Euroforum: Auswirkungen der Euro-Krise auf die nationale Gesundheitspolitik, Köln: GVG.

Giddens, Anthony (1995): Die Konstitution der Gesellschaft. Grundzüge einer Theorie der Strukturierung, 2., durchges. Aufl., Frankfurt a. M./New York: Campus.

Gitter, Wolfgang; Oberender, Peter (1987): Möglichkeiten und Grenzen des Wettbewerbs in der gesetzlichen Krankenversicherung. Eine ökonomische und juristische Untersuchung zur Strukturreform der GKV, Baden-Baden: Nomos.

GKV-Spitzenverband (2008): Gesetz zur sozialen Absicherung des Risikos der Pflegebedürftigkeit (Pflegeversicherungsgesetz – Pflege VG): Gemeinsames Rundschreiben zu den leistungsrechtlichen Voraussetzungen vom 01.07.2008. https://gkvspitzenverband/de/upload/GR_mit_Stand_vom_15_07_2008_Korr_28082008_2383.pdf.

GKV-Spitzenverband (2011): Geschäftsbericht 2010: Patientenversorgung im Fokus, Berlin: GKV-Spitzenverband.

GKV-Spitzenverband (2013): Geschäftsbericht 2012: Gesundheitsversorgung optimieren und solide finanzieren, Berlin: GKV-Spitzenverband.

Glaeske, Gerd (1999): Reflexionen über die Qualität der Arzneimittelversorgung in der gesetzlichen Krankenversicherung, in: Faber et al. (Hrsg.): Wechselwirkungen, S. 133–155.

Glaeske, Gerd (2000): Das Arzneimittel-Informations-Netzwerk – Interaktive «Gegenöffentlichkeit» als Verbraucher- und Patientenschutz. Arbeit und Sozialpolitik 54 (7–8): 10–17.

Glaeske, Gerd (2003): Produktzulassung: Sicherung eines hoch stehenden Arzneimittelangebotes. Die BKK 91 (1): 20–25.

Glaeske, Gerd; Greiser, Eberhard; Hart, Dieter (1993): Arzneimittelsicherheit und Länderüberwachung. Konzeption zur strukturellen Optimierung der Länderüberwachung aus rechtlicher, pharmakologischer und gesundheitspolitischer Sicht, Baden-Baden: Nomos.

Glaeske, Gerd; Schicktanz, Christel (2012): BARMER GEK Arzneimittel-Report 2012, Siegburg: Asgard.

Göckenjan, Gerd (1985): Kurieren und Staat machen. Gesundheit und Medizin in der bürgerlichen Welt, Frankfurt a. M.: Suhrkamp.

Godman, Brian; Shrank, William; Wettermark, Bjorn; Andersen, Morten; Bishop, Iain; Burkhardt, Thomas; Garuolienè et al. (2010): Use of Generics – A Critical Cost Containment Measure for All Healthcare Professionals in Europe? Pharmaceuticals 3 (8): 2470–2494.

Goldammer, Hans-Dietmar (1964): Die Beziehungen zwischen Kassenärztlichen Vereinigungen und Krankenkassen, Diss., Köln: Eigendruck.

Goldstein, Michael S. (1992): The Health Movement. Promoting Fitness in America, New York: Twayne Publishers.

Göttler, Martin; Munter, Karl-Heinz; Hasford, Joerg; Mueller-Oerlinghausen, Bruno (1999): Zu viele Ärzte sind «meldemüde». Deutsches Ärzteblatt (Ausgabe A) 96 (25): 1704–1706.

Gottschalk, Bernhard (1992): Kosten-Nutzen-Betrachtung betrieblicher Gesundheitspolitik noch vor der Investition, in: BMA (Hrsg.): Prävention im Betrieb, S. 228–240.

Graf, Christian; Ullrich, Walter; Marschall, Ursula (2008): Nutzenbewertung der DMP Diabetes mellitus. Neue Erkenntnisse aus dem Vergleich von DMP-Teilnehmern und Nicht-Teilnehmern anhand von GKV-Routinedaten und einer Patientenbefragung. Gesundheits- und Sozialpolitik 62 (1): 19–30.

Graham, Hilary; Kelly, Michael (2004): Health Inequalities: concepts, frameworks and policy, Briefing Paper, London: NHS Health Development Agency.

Gray, J.A. Muir (1997): Evidence-based Health Care, New York: Churchill Livingstone.

Greer, Scott L. (2006): Uninvited Europeanization: neofunctionalism and the EU in health policy, in: Journal of European Public Policy 13 (1), 134–152.

Greiner, Wolfgang (2005): Ökonomische Aspekte des Disease Managements, Baden-Baden: Nomos.

Greß, Stefan (2002): Krankenversicherung und Wettbewerb. Das Beispiel Niederlande, Frankfurt a. M./New York: Campus.

Greß, Stefan; Niebuhr, Dea; Wasem, Jürgen (2005): Regulierung des Marktes für verschreibungspflichtige Arzneimittel im internationalen Vergleich. Baden-Baden.

Greß, Stefan; Stegmüller, Klaus (2011): Gesundheitliche Versorgung in Stadt und Land – Ein Zukunftskonzept, Wiesbaden: Friedrich-Ebert-Stiftung.

Grewe, Henny A.; Heckenhahn, Markus; Blättner, Beate; Müller, Karin (2010): Prävention klimabedingter Gesundheitsrisiken in der Kommune. Gesundheitswesen 72 (8/9): 466–471.

Grobe, Thomas G.; Schwartz, Friedrich W. (2003): Arbeitslosigkeit und Gesundheit, Berlin: RKI.

Groser, Manfred (1992): Gemeinwohl und Ärzteinteressen – die Politik des Hartmannbundes, Gütersloh: Verlag Bertelsmann Stiftung.

Grossmann, Ralph/Scala, Klaus (1994): Gesundheit durch Projekte fördern. Ein Konzept zur Gesundheitsförderung durch Organisationsentwicklung und Projektmanagement, Weinheim, München: Juventa.

Grotjahn, Alfred (1923/1977): Soziale Pathologie, 3. Aufl., Reprint der Erstausgabe Berlin 1923, Berlin u. a.: Springer.

Günster, Christian; Klose, Joachim; Schmacke, Norbert (Hrsg.) (2011): Versorgungsreport 2011, Schwerpunkt: Chronische Erkrankungen, Stuttgart: Schattauer.

Gurgel, Detlef S.(2000): Die Entwicklung des vertragsärztlichen und vertragszahnärztlichen Vergütungssystems nach dem Zweiten Weltkrieg, Aachen: Shaker Verlag.

Hafen, Martin (2007): Grundlagen der systemischen Prävention, Heidelberg: Carl Auer Verlag.

Häfner, Heinz (Hrsg.) (1999): Gesundheit – unser höchstes Gut? Berlin: Springer.

Hajen, Leonhard; Paetow, Holger; Schumacher, Harald (2011): Gesundheitsökonomie. Strukturen – Methoden – Praxisbeispiele, 6., überarb. u. erw. Aufl., Stuttgart: Kohlhammer.

Hämel, Kerstin (2012): Öffnung und Engagement: Altenpflegeheime zwischen staatlicher Regulierung, Wettbewerb und zivilgesellschaftlicher Einbettung, Wiesbaden: Springer VS.

Hansen, Eckhard; Heisig, Michael; Leibfried, Stephan; Tennstedt, Florian (1981): Seit über einem Jahrhundert … Verschüttete Alternativen in der Sozialpolitik, Köln: Bund-Verlag.

Hansmeyer, Karl-Heinrich; Henke, Klaus-Dirk (1997). Zur zukünftigen Finanzierung der Krankenhausinvestitionen. Staatswissenschaften und Staatspraxis 8 (3): 345–354.

Hart, Dieter (1998): Ärztliche Leitlinien – Definitionen, Funktionen, rechtliche Bewertungen. Gleichzeitig ein Beitrag zum medizinischen und rechtlichen Standardbegriff. Medizinrecht 16 (1): 8–16.

Hasselhorn, Hans-Martin; Müller, Bernd Hans; Tackenberg, Peter; Kümmerling, Angelika; Simon, Michael (2005): Berufsausstieg bei Pflegepersonal. Arbeitsbedingungen und beabsichtigter Berufsausstieg bei Pflegepersonal in Deutschland und Europa, Bremerhaven: Wirtschaftsverlag NW.

Häussler, Bertram; Bohm, Steffen (2000): Praxisnetze auf dem Weg zur integrierten Versorgung. Sozialer Fortschritt 49 (6): 127–130.

Häussler, Bertram; Berger, Ursula (2004): Bedingungen für effektive Disease-Management-Programme. Analyse, Bewertung und Lösungsansätze für Qualität und Finanzierung, Baden-Baden: Nomos.

Häussler, Bertram; Storz, Philipp (2005): Disease-Management-Programme in der gesetzlichen Krankenversicherung: Unterschiede zwischen teilnehmenden und nicht teilnehmenden Diabetikern. in: Böcken et al. (Hrsg.): Gesundheitsmonitor 2005, S. 32–40.

Häussler, Bertram; Höer, Ariane; Hempel, Elke (Hrsg.) (2013): Arzneimittel-Atlas 2012. Der Arzneimittelverbrauch in der GKV, Berlin/Heidelberg: Springer.

Heberlein, Ingo (1999): Paradigmenwechsel in der Krankenversicherung. Die neue Rolle des Bundesausschusses der Ärzte und Krankenkassen am Beispiel der NUB. Vierteljahresschrift für Sozialrecht 17 (2): 123–155.

Heiskel, Harald (2001): Das peptische Ulkus unter dem Primat der Praxis. Die Wirkung des Helicobacter im medizinischen Diskurs. Jahrbuch für Kritische Medizin 34: 40–60.

Hellmann, Wolfgang (Hrsg.) (2001): Management von Gesundheitsnetzen. Theoretische und praktische Grundlagen für ein neues Berufsfeld, Stuttgart: Kohlhammer.

Helmert, Uwe (1999): Analyse nationaler Trends kardiovaskulärer Risikofaktoren für die Bundesrepublik Deutschland von 1984 bis 1991. Zeitschrift für Gesundheitswissenschaften 7 (2): 149–178.

Henke, Klaus-Dirk (2003): Zukunftsbranche statt Kostenfaktor. Das Gesundheitswesen braucht Politikferne, weniger Macht der Verbände und mehr Vielfalt, in: Frankfurter Allgemeine Zeitung vom 3.5.2003.

Henke, Klaus-Dirk; Göpffarth, Dirk (1997): Das Krankenhaus im System der Gesundheitsversorgung (Veröffentlichungsreihe des Berliner Zentrum Public Health 97–4), Berlin: Berliner Zentrum Public Health.

Hensen, Gregor; Hensen, Peter (Hrsg.) (2008): Gesundheitswesen und Sozialstaat. Gesundheitsförderung zwischen Anspruch und Wirklichkeit, Wiesbaden: VS Verlag für Sozialwissenschaften.

Herdt, Jürgen; Rudolph, Britta; Stegmüller, Klaus; Gerlinger, Thomas (2000): Wissenschaftliche Untersuchung der unterschiedlichen Vergütungssystematiken in der ambulanten Pflege (Forschungs- und Entwicklungsgesellschaft mbH, FEH-Report Nr. 622), Wiesbaden: FEH.

Héritier, Adrienne (Hrsg.) (1993): Policy-Analyse. Kritik und Neuorientierung (Politische Vierteljahresschrift, Sonderheft 24/1993), Opladen: Westdeutscher Verlag.

Hermann, Christopher (2010): Ärzte mit Hausarztvertrag versorgen Patienten besser. Interview mit Christopher Hermann, stellvertretender Vorsitzender der AOK Baden-Württemberg, in: Frankfurter Allgemeine Zeitung vom 15.8.2010.

Hervey, Tamara K. (2002): The Legal Basis of European Community Public Health Policy, in: McKee et al. (Eds.): The Impact of EU Law on Health Care Systems, S. 23–55.

Herzog-Kommission (Kommission «Soziale Sicherheit») (2003): Bericht der Kommission «Soziale Sicherheit» zur Reform der sozialen Sicherungssysteme. http://www.cdu.de/tagesthema20_09_03_soziale_sicherheit.pdf (Abruf: 18.08.2008).

Heubel, Friedrich; Kettner, Matthias; Manzeschke, Arne (Hrsg.) (2010): Die Privatisierung von Krankenhäusern. Ethische Perspektiven, Wiesbaden: Verlag für Sozialwissenschaften.

Hibbeler, Birgit (2008): Medizinische Rehabilitation: Kosten steigen, Vergütung stagniert. Deutsches Ärzteblatt (Ausgabe A) 105 (43): 2255.

Hilbert, Josef (2000): Vom Kostenfaktor zur Beschäftigungslokomotive – Zur Zukunft der Arbeit in der Gesundheits- und Sozialwirtschaft (Wissenschaftszentrum Berlin für Sozialforschung, Querschnittsgruppe Arbeit und Ökologie, Discussion Paper P01–509), Berlin: WZB.

Hildebrandt, Helmut; Hesselmann, Hildegard (2000): Patientenrechte und Partizipation: Wahl- und Abwahlmöglichkeiten der Patienten und Versicherten im Zusammenhang mit integrierten Versorgungsformen. Neue Optionen für Patienten, Krankenkassen und integrierte Anbietersysteme, in: Sozialer Fortschritt 49 (6): 130–137.

Hildebrandt, Helmut; Rippmann, Konrad; Seipel, Peter (2000): Revolutioniert die Integrierte Versorgung das Gesundheitssystem? führen & wirtschaften im Krankenhaus 17 (2): 150–154.

Hill, Hermann (2002): Zur «Methode der offenen Koordinierung» in der Europäischen Union, in: Sommermann, Karl-Peter/Ziekow, Jan (Hrsg.): Perspektiven der Verwaltungsforschung: Beiträge zur wissenschaftlichen Arbeitstagung aus Anlass des 25-jährigen Bestehens des Forschungsinstituts für öffentliche Verwaltung vom 8. bis 10. Oktober in Speyer, Berlin, 139–162.

Hirsch, Joachim (1990): Kapitalismus ohne Alternative? Materialistische Gesellschaftstheorie und Möglichkeiten einer sozialistischen Politik heute, Hamburg: VSA.

Hix, Simon; Høyland, Bjørn (2011): The Political System of the European Union, 3rd ed., Basingstoke/New York: Palgrave Macmillan.

Hockerts, Hans Günter (1980): Sozialpolitische Entscheidungen im Nachkriegsdeutschland, Stuttgart: Klett- Cotta.

Hockerts, Hans Günter (Hrsg.) (1998): Drei Wege deutscher Sozialstaatlichkeit. NS-Diktatur, Bundesrepublik und DDR im Vergleich, München: Oldenbourg.

Hodson, Dermot; Maher, Imelda (2001): The Open Method as a New Mode of Governance: The Case of Soft Economic Policy Co-ordination. Journal of Common Market Studies 39 (4): 719–746.

Hohorst, Gerd; Kocka, Jürgen; Ritter, Gerhard A. (1978): Sozialgeschichtliches Arbeitsbuch, Bd. II: Materialien zur Statistik des Kaiserreichs 1870–1914, 2., durchges. Aufl., München: C.H. Beck.

Holland, Walter W.; Stewart, Susie (1990): Screening in Health Care. Benefit or Blame? London: Nuffield Provincial Hospital Trust.

Hollederer, Alfons (Hrsg.) (2009): Gesundheit von Arbeitslosen fördern! Ein Handbuch für Wissenschaft und Praxis, Frankfurt a. M.: Fachhochschulverlag.

Hollederer, Alfons (2010): Erwerbslosigkeit, Gesundheit und Präventionspotenziale, Wiesbaden: VS Verlag für Sozialwissenschaften.

Hollederer, Alfons; Brand, Helmut (Hrsg.) (2006): Arbeitslosigkeit, Gesundheit und Krankheit, Bern u. a.: Verlag Hans Huber.

Holzkamp, Klaus (1995): Alltägliche Lebensführung als subjektwissenschaftliches Grundkonzept. Das Argument 37 (6) (Nr. 212): 817–846.

Höpner, Martin; Schäfer, Armin (2007): A New Phase of European Integration. Organized Capitalisms in Post-Ricardian Europe. Max-Planck-Institut für Gesellschaftsforschung, MPIfG Discussion Paper 07/04, Köln.

Höpner, Martin; Schäfer, Armin (Hrsg.) (2008): Die Politische Ökonomie der europäischen Integration, Frankfurt a. M./New York: Campus.

Horn, Gustav A. (2011): Des Reichtums fette Beute. Wie die Ungleichheit unser Land ruiniert, Frankfurt a. M./New York: Campus Verlag.

Hornberg, Claudia; Pauli, Andrea (2011): Stellenwert und Aufgabenfelder von «Umwelt und Gesudheit» in Public Health, in: Schott/Hornberg (Hrsg.): Die Gesellschaft und ihre Gesundheit, S. 191–217.

House, James S. (1981): Work Stress and Social Support, Reading (Mass.): Addison-Wesley.

House, James S.; Kessler, Ronald C.; Herzog, A. Regula; Mero, Richard P.; Kinney, Ann M.; Breslow, Martha J. (1990): Age, Socioeconomic Status, and Health. The Milbank Quarterly 68 (3): 383–411.

Howlett, Michael; Ramesh, M.; Perl, Anthony (2009): Studying public policy: policy cycles & policy subsystems, 3rd ed., Ontario, Don Mills: Oxford Press.

Huerkamp, Claudia (1985): Der Aufstieg der Ärzte im 19. Jahrhundert. Vom gelehrten Stand zum professionellen Experten: Das Beispiel Preußen, Göttingen: Vandenhoeck & Ruprecht.

Hurrelmann, Klaus (2010): Gesundheitssoziologie. Eine Einführung in sozialwissenschaftliche Theorien von Krankheitsprävention und Gesundheitsförderung, 7. Aufl., Weinheim, München: Juventa.

Hurrelmann, Klaus; Klotz, Theodor; Haisch, Jochen (Hrsg.) (2010): Lehrbuch Prävention und Gesundheitsförderung, 3., vollst. überarb. u. erw. Aufl., Bern u. a.: Verlag Hans Huber.

Hurrelmann, Klaus; Kolip, Petra (Hrsg.) (2002): Geschlecht und Gesundheit. Männergesundheit und Frauengesundheit im Vergleich. Bern u. a.: Verlag Hans Huber.

Hurrelmann, Klaus; Razum, Oliver (Hrsg.) (2012): Handbuch Gesundheitswissenschaften. 5., vollst. überarb. Aufl., Weinheim und Basel: Beltz Juventa.

Igl, Gerhard (Hrsg.) (2002): Recht und Realität der Qualitätssicherung im Gesundheitswesen, Wiesbaden: Verlag Chmielorz.

Igl, Gerhard; Welti, Felix (1995): Die Leistungsinhalte der häuslichen Krankenpflege und ihre Abgrenzung von den Leistungen bei Pflegebedürftigkeit. Vierteljahresschrift für Sozialrecht 50 (2): 117–148.

Illich, Ivan (1977): Die Nemesis der Medizin. Von den Grenzen des Gesundheitswesens, Reinbek: Rowohlt.

Inglehart, Ronald (1977): The Silent Revolution. Changing Values and Political Styles among Western Publics, Princeton: Princeton University Press.

Iseringhausen, Olaf (2007) Die Qualität der Qualität. Anspruch und Wirklichkeit des Qualitätsmanagements im Gesundheitswesen, Stuttgart: ibidem-Verlag.

Jachtenfuchs, Markus; Beate Kohler-Koch (Hrsg.) (2003). Europäische Integration, 2. Aufl., Opladen: Leske + Budrich/UTB.

Jacobs, Klaus; Reschke, Peter; Cassel, Dieter; Wasem, Jürgen (2001): Zur Wirkung des Risikostrukturausgleichs in der gesetzlichen Krankenversicherung. Eine Untersuchung im Auftrag des Bundesministeriums für Gesundheit. Endbericht, o.O.: Ts.

Jacobs, Klaus; Wasem, Jürgen (2003): Weiterentwicklung einer leistungsfähigen und solidarischen Krankenversicherung unter den Rahmenbedingungen der europäischen Integration, Düsseldorf: Hans-Böckler-Stiftung.

Jäger, Hans (Hrsg.) (2003): Aids und HIV-Infektionen. Handbuch und Atlas für Klinik und Praxis, 41. Erg.-Lfg. VII-8.3, Landsberg: ecomed.

Jann, Werner; Wegrich, Kai (2009): Phasenmodelle und Politikprozesse: Der Policy Cycle, in: Schubert/Bandelow (Hrsg.): Lehrbuch der Politikfeldanalyse 2.0, S. 75–113.

Jansen, Dorothea; Schubert, Klaus (Hrsg.) (1995): Netzwerke und Politikproduktion. Konzepte, Methoden, Perspektiven, Marburg: Schüren.

Jütte, Robert (Hrsg.) (1997): Geschichte der deutschen Ärzteschaft. Organisierte Berufs- und Gesundheitspolitik im 19. und 20. Jahrhundert, Köln: Deutscher Ärzte-Verlag.

Kaelble, Hartmut/Schmid, Günther (Hrsg.): Das europäische Sozialmodell. Auf dem Weg zum transnationalen Sozialstaat (WZB-Jahrbuch 2004), Berlin: edition sigma.

Kalmbach, Peter; Schumann, Michael (2008): Finanzkrise als Schocktherapie. WSI-Mitteilungen 61 (11–12): 636–637.

Kania, Helga; Blanke, Bernhard (2000): Von der «Korporatisierung» zum Wettbewerb. Gesundheitspolitische Kurswechsel in den Neunzigerjahren, in: Czada/Wollmann (Hrsg.): Von der Bonner zur Berliner Republik, S. 567–591.

Karanikolos, Marina; Mladovsky, Philipa; Cylus, Jonathan; Thomson, Sarah; Basu, Sanjay; Stuckler, David et al. (2013): Financial Crisis, Austerity, and Health in Europe. The Lancet 381 (9874): 1323–1331.

Karasek, Robert; Theorell, Thöres (1990): Healthy Work. Stress, Productivity, and the Reconstruction of Working Life, New York: Basic Books.

Kartte, Joachim; Neumann, Karsten (2007): Der zweite Gesundheitsmarkt. Die Kunden verstehen, Geschäftschancen nutzen, Amsterdam u. a.: Roland Berger Strategy Consultants.

Kassenärztliche Bundesvereinigung (KBV) (2008): Bericht an die Vertreterversammlung, Dr. med. Andreas Köhler, Vorsitzender des Vorstandes. Sitzung der Vertreterversammlung der KBV am 5. Dezember 2008 in Berlin. http://daris.kbv.de/daris/doccontent.dll?LibraryName=EXTDARIS^DMSSLAVE&SystemType=2&LogonId=9af8821b725e1c9e08dd44961b806908&DocId=003758040&Page=1 (Abruf: 18.11.2012)

Kassenärztliche Bundesvereinigung (KBV) (2010a): Versichertenbefragung der Kassenärztlichen Bundesvereinigung (2010), Mannheim: Forschungsgruppe Wahlen.

Kassenärztliche Bundesvereinigung (KBV) (2010b): Bericht an die Vertreterversammlung, Dr. med Andreas Köhler, Vorsitzender des Vorstandes. Sitzung der Vertreterversammlung der KBV am 10. Mai 2010 in Dresden. (Abruf: 18.11.2012)

Kassenärztliche Bundesvereinigung (KBV) (2010c): Bericht an die Vertreterversammlung, Dr. med. Andreas Köhler, Vorsitzender des Vorstands. Sitzung der Vertreterversammlung am 3. Dezember 2010 in Berlin. http://daris.kbv.de/daris/doccontent.dll?LibraryName=EXTDARIS^DMSSLAVE&SystemType=2&LogonId=39fdd83b27fc507f6ad795efa65b0858&DocId=003763052&Page=1 (Abruf: 18.11.2012)

Kassenärztliche Bundesvereinigung (KBV) (2012a): Geschäftsbericht 2011/12, Berlin: KBV.

Kassenärztliche Bundesvereinigung (KBV) (2012b): Statistische Informationen aus dem Bundesarztregister. Bundesgebiet insgesamt, Stand: 31.12.2011. http://daris.kbv.de/daris/doccontent.dll?LibraryName=EXTDARIS^DMSSLAVE&SystemType=2&LogonId=ebb840ce49fa1318c816783e3bc372a1&DocId=003765299&Page=1 (Abruf. 30.11.2012)

Kassenärztliche Bundesvereinigung (KBV) (2012c): Medizinische Versorgungszentren aktuell. 3. Quartal 2011. http://daris.kbv.de/daris/doccontent.dll?LibraryName=EXTDARIS^DMSSLAVE&SystemType=2&LogonId=ebb840ce49fa1318c816783e3bc372a1&DocId=003765299&Page=1 (Abruf: 05.01.2013)

Kassenärztliche Bundesvereinigung (KBV) (2012d): Honorarbericht für das vierte Quartal 2011. Zahlen und Fakten, Berlin: KBV.

Kassenärztliche Bundesvereinigung (KBV) (2012e): Bundesweite Befragung der KBV zum Sicherstellungsauftrag. http://www.kbv.de/befragung.html#lffmzwusjq (Abruf: 20.05.2013).

Kassenärztliche Bundesvereinigung (KBV) (2013a): Einheitlicher Bewertungsmaßstab für ärztliche Leistungen (in der Fassung mit Wirkung vom 01. April 2013). http://www.kbv.de/ebm2013/EBMGesamt.htm (Abruf: 31.03.2013).

Kassenärztliche Bundesvereinigung (KBV) (2013b): Erwartungen der niedergelassenen Ärzte und Psychotherapeuten an eine zukunftssichere Gesundheitspolitik, Stand: 1. März 2013. http://daris.kbv.de/daris/doccontent.dll?LibraryName=EXTDARIS^DMSSLAVE&SystemType=2&LogonId=9522efdfab6e56fae05784c79c7c8ae4&DocId=003766430&Page=1 (Abruf: 20.05.2013).

Kaufmann, Franz-Xaver (Hrsg.) (1987): Staat, intermediäre Instanzen und Selbsthilfe. Bedingungsanalysen sozialpolitischer Intervention, München: R. Oldenbourg Verlag.

Kawachi, Ichiro; Kennedy, Bruce P.; Wilkinson, Richard G. (Eds.) (1999): The Society and Population Health reader, Vol. I: Income Inequality and Health, New York: The New Press.

Kawski, Stephan; Koch, Uwe (2004): Qualitätssicherung in der medizinischen Rehabilitation in Deutschland. Entwicklungsstand und Perspektiven. Bundesgesundheitsblatt – Gesundheitsforschung – Gesundheitsschutz 47 (2): 111–117.

Kerek-Bodden, Hedy; Klose, Joachim (1994): Die Entwicklung der Fallzahlen bei niedergelassenen Ärzten 1980–1993, Köln: Deutscher Ärzte-Verlag.

Kickbusch, Ilona (2006): Die Gesundheitsgesellschaft, Hamburg: Verlag Gesundheitsförderung.

Kieselbach, Thomas; Beelmann, Gert (2006): Arbeitslosigkeit und Gesundheit: Stand der Forschung, in: Hollederer/Brand (Hrsg.): Arbeitslosigkeit, Gesundheit und Krankheit, S. 137–156.

Kiewel, Angelika (2002): Nehmen Sie Ihre Medikamente selbst? Neue Wege der Patientenbeteiligung und Qualitätssicherung im Gesundheitswesen, Weinheim, München: Juventa.

Kiewel, Angelika (2003): Europäische Arzneimittelzulassung im Spagat zwischen Verbrauchersicherheit und Pharmainteressen. Die Krankenversicherung 55 (1): 13–17.

Kiewel, Angelika; Rostalski, Birger (2000): Deutschland, in: Klauber et al. (Hrsg.): Innovation im Arzneimittelmarkt, S. 67–84.

Kingreen, Thorsten (2010): Kooperierende Konkurrenten. Zur Bindung der Krankenkassen an das Kartellrecht, Soziale Sicherheit 59 (11): 391–396.

Kingreen, Thorsten; Becker, Ulrich (2010): Der Krankenkassenwettbewerb zwischen Sozial- und Wettbewerbsrecht. Neue Zeitschrift für Sozialrecht 19: 417–423

Kirp, David; Bayer, Ronald (Hrsg.) (1994): Strategien gegen Aids. Ein internationaler Politikvergleich, Berlin: edition sigma.

Kirschner, Klaus (1990): Vorstellungen der Enquête-Kommission «Strukturreform der Gesetzlichen Krankenversicherung» zur Organisationsreform. Sozialer Fortschritt 39 (3–4): 66–69.

Kirschner, Wolf; Radoschewski, Michael; Kirschner, R. (1995): § 20 SGB V Gesundheitsförderung, Krankheitsverhütung: Untersuchung zur Umsetzung durch die Krankenkassen, St. Augustin: Asgard.

Klages, Helmut; Kmieciak, Peter (Hrsg.) (1979): Wertwandel und gesellschaftlicher Wandel, Frankfurt a. M./New York: Campus.

Klauber, Jürgen; Geraedts, Max; Friedrich, Jörg; Wasem, Jürgen (Hrsg.) (2013), Krankenhaus-Report 2013. Mengendynamik: mehr Menge, mehr Nutzen?, Stuttgart: Schattauer.

Klauber, Jürgen; Robra, Bernt-Peter; Schellschmidt, Henner (Hrsg.) (2008): Krankenhaus-Report 2007. Krankenhausvergütung – Ende der Konvergenzphase? Stuttgart: Schattauer.

Klauber, Jürgen; Schröder, Helmut; Selke, Gisbert W. (Hrsg.) (2000): Innovation im Arzneimittelmarkt, Berlin: Springer.

Klemperer, David (2010): Sozialmedizin – Public Health, Lehrbuch für Gesundheits- und Sozialberufe, Bern u. a.: Verlag Hans Huber.

Kliche, Thomas (2011): Versorgungsstrukturen und Qualitätssicherung für Prävention und Gesundheitsförderung in Deutschland. Bundesgesundheitsblatt – Gesundheitsforschung – Gesundheitsschutz 54 (2): 194–205.

Kliche, Thomas; Koch, Uwe; Lehmann, Harald; Töppich, Jürgen (2006): Evidenzbasierte Prävention und Gesundheitsförderung. Bundesgesundheitsblatt – Gesundheitsforschung – Gesundheitsschutz 49 (2): 141–150.

Kliche, Thomas; Töppich, Jürgen; Kawski, Stephan (2004): Die Beurteilung der Struktur-, Konzept- und Prozessqualität von Prävention und Gesundheitsförderung. Bundesgesundheitsblatt – Gesundheitsforschung – Gesundheitsschutz 47 (2): 125–132.

Klie, Thomas (2001): Pflegeversicherung. Einführung, Lexikon, Gesetzestext SGB XI mit Begründung und Rundschreiben der Pflegekassen, Nebengesetze, Materialien, 6., neubearb. Aufl., Hannover: Vincentz Network.

Klie, Thomas; Krahmer, Utz (Hrsg.) (1998): Soziale Pflegeversicherung. Lehr- und Praxiskommentar (LPK – SGB XI), Baden-Baden: Nomos.

Kliemt, Gundolf; Voullaire, Ellen (2003): Tätigkeitsspektrum und Rollenverständnis von Betriebsärzten in Deutschland. Ergebnisse einer bundesweiten Befragung, Bremerhaven: Wirtschaftsverlag NW.

Klinke, Sebastian (2008): Ordnungspolitischer Wandel im stationären Sektor. 30 Jahre Gesundheitsreform, DRG-Fallpauschalensystem und ärztliches Handeln im Krankenhais, Berlin: Pro Business.

Klose, Joachim; Litsch, Martin (2001): Krankenversicherungskarte: Beeinflußt die Einführung der KVK die Fallzahlenentwicklung und den Leistungsbedarf? http://www.wido.de/Begleitforschung/KV-Karte/content.html (Abruf: 10.10.2001).

Klose, Joachim; Rehbein Isabel (Hrsg.) (2011): Ärzteatlas 2011 – Daten zur Versorgungsdichte von Vertragsärzten, Berlin: WIdO.

Klose, Joachim; Schellschmidt, Henner (2001): Finanzierung und Leistungen der Gesetzlichen Krankenversicherung. Einnahmen- und ausgabenbezogene Gestaltungsvorschläge im Überblick, Bonn: WIdO.

Klosterhuis, Here; Baumgarten, Eckehardt; Beckmann, Ulrike; Erbstößer, Sabine, Lindow, Berthold, Naumann, Barbara et al. (2010): Ein aktueller Überblick zur Reha-Qualitätssicherung der Rentenversicherung. Die Rehabilitation 49 (6): 356–367.

Knappe, Eckhard; Arnold, Robert (2002): Pauschalprämie in der Krankenversicherung. Ein Weg zu mehr Effizienz und mehr Gerechtigkeit, Trier: Universität Trier.

Knesebeck, Olaf von dem; Badura, Bernhard; Zamora, Pablo; Weihrauch, Birgit; Werse, W.; Siegrist, Johannes (2001): Evaluation einer gesundheitspolitischen Intervention auf kommunaler Ebene – Das Modellprojekt «Ortsnahe Koordinierung der gesundheitlichen und sozialen Versorgung» in Nordrhein-Westfalen. Das Gesundheitswesen 63 (1): 35–41.

Knieps, Franz (2002): Neue Versorgungsformen, in: Schnapp/Wigge (Hrsg.): Handbuch des Vertragsarztrechts, S. 268–289.

Knispel, Ulrich (2001): Zur Bedeutung des europäischen Wettbewerbsrechts für die gesetzliche Krankenversicherung. Gesundheit & Gesellschaft – Wissenschaft 1 (2): 7–13.

Knoche, Monika; Hungeling, Germanus (1998): Soziale und ökologische Gesundheitspolitik. Standorte und Grundlagen einer grünen Gesundheitspolitik, Frankfurt a. M.: Mabuse.

Koch, Kaus; Gehrmann, Ulrich; Sawicki, Peter T. (2007): Primärärztliche Versorgung in Deutschland im internationalen Vergleich. Ergebnisse einer strukturvalidierten Ärztebefragung. Deutsches Ärzteblatt (Ausgabe A) 104 (38): 2584–2591.

Kochen, Michael M. (Hrsg.) (2006): Allgemein- und Familienmedizin, 3., vollst. überarb. Aufl., Stuttgart: Thieme.

Köhler, Hermann (1969): Einige langfristige Zeitreihen zur geschichtlichen Entwicklung der gesetzlichen Krankenversicherung, Diss., Köln: Universität zu Köln, Wirtschafts- und Sozialwissenschaftliche Fakultät.

Kohli, Martin; Künemund, Harald (Hrsg.) (2000): Die zweite Lebenshälfte. Gesellschaftliche Lage und Partizipation im Spiegel des Alters-Survey, Opladen: Leske + Budrich.

Kohli, Martin; Künemund, Harald; Motel, Andreas; Szydlik, Marc (2000): Generationenbeziehungen, in: Kohli/Künemund (Hrsg.): Die zweite Lebenshälfte, S. 176–211.

Kolip, Petra (1997): Geschlecht und Gesundheit im Jugendalter: Die Konstruktion von Geschlechtlichkeit über somatische Kulturen, Opladen: Leske + Budrich.

Kolip, Petra (1999): Prävention bei Kindern und Jugendlichen. Gesundheit und Gesellschaft 2 (2): 38–42.

Kolip, Petra (Hrsg.) (2002): Gesundheitswissenschaften. Eine Einführung, Weinheim, München: Juventa.

Kolip, Petra; Müller, Veronika E. (Hrsg.) (2009): Qualität von Gesundheitsförderung und Prävention, , Bern u. a.: Verlag Hans Huber.

Kolip, Petra; Klocke, Andreas; Melzer, Wolfgang; Ravens-Sieberer, Ulrike (Hrsg.) (2013): Gesundheit und Gesundheitsverhalten im Geschlechtervergleich, Weinheim und Basel: (Beltz Juventa.

Kondilis, Elias; Giannakopoulos, Stathis; Gavana, Magda; Ierodiakonou, Ioanna; Waitzkin, Howard; Benos, Alexis (2013): Economic Crisis, Restrictive Policies, and the Population's Health and Health Care: The Greek Case. American Journal of Public Health 103 (6), 973–980.

Kopetsch, Thomas (2010): Studie zur Altersstruktur- und Arztzahlentwicklung, 5., aktualis. und komplett überarb. Aufl., Berlin: Bundesärztekammer und Kassenärztliche Bundesvereinigung.

Korenke, Thomas (2001): Innovativer Wettbewerb infolge integrierter Versorgung in der gesetzlichen Krankenversicherung? Sozialer Fortschritt 50 (11): 268–277.

Kortevoß, Axel; Krafft, Thomas (2009): Von der strukturierten Angebotsplanung zum Krankenhausmonitoring, in: Rau et al. (Hrsg.): Auswirkungen der DRG-Einführung in Deutschland, S. 403–412.

Kortmann, Karl Dieter (1968): Der Übergang von der Pauschal- zur Einzelleistungsvergütung bei der Honorierung von kassenärztlichen Leistungen, Diss., Köln: Eigendruck.

Kraftberger, Petra (2003): Verfassungsrichter bestätigen Festbeträge. Die BKK 91 (1): 38–42.

Krappweis, Hans; Krappweis, Jutta; Kirch, Wilhelm (2000): Pharmakoökonomie und Public Health. Zeitschrift für Gesundheitswissenschaften 8 (1): 4–13.

Krasner, Stephen D. (1988): Sovereignty: An Institutional Perspective. Comparative Political Studies 21 (1): 66–94.

Kreienberg, Rolf (2001): Flächendeckende qualitätsorientierte onkologische Versorgung in der Bundesrepublik Deutschland, in: Friedrich-Ebert-Stiftung (Hrsg.): Neue Antworten sind gefragt, S. 47–58.

Kremer-Preiß, Ursula (2011): Quartiersnahe Versorgung und die Kommunen, in: Evangelisches Johanneswerg (Hrsg.) Quartiersnah – die Zukunft der Altenhilfe. Hannover: Vincentz Network.

Krimmel, Lothar (1998): Mit dem «IGEL» aus der Graunzone. Deutsches Ärzteblatt (Ausgabe C) 95 (11): 445–448.

Kroll, Lars E.; Lampert, Thomas; Lange, Cornelia; Ziese, Thomas (2008): Entwicklung und Einflussgrößen der gesunden Lebenserwartung (Wissenschaftszentrum Berlin für Sozialforschung, Forschungsgruppe Public Health, Discussion Paper SP I 2008–306), Berlin: WZB.

Kruse, Andreas (2002): Gesund altern. Stand der Prävention und Entwicklung ergänzender Präventionsstrategien, Baden-Baden: Nomos.

Kuhlmann, Ellen; Kolip, Petra (1998): Subjektive Gesundheitskonzepte: Welche Rolle spielen Beruf und Geschlecht? Zeitschrift für Gesundheitswissenschaften 6 (1): 44–57.

Kühn, Hagen (1993): Healthismus. Eine Analyse der Präventionspolitik und Gesundheitsförderung in den USA, Berlin: edition sigma.

Kühn, Hagen (1995): Zwanzig Jahre «Kostenexplosion». Anmerkungen zur Makroökonomie einer Gesundheitsreform. Jahrbuch für Kritische Medizin 24: 145–161.

Kühn, Hagen (1996): Ethische Probleme einer ökonomisch rationierten Medizin (Wissenschaftszentrum Berlin für Sozialforschung, Arbeitsgruppe Public Health, Discussion Paper P96–207), Berlin: WZB.

Kühn, Hagen; Rosenbrock, Rolf (1994): Präventionspolitik und Gesundheitswissenschaften, in: Rosenbrock et al. (Hrsg.): Präventionspolitik, S. 29–53.

Kuhn, Josef (2006): Die arbeitsweltbezogene Gesundheitsberichterstattung der Länder. Eine Untersuchung zu Entwicklung, Gegenstand, Wirkungen und Wirkungsbedingungen, Frankfurt a. M.: Mabuse-Verlag.

Kümpers, Susanne; Rosenbrock, Rolf (2010): Gesundheitspolitik für ältere und alte Menschen, in: Naegele (Hrsg.): Soziale Lebenslaufpolitik, S. 281–308.

Kunz, Regina; Neumayer, Hans-H. (1998): Rationale Gesundheitsversorgung – Liefert Evidence-based Medicine die Antwort? Arbeit und Sozialpolitik 52 (1–2): 28–33.

Kunz, Regina; Ollenschläger, Günter; Raspe, Heiner; Jonitz, Günther; Donner-Banzhoff, Norbert (Hrsg.) (2007): Lehrbuch Evidenzbasierte Medizin in Klinik und Praxis, 2. Aufl., Köln: Deutscher Ärzte-Verlag.

Kurth, Barbara Maria (2007): Der Kinder- und Jugendgesundheitssurvey (KiGGS): Ein Überblick über Planung, Durchführung und Ergebnisse unter Berücksichtigung von Aspekten eines Qualitätsmanagements. Bundesgesundheitsblatt – Gesundheitsforschung – Gesundheitsschutz 50 (5/6): 533–546.

Labisch, Alfons (1987): Problemsicht, Problemdefinition und Problemlösungsmuster der Gesundheitssicherung durch Staat, Kommunen und primäre Gemeinschaften, in: Kaufmann (Hrsg.): Staat, intermediäre Instanzen und Selbsthilfe, S. 91–118.

Labisch, Alfons (1990): Problemwahrnehmung und Interventionsformen präventiver Medizin, in: Rosenbrock/Salmen (Hrsg.): Aids-Prävention, S. 31–43.

Labisch, Alfons (1992): Homo Hygienicus. Gesundheit und Medizin in der Neuzeit, Frankfurt a. M./New York: Campus.

Labisch, Alfons (2001): Bakteriologie und Konstitutionshygiene – Genomics and Proteomics: Konzepte der Medizin und Konzepte der Gesundheitssicherung in Vergangenheit und Zukunft.Das Gesundheitswesen 63 (4): 191–199.

Labisch, Alfons; Tennstedt, Florian (1985): Der Weg zum Gesetz über die Vereinheitlichung des Gesundheitswesens» vom 3. Juli 1934. Entwicklungslinien und -momente des staatlichen und kommunalen Gesundheitswesens in Deutschland, Düsseldorf: Akademie für Öffentliches Gesundheitswesen.

Lampert, Heinz; Althammer, Jörg (2007): Lehrbuch der Sozialpolitik, 8., überarb. u. vollst. aktualis. Aufl. Aufl., Berlin: Springer.

Lampert, Thomas; Kroll, Lars E. (2008): Gesundheitliche Ungleichheit als Herausforderung für den Sozialstaat, in: Hensen/Hensen (Hrsg.): Gesundheitswesen und Sozialstaat, S. 223–238.

Lampert, Thomas; Saß, Anke-Christine; Häfelinger, Michael; Ziese, Thomas (2005): Armut, soziale Ungleichheit und Gesundheit. Expertise des Robert Koch-Instituts zum 2. Armuts- und Reichtumsbericht der Bundesregierung, Berlin: Robert-Koch-Institut.

Landenberger, Margarete (1998): Innovatoren des Gesundheitssystems. Dezentrale Handlungspotentiale von Pflegeorganisationen und Pflegeberufen durch die Gesundheitsreformgesetzgebung, Bern: Verlag Hans Huber.

Last, John M.; Wallace, Robert B. (Eds.) (1992): Maxcy-Rosenau-Last: Public Health & Preventive Medicine, 13th ed., London: Prentice Hall International.

Lauterbach, Karl W.; Wille, Eberhard (2001): Modell eines fairen Wettbewerbs durch den Risikostrukturausgleich. Sofortprogramm «Wechslerkomponente und solidarische Rückversicherung» unter Berücksichtigung der Morbidität. Abschlussbericht, Köln, Mannheim: Ts.

Lauterberg, Jörg; Becker-Berke, Stephanie (1999): Gesundheitsziele – Wege aus dem Labyrinth. Gesundheit und Gesellschaft 2 (3): 22–29.

Leber, Wulf-Dietrich; Malzahn, Jürgen; Wolff, Johannes (2008): Elektiv wird selektiv. Grundzüge eines wettbewerbsorientierten, nach Leistungen differenzierten Ordnungsrahmens für Krankenhäuser ab dem Jahr (2009), in: Klauber et al. (Hrsg.): Krankenhaus-Report 2007, S. 81–106.

Lehmbruch, Gerhard (1988): Der Neokorporatismus der Bundesrepublik im internationalen Vergleich und die «Konzertierte Aktion im Gesundheitswesen», in: Gäfgen (Hrsg.), Neokorporatismus und Gesundheitswesen, S. 11–32.

Leibfried, Stephan; Obinger, Herbert (2008): Nationale Sozialstaaten in der Europäischen Union: Zukünfte eines «sozialen Europas», in: Höpner/Schäfer (Hrsg.): Die Politische Ökonomie der europäischen Integration, S. 335–365.

Leibfried, Stephan; Pierson, Paul (Hrsg.) (1998): Standort Europa. Sozialpolitik zwischen Nationalstaat und Europäischer Integration, Frankfurt a. M.: Suhrkamp.

Leidel, Jan (2009): Engagiert für die Gesundheit der Bevölkerung – der ÖGD. Bundesgesundheitsblatt – Gesundheitsforschung – Gesundheitsschutz 52 (7): 791–798.

Leinert, Johannes; Maetzel, Jakob; Olthoff, Christine (2011): Ergebnisse der AOK-Bundesauswertungen zur gesetzlichen Evaluation der deutschen Disease-Management-Programme, in: Günster et al. (Hrsg.): Versorgungsreport 2011, S. 62–68.

Lenhardt, Uwe (1997): Betriebliche Gesundheitsförderung unter veränderten gesetzlichen Rahmenbedingungen. Zeitschrift für Gesundheitswissenschaften 5 (3): 273–278.

Lenhardt, Uwe (1999): Betriebliche Gesundheitsförderung durch Krankenkassen. Rahmenbedingungen – Angebotsstrategien – Umsetzung, Berlin: edition sigma.

Lenhardt, Uwe (2003): Bewertung der Wirksamkeit betrieblicher Gesundheitsförderung. Zeitschrift für Gesundheitswissenschaften 11 (1): 18–37.

Lenhardt, Uwe (Hrsg.) (2000): Betriebliche Prävention im Umbruch. Stand und Perspektiven des Arbeitsschutzes und der betrieblichen Gesundheitsförderung in Sachsen-Anhalt. Dokumentation eines Workshops veranstaltet vom WZB und dem MAFGS Sachsen-Anhalt am 11. Februar 2000 in Magdeburg (Wissenschaftszentrum Berlin für Sozialforschung, Arbeitsgruppe Public Health, Discussion Paper P00–202), Berlin: WZB.

Lenhardt, Uwe (Hrsg.) (2001): Herausforderungen und Ansätze einer modernen Arbeitsschutz- und Gesundheitsförderungspraxis im Betrieb. Neue Aufgaben, neue Partner, neue Wege? Dokumentation eines Workshops des WZB und des MAFGS Sachsen-Anhalt am 5. April 2001 in Magdeburg (Wissenschaftszentrum Berlin für Sozialforschung, Arbeitsgruppe Public Health, Discussion Paper P01–208), Berlin: WZB.

Lenhardt, Uwe; Elkeles, Thomas; Rosenbrock, Rolf (1997): Betriebsproblem Rückenschmerz. Eine gesundheitswissenschaftliche Bestandsaufnahme zur Verursachung, Verbreitung und Verhütung, Weinheim, München: Juventa.

Lenhardt, Uwe; Ertel, Michael; Morschhäuser, Martina (2010): Psychische Arbeitsbelastungen in Deutschland: Schwerpunkte – Trends – betriebliche Umgangsweisen. WSI-Mitteilungen 63 (7): 335–342.

Lenhardt, Uwe; Rosenbrock, Rolf (1998): Gesundheitsförderung in der Betriebs- und Unternehmenspolitik. Voraussetzungen – Akteure – Verläufe, in: Müller/ Rosenbrock (Hrsg.): Betriebliches Gesundheitsmanagement, Arbeitsschutz und Gesundheitsförderung, S. 298–326.

Lenhardt, Uwe; Rosenbrock, Rolf (2004): Prävention und Gesundheitsförderung in Betrieben und Behörden, in: Hurrelmann et al. (Hrsg.): Lehrbuch Prävention und Gesundheitsförderung, S. 293–303.

Lenhardt, Uwe; Rosenbrock, Rolf (2006): Wegen Umbau geschlossen? Auswirkungen betrieblicher Reorganisation auf den Gesundheitsschutz, Berlin: edition sigma.

Lenhardt, Uwe; Rosenbrock, Rolf (2010): Prävention und Gesundheitsförderung am Arbeitsplatz, in: Hurrelmann et al. (Hrsg.): Lehrbuch Prävention und Gesundheitsförderung, S. 324–335.

Lente, Evert Jan van (2011): Erfahrungen mit strukturierten Behandlungsprogrammen (DMPs) in Deutschland, in: Günster et al. (Hrsg.): Versorgungsreport 2011, S. 55–83.

Lente, Evert Jan van; Willenborg, Peter (2009): Programme, die wirken. Gesundheit & Gesellschaft 12 (Spezial 9): 4–6.

Lessenich, Stephan; Ostner, Ilona (Hrsg.) (1998): Welten des Wohlfahrtskapitalismus. Der Sozialstaat in vergleichender Perspektive, Frankfurt a. M./New York: Campus.

Levine, Sol; Lilienfeld, Abraham (Eds.) (1987): Epidemiology and Health Policy, New York/London.

Linder, Roland; Ahrens, Susanne; Köppel, Dagmar; Heilmann, Thomas; Verheyen, Frank (2011): Nutzen und Effizienz des Disease-Management-Programms Diabetes mellitus Typ 2. Deutsches Ärzteblatt 108 (10): 155–162.

Die Linke im Bundestag (2006): Eckpunkte für eine Solidarische Bürgerinnen- und Bürgerversicherung, Berlin, 4. Juli 2006. http://dokumente.linksfraktion.net/pdfcontent/20060704_eckpunkte_sbv.pdf (Abruf: 16.06.2012).

Die Linke im Bundestag (2010): Antrag der Abgeordneten Martina Bunge et al. und der Fraktion DIE LINKE: Solidarische Bürgerinnen- und Bürgerversicherung in Gesundheit und Pflege einführen. Deutscher Bundestag: Drucksache 17/1238 vom 25.03.2010.

Die Linke im Bundestag (2011): Antrag der Abgeordneten Dr. Martina Bunge et al. und der Fraktion DIE LINKE: Gesundheit und Pflege solidarisch finanzieren. Deutscher Bundestag: Drucksache 17/7197 vom 28.09.2011.

Lohr, Kathleen N. (Ed.) (1990): Medicare – A Strategy for Quality Assurance, 2 vol., Washington D.C.: National Academy Press.

Lohr, Kathleen N.; Brook, Robert H. (1984): Quality Assurance in Medicine. American Behavioral Scientist 27 (5): 583–607.

Löhr, Rolf-Peter; Geene, Raimund; Halkow, Anja (Hrsg.) (2003): Die soziale Stadt – Gesundheitsförderung im Stadtteil. Gesundheit Berlin e.V., Materialien zur Gesundheitsförderung, Bd. 13, Berlin: Gesundheit Berlin.

Löser-Priester, Ingeborg (2003): Privatisierung öffentlicher Krankenhäuser und Partizipation der Beschäftigten. Eine Fallstudie zur Modernisierung des öffentlichen Dienstes, Frankfurt a. M.: Mabuse.

Löser-Priester, Ingeborg (2003): Privatisierung öffentlicher Krankenhäuser und Partizipation der Beschäftigten. Eine Fallstudie zur Modernisierung des öffentlichen Dienstes, Frankfurt a. M.: Mabuse.

Lüngen, Markus; Lauterbach, Karl W. (2002): Qualitätssicherung auf der Basis der DRG-Finanzierung. Zeitschrift für Sozialreform 48 (2): 133–163.

Lüngen, Markus; Rath, Thomas (2008): Stand und Zukunft von Disease Management Programmen in Deutschland. Studien zu Gesundheit, Medizin und Gesellschaft. Ausgabe 03/2008 vom 30.06.2008, Köln: Institut für Gesundheitsökonomie und klinische Epidemiologie der Universität zu Köln.

Lüngen, Markus; Stollenwerk, Björn; Messner, Philipp; Lauterbach, Karl W.; Gerber, Andreas (2008): Waiting times for elective treatments according to insurance status: A randomized empirical study in Germany. International Journal for Equity in Health 7 (1): 1–7.

Lutz, Burkart (1984): Der kurze Traum immerwährender Prosperität, Frankfurt a. M./New York: Campus.

Lux, Gerald; Steinbach, Philipp; Wasem, Jürgen; Weegen, Lennart; Walendzik, Anke (2013): Demografie und Morbiditätsentwicklung, in: Klauber et al. (Hrsg.): Krankenhaus-Report 2013, S. 69–82.

Lynch, John; Due, Pernill; Muntaner, Carles; Smith, George Davey (2000): Sozialkapital – eine gute Investition in die öffentliche Gesundheit? Jahrbuch für Kritische Medizin 34: 89–103.

Mackenbach, John; Bakker, Martijntje (2002): Reducing Inequalities in Health: A European Perspective, London: Routledge.

Mackenroth, Gerhard (1952): Die Reform der Sozialpolitik durch einen deutschen Sozialplan. Schriften des Vereins für Sozialpolitik 4: 39–76.

Mahoney, James (2000): Path Dependence in Historical Sociology, Theory and Society 29 (4): 507–548.

Maier, Matthias Leonhard; Hurrelmann, Achim; Nullmeier, Frank; Pritzlaff, Tanja; Wiesner, Achim (Hrsg.) (2003): Politik als Lernprozess? Wissenszentrierte Ansätze in der Politikanalyse. Opladen: Leske + Budrich

Manow, Philip (1994): Gesundheitspolitik im Einigungsprozeß, Frankfurt a. M./New York 1994: Campus.

Manow, Philip (1999): Der historische Weg der sozialen Krankenversicherung. Von der Behebung sozialer Not zur umfassenden Daseinsfürsorge – ein umgekehrter Weg?, in: Häfner (Hrsg.): Gesundheit – unser höchstes Gut? S.145–168.

Manow, Philip (2002): «The Good, the Bad, and the Ugly». Esping-Andersens Wohlfahrtsstaatstypologie und die konfessionellen Grundlagen des westlichen

Sozialstaats Kölner Zeitschrift für Soziologie und Sozialpsychologie 54 (2): 203–225.

March, James G.; Olsen, Johan P. (1989): Rediscovering Institutions. The Organizational Basis of Politics, New York: Free Press.

Marckmann, Georg; Strech, Daniel (2010): Konzeptionelle Grundlagen einer Public Health Ethik, in: Strech/Marckmann (Hrsg.): Public Health-Ethik, S. 43–66.

Marckmann, Georg; Strech, Daniel (2010): Konzeptionelle Grundlagen einer Public Health Ethik, in: Strech/Marckmann (Hrsg.): Public Health-Ethik, S. 43–66.

Marmor, Theodore R.; Wendt, Claus (2012): Conceptual Frameworks for Comparing Healthcare Politics and Policy. Health Policy 107 (1): 11–20.

Marmor, Theodore R.; Freeman, Richard; Okma, Kieke G.H. (Eds.) (2009): Comparative Studies and the Politics of Modern Medical Care. New Haven/London: Yale University Press.

Marmot, Michael G. (2004): The Status Syndrome. How Social Standing Affects our Health and Longevity, London: Bloomsbury.

Marmot, Michael G.; Wilkinson, Richard G. (Eds.) (1999): Social Determinants of Health, Oxford: Oxford University Press.

Marstedt, Gerd (1994): Rationalisierung und Gesundheit. «Neue Produktionskonzepte», «systemische Rationalisierung», «lean production» – Implikationen für Arbeitsbelastungen und betriebliche Gesundheitspolitik (Wissenschaftszentrum Berlin für Sozialforschung, Forschungsgruppe Gesundheitsrisiken und Präventionspolitik, WZB-Paper P94–204), Berlin: WZB.

Marstedt, Gerd (2002): Die steigende Popularität alternativer Medizin – Suche nach medizinischen Gurus und Wunderheilern?, in: Böcken et al. (Hrsg.): Gesundheitsmonitor 2002, S.130–149.

Maschewsky, Werner (2001): Umweltgerechtigkeit, Public Health und soziale Stadt, Frankfurt a,M.: VAS.

Maschewsky, Werner; Rosenbrock, Rolf (1998): Prävention umweltbedingter Gesundheitsprobleme. Ein Beitrag zur Systematisierung von Kontroversen. Jahrbuch für Kritische Medizin 30: 37–66.

Maschewsky-Schneider, Ulrike (1997): Frauen sind anders krank: zur gesundheitlichen Lage der Frauen in Deutschland, Weinheim, München: Juventa.

Mayntz, Renate (1993): Policy-Netzwerke und die Logik von Verhandlungssystemen, in: Héritier (Hrsg.): Policy-Analyse. S. 39–56.

Mayntz, Renate (2001): Zur Selektivität der steuerungstheoretischen Perspektive, in: Burth/Görlitz (Hrsg.): Politische Steuerung in Theorie und Praxis, S. 17–27.

Mayntz, Renate (Hrsg.) (1983): Implementation politischer Programme II: Ansätze zur Theoriebildung, Opladen: Westdeutscher Verlag.

Mayntz, Renate (Hrsg.) (1992): Verbände zwischen Mitgliederinteressen und Gemeinwohl, Gütersloh: Verlag Bertelsmann Stiftung.

Mayntz, Renate; Derlien, Hans-Ulrich (1979): Die Organisation der gesetzlichen Krankenversicherung: eine strukturell-funktionale Problemstudie, Bonn: Bundesministerium für Arbeit und Sozialordnung.

Mayntz, Renate; Scharpf, Fritz W. (1995a): Steuerung und Selbstorganisation in staatsnahen Sektoren, in: Mayntz/Scharpf: Gesellschaftliche Selbstregelung und politische Steuerung, S. 9–38.

Mayntz, Renate; Scharpf, Fritz W. (1995b): Der Ansatz des akteurzentrierten Institutionalismus, in: Mayntz/Scharpf (Hrsg.): Gesellschaftliche Selbstregelung und politische Steuerung, S. 39–72.

Mayntz, Renate; Scharpf, Fritz W. (Hrsg.) (1995c): Gesellschaftliche Selbstregelung und politische Steuerung, Frankfurt a. M./New York: Campus.

McKee, Martin; Mossialos, Elias; Baeten, Rita (Eds.) (2002): The Impact of EU Law on Health Care Systems, Brussels: P.I.E.-Peter Lang.

McKeown, Thomas (1982): Die Bedeutung der Medizin – Traum, Trugbild oder Nemesis, Frankfurt a. M.: Suhrkamp.

Medizinischer Dienst der Spitzenverbände der Krankenkassen (MDS) (2006): Pflegebericht des Medizinischen Dienstes, Essen: MDS.

Medizinischer Dienst des Spitzenverbandes Bund der Krankenkassen (MDS); GKV-Spitzenverband (2012): Präventionsbericht 2012. Leistungen der gesetzlichen Krankenversicherung: Primärprävention und betriebliche Gesundheitsförderung Berichtsjahr 2011, Essen, Berlin: MDS/GKV-Spitzenverband.

Meinlschmidt, Gerhard (Hrsg.) (2010): Gesundheitsberichterstattung Berlin. Daten des Gesundheits- und Sozialwesens. Basisbericht (2009), 2 Bde., Berlin: Senatsverwaltung für Gesundheit, Umwelt und Verbraucherschutz.

Metzinger, Bernd; Platz, Oliver (2000): Die integrierte Versorgung: Ziele, Rahmenvereinbarung auf der Bundesebene und strategische Überlegungen zur Umsetzung im IKK-System. Die Krankenversicherung 52 (9): 244–248.

Metzner, Jochen (2009): Einfluss auf die Krankenhausplanung, in: Rau et al. (Hrsg.): Auswirkungen der DRG-Einführung in Deutschland, S. 391–402.

Meyer, Dörte (1999): Verbraucher und die Selbstmedikation, in: Faber et al. (Hrsg.): Wechselwirkungen, S. 189–229.

Meyer, Jörg Alexander (1996): Der Weg zur Pflegeversicherung. Positionen – Akteure – Politikprozesse, Frankfurt a. M.: Mabuse-Verlag.

Mielck, Andreas (2000): Soziale Ungleichheit und Gesundheit. Empirische Ergebnisse, Erklärungsansätze, Interventionsmöglichkeiten, Bern u. a.: Verlag Hans Huber.

Miksch, Antje; Ose, Dominik; Szecsenyi, Joachim (2011): Ergebnisse der ELSID-Studie, in: Günster et al. (Hrsg.): Versorgungsreport 2011, S. 73–77.

Milio, Nancy (1981): Promoting Health through Public Policy, Philadelphia: F.A. Davis Company.

Milles, Dietrich (Hrsg.) (1993): Gesundheitsrisiken, Industriegesellschaft und soziale Sicherungen in der Geschichte, Bremerhaven: Wirtschaftsverlag NW.

Ministerium für Arbeit, Gesundheit und Soziales des Landes Nordrhein-Westfalen (MAGS NRW) (1995): Zehn vorrangige Gesundheitsziele für NRW. Grundlagen für die nordrhein-westfälische Gesundheitspolitik, Bielefeld: Landesinstitut für den Öffentlichen Gesundheitsdienst des Landes NRW.

Mladovsky, Philipa; Srivastava, Divya; Cylus, Jonathan; Karanikolos, Marina, Evetovits, Tamás; Thomson, Sarah et al. (2012): Health policy responses to the financial crisis in Europe, Copenhagen: WHO.

Moldenhauer, Meinolf (2001): Pflegeversicherung: Der Reformdruck wächst. Die BKK 89 (8): 361–370.

Mommsen, Wolfgang J.; Mock, Wolfgang (Hrsg.) (1982): Die Entstehung des Wohlfahrtsstaates in Großbritannien und Deutschland 1850–1950, Stuttgart: Klett Cotta.

Moran, Michael (1999): Governing the Health Care State: A Comparative Study of the United Kingdom, the United States and Germany, Manchester: University Press.

Mörath, Verena (2005): Die Trimm-Aktionen des Deutschen Sportbundes zur Bewegungs- und Sportförderung in der BRD 1970–2004 (Wissenschaftszentrum Berlin für Sozialforschung, Forschungsgruppe Public Health, Discussion Paper SP I 2005–302), Berlin: WZB.

Mühlum, Albert; Franzkowiak, Peter; Zurhorst, Günter (1998): Soziale Arbeit und Gesundheit. Eine Positionsbestimmung des Arbeitskreises Sozialarbeit und Gesundheit, in: Blätter der Wohlfahrtspflege – Deutsche Zeitschrift für Sozialarbeit 145 (5+6): 116–121.

Müller, Petra (2002): Kommunale Gesundheitspolitik. Koordinieren statt Verwalten. Aufgaben und Organsiationsentwicklung im Öffentlichen Gesundheitsdienst am Beispiel Berlins, Lage: Verlag Hans Jacobs.

Müller, Udo; Offermanns, Matthias (2009): Anforderungen an die künftige Krankenhausplanung, in: Rau et al. (Hrsg.): Auswirkungen der DRG-Einführung in Deutschland, S. 444–454.

Müller, Rainer; Rosenbrock, Rolf (Hrsg.) (1998): Betriebliches Gesundheitsmanagement, Arbeitsschutz und Gesundheitsförderung – Bilanz und Perspektiven, Sankt Augustin: Asgard.

Müller-Fahrnow, Werner (1994): Medizinische Rehabilitation. Versorgungsstrukturen, Bedarf, Qualitätssicherung, Weinheim, München: Juventa.

Naegele, Gerhard (Hrsg.) (2010): Soziale Lebenslaufpolitik, Wiesbaden: VS Verlag für Sozialwissenschaften.

Naschold, Frieder (1967): Kassenärzte und Krankenversicherungsreform. Zu einer Theorie der Statuspolitik, Freiburg: Rombach.

Naschold, Frieder (1982): Die Zukunft des Wohlfahrtsstaates, in: Mommsen/Mock (Hrsg.): Die Entstehung des Wohlfahrtsstaates in Großbritannien und Deutschland 1850–1950, S. 404–415.

National Academy of Sciences; Institute of Medicine (1988): The Future of Public Health, Washington D.C.: National Academy Press.

Neubauer, Günter (2002): Auswirkungen eines DRG-basierten Vergütungssystems auf den Wettbewerb der Krankenhäuser, in: Wille (Hrsg.): Anreizkompatible Vergütungssysteme im Gesundheitswesen, S. 159–176.

Niehoff, Jens-Uwe (1999): Anmerkungen zu präventionskonzeptionellen Diskussionen in der DDR. Jahrbuch für Kritische Medizin 31: 103–127.

Niehoff, Jens-Uwe (2011): Sozialmedizin systematisch, 3. Aufl., Lorch: UNI-MED.

Nink, Katrin; Schröder, Helmut (2003): Der Arzneimittelmarkt in Deutschland, in: Schwabe/Paffrath (Hrsg.): Arzneiverordnungs-Report 2002, S. 853–893.

Nink, Katrin; Schröder, Helmut (2004): Ökonomische Aspekte des deutschen Arzneimittelmarktes 2003, in: Schwabe/Paffrath (Hrsg.): Arzneiverordnungs-Report 2004, S. 137–175.

Nittel, Dieter; Seltrecht, Astrid (Hrsg.) (2013): Krankheit: Lernen im Ausnahmezustand? Brustkrebs und Herzinfarkt aus interdisziplinärer Perspektive. Standpunkte wissenschaftlicher Disziplinen, Berlin u. a.: Springer.

Noack, Richard Horst; Rosenbrock, Rolf (2004): Stand und Zukunft der Berufspraxis im Bereich Public Health, in: Schaeffer et al. (Hrsg.): Public Health und Pflege, S. 129–158.

Nörber, Martin (Hrsg.) (2003): Peer Education. Bildung und Erziehung von Gleichaltrigen durch Gleichaltrige, Weinheim: Beltz Verlag.

North, Douglass C. (1990): Institutions, Institutional Change and Economic Performance, Cambridge: Cambridge University Press.

Noweski, Michael (2004): Der unvollendete Korporatismus. Staatliche Steuerungsfähigkeit im ambulanten Sektor des deutschen Gesundheitswesens (Wissenschaftszentrum Berlin für Sozialforschung, Forschungsgruppe Public Health, Discussion Paper SP I 2004–304), Berlin: WZB.

Noweski, Michael (2009a): Ausreifung von Politikfeldern – Metapher und Theorie (Wissenschaftszentrum Berlin für Sozialforschung, Forschungsgruppe Public Health, Discussion Paper SP I 2008–303), Berlin: WZB.

Noweski, Michael (2009b): Policy Learning im Politikfeld Primärprävention (Wissenschaftszentrum Berlin für Sozialforschung, Forschungsgruppe Public

Health, Discussion Paper SP I 2009–302), Berlin: WZB.

Nussbaum, Martha (1999): Gerechtigkeit oder das gute Leben, Frankfurt a. M.: Suhrkamp.

Nutbeam, Don (2004): Getting evidence into policy and practice to address health inequalities. Health Promotion International 19 (2): 137–140.

Offe, Claus (1972): Strukturprobleme des kapitalistischen Staates, Frankfurt a. M.: Suhrkamp.

Okma, Kieke G.H.; de Roo, Aad. D. (2009): The Netherlands: From Polder Model to Modern Management, in: Marmor et al. (Eds.): Comparative Studies & the Politics of Modern Medical Care, S. 120–152.

Oldiges, Franz Josef (1999): Chronisch Kranke – Neue Versorgungsformen – Gesundheitsreform 2000. Sozialer Fortschritt 48 (9): 215–221.

Ollenschläger, Günter; Bucher, Heiner C.; Donner-Banzhoff, Norbert; Forster, Johannes; Gaebel, Wolfgang; Kunz, Regina et al. (Hrsg.) (2007): Kompendium evidenzbasierte Medizin, 6. Aufl., Bern u. a.: Verlag Hans Huber.

Oppolzer, Alfred (2010): Gesundheitsmanagement im Betrieb. Integration und Koordination menschengerechter Gestaltung der Arbeit, 2., erw. u. aktualis. Aufl., Hamburg: VSA.

Organisation for Economic Co-Operation and Development (OECD) (2013): OECD Health Data 2013. http://www.oecd.org/berlin/themen/gesundheit.htm (Abruf: 27.06.2013).

Orlowski, Ulrich (2000): Integrationsversorgung. Die BKK 88 (5): 191–199.

Österreichisches Bundesinstitut für Gesundheitswesen (ÖBiG) (2001): Arzneimittelausgaben: Strategien zur Kostendämpfung in der Europäischen Union, Wien: ÖBiG.

Österreichisches Bundesinstitut für Gesundheitswesen (ÖBiG) (2010): Rationale Arzneimitteltherapie in Europa, Wien: ÖBiG.

Otto, Hans-Uwe; Ziegler, Holger (2008): Capabilities – Handlungsbefähigung und Verwirklichungschancen in der Erziehungswissenschaft, Wiesbaden: VS Verlag für Sozialwissenschaften.

Øvretveit, John (1996): Informed Choice? Health Service Quality and Outcome Information for Patients. Health Policy 37 (2): 75–90.

Øvretveit, John (2002): Evaluation gesundheitsbezogener Interventionen, Bern u. a.: Verlag Hans Huber.

Paetow, Holger; Fiedler, Manfred; Leonhardt, Marion (Hrsg.) (2002): Therapien für ein krankes Gesundheitswesen. Orientierungspunkte für Versicherte, PatientInnen und Beschäftigte. Hamburg: VSA.

Perleth, Matthias; Antes, Gerd (Hrsg.) (1999): Evidenzbasierte Medizin: Wissenschaft im Praxisalltag, 2. Aufl., München: MMV Medizin Verlag.

Permanand, Govin; Mossialos, Elias (2004): Theorising the Development of the European Union Framework for Pharmaceutical Regulation (LSE Health and Social Care Discussion Paper No. 1), London: London School of Economics and Political Science.

Perschke-Hartmann, Christiane (1994): Die doppelte Reform. Gesundheitspolitik von Blüm zu Seehofer, Opladen: Leske + Budrich.

Petermann, Franz (Hrsg.) (1998): Compliance und Selbstmanagement, Göttingen: Hogrefe.

Pfaff, Anita B.; Busch, Susanne; Rindsfüßer, Christian (1994): Kostendämpfung in der gesetzlichen Krankenversicherung. Auswirkungen der Reformgesetzgebung 1989 und 1993 auf die Versicherten, Frankfurt a. M./New York: Campus.

Pfaff, Martin; Stapf-Finé, Heinz (Hrsg.) (2004): Bürgerversicherung – solidarisch und sicher! Die Rolle von GKV und PKV, Beitragsgrundlagen, Leistungskatalog, rechtliche Umsetzung, Hamburg: VSA.

Pfaff, Martin; Wassener, Dietmar (1995): Das Krankenhaus im Gefolge des Gesundheits-Struktur-Gesetzes 1993. Finanzierung, Leistungsgeschehen, Vernetzung, Baden-Baden: Nomos.

Pföhler, Wolfgang; Bublitz, Thomas (2009): Investitionsstau und Investitionsbedarfe – Neuordnung der Investitionsfinanzierung, in: Rau et al. (Hrsg.): Auswirkungen der DRG-Einführung in Deutschland, S. 455–468.

Pickshaus, Klaus; Urban, Hans-Jürgen (2012): Perspektiven der Betrieblichen Gesundheitsförderung. Aufgaben und Chancen unter Krisenbedingungen, in: Faller (Hrsg.): Lehrbuch betriebliche Gesundheitspolitik, S. 357–363.

Pierson, Paul (2000): Increasing Returns, Path Dependence, and the Study of Politics. American Political Science Review 94 (2): 251–267.

Pierson, Paul; Stephan Leibfried (1998): Mehrebenen-Politik und die Entwicklung des «Sozialen Europa», in: Leibfried/Pierson (Hrsg.): Standort Europa, S. 11–57.

Platzer, Hans-Wolfgang (Hrsg.) (1997): Sozialstaatliche Entwicklungen in Europa und die Sozialpolitik der Europäischen Union, Baden-Baden: Nomos.

Pohontsch, Nadine; Raspe, Heiner; Welti, Felix; Meyer, Thorsten (2011): Die Bedeutung des Wunsch- und Wahlrechts des § 9 SGB IX für die medizinische Rehabilitation aus Sicht der Rehabilitanden. Die Rehabilitation 50 (4): 244–250.

Pohontsch, Nadine; Welti, Felix; Raspe, Heiner; Meyer, Thorsten (2012): Das Wunsch- und Wahlrecht des § 9 SGB IX bei der Beantragung einer medizinischen Rehabilitation: Ergebnisse eines regionalen Surveys unter Versicherten der Gesetzlichen Renten- und Krankenversicherung. Das Gesundheitswesen. DOI: 10.1055/s-0032-1323755 ; [Epub ahead of print].

Popp, Ekhard (2003): Vom Einprodukt- zum Mehrproduktanbieter. Die neuen Möglichkeiten der Gesetzlichen Krankenkassen. Gesundheits- und Sozialpolitik 9–10: 10–17.

Porte, Caroline de la/Pochet, Phillippe (Eds.) (2002): Building Social Europe Through the Open Method of Co-ordination, Brussels: Peter Lang.

Prah Ruger, Jennifer (2010): Health Capabiliy: Conceptualization and Operationalization. American Journal of Public Health 100 (1): 41–49.

Pressel, Holger (2012): Der Gesundheitsfonds: Entstehung - Einführung - Weiterentwicklung – Folgen, Wiesbaden: Springer VS.

Preuß, Klaus-Jürgen; Räbiger, Jutta; Sommer, Jürg H. (Hrsg.): Managed Care. Evaluation und Performance- Measurement integrierter Versorgungsmodelle. Stand der Entwicklung in der EU, der Schweiz und den USA, Stuttgart, New York: Schattauer.

Priester, Klaus (1987): Daten zur Entwicklung der Einkommen niedergelassener Ärzte in der Bundesrepublik, in: Deppe et al. (Hrsg.): Medizin und Gesellschaft, S.156–187.

Priester, Klaus (1993): Lean Welfare. Mit Pflegeversicherung und Karenztagen zum Umbau des Sozialstaats. Blätter für deutsche und internationale Politik 38 (9): 1086–1098.

Priester, Klaus (1999): Gesundheitsförderung light? Zur gesetzlichen Neuregelung von Gesundheitsförderung und Primärprävention im Rahmen der Gesundheitsreform 2000. Jahrbuch für Kritische Medizin 31: 128–143.

Priester, Klaus (2004): Pflegeversicherung und Demenz – Probleme, Handlungsbedarf und Gestaltungsoptionen. Jahrbuch für Kritische Medizin 40: S. 102–119.

Privatärztliche Verrechnungsstellen (PVS) (2009): IGeLn – immer ein Gewinn? Auswertung der IGeL Umfrage im Jahr (2009). http://www.igel-umfrage.de/index.php?id=8 (Abruf: 13.12.2011).

Prütz, Franziska (2010): Die Krankenhauslandschaft nach Trägern und Rechtsformen, in: Heubel et al. (Hrsg.): Die Privatisierung von Krankenhäusern, S. 15–41.

Radaelli, Claudio M. (2003): The Open Method of Coordination: A New Governance Architecture for the European Union. Preliminary Report, Stockholm.

Rappaport, Julian (1985): Ein Plädoyer für die Widersprüchlichkeit: Ein sozialpolitisches Konzept des «empowerment» anstelle präventiver Ansätze. Verhaltenstherapie und psychosoziale Praxis 17 (2): 257–278.Rau, Ferdinand; Roeder, Norbert; Hensen, Peter (Hrsg.) (2009a): Auswirkungen der DRG-Einführung in Deutschland. Standortbestimmung und Perspektiven, Stuttgart: Kohlhammer.

Rau, Ferdinand; Roeder, Norbert; Hensen, Peter (2009b): Zum Stand der deutschen DRG-Einführung: Erkenntnisse, Erfahrungen und Meinungen, in: Rau et al. (Hrsg.): Auswirkungen der DRG-Einführung in Deutschland, S. 9–22.

Reiners, Hartmut (1993): Das Gesundheitsstrukturgesetz – Ein «Hauch von Sozialgeschichte»? Werkstattbericht über eine gesundheitspolitische Weichenstellung (Wissenschaftszentrum Berlin für Sozialforschung, Forschungsgruppe Gesundheitsrisiken und Präventionspolitik, Discussion Paper P93–210), Berlin: WZB.

Reiners, Hartmut (2011a): Mythen der Gesundheitspolitik, 2. Aufl., Bern u. a.: Verlag Hans Huber.

Reiners, Hartmut (2011b): Krank und pleite? Das deutsche Gesundheitssystem, Berlin: Suhrkamp.

Reinhard, Kirsten/Nadolski-Standke, Doris (2000): Die große Kunst der kleinen Schritte. Gesundheit und Gesellschaft 3 (7): 32–35.

Reinhardt, Uwe; Sandier, Simone; Schneider, Markus (1986): Die Wirkungen von Vergütungssystemen auf die Einkommen der Ärzte, die Preise und auf die Struktur ärztlicher Leistungen im internationalen Vergleich, Augsburg: Bundesministerium für Arbeit und Sozialordnung.

Relman, Arnold S. (1980): The New Medical Industrial Complex. The New England Journal of Medicine 303 (17): 963–970.

Renneberg, Babette/Hammelstein, Philipp (2006): Gesundheitspsychologie, Heidelberg: Springer

Rhodes, Martin (1998): Globalisation, Labour Markets and Welfare States: A Future of «Competitive Corporatism»?, in: Rhodes/Mèny (Eds.): The Future of European Welfare: A New Social Contract?, S. 178–203.

Rhodes, Martin/Mèny, Yves (Hrsg.): The Future of European Welfare: A New Social Contract?. Basingstoke: Macmillan.

Richard, Sabine (2001): Integrierte Versorgung: Chancen und Perspektiven Arbeit und Sozialpolitik 55 (1/2): 8–13.

Richter, Matthias; Hurrelmann, Klaus (Hrsg.) (2009): Gesundheitliche Ungleichheit. Grundlagen, Probleme, Perspektiven, 2. Aufl., Wiesbaden: VS Verlag für Sozialwissenschaften.

Richter, Susanne; Rehder, Heinke; Raspe, Heiner (2009): Individuelle Gesundheitsleistungen und Leistungsbegrenzungen. Erfahrungen GK-Versicherter und Arztpraxen. Deutsches Ärzteblatt 106 (26): 433–439.

Riedmüller, Barbara; Rodenstein, Marianne (1989): Wie sicher ist die soziale Sicherung? Frankfurt a. M.: Suhrkamp.

Ritter, Gerhard A. (1983): Sozialversicherung in Deutschland und England. Entstehung und Grundzüge im Vergleich, München: C.H. Beck.

Ritter, Gerhard A. (1991): Der Sozialstaat. Entstehung und Entwicklung im internationalen Vergleich, München: R. Oldenbourg Verlag.

Ritter, Gerhard A.; Tenfelde, Klaus (1992): Arbeiter im Deutschen Kaiserreich 1871 bis 1914, Bonn: J.H.W. Dietz Nachf.

Rixen, Stephan (2012): Die Patientenrechte-Richtlinie als «Dienstleistungsrichtlinie des Gesundheitswesens»? Zeitschrift für Gemeinschaftsprivatrecht 9 (1): 45–50.

Röber, Michaela (2008): Wohlfahrtspluralismus und häusliche Pflegearrangements. Hilfemixes in der häuslichen Pflege, Saarbrücken: Verlag Dr. Müller.

Röber, Michaela; Hämel, Kerstin (2011): Strukturprobleme bei der Implementierung von Pflegestützpunkten in Hessen. Pflege und Gesellschaft 16 (2): 138–153.

Robert Koch-Institut (RKI) (2006): Gesundheit in Deutschland, Berlin: RKI.

Robert Koch-Institut (RKI) (2010): Klimawandel und Gesundheit. Ein Sachstandsbericht, Berlin: RKI.

Rocke, Burghard (2002): Die Zukunft der öffentlichen Krankenhäuser. Das Krankenhaus 94 (10): 779–784.

Rodenstein, Marianne (1987): Wandlungen des Gesundheitsverständnisses in der Moderne. Medizin – Mensch – Gesellschaft 12 (4): 292–298.

Rose, Geoffrey (1997): The Strategy of Preventive Medicine, Oxford: Oxford University Press.

Rosenbrock, Rolf (1979): Staatliche Reformpolitik im Gesundheitswesen am Beispiel der Arzneimittelversorgung, in: Argumente für eine soziale Medizin, Argument Sonderband AS 30, Berlin: Argument-Verlag, S. 59–87.

Rosenbrock, Rolf (1982): Arbeitsmediziner und Sicherheitsexperten im Betrieb, Frankfurt/New York: Campus.

Rosenbrock, Rolf (1985): Prävention arbeitsbedingter Erkrankungen durch Gesetzliche Krankenversicherung – ein Thema in einer Arena, in: Naschold, Frieder (Hrsg.) (1985): Arbeit und Politik. Gesellschaftliche Regulierung der Arbeit und der sozialen Sicherung, Frankfurt a. M./New York: Campus, S. 367–404.

Rosenbrock, Rolf (1986): AIDS kann schneller besiegt werden. Gesundheitspolitik am Beispiel einer Infektionskrankheit, 3. Aufl., Hamburg: VSA.

Rosenbrock, Rolf (1989): Gesundheitssicherung durch Krankenkassenpolitik? Thesen zur Strukturreform des Gesundheitswesens und der Gesetzlichen Krankenversicherung, in: Riedmüller/Rodenstein (Hrsg.): Wie sicher ist die soziale Sicherung?, S.137–164.

Rosenbrock, Rolf (1990): Aids-Prävention und die Aufgaben der Sozialwissenschaften, in: Rosenbrock/Salmen (Hrsg.): Aids-Prävention, S. 15–29.

Rosenbrock, Rolf (1992): Fragen und Lehren für Public Health. Jahrbuch für Kritische Medizin 18: 82–114.

Rosenbrock, Rolf (1993): Zehn Jahre Aids-Politik in Deutschland. Bemerkungen zu Bilanz und Perspektiven. Berliner Ärzte 30(6): 11–14.

Rosenbrock, Rolf (1994): Ein Grundriß wirksamer Aids-Prävention. Zeitschrift für Gesundheitswissenschaften/Journal of Public Health 2 (3): 233–244.

Rosenbrock, Rolf (1995): Public Health als soziale Innovation. Das Gesundheitswesen 57 (3): 140–144.

Rosenbrock, Rolf (1996): Arbeit und Gesundheit. Elemente und Perspektiven betrieblicher Gesundheitsförderung (Wissenschaftszentrum Berlin für Sozialforschung, Arbeitsgruppe Public Health, Discussion Paper P96-206), Berlin: WZB.

Rosenbrock, Rolf (1997a): Theoretische Konzepte der Prävention, in: Klotter (Hrsg.): Prävention im Gesundheitswesen, S. 41–60.

Rosenbrock, Rolf (1997b): PKV und Armenkasse? Die GKV nach der «Dritten Stufe der Gesundheitsreform». Die Krankenversicherung 49 (9): 242–247.

Rosenbrock, Rolf (1997c): Hemmende und fördernde Faktoren in der Gesundheitspolitik – Erfahrungen aus dem vergangenen Jahrzehnt, in: Altgeld et al. (Hrsg.): Wie kann Gesundheit verwirklicht werden?, S. 37–51.

Rosenbrock, Rolf (1997d): Gemeindenahe Pflege aus Sicht von Public Health (Wissenschaftszentrum Berlin für Sozialforschung, Arbeitsgruppe Public Health, Discussion Paper P97-203), Berlin: WZB.

Rosenbrock, Rolf (1998a): Gesundheitspolitik (Wissenschaftszentrum Berlin für Sozialforschung, Arbeitsgruppe Public Health, Discussion Paper P98-201), Berlin: WZB.

Rosenbrock, Rolf (1998b): Arbeitslosigkeit und Krankheit. Gesundheitswissenschaftliche Befunde. Forum Wissenschaft 15 (1): 15–17.

Rosenbrock, Rolf (1999): Neue Wege zu alten Zielen? Anforderungen an eine Strukturreform der Gesetzlichen Krankenversicherung (Wissenschaftszentrum Berlin für Sozialforschung, Arbeitsgruppe Public Health, Discussion Paper P99-205), Berlin: WZB.

Rosenbrock, Rolf (2001a): Was ist New Public Health? Bundesgesundheitsblatt – Gesundheitsforschung – Gesundheitsschutz 43 (9): 753–762.

Rosenbrock, Rolf (2001b): Primärprävention zur Verminderung sozial bedingter Unterschiede von Gesundheitschancen. Arbeit und Sozialpolitik 55 (11–12): 49–57.

Rosenbrock, Rolf (2001c): Funktionen und Perspektiven gesundheitsbezogener Selbsthilfe im deutschen Gesundheitswesen, in: Borgetto/von Troschke (Hrsg.): Entwicklungsperspektiven der gesundheitsbezogenen Selbsthilfe im deutschen Gesundheitswesen, S. 28–40.

Rosenbrock, Rolf (2001d): Der neue § 20 SGB V als Gestaltungsherausforderung für die Selbstverwaltung der GKV. Die Betriebskrankenkasse 89 (1): 22–27.

Rosenbrock, Rolf (2002): Krankenkassen und Primärprävention – Anforderungen und Erwartungen an die Qualität, in: Walter et al. (Hrsg.): Prävention durch Krankenkassen, S. 40–57.

Rosenbrock, Rolf (2003): Aids-Prävention – eine gefährdete Innovation, in: Jäger (Hrsg.): Aids und HIV-Infektionen, S. 1–4.

Rosenbrock, Rolf (2004a): Evidenzbasierung und Qualitätssicherung in der gesundheitsbezogenen Primärprävention. Zeitschrift für Evaluation 3 (1): 71–80.

Rosenbrock, Rolf (2004b): Primäre Prävention zur Vermindung sozial bedingter Ungleichheit von Gesundheitschancen – Problemskizze und ein Politikvorschlag zur Umsetzung des § 20 Abs. 1 SGB V durch die GKV, in: Rosenbrock et al. (Hrsg.): Primärprävention im Kontext sozialer Ungleichheit, S. 7–149.

Rosenbrock, Rolf (2004c): Prävention und Gesundheitsförderung – Gesundheitswissenschaftliche Grundlagen für die Politik. Das Gesundheitswesen 66 (3): 146–152.

Rosenbrock, Rolf (2006a): Aids-Prävention – ein Erfolgsmodell in der Krise. Bundesgesundheitsblatt – Gesundheitsforschung – Gesundheitsschutz 50 (6): 432–441.

Rosenbrock, Rolf (2006b): Das Gesetz zur Stärkung der gesundheitlichen Prävention. Ein Regelungsversuch. Prävention und Gesundheitsförderung 1 (1): 6–11.

Rosenbrock, Rolf (2007): Impfung gegen Gebärmutterhalskrebs – Durchbruch in der Krebsprävention? Dr. med. Mabuse 32 (167): 20–21.

Rosenbrock, Rolf (2010): Kreativität und Durchhaltevermögen. Gespräch mit Jochen Drewes, in: Drewes/Sweers (Hrsg.): Strukturelle Prävention und Gesundheitsförderung im Kontext von HIV, S. 349–364.

Rosenbrock, Rolf; Bellwinkel, Michael; Schröer, Alfons (Hrsg.) (2004): Primärprävention im Kontext sozialer Ungleichheit, Bremerhaven: Wirtschaftsverlag NW.

Rosenbrock, Rolf; Dubois-Arber, Francoise; Moers, Martin; Pinell, Patrice; Schaeffer, Doris; Setbon, Michel (2000): The Normalization of AIDS in Western European Countries. Social Science & Medicine 50 (11): 1607–1629.

Rosenbrock, Rolf; Gerlinger, Thomas (2006): Gesundheitspolitik. Eine systematische Einführung. 2., vollst. überarb. u. erw. Aufl., Bern u. a.: Verlag Hans Huber.

Rosenbrock, Rolf; Hartung, Susanne (Hrsg.) (2012): Partizipation und Gesundheit, Bern u.a.: Verlag Hans Huber.

Rosenbrock, Rolf; Hauß, Friedrich (Hrsg.) (1985): Krankenkassen und Prävention, Berlin: Edition Sigma.

Rosenbrock, Rolf; Kühn, Hagen; Köhler, Barbara Maria (Hrsg.) (1994): Präventionspolitik. Gesellschaftliche Strategien der Gesundheitssicherung, Berlin: edition sigma.

Rosenbrock, Rolf; Lenhardt, Uwe (1999): Die Bedeutung von Betriebsärzten in einer modernen betrieblichen Gesundheitspolitik. Ein Gutachten, Gütersloh: Verlag Bertelsmann Stiftung.

Rosenbrock, Rolf; Michel, Claus (2007): Primäre Prävention. Bausteine einer systematischen Gesundheitssicherung, Berlin: Medizinisch Wissenschaftliche Verlagsgesellschaft.

Rosenbrock, Rolf; Salmen, Andreas (Hrsg.) (1990): Aids- Prävention. Berlin: edition sigma.

Rosenbrock, Rolf; Schaeffer, Doris (Hrsg.) (2002): Die Normalisierung von Aids. Politik – Prävention – Krankenversorgung, Berlin: edition sigma.

Rosenbrock, Rolf; Schaeffer, Doris; Moers, Martin; Dubois-Arber, Francoise; Pinell, Patrice; Setbon, Michel (2002): Die Normalisierung von Aids in Westeuropa – Der Politikzyklus am Beispiel einer Infektionskrankheit, in: Rosenbrock/Schaeffer (Hrsg.): Die Normalisierung von Aids, S. 11–68.

Rosenbrock, Rolf; Wright, Michael T. (Eds.) (2000): Partnership and Pragmatism. Germany's Response to AIDS Prevention and Care, London/New York: Routledge/Taylor & Francis.

Rosewitz, Bernd; Webber, Douglas (1990): Reformversuche und Reformblockaden im deutschen Gesundheitswesen, Frankfurt a. M./New York: Campus.

Rosian, Ingrid; Vogler, Sabine; Habl, Claudia (2000): Frankreich, Großbritannien, Italien, in: Klauber et al. (Hrsg.): Innovation im Arzneimittelmarkt, S. 33–65.

Roth, Andrea (2002): Erfolgsrechnung und -bewertung vernetzter Praxen in Schleswig Holstein, in: Preuß et al. (Hrsg.): Managed Care, S. 80–99.

Roth, Günter (1999): Auflösung oder Konsolidierung korporatistischer Strukturen durch die Pflegeversicherung? Zeitschrift für Sozialreform 45 (5): 418–446.

Roth, Günter (2000): Fünf Jahre Pflegeversicherung in Deutschland: Funktionsweise und Wirkungen. Sozialer Fortschritt 49 (8–9): 184–192.

Roth, Günter (2003): Die Entwicklung von Angebot und Nachfrage von Pflegedienstleistungen: Regionale und sektorale Analysen. Sozialer Fortschritt 52 (3): 73–79.

Roth, Günter; Rothgang, Heinz (2001): Sozialhilfe und Pflegebedürftigkeit: Analyse der Zielerreichung und Zielverfehlung der Gesetzlichen Pflegeversicherung nach fünf Jahren. Zeitschrift für Gerontologie und Geriatrie 34 (4): 292–305.

Rothgang, Heinz (1997): Ziele und Wirkungen der Pflegeversicherung. Eine ökonomische Analyse, Frankfurt a. M./New York: Campus.

Rothgang, Heinz (2000): Wettbewerb in der Pflegeversicherung. Zeitschrift für Sozialreform 46 (5): 423–448.

Rothgang, Heinz (2001): Finanzwirtschaftliche und strukturelle Entwicklungen in der Pflegeversicherung bis 2040 und mögliche alternative Konzepte. Endbericht zu einer Expertise für die Enquete-Kommission «Demographischer Wandel» des Deutschen Bundestages, Bremen: Ts.

Rothgang, Heinz (2009): Theorie und Empirie der Pflegeversicherung, Berlin: LIT-Verlag.

Rothgang, Heinz; Arnold, Robert; Unger, Rainer (2010): Berechnungen der finanziellen Wirkungen verschiedener Varianten einer Bürgerversicherung in der Gesetzlichen Krankenversicherung. Gutachten im Auftrag der Bundestagsfraktion Bündnis 90/Die Grünen, Bremen: Universität Bremen/Zentrum für Sozialpolitik.

Rothgang, Heinz; Cacace, Mirella; Frisina, Lorraine; Grimmeisen, Simone; Schmid, Achim; Wendt, Claus (2010): The State and Healthcare. Comparing OECD Countries, Basingstoke/New York: Palgrave Macmillan.

Rothgang, Heinz; Müller, Rolf; Unger, Rainer (2012): Pflegereport 2030. Was ist zu erwarten – was ist zu tun? Gütersloh: Bertelsmann Stiftung.

Rothgang, Heinz; Müller, Rolf; Unger, Rainer; Weiß, Christian, Wolter, Annika (2012): BARMER GEK Pflegereport 2012. Schwerpunktthema: Kosten bei Pflegebedürftigkeit, Siegburg: Asgard-Verlag.

Rothgang, Heinz; Niebuhr, Dea; Wasem, Jürgen; Greß, Stefan (2004): Evidenzbasierte Bestimmung des Leistungskatalogs im Gesundheitswesen? Das Beispiel des englischen National Institute for Clinical Excellence (NICE) (Universität Bremen, Zentrum für Sozialpolitik, ZeS-Arbeitspapier Nr. 02/2004), Bremen: Universität Bremen/Zentrum für Sozialpolitik.

Rottenkolber, Dominik; Schmiedl, Sven; Rottenkolber, Marietta; Farker, Katrin; Salje, Karen; Müller, Silke et al. (2011): Adverse drug reactions in Germany: direct costs of internal medicine hospitalizations, in: Pharmacoepidemiology and Drug Safety 20: 626–634, DOI: 10.1002/pds.2118.

Rucht, Dieter (1994): Modernisierung und neue soziale Bewegungen. Deutschland, Frankreich und USA im Vergleich, Frankfurt am Main/New York: Campus Verlag.

Rühmkorf, Daniel (2010): Die hausärztliche Versorgung als Spielball der Politik, in: Gerlinger et al. (Hrsg.): Politik für Gesundheit, S. 165–175.

Rürup-Kommission (Kommission für die Nachhaltigkeit in der Finanzierung der sozialen Sicherungssysteme) (2003): Nachhaltigkeit in der Finanzierung der sozialen Sicherungssysteme. Bericht der Kommission, Bundesministerium für Gesundheit und Soziale Sicherung, Berlin.

Rüschmann, Hans-Heinrich; Roth, Andrea; Krauss, Christian (2000): Vernetzte Praxen auf dem Weg zu managed care? Aufbau – Ergebnisse – Zukunftsvision, Berlin: Springer.

Rüther, Martin (1997): Ärztliches Standeswesen im Nationalsozialismus 1933–1945, in: Jütte (Hrsg.): Geschichte der deutschen Ärzteschaft, S. 143–193.

Saake, Irmhild; Vogd, Werner (Hrsg.) (2008): Moderne Mythen der Medizin – Studien zur organisierten Krankenbehandlung, Wiesbaden: VS Verlag für Sozialwissenschaften.

Sabatier, Paul A. (1993): Advocacy-Koalitionen, Policy- Wandel und Policy-Lernen: Eine Alternative zur Phasenheuristik, in: Héritier (Hrsg.): Policy-Analyse, S. 116–148.

Sachverständigenrat für die Konzertierte Aktion im Gesundheitswesen (SVR) (1988): Sachverständigenrat für die Konzertierte Aktion im Gesundheitswesen, Jahresgutachten 1988: Medizinische und ökonomische Orientierung. Vorschläge für die Konzertierte Aktion im Gesundheitswesen, Baden-Baden: Nomos.

Sachverständigenrat für die Konzertierte Aktion im Gesundheitswesen (SVR) (1989): Sachverständigenrat für die Konzertierte Aktion im Gesundheitswesen: Jahresgutachten 1989: Qualität, Wirtschaftlichkeit und Perspektiven der Gesundheitsversorgung. Vorschläge für die Konzertierte Aktion im Gesundheitswesen, Baden- Baden: Nomos.

Sachverständigenrat für die Konzertierte Aktion im Gesundheitswesen (SVR) (1990): Sachverständigenrat für die Konzertierte Aktion im Gesundheitswesen, Jahresgutachten 1990: Herausforderungen und Perspektiven der Gesundheitsversorgung. Vorschläge für die Konzertierte Aktion im Gesundheitswesen, Baden-Baden: Nomos.

Sachverständigenrat für die Konzertierte Aktion im Gesundheitswesen (SVR) (1991): Stabilität ohne Stagnation? Sondergutachten 1991, in: SVR: Jahresgutachten 1992, S.273–300.

Sachverständigenrat für die Konzertierte Aktion im Gesundheitswesen (SVR) (1992): Jahresgutachten 1992: Ausbau in Deutschland und Aufbruch nach Europa, Baden-Baden 1992: Nomos.

Sachverständigenrat für die Konzertierte Aktion im Gesundheitswesen (SVR) (1994): Jahresgutachten 1994: Gesundheitsversorgung und Krankenversicherung 2000: Eigenverantwortung, Subsidiarität und Solidarität bei sich ändernden Rahmenbedingungen (Sachstandsbericht 1994), Baden-Baden: Nomos.

Sachverständigenrat für die Konzertierte Aktion im Gesundheitswesen (SVR) (1995): Sondergutachten 1995: Gesundheitsversorgung und Krankenversicherung 2000: Mehr Ergebnisorientierung, mehr Qualität und mehr Wirtschaftlichkeit, Baden-Baden: Nomos.

Sachverständigenrat für die Konzertierte Aktion im Gesundheitswesen (SVR) (1996): Sachverständigenrat für die Konzertierte Aktion im Gesundheitswesen, Sondergutachten 1996: Gesundheitswesen in Deutschland. Kostenfaktor und Zukunftsbranche, Bd. I: Demographie, Morbidität, Wirtschaftlichkeitsreserven und Beschäftigung, Baden-Baden: Nomos.

Sachverständigenrat für die Konzertierte Aktion im Gesundheitswesen (SVR) (1997): Sondergutachten 1997: Gesundheitswesen in Deutschland. Kostenfaktor und Zukunftsbranche, Bd. II: Fortschritt und Wachstumsmärkte, Finanzierung und Vergütung, Baden-Baden: Nomos.

Sachverständigenrat für die Konzertierte Aktion im Gesundheitswesen (SVR) (2002a): Gutachten 2000/2001: Bedarfsgerechtigkeit und Wirtschaftlichkeit. Bd. I: Zielbildung, Prävention, Nutzerorientierung und Partizipation; Bd. II: Qualitätsentwicklung in Medizin und Pflege; Bd. III: Über-, Unter- und Fehlversorgung, Baden-Baden: Nomos.

Sachverständigenrat für die Konzertierte Aktion im Gesundheitswesen (SVR) (2002b): Gutachten 2000/2001: Bedarfsgerechtigkeit und Wirtschaftlichkeit, Addendum: Zur Steigerung von Effizienz und Effektivität der Arzneimittelversorgung in der gesetzlichen Krankenversicherung (GKV), Baden-Baden: Nomos.

Sachverständigenrat für die Konzertierte Aktion im Gesundheitswesen (SVR) (2003): Gutachten 2003: Finanzierung, Nutzerorientierung und Qualität, 2 Bde., Bd. I: Finanzierung und Nutzerorientierung; Bd. II: Qualität und Versorgungsstrukturen, o. O. (Bonn): SVR.

Sachverständigenrat zur Begutachtung der Entwicklung im Gesundheitswesen (SVR) (2006): Gutachten 2005: Koordination und Qualität im Gesundheitswesen, 2 Bde., Bd. I: Kooperative Koordination und Wettbewerb, Sozioökonomischer Status und Gesundheit, Strategien der Primärprävention; Bd. II: Schnittstellen zwischen Kranken- und Pflegeversicherung, Hilfs- und Heilmittel in der GKV, Einflussfaktoren auf die Verordnung von Arzneimitteln, Stuttgart: Kohlhammer.

Sachverständigenrat zur Begutachtung der Entwicklung im Gesundheitswesen (SVR) (2008): Gutachten 2007: Kooperation und Verantwortung. Voraussetzungen einer zielorientierten Gesundheitsversorgung, 2 Bde., Bd. I: Kooperation und Verantwortung als Voraussetzungen einer zielorientierten Gesundheitsversorgung (...); Bd. II: Qualität und Sicherheit: Angemessenheit und Verantwortlichkeit in der Gesundheitsversorgung; Primärprävention in vulnerablen Gruppen, Baden-Baden: Nomos.

Sachverständigenrat zur Begutachtung der Entwicklung im Gesundheitswesen (SVR) (2010): Sondergutachten 2009: Koordination und Integration. Gesundheitsversorgung in einer Gesellschaft des längeren Lebens, 2 Bde., Baden-Baden: Nomos Verlag.

Sachverständigenrat zur Begutachtung der Entwicklung im Gesundheitswesen (SVR) (2012): Sondergutachten 2012: Wettbewerb an der Schnittstelle zwischen ambulanter und stationärer Gesundheitsversorgung, Bern u. a.: Verlag Hans Huber.

Sachverständigenrat zur Begutachtung der gesamtwirtschaftlichen Entwicklung (SVR-Wirtschaft) (2002): Jahresgutachten 2002/03: Zwanzig Punkte für Beschäftigung und Wachstum, Stuttgart: Metzler-Poeschel.

Sachverständigenrat zur Begutachtung der gesamtwirtschaftlichen Entwicklung (SVR-Wirtschaft) (2010): Jahresgutachten 2010/11: Chancen für einen stabilen Aufschwung, Wiesbaden: Statistisches Bundesamt.

Sackett, David L. (1999): Evidence-based medicine: How to practice and teach EBM, 2nd ed., Edinburgh: Churchill Livingstone.

Sackett, David L.; Haynes, R. Brian; Tugwell, Peter; Guyatt, Gordon H. (1991): Clinical Epidemiology: The Basic Science for Clinical Medicine, Boston: Little, Brown & Co.

Salamon, Lester M. (Hrsg.) (2002): The Tools of Government: A Guide to the New Governance, Oxford: Oxford University Press.

Schaeffer, Doris (2004): Zur Professionalisierbarkeit von Public Health und Pflege, in: Schaeffer et al. (Hrsg.): Public Health und Pflege, S. 103–126.

Schaeffer, Doris; Moers, Martin (2011): Bewältigung chronischer Krankheiten – Herausforderungen für die Pflege, in: Schaeffer/Wingenfeld (Hrsg.): Handbuch Pflegewissenschaft, S. 329–363.

Schaeffer, Doris; Moers, Martin; Rosenbrock, Rolf (Hrsg.) (2004): Public Health und Pflege. Zwei neue gesundheitswissenschaftliche Disziplinen, 2. Aufl., Berlin: edition sigma.

Schaeffer, Doris; Wingenfeld, Klaus (Hrsg.) (2011): Handbuch Pflegewissenschaft. Neuausgabe, Weinheim, München: Juventa.

Schäfer, Armin (2004): Beyond the Community Method: Why the Open Method of Coordination was introduced to EU Policy-Making, in: European Union online Papers. http://eiop.or.at/eiop/texte/2004–013a.htm (Abruf: 26.09.2005).

Schäfer, Torsten; Pritzkuleit, Ron; Hannemann, Franziska; Günther, Klaus-Peter; Malzahn, Jürgen; Niethard, Fritz et al. (2013): Trends und regionale Unterschiede in der Inanspruchnahme von Wirbelsäulenoperationen, in: Klauber et al. (Hrsg.): Krankenhaus-Report 2013, S. 111–134.

Scharpf, Fritz W. (1999): Regieren in Europa. Effektiv und demokratisch? Frankfurt a. M./New York: Campus.

Scharpf, Fritz W. (2000): Interaktionsformen. Akteurzentrierter Institutionalismus in der Politikforschung, Opladen: Leske + Budrich.

Scharpf, Fritz W. (2002): The European Social Model: Coping with the Challenges of Diversity. Journal of Common Market Studies 40 (4): 645–670.

Scharpf, Fritz W. (2003): Politische Optionen im vollendeten Binnenmarkt, in: Jachtenfuchs/Kohler-Koch (Hrsg.): Europäische Integration, S. 219–253.

Scharpf, Fritz W. (2006): The Joint-Decision trap revisted. Journal of Common Market Studies 44 (4): 845–964.

Scharpf, Fritz W. (2008): The only solution is to refuse to comply with ECJ rulings. Social Europe Journal 4 (1): 16–21.

Scheller, Henrik; Schmid, Josef (Hrsg.) (2008): Föderale Politikgestaltung im deutschen Bundesstaat. Variable Verflechtungsmuster in Politikfeldern, Baden-Baden: Nomos.

Schimank, Uwe (2000): Handeln und Strukturen. Einführung in die akteurtheoretische Soziologie, Weinheim, München: Juventa.

Schlich, Thomas (1996): Die Konstruktion der notwendigen Krankheitsursache: Wie die Medizin Krankheiten beherrschen will, in: Borck (Hrsg.): Anatomien medizinischen Wissens, S. 201–229.

Schmacke, Norbert (1995): Öffentlicher Gesundheitsdienst, Sozialstaat und kommunale Selbstverwaltung. Perspektiven der Gesundheitsämter auf dem Weg ins 21. Jahrhundert, Düsseldorf: Akademie für öffentliches Gesundheitswesen.

Schmacke, Norbert (1999a): Gesundheitsziele aus Sicht des Öffentlichen Gesundheitsdienstes. Die Krankenversicherung 51 (5): 141–144.

Schmacke, Norbert (Hrsg.) (1999b): Gesundheit und Demokratie. Von der Utopie der sozialen Medizin, Frankfurt a. M.: VAS.

Schmähl, Winfried (1998): Pflegebedürftigkeit in Deutschland: Zahl der Pflegefälle und familiale Versorgungspotentiale – Ausgangslage und Perspektiven für die Zukunft. Zeitschrift für die gesamte Versicherungswissenschaft 87 (1/2): 1–26.

Schmid, Achim; Cacace, Mirella; Götze, Ralf; Rothgang, Heinz (2010): Explaining Healthcare System Change: Problem Pressure and the Emergence of «Hybrid» Healthcare Systems. Journal of Health Politics, Policy and Law 35 (4): 455–486.

Schmidt, Bettina (2008): Eigenverantwortung haben immer die Anderen. Der Verantwortungsdiskurs im Gesundheitswesen, Bern u. a.: Verlag Hans Huber.

Schmidt, Eberhard; Spelthahn, Sabine (Hrsg.) (1994): Umweltpolitik in der Defensive, Frankfurt a.M: Fischer Taschenbuch Verlag.

Schmidt, Manfred G. (2005): Sozialpolitik in Deutschland. Historische Entwicklung und internationaler Vergleich, 3., vollst. überarb. u. erw. Aufl., Wiesbaden: VS Verlag für Sozialwissenschaften.

Schmidt, Manfred G.; Ostheim, Tobias; Siegel, Nico A.; Zohlnhöfer, Reimut (Hrsg.) (2007): Der Wohlfahrtsstaat. Eine Einführung in den historischen und internationalen Vergleich, Wiesbaden: VS Verlag für Sozialwissenschaften Wiesbaden: VS Verlag für Sozialwissenschaften für Sozialwissenschaften.

Schmitten, Jürgen in der; Helmich, Peter (2000): Weiterbildung Allgemeinmedizin: Qualifizierung für die primärärztliche Versorgung. Entwicklung, Gegenwart und Perspektiven der allgemeinmedizinischen Weiterbildungsordnung in Deutschland, Stuttgart/New York: Schattauer.

Schmucker, Rolf (2003): Europäischer Binnenmarkt und nationale Gesundheitspolitik. Zu den Auswirkungen der «vier Freiheiten» auf die Gesundheitssysteme der EU-Mitgliedsländer. Jahrbuch für Kritische Medizin 38: 107–120.

Schmucker, Rolf (2005): Die deutsche Arzneimittelzulassung im europäischen Wettbewerb (Institut für Medizinische Soziologie, Goethe-Universität Frankfurt, Diskussionspapier 2005-01), Frankfurt a. M.: Goethe-Universität Frankfurt.

Schmucker, Rolf (2011): Wechselwirkungen. Die GKV zwischen nationaler Wettbewerbssteuerung und europäischem Wettbewerbsrecht. Jahrbuch für Kritische Medizin 47: 119–139.

Schmucker, Rolf (2013): Gesundheitspolitik in Zeiten der Krise. Gesundheit & Gesellschaft – Wissenschaft 13 (1): 7–14.

Schneekloth, Ulrich (2008): Entwicklungstrends beim Hilfe- und Pflegebedarf in Privathaushalten – Ergebnisse der Infratest-Repräsentativerhebung, in: Schneekloth/Wahl (Hrsg.): Selbständigkeit und Hilfebedarf bei älteren Menschen in Privathaushalten, S. 57–102.

Schneekloth, Ulrich; Müller, Udo (1999): Wirkungen der Pflegeversicherung. Forschungsprojekt im Auftrag des Bundesministeriums für Gesundheit, Baden-Baden: Nomos.

Schneekloth, Ulrich; Wahl, Hans-Werner (Hrsg.) (2008). Selbständigkeit und Hilfebedarf bei älteren Menschen in Privathaushalten. Pflegearrangements, Demenz, Versorgungsangebote, 2. Aufl., Stuttgart: Kohlhammer.

Schneider, Markus (2002): Gesundheitssystemforschung und Gesundheitsstatistik in der Europäischen Union. Stand und Perspektiven im Hinblick auf die «offene Methode der Koordinierung». Gesundheit & Gesellschaft – Wissenschaft 2 (2): 15–21.

Schneider, Markus; Beckmann, Michael, Biene-Dietrich, Peter, Gabanyi, Monika, Hofmann, Uwe, Köse, Aynur et al. (1998): Gesundheitssysteme im internationalen Vergleich: Übersichten 1997. Laufende Berichterstattung zu ausländischen Gesundheitssystemen, Augsburg: BASYS.

Schneider, Markus; Hofmann, Uwe; Biene-Dietrich, Peter; Späth, Brigitta; Mill, Doris (1999): Die deutschen Arzneimittelpreise im europäischen Vergleich. Gutachten für den Verband Forschender Arzneimittelhersteller (VFA) und die Bundesvereinigung Deutscher Apothekerverbände (ABDA), Augsburg: BASYS.

Schneider, Markus; Hofmann, Uwe; Köse, Aynur; Biene, Peter; Krauss, Thomas (2007): Indikatoren der OMK im Gesundheitswesen und in der Langzeitpflege. Gutachten für das Bundesministerium für Gesundheit, Augsburg: BASYS.

Schnell-Inderst, Petra; Hunger, Theresa; Hintringer, Katharina; Schwarzer, Ruth; Seifert-Klauss, Vanadin; Gothe, Holger et al. (2011): Individuelle Gesundheitsleistungen. Schriftenreihe Health Technology Assessment, Bd. 113, Köln: DIMDI.

Schölkopf, Martin (1999): Altenpflegepolitik an der Peripherie des Sozialstaats? Die Expansion der Pflegedienste zwischen Verbändewohlfahrt, Ministerialbürokratie und Parteien. Politische Vierteljahresschrift 40 (2): 246–278.

Schölkopf, Martin (2010): Das Gesundheitswesen im internationalen Vergleich. Gesundheitssystemvergleich und die europäische Gesundheitspolitik,

Berlin: Medizinisch Wissenschaftliche Verlagsgesellschaft.

Schölkopf, Martin; Stapf-Finé, Heinz (2002): Deutsche Hospitäler besser als ihr Ruf. Soziale Sicherheit 51 (12): 402–411.

Schott, Thomas (2005): Eingliedern statt ausmustern. Möglichkeiten und Strategien zur Sicherung der Erwerbstätigkeit älterer Arbeitnehmer, Weinheim, München: Juventa.

Schott, Thomas (2011): Rehabilitation – was ist und was nötig ist. Public Health Forum 19 (73): 2–4.

Schott, Thomas; Hornberg, Claudia (2011): Die Gesellschaft und Ihre Gesundheit. Die Gesellschaft und ihre Gesundheit: 20 Jahre Public Health in Deutschland: Bilanz und Ausblick einer Wissenschaft, Wiesbaden: VS Verlag für Sozialwissenschaften.

Schott, Thomas; Razum, Oliver (Hrsg.) (2013): Migration und medizinische Rehabilitation, Weinheim und Basel: Beltz Juventa.

Schräder, Wilhelm F.; Dudey, Stefan (2001): Instrumente zur Sicherstellung der stationären Versorgung nach Einführung von DRGs, in: Arnold et al. (Hrsg.): Krankenhaus-Report 2000, S.285–293.

Schröder, Lothar; Urban, Hans-Jürgen (Hrsg.) (2010): Gute Arbeit – Ausgabe (2011). Krise, Restrukturierungen und der Blick in die Zukunft, Köln: Bund Verlag.

Schroeder, Wolfgang; Paquet, Robert (Hrsg.) (2007): Gesundheitsreform 2007. Nach der Reform ist vor der Reform, Wiesbaden: VS Verlag für Sozialwissenschaften.

Schröer, Alfons; Sochert, Reinhold (1994): Betriebliche Gesundheitsberichterstattung – Erfahrungen und Perspektiven aus Forschung und Praxis. Zeitschrift für Präventivmedizin und Gesundheitsförderung 6 (2): 39–47.

Schubert, Ingrid; Köster, Ingrid; von Ferber, Liselotte (2000): Die Verordnung neuer Arzneimittel – ein Thema für Pharmakotherapiezirkel. Innovationen – Ein neuer Topos in der Diskussion über die Gesundheitsreform, in: Klauber et al. (Hrsg.): Innovation im Arzneimittelmarkt, S.145–168.

Schubert, Klaus; Bandelow, Nils C. (2009): Lehrbuch der Politikfeldanalyse 2.0, 2., vollst. überarb. u. erw. Aufl., München: Oldenbourg.

Schulenburg, Johann-Matthias Graf von der (1981): Systeme der Honorierung frei praktizierender Ärzte und ihre Allokationswirkungen, Tübingen: J.C.B. Mohr.

Schulenburg, Johann-Matthias Graf von der (1987): Selbstbeteiligung. Theoretische und empirische Konzepte für die Analyse ihrer Allokation und Verteilungswirkungen. Tübingen: J.C.B. Mohr.

Schulenburg, Johann-Matthias Graf von der; Greiner, Wolfgang (2007): Gesundheitsökonomik, 2., völlig überarb. Aufl., Tübingen: Mohr Siebeck.

Schulin, Bertram (1994): Verträge mit den Leistungserbringern im Pflegeversicherungsrecht (SGB XI). Vierteljahresschrift für Sozialrecht 49 (4): 285–307.

Schulz-Nieswandt, Frank (1999): Patientenorientierte Optimierung von Versorgungspfaden, Globalbudgetierung und der Diskurs über demographische und epidemiologische Grundlagen einer Ausgabendynamik des medizinisch-pflegerischen Versorgungssystems. Sozialer Fortschritt 48 (7): 175–179.

Schumann, Michael (1998): Rücknahme der Entwarnung. Neue Gefährdungen der Industriearbeit. Gewerkschaftliche Monatshefte 49 (6–7): 457–460.

Schumann, Michael (2008): Kampf um Rationalisierung – Suche nach neuer Übersichtlichkeit. WSI-Mitteilungen 61 (7): 379–386.

Schwabe, Ulrich (2001): Überblick über die Arzneiverordnungen im Jahre 2000, in: Schwabe/Paffrath (Hrsg.): Arzneiverordnungs-Report 2001, S. 1–22.

Schwabe, Ulrich (2012a): Arzneiverordnungen 2011 im Überblick, in: Schwabe/Paffrath (Hrsg.): Arzneiverordnungs-Report 2012, S. 3–42.

Schwabe, Ulrich (2012b): Nutzenbewertung von Arzneimitteln, in: Schwabe/Paffrath (Hrsg.): Arzneiverordnungs-Report 2012, S. 127–165.

Schwabe, Ulrich/Paffrath, Dieter (Hrsg.) (2001): Arzneiverordnungs-Report 2001. Aktuelle Daten, Kosten, Trends und Kommentare, Berlin/Heidelberg: Springer.

Schwabe, Ulrich; Paffrath, Dieter (Hrsg.) (2003): Arzneiverordnungs-Report 2002. Aktuelle Daten, Kosten, Trends und Kommentare, Berlin/Heidelberg: Springer.

Schwabe, Ulrich/Paffrath, Dieter (Hrsg.) (2004): Arzneiverordnungs-Report 2004. Aktuelle Daten, Kosten, Trends und Kommentare, Berlin/Heidelberg: Springer.

Schwabe, Ulrich; Paffrath, Dieter (Hrsg.) (2012): Arzneiverordnungs-Report 2012. Aktuelle Daten, Kosten, Trends und Kommentare, Berlin/Heidelberg: Springer.

Schwalm, Anja; Perleth, Matthias; Matthias, Katja (2010): Der Umgang des Gemeinsamen Bundesausschusses mit «schwacher» oder fehlender Evidenz. Zeitschrift für Evidenz, Fortbildung und Qualität im Gesundheitswesen 104 (4): 323–329.

Schwartz, Friedrich W.; Bitzer, Eva-Maria; Dörning, Hans; Grobe, Thomas G.; Krauth, Christian; Schlaud, Martin et al. (2000): Gesundheitsausgaben für chronische Krankheit in Deutschland. Krankheitskostenlast und Reduktionspotentiale durch verhaltensbezogene Risikomodifikation, Lengerich: Pabst Science Publishers.

Schwartz, Friedrich W.; Schneider, Nils, Klein-Lange, Matthias (2012): Ambulante Krankenversorgung, in: Schwartz et al. (Hrsg.): Public Health: Gesundheit und Gesundheitswesen, S. 310–318.

Schwartz, Friedrich W.; Walter, Ulla; Siegrist, Johannes; Kolip, Petra; Leidl, Reiner; Dierks, Marie-Luise et al. (Hrsg.) (2012): Public Health: Gesundheit und Gesundheitswesen, 3., völlig neu bearb. u. erw. Aufl., München: Elsevier/Urban & Fischer

Schwarzer, Ralf (2004): Psychologie des Gesundheitsverhaltens. Einführung in die Gesundheitspsychologie, 3., überarb. Aufl., Göttingen: Hogrefe.

Seel, Helga (2012): Fernab von Fehlzeitengesprächen. Betriebliches Eingliederungsmanagement als Chance und Herausforderung, in: Faller (Hrsg.): Lehrbuch Betriebliche Gesundheitsförderung, S. 207–214.

Seeman, Teresa E. (1996): Social Ties and Health: The Benefits of Social Integration. Annals of Epidemiology 6 (5) 442–451.

Segert, Astrid/Zierke, Irene (2005): Regionale Ungleichheiten aus der Perspektive nachhaltiger Regionalentwicklung. Das Beispiel ländlicher Räume in Deutschland, Potsdam: Universität Potsdam.

Sell, Stefan (2001): Gesundheitspolitik im Spannungsfeld von Bundesländern und Krankenkassen, in: Eckart/Jenkis (Hrsg.): Föderalismus in Deutschland, 255–277.

Sell, Stefan (2002): DRG-Finanzierung und Krankenhausbedarfsplanung. Zeitschrift für Sozialreform 48 (2): 164–188.

Sen, Armatya (2000): Ökonomie für den Menschen, München: Hanser Verlag.

Sendler, Hans (1998): Zielorientierte Gesundheitspolitik erforderlich! Zu den Möglichkeiten und Grenzen gesundheitspolitischer Ziele im pluralen Gesundheitswesen. Arbeit und Sozialpolitik 52 (5–6): 50–54.

Siegrist, Johannes (1999): Soziale Perspektiven von Gesundheit und Krankheit, in: Häfner (Hrsg.): Gesundheit - unser höchstes Gut?, 105–118.

Siegrist, Johannes (2005): Medizinische Soziologie, 6., neu bearb. u. erw. Aufl., München: Elsevier/Urban & Fischer.

Simoens, Steven (2007): Generic medicine pricing in Europe: current issues and future perspective. Journal of Medical Economics 11 (1): 171–175.

Simon, Michael (2000a): Krankenhauspolitik in der Bundesrepublik Deutschland. Historische Entwicklung und Probleme der politischen Steuerung stationärer Krankenversorgung, Opladen/Wiesbaden: Westdeutscher Verlag.

Simon, Michael (2000b): Monistische Finanzierung der Krankenhäuser. Kritische Anmerkungen zu einem umstrittenen Reformvorhaben. Jahrbuch für Kritische Medizin 32: 58–81.

Simon, Michael (2000c): Kein Ende des Experimentierens. Zur geplanten Einführung eines DRG-basierten Fallpauschalensystems. Jahrbuch für Kritische Medizin 33: 10–36.

Simon, Michael (2001): Die Ökonomisierung des Krankenhauses. Der wachsende Einfluss ökonomischer Ziele auf patientenbezogene Entscheidungen (Wissenschaftszentrum Berlin für Sozialforschung, Arbeitsgruppe Public Health, Discussion Paper P01-205), Berlin: WZB.

Simon, Michael (2002): Die Ökonomisierung des Krankenhauses. Das neue DRG-Fallpauschalensystem für Krankenhäuser. Kritische Anmerkungen zum Konzept einer Steuerung über den Preis, in: Deppe/Burkhardt: (Hrsg.): Solidarische Gesundheitspolitik, S. 145–158.

Simon, Michael (2003): Pflegeversicherung und Pflegebedürftigkeit: Eine Analyse der Leistungsentwicklung in den Jahren 1997 bis 2001 (Veröffentlichungsreihe der Evangelischen Fachhochschule Hannover, P03–001), Hannover: Blumhardt-Verlag.

Slesina, Wolfgang; Beuels, Franz-R.; Sochert, Reinhold (1998): Betriebliche Gesundheitsförderung. Entwicklung und Evaluation von Gesundheitszirkeln zur Prävention arbeitsbedingter Erkrankungen, Weinheim, München: Juventa.

Slotala, Lukas (2011): Ökonomisierung der ambulanten Pflege. Eine Analyse der wirtschaftlichen Bedingungen und deren Folgen für die Versorgungspraxis ambulanter Pflegedienste, Wiesbaden: VS Verlag für Sozialwissenschaften.

Smedley, Brian D.; Syme, S. Leonhard (Eds.) (2001): Promoting Health, Intervention Strategies from Social and Behavioral Research, Washington D.C.: Institute of Medicine, National Academies Press.

Sochert, Reinhold (1998): Gesundheitsbericht und Gesundheitszirkel. Evaluation eines Konzepts betrieblicher Gesundheitsförderung, Bremerhaven: Wirtschaftsverlag NW.

Sonntag, Astrid; Angermeyer, Matthias C. (2000): Zur Benachteiligung Demenzkranker im Rahmen der Pflegeversicherung. Zeitschrift für Sozialreform 46 (11): 1048–1051.

Spangenberg, Martin; Beivers, Andreas (2009): Flächendeckende Krankenhausversorgung im DRG-Zeitalter, in: Rau et al. (Hrsg.): Auswirkungen der DRG-Einführung in Deutschland, S. 431–443.

SPD (2004): Die Bürgerversicherung: Solidarität nutzt allen, Berlin, 29.8.2004. http://www.boeckler.de/pdf/thema_gesundheit_2004_08_29_spd_pvbeschluss.pdf

SPD (2011): Ordentlicher SPD-Parteitag Berlin vom 4.-6. Dezember (2011). Beschluss-Nr. 59: Solidarische Gesundheitspolitik für alle Bürgerinnen und Bürger. Langfassung. http://www.spd.de/linkableblob/21972/data/59_beschluss_gesundheit_lang.pdf (Abruf: 12.01.2012).

Spies, Thomas (2006): Die Bürgerversicherung – zukunftsfähig und gerecht, Frankfurt a. M.: VAS.

Spitzenverbände der Leistungserbringer in der medizinischen Rehabilitation (2008): Resolution der Reha-Leistungserbringerverbände: Kassen dürfen sich nicht hinter Paragraphen verstecken! Sachgerechte Finanzierung der medizinischen Rehabilitation sicherstellen. Pressemitteilung vom 18.09.2008. http://www.sucht.de/tl_files/pdf/stellungnahmen/paragraphen_verstecken.pdf (Abruf: 30.12.2012).

Spree, Reinhard (1981): Soziale Ungleichheit vor Krankheit und Tod. Zur Sozialgeschichte des Gesundheitsbereichs im Deutschen Kaiserreich, Göttingen: Vandenhoeck & Ruprecht.

Spyra, Karla (2010): Auf dem Weg zu Reha-DRG. Deutsches Ärzteblatt (Ausgabe A) 107 (39): 1851–1854.

Stackelberg, Johann-Magnus von (2009): Zwischenbilanz aus Sicht der gesetzlichen Krankenversicherung, in: Rau et al. (Hrsg.): Auswirkungen der DRG-Einführung in Deutschland, S. 29–31.

Stahl, Timo; Wismar, Matthias; Ollila, Eeva; Lahtinen, Eero; Leppo, Kimmo (Hrsg.) (2006): Health in All Policies. Prospects and Potentials, Helsinki: Ministry of Social Affairs and Health.

Standfest, Erich (1990): Reform der Organisationsstruktur der gesetzlichen Krankenversicherung aus Sicht des DGB. Sozialer Fortschritt 39 (3–4): 69–70.

Standfest, Erich; Ferber, Christian von; Holler, Albert; Leminsky, Gerhard; Naschold, Frieder; Schmidt, Alfred et al. (1977): Sozialpolitik und Selbstverwaltung. Zur Demokratisierung des Sozialstaates, Köln: Bund-Verlag.

Stapf-Finé, Heinz; Polei, Günther (2002): Die Zukunft der Krankenhausplanung nach der DRG-Einführung. Das Krankenhaus 94 (2): 96–107.

Stark, Renée; Schunk, Michaela; Holle, Rolf (2011): Ergebnisse der KORA-Studien, in: Günster et al. (Hrsg.): Versorgungsreport 2011, S. 78–83.

Statistische Ämter des Bundes und der Länder (2010): Demographischer Wandel in Deutschland, Heft 2: Auswirkungen auf Krankenhausbehandlungen und Pflegebedürftige im Bund und in den Ländern, Ausgabe 2010, Wiesbaden: Statistisches BundesamtStatistisches Amt für Hamburg und Schleswig Holstein (2012): Hamburger Stadtteil-Profile 2012. NORD.regional, Bd.13, Hamburg: Statistisches Amt für Hamburg und Schleswig Holstein.

Statistisches Bundesamt (StBA) (1954): Statistisches Jahrbuch für die Bundesrepublik Deutschland, Stuttgart-Köln: Kohlhammer.

Statistisches Bundesamt (StBA) (1972): Bevölkerung und Wirtschaft 1872–1972, Stuttgart: Kohlhammer.

Statistisches Bundesamt (StBA) (1992–2005): Fachserie 12, Reihe 6.1: Grunddaten der Krankenhäuser und Vorsorge- oder Rehabilitationseinrichtungen, jährl., Wiesbaden: Statistisches Bundesamt.

Statistisches Bundesamt (StBA) (1993): Fachserie 12: Gesundheit, Grunddaten der Krankenhäuser und Vorsorge- oder Rehabilitationseinrichtungen1991. Fachserie 12, Stuttgart: Metzler-Poeschel

Statistisches Bundesamt (StBA) (Hrsg.) (1994): Studienhandbuch Basisbericht, Wiesbaden: StBA.

Statistisches Bundesamt (StBA) (Hrsg.) (1998): Gesundheitsbericht für Deutschland, Stuttgart: Metzler-Poeschel.

Statistisches Bundesamt (StBA) (2001): Kurzbericht: Pflegestatistik 1999 – Pflege im Rahmen der Pflegeversicherung (Deutschlandergebnisse), Bonn: Statistisches Bundesamt.

Statistisches Bundesamt (StBA) (2002): Statistisches Jahrbuch 2002. Für die Bundesrepublik Deutschland. Stuttgart: Metzler-Poeschel.

Statistisches Bundesamt (StBA) (2006–2011): Fachserie 12, Reihe 6.1.2: Grunddaten der Vorsorge- oder Rehabilitationseinrichtungen, jährl., Wiesbaden: Statistisches Bundesamt.

Statistisches Bundesamt (StBA) (2009a): Bevölkerung Deutschlands bis 2060. 12. koordinierte Bevölkerungsvorausberechnung. Begleitmaterial zur Pressekonferenz am 18. November 2009 in Berlin, Wiesbaden: Statistisches Bundesamt.

Statistisches Bundesamt (StBA) (2009b): Fachserie 2, Reihe 1.6.1: Kostenstruktur bei Arzt- und Zahnarztpraxen, Praxen von psychologischen Psychotherapeuten sowie Tierarztpraxen (2007), Wiesbaden: Statistisches Bundesamt.

Statistisches Bundesamt (StBA) (2011): Mikrozensus 2009. Fragen zur Gesundheit – Kranke und Unfallverletzte, Wiesbaden: Statistisches Bundesamt.

Statistisches Bundesamt (StBA 2012a): Statistisches Jahrbuch 2012. Deutschland und Internationales, Wiesbaden: Statistisches Bundesamt.

Statistisches Bundesamt (StBA 2012b): Fachserie 12, Reihe 4: Todesursachen in Deutschland, Wiesbaden: Statistisches Bundesamt.

Statistisches Bundesamt (2012c): Fachserie 12, Reihe 6.1.2: Grunddaten der Vorsorge- und Rehabilitationseinrichtungen 2011, Wiesbaden: Statistisches Bundesamt.

Statistisches Bundesamt (2012d): Statistik der Sozialhilfe: Hilfe zur Pflege 2009, Wiesbaden: Statistisches Bundesamt.

Statistisches Bundesamt (StBA) (2012e): Fachserie 1, Reihe 3: Bevölkerung und Erwerbstätigkeit: Haushalte und Familien. Ergebnisse des Mikrozensus, Wiesbaden: Statistisches Bundesamt.

Statistisches Bundesamt (StBA) (2013a): Fachserie 12, Reihe 7.1.1: Gesundheit – lAusgaben 2011, Wiesbaden: Statistisches Bundesamt.

Statistisches Bundesamt (StBA) (2013b): Fachserie 12: Gesundheit, Reihe 7.1.2: Ausgaben 1995 bis 2011 (Lange Reihe), Wiesbaden: Statistisches Bundesamt.

Statistisches Bundesamt (StBA) (2013c): Fachserie 12: Gesundheit, Reihe: 7.3.1: Personal 2011, Wiesbaden: Statistisches Bundesamt.

Statistisches Bundesamt (StBA) (2013d): Volkswirtschaftliche Gesamtrechnungen. Bruttoinlandsprodukt, Bruttonationaleinkommen, Volkseinkommen.

Lange Reihen ab 1950, Wiesbaden: Statistisches Bundesamt.

Statistisches Bundesamt (StBA) (2013e): Fachserie 12,, Reihe 6.1.1: Grunddaten der Krankenhäuser 2011, Wiesbaden: Statistisches Bundesamt.

Statistisches Bundesamt (StBA) (2013f): Fachserie 12, Reihe 6.2.1: Diagnosedaten der Patienten und Patientinnen in Krankenhäusern (einschl. Sterbe- und Stundenfälle) 2011, Wiesbaden: Statistisches Bundesamt.

Statistisches Bundesamt (StBA) (2013g): Fachserie 12, Reihe 6.3: Kostennachweis der Krankenhäuser, Wiesbaden: Statistisches Bundesamt.

Statistisches Bundesamt (StBA) (2013h): Öffentliche Apotheken und Krankenhausapotheken (Anzahl). http://www.gbe-bund.de/oowa921-install/servlet/oowa/aw92/WS0100/_XWD_PROC?_XWD_2/1/XWD_CUBE.DRILL/_XWD_30/D.001/1000001.

Statistisches Bundesamt (StBA) (2013i): Pflegestatistik 2011. Pflege im Rahmen der Pflegeversicherung. Deutschlandergebnisse, Wiesbaden: Statistisches Bundesamt.

Statistisches Bundesamt (StBA) (2013j): Zahl der Empfänger von Hilfe zur Pflege um 2,9 % gestiegen. Pressemitteilung vom 21. Januar 2013 – 27/13. https://www.destatis.de/DE/PresseService/Presse/Pressemitteilungen/2013/01/PD13_027_221.html (Abruf: 15.05.2013).

Statistisches Bundesamt (StBA) (2013k): Fachserie 13, Reihe 2.1: Ausgaben und Einnahmen der Sozialhilfe 2010, Wiesbaden: Statistisches Bundesamt.

Statistisches Bundesamt (StBA) (2013l): Einnahmen und Ausgaben nach dem SGB XII. Zeitreihe zu den Bruttoausgaben für das 3. bis 9. Kapitel insgesamt nach dem SGB XII. https://www.destatis.de/DE/ZahlenFakten/GesellschaftStaat/Soziales/Sozialleistungen/Sozialhilfe/EinnahmenAusgaben/Tabellen/ZReiheBruttoausgabenInsgAlleHilfearten.html (Abruf: 15.05.2013).

Stegmüller, Klaus (1996): Wettbewerb im Gesundheitswesen. Konzeptionen zur «dritten Reformstufe» der Gesetzlichen Krankenversicherung, Frankfurt a. M.: VAS.

Steiner, Viktor (2002): Selbstbehalte und Nachfrage nach Gesundheitsleistungen: Die Bedeutung der Selbstselektion. Vierteljahrshefte zur Wirtschaftsforschung 71 (4): 437–441.

Stender, Klaus-Peter (2003): Gesunde Städte: Eine Chance für die Integration von Umwelt-, Sozial- und Gesundheitspolitik in der Stadtentwicklung, in: Löhr et al. (Hrsg.): Die soziale Stadt – Gesundheitsförderung im Stadtteil.

Stiftung Warentest (Hrsg.) (2002): Handbuch Selbstmedikation, Rezeptfreie Medikamente – für Sie bewertet, Berlin: Stiftung Warentest.

Stock, Stephanie; Drabik, Anna; Büscher, Guido; Graf, Christian; Ullrich, Walter; Gerber, Andreas et al. (2010): German Diabetes Management Programs Improve Quality of Care and Curb Costs. Health Affairs 29 (12): 2197–2205.

Stolleis, Michael (Hrsg.) (1976): Quellen zur Geschichte des Sozialrechts, Göttingen: Musterschmidt.

Straßheim, Holger (2003): Der Ruf der Sirenen – Zur Dynamik politischen Benchmarkings. Eine Analyse anhand der US-Sozialreformen, in: Maier et al. (Hrsg.): Politik als Lernprozess?, S. 227–244.

Strech, Daniel; Danis, Marion; Löb, M.; Marckmann, Georg (2009): Ausmaß und Auswirkungen von Rationierung in deutschen Krankenhäusern. Ärztliche Einschätzungen aus einer repräsentativen Umfrage. Deutsche Medizinische Wochenschrift 134 (24): 1261–1266.

Strech, Daniel; Marckmann, Georg (Hrsg.): Public Health Ethik, Münster: LIT-Verlag.

Streeck, Wolfgang (1995): German Capitalism: Does it Exist? Can it Survive? (Max-Planck-Institut für Gesellschaftsforschung, MPIFG Discussion Paper 95/5), Köln: MPIFG.

Strehl, Rüdiger (2002): Privatisierungswelle im deutschen Krankenhauswesen?, in: Arnold et al. (Hrsg.): Krankenhaus-Report 2002, S. 113–129.

Strehlau-Schwoll, Holger (2002): Unternehmenspolitische Konsequenzen bei der Einführung der DRGs. Das Krankenhaus 94 (12): 997–999.

Streich, Waldemar; Wolters, Paul; Brand, Helmut (Hrsg.) (1998): Berichterstattung im Gesundheitswesen: Analysen zur Entwicklung und Perspektiven für einen Neubeginn, Weinheim, München: Juventa.

Strünck, Christoph (2000): Pflegeversicherung – Barmherzigkeit mit beschränkter Haftung. Institutioneller Wandel, Machtbeziehungen und organisatorische Anpassungsprozesse, Opladen: Leske + Budrich.

Süß, Winfried (1998): Gesundheitspolitik, in: Hockerts (Hrsg.): Drei Wege deutscher Sozialstaatlichkeit, S.55–100.

Syme, S. Leonard (1992): Social Determinants of Disease, in: Last/Wallace (Eds.): Maxcy-Rosenau-Last: Public Health & Preventive Medicine, S. 687–700.

Tagesspiegel vom 12.3.2001.

Taskforce (2004): Bericht der Taskforce zur Verbesserung der Standortbedingungen und der Innovationsmöglichkeiten der pharmazeutischen Industrie in Deutschland, Berlin .

Tennstedt, Florian (1976): Sozialgeschichte der Sozialversicherung, in: Blohmke et al. (Hrsg.): Handbuch der Sozialmedizin, Bd. III: Sozialmedizin in der Praxis, S. 385–492.

Tennstedt, Florian (1977): Soziale Selbstverwaltung, Bd. 2: Geschichte der Selbstverwaltung in der Krankenversicherung, Bonn: Verlag der Ortskrankenkassen.

Tennstedt, Florian (1983): Vom Proleten zum Industriearbeiter. Arbeiterbewegung und Sozialpolitik in Deutschland 1800–1914, Köln: Bund Verlag.

Thelen, Kathleen (2012): Varieties of Capitalism: Trajectories of Liberalization and the New Politics of Social Solidarity. Annual Review of Political Science 15: 137–159.

Thiehoff, Rainer (1992): Erweiterte Wirtschaftlichkeitsrechnung – ein Beitrag zur ganzheitlichen Investitionsplanung, in: BMA (Hrsg.): Prävention im Betrieb, S. 32–44.

Thiemeyer, Theo (1970): Sozialpolitische und ökonomische Probleme ärztlicher Honorargestaltung. Sozialer Fortschritt 19 (3): 101–108.

Thiemeyer, Theo (1985): Honorierungsprobleme in der Bundesrepublik Deutschland (Ärzteeinkommen, Steuerungsprobleme usw.), in: von Ferber et al. (Hrsg.): Kosten und Effizienz im Gesundheitswesen, S. 35–58.

Thiemeyer, Theo (1986): Das ärztliche Honorar als Preis, in: Gäfgen (Hrsg.): Ökonomie des Gesundheitswesens, S. 255–270.

Thole, Henning; Thalau, Frank; Ollenschläger, Günter; Kopp, Ina; Lelgemann, Monika (2007): Kritische Bewertung von Leitlinien, in: Kunz et al. (Hrsg.): Lehrbuch Evidenzbasierte Medizin in Klinik und Praxis, S. 177–189.

Thürmann, Petra A.; Schmitt, Klaus (1998): Erfassung und Bewertung unerwünschter Arzneimittelwirkungen. Medizinische Klinik 93 (11): 687–692.

Tidow, Stefan (1999): Benchmarking als Leitidee. Zum Verlust des Politischen in der europäischen Perspektive. Blätter für deutsche und internationale Politik 44 (3): 301–309.

Titmuss, Richard M. (1977): Social Policy. An Introduction, London: Allen & Unwin.

Tophoven, Christina (2000): Entwicklungsperspektiven integrierter Anbieterstrukturen und ärztlicher Selbstverwaltung. Arbeit und Sozialpolitik 54 (11–12): 24–33.

Tophoven, Christina (2002): Der lange Weg zur integrierten Versorgung Arbeit und Sozialpolitik 56 (9–10): 12–17.

Tophoven, Christina; Lieschke, Lothar (Hrsg.) (2003): Integrierte Versorgung. Entwicklungsperspektiven für Praxisnetze, Köln: Deutscher Ärzte-Verlag.

Töppich, Jürgen (2004): Evaluation und Qualitätssicherungskonzepte in der Prävention und Gesundheitsförderung der BZgA. Vortrag auf der Fachtagung «Evidenzbasierung in der Prävention und Gesundheitsförderung» am 12.02.2004 in Berlin, Ts.

Tress, Wolfgang; Kruse, Johannes; Heckrath, Claudia; Alberti, Luciano (1996): Psychosomatische Grundversorgung in der Praxis: Erhebliche Anforderungen an niedergelassene Ärzte. Deutsches Ärzteblatt (Ausgabe A) 93 (10): 597–601.

Tsebelis, George (2002): Veto Players: How Political Institutions Work, Princeton: Princeton University Press/Russell Sage Foundation.

Tuomilehto, Jaako; Lindstrom, Jaana; Eriksson, Johan G.; Valle, Timo T.; Hämäläinen, Helena; Ilanne-Parikka, Pirjo et al. (2001): Prevention of Type 2 Diabetes Mellitus by Changes in Lifestyle among Subjects with Impaired Glucose Tolerance. New England Journal of Medicine 344 (18): 1343–1350.

Tuschen, Karl-Heinz; Rau, Ferdinand; Braun, Thomas (2002): Jetzt haben die Krankenhäuser die Wahl. führen & wirtschaften im Krankenhaus 19 (5): 436–444.

Twaddle, Andrew C. (Ed.) (2002): Health Care Reform around the World, Westport/Connecticut, London: Auburn House.

Uexküll, Thure; Wesiack, Wolfgang (1998): Theorie der Humanmedizin – Grundlagen ärztlichen Denkens und Handelns, 3. völlig überarb. Aufl., München: Urban & Fischer.

Urban, Hans-Jürgen (2001a): Wettbewerbskorporatistische Regulierung im Politikfeld Gesundheit. Der Bundesausschuss der Ärzte und Krankenkassen und die gesundheitspolitische Wende (Wissenschaftszentrum Berlin für Sozialforschung, Arbeitsgruppe Public Health, Discussion Paper P01–206), Berlin: WZB.

Urban, Hans-Jürgen (2001b): Komplexitätsdifferenz als Innovationsblockade, oder: das Assurance-Dilemma im Public Health-Ansatz, Berlin: unveröff. Ms.

Urban, Hans-Jürgen (2003): Europäisierung der Gesundheitspolitik? Zur Evolution eines Politikfeldes im europäischen Mehrebenen-System (Wissenschaftszentrum Berlin für Sozialforschung, Arbeitsgruppe Public Health, Discussion Paper SP I 2003–303), Berlin: WZB.

Verband der Ersatzkassen (vdek) (2013): Basisdaten des Gesundheitswesens 2012/2013, Berlin: vdek.

Verband der Privaten Krankenversicherung (PKV) (2001–2012): Zahlenbericht der Privaten Krankenversicherung, jährl., Köln/Berlin: PKV.

Verband Forschender Arzneimittelhersteller e.V. (VFA) (2013): Statistics 2012: Die Arzneimittelindustrie in Deutschland, Berlin: VFA.

Verbrugge, Lois M. (1984): Longer Life but Worsening Health? Trends in Health and Mortality of Middle-Aged and Older Persons. The Milbank Quarterly 62 (3): 475–519.

Vieth, Peter (1988): Die Durchsetzung des Sicherheitsgurtes beim Autofahren (Wissenschaftszentrum Berlin für Sozialforschung, Forschungsgruppe Gesundheitsrisiken und Präventionspolitik, Discussion Paper P88–203), Berlin: WZB.

Vogd, Werner (2006): Die Organisation Krankenhaus im Wandel. Eine dokumentarische Evaluation aus Perspektive der ärztlichen Akteure, Bern u. a.: Verlag Hans Huber.

Volmer, Timm; Kielhorn, Adrian (1998): Compliance und Gesundheitsökonomie, in: Petermann (Hrsg.): Compliance und Selbstmanagement, S. 45–72.

Wallace, Helen; Pollack, Mark A.; Young, Alasdair R. (Eds.) (2010): Policy-Making in the European Union, 6th ed., Oxford: Oxford University Press.

Walter, Evelyn; Batista, Anamarija; Brennig, Christine; Zehetmayr, Susanne (2008): Der österreichische Pharmamarkt – ein europäischer Vergleich, Wien: Institut für Pharmaökonomische Forschung.

Walter, Klaus (2005): Was ist der ÖGD, was kann der ÖGD in Deutschland? Bundesgesundheitsblatt – Gesundheitsforschung – Gesundheitsschutz 48 (10): 1095–1102.

Walter, Ulla (2003): Wahrnehmung und Umsetzung rechtlicher Bestimmungen zur Prävention in Deutschland. Expertise aus sozialmedizinischer Sicht im Auftrag des Bundesministeriums für Gesundheit und soziale Sicherung, Bonn: BMGS.

Walter, Ulla (2004): Präventive Hausbesuche. Public Health Forum 12 (42): 14–15.

Walter, Ulla; Drupp, Michael; Schwartz, Friedrich W. (Hrsg.) (2002): Prävention durch Krankenkassen. Zielgruppen, Zugangswege, Wirksamkeit und Wirtschaftlichkeit. Weinheim, München: Juventa.

Walter, Ulla; Schwartz Friedrich W; Plaumann; Martina (2012): Prävention. Institutionen und Strukturen, in: Schwartz, Friedrich W. et al (Hrsg.): Public Health, S. 271–287.

Walters, David (Ed.) (2002): Regulating Health and Safety Management in the European Union. A Study of the Dynamics of Change, Brussels: P.I.E.-Peter Lang.

Wanek, Volker (1994): Machtverteilung im Gesundheitswesen. Struktur und Auswirkungen, Frankfurt a. M.: VAS.

Wanek, Volker; Heinrich, Siegfried; Chavet, Alfons (2002): Gesundheitspolitik zur Verringerung der «sozial bedingten Ungleichheit von Gesundheitschancen». Ansatzpunkte und Notwendigkeiten im Feld der Prävention, in: Deppe/Burkhardt (Hrsg.): Solidarische Gesundheitspolitik, S. 159–170.

Wansing, Gudrun (2005): Teilhabe an der Gesellschaft: Menschen mit Behinderung zwischen Inklusion und Exklusion, Wiesbaden: VS Verlag für Sozialwissenschaften.

Wasem, Jürgen (1997): Vom staatlichen zum kassenärztlichen System. Eine Untersuchung des Transformationsprozesses der ambulanten ärztlichen Versorgung in Deutschland, Frankfurt a. M./New York: Campus.

Wasem, Jürgen (1998): Der Risikostrukturausgleich als zentraler Baustein einer solidarischen Gesundheitspolitik muss ausgebaut werden, in: Knoche/Hungeling (Hrsg.): Soziale und ökologische Gesundheitspolitik, S. 243–249.

Wasem, Jürgen; Vincenti, Aurelio (2000): Monistische Krankenhausfinanzierung. Vorstellungen des Gesetzgebers, Konsequenzen, in: Arnold et al. (Hrsg.): Krankenhaus-Report '99, S. 223–243.

Weaver, R. Kent; Rockman, Bert A. (1993a): Assessing the Effects of Institutions, in: Weaver/Rockman (Eds.): Do Institutions Matter?, S. 1–41.

Weaver, R. Kent; Rockman, Bert A. (Eds.) (1993b): Do Institutions Matter? Government Capabilities in the United States and Abroad, Washington: Brookings Institution.

Webber, Douglas (1988): Krankheit, Geld und Politik. Zur Geschichte der Gesundheitsreformen in Deutschland. Leviathan 16 (2): 156–203.

Webber, Douglas (1989): Zur Geschichte der Gesundheitsreformen in Deutschland – II. Teil: Norbert Blüms Gesundheitsreform und die Lobby. Leviathan 17 (2): 262–300.

Webber, Douglas (1992): Die kassenärztlichen Vereinigungen zwischen Mitgliederinteressen und Gemeinwohl, in: Mayntz (Hrsg.): Verbände zwischen Mitgliederinteressen und Gemeinwohl, S. 211–272.

Weber, Max (1976): Wirtschaft und Gesellschaft. Grundriß der verstehenden Soziologie. Studienausgabe, hrsg. v. Johannes Winckelmann, 2 Halbbde., 6., revid. Aufl., Tübingen: J.C.B. Mohr.

Wehler, Hans-Ulrich (1995): Deutsche Gesellschaftsgeschichte, Bd. 3: Von der «Deutschen Doppelrevolution» bis zum Beginn des Ersten Weltkrieges: 1849–1914, München: C.H. Beck.

Weinbrenner, Susanne; Wörz, Markus; Busse, Reinhard (2007): Gesundheitsförderung im europäischen Vergleich, Bonn: KomPart Verlag.

Weindling, Paul (1989): Health, race and German politics between national unification and Nazism: 1870–1945, Cambridge: Cambridge University Press.

Weisser, Gerhard (1978): Beiträge zur Gesellschaftspolitik, Göttingen: Otto Schwartz Verlag.

Wellmann, Holger; Lempert-Horstkotte Jürgen (2009): Die präventiven Potentiale der Unfallversicherung. Zwischen Good Practice und verpassten Reformchancen, Berlin: edition sigma.

Welteke, Rudolf; Brand, Helmut (1999) Gesundheitsziele und Gesundheitsberichterstattung – Bedeutung einer gesundheitsberichterstattenden Basis für Gesundheitsziele. Das Gesundheitswesen 61 (7): 340–345.

Welti, Felix (2005): Behinderung und Rehabilitation im sozialen Rechtsstaat: Freiheit, Gleichheit und Teilhabe behinderter Menschen, Tübingen: Mohr Siebeck.

Welti, Felix (Hrsg.) (2009): Das Rehabilitationsrecht in der Praxis der Sozialleistungsträger, Berlin: LIT-Verlag.

Wendt, Claus (2009a): Krankenversicherung oder Gesundheitsversorgung? Gesundheitssysteme im Vergleich, 2. Aufl., Wiesbaden: Verlag für Sozialwissenschaften.

Wendt, Claus (2009b): Mapping European Healthcare Systems. A comparative analysis of financing, service provision, and access to healthcare. Journal of European Social Policy 19 (5): 432–445.

Wendt, Claus; Wolf, Christof (Hrsg.) (2006): Soziologie der Gesundheit. Kölner Zeitschrift für Soziologie und Sozialpsychologie, Sonderheft 46/2006, Wiesbaden: Westdeutscher Verlag.

Wendt, Claus; Frisina, Lorraine; Rothgang, Heinz (2009): Health Care System Types. A conceptual framework for comparison. Social Policy & Administration 43 (1): 70–90.

Westphal, Eckhardt (1982): Arzneimittelmarkt und Verbraucherinteresse. Zur Strategie des Verbraucherschutzes im Gesundheitsbereich, Köln: Pahl-Rugenstein.

Wewer, Göttrik (Hrsg.): Bilanz der Ära Kohl. Christlich-liberale Politik in Deutschland 1982–1998, Opladen: Leske + Budrich.

Wiborg, Gudrun; Hanewinkel, Reiner; Kliche, K. O. (2002): Verhütung des Einstiegs in das Rauchen durch die Kampagne «Be Smart – Don't Start»: eine Analyse nach Schularten. Deutsche Medizinische Wochenschrift 127 (9): 430–436.

Wiesenthal, Helmut (1981): Die Konzertierte Aktion im Gesundheitswesen. Ein Beispiel für Theorie und Politik des modernen Korporatismus, Frankfurt a. M./New York: Campus.

Wiesner, Gerd (2001): Der Lebensverlängerungsprozess in Deutschland. Stand – Entwicklung – Folgen (Beiträge zur Gesundheitsberichterstattung des Bundes), Berlin: Robert Koch-Institut.

Wigge, Peter (2000): Evidenz-basierte Richtlinien und Leitlinien. Qualitätssicherungs- und Steuerungsinstrumente in der GKV? Medizinrecht 18 (12): 574–585.

Wildner, Manfred; Günther, Stefan; Kerschner, Günther F.; Zapf, Andreas (2010): Brücken bauen – Die Rolle des Arztes und seine Tätigkeit in einem modernen ÖGD, Genering/München: W. Zuckschwerdt Verlag.

Wildner, Manfred; Weitkunat, Rolf (1998): Aufbau einer epidemiologisch begründeten Gesundheitsberichterstattung. Das Gesundheitswesen 60 (Sonderheft 1): 11–16.

Wilkinson, Richard G. (1996/2001): Unhealthy Societies: The Affliction of Inequality. London: Routledge (dt. (2001): Kranke Gesellschaften. Soziales Gleichgewicht und Gesundheit, Wien: Springer).

Wilkinson, Richard; Marmot, Michael (Eds.) (2003): Social Determinants of Health. The Solid Facts, Copenhagen: WHO Regional Office for Europe.

Wilkinson, Richard; Pickett, Kate (2009): The Spirit Level. Why More Equal Societies Almost Always Do Better, London: Penguin Books.

Wille, Eberhard (1998): Zukünftige finanzielle Absicherung des Krankheitsrisikos. Arbeit und Sozialpolitik 52 (1/2): 16–27.

Wille, Eberhard (Hrsg.) (2002): Anreizkompatible Vergütungssysteme im Gesundheitswesen, Baden-Baden: Nomos.

Wille, Eberhard (2005): Auswirkungen der europäischen Integrationspolitik auf das deutsche Gesundheitswesen, in: AOK-Bundesverband (Hrsg.): Europa für die Versicherten gestalten, S. 29–47.

Willems, Ulrich; von Winter, Thomas; Rehder, Britta (Hrsg.) (2009): Interessenvermittlung in Politikfeldern. Vergleichende Befunde der Policy- und Verbändeforschung, Wiesbaden: VS Verlag für Sozialwissenschaften.

Wilson, James M.G.; Jungner, Gunner (1968): Principles and Practice of Screening of Disease, Genf: WHO.

Windeler, Jürgen (2006): Individuelle Gesundheitsleistungen – Spagat zwischen Markt und Medizin. Gesundheit & Gesellschaft – Wissenschaft 6 (2): 17–27.

Wingenfeld, Klaus (1992): Zur Entwicklung der Großgeräteplanung in der Bundesrepublik. Jahrbuch für Kritische Medizin 18: 149–168.

Winkelhake, Olaf; John, Jürgen (2002): Aktuelle Reformvorschläge zur GKV-Finanzierung: Königs- oder Irrweg? Sozialer Fortschritt 51 (7–8): 181–183.

Winkelhake, Olaf; Miegel, Ulrich; Thormeier, Klaus (2002): Die personelle Verteilung von Leistungsausgaben in der Gesetzlichen Krankenversicherung 1998 und 1999. Konsequenzen für die Weiterentwicklung des deutschen Gesundheitswesens. Sozialer Fortschritt 51 (3): 58–61.

Wirtschaftswoche vom 25.04.2009 und 17.06.2009

Wismar, Matthias; Busse, Reinhard; Schwartz, Friedrich W. (1998): Konzeptionelle, methodische und politische Überlegungen zu ergebnisorientierten Gesundheitszielen: Sozialer Fortschritt 47 (11): 272–279.

Wissenschaftliche Arbeitsgruppe «Krankenversicherung» (1988): Strukturreform der Gesetzlichen Krankenversicherung, Gerlingen: Bleicher.

Wissenschaftlicher Beirat des Bundesversicherungsamtes (2007): Wissenschaftliches Gutachten für die Auswahl von 50 bis 80 Krankheiten zur Berücksichtigung im morbiditätsorientierten Risikostrukturausgleich, Bonn.

Wissenschaftsrat (2004): Stellungnahme zum Bundesinstitut für Arzneimittel und Medizinprodukte (BfArM), Bonn (Drucksache 6102/04 vom 28. Mai 2004, Merseburg). http://www.wissenschaftsrat.de/texte/6102-04.pdf (Abruf: 20.06.2005).

World Health Organization (WHO) (1985): Einzelziele für «Gesundheit 2000», Kopenhagen: WHO.

World Health Organization (WHO) (1986): Ottawa-Charta zur Gesundheitsförderung. Die Ortskrankenkasse. 70 (4): 117–120.

World Health Organization (WHO) (1990): Gesunde Städte – Ein Projekt wird zur Bewegung. Zwischenbericht, Gamburg: Verlag für Gesundheit.

World Health Organization (WHO) (1992): Ziele zur «Gesundheit für Alle». Aktualisierte Zusammenfassung (EUR/ICP/HSC 013), Kopenhagen: WHO.

World Health Organization (WHO) (1997): National Healthy Cities Network in Europe. Kopenhagen: WHO.

World Health Organization (WHO) (2000): World Health Report 2000. Health Systems: Improving Performance, Geneva: WHO.

World Health Organization (WHO) (2001): International Classification of Functioning, Disability and Health. http://www.who.int/classifications/icf/wha-en.pdf (Abruf: 20.12.2012).

World Health Organization (WHO) (2005): Internationale Klassifikation der Funktionsfähigkeit, Behinderung und Gesundheit, dt. Fassung (Stand: Oktober 2005). http://www.dimdi.de/dynamic/de/klassi/downloadcenter/icf/endfassung/icf_endfassung-2005-10-01.pdf (Abruf: 20.12.2012).

World Health Organization (WHO); Health Canada; Center for Disease Control and Prevention (CDC) (1998): Health Promotion Evaluation: Recommendations to Policy Makers, Kopenhagen: WHO Regional Office.

Worms, Carola; Sicker, Peter (2000): Hand in Hand für den Patienten. Gesundheit und Gesellschaft 3 (3): 18–19.

Wright, Michael T. (2004): Partizipative Qualitätssicherung und Evaluation für Präventionsangebote in Settings, in: Rosenbrock et al. (Hrsg.): Primärprävention im Kontext sozialer Ungleichheit, S. 297–346.

Wright, Michael T. (Hrsg.) (2010): Partizipative Qualitätsentwicklung in der Gesundheitsförderung und Prävention, Bern u. a.: Verlag Hans Huber.

Wydler, Hans; Kolip, Petra; Abel, Thomas (Hrsg.) (2002): Salutogenese und Kohärenzgefühl. Grundlagen, Empirie und Praxis eines gesundheitswissenschaftlichen Konzepts, 2. Aufl., Weinheim, München: Juventa.

Zeitlin, Jonathan; Trubek, David (2003): Governing Work and Welfare in a New Economy: European and American Experiments, Oxford: Oxford University Press.

Zentner, Annette; Busse, Reinhard (2010): Von der Bewertung innovativer Arzneimittel zur Preisbildung – wie gehen andere Länder vor? Die Ersatzkasse 90 (3): 101–103.

Zentralinstitut für die kassenärztliche Versorgung in der Bundesrepublik Deutschland (ZI); Wissenschaftliches Institut der Ortskrankenkassen (WIdO)(1999): Die Entwicklung der Fallzahlen bei niedergelassenen Ärzten – Jahresdurchschnitt 1998, http://www.wido.de/ambulanteVersorgung/Aerzte/Fallzahlen/content.html (Abruf: 10.10.2001).

Zok, Klaus (2007): Warten auf den Arzttermin. Ergebnisse einer Repräsentativumfrage unter GKV- und PKV-Versicherten, in: WIdO-monitor 4 (1): 1–7.

Zok, Klaus (2008) Versorgungsgeschehen aus der Versichertenperspektive. Ergebnisse einer Repräsentativ-Umfrage unter 3.000 GKV-Versicherten. WIdO-monitor 5 (2): 1–7.

Zok, Klaus (2010): Private Zusatzleistungen in der Arztpraxis. Ergebnisse einer Repräsentativ-Umfrage. WIdO-monitor 7 (2): 1–8.

Zok, Klaus; Schuldzinski, Wolfgang (2005): Private Zusatzleistungen in der Arztpraxis. Ergebnisse aus Patientenbefragungen, Bonn: WIdO.

Zola, Irving Kenneth (1972): Medicine as an Institution of Social Control. Sociological Review 20 (4): 487–504.

Die Texte der in diesem Buch erwähnten Gesetze sind abrufbar unter: www.gesetze-im-internet.de

Abkürzungen

AABG Arzneimittelausgaben-Begrenzungsgesetz (2002)
ABAG Arzneimittelbudget-Ablösungsgesetz (2001)
ABDA Bundesvereinigung Deutscher Apothekerverbände
ABl Amtsblatt (der Europäischen Gemeinschaften bzw. der Europäischen Union)
AEUV Vertrag über die Arbeitsweise der Europäischen Union
AHB Anschlussheilbehandlung
AKV Allgemeine Krankenversicherung
AMG Arzneimittelgesetz
AMNOG Arzneimittelmarkt-Neuordnungsgesetz (2010)
AMPreisV Arzneimittelpreisverordnung
AOK Allgemeine Ortskrankenkasse
AOLG Arbeitsgemeinschaft der Obersten Landesgesundheitsbehörden
ApoG Apothekergesetz
AR Anschlussrehabilitation
ArbSchG Arbeitsschutzgesetz (1996)
AR-DRGs Australian Refined Diagnosis Related Groups
ASiG Arbeitssicherheitsgesetz
AVWG Arzneimittelversorgungs-Wirtschaftlichkeitsgesetz (2006)
AVWG Arzneimittelversorgungs-Wirtschaftlichkeitsgesetz (2006)
ÄZQ Ärztliches Zentrum für Qualität in der Medizin
BAH Bundesfachverband der Arzneimittel-Hersteller
BAK Bundesapothekerkammer
BÄK Bundesärztekammer
BAR Bundesarbeitsgemeinschaft für Rehabilitation
BAuA Bundesanstalt für Arbeitsschutz und Arbeitsmedizin
BDPK Bundesverband Deutscher Privatkliniken
BeitrEntlG Beitragsentlastungsgesetz (1996)
BEM Betriebliches Wiedereingliederungsmanagament
BfArM Bundesinstitut für Arzneimittel und Medizinprodukte
BGA Bundesgesundheitsamt
BGBl Bundesgesetzblatt
BGW Berufsgenossenschaft für Gesundheitsdienst und Wohlfahrtspflege
BIP Bruttoinlandsprodukt
BKK Betriebskrankenkasse
Bkn Bundesknappschaft
BMA Bundesministerium für Arbeit und Sozialordnung
BMFSFJ Bundesminister(ium) für Familie, Senioren, Frauen und Jugend
BMG Bundesminister(ium) für Gesundheit
BMGS Bundesminister(ium) für Gesundheit und Soziale Sicherheit (seit Oktober 2002)
BMJFG Bundesminister(ium) für Jugend, Familie und Gesundheit
BPflV Bundespflegesatzverordnung
BPI Bundesverband der Pharmazeutischen Industrie
BQS Bundesgeschäftsstelle Qualitätssicherung
BSHG Bundessozialhilfegesetz
BVA Bundesversicherungsamt
BVerfG Bundesverfassungsgericht
BZgA Bundeszentrale für gesundheitliche Aufklärung
CDC Center for Disease Control and Prevention
CDU Christlich Demokratische Union Deutschlands
CSDH Commission on Social Determinants of Health (WHO)
CSU Christlich Soziale Union
DAK Deutsche Angestellten Krankenkasse
DAV Deutscher Apothekerverband
DDD Defined Daily Doses (definierte Tagesdosen)
DEKV Deutscher Evangelischer Krankenhausverband
DFG Deutsche Forschungsgemeinschaft
DGB Deutscher Gewerkschaftsbund
DGUV Deutsche Gesetzliche Unfallversicherung
DHP Deutsche Herz-Kreislauf-Präventionsstudie
DIW Deutsches Institut für Wirtschaftsforschung
DKG Deutsche Krankenhausgesellschaft

DMP Disease Management Programm (strukturiertes Behandlungsprogramm)
DRG Diagnosis Related Groups (diagnosebezogene Fallgruppen)
DRV Deutsche Rentenversicherung
EAN Ersatzkassen der Angestellten
EAR Ersatzkassen für Arbeiter
EBM Einheitlicher Bewertungsmaßstab
EbM Evidenzbasierte Medizin
EMA European Medicines Agency (Europäische Arzneimittel-Agentur)
EU Europäische Union
EuGH Europäischer Gerichtshof
EUV Vertrag über die Europäische Union
EZB Europäische Zentralbank
FAO Food and Agriculture Organization
FDP Freie Demokratische Partei
FPG Fallpauschalengesetz (2002)
FPV Fallpauschalenvereinbarung
G-BA Gemeinsamer Bundesausschuss
G-DRGs German Diagnosis Related Groups
GG Grundgesetz
GKAR Gesetz über Kassenarztrecht (1955)
GKV Gesetzliche Krankenversicherung
GKV-FinG GKV-Finanzierungsgesetz (2010)
GKV-GRG GKV-Gesundheitsreformgesetz (1999)
GKV-VstG GKV-Versorgungstrukturgesetz (2011)
GKV-WSG GKV-Wettbewerbsstärkungsgesetz (2007)
GMG GKV-Modernisierungsgesetz (2003)
GOÄ Gebührenordnung Ärzte
GRG Gesundheitsreformgesetz (1988)
GRV Gesetzliche Rentenversicherung
GSG Gesundheitsstrukturgesetz (1992)
GVG Gesellschaft für Versicherungswissenschaft und -gestaltung
HeimG Heimgesetz
HVM Honorarverteilungsmaßstab
ICD International Statistical Classification of Diseases
ICF International Classification of Functioning, Disability and Health
IGeL Individuelle Gesundheitsleistungen
IKK Innungskrankenkasse
ILO International Labour Organization (Internationale Arbeitsorganisation)
InEK Institut für das Entgeltsystem im Krankenhaus
IQWiG Institut für Qualität und Wirtschaftlichkeit im Gesundheitswesen
IV Integrierte Versorgung
IVKK Interessenverband Kommunaler Krankenhäuser
IWF Internationaler Währungsfonds
KBV Kassenärztliche Bundesvereinigung
KFPV Krankenhaus-Fallpauschalenverordnung
KHEntgG Krankenhausentgeltgesetz (2002)
KHG Krankenhausfinanzierungsgesetz (1972)
KHNG Krankenhausneuordnungsgesetz (1984)
KHRG Krankenhausfinanzierungsreformgesetz (2008)
KV Kassenärztliche Vereinigung
KVdR Krankenversicherung der Rentner
KZBV Kassenärztliche Bundesvereinigung
LKG Landeskrankenhausgesellschaft
MAGS NRW Ministerium für Arbeit, Gesundheit und Soziales des Landes Nordrhein-Westfalen
MDK Medizinischer Dienst der Krankenversicherung
MDS Medizinischer Dienst des Spitzenverbandes Bund der Krankenkassen
Morbi-RSA Morbiditätsorientierter Risikostrukturausgleich
MVZ Medizinisches Versorgungszentrum
NICE National Institute of Clinical Excellence
NOG GKV-Neuordnungsgesetz
NUB Neue Untersuchungs- und Behandlungsmethoden
ÖBiG Österreichisches Bundesinstitut für Gesundheitswesen
OECD Organisation for Economic Co-Operation and Development
PflEG Pflegeleistungs-Ergänzungsgesetz (2001)
PflegeVG Pflegeversicherungsgesetz (1994)
PflegeZG Pflegezeitgesetz (2008)
PfWG Pflege-Weiterentwicklungsgesetz (2008)
PKV Private Krankenversicherung
PNG Pflege-Neuausrichtungsgesetz (2012)
PQsG Pflege-Qualitätssicherungsgesetz (2001)
PsychEntgG Gesetz zur Einführung eines pauschalierenden Entgeltsystems für psychiatrische und psychosomatische Einrichtungen (2012)
PVS Privatärztliche Verrechnungsstellen
RKI Robert Koch-Institut
RSA Risikostrukturausgleich
RVO Reichsversicherungsordnung
SGB IX Sozialgesetzbuch, Neuntes Buch (Rehabilitation und Teilhabe behinderter Menschen)
SGB V Sozialgesetzbuch, Fünftes Buch (Krankenversicherung)
SGB VI Sozialgesetzbuch, Sechstes Buch (Rentenversicherung)
SGB VII Sozialgesetzbuch, Siebentes Buch (Unfallversicherung)
SGB XI Sozialgesetzbuch, Elftes Buch (Pflegeversicherung)
SKS-Vertrag Vertrag über Stabilität, Koordinierung und Steuerung in der Wirtschafts- und Währungsunion
SPD Sozialdemokratische Partei Deutschlands
StBA Statistisches Bundesamt

SVR	Sachverständigenrat zur Begutachtung der Entwicklung im Gesundheitswesen
vdek	Verband der Ersatzkassen
VFA	Verband Forschender Arzneimittelhersteller
WFG	Wachstums- und Beschäftigungsförderungsgesetz (1996)
WHO	World Health Organization
WIdO	Wissenschaftliches Institut der AOK
WZB	Wissenschaftszentrum Berlin für Sozialforschung
ZI	Zentralinstitut für die kassenärztliche Versorgung

Sachregister

Anzeigen